AF566572

Erfolg mit Implantaten
in der ästhetischen Zone

/ Arndt Happe, Gerd Körner

ERFOLG MIT IMPLANTATEN IN DER ÄSTHETISCHEN ZONE

Parodontale, implantologische und restaurative Behandlungsstrategien

Mit Beiträgen von Christian Coachman, Pascal Holthaus, Tomohiro Ishikawa, Tal Morr, Daniel Rothamel und Anja Zembic

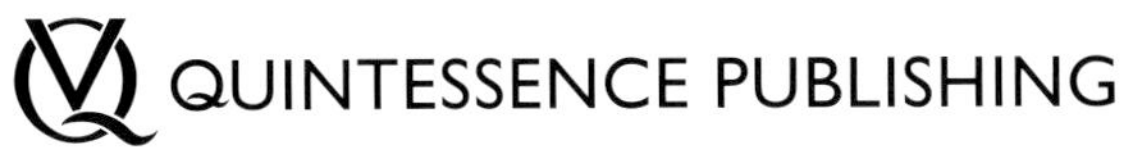

Berlin, Barcelona, Chicago, Istanbul, London, Mailand, Mexiko-Stadt, Moskau, Paris, Prag, Seoul, Tokio, Warschau

Bibliografische Informationen der Deutschen Nationalbibliothek
Die Deutsche Nationalbibliothek verzeichnet diese Publikation in der deutschen Nationalbibliografie; detaillierte bibliografische Daten sind im Internet über <http://dnb.ddb.de> abrufbar.

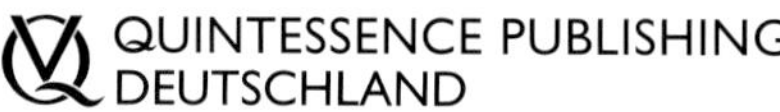

Postfach 42 04 52; D–12064 Berlin
Ifenpfad 2–4, D–12107 Berlin

Lektorat: Quintessenz Verlags-GmbH, Berlin
Coverdesign, Layout: Whitevision GmbH, Karlsruhe
Titelbild: © filadendron | iStockphoto.com
Herstellung: Quintessenz Verlags-GmbH, Berlin
Reproduktionen: Quintessenz Verlags-GmbH, Berlin
Druck: Bosch Druck GmbH, Landshut/Ergolding

ISBN: 978-3-86867-358-6
Printed in Germany

Geleitwort

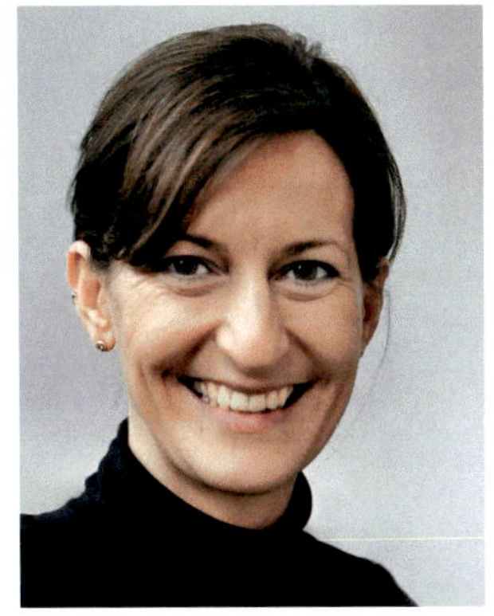

Prof. Dr. med. dent. Irena Sailer
Division für festsitzende Prothetik und Biomaterialien
Universität Genf
Schweiz

Dentale Implantate sind ein fester Bestandteil der rekonstruktiven Zahnmedizin geworden. Die aktuelle Literatur zeigt heute sehr hohe Überlebensraten implantatgetragener festsitzender Kronen und Brücken auf, zudem sind die technischen und biologischen Komplikationsraten im letzten Jahrzehnt durch Weiterentwicklungen der prothetischen Implantatkomponenten und der rekonstruktiven Materialien deutlich reduziert worden. Implantatgetragene Rekonstruktionen werden demzufolge heute als sehr voraussagbares Mittel zum Ersatz fehlender Zähne in vielen klinischen Situationen eingesetzt.

Zum Erfolg der implantatgetragenen Rekonstruktion tragen jedoch nicht nur hohe Überlebensraten oder niedrige Komplikationsraten bei. Ein immer wichtiger werdendes Kriterium für den Erfolg der Therapie mit Implantaten ist die Ästhetik des Ergebnisses.

Patienten sind heute deutlich Ästhetik-bewusster geworden, denn das Internet, soziale Medien und Modezeitschriften beeinflussen den Geschmack und formen die Wahrnehmung „perfekten Aussehens" in der Bevölkerung. Dies führt dazu, dass Ästhetik-bewusste Patienten mit sehr hohen Erwartungen in die zahnärztliche Praxis kommen. Eine grundsätzlich funktionelle, aber ästhetisch nicht perfekte Rekonstruktion wird heute bei hohen ästhetischen Ansprüchen als Misserfolg der gesamten Therapie gewertet.

Eine weitere Herausforderung ist, dass Patienten heute nicht lange auf die Implantatversorgung warten wollen, sondern möglichst schnell und effizient zum Ziel kommen wollen.

Die perfekte Implantatästhetik wird durch ein möglichst natürliches Weichgewebeprofil und die möglichst analog der natürlichen Nachbarbezahnung aussehende Implantatrekonstruktion beeinflusst. Mit diesem Ziel wurden in den letzten Jahren diverse mikrochirurgische Techniken vorgestellt, hinzu kam die Entwicklung individualisierter keramischer Abutments und vollkeramischer Implantatrekonstruktionen.

Die gestiegenen Patientenerwartungen und die vielen chirurgischen und prothetischen Neuentwicklungen stellen den implantologisch tätigen Zahnarzt heute vor besondere Herausforderungen. Wie sollen ästhetisch anspruchsvolle Implantatsituationen geplant werden, und in welcher Abfolge soll welche Therapiesequenz erfolgen, damit das Ergebnis voraussagbar erreicht werden kann? Können mit Sofortimplantaten die gleichen Resultate erreicht werden wie in Situationen, in denen die zahnlose Region weichgewebig abgeheilt ist (Frühimplantation)? Mit welchen rekonstruktiven Komponenten und Materialien wird die gewünschte Ästhetik am voraussagbarsten erreicht?

Diese und viele weitere Fragen werden in diesem Buch von Arndt Happe und Gerd Körner sehr praxisrelevant und anhand vieler klinischer Darstellungen beantwortet.

Das Buch umschreibt das Konzept der beiden Autoren zum „Erfolg mit Implantaten in der ästhetischen Zone" in 14 Kapiteln, die den gesamten Ablauf der ästhetischen Implantattherapie Schritt für Schritt besprechen. Von der initialen Analyse aller wichtigen Faktoren, wie patientenbezogener Faktoren, biologischer und chirurgischer Voraussetzungen und der materialgebundenen Einschätzung der klinischen Situation, über ästhetische Foto-Dokumentation des Patienten bis hin zu mikrochirurgischen Techniken und der Definition der idealen 3-dimensionalen Implantatposition werden alle planungsrelevanten Kriterien anschaulich illustriert mit Step-by-step-Fotodokumentationen besprochen. Die Augmentation von Knochen und Weichgewebe stellen einzelne Kapitel dar, ebenso die verschiedenen Techniken zur Freilegung der Implantate bis hin zur Auswahl der Implantatabutments und der Gestaltung des periimplantär-restaurativen Interface.

Abschließend diskutieren die Autoren komplexe Fälle und zeigen Ursachen und Lösungen von Misserfolgen und Komplikationen auf.

Namhafte Koautoren wie Christian Coachman, Pascal Holthaus, Tomohiro Ishikawa, Tal Morr, Daniel Rothamel und Anja Zembic trugen in Zusammenarbeit mit den beiden Buchautoren mit ihrer klinischen und technischen Expertise zu diesem umfassenden klinisch relevanten Werk bei.

Dieses Buch wird sowohl jungen implantologisch tätigen Zahnärzten sowie routinierten Klinikern als sehr wertvolle Unterstützung für das Management hoher Implantatästhetik dienen und ist allen zu empfehlen.

Abschließend möchte ich den beiden Autoren zu der hervorragenden, minutiösen Dokumentation und der klinischen Exzellenz gratulieren, die aufzeigt, in welcher Qualität in ihren Praxen täglich gearbeitet wird. Dies in den „normalen" Praxisalltag zu integrieren, ist sehr beeindruckend!

Ich wünsche den beiden Autoren viel Erfolg mit diesem neuen klinischen Standardwerk für die implantologisch tätige Praxis!

In Freundschaft
Irena Sailer

Geleitwort

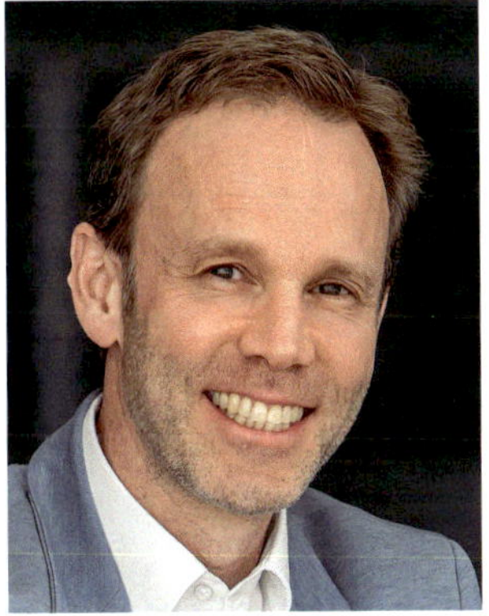

Prof. Dr. med. dent.
Ronald Jung, PhD
Zentrum für Zahnmedizin
Klinik für Kronen- und Brückenprothetik, Teilprothetik und Zahnärztliche Materialkunde
Universität Zürich
Schweiz

Ob die Implantologie nun eine prothetische, eine oralchirurgische oder eine parodontale Disziplin ist, lasse ich an dieser Stelle mal offen. Sicher ist, dass eine gute Versorgung mit Implantaten immer interdisziplinär ist. Gerade dieser Aspekt der Kombination von biologischen mit technischen Aspekten macht die Implantologie zu einem so attraktiven Querschnittsfach.

Besonders in der ästhetischen Zone wird die interdisziplinäre Zusammenarbeit deutlich. Längst haben mikrochirurgische parodontal-plastische Maßnahmen die Implantologie veredelt und kieferorthopädische Vorbehandlungen wie die Extrusion von Zähnen die Konzepte bereichert. Restaurative Materialien und Strategien wie die vollkeramischen und adhäsiven Systeme lassen im Bereich der Suprakonstruktion kaum noch Wünsche offen. Diese Vielfalt macht die Implantologie zu einer faszinierenden, aber auch sehr komplexen Disziplin.

Das vorliegende Buch ordnet die Fülle an Informationen und Therapiekonzepten für die schwierige ästhetische Zone ein und zeigt Strategien für die Versorgung von einfachen bis komplexen Fällen. Es beschreibt in 14 Kapiteln ausführlich den Weg zu einer erfolgreichen Implantattherapie im Frontzahnbereich, anschaulich und immer mit sehr engem klinischen Bezug. Da verschiedene namhafte Koautoren ihre Expertise mit einbringen durften, wird das Thema umfänglich bearbeitet und ein breites Spektrum abgebildet.

So ist es nicht nur für die junge Kollegin und den jungen Kollegen eine große Hilfe, sondern auch erfahrene Behandler werden ihre Freude an der Qualität der detailreichen klinischen Dokumentationen und den exzellenten Fällen haben.

Mit diesem Buch wird die Zahnmedizin in den verschiedensten Fachrichtungen bereichert werden und es bedarf eines großen Lobes an die beiden Autoren für diesen „Milestone" in der ästhetischen Implantologie. Sie dürfen stolz sein auf die Struktur, die Klinik und die Didaktik in diesem Buch.

Ich wünsche den Lesern viel Freude und viele bereichernde Stunden mit diesem Buch und den beiden Autoren viele tolle Feedbacks.

Herzlich
Ronald Jung

Vorwort

„If there`s is a book that you want to read, but it hasn`t been written yet, then you must be the one to write it."
Toni Morrison

Seit ich mit meiner oralchirurgischen Weiterbildung Mitte der 1990er Jahre Implantate einsetze, gilt mein besonderes Interesse dem Bestreben, die Natur möglichst perfekt zu kopieren. Wer sich mit der Materie auskennt, kann sich denken, dass dies zu einigen Frustrationserlebnissen geführt hat, insbesondere wenn man einen hohen Anspruch an Ästhetik hat. Ich stellte schnell fest, dass es ohne die Berücksichtigung der Disziplinen Parodontologie sowie Restaurative- und Ästhetische Zahnheilkunde keine guten Ergebnisse geben kann und besuchte Kongresse und Kurse zu diesen Themen. Das Problem ist, dass sich sofort ein Universum an Informationen auftut, sobald man anfängt, sich einer Disziplin näher zu widmen. Außerdem erkennt man, dass weitere Fachgebiete wie etwa Kieferorthopädie, Funktion und Zahntechnik ebenfalls von großer Bedeutung sind und berücksichtigt werden müssen, sodass sich zunächst eine gewisse Überforderung einstellen kann.

Mit der Zeit gewinnt man jedoch selbst Erfahrung und kann die Fülle der Informationen besser einordnen und die klinische Relevanz der verschiedenen Techniken selbst bewerten. Es entstehen Sicherheit, Professionalität und Routine. Der Weg dahin ist aber nicht leicht und ich danke allen meinen Lehrern und Mentoren für ihre wertvolle Unterstützung und ihr Vertrauen in mich. Wir sprechen heute oft abstrakt von einer „Lernkurve" und vergessen gern, dass sich dahinter nicht nur Erfolge, sondern natürlich auch Misserfolge verbergen. Misserfolge mit Implantaten in der ästhetischen Zone können für alle Beteiligten sehr frustrierend, teuer und schmerzhaft sein.

Ich hätte mir als junger Zahnarzt ein Buch gewünscht, dass sich speziell dem Thema der Implantattherapie in der ästhetischen Zone widmet – und genau das war dann auch die Motivation für das vorliegende Buch. Als wir uns entschlossen es zu schreiben, gab es kaum ein Fachbuch, das sich explizit mit Implantaten im ästhetisch sensiblen Bereich beschäftigte. Und während wir an dem Buch arbeiteten, erschienen gleich mehrere Bücher von namhaften Autoren, die genau dieses Thema behandelten oder es zumindest in dem einen oder anderen Kapitel streiften. Wir stellten uns also die Frage, ob es überhaupt noch Sinn machte, weiter an dem Projekt zu arbeiten. Natürlich haben wir uns die Werke der Kollegen mit großem Interesse angeschaut. Jedes dieser Bücher hat uns auf seine ganz eigene Art und

Weise begeistert und fasziniert. Trotzdem schien uns, dass ein Buch, wie wir es im Sinn hatten, geeignet sein könnte, das Spektrum der vorhandenen Literatur zu ergänzen und auch angrenzende Bereiche der Zahnmedizin mit zu berücksichtigen. Denn jedes Buch spiegelt auch in besonderer Weise die Erfahrungen und die Persönlichkeit des Autors bzw. der Autoren wider.

Daher freue ich mich besonders, dass wir faszinierende Koautoren gewinnen konnten, denen wir z. T. freundschaftlich verbunden sind und die sich bereit erklärt haben, ihre ganz spezielle Expertise mit einzubringen und das Buch damit in besonderer Weise vervollständigt haben.

Mit diesem Buch möchten wir alle interessierten Kolleginnen und Kollegen einladen, sich mit unserem Verständnis und unserer Philosophie von Parodontologie, Implantattherapie und Restaurativer Zahnheilkunde, aber auch mit unseren Konzepten zur Implantattherapie in der ästhetischen Zone zu beschäftigen und hoffen, dass vielleicht bei dem einen oder anderen auch ein Funke von unserer Leidenschaft und Freude bei der Arbeit überspringt.

Arndt Happe
Münster im April 2018

Widmung

Ich danke meinen Eltern Dr. Gabriele und Dr. Herwig Happe

Für Marlene und Paula

Autoren

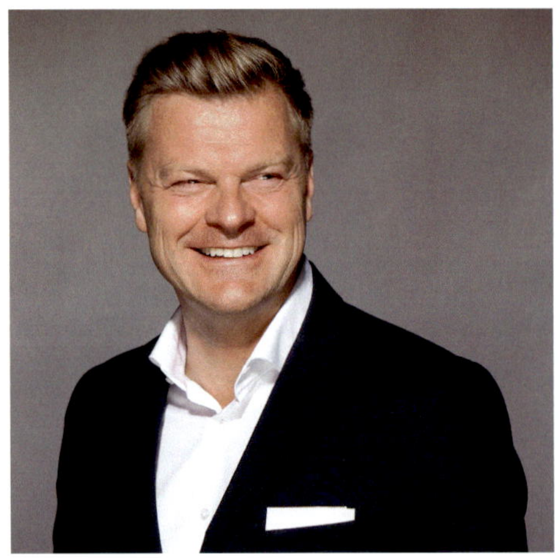

Priv.-Doz. Dr. Arndt Happe

Privatdozent Dr. Arndt Happe studierte Zahnmedizin an der Universität Münster. Nach dem Staatsexamen folgten die Promotion 1996 und die Fachzahnarztausbildung bei Prof. Dr. F. Khoury, mit dem er die ersten wissenschaftlichen Beiträge veröffentlichte. Parallel bildete er sich im Bereich Parodontologie und plastische Parodontalchirurgie fort. 1999 schloss er die Weiterbildung zum Oralchirurgen erfolgreich ab und übernahm die Praxis der Eltern Dr. Herwig Happe und Dr. Gabriele Happe in Münster. 2000 erwarb er den Tätigkeitsschwerpunkt Implantologie und 2004 den Tätigkeitsschwerpunkt Parodontologie. Er bildete sich kontinuierlich fort, auch im Bereich der restaurativen Zahnheilkunde. Es folgten Dozententätigkeiten in Postgraduiertenprogrammen verschiedener Fachgesellschaften und Zahnärztekammern, häufig in Zusammenarbeit mit Dr. Gerd Körner, mit dem ihn eine langjährige Freundschaft verbindet. 2013 folgte die Habilitation und Verleihung der Venia legendi an der Universität zu Köln (Abteilung für MKG- und Plastische Chirurgie, Oralchirurgie und Implantologie der Universitätsklinik zu Köln, Direktor Prof. Dr. Dr. J. E. Zöller). Priv.-Doz. Dr. Happe ist ein gefragter Referent auf nationalen und internationalen Kongressen sowie Autor und Koautor verschiedener wissenschaftlicher Artikel und Buchkapitel; er ist „Active Member" der European Academy for Esthetic Dentistry (EAED) und Mitglied zahlreicher anderer wissenschaftlicher Vereinigungen.

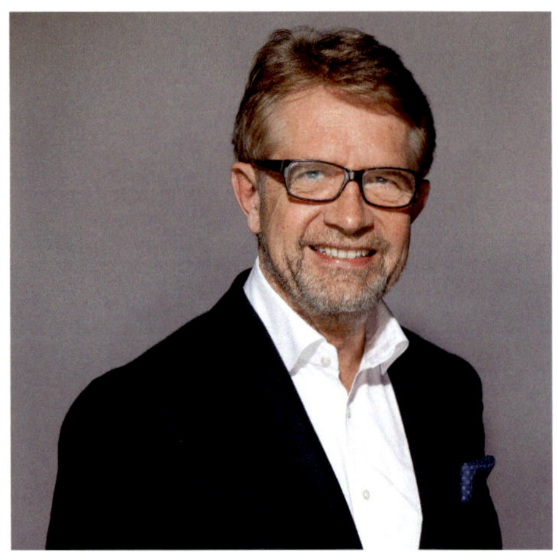

Dr. Gerd Körner

Dr. Gerd Körner legte den Grundstein für seinen beruflichen Werdegang während seines Studiums der Zahnmedizin mit dem Examen an der Westfälischen Wilhelms-Universität Münster 1975 und dem nachfolgenden Wirken in der Abteilung für Parodontologie bis 1979. Nach einer Assistenzzeit in freier Praxis bei seinem Mentor Dr. Westermann, Emsdetten, ließ er sich 1981 in eigener Praxis in Bielefeld nieder und erwarb 1983 die Bezeichnung Fachzahnarzt für Parodontologie. Die sehr enge Zusammenarbeit und Vortragstätigkeit mit Zahntechnikermeister Klaus Müterthies führte 1996 zu der ersten gemeinsamen Buchveröffentlichung „Art-Oral", 2011 gefolgt von „ArtOral – noninvasiv, minimalinvasiv, invasiv" im Quintessenz Verlag. Neben dem Engagement für das Fach Parodontologie in Form von Veröffentlichungen, Vorträgen und Workshops trat zunehmend die synoptische Ergänzung durch Integration der Implantologie (Tätigkeitsschwerpunkt BDIZ) in den beruflichen Blickpunkt. Er galt in den letzten Jahren zunehmend als Mittler beider Fachgebiete und Spezialist für Entscheidungsfindungen im Rahmen ästhetisch anspruchsvoller Lösungen, selbst bei extrem parodontal geschädigten Patienten, sowohl als Dozent in Masterstudiengängen, hochrangigen nationalen und internationalen Meetings als auch als „Active Member" der European Academy for Esthetic Dentistry (EAED) und Mitglied zahlreicher wissenschaftlicher Vereinigungen.

Mitautoren

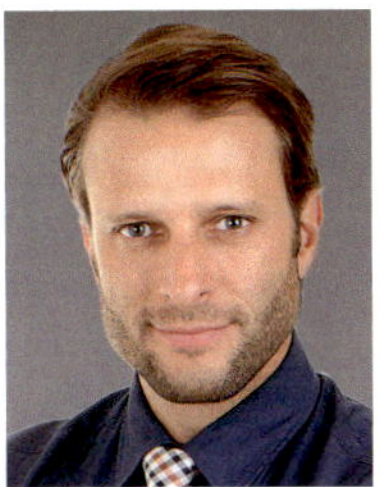

Christian Coachman, Dr. med. dent.
Zahnarzt und Zahntechniker
Sao Paulo, Brasilien
/ Schwerpunkte: Ästhetische Zahnheilkunde, Restaurative Zahnheilkunde, vollkeramischer Zahnersatz
/ Mitglied: Brazilian Academy of Esthetic Dentistry

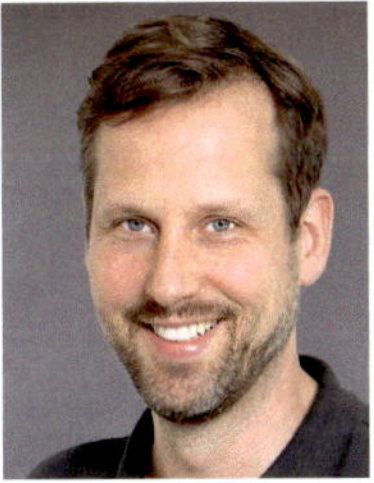

Pascal Holthaus, ZTM
Zahntechnikermeister
Labor in Münster, Deutschland
/ Schwerpunkte: Frontzahnästhetik, Implantatprothetik, festsitzender vollkeramischer Zahnersatz

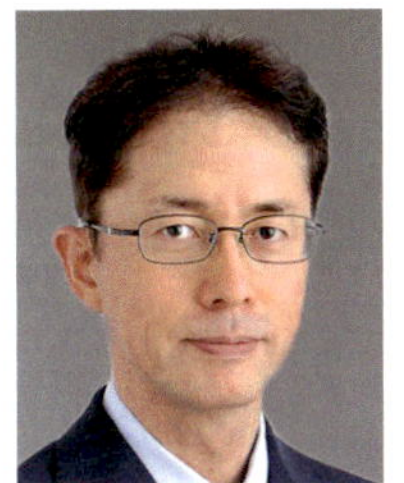

Tomohiro Ishikawa, DDS
Privatpraxis Hamamatsu, Shizuoka, Japan
Zahnarzt, Spezialist für Parodontologie/Implantologie
/ Schwerpunkte: Parodontologie und Implantologie, Ästhetische Zahnheilkunde, komplexe Rekonstruktionen
/ Mitglied: Japanische Gesellschaft für Parodontologie, American Academy of Periodontology, Academy of Osseointegration.

Tal Morr, DMD, MSD
Fachzahnarzt für Prothetik (Degree in Prosthodontics)
Praxis Miami, Florida, USA
/ Schwerpunkte: Ästhetik, Implantologie und komplexe prothetische Rekonstruktionen
/ Mitglied: American Academy of Esthetic Dentistry, American Academy of Restorative Dentistry

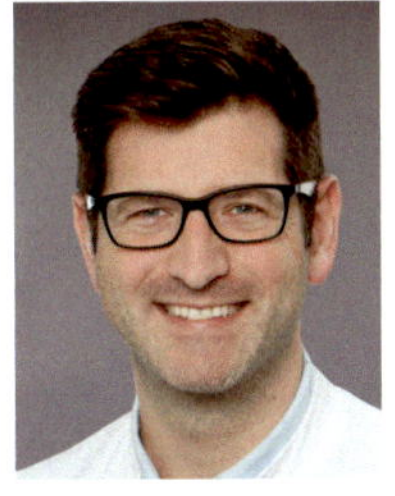

Daniel Rothamel, Prof. Dr. med., Dr. med. dent.
Facharzt für Mund-, Kiefer- und Gesichtschirurgie, Fachzahnarzt Oralchirurgie
Chefarzt der Klinik für MKG-Chirurgie, Ev. Krankenhaus Bethesda Mönchengladbach, Deutschland
/ Lehrauftrag an der Heinrich-Heine Universität Düsseldorf
/ Schwerpunkte: Implantologie, Knochenaugmentationen, MKG-Chirurgie
/ Mitglied: Fellow Internationales Team für Implantologie (ITI)

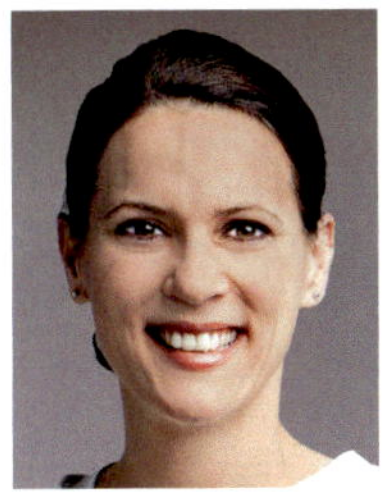

Anja Zembic, Priv.-Doz. Dr. med. dent.
Fachzahnärztin für Rekonstruktive Zahnmedizin
Oberärztin in der Abteilung für Kronen- und Brückenprothetik, Universität Zürich, Schweiz
/ Schwerpunkte: Implantatprothetik und restaurative Zahnheilkunde
/ Mitglied: Schweizerische Gesellschaft für Rekonstruktive Zahnmedizin (SSRD), Fellow Internationales Team für Implantologie (ITI), European Prosthodontic Association (EPA)

Inhalt

1	**EINLEITUNG**	**2**
	Dentale Scores	6
	Patientenbezogene Faktoren	6
	Biologische Faktoren	10
	Chirurgische Faktoren	17
	Restaurative und materialbezogene Faktoren	20
	Zusammenfassung	21
	Literatur	23
2	**VORAUSSETZUNGEN**	**26**
	Vor- und Nachbehandlung	30
	Dentale Fotografie	36
	Klinische Fotodokumentation	37
	Portraitfotografie	43
	Literatur	44
3	**MIKROCHIRURGIE**	**46**
	Instrumente	48
	Nahtmaterialien	52
	Literatur	59
4	**SOFORTIMPLANTATION IM ÄSTHETISCHEN BEREICH**	**60**
	Alveolenheilung	62
	Zeitpunkt der Implantation	63
	Sofortimplantation	65
	Literatur	104
5	**IMPLANTATPOSITION, PLANUNG, ÄSTHETISCHE ANALYSE**	**106**
	3-D-Position	108
	Planung, Ästhetische Analyse	111
	Schablonen	142
	Literatur	146
6	**ZAHNERHALT VERSUS EXTRAKTION UND IMPLANTATION**	**148**
	Literatur	176
7	**BENACHBARTE IMPLANTATE**	**180**
	Einleitung	182
	Benachbarte Implantate im ästhetischen Bereich	182
	Lösungen	192
	Schlussfolgerung	215
	Literatur	215
8	**WEICHGEWEBSAUGMENTATION**	**218**
	Einleitung	220
	Technik	220
	Weichgewebstransplantate bei der Extraktion	*226*

	Bindegewebstransplantate im Zusammenhang mit Knochenaugmentationen	*240*
	Bindegewebstransplantation als eigenständiger Eingriff	*254*
	Bindegewebstransplantat bei der Freilegung	*257*
	Literatur	258
9	**KNOCHENAUGMENTATION**	**262**
	Einleitung	264
	Rekonstruktion knöcherner Kammdefekte	268
	Autogene Knochentransplantate	*268*
	Intraorale Entnahmestellen für Knochentransplantate	*283*
	Kollagenmembranen	*285*
	Die Knochenlamina-Technik	*286*
	Allogene Knochentransplantate	*301*
	Distraktionsosteogenese	*310*
	Literatur	317
10	**FREILEGUNGSTECHNIKEN**	**320**
	Split-Finger-Technik	322
	Rolllappen-Technik	327
	Inlay-Grafts	331
	Mäander-Technik	332
	Keyhole-Access-Expansion-Technik	333
	Literatur	334
11	**IMPLANTATABUTMENTS**	**336**
	Allgemeine Aspekte	338
	Implantat-Abutment-Verbindung	338
	Makrostruktur des Abutments	343
	Mikrostruktur des Abutments	345
	Farbe und Ästhetik	347
	Keramische Implantatabutments	349
	Praktische Empfehlungen	350
	Literatur	351
12	**SUPRAKONSTRUKTION UND PERIIMPLANTÄR-RESTAURATIVES INTERFACE**	**354**
	Einleitung	356
	Metallkeramik versus Vollkeramik	358
	Verschraubt versus zementiert	359
	Emergenzprofil	360
	Oberflächenbehandlung	380
	Literatur	382
13	**KOMPLEXE FÄLLE**	**384**
	Einleitung	386
	Kieferorthopädische Fälle und „Space Management“	387
	Umfangreiche Geweberekonstruktion	409
	Zusammenfassung	435
	Literatur	435
14	**MISSERFOLGE UND KOMPLIKATIONEN**	**438**
	Literatur	467

»Stärke erwächst nicht aus körperlicher Kraft, vielmehr aus einem unbeugsamen Willen.«

Mahatma Gandhi

/1

EINLEITUNG

Arndt Happe, Gerd Körner

Die Bewertung der ästhetischen Qualität implantologischer Versorgungen wurde von akademischer Seite lange Zeit außer Acht gelassen. Traditionell wurden im Zusammenhang mit der Bewertung des Erfolgs von Implantaten Überlebensraten dokumentiert, die lediglich das Verbleiben eines Implantats in Funktion in der Mundhöhle beschreiben. Faktoren wie die klinische Unbeweglichkeit und der radiologische Knochenabbau in definierten Zeiträumen wurden als Maßstab für Osseointegration und folglich für den Implantaterfolg akzeptiert[1]. Dabei wurden die einzelnen Kriterien für ein ästhetisches Erscheinungsbild im dento-fazialen Bereich schon länger verschiedentlich in der zahnmedizinischen Literatur postuliert, systematisiert[2–6] und auch speziell für implantologische Versorgungen diskutiert[3,4,7,8].

Aus Patientensicht stellt das Erscheinungsbild des periimplantären Weichgewebes und der prothetischen Suprastrukturen ein sehr wichtiges Kriterium für eine erfolgreiche Behandlung mit Implantaten dar (Abb. 1-1). Vermylen et al.[8] publizierten 2003 eine Untersuchung über die Patientenzufriedenheit von implantologischen Einzelzahnversorgungen und betonten, dass ein ästhetisch zufriedenstellendes Ergebnis bei dieser Art der Versorgung ein Hauptanliegen der Patienten ist.

Schon Platon und Aristoteles setzten sich mit dem Thema Schönheit und Ästhetik auseinander und beschäftigten sich in diesem Zusammenhang mit der Symmetrie. Doch wie viel Symmetrie oder Asymmetrie wird eigentlich wahrgenommen? Kokich et al. beschäftigten sich 2006[9] ebenfalls mit dem Thema und verglichen die ästhetische Wahrnehmung dentaler Abweichungen von dentalen Laien, Zahnärzten und Kieferorthopäden.

Hierfür wurde das Lächeln von sieben weiblichen Personen mittels eines Bildbearbeitungsprogramms absichtlich verändert: Kronenlänge, Kronenbreite, Abweichung der Mittellinie, Diastema, Papillenhöhe sowie Beziehung von Schleimhaut zu Lippe wurden minimal verändert. Anschließend wurden die Bilder von Kieferorthopäden, Zahnärzten und Laien beurteilt. Dabei stellte sich heraus, dass Kieferorthopäden die dentale Situation kritischer beurteilten als Zahnärzte und Laien. Alle drei Gruppen waren in der Lage, unilaterale Diskrepanzen in der Kronenbreite von 2 mm zu identifizieren. Eine unilaterale Veränderung des marginalen Gingivasaums an einem zentralen Inzisivus wurde von geschulten Zahnärzten schon bei 0,5 mm Diskrepanz erkannt. Laien erkannten diese Veränderung erst bei 1,5 mm Unterschied. Ein Diastema wurde von keiner der genannten Gruppen als unattraktiv eingestuft. Eine unilaterale Reduktion der Papillenhöhe wurde als weniger attraktiv bewertet als die gleiche Veränderung bilateral. Kieferorthopäden und auch Laien ordneten eine Gingivaexposition von mehr als 3 mm als unattraktiv ein.

Hierzu führten Gehrke et al. 2009[10] eine ähnliche Studie durch, die den Einfluss von Papillenlänge und Lage des Approximalkontaktes in symme-

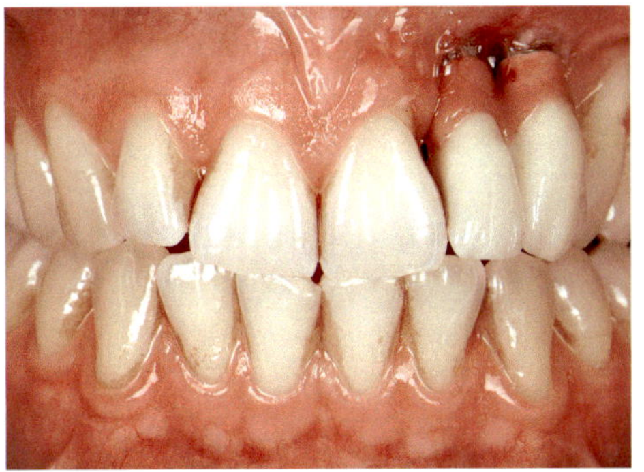

Abb. 1-1 Die Implantate sind seit mehreren Jahren in Funktion; trotzdem stellt das Ergebnis für den Patienten keinen Erfolg dar.

trischen und asymmetrischen Situationen untersuchten und dabei das ästhetische Empfinden von Zahnärzten und Laien verglichen. Ausgehend von einem nach idealen Gesichtspunkten digital optimierten Referenzbild einer Frontzahnsituation wurden durch weitere Bildbearbeitung Veränderungen hinsichtlich der Papillenlänge und Position des Kronenkontaktpunktes durchgeführt. Die digital veränderten Frontzahnfotos wurden von 105 Zahnärzten und 106 Laien anhand eines Fragebogens beurteilt und diese anschließend ausgewertet. Gehrke kam zu dem Ergebnis, dass das Phänomen eines Papillenverlustes mit einhergehendem „schwarzen Dreieck" in der Medianen von Laien und Zahnärzten gleichermaßen früh erkannt, hinsichtlich der ästhetischen Konsequenz jedoch unterschiedlich beurteilt wird. Laien tolerieren den graduellen Verlust einer Papille, solange der verbleibende Approximalraum durch Verlängerung des Kontaktpunktes vollständig mit Mukosa ausgefüllt ist und ein „schwarzes Dreieck" vermieden wird. Asymmetrische Veränderungen der Kontaktpunkte- bzw. Papillenlänge im Seitenvergleich werden von Klinikern signifikant kritischer beurteilt.

Belser et al. bemängelten 2004 die Vernachlässigung der Bewertung des Erscheinungsbildes von implantatprothetischen Versorgungen im Zusammenhang mit klinischen Untersuchungen und kamen im Rahmen einer Übersichtsarbeit über den Erfolg von implantologischen Frontzahnversorgungen zu dem Schluss, dass „... das ästhetische Ergebnis in wissenschaftlichen Studien meist schlecht dokumentiert ist und kein Erfolgskriterium darstellt"[11].

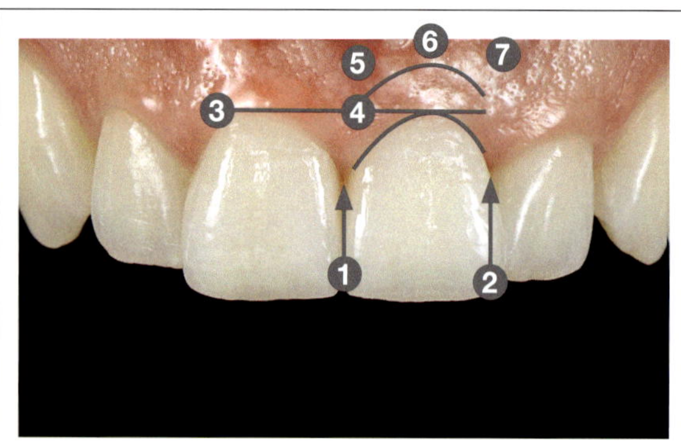

Pink Esthetic Score

1. Mesiale Papille
2. Distale Papille
3. Höhe der marginalen Mukosa
4. Weichgewebskontur (Emergenz)
5. Jugum alveolare (Konvexität, Volumen)
6. Weichgewebsfarbe
7. Weichgewebstextur

Abb. 1-2 Pink Esthetic Score: Index zur alleinigen Bewertung des periimplantären Weichgewebes nach Fürhauser et al.[13].

DENTALE SCORES

Zur Objektivierung dieser Thematik wurden in der Zahnheilkunde verschiedene messbare Kritierien gesucht. Meijer[12] griff das Thema 2004 auf und schlug als Konsequenz einen sogenannten „White Esthetic Score“ (WES) zur Bewertung des ästhetischen Resultats von Implantatversorgungen vor, wobei dieser Index anhand von 9 Parametern das Erscheinungsbild von Krone und Weichgewebe beurteilen und dokumentieren sollte.

Fürhauser et al.[13] publizierten 2005 einen Index zur alleinigen Bewertung des periimplantären Weichgewebes, den sogenannten „Pink Esthetic Score“ (PES) (Abb. 1-2). Dabei werden insgesamt 7 Parameter evaluiert, die die Weichgewebesituation beschreiben und Punkte von 0 bis 2 vergeben, sodass eine maximale Punktzahl von 14 erreicht werden kann. 2009 schlugen Belser et al.[14] einen eigenen vereinfachten Index vor, der sowohl das Weichgewebe als auch die prothetische Suprakonstruktion bewertet. Ihr „Pink Esthetic Score“ (PES) und „White Esthetic Score“ (WES) kommt mit jeweils 5 Parametern für Krone und Weichgewebe aus, sodass bei einer vorgesehenen Punktevergabe von 0 bis 2 sowohl für Krone als auch für periimplantäres Weichgewebe insgesamt maximal 10 Punkte vergeben werden können.

PATIENTENBEZOGENE FAKTOREN

Es ist heute State of the Art, neue Patienten bei der Befundung einem Screening, also einem kurzen, aber effektiven Check auf verschiedene Erkrankungen hin, zu unterziehen. So gibt es etwa den Parodontalen Screening Index (PSI), um eine Parodontitis zu erkennen bzw. auszuschließen, oder Vorschläge für ein CMD-Screening[15] zur Beurteilung der Situation von Kiefergelenk und beteiligter Muskulatur. Genauso macht es Sinn, Patienten vor implantologischer Behandlung auf ästhetische Risikofaktoren hin zu „screenen“, um

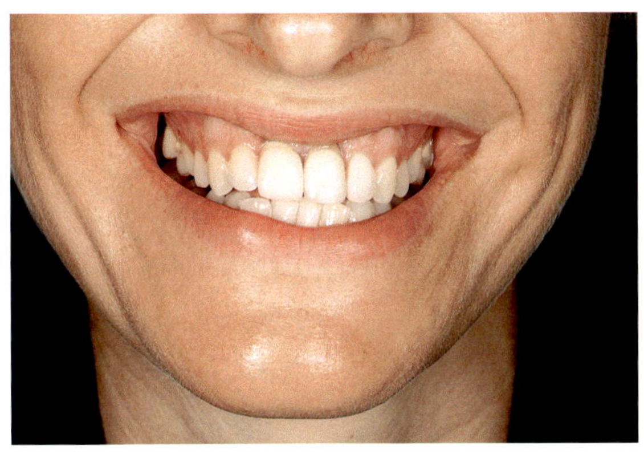

Abb. 1-3 Patientin mit hoher Lachlinie exponiert die ästhetisch und funktionell insuffiziente periimplantäre Weichgewebesituation Regio 11, 21.

entsprechende Risikopatienten zu identifizieren. Eine Einteilung zur Risikobewertung von Implantatbehandlungen, die sich international durchgesetzt hat, ist die sogenannte SAC-Klassifikation, die Fälle in „straight forward" (einfach), „advanced" (fortgeschritten) und „complex" (komplex) einteilt[16].

Lippendynamik

Naturgemäß spielt die Lachlinie eine Rolle bei der Risikobeurteilung von Patienten. Nach Fradeani[17] sprechen wir von einer niedrigen Lachlinie, wenn der Patient maximal 75 % der Oberkieferfrontzähne zeigt, von einer mittleren Lachlinie, wenn er 75 bis 100 % der Oberkieferfrontzähne plus die Papillenspitzen zeigt, und von einer hohen Lachlinie, wenn er 100 % der Oberkieferfrontzähne plus das faziale Weichgewebe exponiert. Die niedrige Lachlinie findet sich bei 20 %, die mittlere Lachlinie findet sich bei etwa 70 % und die hohe Lachlinie nur bei etwa 10 % der Bevölkerung, wobei Frauen eher zu hohen Lachlinien tendieren[18]. Da Patienten mit hoher Lachlinie das faziale Weichgewebe exponieren, sind Rezessionen oder andere ästhetisch problematische Alterationen in diesem Bereich sofort sichtbar, während diese bei Patienten mit niedriger Lachlinie unerkannt bleiben (Abb. 1-3).

Gewebephänotyp

Ein weiterer typischer patientenbezogener Faktor ist der parodontale Gewebephänotyp, der auch als parodontaler Morphotyp oder parodontaler Biotyp bezeichnet wird. Nach Müller et al.[19] weisen etwa 75 % der Patienten eine Gewebedicke der marginalen parodontalen Gewebe (mastikatorische Mukosa) von unter 1 mm auf. Nur etwa 25 % weisen eine Gewebedicke von über 1 mm auf. Kois und Kan postulierten, dass die unterschiedlichen Gewebetypen auch unterschiedlich auf ein iatrogenes oder inflammatorisches Trauma reagieren und somit einen Einfluss auf die Vorhersehbarkeit von Behandlungsprotokollen haben[4]. Auch die klinische Erfahrung zeigt, dass dünnes Gewebe auf chirurgisches Trauma eher mit Vernarbung und Rezession reagiert als dickes, fibröses Weichgewebe.

Kan et al.[20] konnten in einer klinischen Studie zeigen, dass die Dimension der periimplantären Gewebe bei Einzelzahnimplantaten, z. B. die Gewebedicke im approximalen Papillenbereich, bei dicken Biotypen größer ist und somit einen Einfluss auf das ästhetische Erscheinungsbild hat. Bei Sofortimplantationen etwa tendieren Patienten mit dünnem parodontalen Biotyp offenbar stärker zu ausgeprägten Rezessionen als Patienten mit dickem Biotyp[21].

Da eine direkte Messung der Dicke des Gewebetyps in der Regel nicht realistisch ist, kann die Bestimmung in der Praxis klinisch durch das Kriterium „Durchscheinen der Parodontalsonde“ erfolgen (Abb. 1-4a). De Rouck hat diese Methode 2009 vorgeschlagen und an 100 Patienten eine hohe Korrelation zu der direkten Messung nachgewiesen[22]. Kan konnte 2010 in einer prospektiven klinischen Studie zeigen, dass eine alleinige visuelle Bestimmung des Biotyps ohne Zuhilfenahme der PAR-Sonde keine verlässliche Methode ist[23] .

Die Gewebedicke hat auch bei der Auswahl von restaurativen Materialien einen großen Einfluss, der im entsprechenden Abschnitt in diesem Buch angesprochen wird (s. Kap. 11).

Interdentalpapille und „Scalloping“

In allen Scores zur Bewertung des periimplantären Weichgewebes spielt die Interdentalpapille bzw. das sogenannte „Scalloping“ eine wichtige Rolle. Der Begriff, der der anglo-amerikanischen Terminologie entliehen ist, beschreibt, wie stark der Niveauunterschied zwischen dem fazialen Margo gingivalis und der Papillenspitze ist, also wie stark letztlich der Gingivaverlauf geschwungen ist. Dabei sind in der Implantologie flache, breite Papillen (Abb. 1-4b) leichter zu rekonstruieren als hohe, schmale Papillen[4] (Abb. 1-4c). Um die Papillensituation zu bewerten und zu systematisieren, schlug Jemt den Papillenindex vor[24]. Hier bedeutet

/ Score 0: keine Papille vorhanden,
/ Score 1: weniger als die Hälfte des Interdentalraums gefüllt,
/ Score 2: die Hälfte oder mehr des Interdentalraums gefüllt,
/ Score 3: optimale Papille,
/ Score 4: hyperplastische Papille.

Choquet[25] berichtete 2001, dass die Rekonstruktion von Papillen bei Einzelzahnimplantatversorgungen stark von der vertikalen Lokalisation des periimplantären Knochens abhängig ist und nur vorhersehbar durchzuführen

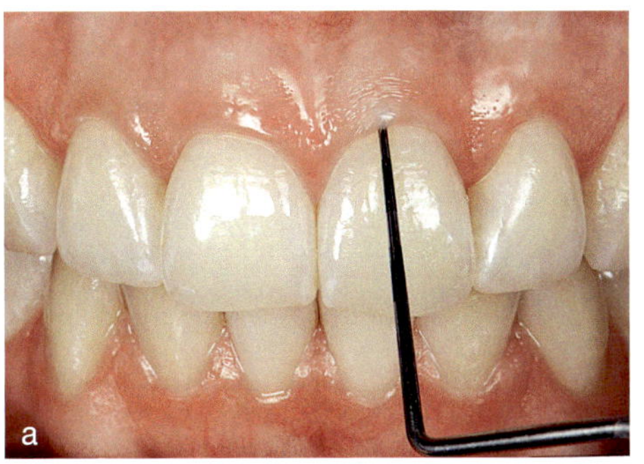

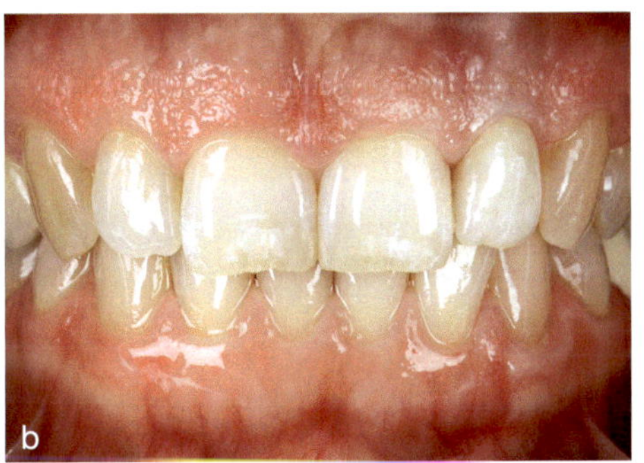

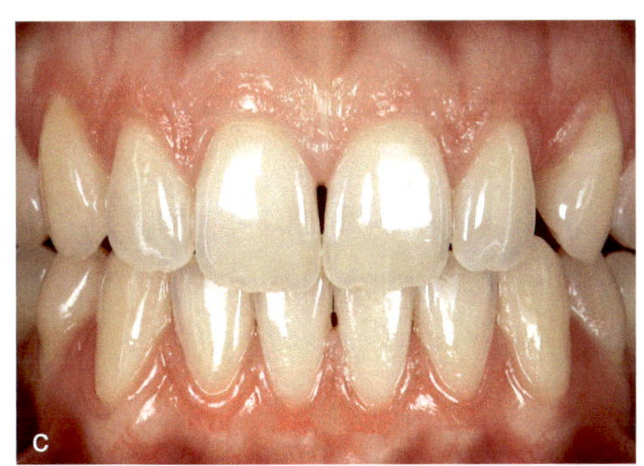

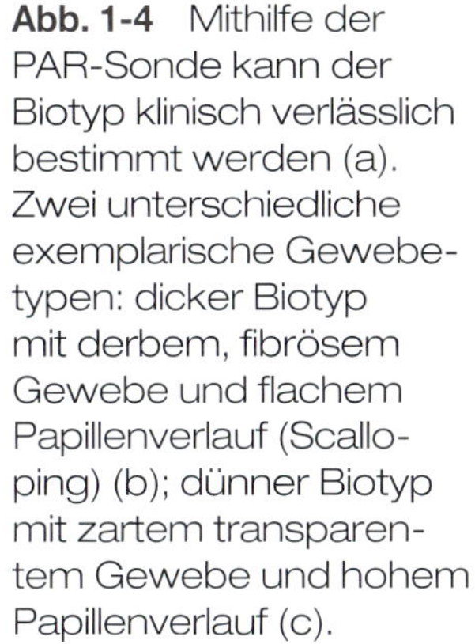

Abb. 1-4 Mithilfe der PAR-Sonde kann der Biotyp klinisch verlässlich bestimmt werden (a). Zwei unterschiedliche exemplarische Gewebetypen: dicker Biotyp mit derbem, fibrösem Gewebe und flachem Papillenverlauf (Scalloping) (b); dünner Biotyp mit zartem transparentem Gewebe und hohem Papillenverlauf (c).

ist, wenn der Abstand zwischen dem Kontaktpunkt der Kronen und dem Knochen 5 mm oder weniger beträgt. Auch Kan et al. konnten zeigen, dass die Gewebehöhe im Papillenbereich bei Einzelzahnimplantaten stark vom Attachment der Nachbarzähne abhängig ist; sie untersuchen darüber hinaus auch den Einfluss des individuellen Gewebemorphotyps[20]. Dabei lassen dicke Gewebemorphotypen eine größere Gewebehöhe erwarten als dünne. Diese Abhängigkeiten führen dazu, dass Attachmentverluste an Nachbarzähnen deutliche Limitationen für die periimplantären Weichgewebe bedeuten. Da der Knochen als Grundlage die vertikale Lage der Weichgewebe mit determiniert, bedeutet eine kompromittierte knöcherne Situation an Nachbarzähnen, die sich chirurgisch nicht beeinflussen lässt, immer auch eine spätere kompromissbehaftete Weichgewebesituation. Hier handelt es sich meist um lokale Prognosefaktoren.

Besonders zwischen benachbarten Implantaten ist die vorhersehbare Rekonstruktion einer Papille fraglich[26], dies gilt um so mehr, wenn vorher dreidimensionale Knochenaufbaumaßnahmen notwendig sind[27]. Aber auch die Kronenform und die Lokalisation des Kontaktpunktes haben einen Einfluss auf die ästhetische Prognose von Implantatversorgungen. Während man eine fehlende Interdentalpapille bei rechteckigen Zähnen durch eine lange Kontaktfläche kaschieren kann, ist dies bei dreieckigen Zähnen nicht möglich und dies führt daher schnell zu einem schwarzen Dreieck in diesem Bereich[4].

BIOLOGISCHE FAKTOREN

Für die Planung ästhetischer implantologischer Versorgungen ist ein Verständnis der biologischen Prinzipien im Zusammenhang mit den periimplantären Geweben unerlässlich (Abb. 1-5). Diese Prinzipien sind mehr oder weniger patientenunabhängig.

Dazu zählt zum Beispiel das postrestaurative Remodeling. Nach Wiedereröffnung von 2-teiligen, 2-phasigen Implantatsystemen etabliert sich analog zur biologischen Breite an natürlichen Zähnen[28] eine biologische Breite an Implantaten[29], sodass der krestale Knochen 1,3 bis 2,6 mm apikal von der Schnittstelle bzw. dem Mikrospalt zwischen Implantat und Abutment ansetzt[30,31]. Der unterstützende Knochen, der letztlich die Lage des Weichgewebes determiniert, zieht sich also zurück, was bukkal zu Rezessionen und approximal zu insuffizienter Papillenhöhe führen kann (Abb. 1-6a bis c). Approximal kommt dieser Effekt bei Einzelzahnimplantaten in der Regel nicht zum Tragen, weil das Attachment der Nachbarzähne hier die Papillenhöhe determiniert, er ist aber insbesondere bei benachbarten Implantaten ein großes Problem und führt dazu, dass die Rekonstruktion von Papillen zwischen benachbarten Implantaten sehr unvorhersehbar ist (Abb. 1-6d und e, 1-7 und 1-8). Diese Zusammenhänge und deren Einfluss auf die Ästhetik hat Grunder bereits 2005 anschaulich beschrieben und angeregt, die periimplantäre Knochensituation mithilfe des sogenannten „Platform-Switching“

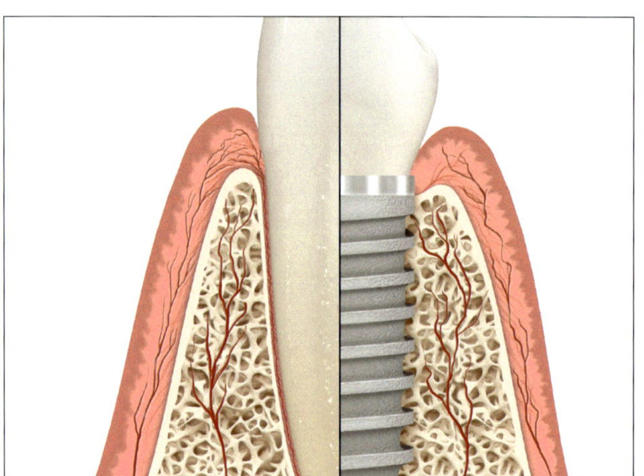

Abb. 1-5a Im Gegensatz zu natürlichen Zähnen weisen Implantate kein Attachment auf, d. h. die Kollagenfasern des Bindegewebes inserieren nicht am Implantat und es existiert kein suprakrestaler Faserapparat. Da das Implantat keinen Parodontalspalt hat, fehlen dessen Gefäße und das periimplantäre Gewebe ist gefäßärmer. Hinzu kommt der Einfluss des Mikrospalts. All diese Umstände erschweren die Rekonstruktion von Weichgewebe und Papillen um Implantate.

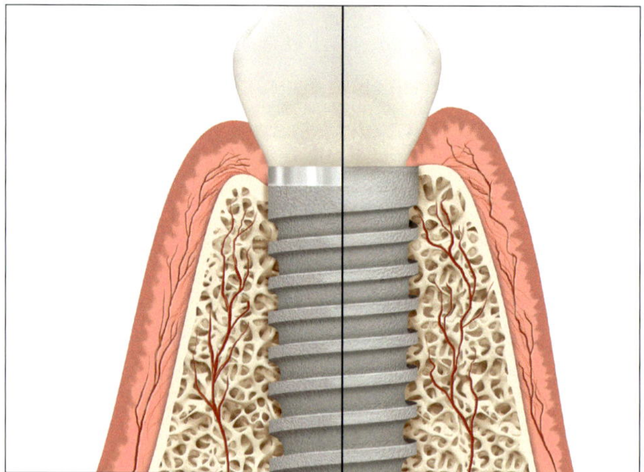

Abb. 1-5b Vergleich der Strukturen um Implantate mit Butt-joint-Verbindung (links) und Platform-Switching (rechts).

Tab. 1-1 Vertikale Weichgewebelimitationen nach Salama et al.[7].

Klasse	Restaurative Umgebung	Mindestabstand	Vertikale Weichgewebelimitation
1	Zahn – Zahn	1,0 mm	5,0 mm
2	Zahn – Pontic	–	6,5 mm
3	Pontic – Pontic	–	6,0 mm
4	Zahn – Implantat	1,5 mm	4,5 mm
5	Implantat – Pontic	–	5,5 mm
6	Implantat – Implantat	3,0 mm	3,5 mm

positiv zu beeinflussen[26]. Dabei kommen durchmesserreduzierte Aufbauteile zum Einsatz, um den Mikrospalt vom Knochen weg nach zentral zu bewegen (Abb. 1-5b).

Eine weitere Limitation sind Attachmentverluste an Nachbarzähnen. Auch hier determiniert die Knochenhöhe bzw. der Attachmentlevel die zu erwartende Weichgewebehöhe, was bei parodontaler Vorschädigung zu approximalen Defiziten führen kann (Abb. 1-9 bis 1-11). Die Weichgewebesituation an den Nachbarzähnen lässt sich nur selten oder mit erheblichem Aufwand positiv beinflussen (Abb. 1-12 bis 1-19).

Salama et al.[7] haben die vertikalen Weichgewebelimitationen in einer Tabelle zusammengefasst (Tab. 1-1). Eine Multicenterstudie von Tarnow et al.[32] zeigte, dass die Weichgewebehöhe zwischen Implantaten durchschnittlich 3,4 mm beträgt und eine große Streuung aufweist. Die Autoren führten Messungen an 33 Patienten und 136 Papillen durch und berichteten von Papillenhöhen von bis zu 7 mm. Am häufigsten fanden sie aber 2 mm (16,9 %), 3 mm (35,3 %) und 4 mm (37,5 %). Leider finden sich in der Publikation keine Angaben zum Gewebetyp der Patienten oder dem chirurgischen Protokoll. Auch wurden einteilige und zweiteilige Implantatsysteme sowie einzeitiges und zweizeitiges Vorgehen verglichen.

Tymstra et al.[27] untersuchten 10 Patienten mit benachbarten Implantaten im Frontzahnbereich, die zunächst eine präimplantologische Knochenaugmentation benötigten. Nach prothetischer Versorgung wurde das ästhetische Ergebnis von den Patienten und Zahnärzten auf einer Skala von 0 bis 10 bewertet. Die Ergebnisse zeigten, dass die Patientenzufriedenheit höher war als die Zufriedenheit der Zahnärzte mit dem ästhetischen Ergebnis. Insgesamt ließ sich schlussfolgern, dass die Papillensituation bei benachbarten Implantaten bei zuvor erfolgter Augmentation häufig unbefriedigend ist.

Aber auch die bukkale Rezession an Implantaten ist ein Problem und kann zu ästhetischen Problemen führen. Die Veränderungen des periimplantären Weichgewebes nach der Freilegungsoperation haben Small und Tarnow in

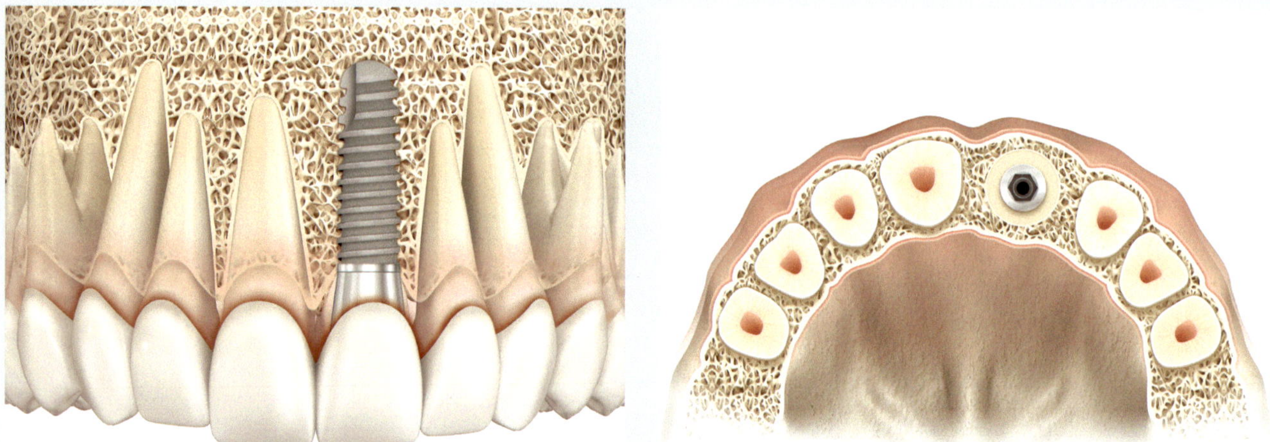

Abb. 1-6a Anatomie um Butt-joint-Implantate (Abb. 1-6a bis e modifiziert nach Grunder, Gracis, Capelli 2005[16]).

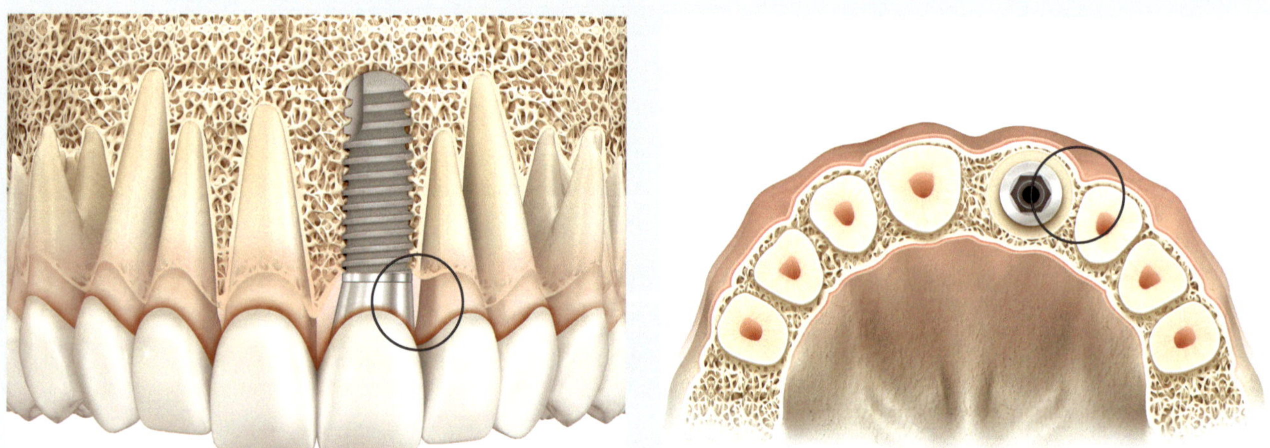

Abb. 1-6b Zu großer Durchmesser und Fehlpositionierung nach distal führen zu Papillenverlust.

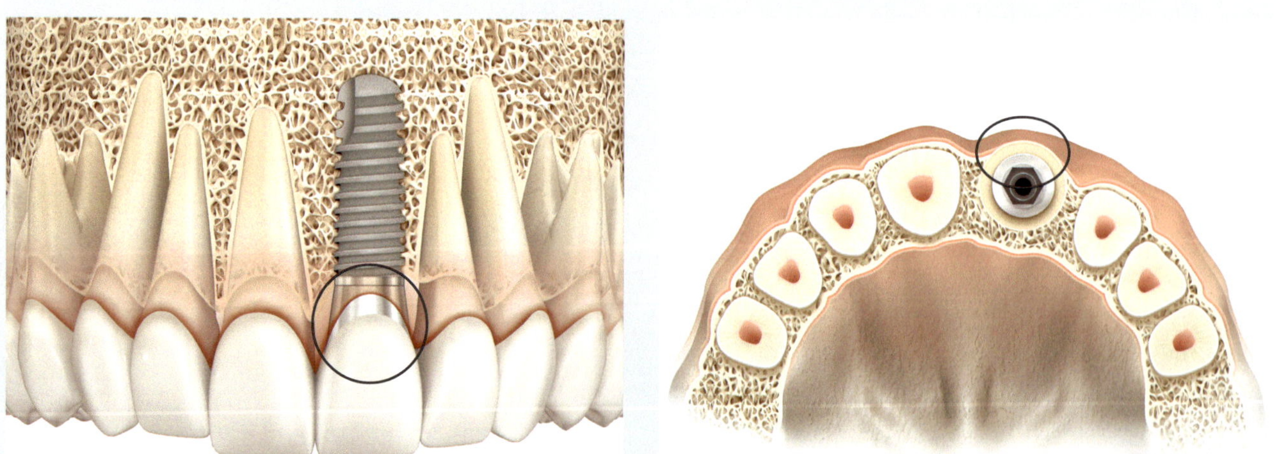

Abb. 1-6c Zu großer Durchmesser und Fehlpositionierung nach bukkal führen zu Rezessionen.

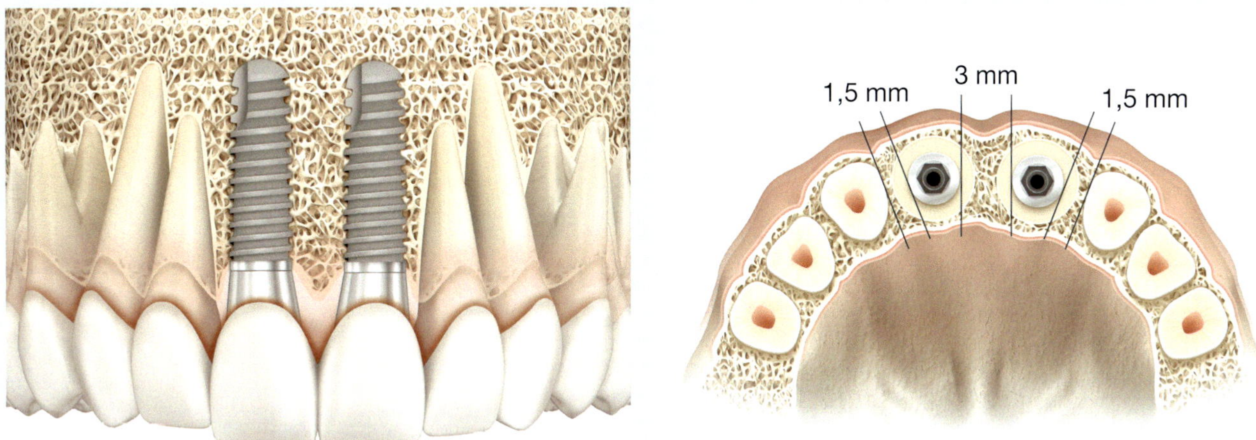

Abb. 1-6d Situation und empfohlene Abstände bei benachbarten Implantaten.

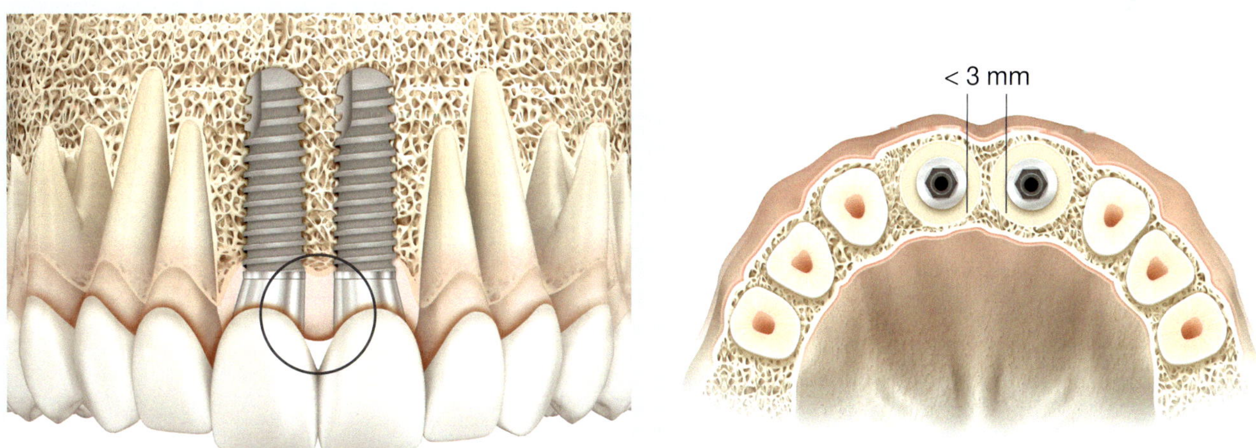

Abb. 1-6e Zu dicht gesetzte benachbarte Implantate führen zum Verlust der Papille.

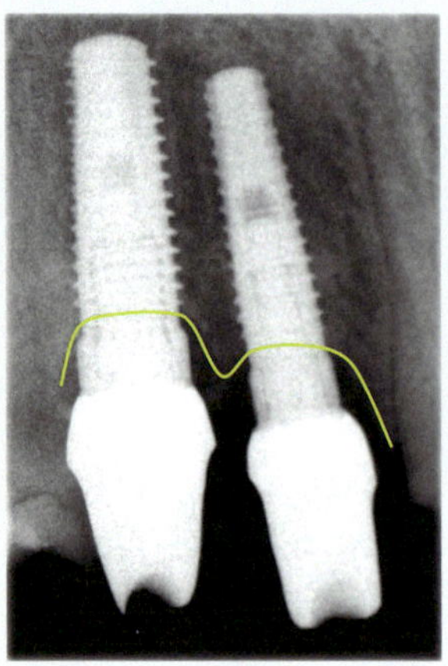

Abb. 1-7 Implantatdesign mit glatter („maschined") Schulter von 1,4 mm (Röntgenbild zur Situation in Abb. 1-8).

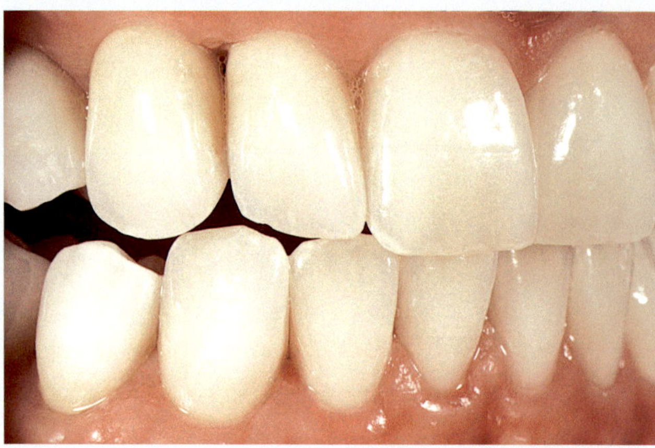

Abb. 1-8 Vollkeramische Versorgungen an allen Zähnen nach „Full-Mouth-Reconstruction" (Implantate Regio 12, 13, 43). Defizitäre Weichgewebesituation approximal 13, 12 (Zahntechnik: A. Nolte).

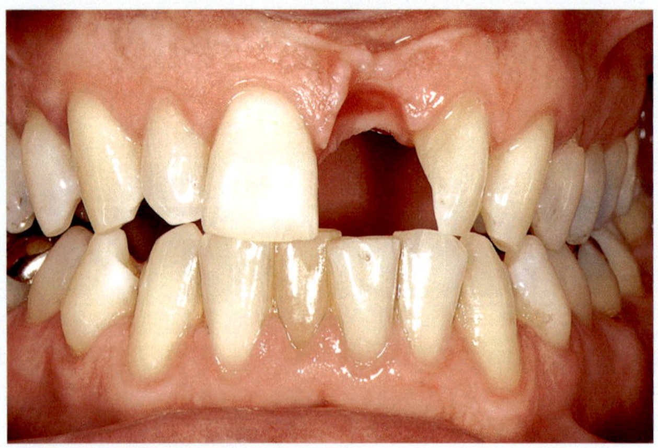

Abb. 1-9 Einzelzahnlücke 21 mit ungünstiger Ausgangssituation durch dreidimensionalen Kammdefekt, Vernarbungen, trianguläre Zahnform und Attachmentverlust mesial am tordierten Zahn 22.

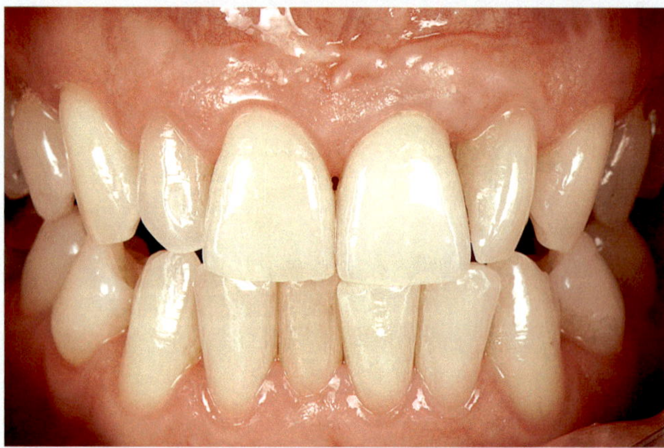

Abb. 1-10 Implantatversorgung 21 10 Jahre nach Eingliederung einer Vollkeramikkrone (Zahntechnik: A. Nolte).

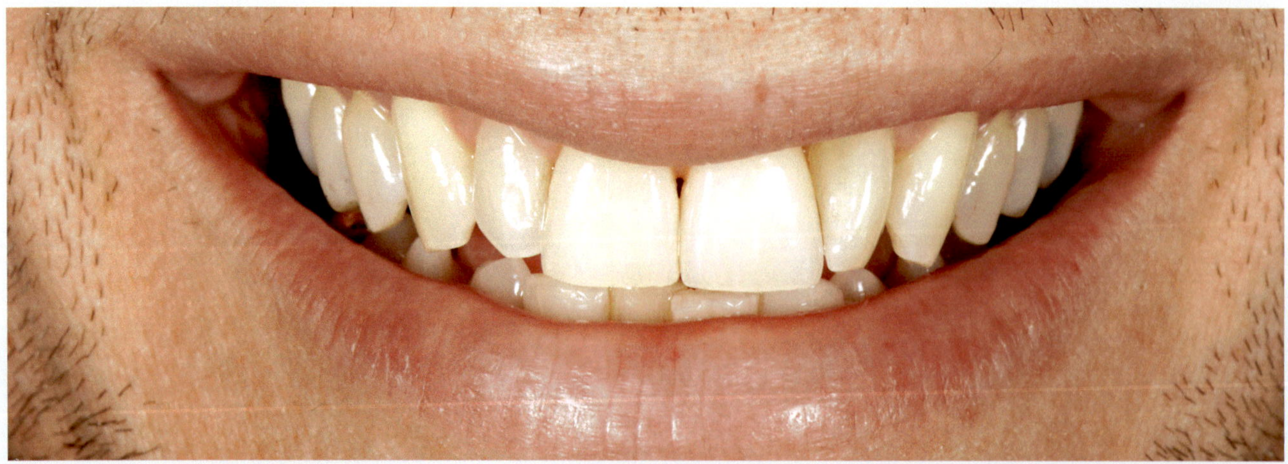

Abb. 1-11 Lippenbild des Patienten. Mittelhohe Lachlinie.

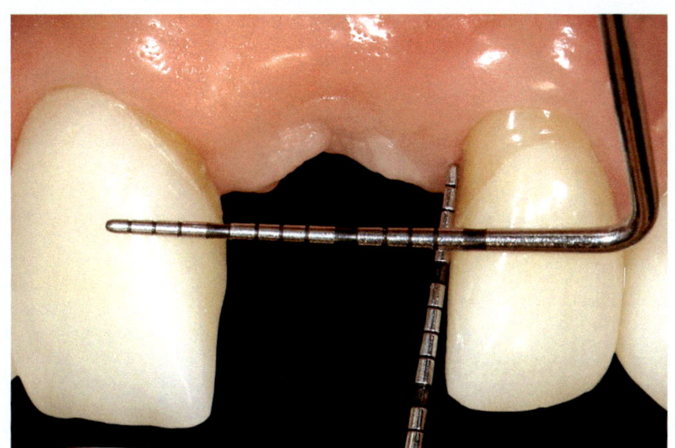

Abb. 1-12 Ungünstige Ausgangslage Regio 21 durch Attachmentverlust an 22 und vertikalen Defekt Regio 21.

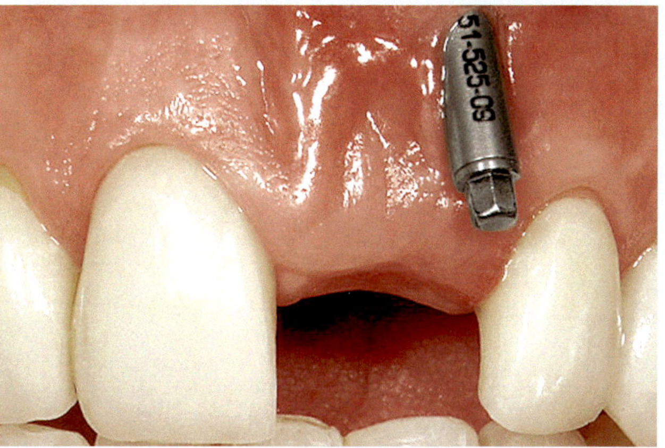

Abb. 1-13 Vertikale Augmentation mittels Distraktionsosteogenese.

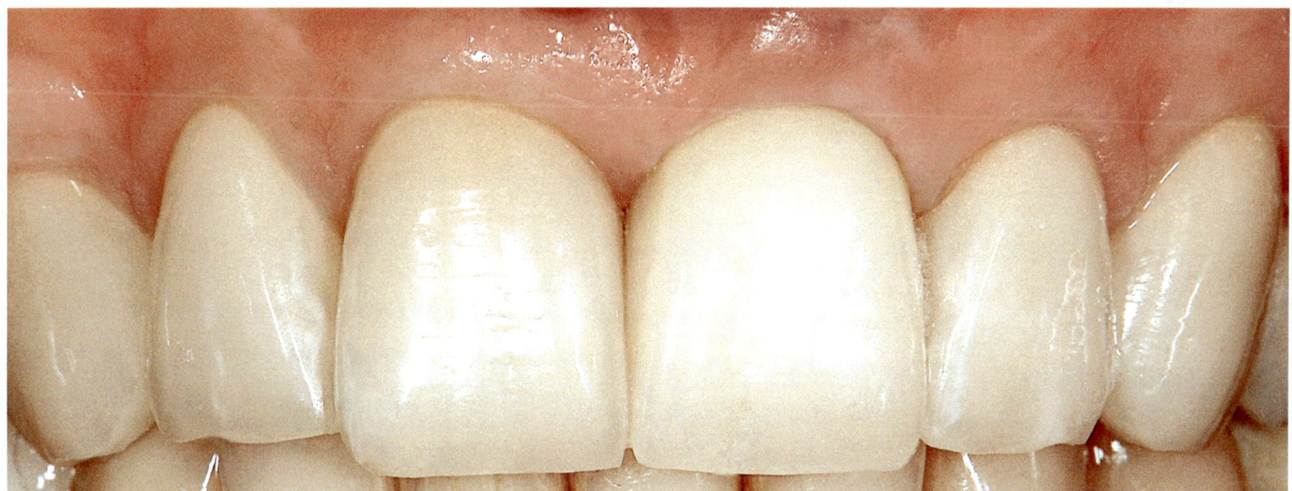

Abb. 1-14 Abschlussbild nach Versorgung mit Implantat 21 und Veneers (Zahntechnik: K. Müterthies).

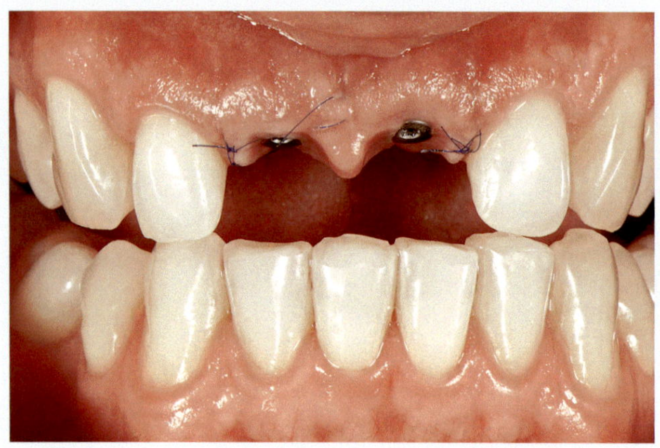

Abb. 1-15 Zustand nach mikrochirurgischer Freilegung von 2 Implantaten Regio 11, 21 mit Papillenplastik.

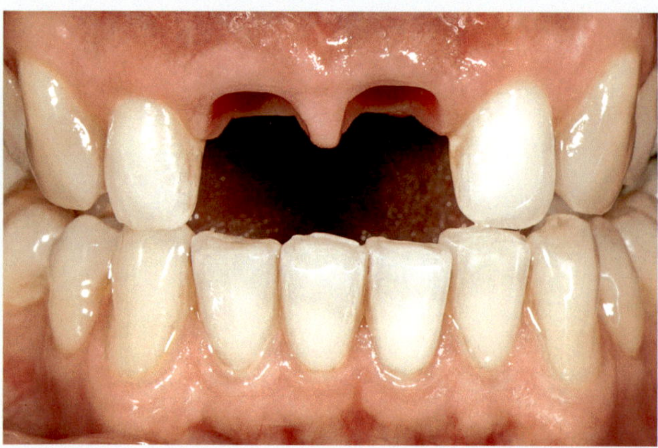

Abb. 1-16 Weichgewebesituation nach mehrmonatiger Ausformung mit provisorischen Kronen.

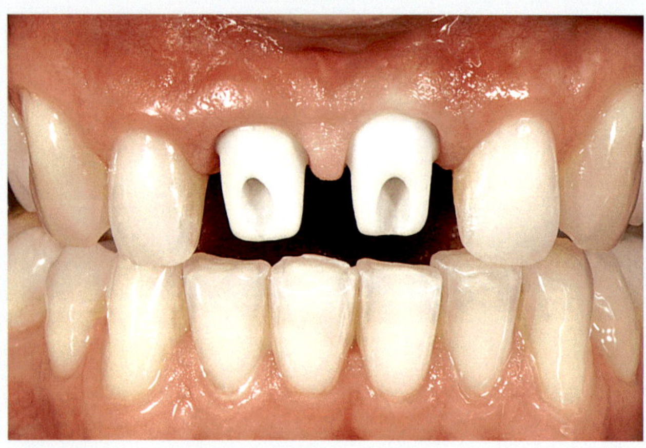

Abb. 1-17 Individuelle Zirkonoxidaufbauten in situ.

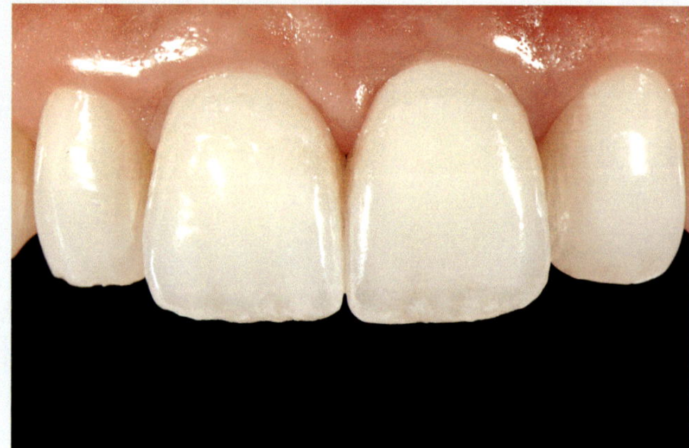

Abb. 1-18 Vollkeramische Versorgung der Implantate 11, 21. Harmonische periimplantäre Weichgewebe mit suffizienter Interdentalpapille (Zahntechnik: A. Nolte).

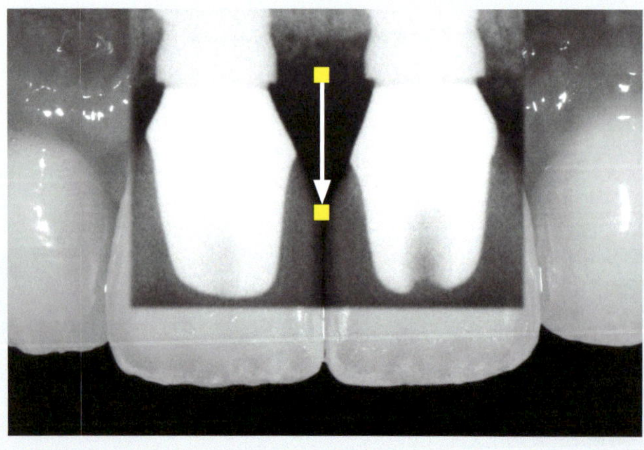

Abb. 1-19 Überprojektion des Röntgenbildes. Die Implantate wurden nach dem Platform-Switching-Konzept versorgt. Trotzdem ist es interimplantär zu einer krestalen Knochenresorption gekommen. (Der Pfeil verdeutlicht den Abstand vom krestalen Knochenniveau zur Papillenspitze.)

einer 1-Jahresstudie an insgesamt 63 Implantaten untersucht[33]. In der Studie zeigten 80 % der Implantate eine bukkale Rezession, die im Durchschnitt 0,75 mm nach 3 Monaten, 0,85 mm nach 6 Monaten und 1,05 mm nach 12 Monaten betrug. Die Autoren schlussfolgerten, dass man im ästhetischen Bereich mindestens 3 Monate nach Freilegung warten sollte, bis man den definitiven Zahnersatz anfertigt.

In einer prospektiven 1-Jahresstudie mit 11 Patienten untersuchten Cardaropoli et al.[34] ebenfalls die Gewebeveränderungen um Einzelzahnimplantate im Oberkieferfrontzahnbereich und berichteten über bukkale Rezessionen von 0,6 mm nach einem Jahr und ein Papillenwachstum im selben Beobachtungszeitraum. Diese Ergebnisse decken sich mit den Ergebnissen von Grunder[35], der in einer 1-Jahresstudie mit 10 Patienten bei 70 % der Implantate eine bukkale Rezession von durchschnittlich 0,5 mm messen konnte und in 100 % eine Zunahme an Papillenvolumen feststellte.

CHIRURGISCHE FAKTOREN

Eine häufige Ursache von ästhetischen Problemen sind nicht korrigierte Kieferkammdefekte. Die Literatur macht deutlich, dass die Korrektur von dreidimensionalen Kieferkammdefekten trotz unterschiedlicher Therapieoptionen immer noch schwierig und nicht immer vollständig zu erreichen ist[36,37]. Speziell im ästhetisch sensiblen Frontzahnbereich werden mikrochirurgische Techniken empfohlen[38,39], um eine ästhetisch ansprechende natürliche Weichgewebesituation zu erreichen. Gerade interdental, im Bereich der Papillen, können schon Defizite im Millimeterbereich den Unterschied zwischen ästhetischem Erfolg oder Misserfolg ausmachen. Mikrochirurgische Techniken haben sich schon in der Parodontalchirurgie bewährt[40] und führen zu geringerem Gewebetrauma und zu günstigerer Heilung[41]. Das ist gerade im ästhetischen Bereich wichtig, um Komplikationen bei der Implantation oder Augmentation zu vermeiden, die zu ästhetischen Beeinträchtigungen führen können (Abb. 1-20 bis 1-28).

Nachdem Botticelli[42] und Araujo[43] am Tiermodell zeigen konnten, dass das Einsetzen von Implantaten in Extraktionsalveolen nicht zum Erhalt der knöchernen Strukturen führt, sondern die Remodelingprozesse der knöchernen Alveole trotzdem ablaufen, wurde das Therapiekonzept der Sofortimplantation neu bewertet[44]. Der Volumenverlust nach Extraktion kann laut Schropp ein Jahr nach Extraktion bis zu 50 % horizontal betragen[45]. Allerdings kann eine Augmentation der bukkalen Bereiche der Alveole mit einem xenogenen Ersatzmaterial diese Volumenverluste deutlich reduzieren[46]. Es wird daher empfohlen, Sofortimplantate nur bei intakter bukkaler Lamelle und bei dickeren

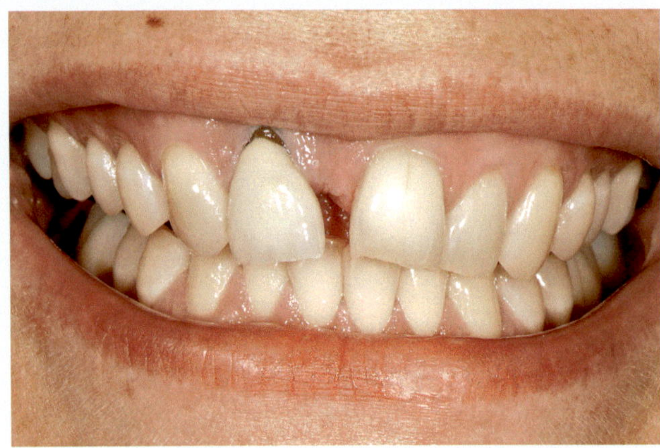

Abb. 1-20 Unharmonisches Lippenbild durch Diastema, Nichtanlage 12 und Rezession am nicht erhaltungswürdigen Zahn 11.

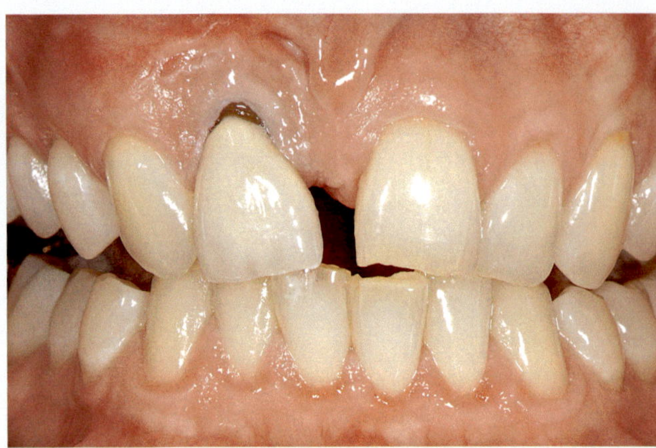

Abb. 1-21 Zahn 11 soll durch Implantat ersetzt werden. Ungünstige Ausgangssituation durch Kammdefekt, Narben und schwierige ästhetische Gesamtsituation.

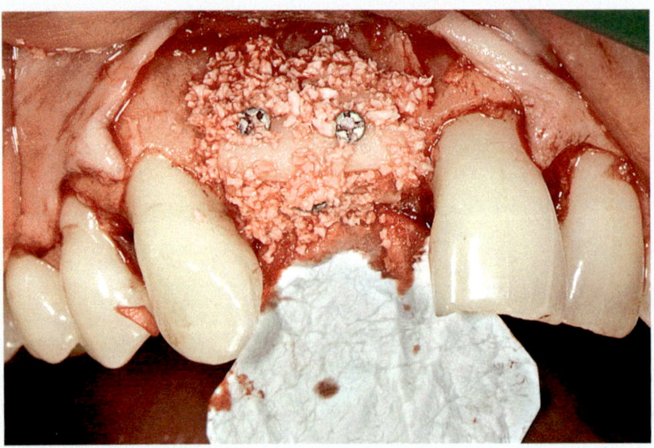

Abb. 1-22 Dreidimensionale Augmentation Regio 11. Die Schnittführung verzichtet auf vertikale Entlastungsschnitte, um keine weiteren Narben zu produzieren und weil die Blutversorgung des Lappens günstiger ist.

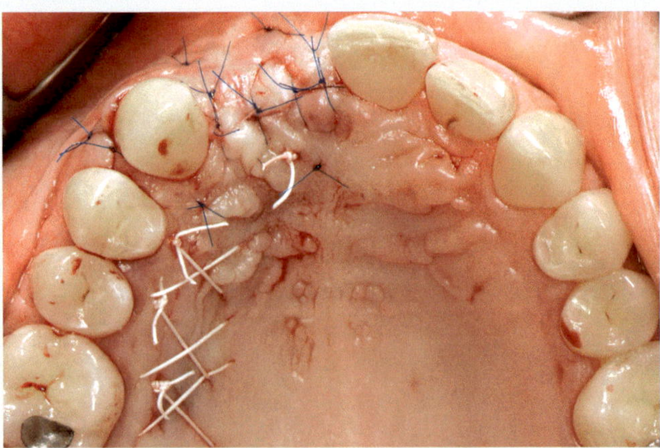

Abb. 1-23 Mikrochirurgische Nahtversorgung. Palatinal wurde ein Bindegewebstransplantat zur Augmentation Regio 11 entnommen.

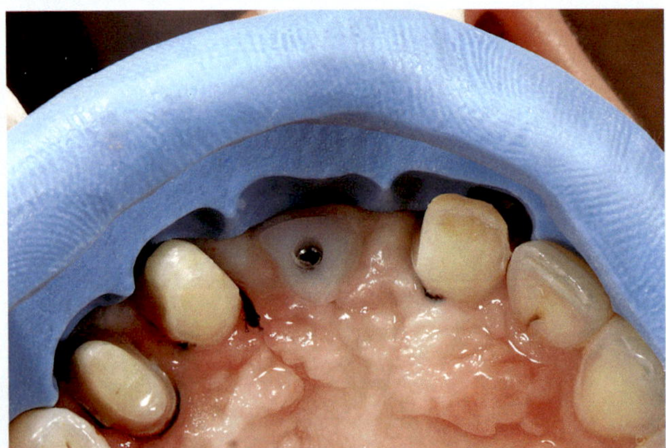

Abb. 1-24 Präparation der Nachbarzähne entsprechend des vorab erfolgten Wax-ups. Kontrolle mit Silikonschlüssel.

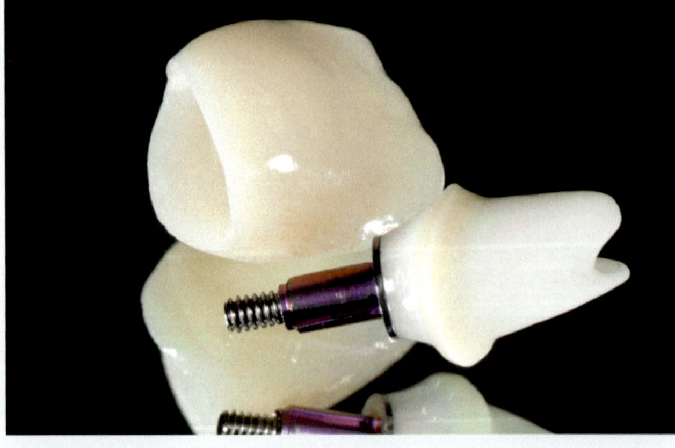

Abb. 1-25 Vollkeramische Versorgung des Implantats mit marginal verblendetem individuellem Zirkonoxidaufbau und Vollkeramikkrone.

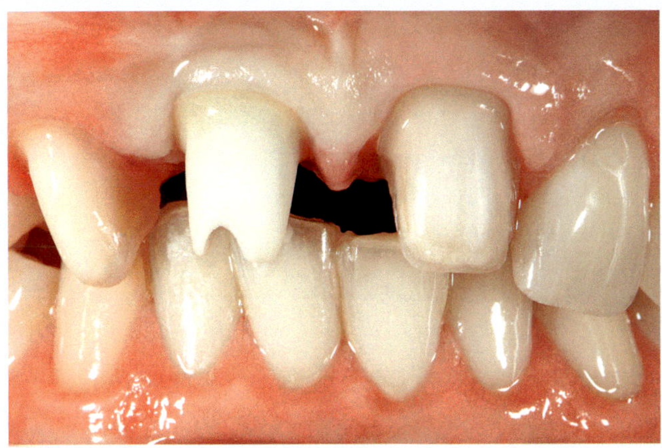

Abb. 1-26 Klinische Situation mit Vollkeramikabutment in situ.

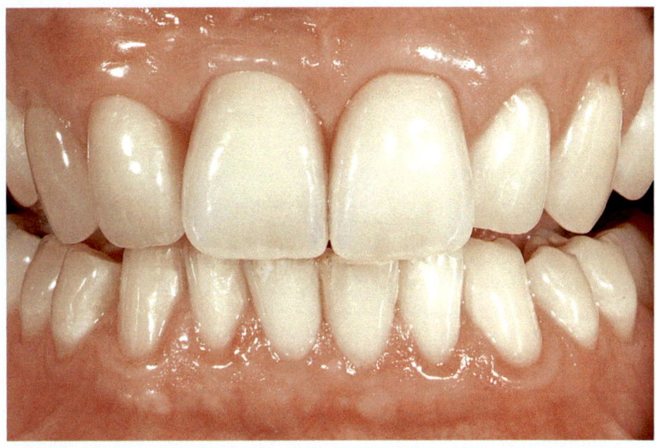

Abb. 1-27 Abschlussbild 6 Monate nach Versorgung (Zahntechnik: A. Nolte).

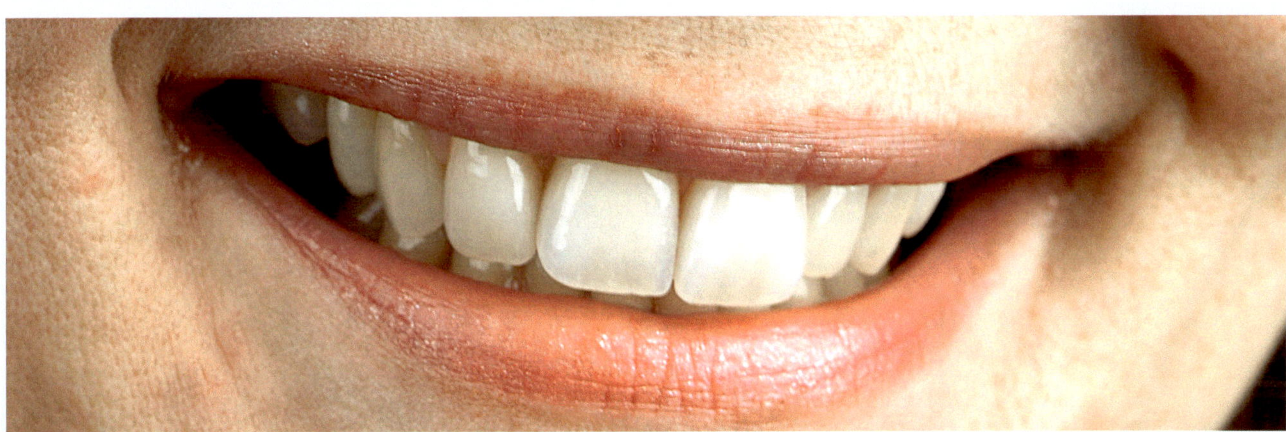

Abb. 1-28 Lippenbild der Patientin.

parodontalen Biotypen durchzuführen; außerdem sollte das Implantat in den oralen Bereich der Alveole eingesetzt werden und der bukkale Bereich mit validierten Methoden augmentiert werden[44] (s. Kap. 4). Neben der knöchernen Augmentation werden außerdem Bindegewebstransplantate empfohlen, um drohende oder vorhandene Volumendefizite zu kompensieren[47–49].

Ein fundamental wichtiger Faktor für das ästhetische Ergebnis ist die dreidimensionale Positionierung des Implantats (s. in Kap. 5: 3-D-Position). Diese muss sich an der geplanten Restauration orientieren[3]. Chen et al.[46] untersuchten den Einfluss des gingivalen Biotyps, der Implantatposition und des Designs von zwei verschiedenen Implantatsystemen auf das Ausmaß der bukkalen Rezession an 42 Sofortimplantaten. Sie kamen zu dem Ergebnis, dass die Implantatposition den größten Einfluss hat. Klinisch bedeutet das, dass das Implantat geringfügig palatinal inseriert wird und eine Angulation nach bukkal vermieden werden muss. Bei zu weit bukkal platziertem Implantat oder bei zu starker bukkaler Angulation der Implantatachse sind spätere chirurgische Korrekturversuche im Sinne einer Rezessionsdeckung nicht erfolgversprechend.

RESTAURATIVE UND MATERIALBEZOGENE FAKTOREN

Die restaurativen Materialien haben einen großen Einfluss auf das ästhetische Erscheinungsbild von Implantatversorgungen. Abutments aus Titan können durch das vestibuläre Weichgewebe durchscheinen und diese Effekte sind gerade im dünnen marginalen Weichgewebebereich besonders auffällig[50]. Führhauser[13] berichtete in seiner viel zitierten Arbeit zum PES, dass 60 % der untersuchten Restaurationen deutliche Farbabweichungen des periimplantären Weichgewebes zeigten. Jung et al.[52] führten einen In-vitro-Versuch am Tiermodell durch, um die Farbveränderung von oraler Mukosa zu untersuchen, die durch durchscheinende Materialien verursacht werden. Titan und Zirkonoxid, jeweils ohne und mit Dentalkeramik verblendet, wurden unter verschiedenen Gewebedicken untersucht. Die Farbunterschiede der Mukosa wurden mithilfe eines Spektrophotometers gemessen. Die Ergebnisse zeigten, dass Titan noch bei einer Gewebedicke von 3 mm signifikante Farbunterschiede verursacht (Abb. 1-29). Im Gegensatz dazu verursacht Zirkonoxid schon ab einer Gewebedicke von 2 mm keine signifikanten Unterschiede mehr. Die Ergebnisse lassen den Schluss zu, dass vollkeramische Abutments zu besseren ästhetischen Ergebnissen führen, besonders bei Patienten mit dünnem fazialen Gewebe.

Eine klinische Studie der Harvard Universität in Boston konnte mithilfe eines Farbmessgerätes zeigen, dass Frontzahnimplantate mit Titanabut-

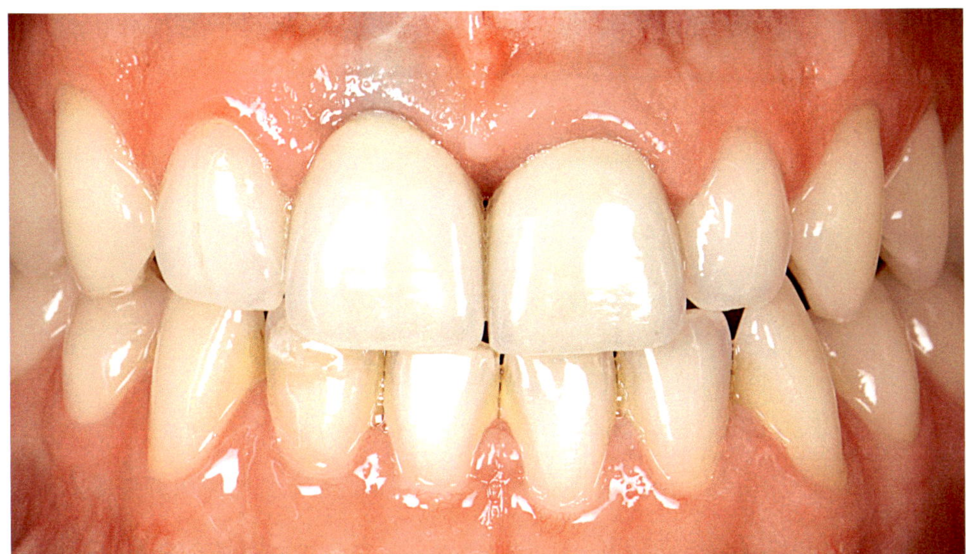

Abb. 1-29 Das Weichgewebe Regio 11 zeigt eine Rezession und Durchscheinen des Abutmentmaterials.

ments im Vergleich zu den natürlichen Nachbarzähnen ein optisch deutlich wahrnehmbar verfärbtes Weichgewebe aufweisen[50].

Die gleiche Studiengruppe[53] konnte in einer zweiten klinischen Studie nachweisen, dass sich die Farben Hellorange und Hellrosa am besten eignen, um Abutments farblich zu maskieren. Weiß schnitt als Abutmentfarbe ebenfalls schlecht ab.

In einer prospektiven randomisierten kontrollierten Studie der Universität Zürich mit 30 Patienten wurden VMK-Versorgungen direkt mit vollkeramischen Versorgungen auf Implantaten verglichen[54]. Die Ergebnisse zeigten, dass beide Materialien Farbveränderungen hervorrufen. Jedoch schneiden die vollkeramischen Versorgungen deutlich besser ab. Da die lichtoptische Wirkung von Abutments in Abhängigkeit von der Gewebedicke die Ästhetik von Implantatversorgungen beeinflussen kann, haben wir diesem Thema ein eigenes Kapitel gewidmet (s. Kap. 11).

ZUSAMMENFASSUNG

Fasst man die Schlüsselfaktoren für den ästhetischen Erfolg von Implantatversorgungen zusammen, so sind dies:

1. korrekte dreidimensionale Position des Implantats,
2. adäquate Knochenarchitektur und stabiles Knochenvolumen,
3. adäquate Weichgewebedicke und -qualität,
4. transmukosale Form, Material und Oberfläche von Abutment und Restauration,
5. Entwicklung und Erhalt der Weichgewebekontur.

Jeder dieser Aspekte wird in den folgenden Kapiteln ausführlich beschrieben und es werden praxisorientierte Konzepte mit der entsprechenden Evidenz präsentiert. Typische Risikofaktoren in Bezug auf das ästhetische Ergebnis sind in Tabelle 1-2 zusammengefasst.

Tab. 1-2 Einteilung zur Risikobewertung von Implantatbehandlungen, modifiziert nach Belser et al. 2007 sowie Renouard und Rangert 1999.

Ästhetisches Risiko	Niedrig	Mittel	Hoch
Patientenbedingte Faktoren			
Allg. Gesundheitszustand	gesund, kooperativ (ASA 1)*	geringfügige Erkrankungen ohne Einschränkungen (ASA 2)	multimorbide, eingeschränkte Immunabwehr (ab ASA 3)
Nikotinkonsum	Nichtraucher	leichter Raucher (< 10 Zig./Tag)	starker Raucher (> 10 Zig./Tag)
Mundhygiene	optimal	befriedigend	defizitär
Anatomische Faktoren			
Benachbarte Implantate	keine	-	vorhanden
Breite der Lücke	anatomische Lückenbreite**	-	zu schmale Lücke
Weichgewebige Faktoren			
Lachlinie	niedrig	mittel	hoch
Parodontaler Biotyp	dick	mittel	dünn
Breite der keratinisierten Gingiva/Mukosa	4 mm	2 mm	< 2 mm
Weichgewebsqualität	intakt/gesund	Narben	starke Vernarbung, Verfärbung
Papillenverlauf	flach	mittel	hoch
Dentale Faktoren			
Dentaler Formentyp	rechteckig	-	dreieckig
Interdentale Kontakte	flächig	-	punktförmig
Restaurationsstatus Nachbarzähne	naturgesund	-	restauriert
Attachment Nachbarzahn	kein Attachmentverlust	-	Attachmentverlust
Position des Kontaktpunktes	< 5 mm über dem Knochen	5,5 mm bis 6,5 mm vom Knochen	> 7 mm vom Knochen
Knöcherne Faktoren			
Horizontales Knochenangebot	kein horizontaler Defekt	milder horizontaler Defekt	starker horizontaler Defekt
Vertikales Knochenangebot	kein vertikaler Defekt	kein vertikaler Defekt	vertikaler Defekt
Ausdehnung Defekt	-	1 Zahn	> 1 Zahn

* ASA-Physical-Status-Klassifikation der American Society of Anesthesiologists
** OK: zentraler Inzisivus, Eckzahn und Prämolar mindestens 7 mm, lateraler Inzisivus mindestens 5 mm breit

LITERATUR

1. Albrektsson T, Sennerby L. State of the art in oral implants. J Clin Periodontol. 1991;18(6):474-81.
2. Chice GJ PA. Esthetics of anterior fixed prosthodontics. Chicago: Quintessence; 1994.
3. Garber DA. The esthetic dental implant: letting restoration be the guide. J Oral Implantol. 1996;22(1):45-50.
4. Kois JC. Predictable single tooth peri-implant esthetics: five diagnostic keys. Compend Contin Educ Dent. 2001;22(3):199-206; quiz 8.
5. Kokich VO Jr, Kiyak HA, Shapiro PA. Comparing the perception of dentists and lay people to altered dental esthetics. J Esthet Dent. 1999;11(6):311-24.
6. Magne P BU. Bonded Porcelain Restorations. Chicago: Quintessence 2002.
7. Salama M, Salama H, Garber D. Guidelines for aesthetic restorative options and implant site enhancement. Pract Proced Aesthet Dent. 2002;14:125-30.
8. Vermylen K, Collaert B, Linden U, Bjorn AL, De Bruyn H. Patient satisfaction and quality of single-tooth restorations. Clin Oral Implants Res. 2003;14(1):119-24.
9. Kokich VG, Kokich VO. Ästhetische Korrekturen im Frontzahnbereich – Teil 1: Wann und warum? Inf Orthod Kieferorthop. 2006;38:236-246.
10. Gehrke P, Degidi M, Lulay-Saad Z, Dhom G. Reproducibility of the implant crown aesthetic index--rating aesthetics of single-implant crowns and adjacent soft tissues with regard to observer dental specialization. Clin Implant Dent Relat Res. 2009;11(3):201-13.
11. Belser UC, Schmid B, Higginbottom F, Buser D. Outcome analysis of implant restorations located in the anterior maxilla: a review of the recent literature. Int J Oral Maxillofac Implants. 2004;19 Suppl:30-42.
12. Meijer HJ, Stellingsma K, Meijndert L, Raghoebar GM. A new index for rating aesthetics of implant-supported single crowns and adjacent soft tissues--the Implant Crown Aesthetic Index. Clin Oral Implants Res. 2005;16(6):645-9.
13. Furhauser R, Florescu D, Benesch T, Haas R, Mailath G, Watzek G. Evaluation of soft tissue around single-tooth implant crowns: the pink esthetic score. Clin Oral Implants Res. 2005;16(6):639-44.
14. Belser UC, Grutter L, Vailati F, Bornstein mm, Weber HP, Buser D. Outcome evaluation of early placed maxillary anterior single-tooth implants using objective esthetic criteria: a cross-sectional, retrospective study in 45 patients with a 2- to 4-year follow-up using pink and white esthetic scores. J Periodontol. 2009;80(1):140-51.
15. Ahlers MO, Jakstat HA. Evidence-based development of a diagnosis-dependent therapy planning system and its implementation in modern diagnostic software. Int J Comput Dent. 2005;8(3):203-19.
16. Dawson A CS. The SAC Classification in implant dentistry. Chicago: Quintessence 2007.

16a. Belser U, Martini W, Jung R, Hämmerle C, Schmid B, Morton D, Buser D. ITI Treatment Guide. Volume 1. Implant Therapy in the Esthetic Zone. Single-Tooth Replacements. Berlin: Quintessence 2007.

16b. Renouard F, Rangert B. Facteurs de Risque et Traitements Implantaires – Evaluation clinique et approche rationelle. Paris: Quintessence 1999.

17. Fradeani M. Ästhetische Sanierungen mit festsitzender Prothetik. Bd. 1: Ästhetische Analyse. Berlin: Quintessenz 2005.
18. Owens EG, Goodacre CJ, Loh PL, Hanke G, Okamura M, Jo KH, et al. A multicenter interracial study of facial appearance. Part 1: A comparison of extraoral parameters. Int J Prosthodont. 2002;15(3):273-82.

19. Muller HP, Heinecke A, Schaller N, Eger T. Masticatory mucosa in subjects with different periodontal phenotypes. J Clin Periodontol. 2000;27(9):621-6.

20. Kan JY, Rungcharassaeng K, Umezu K, Kois JC. Dimensions of peri-implant mucosa: an evaluation of maxillary anterior single implants in humans. J Periodontol. 2003;74(4):557-62.

21. Evans CD, Chen ST. Esthetic outcomes of immediate implant placements. Clin Oral Implants Res. 2008;19(1):73-80.

22. De Rouck T, Eghbali R, Collys K, De Bruyn H, Cosyn J. The gingival biotype revisited: transparency of the periodontal probe through the gingival margin as a method to discriminate thin from thick gingiva. J Clin Periodontol. 2009;36(5):428-33.

23. Kan JY, Morimoto T, Rungcharassaeng K, Roe P, Smith DH. Gingival biotype assessment in the esthetic zone: visual versus direct measurement. Int J Periodontics Restorative Dent. 2010;30(3):237-43.

24. Jemt T. Regeneration of gingival papillae after single-implant treatment. Int J Periodontics Restorative Dent. 1997;17(4):326-33.

25. Choquet V, Hermans M, Adriaenssens P, Daelemans P, Tarnow DP, Malevez C. Clinical and radiographic evaluation of the papilla level adjacent to single-tooth dental implants. A retrospective study in the maxillary anterior region. J Periodontol. 2001;72(10):1364-71.

26. Grunder U, Gracis S, Capelli M. Influence of the 3-D bone-to-implant relationship on esthetics. Int J Periodontics Restorative Dent. 2005;25(2):113-9.

27. Tymstra N, Meijer HJ, Stellingsma K, Raghoebar GM, Vissink A. Treatment outcome and patient satisfaction with two adjacent implant-supported restorations in the esthetic zone. Int J Periodontics Restorative Dent. 2010;30(3):307-16.

28. Gargiulo AW, Wentz FM, Orban B. Mitotic activity of human oral epithelium exposed to 30 per cent hydrogen peroxide. Oral Surg Oral Med Oral Pathol. 1961;14:474-92.

29. Berglundh T, Lindhe J. Dimension of the periimplant mucosa. Biological width revisited. J Clin Periodontol. 1996;23(10):971-3.

30. Hermann JS, Buser D, Schenk RK, Schoolfield JD, Cochran DL. Biologic Width around one- and two-piece titanium implants. Clin Oral Implants Res. 2001;12(6):559-71.

31. Hermann JS, Schoolfield JD, Schenk RK, Buser D, Cochran DL. Influence of the size of the microgap on crestal bone changes around titanium implants. A histometric evaluation of unloaded non-submerged implants in the canine mandible. J Periodontol. 2001;72(10):1372-83.

32. Tarnow D, Elian N, Fletcher P, Froum S, Magner A, Cho SC, et al. Vertical distance from the crest of bone to the height of the interproximal papilla between adjacent implants. J Periodontol. 2003;74(12):1785-8.

33. Small PN, Tarnow DP. Gingival recession around implants: a 1-year longitudinal prospective study. Int J Oral Maxillofac Implants. [Comparative Study]. 2000 Jul-Aug;15(4):527-32.

34. Cardaropoli G, Lekholm U, Wennstrom JL. Tissue alterations at implant-supported single-tooth replacements: a 1-year prospective clinical study. Clin Oral Implants Res. 2006;17(2):165-71.

35. Grunder U. Stability of the mucosal topography around single-tooth implants and adjacent teeth: 1-year results. Int J Periodontics Restorative Dent. 2000;20(1):11-7.

36. Aghaloo TL, Moy PK. Which hard tissue augmentation techniques are the most successful in furnishing bony support for implant placement? Int J Oral Maxillofac Implants. 2007;22 Suppl:49-70.

37. Esposito M, Grusovin MG, Coulthard P, Worthington HV. The efficacy of various bone augmentation procedures for dental implants: a Cochrane systematic review of randomized controlled clinical trials. Int J Oral Maxillofac Implants. 2006;21(5):696-710.

38. Zadeh HH, Daftary F. Minimally invasive surgery: an alternative approach for periodontal and implant reconstruction. J Calif Dent Assoc. [Review]. 2004 Dec;32(12):1022-30.

39. Shanelec DA. Anterior esthetic implants: microsurgical placement in extraction sockets with immediate plovisionals. J Calif Dent Assoc. 2005 Mar;33(3):233-40.

40. Cortellini P, Tonetti MS. Microsurgical approach to periodontal regeneration. Initial evaluation in a case cohort. J Periodontol. 2001;72(4):559-69.

41. Burkhardt R, Lang NP. Coverage of localized gingival recessions: comparison of micro- and macrosurgical techniques. J Clin Periodontol. 2005;32(3):287-93.

42. Botticelli D, Berglundh T, Lindhe J. Hard-tissue alterations following immediate implant placement in extraction sites. J Clin Periodontol. 2004;31(10):820-8.

43. Araujo MG, Sukekava F, Wennstrom JL, Lindhe J. Ridge alterations following implant placement in fresh extraction sockets: an experimental study in the dog. J Clin Periodontol. 2005;32(6):645-52.

44. Hammerle CH, Chen ST, Wilson TG, Jr. Consensus statements and recommended clinical procedures regarding the placement of implants in extraction sockets. Int J Oral Maxillofac Implants. 2004;19 Suppl:26-8.

45. Schropp L, Wenzel A, Kostopoulos L, Karring T. Bone healing and soft tissue contour changes following single-tooth extraction: a clinical and radiographic 12-month prospective study. Int J Periodontics Restorative Dent. 2003;23(4):313-23.

46. Chen ST, Darby IB, Reynolds EC. A prospective clinical study of non-submerged immediate implants: clinical outcomes and esthetic results. Clin Oral Implants Res. 2007;18(5):552-62.

47. Mankoo T. Contemporary implant concepts in aesthetic dentistry--Part 2: Immediate single-tooth implants. Pract Proced Aesthet Dent. 2004;16(1):61-8;quiz 70.

48. Chung S, Rungcharassaeng K, Kan JY, Roe P, Lozada JL. Immediate single tooth replacement with subepithelial connective tissue graft using platform switching implants: a case series. J Oral Implantol. 2011;37(5):559-69.

49. Grunder U. Crestal ridge width changes when placing implants at the time of tooth extraction with and without soft tissue augmentation after a healing period of 6 months: report of 24 consecutive cases. Int J Periodontics Restorative Dent. 2011;31(1):9-17.

50. Park SE, Da Silva JD, Weber HP, Ishikawa-Nagai S. Optical phenomenon of peri-implant soft tissue. Part I. Spectrophotometric assessment of natural tooth gingiva and peri-implant mucosa. Clin Oral Implants Res. 2007;18(5):569-74.

51. Ishikawa S, Nemoto F, Furukawa K, Ishibashi K. [Colorimetric studies of the gingiva. Color variation of the gingiva in the upper anterior region]. Nihon Hotetsu Shika Gakkai Zasshi. 1988;32(4):821-8.

52. Jung RE, Sailer I, Hammerle CH, Attin T, Schmidlin P. In vitro color changes of soft tissues caused by restorative materials. Int J Periodontics Restorative Dent. 2007;27(3):251-7.

53. Ishikawa-Nagai S, Da Silva JD, Weber HP, Park SE. Optical phenomenon of peri-implant soft tissue. Part II. Preferred implant neck color to improve soft tissue esthetics. Clin Oral Implants Res. 2007;18(5):575-80.

54. Jung RE, Holderegger C, Sailer I, Khraisat A, Suter A, Hammerle CH. The effect of all-ceramic and porcelain-fused-to-metal restorations on marginal peri-implant soft tissue color: a randomized controlled clinical trial. Int J Periodontics Restorative Dent. 2008;28(4):357-65.

»Wenn eine Blume nicht gedeiht, verändert man die Bedingungen, unter denen sie wächst, nicht die Blume.«

Alexander Den Heijer

/2

VORAUSSETZUNGEN

Arndt Happe

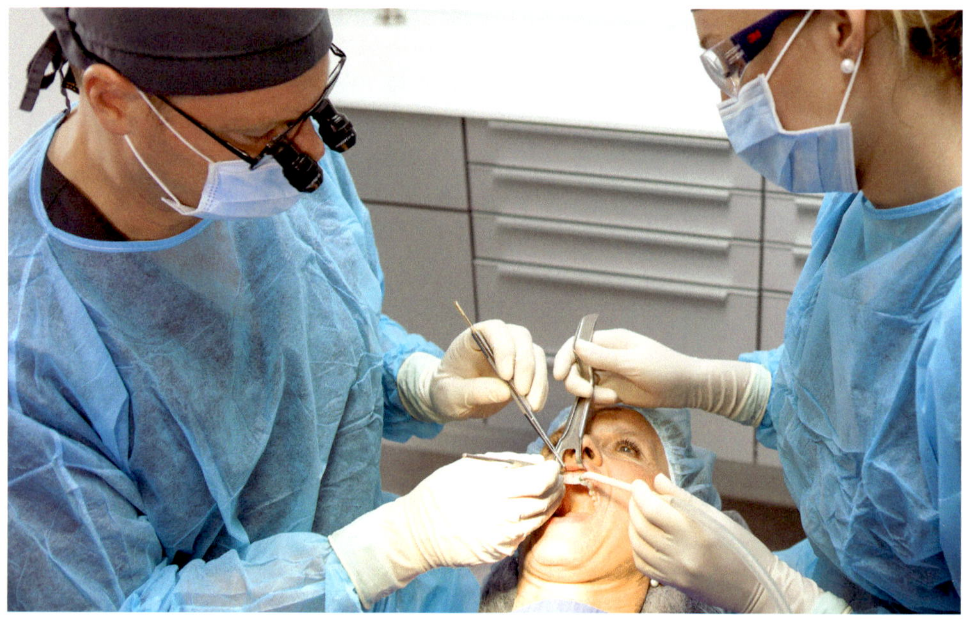

Abb. 2-1 Ambulantes Operieren verlangt gewisse Hygienestandards, die Voraussetzung für eine erfolgreiche und sichere Behandlung sind.

Grundsätzlich muss eine Praxis, die Implantologie anbietet, gewisse Voraussetzungen mitbringen. Die Voraussetzungen betreffen die baulichen Gegebenheiten ebenso wie den Organisationsgrad der Praxis und den Ausbildungsgrad von Behandlern und Unterstützungspersonal.

Implantat- und Parodontalchirurgie setzen entsprechende chirurgische Fähigkeiten beim Zahnarzt voraus und erfordern hohe Standards an Hygiene und Organisation vom Team. Für die sichere und erfolgreiche Behandlung von Patienten mit den vorgestellten Konzepten muss eine hygienisch einwandfreie Behandlung gewährleistet sein. Hier gelten die allgemeinen Richtlinien für das ambulante Operieren, die in diesem Buch nicht weiter ausgeführt werden sollen (Abb. 2-1). Postgraduiertenprogramme für Behandler und auch Assistenzpersonal sollten genutzt werden, um aktuelle Hygienevorschriften in der Praxis konsequent umzusetzen. Ein entsprechendes Qualitätsmanagement muss vorausgesetzt werden. Dies klingt selbstverständlich, soll an dieser Stelle aber entsprechend gewürdigt werden.

Über die hohen Hygienestandards hinaus dürfen wir nicht vergessen, dass der Patient mit gewissen Ängsten und Erwartungen zu uns kommt. Räume, in denen nicht behandelt wird, sondern gewartet oder beraten, dürfen durch Material und Farbgebung wärmer wirken. Gerade der Erstkontakt spielt eine wichtige Rolle im Vertrauensverhältnis zwischen Patient und Behandler. Die Umgebung ist Teil der Außenkommunikation und sollte selbst Ästhetik und Wertigkeit ausstrahlen. Ein eigener Raum für die Beratung, in die ggf. auch Vertrauenspersonen des Patienten eingebunden werden können, ist von Vorteil (Abb. 2-2 und 2-3). Medizinische Funktionsräume hingegen sollten professionelle Ordnung und Sauberkeit ausstrahlen (Abb. 2-4 bis 2-6).

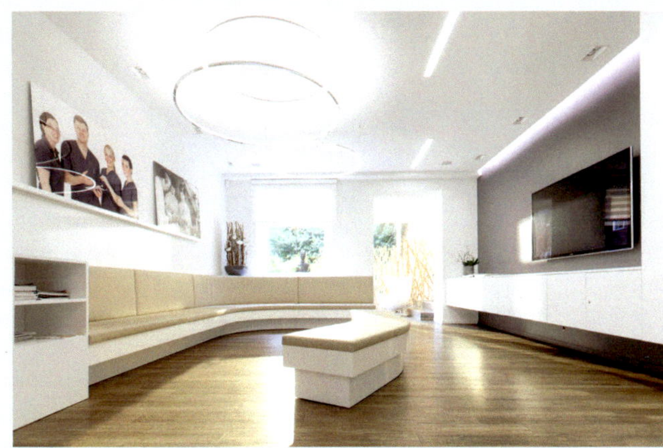

Abb. 2-2 Wartelounge für Patienten.

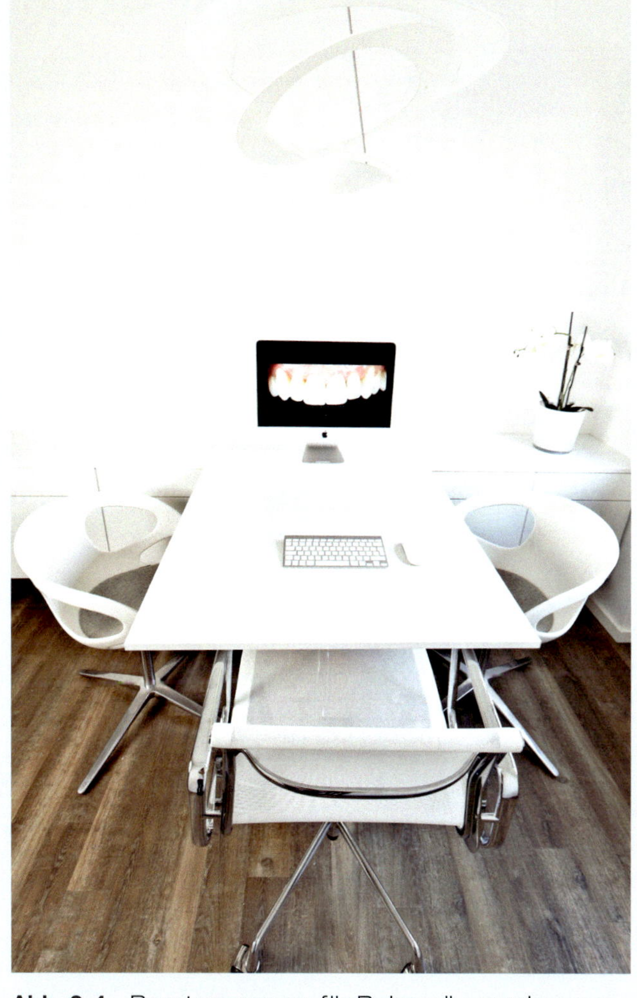

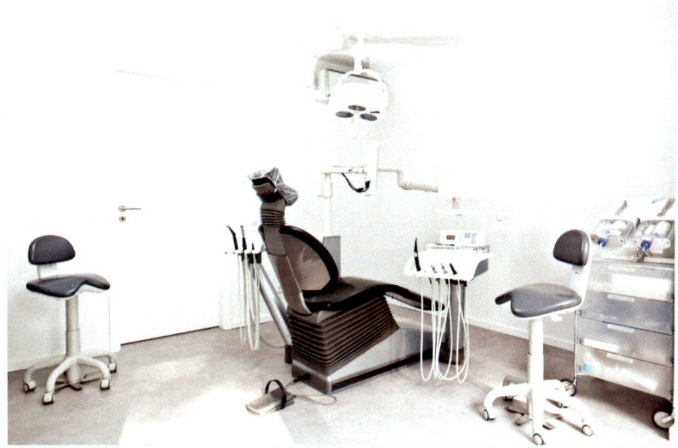

Abb. 2-3 Behandlungsraum, in dem zahnärztliche Behandlungen und implantologische Eingriffe möglich sind.

Abb. 2-4 Beratungsraum für Behandlungsplanung und Patientengespräche.

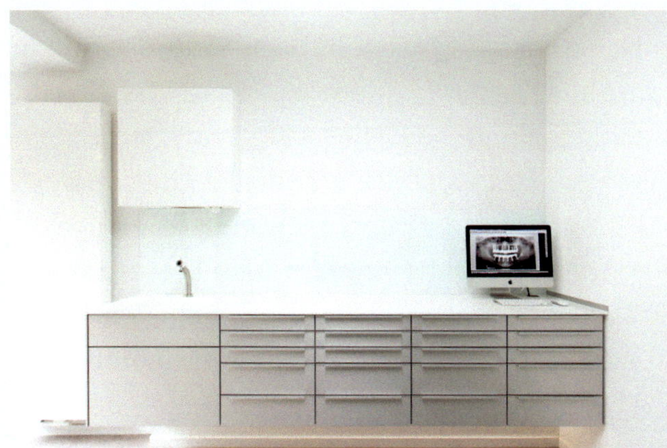

Abb. 2-5 Klare, reduzierte und übersichtliche Gestaltung des Behandlungszimmers mit pflegefähigen Oberflächen.

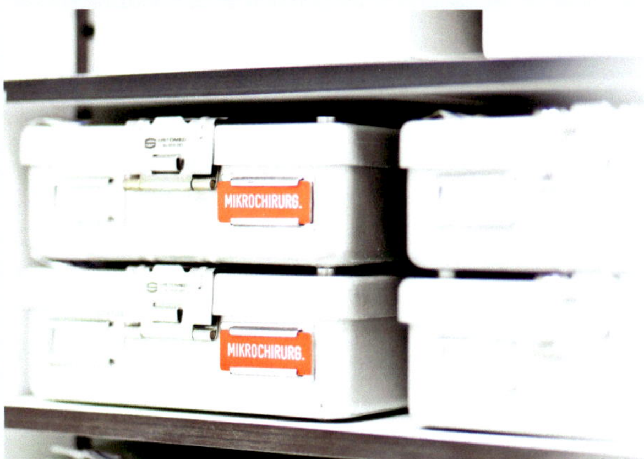

Abb. 2-6 Funktionsräume zur Aufbewahrung und Lagerung von Sterilgut sollten vorhanden sein.

VOR- UND NACHBEHANDLUNG

Neben den chirurgischen Fähigkeiten des Operateurs und der gewissenhaften Einhaltung von hygienischen Standards ist die Vor- und Nachbehandlung der Patienten ein wichtiger Punkt im Praxiskonzept. Nur wenn Patienten im Rahmen eines systematischen Prophylaxekonzepts vor- und nachbehandelt werden, können langfristig gute und sehr gute Ergebnisse erzielt werden. Alle gezeigten Therapiekonzepte setzen zwingend voraus, dass die Gewebe der Mundhöhle gesund und entzündungsfrei sind und dass der Patient in die Lage versetzt wurde, eine suffiziente Mundhygiene zu betreiben.

Dazu muss die Praxis räumliche, apparative und personelle Ressourcen vorhalten. Geschultes Personal, wie etwa Dentalhygienikerinnen oder Prophylaxeassistentinnen, sowie ein funktionierendes Recall-System sind wichtige Voraussetzungen für den Therapieerfolg. Wird im Überweiserkonzept gearbeitet, muss sichergestellt werden, dass Patienten vor und nach der Implantattherapie in der überweisenden Praxis entsprechend betreut werden.

Die Abwesenheit von parodontalen und periimplantären entzündlichen Prozessen ist eine Grundvoraussetzung für ein dauerhaftes ästhetisches und vor allem gesundes Ergebnis. Nur wenn die periimplantären Gewebe der Implantate selbst und die parodontalen Gewebe von Nachbarzähnen entzündungsfrei sind, kann Gewebestabilität erwartet werden.

Es ist bekannt, dass das Keimspektrum und die Pathogenese von Parodontitis und Periimplantitis sehr ähnlich sind[1]. Die überwiegende Mehrheit der parodontalen und periimplantären Erkrankungen wird durch die Besiedelung von Mikroorganismen mit Bildung eines Biofilms auf nicht abschilfernden Oberflächen verursacht, also auf Zähnen oder Implantaten.

Dieser Biofilm verursacht eine lokale Entzündungsreaktion der umgebenden Weichgewebe (Gingiva und periimplantäre Mukosa). Wenn diese Biofilme nicht regelmäßig durch geeignete häusliche Mundhygienemaßnahmen entfernt werden, entfalten sie Pathogenität durch das Überwuchern von parodontalpathogenen Mikroorganismen, die schließlich zu einer chronischen Entzündung des Weichgewebes führen (Gingivitis bzw. periimplantäre Mukositis). Bei Patienten, die eine entsprechende Prädisposition mitbringen, kann diese chronische Entzündung zur Entstehung einer Parodontitis oder Periimplantitis führen[2,3].

Die Ätiopathogenese der Parodontitis und der Periimplantitis verdeutlicht die zentrale Rolle des Biofilms bei der Entstehung der Erkrankungen. Patienten mit schlechter Mundhygiene haben ein signifikant höheres Risiko, eine Periimplantitis zu entwickeln[4]. Auch Patienten, die an einer Parodontitis leiden, haben ein siginifikant höheres Risiko[2,4]. Ähnlich wie bei der Parodontitis ist auch bei der Periimplantitis das Rauchen ein zusätzlicher Risikofaktor, der unbedingt berücksichtigt werden muss.

Die Odds Ratio (OR), also das statistische Risiko, eine Periimplantitis zu entwickeln, erhöht sich durch folgende Faktoren in etwa so[4–8]:

/ schlechte Mundhygiene: OR 14,3 (also ein 14,3-fach höheres Risiko als ein Patient mit guter Mundhygiene);
/ behandelte Parodontitis: OR 3,1–4,7;
/ Residualtaschen von 5 mm oder mehr: OR 5;
/ Rauchen: OR 3,6–4,6;
/ keine Prophylaxemaßnahmen/Nachsorge: OR 5,9;
/ Vorgeschichte von Parodontitis und Abwesenheit von Nachsorge: OR 11.

Diese Zahlen verdeutlichen, dass der Vor- und Nachbehandlung sowie der Aufklärung von Patienten eine so wichtige Rolle zukommt.

Vorbehandlung

Die Vorbehandlung dient zum einen dazu, den Patienten umfassend zu informieren, welchen Anteil er am langfristigen Erfolg der Implantattherapie selbst hat und welche häuslichen Mundhygienemaßnahmen geeignet sind, den Biofilm regelmäßig suffizient zu entfernen. Zum anderen soll die Vorbehandlung die Entzündungsfreiheit der Gewebe herbeiführen.

Patienten mit parodontaler Vorschädigung haben allgemein ein erhöhtes Risiko, eine Periimplantitis zu entwickeln[9–12]. Es besteht wissenschaftlicher Konsens, dass bei Vorliegen einer Parodontitis diese vor der Implantation behandelt werden muss[2,3].

In einer klinischen Studie zeigte sich, dass parodontal vorgeschädigte Patienten mit nur einer lokalisiert erhöhten Sondierungstiefe von ≥ 5 mm an natürlichen Pfeilern ein signifikant höheres Risiko für Periimplantitis aufwiesen als parodontal vorgeschädigte Patienten ohne eine derart tiefe Residualtasche[8]. Die Tatsache, dass mehr als 50 % der Erwachsenen an einer Parodontitis leiden und 11 % von einer besonders schweren Form betroffen sind[2], macht deutlich, wie viele potenzielle Implantatpatienten tatsächlich ein erhöhtes Periimplantitisrisiko durch parodontale Vorschädigung mitbringen. Patienten müssen über die Zusammenhänge von Plaque, Periimplantitis und Langzeitprognose aufgeklärt werden. Parodontal vorgeschädigte Patienten müssen über ihr erhöhtes Risiko informiert werden (auch Raucher und Diabetiker)[3]. Wie bei der Parodontitis auch muss ggf. eine Tabak-/Nikotinentwöhnung erwogen bzw. das individuelle Risiko eingeschätzt werden[7].

In der Vorbehandlung müssen nicht erhaltungswürdige Zähne entfernt und parodontale Infektionen durch eine systematische Parodontaltherapie kontrolliert werden. Vor der eigentlichen Implantatplanung muss – nach einer angemessenen Ausheilungsphase – eine Reevaluation der parodontalen Situation erfolgen.

Die Konsensuskonferenz des Europäischen Workshops für Parodontologie gibt folgende Empfehlungen für das Vorgehen vor Implantattherapie[13]:

/ Patienten sollten vor der Implantation über das Risiko einer Periimplantitis und die Notwendigkeit von Prophylaxemaßnahmen informiert werden.
/ Eine individuelle Risikoanalyse sollte erstellt werden. Diese sollte systemische und lokale Risiken berücksichtigen. Dies beinhaltet ggf. die Tabak-/Rauchentwöhnung und Elimination von parodontalen Taschen.
/ Da die Plaquekontrolle die Grundlage für die Prävention von Periimplantitis ist, müssen Patienten regelmäßig instruiert und über geeignete Mundhygienemaßnahmen informiert werden.
/ Bei der Planung von Implantatversorgungen sollte beachtet werden, dass zementierte Restaurationen ein höheres Risiko für periimplantäre Infektionen durch Zementreste bergen. Individuelle Abutments erlauben es, den Zementspalt ggf. paramarginal zu legen, sodass die Kontrolle von Zementresten erleichtert wird.

Nachbehandlung

Die Kolonisation von Mikroorganismen beginnt sofort, nachdem das Implantat nach der Freilegung zur Mundhöhle exponiert wird. Bereits 1 bis 2 Wochen nach Eingliedern eines Implantatabutments sind dieselben potenziell parodontalpathogenen Mikroorganismen am Implantat nachweisbar, die man auch in parodontalen Taschen findet[14,15]. Die regelmäßige Entfernung dieses Biofilmes ist die Grundlage der hygienischen Nachsorge von Implantatversorgungen. Dazu muss ein System eingerichtet werden, das eine suffiziente und individuelle Erhaltungstherapie der Implantatpatienten ermöglicht.

Die Ätiopathogenese der Periimplantitis verdeutlicht, dass der Periimplantitis, die ja pathophysiognomisch durch einen krestalen Knochenverlust gekennzeichnet ist, immer eine Mukositis vorausgeht. Da die therapeutischen Möglichkeiten der Periimplantitisbehandlung immer noch unbefriedigend sind, kommt der Prävention der Erkrankung, also im Besonderen der Mukositis als Vorstufe der Periimplantitis, eine zentrale Bedeutung zu[3,13]. Die Prävalenz der Mukositits wird in der Literatur mit 43 % angegeben, die der Periimplantitis mit 22 %[2]. Das heißt, mehr als jeder 5. Implantatpatient weist Symptome einer Periimplantitis auf.

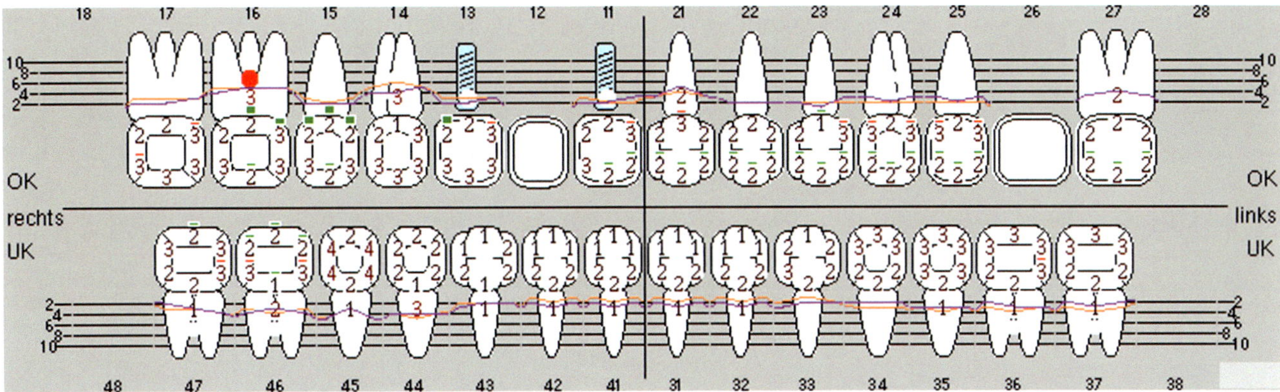

Abb. 2-7 Beispiel für die Dokumentation der Recallbefunde im Rahmen der Implantatnachsorge.

Die Konsensuskonferenz des Europäischen Workshops für Parodontologie kommt daher zu folgenden Empfehlungen für das Vorgehen im Rahmen der Nachsorge nach Implantattherapie[13]:

/ Die Recall-Intervalle sollten entsprechend der individuellen Erfordernisse des Patienten festgelegt werden (z. B: alle 3, 6 oder 12 Monate) und die Mitarbeit des Patienten immer wieder eingefordert werden.
/ Besonders bei Patienten, bei denen die aggressive Form der Parodontitis in der Vergangenheit behandelt wurde, müssen kurze Recall-Intervalle gewählt werden.
/ Während der Recall-Sitzungen müssen die periimplantären Gewebe regelmäßig untersucht werden; dies beinhaltet die Erhebung eines Sondierungsbefundes mit besonderem Fokus auf das Kriterium „Blutung auf Sondierung“ (Abb. 2-7).

Bei Prophylaxemaßnahmen an Implantaten ist zu beachten, dass das relativ weiche Titan von Implantaten und auch Abutments nicht aufgeraut wird. Im ästhetischen Bereich werden eher keramische Abutments zum Einsatz kommen, dennoch bedarf das Thema einer kurzen Erwähnung. Konfektionierte maschinierte, kommerziell erhältliche Titanabutments weisen eine Oberflächenrauigkeit von R_a 0,15 bis 0,24 µm auf[16–18]. Bei einer Aufrauung der Abutments auf R_a 0,8 µm steigt die Plaqueakkumulation auf das 25-Fache im Vergleich zu den maschinierten Abutments und die Pathogenität der Plaque nimmt zu[19]. Diese Zahlen verdeutlichen die Bedeutung der adäquaten Oberflächenbehandlung der Implantatversorgungen.

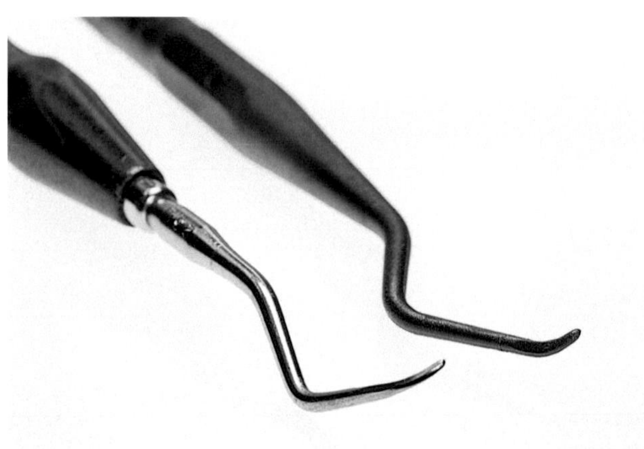

Abb. 2-8 Im Gegensatz zur Titankürette (links) rauen Kunststoffküretten (rechts) den Implantathals nicht stark auf.

Folgende Methoden bzw. Instrumente zur Reinigung von Dentalimplantaten sind klinisch relevant:

- Ultraschallscaler,
- Ultraschallscaler mit Kunststoffspitze,
- Druckluft bzw. Schallscaler (Airscaler),
- Stahlkürette,
- Titankürette,
- Teflonkürette,
- Kunststoffkürette,
- Pulverstrahlgerät,
- Poliernäpfchen,
- Bürstchen,
- Kompositschleifkörper.

Dabei sind Plastikküretten und Pulverstrahlgeräte mit anschließender Gumminapfpolitur die Methoden der Wahl (Abb. 2-8 bis 2-10). In vitro war die Plastikkürette dem Pulverstrahlgerät in der Reginigungswirkung überlegen[20]. In vivo rauen Pulverstrahlgerät, Kunststoffkürette und Gummipolierer die Oberfläche kaum auf und die anschließende Plaqueretention an den gereinigten Abutments war bei allen Verfahren ähnlich[21]. Diese Methoden sind also wirkungsvoll und lassen die Implantatoberfläche weitgehend unverändert. Schall-, Ultraschall- und Metallinstrumente hingegen rauen die Implantatoberfläche in vitro und in vivo signifikant auf[22,23].

Cafiero et al.[24] untersuchten ebenfalls verschiedene Reinigungsmethoden von Titanoberflächen, unter anderem den Einsatz von Gumminäpfen und Bürstchen in Kombination mit Reinigungspasten mit abrasiven Partikeln aus Zirkon oder Perlit (vulkanisches Glas), außerdem ein Pulverstrahlgerät mit Glycinpulver mit 2 verschiedenen Einstellungen (niedriger und hoher Luftdruck). Dabei erzeugte die Polierpaste mit Zirkonpartikeln die höchsten

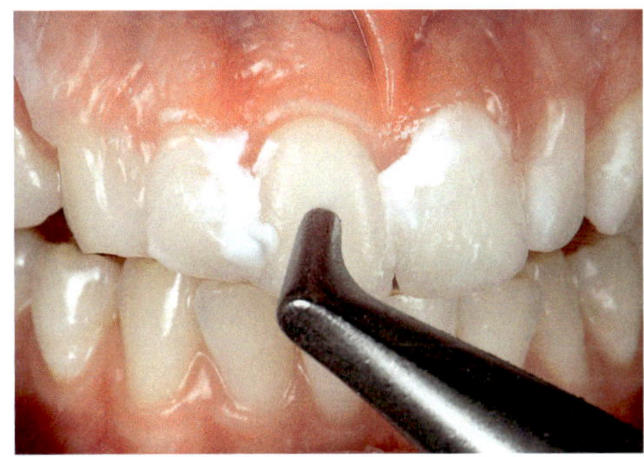

Abb. 2-9 Airflow mit Glycinpulver zur Reinigung der Restauration und Entfernung des Biofilms.

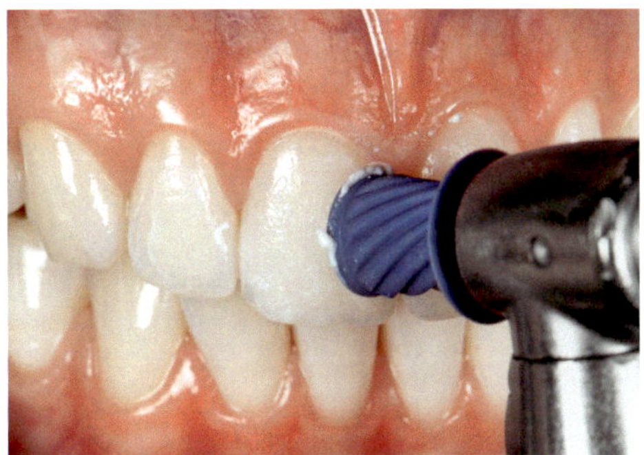

Abb. 2-10 Polierkelch zur Politur der Oberfläche.

Oberflächenrauigkeiten mit R_a 0,30–0,33 µm. Die Polierpaste mit Perlit zeigte geringere Werte (R_a 0,25–0,28 µm). Das Pulverstrahlgerät führte zu Oberflächenrauigkeiten von R_a 0,23 µm bei der niedrigen Druckeinstellung und R_a 0,17 µm bei hohem Druckeinstellungen.

Methoden bzw. Instrumente, die den Implantathals sehr stark aufrauen, sind:

/ Ultraschallscaler (R_a = 2,08 µm),
/ Stahlkürette (R_a = 1,32 µm),
/ Titankürette (R_a = 0,8 µm),
/ Schallscaler (Airscaler) (R_a = 0,68–0,8 µm).

Methoden bzw. Instrumente, die den Implantathals wenig aufrauen, sind:

/ nicht abrasive Poliernäpfchen (R_a = 0,48–0,57 µm),
/ nicht abrasive Bürstchen (R_a = 0,43–0,57 µm),
/ Teflonkürette (R_a = 0,53 µm),
/ Kunststoffkürette (R_a = 0,49 µm),
/ Ultraschallscaler mit Kunststoffspitze (R_a = 0,44–0,52 µm).

Methoden bzw. Instrumente, die den Implantathals nicht aufrauen bzw. noch zusätzlich glätten, sind:

/ abrasive Gummipolierer, wie sie z. B. für die Amalgampolitur verwendet werden (R_a = 0,22–0,36 µm),
/ abrasive Polierpasten mit Zirkon (R_a = 0,30–0,33 µm),
/ abrasive Polierpasten mit Perlit (R_a = 0,25–0,28 µm),
/ Pulverstrahlgerät mit Glycinpulver (R_a = 0,17–0,23 µm).

DENTALE FOTOGRAFIE

Die Fotodokumentation von zahnärztlichen Behandlungen war nie einfacher als heute. Jede Röntgensoftware kann heute digitale klinische Bilder verwalten. Ähnlich wie Röntgenbilder und Modelle sollten sie heute ganz selbstverständlich zur klinischen Diagnostik im Rahmen von Behandlungen in der ästhetischen Zone dazugehören. Die konsequente Dokumentation von Implantatbehandlungen, vor allem im ästhetischen Bereich, ist aus verschiedenen Gründen sinnvoll:

Patientenkommunikation

Patienten können anhand von klinischen Bildern beraten und für ihr individuelles Problem sensibilisiert werden. Anders als bei einem Blick in den Handspiegel auf dem Behandlungsstuhl kann durch ein Gespräch am Bildschirm in einem Beratungsraum eine ganz andere Atmosphäre geschaffen werden, die den Patienten nicht zur Person degradiert, an der Handlungen vorgenommen werden, sondern er wird selbst zur handelnden Person, die selbstbestimmt über die Therapie und über Alternativen mitentscheidet (s. Abb. 2-33).

Dokumentation und Vergleich von Befunden

Veränderungen von Schleimhauteffloreszenzen, Retraktionen von Gewebe, Wanderungen von Zähnen etc. können digital dokumentiert werden und erlauben so einen Vergleich mit Ausgangsbefunden.

Ästhetische Analyse und Planung

Der ästhetischen Analyse anhand von dentalen Fotos ist ein eigenes Kapitel gewidmet (s. in Kap. 5 „Planung, Ästhetische Analyse"). Die intensive systematische Auseinandersetzung mit den dokumentierten Befunden ermöglicht es dem Behandler, einen differenzierten Blick auf die Problematik und einen Überblick über die Gesamtsituation (Big Picture) zu bekommen, ohne sich in Details zu verlieren. Mithilfe von Bildern und Modellen können Planungen auch ohne den Patienten am Schreibtisch durchgeführt werden. Diese Planungen können digital in den Bildern festgehalten werden, sodass die Bilder auch als Kommunikationsmedium zwischen Behandler und Zahntechniker dienen können. Somit wird auch eine Kooperation zwischen Spezialisten über lokale Grenzen hinaus ermöglicht.

Forensische Aspekte

Die Dokumentation von Ausgangsbefunden, von intraoperativen Befunden und von Ergebnissen kann eine gewisse Sicherheit im Rahmen von rechtlichen Auseinandersetzungen geben. Im Hinblick auf Rückfragen von Versicherungen und Gutachtern kann ein Bild oft Klärung herbeiführen.

Marketing

Behandlungsergebnisse können schnell und eindrucksvoll in Vorher-Nachher-Dokumentationen dargestellt und Patienten zur Verfügung gestellt werden. Diese werden von Patienten wieder in ihrem privaten Netzwerk für Patientenempfehlungen genutzt.

KLINISCHE FOTODOKUMENTATION

Ausrüstung

In der dentalen Fotografie kommen Makroobjektive und spezielle Blitzsysteme für die Makrofotografie zur Anwendung. Im Folgenden werden verschiedene Fotosysteme vorgestellt, die von den Autoren genutzt werden.

CANON SET-UP (ABB. 2-11 BIS 2-14)

/ Canon D5 Mark IV
/ Canon 100 mm Makroobjektiv
/ Canon Makroblitz MT-24EX Macro Twin Lite Flash auf Schienensystem mit Softboxen (Abb. 2-13)

NIKON SET-UP (ABB. 2-15 UND 2-16)

/ Nikon D800
/ Nikon 100 Makroobjektiv
/ Nikon Makroblitze R1C1
/ Reflektoren (Abb. 2-16)

Die Verwendung von Lateralblitzen (auch Zangenblitz genannt) macht im ästhetischen Bereich Sinn, da die Zähne dadurch körperlicher wirken. Weil das Licht seitlich auftrifft (Abb. 2-14), werden interne Charakteristiken der Zähne stärker betont. Softboxen oder Reflektoren verändern die Reflexe auf der Zahnoberfläche, aber auch auf dem Weichgewebe. Das Blitzlicht wird weicher und flächiger.

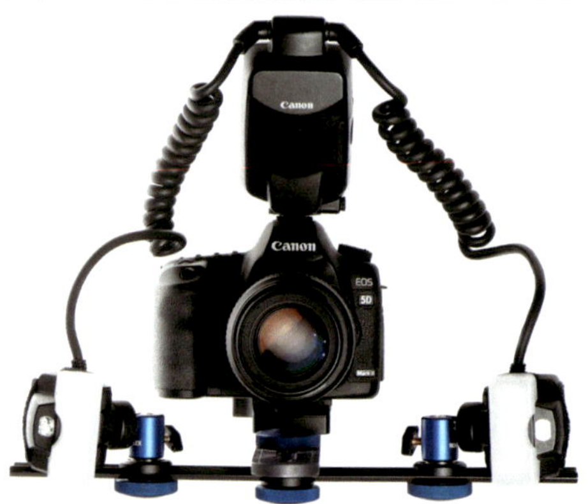

Abb. 2-11 Digitale Spiegelreflexkamera von Canon mit Lateralblitzsystem auf Haltesystem (Novoflex, Deutschland).

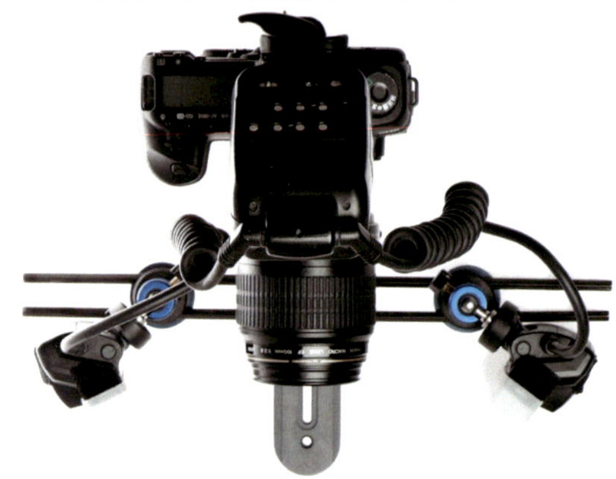

Abb. 2-12 Aufsicht auf das Kamerasystem.

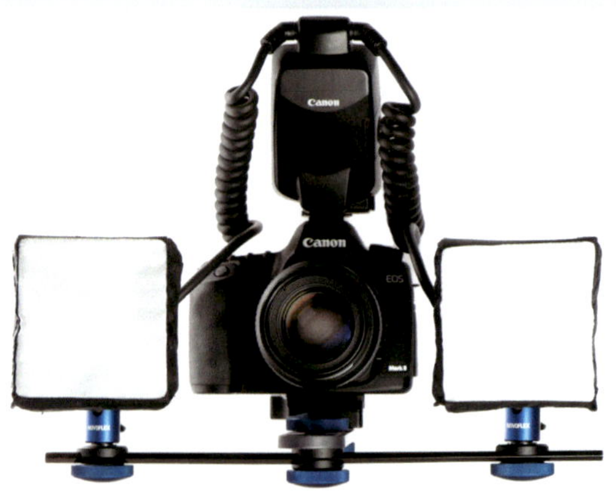

Abb. 2-13 Lateralblitze mit Minisoftboxen ausgerüstet für flächigeres Blitzlicht.

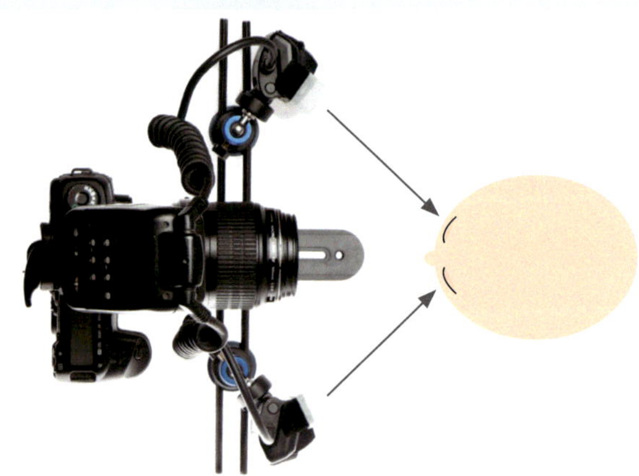

Abb. 2-14 Prinzip der Lichtführung bei Lateralblitzen.

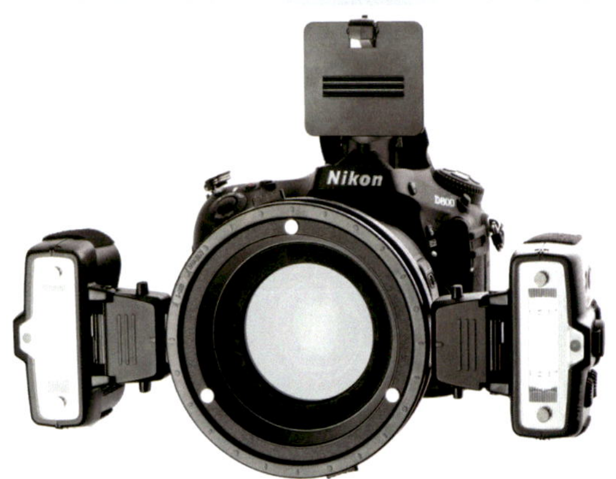

Abb. 2-15 Digitale Spiegelreflexkamera von Nikon mit Lateralblitzsystem.

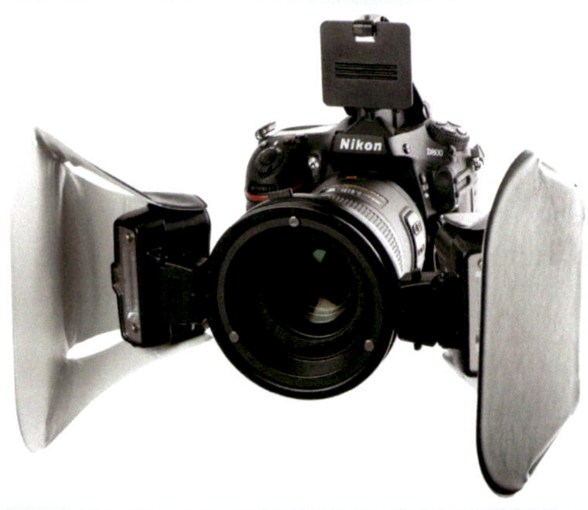

Abb. 2-16 Reflektoren an den Blitzen für flächigeres Blitzlicht.

Um gute klinische Bilder machen zu können, werden auch Retraktoren (Abb. 2-17 und 2-18) und Spiegel (Abb. 2-19 bis 2-22) benötigt. Zähne können mit einem sogenannten „Black Ground“ freigestellt und mit einem schwarzen Hintergrund versehen werden (Abb. 2-23 bis 2-26).

POLARISATIONSFILTER

Lichtreflexe auf den Zähnen können Details verdecken und Probleme bei der Kommunikation mit dem Labor verursachen. Polarisationsfilter, die vor die Makroblitze und die Linse geschaltet werden, können 100 % der Reflexionen entfernen, die vom Blitzlicht auf Zähnen und Gewebe verursacht werden (Abb. 2-27 bis 2-29). Interne Charakteristiken können so besser wahrgenommen werden. Unabhängig von der dentalen Fotografie gibt es auch Polarisationsfilter mit entsprechender Beleuchtung, die direkt am Patienten zur Beurteilung der individuellen Charakteristiken eingesetzt werden können (Abb. 2-30). Zur Beurteilung der Oberflächencharakteristik sind Fotos mit Polarisationsfiltern hingegen nicht geeignet.

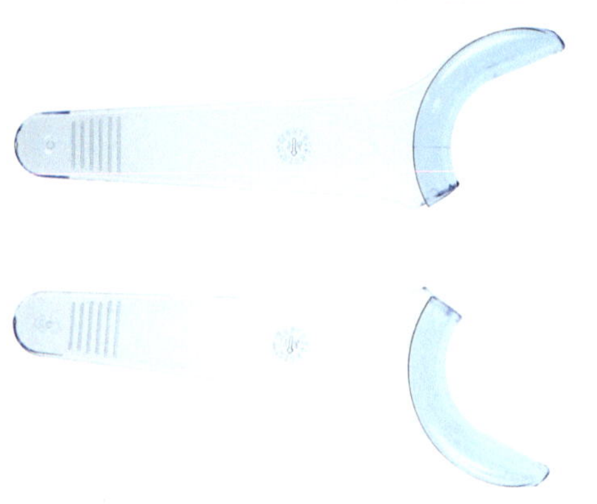

Abb. 2-17 Individualisierte Lippenretraktoren aus Kunststoff. Diese wurden gekürzt, die ungekürzte Version sieht man in Abb. 2-21.

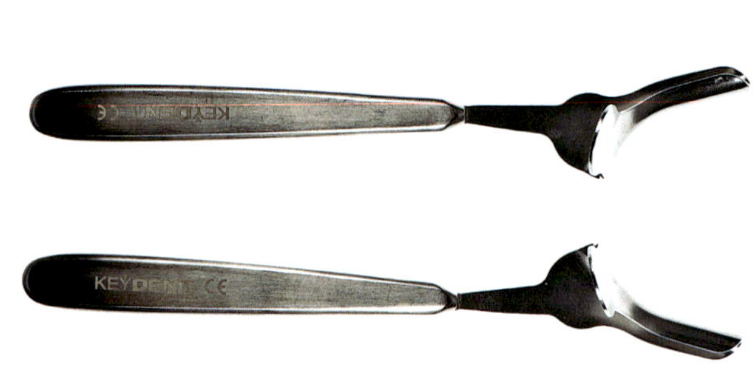

Abb. 2-18 Sterilisierbare Lippenretraktoren aus Metall.

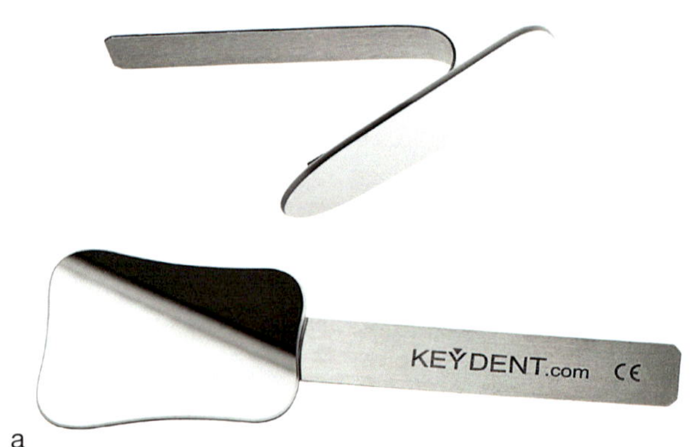

a b

Abb. 2-19 Spiegel für intraorale Aufnahmen: rektanguläre Form für okklusale Aufnahmen (a und b), zungenförmig für laterale Aufnahmen (a oben).

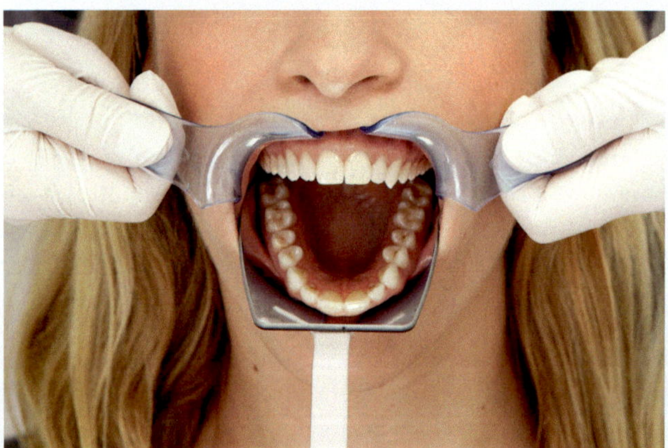

Abb. 2-20 Aufnahmetechnik für okklusale Übersichtsaufnahmen.

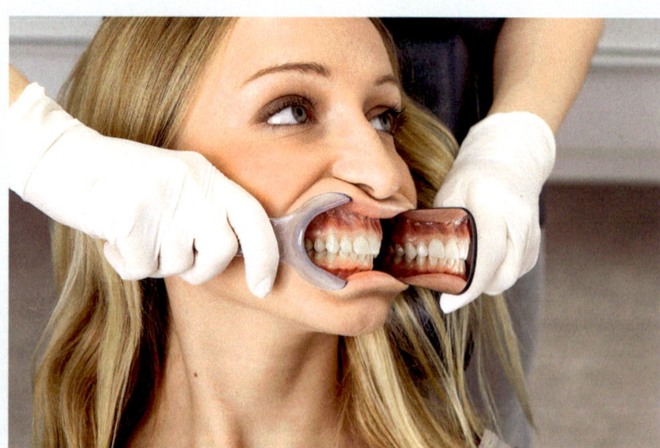

Abb. 2-21 Aufnahmetechnik für Lateralaufnahmen.

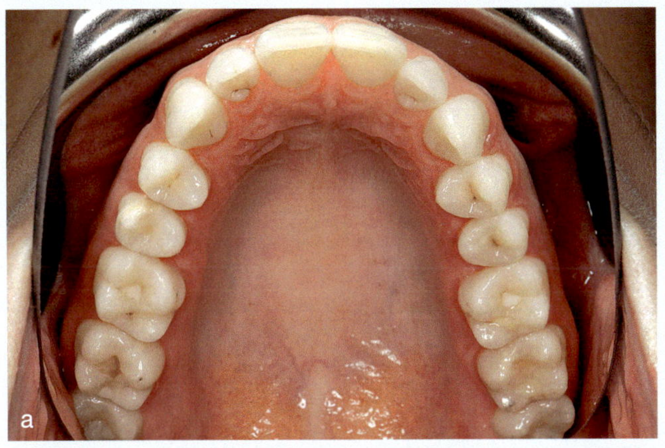

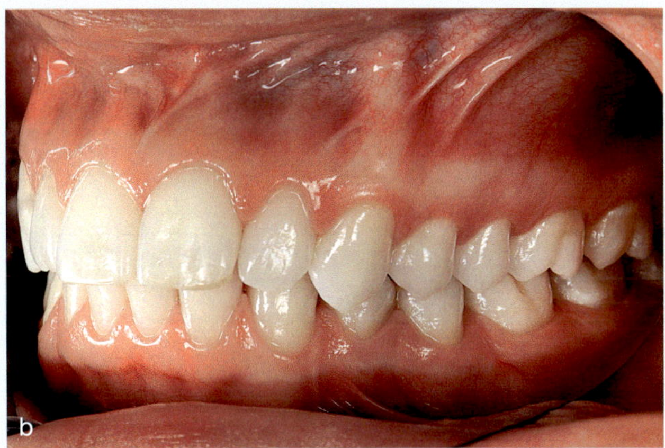

Abb. 2-22 Okklusale Übersichtsaufnahme (a), Lateralaufnahme (b).

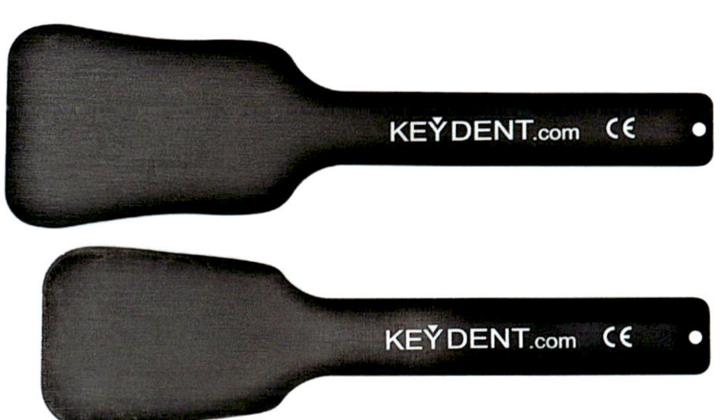

Abb. 2-23 Schwarze Hintergründe (Kontrastor) aus eloxiertem Aluminium (sterilisierbar).

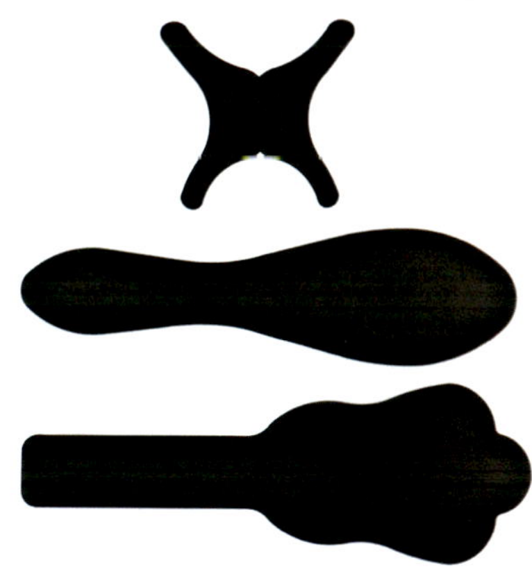

Abb. 2-24 Kontrastor aus Metall mit Silikonüberzug.

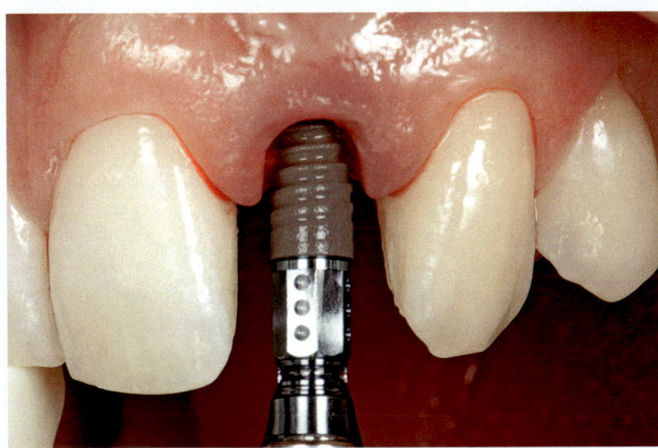

Abb. 2-25 Klinisches Bild ohne schwarzen Hintergrund.

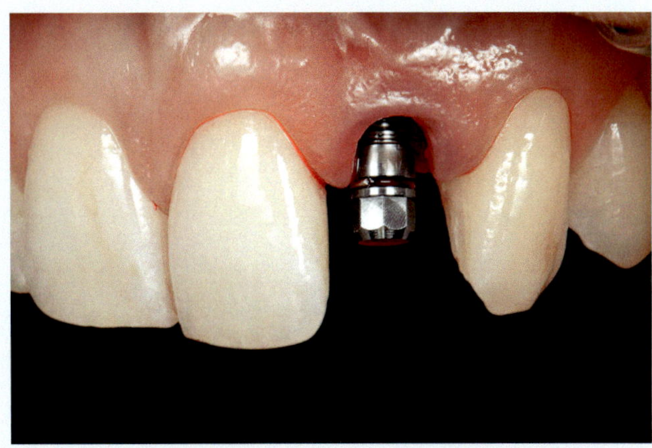

Abb. 2-26 Klinisches Bild mit schwarzem Hintergrund.

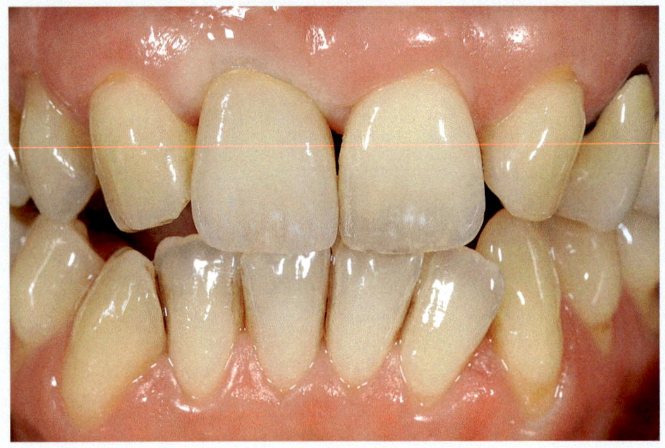

Abb. 2-27 Klinisches Bild ohne Filter (Einprobe einer Implantatkrone 11).

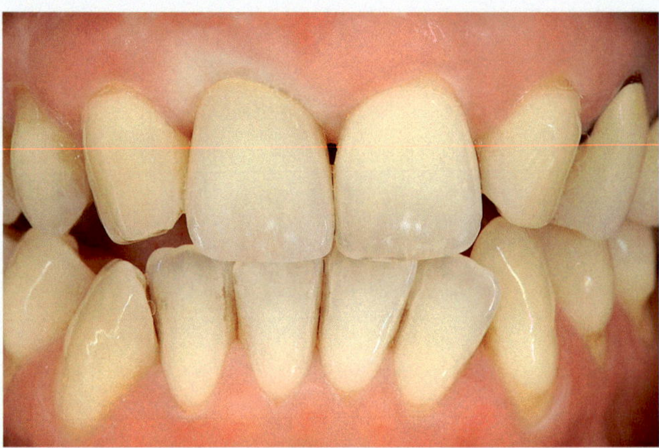

Abb. 2-28 Klinisches Bild mit Polarisationsfilter.

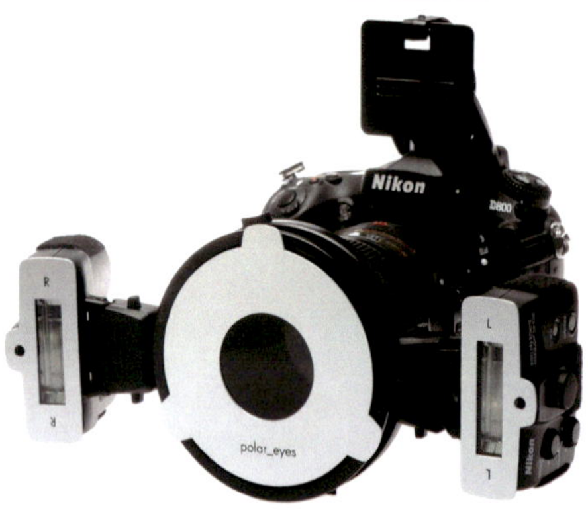

Abb. 2-29 Kamerasystem mit Polarisationsfilter.

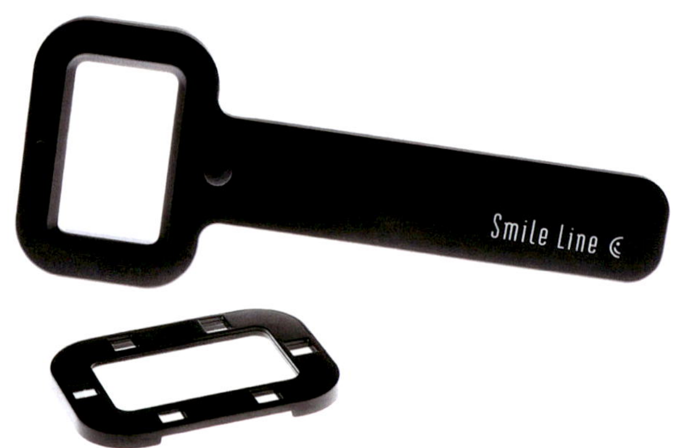

Abb. 2-30 Polarisationsfilter für die Anwendung am Patienten.

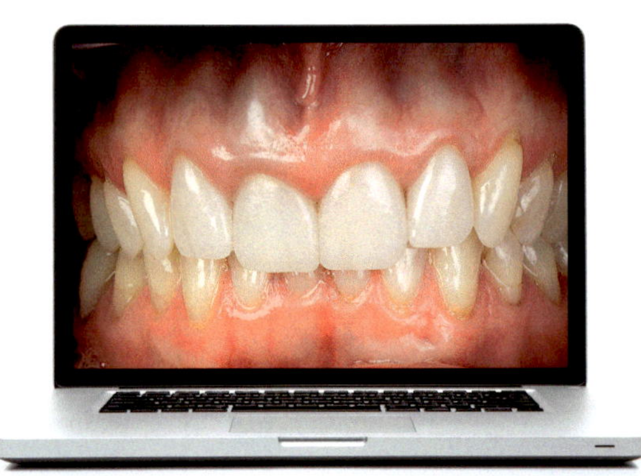

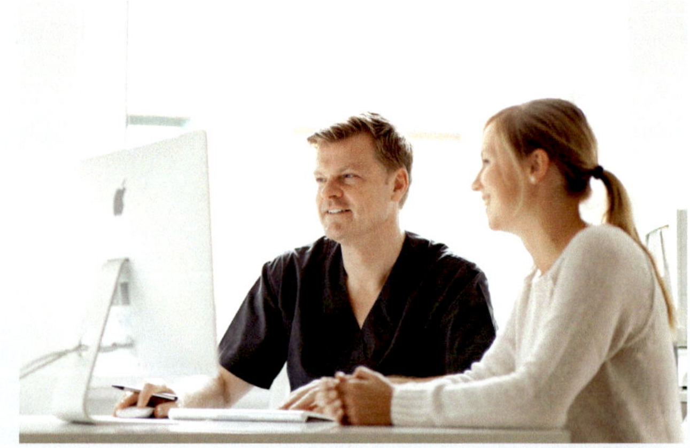

Abb. 2-31 Digitale Fotos können die Patientenkommunikation deutlich vereinfachen.

PORTRAITFOTOGRAFIE

Für die ästhetische Analyse reichen Portraitbilder aus, die mit den oben beschriebenen Fotosystemen erstellt und auch für die klinische Dokumentation genutzt werden. Professionellere Bilder, die auch für die Patientenkommunikation genutzt werden können, kann man auch relativ einfach mit handelsüblichen Studioblitzen (hier Bowens Gemini 200 Studio kit) machen. Diese stehen auf Stativen oder können mit Schienensystemen an der Decke montiert werden. Dabei blitzt ein Studioblitz seitlich am Patienten vorbei und hellt eine Seite und die Wand hinter dem Patienten auf, der andere Blitz hellt das ganze Gesicht und die andere Seite des Gesichts des Patienten auf. Die Position und Einstellung der Blitze sollte durch Probeaufnahmen getestet werden. Die Belichtungseinstellungen an der Kamera und die genaue Einstellung der Blitzanlage muss für optimale Ergebnisse ebenfalls ausprobiert werden (Abb. 2-31 bis 2-33).

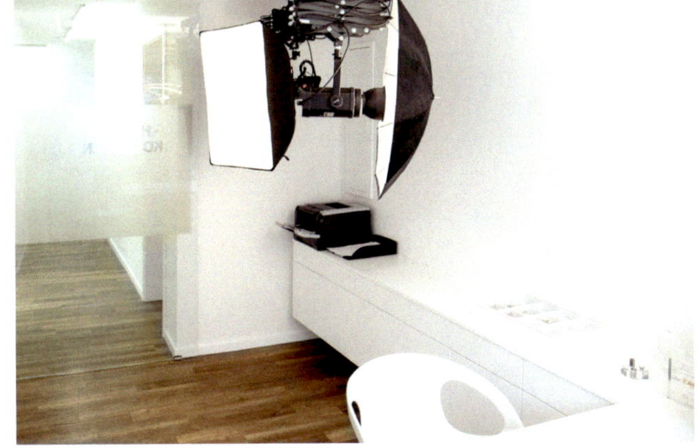

Abb. 2-32 Studioblitzanlage mit Deckenmontage in der Praxis.

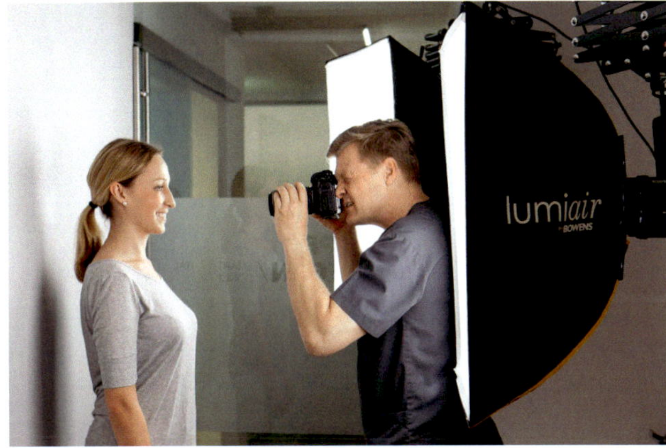

Abb. 2-33 Bei entsprechender Einrichtung können professionelle Patientenportraits mit relativ geringem Aufwand erstellt werden.

LITERATUR

1. Mombelli A, Lang NP. The diagnosis and treatment of peri-implantitis. Periodontol 2000. 1998;17:63-76.
2. Tonetti MS, Chapple IL, Jepsen S, Sanz M. Primary and secondary prevention of periodontal and peri-implant diseases: Introduction to, and objectives of the 11th European Workshop on Periodontology consensus conference. J Clin Periodontol. 2015;42 Suppl 16:S1-4.
3. Lindhe J, Meyle J, Group DoEWoP. Peri-implant diseases: Consensus Report of the Sixth European Workshop on Periodontology. J Clin Periodontol. 2008;35(8 Suppl):282-5.
4. Ferreira SD, Silva GL, Cortelli JR, Costa JE, Costa FO. Prevalence and risk variables for peri-implant disease in Brazilian subjects. J Clin Periodontol. 2006;33(12):929-35.
5. Costa FO, Takenaka-Martinez S, Cota LO, Ferreira SD, Silva GL, Costa JE. Peri-implant disease in subjects with and without preventive maintenance: a 5-year follow-up. J Clin Periodontol. 2012;39(2):173-81.
6. Heitz-Mayfield LJ. Peri-implant diseases: diagnosis and risk indicators. J Clin Periodontol. 2008;35(8 Suppl):292-304.
7. Heitz-Mayfield LJ, Huynh-Ba G. History of treated periodontitis and smoking as risks for implant therapy. Int J Oral Maxillofac Implants. 2009;24 Suppl:39-68.
8. Cho-Yan Lee J, Mattheos N, Nixon KC, Ivanovski S. Residual periodontal pockets are a risk indicator for peri-implantitis in patients treated for periodontitis. Clin Oral Implants Res. 2012;23(3):325-33.
9. Matarasso S, Rasperini G, Iorio Siciliano V, Salvi GE, Lang NP, Aglietta M. A 10-year retrospective analysis of radiographic bone-level changes of implants supporting single-unit crowns in periodontally compromised vs. periodontally healthy patients. Clin Oral Implants Res. 2010;21(9):898-903.
10. Karoussis IK, Salvi GE, Heitz-Mayfield LJ, Bragger U, Hammerle CH, Lang NP. Long-term implant prognosis in patients with and without a history of chronic periodontitis: a 10-year prospective cohort study of the ITI Dental Implant System. Clin Oral Implants Res. 2003;14(3):329-39.
11. Roos-Jansaker AM, Lindahl C, Renvert H, Renvert S. Nine- to fourteen-year follow-up of implant treatment. Part II: presence of peri-implant lesions. J Clin Periodontol. 2006;33(4):290-5.
12. Roccuzzo M, De Angelis N, Bonino L, Aglietta M. Ten-year results of a three-arm prospective cohort study on implants in periodontally compromised patients. Part 1: implant loss and radiographic bone loss. Clin Oral Implants Res. 2010;21(5):490-6.
13. Jepsen S, Berglundh T, Genco R, Aass AM, Demirel K, Derks J, et al. Primary prevention of peri-implantitis: managing peri-implant mucositis. J Clin Periodontol. 2015;42 Suppl 16:S152-7.
14. Quirynen M, Vogels R, Peeters W, van Steenberghe D, Naert I, Haffajee A. Dynamics of initial subgingival colonization of ‚pristine' peri-implant pockets. Clin Oral Implants Res. 2006;17(1):25-37.
15. Mombelli A, Marxer M, Gaberthuel T, Grunder U, Lang NP. The microbiota of osseointegrated implants in patients with a history of periodontal disease. J Clin Periodontol. 1995;22(2):124-30.
16. Quirynen M, van der Mei HC, Bollen CM, Schotte A, Marechal M, Doornbusch GI, et al. An in vivo study of the influence of the surface roughness of implants on the microbiology of supra- and subgingival plaque. J Dent Res. 1993;72(9):1304-9.
17. Sawase T, Wennerberg A, Hallgren C, Albrektsson T, Baba K. Chemical and topographical surface analysis of five different implant abutments. Clin Oral Implants Res. 2000;11(1):44-50.

18. Hermann JS, Buser D, Schenk RK, Higginbottom FL, Cochran DL. Biologic width around titanium implants. A physiologically formed and stable dimension over time. Clin Oral Implants Res. 2000;11(1):1-11.

19. Quirynen M, Bollen CM, Papaioannou W, Van Eldere J, van Steenberghe D. The influence of titanium abutment surface roughness on plaque accumulation and gingivitis: short-term observations. Int J Oral Maxillofac Implants. 1996;11(2):169-78.

20. Augthun M, Tinschert J, Huber A. In vitro studies on the effect of cleaning methods on different implant surfaces. J Periodontol. 1998;69(8):857-64.

21. McCollum J, O'Neal RB, Brennan WA, Van Dyke TE, Horner JA. The effect of titanium implant abutment surface irregularities on plaque accumulation in vivo. J Periodontol. 1992;63(10):802-5.

22. Mengel R, Buns CE, Mengel C, Flores-de-Jacoby L. An in vitro study of the treatment of implant surfaces with different instruments. Int J Oral Maxillofac Implants. 1998;13(1):91-6.

23. Matarasso S, Quaremba G, Coraggio F, Vaia E, Cafiero C, Lang NP. Maintenance of implants: an in vitro study of titanium implant surface modifications subsequent to the application of different prophylaxis procedures. Clin Oral Implants Res. 1996;7(1): 64-72.

24. Cafiero C, Aglietta M, Iorio-Siciliano V, Salvi GE, Blasi A, Matarasso S. Implant surface roughness alterations induced by different prophylactic procedures: an in vitro study. Clin Oral Implants Res 2017;28(7):e16-e20.

»Mikrochirurgie ist keine Technik, sondern eine Einstellung.«

Die Autoren

/3

MIKROCHIRURGIE

Arndt Happe, Gerd Körner

Der Begriff Mikrochirurgie bezeichnet eine Operationstechnik, die sich aus der minimalinvasiven Chirurgie der Hand- und insbesondere der Gefäßchirurgie entwickelt hat. Der Operateur arbeitet grundsätzlich mit einer optischen Vergrößerungshilfe wie der Lupenbrille (2- bis 5-fache Vergrößerung) (Abb. 3-1) oder aber mithilfe eines Operationsmikroskopes (OPMI).

Technisch lassen sich extrem grazile Nadel-Faden-Kombinationen von bis zu 11-0 herstellen, die besonders in der Gefäß- und Neurochirurgie zum Einsatz kommen. In der zahnärztlichen Mikrochirurgie sind Fadenstärken von 6-0/7-0 die Regel.

Nachdem die Implementierung von mikrochirurgischen Techniken zu einem Paradigmenwechsel in der Parodontalchirurgie geführt hatte[1,2], wurden diese auch bald in der Implantatchirurgie adaptiert[3,4].

Mithilfe von Fluoreszenzangiografie konnten Burkhardt et al. in einer vergleichenden klinischen Splitmouth-Studie zeigen, dass die Vaskularisation direkt nach der Operation und auch eine Woche nach der Operation im mikrochirurgisch operierten Bereich signifikant besser war als im makrochirurgisch operierten[5]. Durch das feine Operationsbesteck ist es offenbar möglich, Verletzungen der mikrovaskulären Strukturen geringer zu halten, sodass Komplikationen z. B. durch Nekrosen minimiert werden. Mit grazilem Instrumentarium sowie feinsten Nahtmaterialien ist eine exakte Adaption der Wundränder realisierbar. Diese Effekte lassen sich z. B. nutzen, um im ästhetischen Bereich weniger Narbenbildung zu produzieren, aber auch, um bestimmte plastisch-parodontale Eingriffe durchführen zu können, die mit makrochirurgischen Maßnahmen so nicht möglich wären. Darüber hinaus ermöglicht die Mikrochirurgie durch die beschriebenen Effekte vorhersagbare Ergebnisse bei Knochenaugmentationen, da besonders Lappennekrosen und Dehiszenzen mit nachfolgender Exposition des Augmentationsmaterials eine typische Komplikation darstellen[6].

INSTRUMENTE

Von den Autoren verwendete Instrumente (Abb. 3-2 bis 3-13):

- / Mikronadelhalter gerade (Laschal PCF-N_7TCL/R/M1)
- / Nahtschere (Laschal #71-15-30C/R)
- / Mikrochirurgische Pinzette mit Dorn (Laschal PLAF/R/1x2)
- / Mikrochirurgischer Skalpellgriff (Mamadent Mikro 071)
- / Tunnelierungsmesser nach Hürzeler/Zuhr (Mamadent Mikro 006)
- / Raspatorium groß nach Hürzeler/Zuhr (Mamadent Mikro 007)
- / Mikrochirurgisches Raspatorium nach Happe (Mamadent Mikro 070)
- / Titanstopfer nach Körner/Happe (Mamadent Mikro 074)

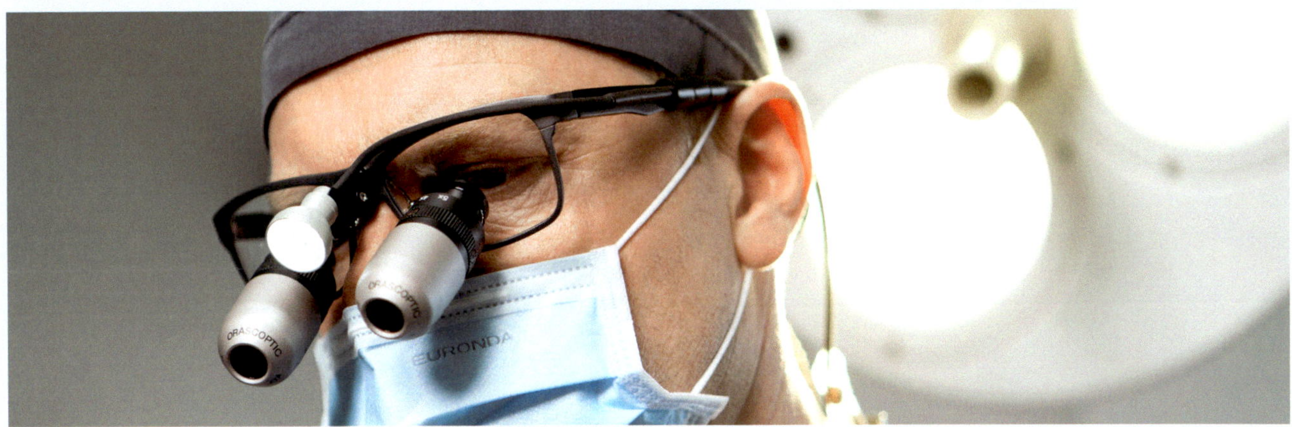

Abb. 3-1 Lupenbrille mit 3-, 4- und 5-facher Vergrößerung und LED-Licht.

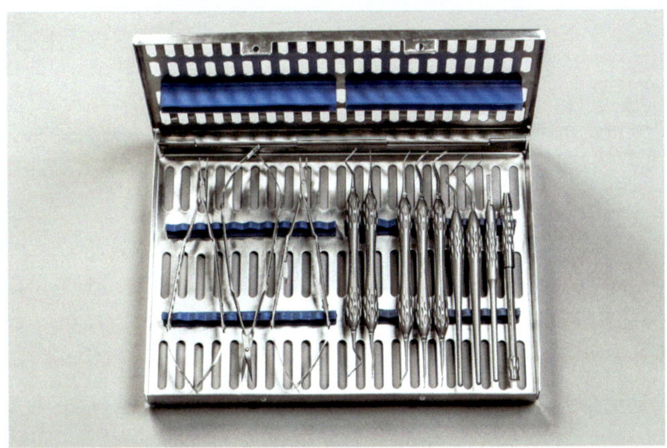

Abb. 3-2 Mikrochirurgisches OP-Tray (nach Happe/Körner).

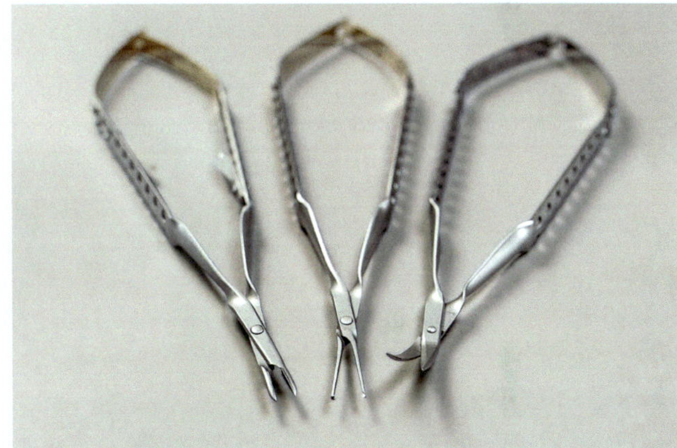

Abb. 3-3 Mikrochirurgischer Nadelhalter, Pinzette und Schere.

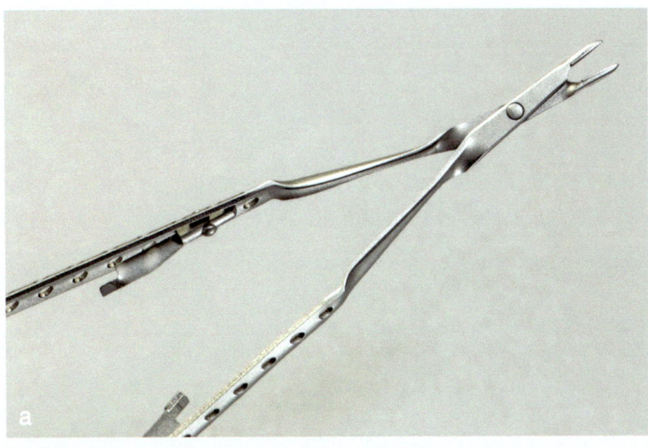

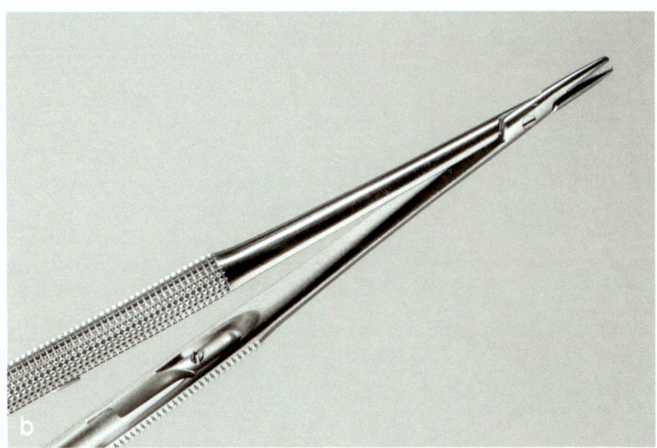

Abb. 3-4 Beispiele für Mikronadelhalter (gerade).

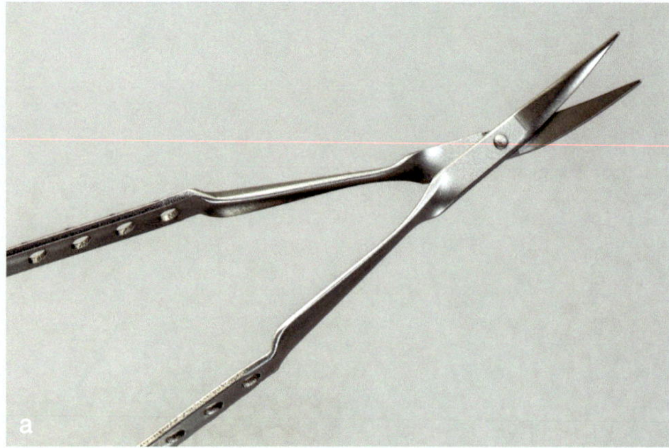

Abb. 3-5 Beispiele für Mikronahtscheren.

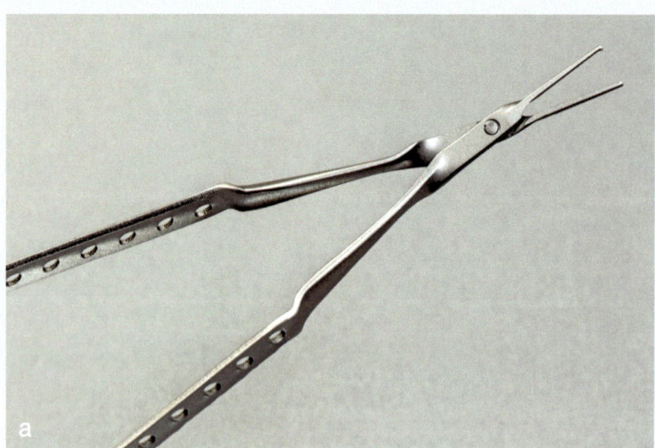

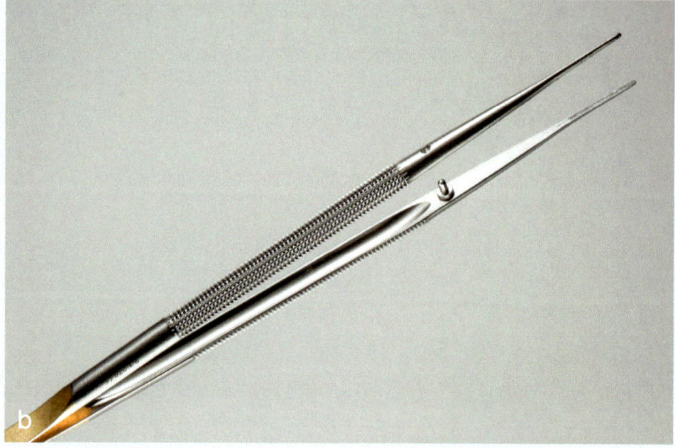

Abb. 3-6 Beispiele für mikrochirurgische atraumatische Pinzetten.

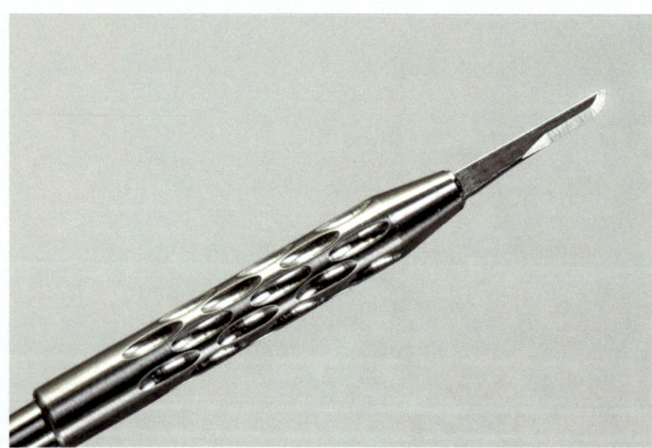

Abb. 3-7 Mikrochirurgischer Skalpellgriff.

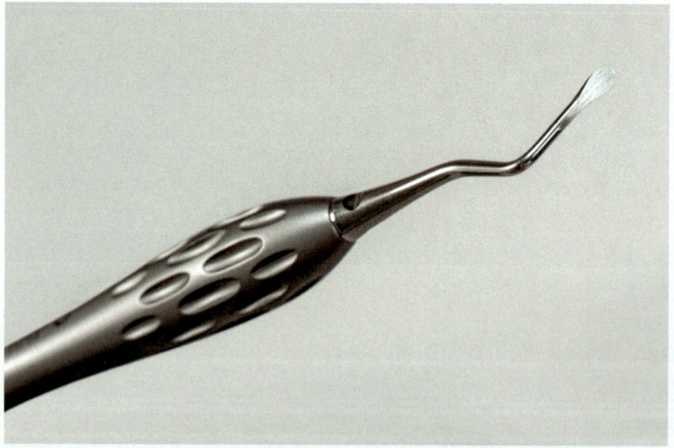

Abb. 3-8 Tunnelierungsmesser nach Hürzeler/Zuhr.

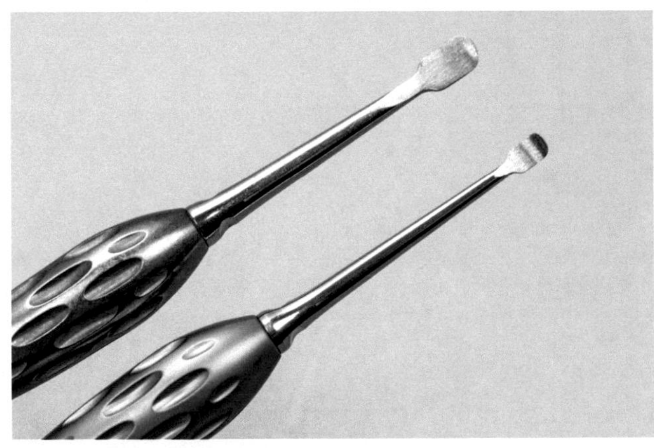

Abb. 3-9 Raspatorium: groß, gerades Ende, nach Hürzeler/Zuhr (oben) und nach Happe (unten).

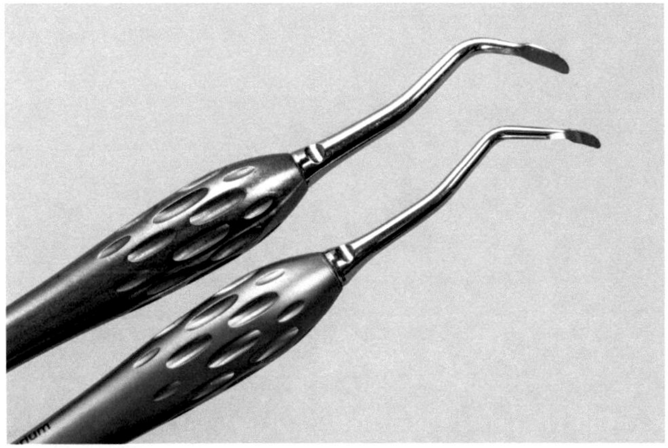

Abb. 3-10 Raspatorium: groß, gebogenes Ende, nach Hürzeler/Zuhr (oben) und nach Happe (unten).

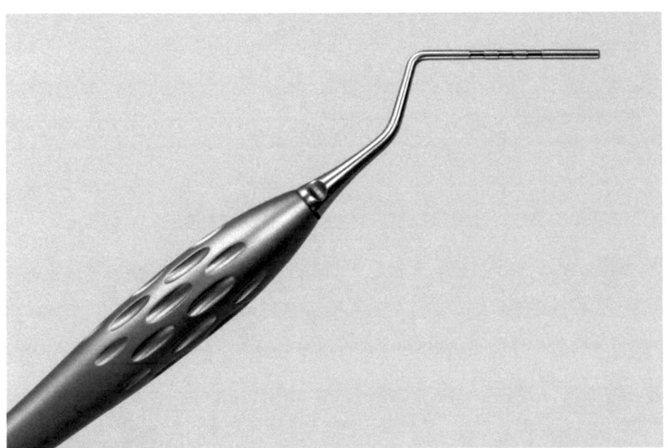

Abb. 3-11 Titanstopfer für die Sofortimplantation nach Körner/Happe.

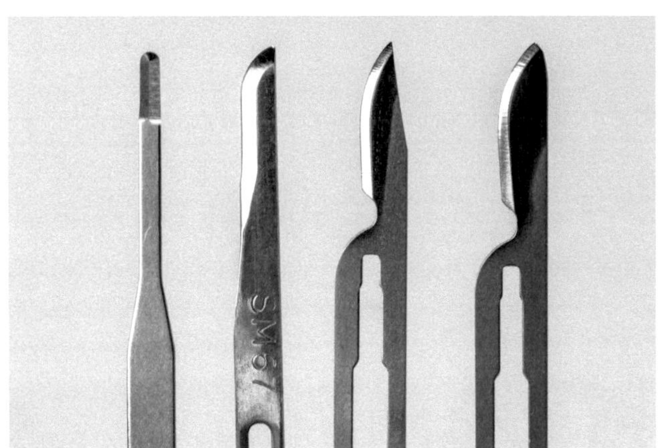

Abb. 3-12 Skalpelle im Vergleich: Mikroblade, SM 67, 15c, 15 (v. l. n. r.).

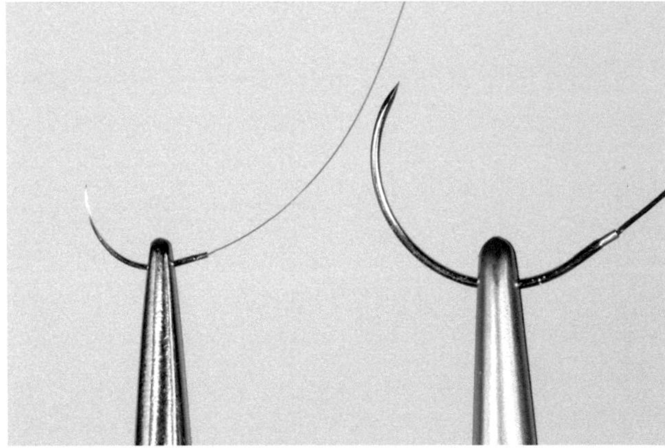

Abb. 3-13 Zwei Nadel-Faden-Kombinationen im Vergleich: links 6-0, rechts 4-0.

NAHTMATERIALIEN

Anforderungsprofil an mikrochirurgisches Nahtmaterial:
- / Sterilität
- / Hohe Reißfestigkeit
- / Biokompatibilität
- / Sicherer Knotensitz
- / Keine Kapillarität

Generell werden in der Mikrochirurgie nur atraumatische Nahtmaterialien verwendet. Diese Nadeln sind dadurch charakterisiert, dass der Übergang zum Faden ohne Kaliberschwankung resultiert und der Faden den Stichkanal völlig ausfüllt (s. Abb. 3-13).

Auf resorbierbares Nahtmaterial sollte wenn möglich verzichtet werden. Es wird im Gewebe durch Hydrolyse in Glykol und Laktat gespalten, die im intermediären Stoffwechsel abgebaut werden. Diese Reaktion kann im Wundgebiet eine verzögerte Wundheilung zur Folge haben. Bei klinisch notwendiger Anwendung von resorbierbaren Fäden muss unbedingt an die Resorptionszeit (ca. 60 bis 90 Tage, nur bei ausdrücklich schnell resorbierbaren Materialien schneller) und die Standzeit des verwendeten Materials gedacht werden.

Die Verwendung von polyfilen Fäden in der Mikrochirurgie ist obsolet; sie sollten möglichst nicht zur Anwendung kommen. Diese neigen zu dem sogenannten „Wick Effect“: Durch die raue Oberfläche polyfiler Nahtmaterialien werden Flüssigkeit und auch Bakterien wie durch einen Docht in das Wundgebiet gezogen[7]. Dies gilt insbesondere für Nahtmaterialien aus natürlicher Seide und gewinnt an Bedeutung, je länger das Material in situ verbleibt[8] (Abb. 3-14 bis 3-16).

Um eine Wunde mikrochirurgisch zu vernähen, sollte also möglichst nicht resorbierbares monofiles Nahtmaterial verwendet werden. Es hat den Vorteil, dass postoperative Komplikationen durch Trauma, Plaqueablagerungen und Resorptionsvorgänge so gering wie möglich gehalten werden. Das ästhetische Ergebnis in Bezug auf Narben und Rezessionen zeigt sich klinisch ebenfalls deutlich besser bei der Verwendung monofiler Fäden.

Polyvinylfluorid (z. B. Seralene, Abb. 3-17) ist am biokompatibelsten. Es ist hydrophob und wird im Organismus, im Gegensatz zu den Polyamiden, nicht hydrolytisch verändert. Monofiles Polypropylen ist relativ steif. Damit ist die Handhabung und der Knotensitz erst ab einer Stärke von 6-0 unproblematisch. In Bezug auf die Biokompatibilität folgt Polyamid (Nylon) (z. B. Seralon oder Ethilon), dann Polyester (z. B. Ethibond) und dann erst expandiertes Polytetrafluorethylen (ePTFE) (Gore-Tex, Cytoplast PTFE, Keydent PTFE)[7].

Allerdings hat das monofile ePTFE-Material (Abb. 3-18) den Vorteil, dass es elastisch ist und somit eine besondere Materialeigenschaft mitbringt, die

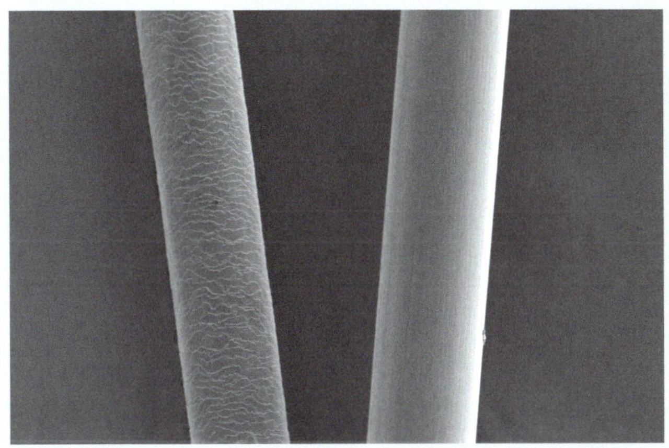

Abb. 3-14 6-0 Nahtmaterial (Seralene, rechts) im Vergleich zu einem menschlichen Haar unter dem Rasterelektronenmikroskop; 200-fache Vergrößerung (Abb. 3-14 bis 3-16 von Dr. Andreas Schäfer, NanoAnalytics, Münster).

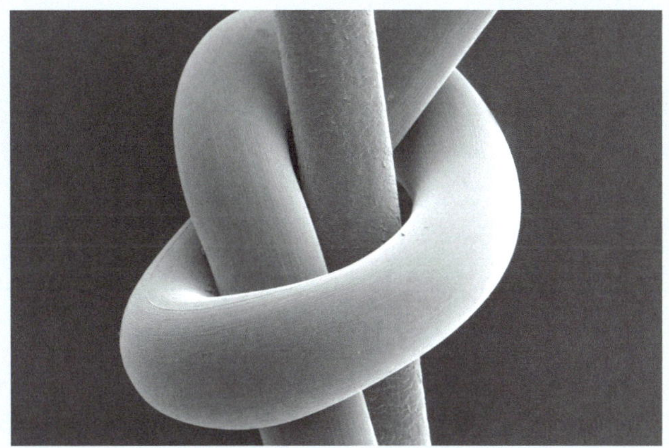

Abb. 3-15 6-0 Nahtmaterial um ein menschliches Haar geknotet.

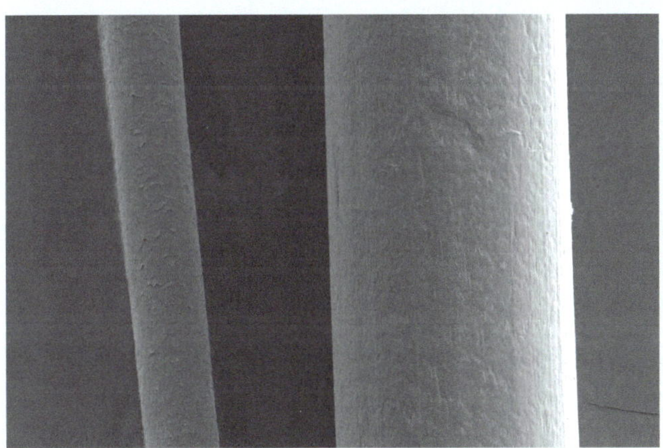

Abb. 3-16a 4-0 PTFE-Nahtmaterial (Cytoplast, rechts) im Vergleich zu einem menschlichen Haar (200-fache Vergrößerung).

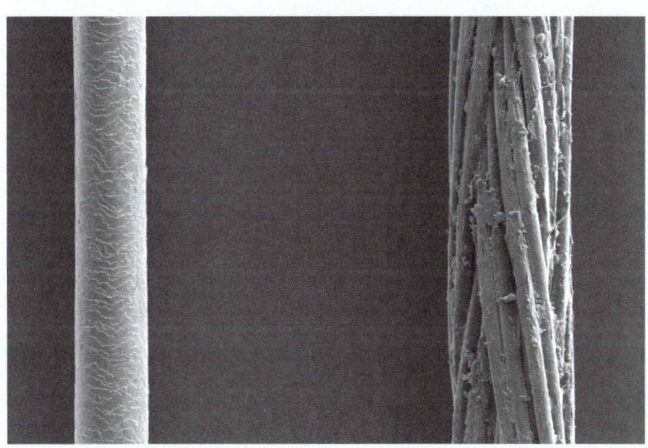

Abb. 3-16b 6-0 geflochtenes resorbierbares Material aus Polyglactid (PGA Resorba, rechts) im Vergleich zu einem menschlichen Haar (200-fache Vergrößerung).

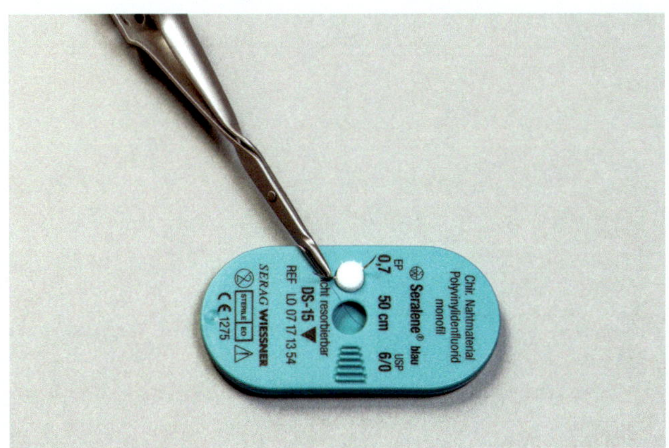

Abb. 3-17 Entnahme der Seralene-Naht aus Päckchen.

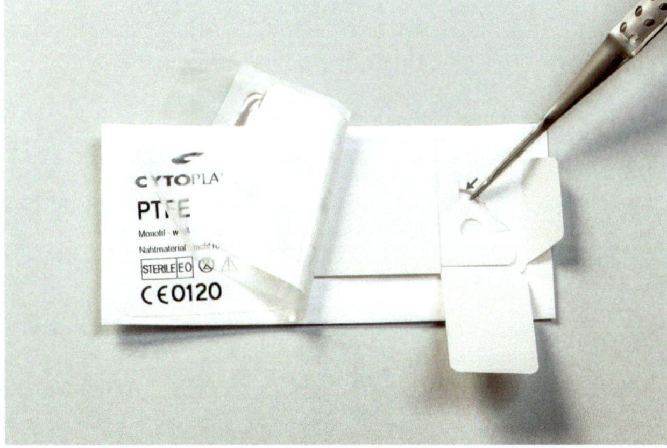

Abb. 3-18 Entnahme der PTFE-Naht aus Nahtpäckchen.

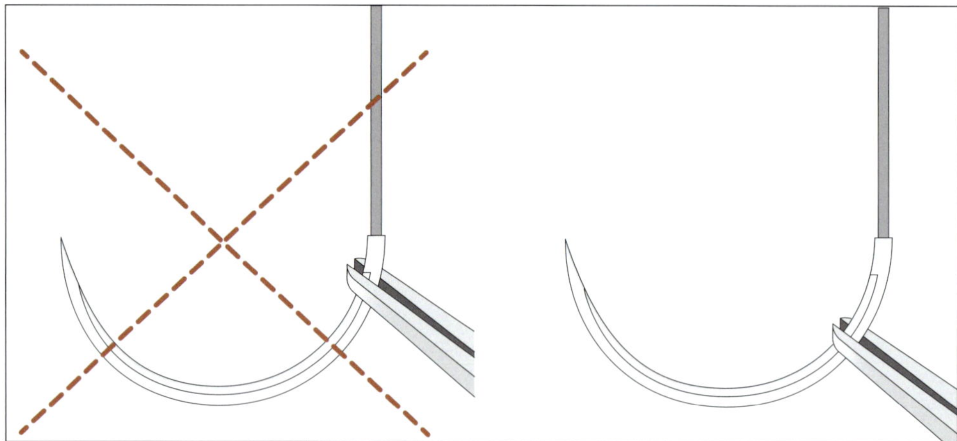

Abb. 3-19 Die Nadel sollte im hinteren Drittel gegriffen werden, jedoch nicht im Bereich der Armierungszone.

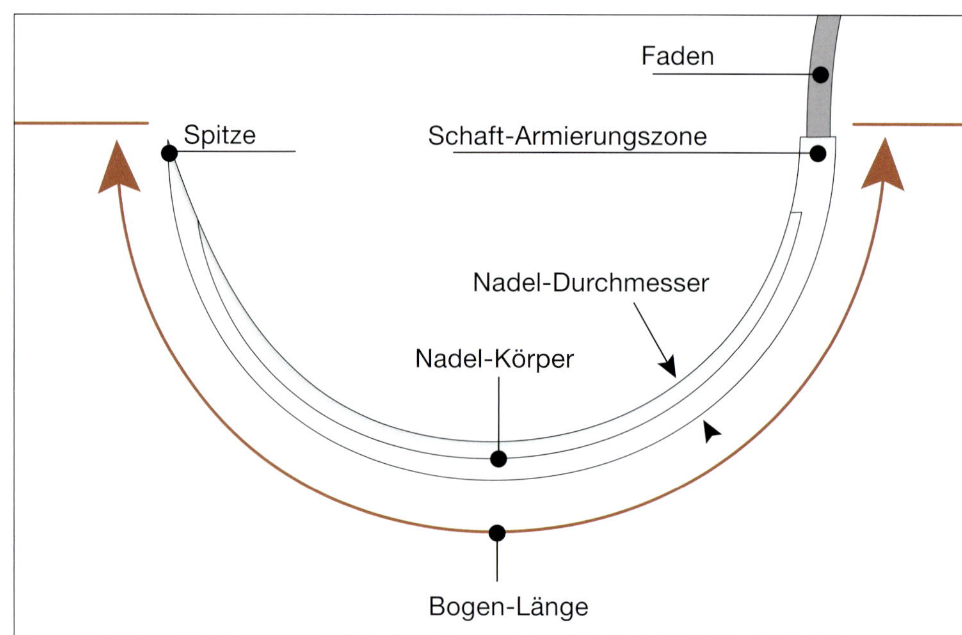

Abb. 3-20 Elemente einer Nadel-Faden-Kombination.

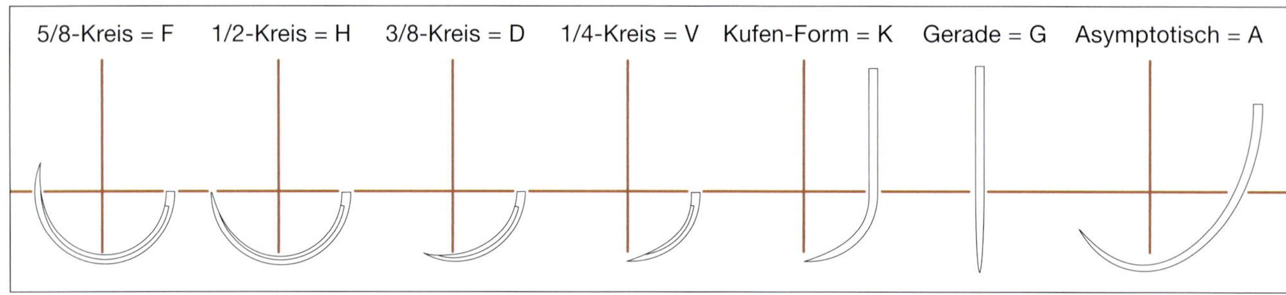

Abb. 3-21 Verschiedene chirurgische Nadeln und ihre Bezeichnungen.

andere Materialien so nicht aufweisen. Dies kann für den Wundverschluss von Vorteil sein. Die Autoren verwenden sie besonders als strategische Haltenaht in Form von horizontalen Matratzennähten z. B. bei augmentativen Eingriffen, um eine flächigere Anlagerung der Wundränder zu gewährleisten.

Symbol	Bedeutung
(2 durchgestrichen)	Nur für den Einmalgebrauch
STERILE EO	Steril durch Ethylenoxidbehandlung
STERILE R	Steril durch Gamma-Bestrahlung
(Sanduhr)	„Verwendbar bis“ (Haltbarkeitsdatum)
(Fabrik)	Herstellungsdatum
LOT	Chargenbezeichnung (Ch.B.)
i / !	Packungsbeilage beachten
REF	Bestellnummer
CE 1275	CE-Zeichen mit Kennzeichnung der benannten Stelle (Zertifizierungsinstitut)

Abb. 3-22 Bedeutung der Piktogramme auf Nahtpäckchen.

Der Lappen stellt sich mit dieser Technik auf, sodass ein satter und flächiger Kontakt der Wundränder resultiert, der auch bei leichter Retraktion des Lappens, etwa durch Zug, erhalten bleibt. Die mikrochirurgischen Einzelknopfnähte hingegen sorgen gleichzeitig für eine wenig traumatische, perfekte Adaptation, sodass ein schneller Gefäßanschluss und somit eine schnelle Wundheilung gewährleistet wird. Die Abbildungen 3-19 bis 3-21 zeigen die Handhabung und Elemente der Nadel-Faden-Kombination.

Mit Fadenstärke wird der Durchmesser (und davon abhängiger Parameter) ausschließlich von chirurgischem Nahtmaterial bezeichnet. Dabei werden zwei verschiedene Maßsysteme – das amerikanische USP-System (United States Pharmacopeia) und das EP-System (Europäische Pharmakopöe [metrisches System]) – verwendet (Tab. 3-1). Die auf einer Verpackung aufgedruckte Fadenstärke ist immer die Mindestdicke; zumeist liegt die wirkliche Fadenstärke im jeweiligen oberen Millimeterbereich. Auf der Verpackung befinden sich weitere Informationen zum Nahtmaterial (Abb. 3-21 bis 3-23).

Die klinischen Fälle auf den Abbildungen 3-24 bis 3-33 zeigen einen typischen Einsatz von mikrochirurgischen Instrumenten bei der Implantation im Oberkieferfrontzahnbereich.

Tab. 3-1 Fadenstärken von chirurgischem Nahtmaterial.

USP	metrisch	mm-Bereich
11-0	0,1	0,010–0,019
10-0	0,2	0,020–0,029
9-0	0,3	0,030–0,039
8-0	0,4	0,040–0,049
7-0	0,5	0,050–0,059
6-0	0,7	0,070–0,079
5-0	1	0,100–0,149
4-0	1,5	0,150–0,199
3-0	2	0,200–0,249
2-0	2,5	0,250–0,299
1-0	3	0,300–0,349
0	3,5	0,350–0,399
1	4	0,400–0,499
2	5	0,500–0,599
3+4	6	0,600–0,699
5	7	0,700–0,799
6	8	0,800–0,899
7	9	0,900–0,999
8	10	1,000–1,099

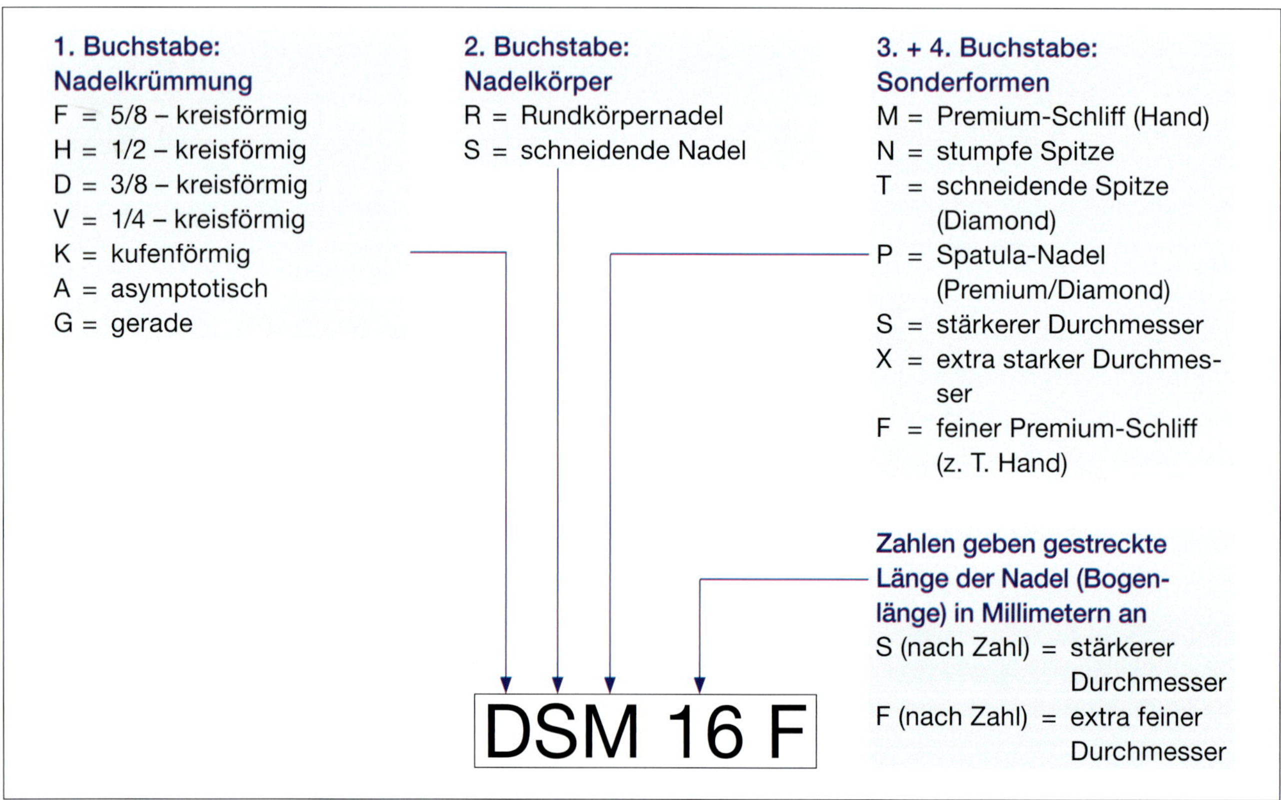

Abb. 3-23 So setzt sich die Bezeichnung der Nadel zusammen.

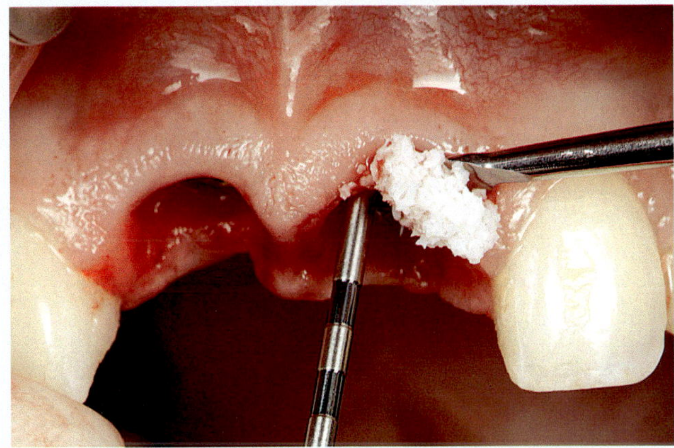

Abb. 3-24 Augmentation bei Sofortimplantation Regio 11, 21 unter Einsatz mikrochirurgischer Techniken. Mithilfe des Titanstopfers wird das Xenograft zwischen Implantat und bukkale Lamelle eingebracht.

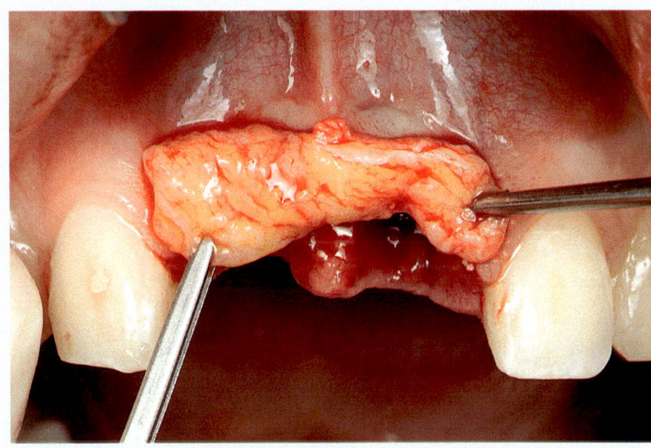

Abb. 3-25 Bindegewebstransplantat zur Verdickung der fazialen Mukosa.

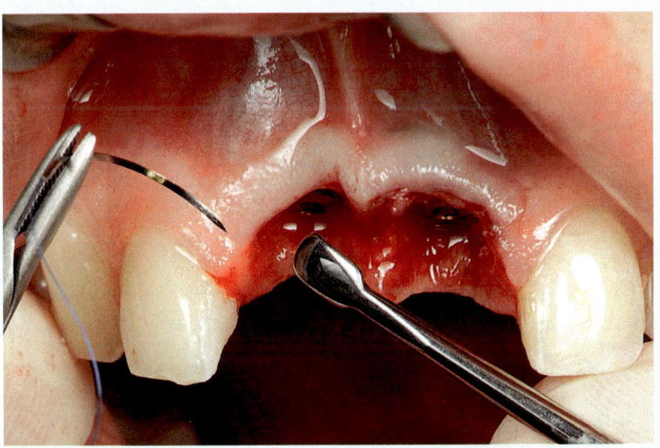

Abb. 3-26 DSM-16-Naht und Mikroraspatorium.

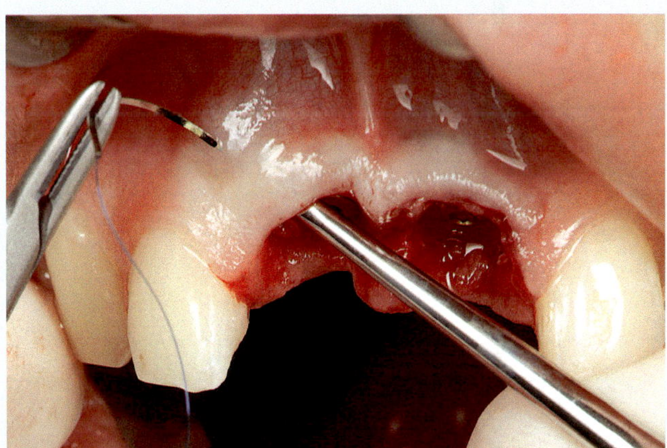

Abb. 3-27 Die bukkale Mukosa wird unterminiert und der Tunnel wird aufgehalten, während die Nadel vom Vestibulum kommend in den Tunnel eintaucht.

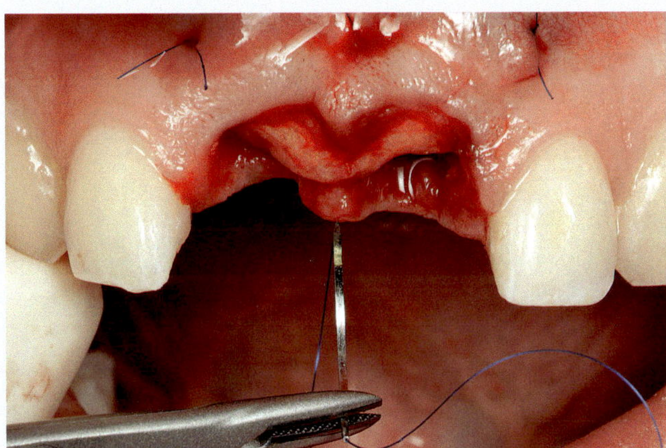

Abb. 3-28 Mittels Rückstichnähten wurde das Bindegewebstransplantat unter die bukkale Mukosa gezogen und fixiert.

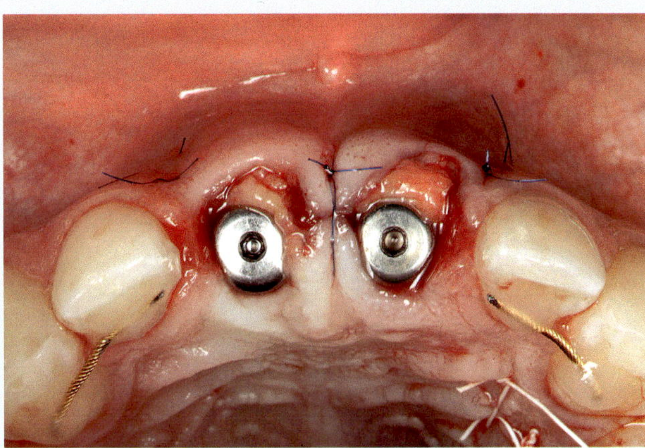

Abb. 3-29 Mikrochirurgische Adaption des Bindegewebstransplantats bukkal der Gingivaformer.

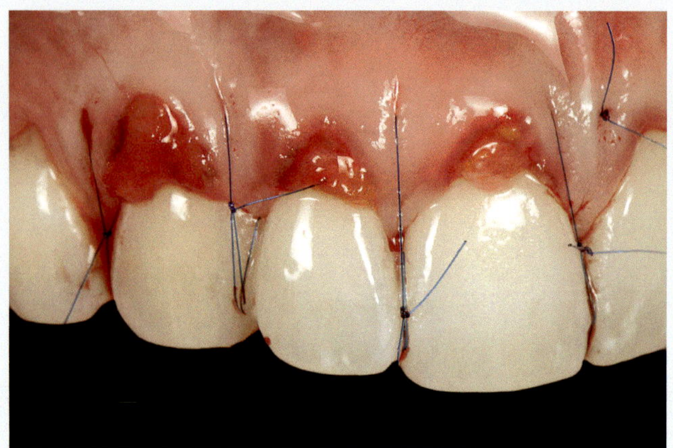

Abb. 3-30 Mikrochirurgische parodontalplastische Tunneltechnik-OP nach Zuhr[9].

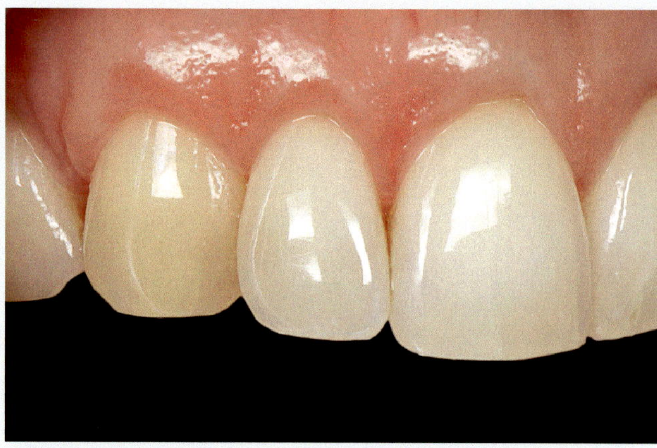

Abb. 3-31 Ergebnis nach Ausheilung der Rezessionsdeckung (Fall aus Kap. 4) (OP: A. Happe).

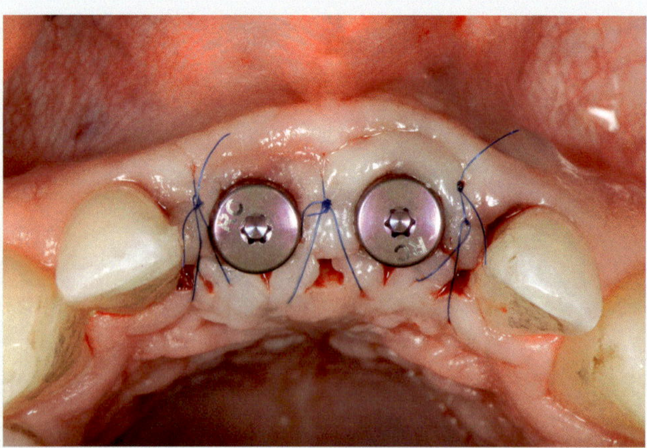

Abb. 3-32 Filigrane Techniken zum Weichgewebsmanagement wie die Split-Finger-Technik lassen sich nur mit Mikrochirurgie realisieren (OP: A. Happe).

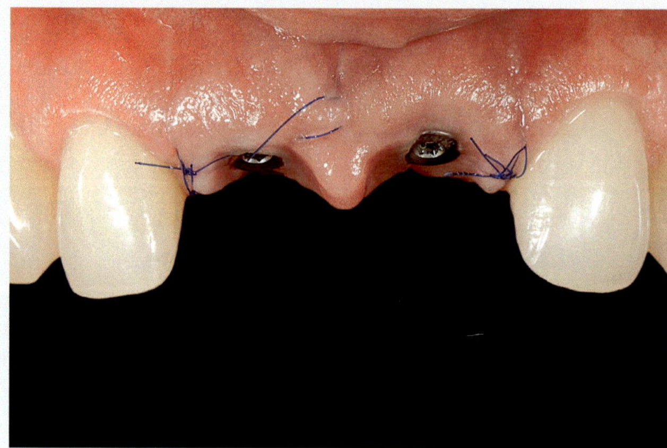

Abb. 3-33 Perfekte Wundverhältnisse eines anderen Patienten 1 Woche nach Papillenplastik dank monofilem atraumatischem Nahtmaterial und mikrochirugischer Technik (OP: A. Happe).

DANKSAGUNG

Die Autoren danken Dr. Eva Nadenau für die Unterstützung bei der Erstellung dieses Kapitels.

LITERATUR

1. Cortellini P, Tonetti MS. Microsurgical approach to periodontal regeneration. Initial evaluation in a case cohort. J Periodontol. 2001;72(4):559-69.
2. Wachtel H, Schenk G, Bohm S, Weng D, Zuhr O, Hurzeler MB. Microsurgical access flap and enamel matrix derivative for the treatment of periodontal intrabony defects: a controlled clinical study. J Clin Periodontol. 2003;30(6):496-504.
3. Zadeh HH, Daftary F. Minimally invasive surgery: an alternative approach for periodontal and implant reconstruction. J Calif Dent Assoc. 2004;32(12):1022-30.
4. Shanelec DA. Anterior esthetic implants: microsurgical placement in extraction sockets with immediate plovisionals. J Calif Dent Assoc. 2005;33(3):233-40.
5. Burkhardt R, Lang NP. Coverage of localized gingival recessions: comparison of micro- and macrosurgical techniques. J Clin Periodontol. 2005;32(3):287-93.
6. Happe A, Khoury F. Complications and risk factors in bone grafting procedures. In: Khoury F, Antoun H, Missika P (ed.). Bone Augmentation in Oral Implantology. Chicago: Quintessenz; 2007:405-29.
7. Tabanella G. Oral tissue reactions to suture materials: a review. J West Soc Periodontol Periodontal Abstr. 2004;52(2):37-44.
8. Lilly GE, Cutcher JL, Jones JC, Armstrong JH. Reaction of oral tissues to suture materials. IV. Oral Surg Oral Med Oral Pathol. 1972;33(1):152-7.
9. Zuhr O, Hürzeler M. Plastisch-ästhetische Parodontal- und Implantatchirurgie. Ein Mikrochirurgisches Konzept. Berlin: Quintessenz 2011.

»Verlorene Zeit ist unwiederbringlich.«

Benjamin Franklin

/4

SOFORTIMPLANTATION IM ÄSTHETISCHEN BEREICH

Arndt Happe, Gerd Körner

ALVEOLENHEILUNG

Der Verlust eines Zahns geht zwangsläufig mit Verlust an Hart- und Weichgewebe einher. Die Rekonstruktion der dentofazialen Harmonie in der ästhetisch kritischen Zone ist derzeit eine der größten Herausforderung in der modernen Implantologie. Der alveoläre Knochen unterliegt nach der Zahnentfernung starken Umbauprozessen, sodass in der Regel dreidimensionale Alveolarkammdefekte nach einer Extraktion resultieren.

In der Alveole kommt es nach Zahnextraktion zu dynamischen Veränderungen. Cardaropoli und Mitarbeiter haben diese Veränderung im Tiermodell detailliert untersucht[1]. Unmittelbar nach Extraktion bildet sich ein Blutkoagel bei noch vorhandenem parodontalen Ligament. Das Koagel geht durch Einwanderung von Fibroblasten bei Verlust des Ligaments in eine provisorische Matrix über, die sich im Laufe von Wochen in eine zarte Struktur von Geflechtknochen umwandelt. Nach etwa 180 Wochen hat sich der Geflechtknochen größtenteils in Markraum und Fettgewebe umgebildet, sodass zu diesem Zeitpunkt der hartgewebige Anteil in der Alveole nur noch etwa 15 % beträgt. Histologische Untersuchungen haben gezeigt, dass der Verschluss der Alveole zuverlässig durch eine kortikale Deckelung erfolgt (koronales Bridging). Eine Übertragung der Daten des Tiermodells, insbesondere der genauen zeitlichen Abläufe, auf humane Situationen ist natürlich nur eingeschränkt zulässig, dennoch liefert die Studie wertvolle Hinweise auf mögliche Veränderung der Zusammensetzung der Alveole beim Menschen. Der Zeitpunkt der höchsten Mineralisierung der Alveole beim Menschen liegt in der Regel zwischen 12 und 16 Wochen post extractionem[2,3].

Araújo und Mitarbeiter[4,5] haben festgestellt, dass der sogenannte Bündelknochen („bundle bone") eine maßgebliche Rolle bei den Resorptionsvorgängen spielt. Der Bündelknochen ist der Anteil des Alveolarknochens, in den die Kollagenfibrillen des Sharpeyschen Faserapparates einstrahlen. Der Bündelknochen wie auch Wurzelzement und parodontales Ligament entstammen phylogenetisch dem Zahnsäckchen und sind nicht, wie der restliche Kieferknochen, periostalen Ursprungs. Nach einer Extraktion kommt es damit zwangsläufig zur Knochenresorption im Bereich des Bündelknochens, da die eigentliche physiologische Funktion des Bündelknochens, die Verankerung des Zahns, nicht mehr benötigt wird. Art und Umfang der Resorption sind abhängig von der knöchernen Zusammensetzung der bukkalen Lamelle[4]. Besteht die Lamelle überwiegend aus Bündelknochen, ist ein knöchernes Defizit unumgänglich; ist dagegen noch ein kortikaler Anteil vorhanden, ist die Wahrscheinlichkeit des Erhalts der Lamelle auch nach sofortiger Durchführung implantologischer Maßnahmen recht hoch. Die Beurteilung der Zusammensetzung der bukkalen Lamelle kann in der Praxis durch Messung der Dicke der bukkalen Lamelle subjektiv eingeschätzt werden. Klinische Untersuchungen haben gezeigt, dass das Ausmaß des Volumenverlustes nach Extraktion mit der Dicke der bukkalen Lamelle umgekehrt proportional korreliert[6]. In einer radiologischen Studie konnten Nevins et al. zeigen, dass die bukkale Lamelle, die direkt nach Extraktion röntgenologisch deutlich sichtbar war, bei einigen Patienten nach 37 bis 42 Tagen röntgenologisch nicht mehr nachweisbar war[7]. In den meisten Fällen (über 90 %) beträgt die Dicke der bukkalen Lamelle jedoch gerade im ästhetischen Bereich weniger als 1 mm. Zu diesem Schluss kommt jedenfalls eine radiologische Untersuchung an fast 500 Zähnen mittels DVT-Diagnostik[8].

Die Veränderung der horizontalen Kammbreite nach Extraktion von Molaren respektive Prämolaren bei 46 Patienten haben Schropp und Mitarbeiter beschrieben[9]. Die Gruppe um Schropp konnte feststellen, dass die Resorption hauptsächlich an der bukkalen Seite des Kieferkamms erfolgt. Nach 12 Monaten kam es zum Verlust von ca. 50 % der bukko-lingualen Kammbreite; der überwiegende Teil der Resorption (etwa 60 %) erfolgte dabei innerhalb der ersten drei Monate nach Extraktion.

ZEITPUNKT DER IMPLANTATION

Entsprechend den physiologischen Veränderungen nach der Extraktion sind folgende strategisch wichtige Zeitpunkte nach der Extraktion definiert bzw. klassifiziert[2]:

/ Typ 1: unmittelbar nach der Extraktion (Abb. 4-1);
/ Typ 2: die Alveole ist weichgewebig ausgeheilt, also mit Mukosa bedeckt (ca. 4 bis 8 Wochen nach der Extraktion) (Abb. 4-2);
/ Typ 3: deutliche klinische oder radiologische Knochenregeneration (ca. 12 bis 16 Wochen nach der Extraktion);
/ Typ 4: ausgeheilte Alveole (länger als 16 Wochen nach Extraktion).

Diese Zeitangaben können je nach klinischer Situation und Entzündungsgrad des Gewebes abweichen.

Je nach Strategie kann man also an verschiedenen Stationen der Ausheilung chirurgisch einsteigen. Bei intakter Alveole kann eine Sofortimplantation in Betracht gezogen werden, wenn eine entsprechende Risikoanalyse durchführt wurde. Dabei ist aber zu berücksichtigen, dass es möglicherweise ein Gewebedefizit im Bereich der Alveolenöffnung gibt. Dafür haben zu diesem Zeitpunkt noch keine Resorptionsprozesse eingesetzt.

Ist die Alveole beschädigt und man muss augmentieren, so macht es möglicherweise Sinn zu warten, bis die Alveole weichgewebig ausgeheilt ist,

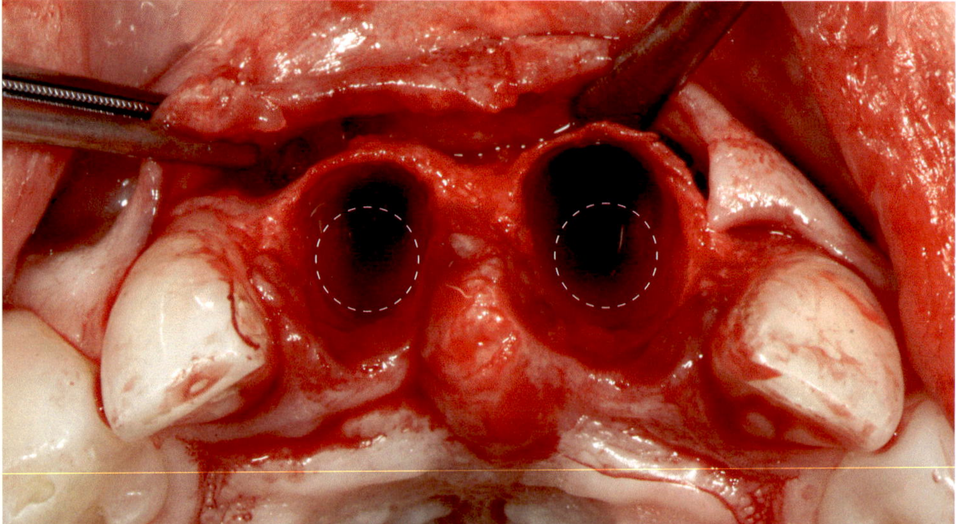

Abb. 4-1 Intakte Alveole zum Zeitpunkt der Extraktion; Sofortimplantation möglich. (Die Lappenbildung hatte hier einen anderen Hintergrund und ist bei der Sofortimplantation nicht wünschenswert.)

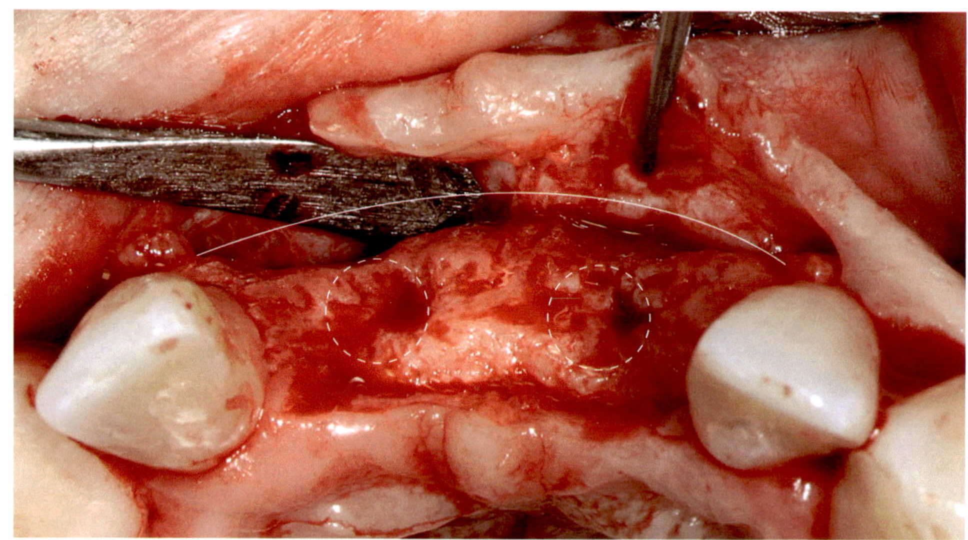

Abb. 4-2 Befund vergleichbar mit dem aus Abb. 4-1, jedoch hier Zustand 6 Wochen nach Extraktion. Es ist bereits zur Resorption der bukkalen Lamelle und damit zu einem dreidimensionalen Alveolarkammdefekt gekommen.

sodass man mit einer maturierten Mukosa arbeiten kann. Dies erleichtert das Weichgewebsmanagement und die suffiziente Deckung des Hartgewebsaugmentats.

Ist eine knöcherne Ausheilung erwünscht, etwa weil die Geometrie der Alveole oder die Anatomie keine ausreichende Verankerung des Implantats ermöglicht, sollte entsprechend später implantiert werden. Dies kann im Seitenzahnbereich, bei mehrwurzeligen Zähnen, sinnvoll sein oder wenn sich der Fundus der Alveole in enger Lagebeziehung zu wichtigen anatomischen Strukturen befindet (Nasenboden, Kieferhöhle, Nervkanal). Dann ist allerdings mit fortgeschrittener Resorption zu rechnen, sodass fast immer auch augmentative Verfahren zur Anwendung kommen müssen.

SOFORTIMPLANTATION

Nachdem Botticelli[10] und Araujo[5] nach Sofortimplantationen am Tiermodell schlussfolgerten, dass das Einsetzen von Implantaten in Extraktionsalveolen nicht zum Erhalt der knöchernen Strukturen führt, sondern die Remodelingprozesse der knöchernen Alveole trotzdem ablaufen, wurde das Therapiekonzept der Sofortimplantation neu bewertet und der Indikationsbereich eingeschränkt[2]. Außerdem wurde eine Klassifikation im Hinblick auf den Implantationszeitpunkt vorgeschlagen:

/ Typ 1 ist dabei die typische Sofortimplantation direkt nach der Extraktion.

/ Typ 2 beschreibt den Zeitpunkt 4 bis 8 Wochen nach der Zahnentfernung, an dem die Weichgewebsdecke über der Alveole ausgeheilt ist.

/ Typ 3 beschreibt den Zeitpunkt 12 bis 16 Wochen nach Extraktion, an dem die Alveole auch knöchern durchbaut ist.

/ Mit Typ 4 wird der komplett ausgeheilte Bereich nach mehr als 16 Wochen beschrieben, also die klassische Spätimplantation[2].

Weitere Studien am Hund konnten zeigen, dass das chirurgische Protokoll und auch die Position des Implantats einen Einfluss auf den Resorptionsprozess der bukkalen Lamelle haben können. So wiederholte Araujo seine Hundestudie mit Implantaten mit kleinerem Durchmesser, die er in den lingualen Bereich der Alveole einsetzte, und mit Augmentation des resultierenden Spalts mit xenogenem Ersatzmaterial. Die Ergebnisse zeigten, dass sich die Resorption bukkal deutlich reduzieren ließ[11]. Covani und Mitarbeiter führten ein ähnliches Tierexperiment durch und konnten zeigen, dass schon allein die Verwendung von durchmesserreduzierten Implantaten im lingualen Bereich der Alveole zu einer sehr geringen bukkalen Resorption führt[12].

In einer klinischen Studie von Chen et al.[13] mit 30 Patienten, bei denen Sofortimplantationen durchgeführt wurden, betrug die horizontale Resorption ohne Augmentation des Spalts zwischen Implantat und bukkaler Lamelle fast 50 %, also genauso viel, wie von Schropp nach normaler Extraktion beobachtet wurde. Bei den Patienten, bei denen der Spalt mit bovinem Knochenersatzmaterial augmentiert wurde, konnten die Autoren die horizontale Resorption auf 17 bis 20 % reduzieren. Allerdings wurden diese Eingriffe unter Bildung eines Mukoperiostlappens durchgeführt. Aktuelle Konzepte verzichten auf die Bildung eines Lappen, da dies zu weniger Knochenresorption und zu besseren ästhetischen Ergebnissen führt[14,15].

Ein weiterer fundamental wichtiger Faktor für das ästhetische Ergebnis ist die dreidimensionale Positionierung des Implantats. Diese muss sich an

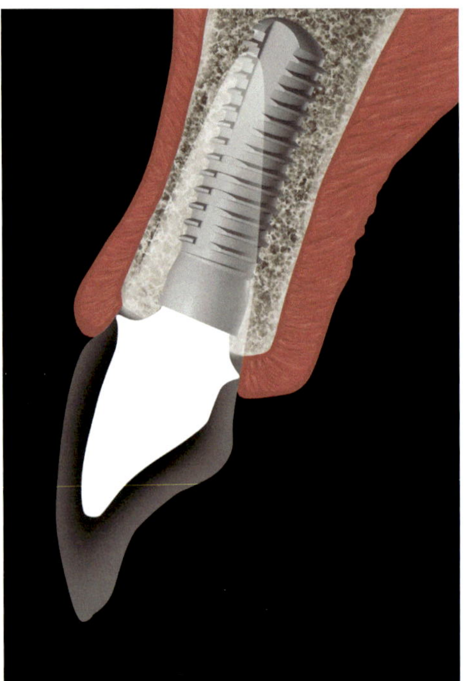

Abb. 4-3 Veranschaulichung der 3-D-Position des Implantats in der Alveole.

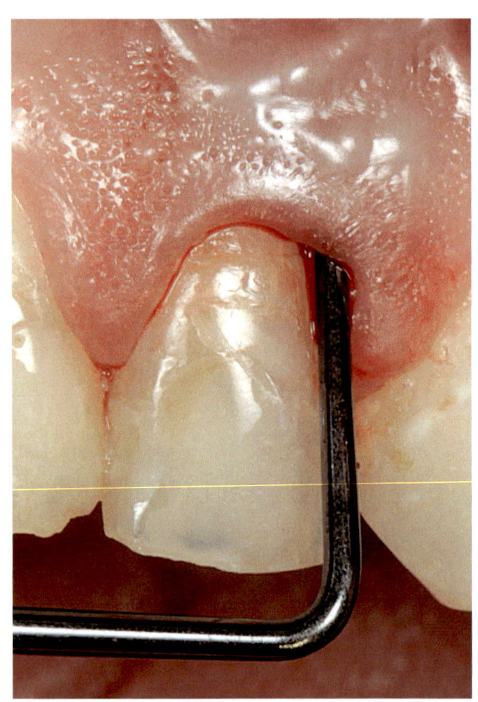

Abb. 4-4 Klinisch kann das Fehlen der bukkalen Lamelle häufig mit der PAR-Sonde diagnostiziert werden, wie hier bei Längsfraktur von Zahn 22.

der geplanten Restauration orientieren[16]. Chen et al.[13] untersuchten den Einfluss der Implantatposition auf das Ausmaß der bukkalen Rezession an 42 Sofortimplantaten. Sie kamen zu dem Ergebnis, dass eine zu bukkale Implantatposition zu signifikant mehr Rezession an Sofortimplantaten führt. Klinisch bedeutet das, dass das Implantat geringfügig palatinal inseriert wird und eine Angulation nach bukkal vermieden werden muss (Abb. 4-3).

Ein anderer wichtiger Einflussfaktor ist der individuelle Gewebephänotyp (auch Biotyp oder Morphotyp), der die Gewebedicke beschreibt[17]. Eine Literaturübersichtsarbeit von 2011 über den Einfluss des Gewebemorphotyps kommt zu dem Schluss, dass der Gewebetyp ein sehr wichtiger Faktor für das ästhetische Ergebnis von Sofortimplantaten ist und auch ein Prognosefaktor für das Auftreten von Rezessionen an Sofortimplantaten auf längere Sicht[18].

Literaturübersichtsarbeiten, die die Gesamtheit der zur Verfügung stehenden Studien zur Sofortimplantation sichteten und auswerteten, erkannten typische Vor- und Nachteile der Sofortimplantation und identifizierten Risikofaktoren. Chen und Buser berichteten 2009 in einem Review[19], dass Augmentationsverfahren im Zusammenhang mit Sofort- und verzögerten Sofortimplantationen erfolgreicher sind als bei Spätimplantationen. Allerdings traten im Zusammenhang mit Sofortimplantationen häufig Rezessionen auf. Als Risikofaktoren wurden ein dünner parodontaler Biotyp, eine vestibuläre Implantatposition und eine dünne oder beschädigte bukkale Lamelle identifiziert (Abb. 4-4).

Ein systematischer Cochrane Review[20], also eine Übersichtsarbeit von sehr hohem Evidenzgrad, stellt eine etwas höhere Komplikations- und Verlustrate bei Sofortimplantaten und verzögerten Sofortimplantaten als bei Spätimplantaten fest. Allerdings kamen die Autoren zu dem Schluss, dass das ästhetische Ergebnis bei Sofortimplantaten am besten sei.

Die besten Ergebnisse mit Sofortimplantaten kann man also bei dicken parodontalen Biotypen mit möglichst intakter bukkaler Lamelle erwarten. Dabei sollte der Implantatdurchmesser kleiner sein als der Durchmesser der Alveole und das Implantat in den palatinalen Bereich der Alveole gesetzt werden. Der resultierende Spalt zwischen Implantat und bukkaler Lamelle sollte mindestens 2 mm breit sein und mit einem geeigneten, langsam oder kaum resorbierbaren Knochenersatzmaterial augmentiert werden.

Die Tatsache, dass in die Extraktionsalveole implantiert wird, macht es notwendig, sich über die Primärstabilität des Implantats Gedanken zu machen. Diese kann nur erreicht werden, wenn apikal der Alveole ausreichend Knochen zur Stabilisierung zur Verfügung steht. Außerdem muss das Implantatdesign eine apikale bzw. palatinale Verankerung zulassen. Das heißt, das Makrodesign des Implantats muss dafür geeignet sein, indem es apikal z. B. konisch ist oder ein schneidfreudiges Gewinde aufweist. Dabei wird das Implantat meist ohne Bildung eines Lappens inseriert und heilt transgingival ein.

Um die anatomische Situation vor Sofortimplantation zu verbessern, schlugen Salama und Salama schon 1993 die kieferorthopädische Extrusion von Zähnen vor[21]. Dadurch wird der Durchmesser der Alveole verkleinert und gleichzeitig die Ausdehnung der Alveole auch vertikal reduziert. Dies führt zu einer besseren Verankerung des Implantats. Darüber hinaus gewinnt man vertikal Gewebe und vereinfacht die Extraktion.

Sofortimplantation mit sofortiger Versorgung

Um einen Kollaps der parodontalen Gewebe zu vermeiden und um das Orificium der Alveole zu verschließen, können Sofortprovisorien auf provisorischen Abutments zum Einsatz kommen. Dabei werden die provisorischen Kronen so eingeschliffen, dass sie in der statischen und dynamischen Okklusion keine Kontakte aufweisen. Die sofortige Versorgung mit einem Provisorium führt zu besseren ästhetischen Ergebnissen als die Sofortimplantation ohne Provisorium[22] (Abb. 4-5 bis 4-23).

Nicht immer lässt die Primärstabilität des Implantats eine Versorgung mit einer provisorischen Krone zu. In diesen Fällen kann ein individueller anatomischer Gingivaformer zum Einsatz kommen, der die Alveole verschließt und das Gewebe stützt. Tarnow und Mitarbeiter verglichen 4 verschiedene Therapiekonzepte bei der Sofortimplantation (SI):

1. Gruppe: SI ohne Augmentation des Spalts zwischen Implantat und bukkaler Lamelle und ohne provisorische Versorgung, aber mit schmalem konfektioniertem Gingivaformer;
2. Gruppe: SI ohne Augmentation des Spalts, aber mit provisorischer Krone;
3. Gruppe: SI mit Augmentation des Spalts und breitem anatomischem Gingivaformer;
4. Gruppe: SI mit Augmentation des Spalts und mit provisorischem Abutment und provisorischer Krone.

Die geringsten Konturveränderungen über einen Beobachtungszeitraum von bis zu 4 Jahren zeigten sich bei Gruppe 3 und 4 – also bei den beiden Gruppen, bei denen der Spalt mit Knochenersatzmaterial aufgefüllt wurde und zusätzlich das Orificium der Alveole entweder mit einem Provisorium oder mit einem anatomischen Gingivaformer gestützt und verschlossen wurde[23].

In der Literatur finden sich verschiedene Aussagen zu Langzeitergebnissen der Sofortimplantation mit Sofortprovisorium. Während Barone über gute ästhetische Ergebnisse und stabile Weichgewebsverhältnisse nach 7 Jahren berichtet[24], beobachteten andere Autoren kontinuierliche Weichgewebsrezessionen und Konturverluste nach 5[25] bzw. 8 Jahren[26].

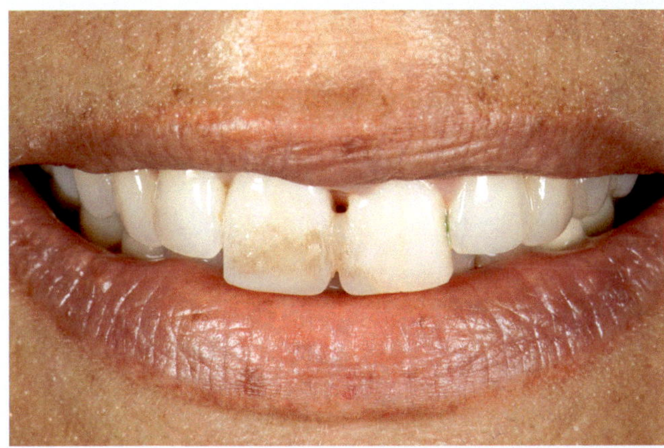

Abb. 4-5 Lippenbild einige Wochen nach Frontzahntrauma.

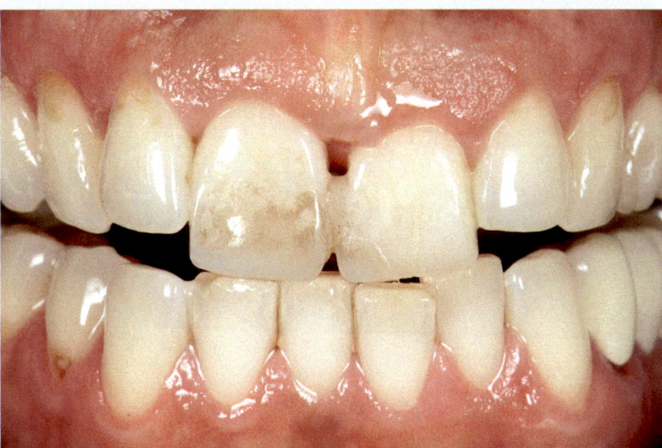

Abb. 4-6 Intraorale Ausgangssituation mit Kompositschienung. Gewebeüberschuss an 21 von ca. 1 mm. Zahn 11 hatte eine extraalveoläre Kronenfraktur erlitten, Zahn 21 eine intraalveoläre Wurzelfraktur.

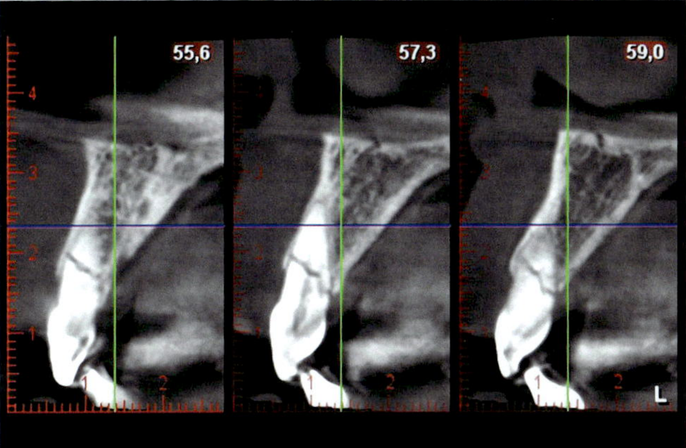

Abb. 4-7 Das DVT zeigt deutlich die Wurzelfraktur, die bukkale Lamelle ist erhalten.

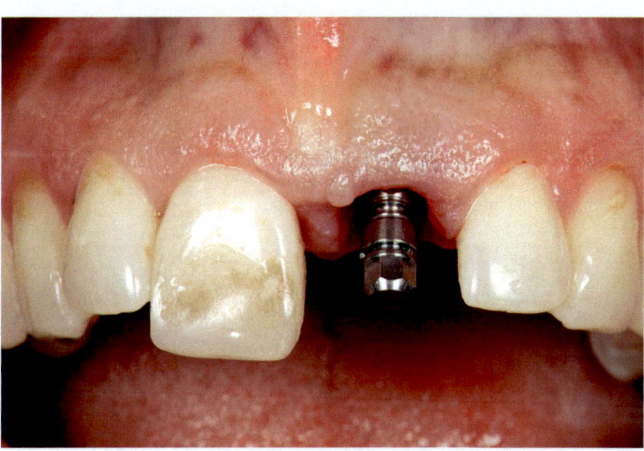

Abb. 4-8 Insertion eines Bone-Level-Implantats 4,1 mm im Durchmesser, 4 mm apikal des Weichgewebssaums. Es ist eine apikale Verdrängung des Weichgewebes mit der Suprakonstruktion geplant. Also liegt die Implantatschulter 3 mm unterhalb des zukünftigen Weichgewebssaums.

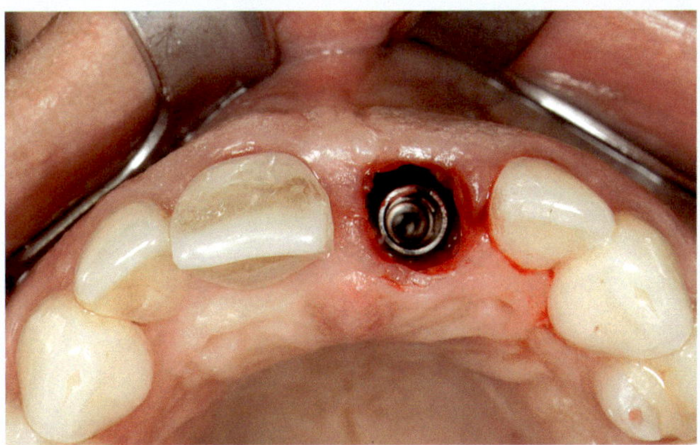

Abb. 4-9 Palatinale Position des Implantats. Es bleibt ein Spalt von 2 bis 3 mm zur bukkalen Lamelle.

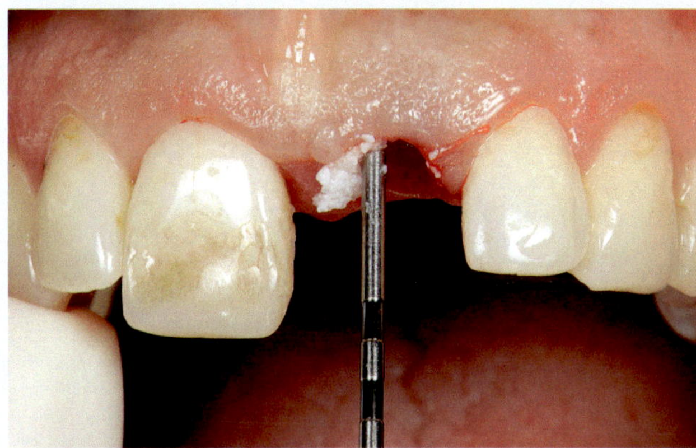

Abb. 4-10 Einbringen von Knochenersatzmaterial mit Titanstopfer.

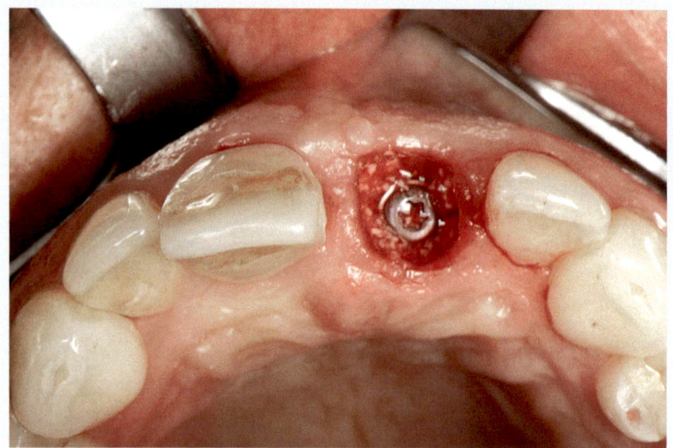

Abb. 4-11 Die Spalträume zwischen Implantat und knöcherner Alveole wurden mit Ersatzmaterial ausgefüllt.

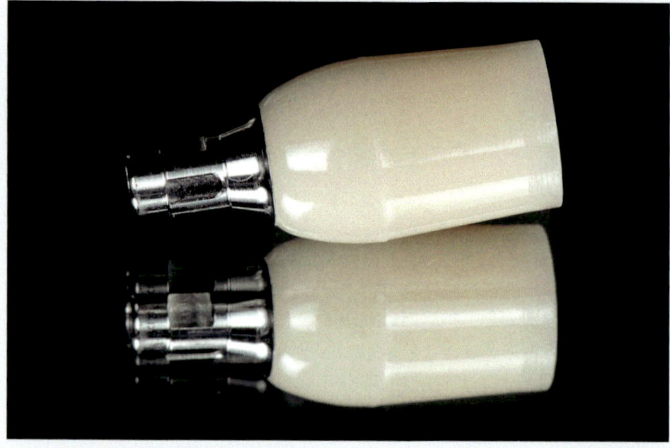

Abb. 4-12 Provisorischer Aufbau mit Titanbasis und Kunststoffmaterial. Das Emergenzprofil muss bukkal angepasst werden, es ist noch zu konvex.

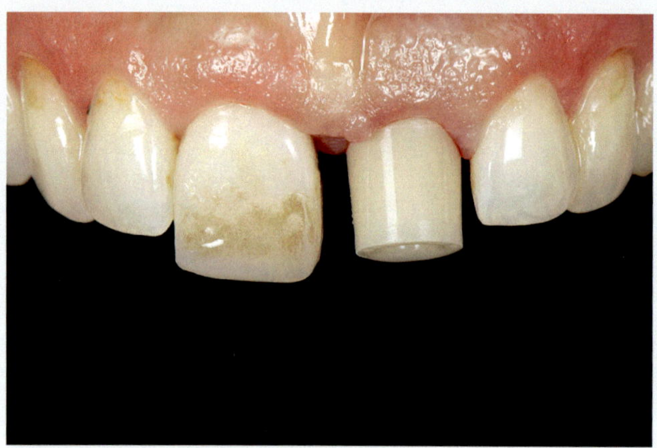

Abb. 4-13 Der Aufbau passt gut in die weichgewebige Alveole.

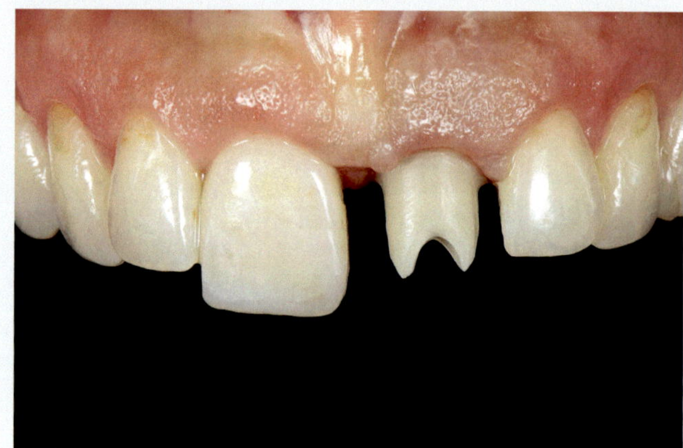

Abb. 4-14 Beschliffener Aufbau in situ.

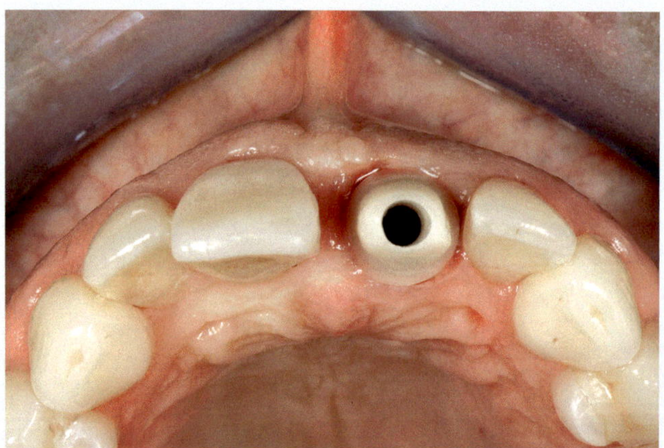

Abb. 4-15 Der individualisierte Aufbau verschließt die Alveole. Palatinal muss weiter reduziert werden.

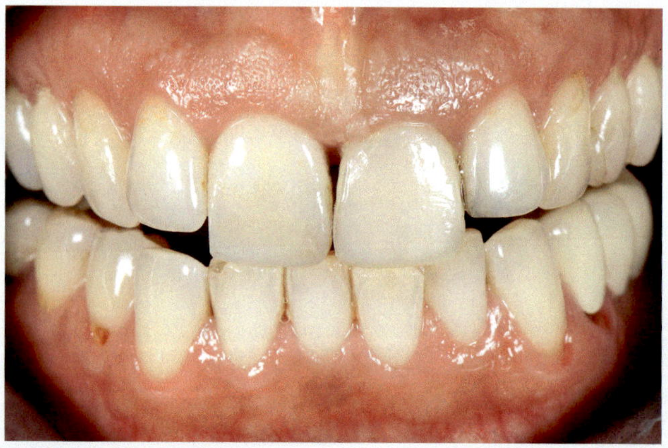

Abb. 4-16 Kunststoffprovisorium in situ.

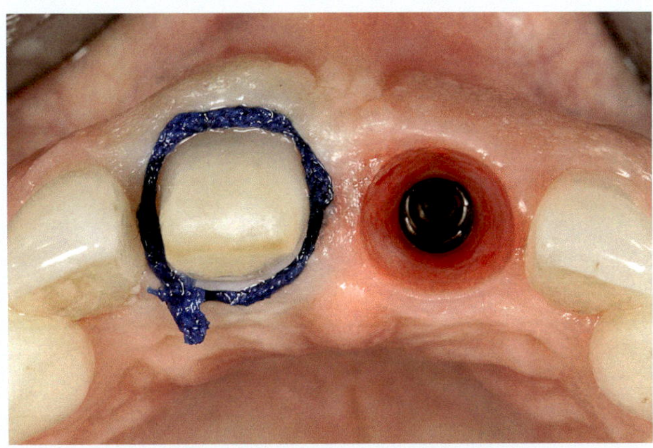

Abb. 4-17 3 Monate nach der Implantation wird der Nachbarzahn 11 für eine Krone präpariert.

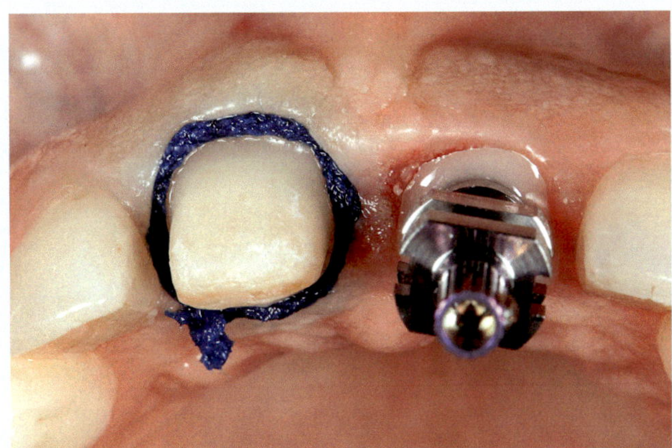

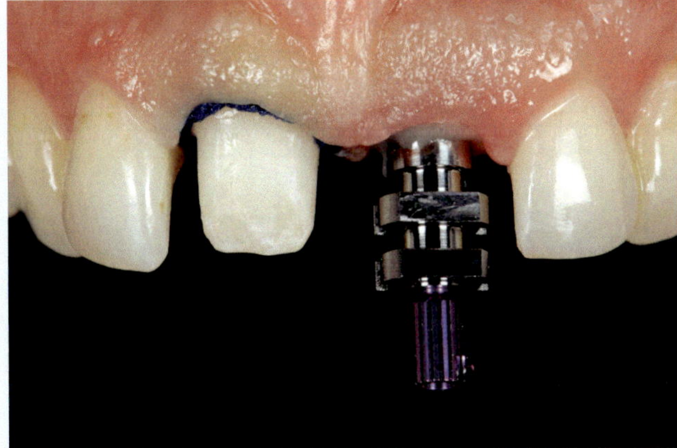

Abb. 4-18 und 4-19 Das ausgeformte Emergenzprofil wird mit einem individualisierten Abdruckpfosten übertragen.

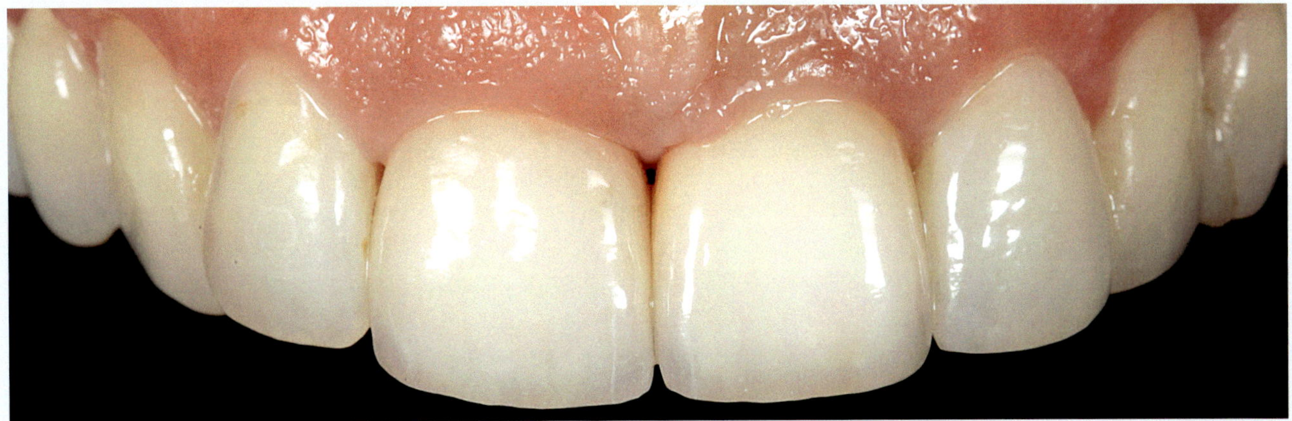

Abb. 4-20 Finale Versorgung mit Krone an 11, Implantatkrone 21 und Non-Prep-Veneer 22 1 Jahr nach OP. Die Patientin wünschte sich kürzere Einser als früher.

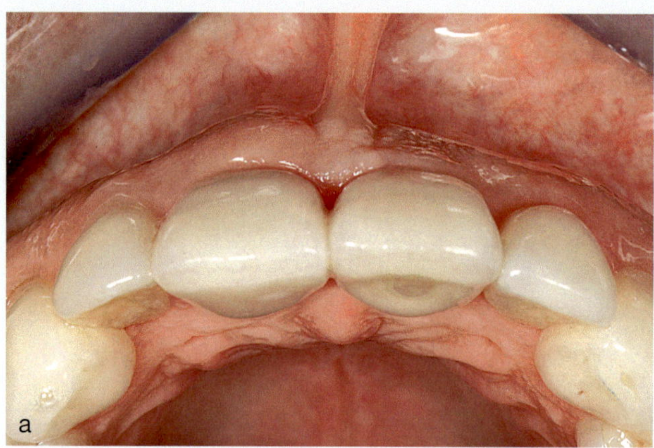

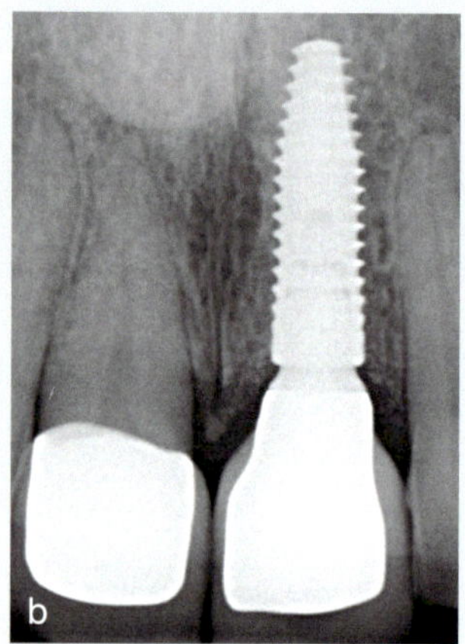

Abb. 4-21 Die Aufsicht zeigt die bukkale Volumensituation nach 1 Jahr (a); Röntgenbild der Versorgung (b).

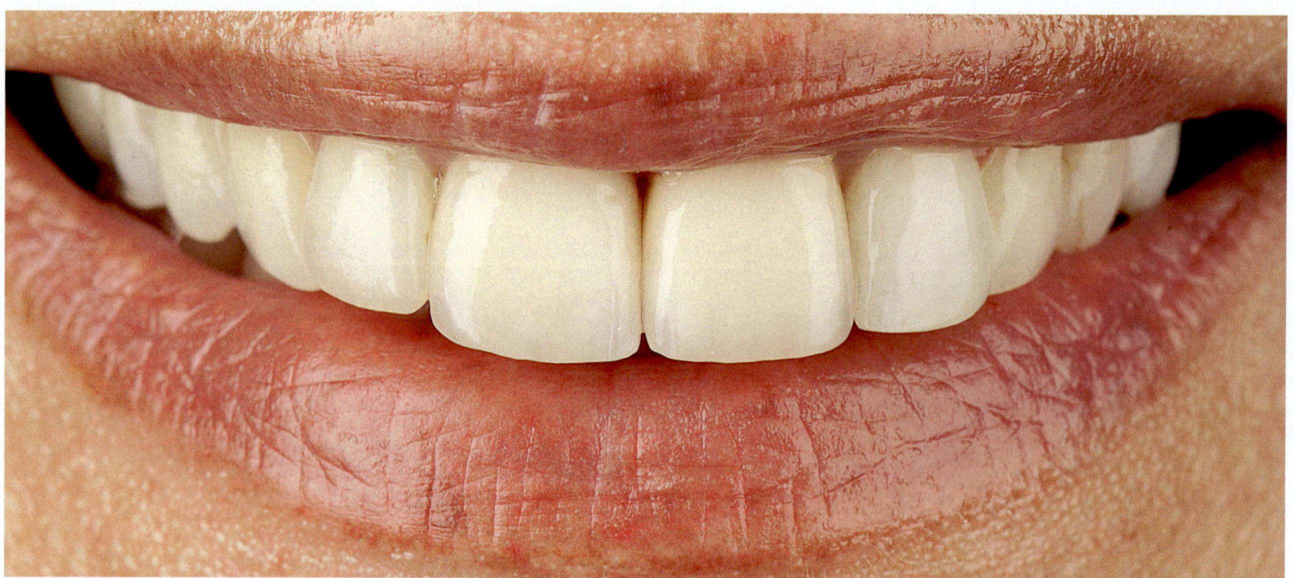

Abb. 4-22 Lippenbild von frontal ...

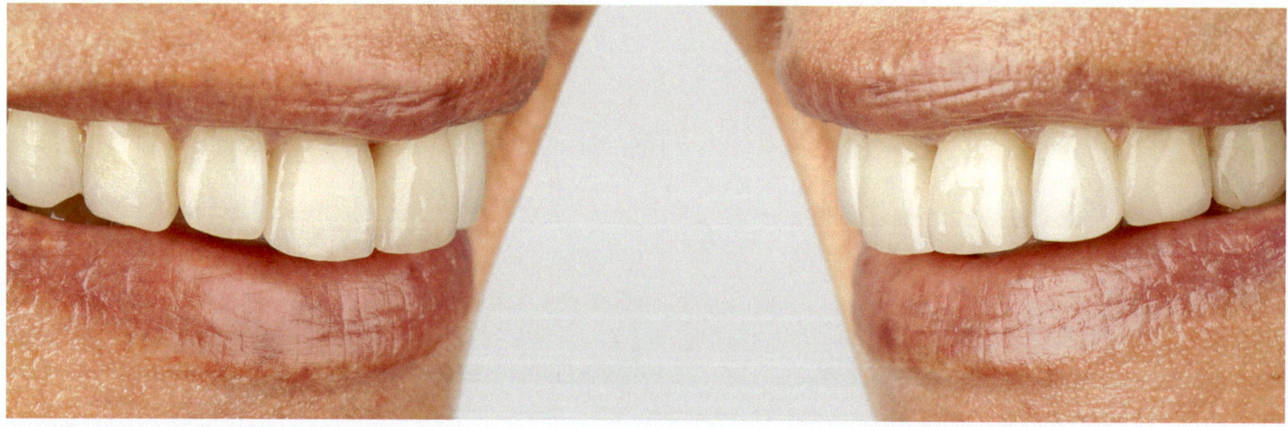

Abb. 4-23 ... und lateral.

Sofortimplantation mit Bindegewebstransplantation

Um die Problematik der Weichgewebsrezession und des Konturverlustes zu vermeiden, verwenden wir heute häufig Bindegewebstransplantate zur Verdickung des fazialen Weichgewebes. Diese Technik wurde von verschiedenen Autoren beschrieben und in klinischen Studien getestet[27–29].

Grunder veröffentliche 2011 eine vergleichende Fallserie mit insgesamt 24 Patienten, die Sofortimplantate in der ästhetischen Zone erhielten[29]. Er teilte das Patientenkollektiv in 2 Gruppen von 12 Patienten ein, wobei die eine Hälfte der Patienten simultan mit der Implantation ein Bindegewebstransplantat mittels Tunneltechnik erhielt, die andere Hälfte nicht. Die Ergebnisse nach 6 Monaten zeigten in der Gruppe ohne Bindegewebstransplantat im Mittel einen horizontalen Verlust von 1,063 mm, wohingegen die Gruppe mit Transplantat im Mittel einen Zugewinn von 0,34 mm zeigte.

In einer prospektiven Fallserie mit 10 Patienten berichtete Tsuda 2011 über 1-Jahresergebnisse mit ähnlicher Tendenz[28]. Er konnte zeigen, dass die Kombination von Augmentation des Spalts bukkal des Implantats mit einem Xenograft und die zusätzliche Augmentation des Weichgewebes mit Bindegewebe zum Erhalt des Volumens und zu einer Vermeidung von Weichgewebsrezessionen in diesem Zeitraum führt.

Dabei hat das Transplantat im Wesentlichen drei Aufgaben: Zum einen soll es das faziale Weichgewebe verdicken und somit Volumenverluste kompensieren, zum anderen soll es das Orificium der Alveole im bukkalen Anteil versiegeln und somit auch das eingebrachte Ersatzmaterial abdecken. Zusätzlich stützt es zusammen mit dem Gingivaformer das marginale Weichgewebe inklusive Papillen und beugt somit dem Kollaps der parodontalen Weichgewebe vor (Abb. 4-24 bis 4-29 [schematische Darstellung] und 4-30 bis 4-44 [klinische Fälle]). Die letzten beiden Aufgaben des Transplantats könnte alternativ auch die provisorische Versorgung übernehmen, die bereits beschrieben wurde (Abb. 4-45 bis 4-63).

Auch bei der per se schwierigen Ausgangssituation von zwei benachbarten Zähnen, die mit Implantaten ersetzt werden müssen, kann man mit dieser Technik sehr schöne Ergebnisse erzielen (Abb. 4-64 bis 4-81). Die Technik lässt sich auch mit anderen plastisch-parodontalchirurgischen Techniken kombinieren. Beispielsweise kann ein Bindegewebstransplantat, das zur Rezessionsdeckung verwendet wird, auch gleichzeitig zur Verdickung des Weichgewebes bei Sofortimplantation genutzt werden (Abb. 4-82 bis 4-91).

Eigene Ergebnisse mit Ersatzmaterialien für Bindegewebe, die im Rahmen einer prospektiven Studie gesammelt wurden, zeigen ebenfalls sehr gute Ergebnisse (Abb. 4-92 bis 4-95 [schematische Darstellung] und Abb. 4-96 bis 4-149 [klinische Fälle]), wobei ausreichende Langzeitergebnisse zum

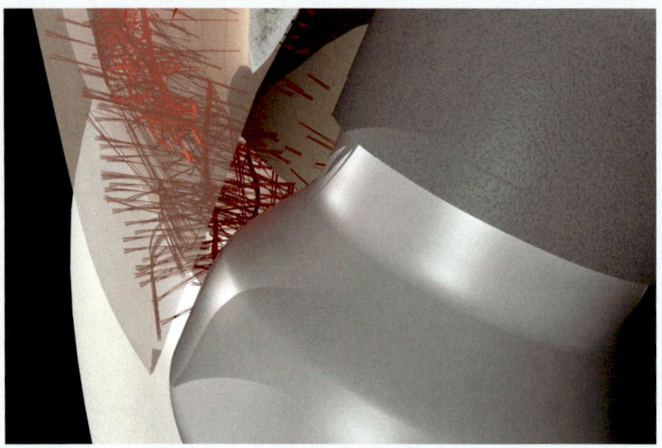

Abb. 4-24 Schematische Darstellung der Technik: Das Implantat wird 2 bis 3 mm palatinal der bukkalen Lamelle und 3 bis 4 mm unterhalb des zukünftigen Weichgewebssaums gesetzt.

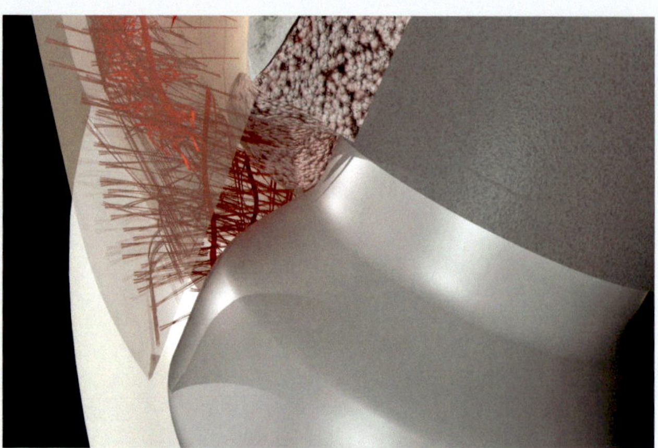

Abb. 4-25 Der Spalt wird mit Knochenersatzmaterial gefüllt.

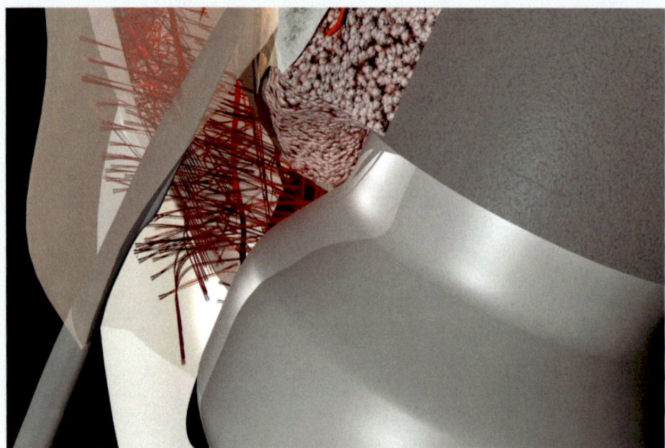

Abb. 4-26 Bukkal der bukkalen Lamelle wird eine supraperiostale Tasche päpariert; diese geht über die mukogingivale Grenze hinaus.

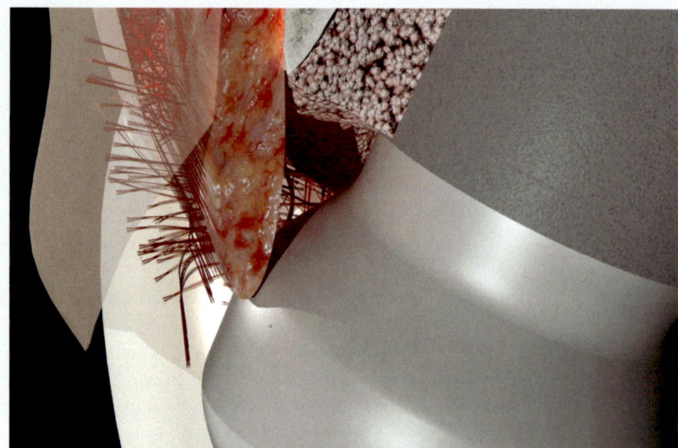

Abb. 4-27 Ein subepitheliales Bindegewebstransplantat wird in die Tasche eingebracht.

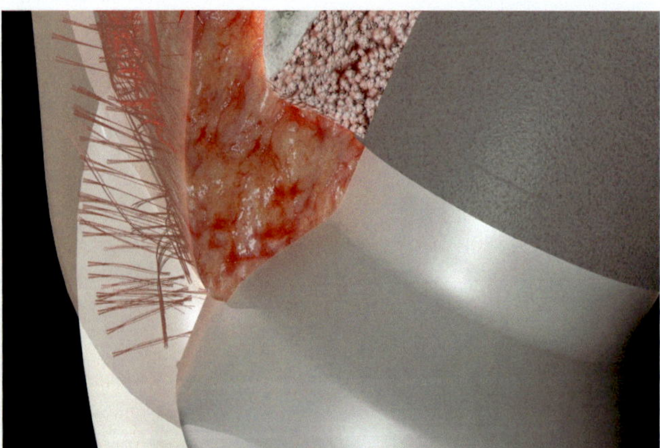

Abb. 4-28 Die Mukosa wird mit Nähten an den Gingivaformer adaptiert.

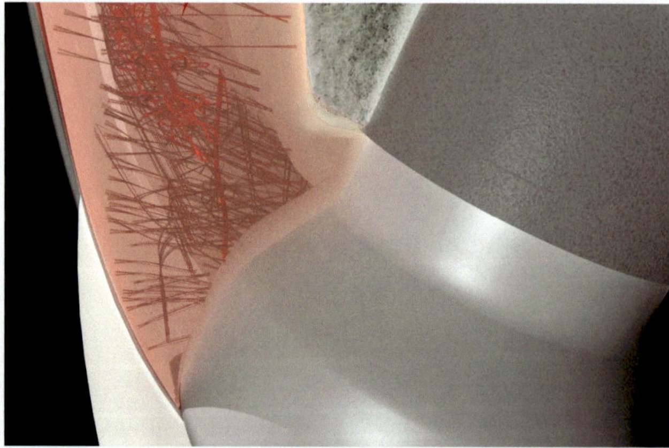

Abb. 4-29 Nach der Heilung bleibt im Idealfall das Volumen des Alveolarfortsatzes erhalten.

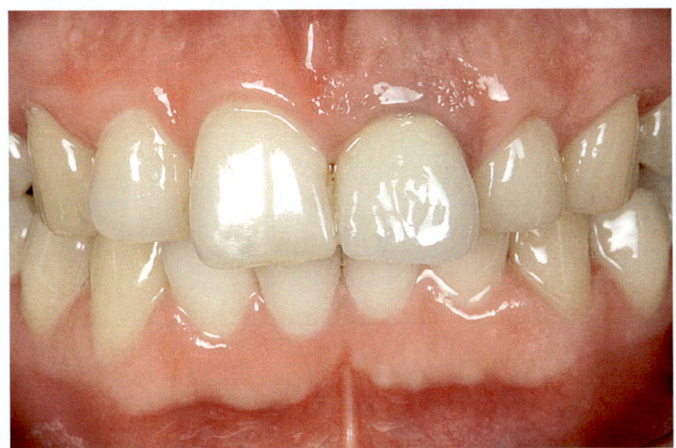

Abb. 4-30 Klinischer Fall: Zahn 21 ist nicht erhaltungswürdig, er weist bukkal einen Gewebeüberschuss auf.

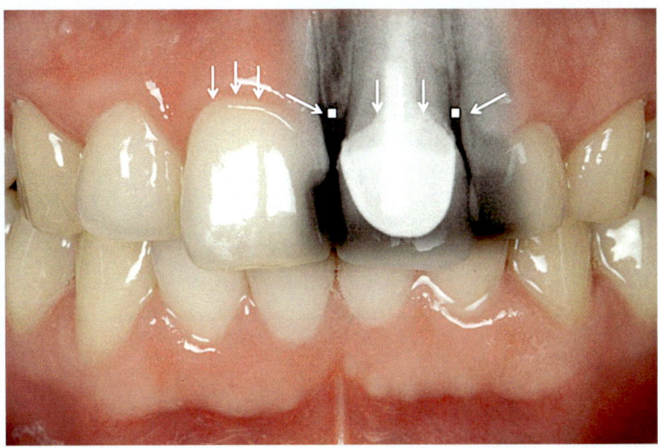

Abb. 4-31 Die Nachbarzähne weisen keinen Attachmentverlust auf.

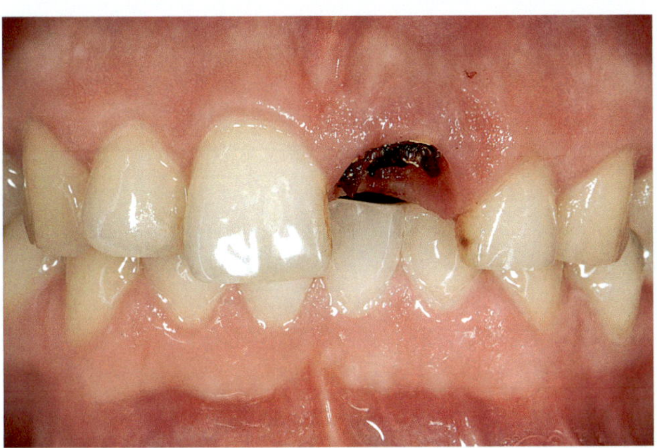

Abb. 4-32 Der Wurzelrest ist nicht mehr prothetisch nutzbar.

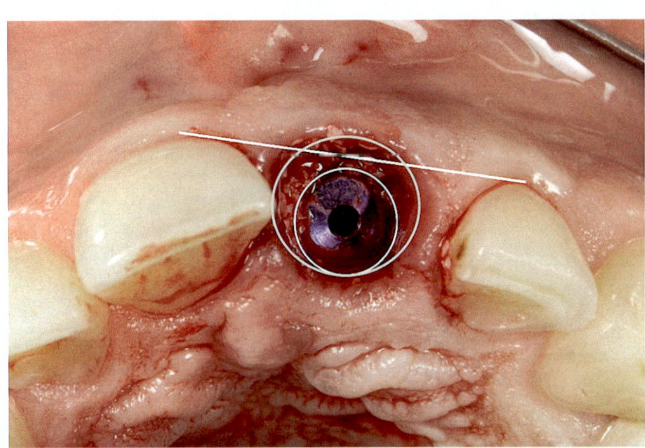

Abb. 4-33 Ein Implantat mit dem Durchmesser von 4,3 mm wurde in den palatinalen Bereich der Alveole eingebracht. Der Durchmesser des Implantats ist signifikant kleiner als der Alveolendurchmesser.

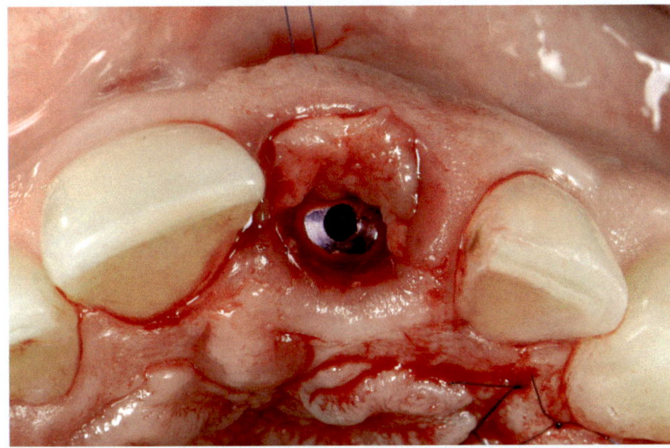

Abb. 4-34 Ein Bindegewebstransplantat (BGT) wurde bukkal der bukkalen Lamelle in eine supraperiostale Tasche eingebracht.

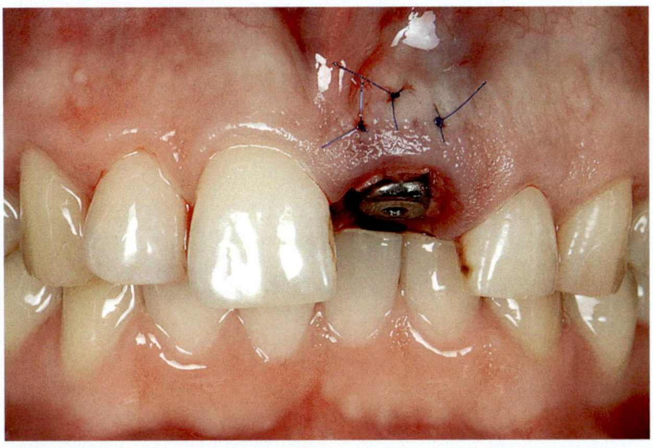

Abb. 4-35 Abschluss der OP. Die Alveole wird mit dem Gingivaformer und dem BGT verschlossen.

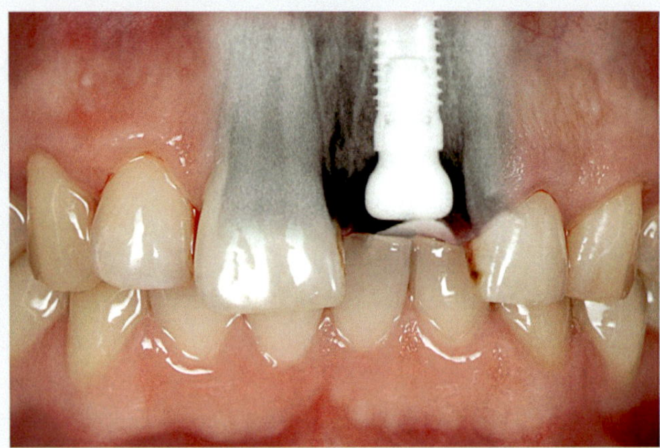

Abb. 4-36 Überprojiziertes postoperatives Röntgenbild.

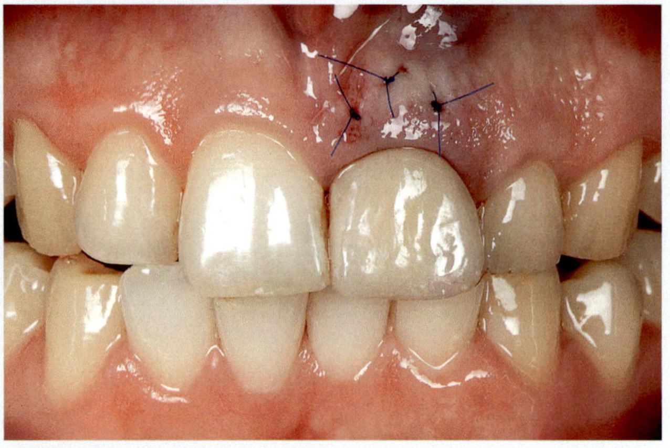

Abb. 4-37 Das Weichgewebe wird direkt postoperativ mit einer Klebebrücke gestützt.

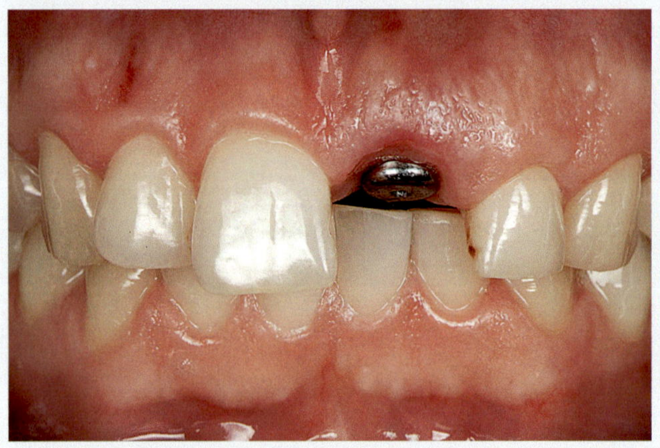

Abb. 4-38 Zustand 3 Monate post operationem von frontal ...

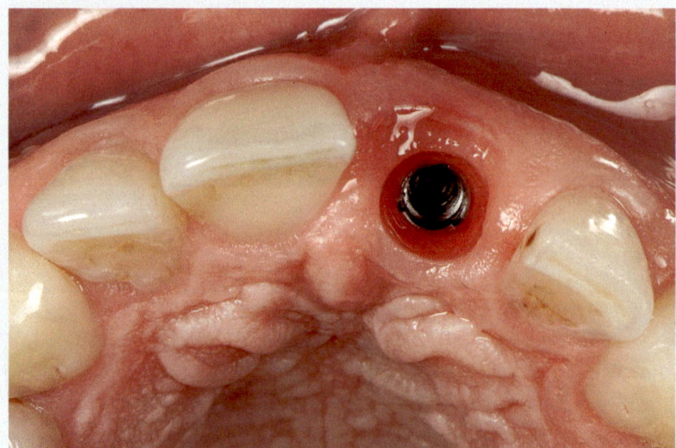

Abb. 4-39 ... und von okklusal.

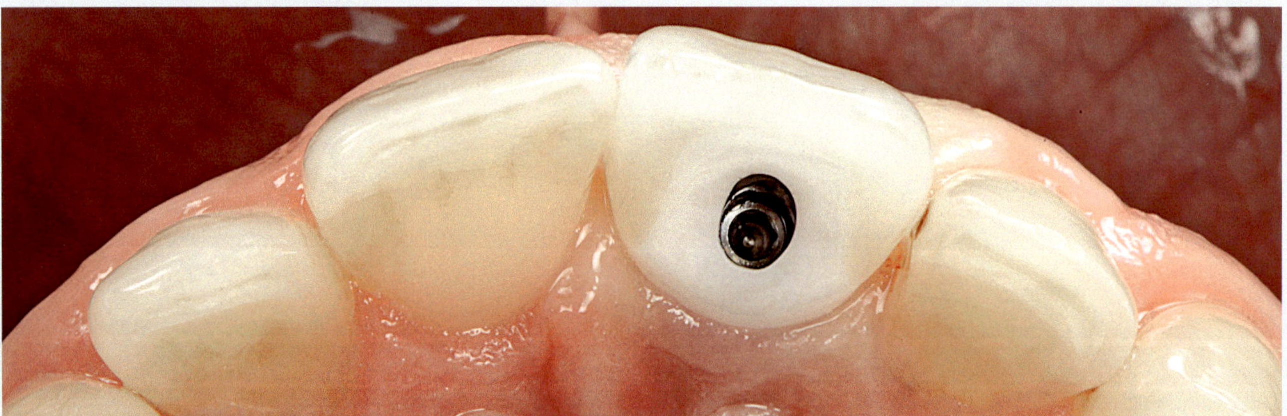

Abb. 4-40 Verschraubte Suprakonstruktion.

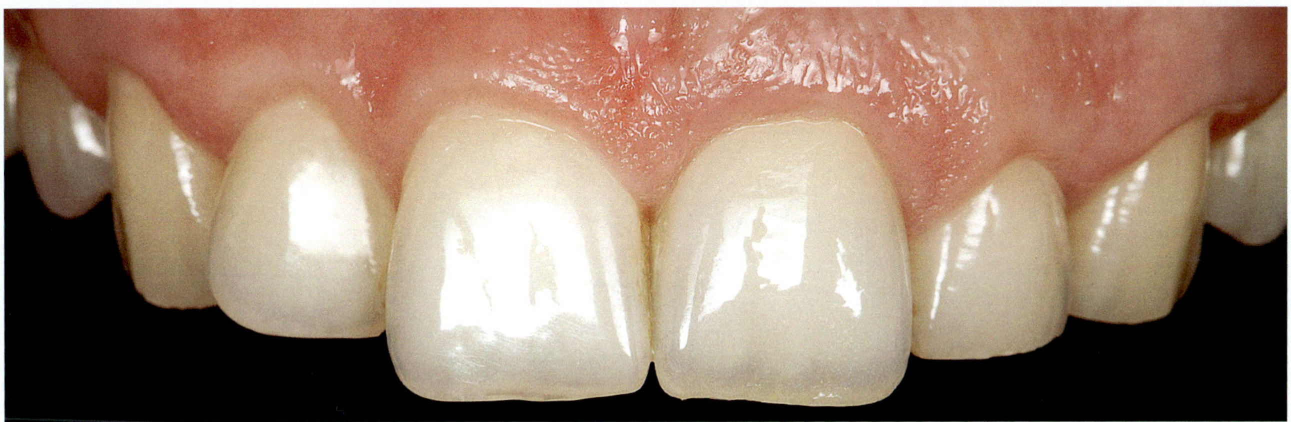

Abb. 4-41 Abschlussbild 6 Monate nach Einsetzen der Krone.

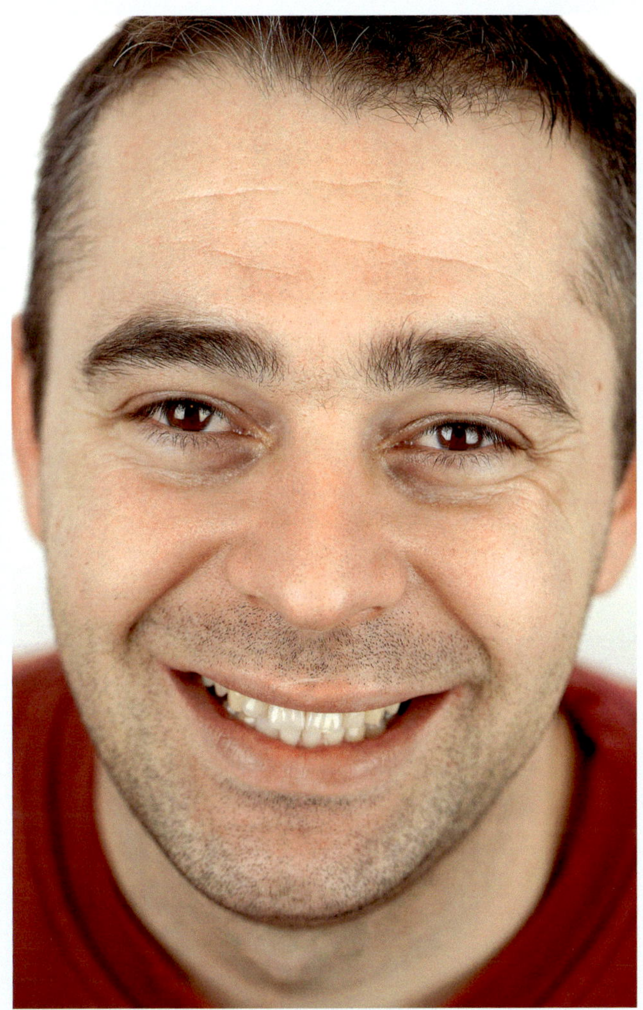

Abb. 4-42 Portrait (Chirurgie und Prothetik: A. Happe, Zahntechnik: A. Nolte).

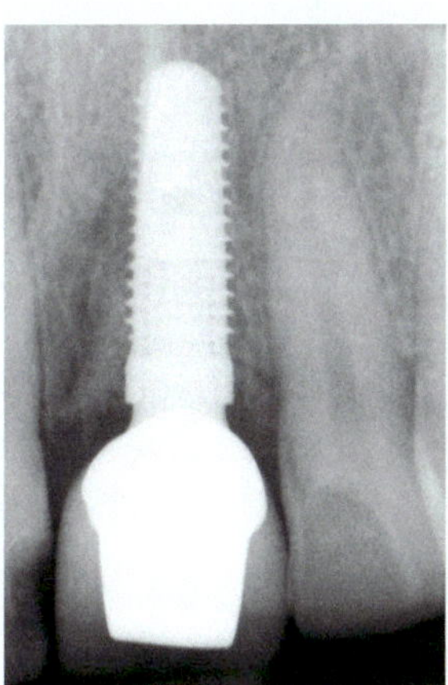

Abb. 4-43 Kontrollröntgenbild mit Suprakonstruktion 6 Monate nach dem Einsetzen.

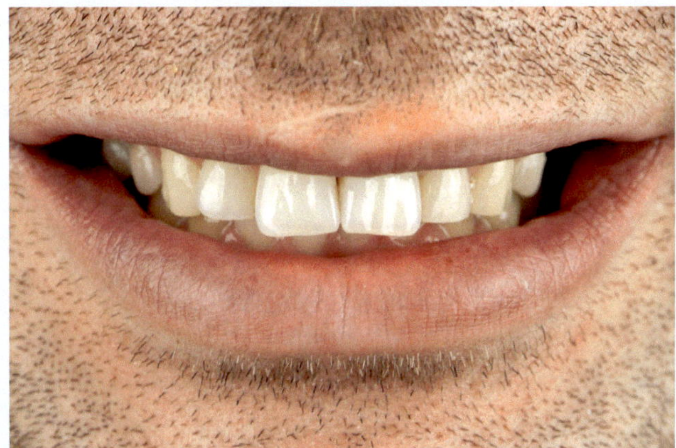

Abb. 4-44 Lippenbild.

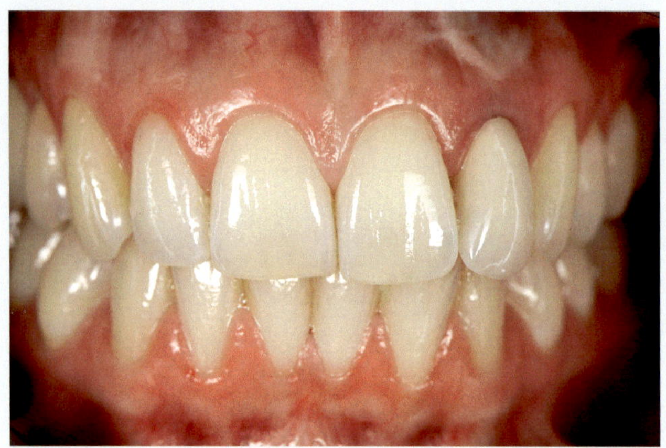

Abb. 4-45 Klinischer Fall: Zahn 22 ist nicht erhaltungswürdig.

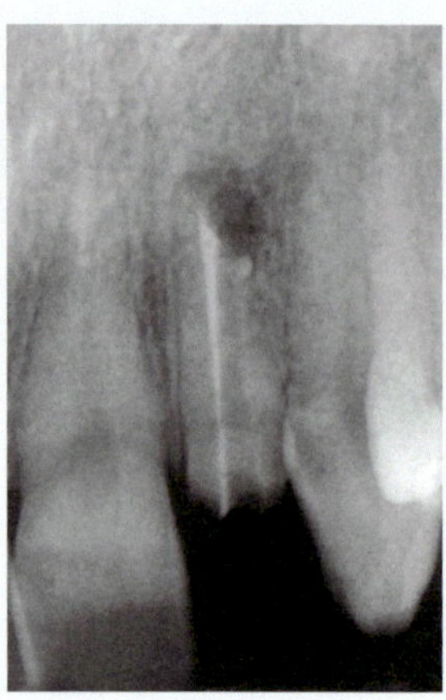

Abb. 4-46 Zahnfilm von 22.

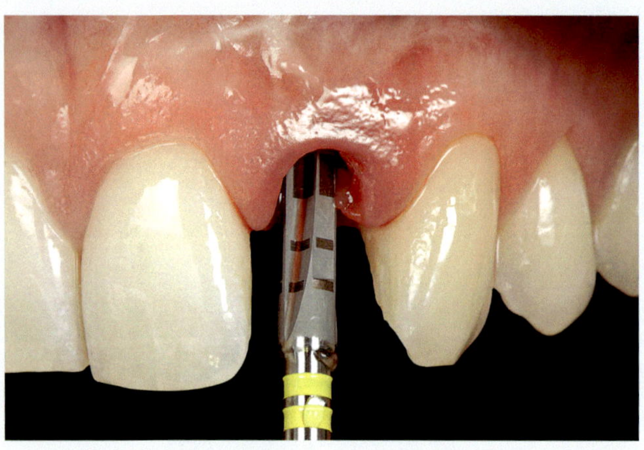

Abb. 4-47 Präparation für Implantat ohne Lappenbildung, die bukkale Lamelle ist erhalten.

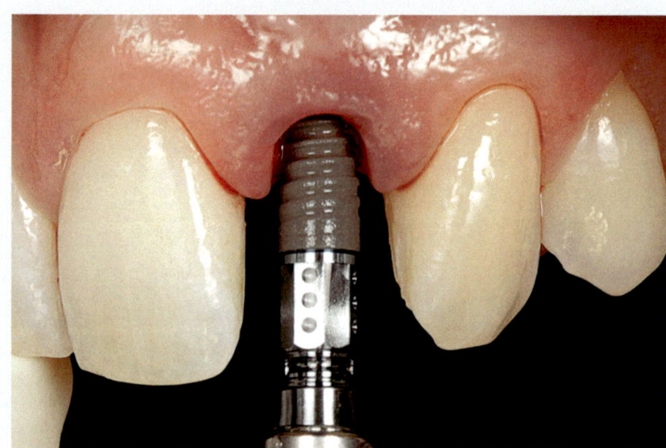

Abb. 4-48 Implantation.

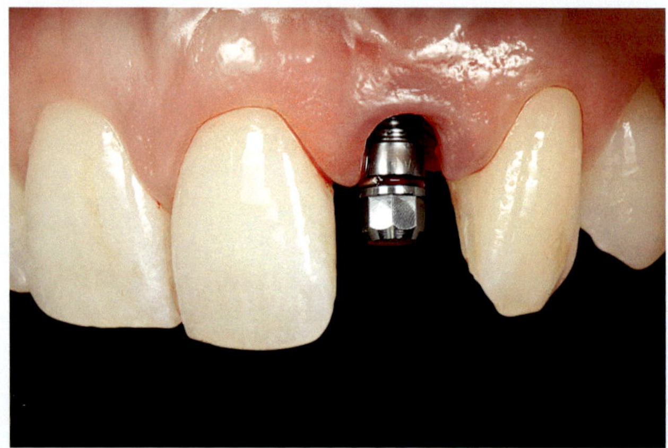

Abb. 4-49 Implantat mit einem Durchmesser von 4,1 mm in situ.

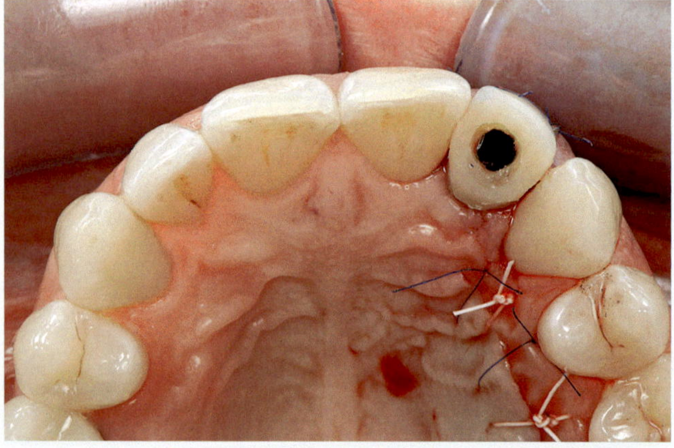

Abb. 4-50 Auf das Implantat ist ein provisorischer Titanaufbau gesetzt, ein Schalenprovisorium wurde entsprechend adaptiert. Die Entnahmestelle für das BGT ist in Regio 24–26 erkennbar.

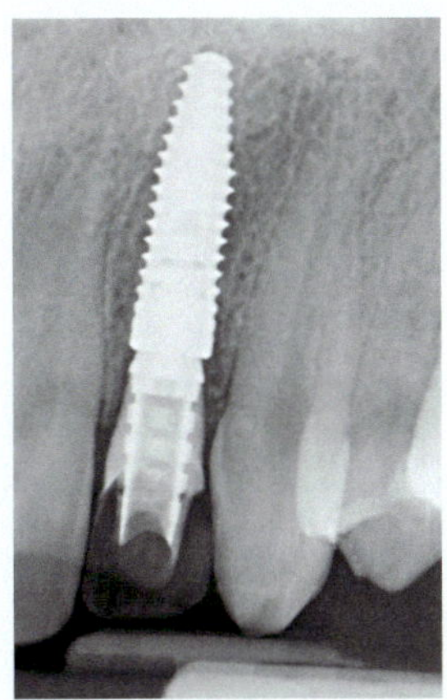

Abb. 4-51 Zahnfilm mit provisorischer Versorgung direkt post operationem.

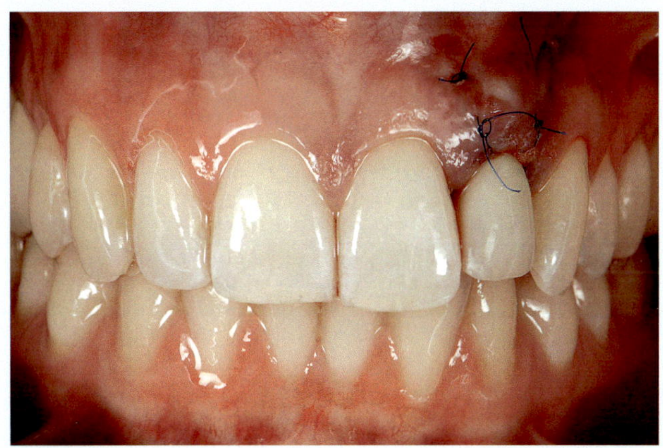

Abb. 4-52 Fertiggestelltes durchverschraubtes Provisorium 22.

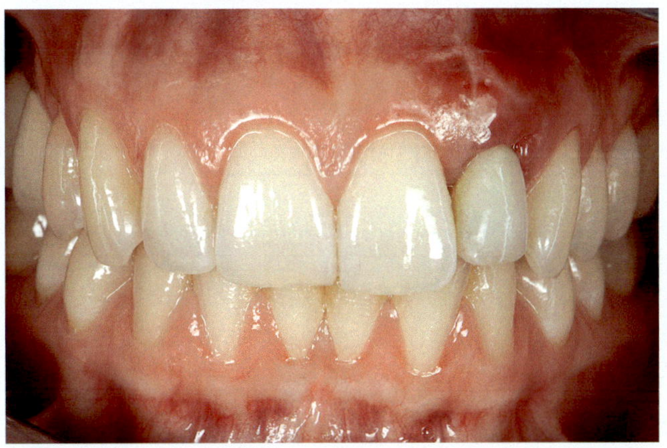

Abb. 4-53 Abschlussbild nach OP. Provisorium in situ, bukkal wurde ein BGT eingebracht.

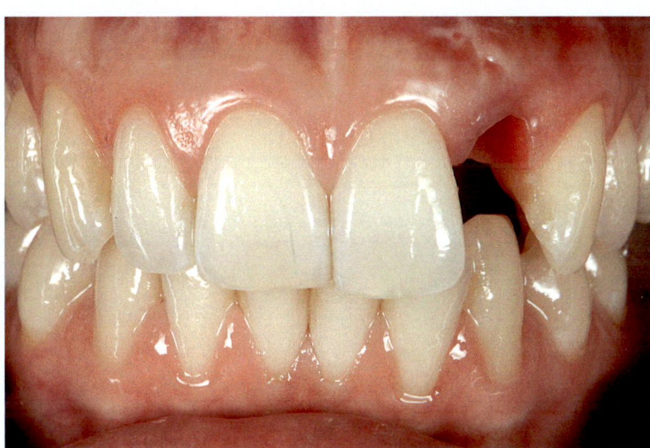

Abb. 4-54 Heilung 3 Wochen post operationem.

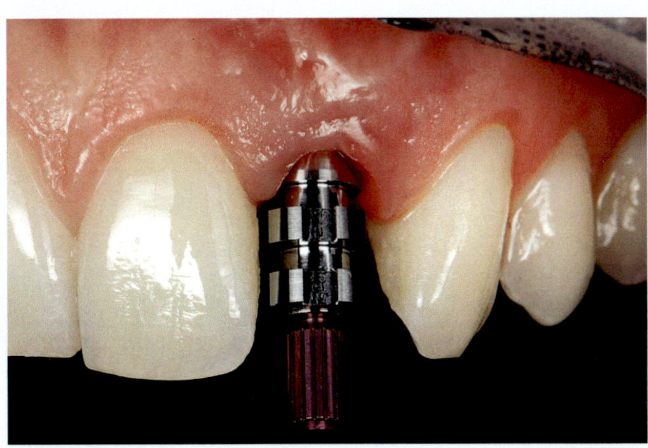

Abb. 4-55 Implantatabformung.

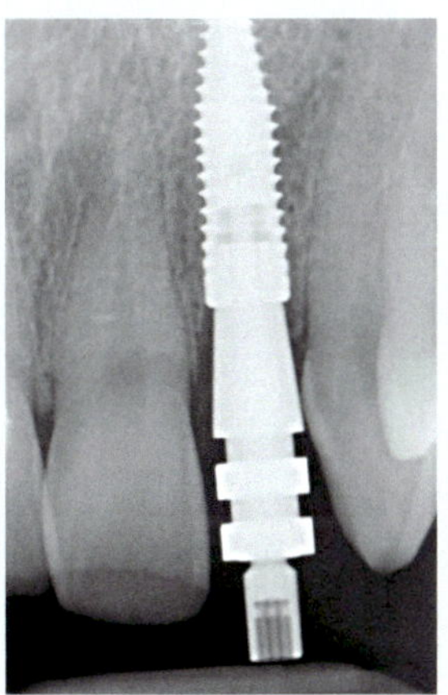

Abb. 4-56 Zahnfilm mit Abformpfosten in situ.

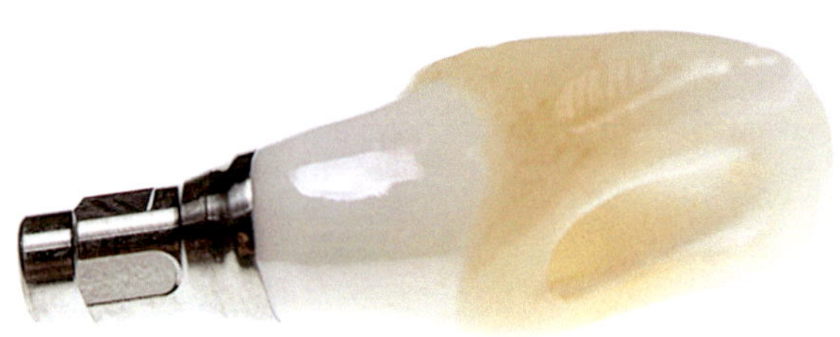

Abb. 4-57 Durchverschraubte Suprakonstruktion mit Titanbasis.

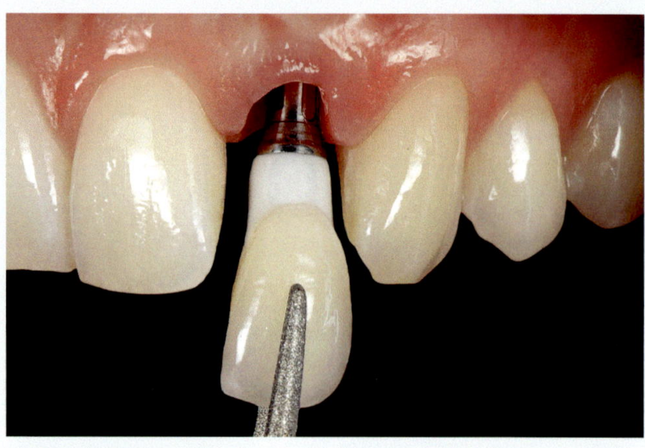

Abb. 4-58 Einsetzen der Suprakonstruktion.

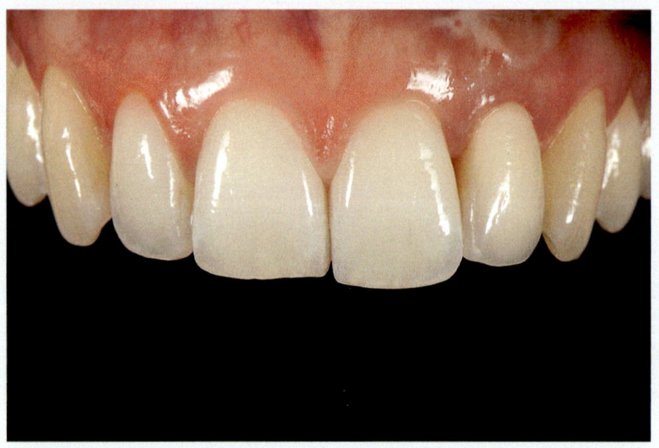

Abb. 4-59 Abschlussbild (Chirurgie und Prothetik: A. Happe, Zahntechnik: P. Holthaus).

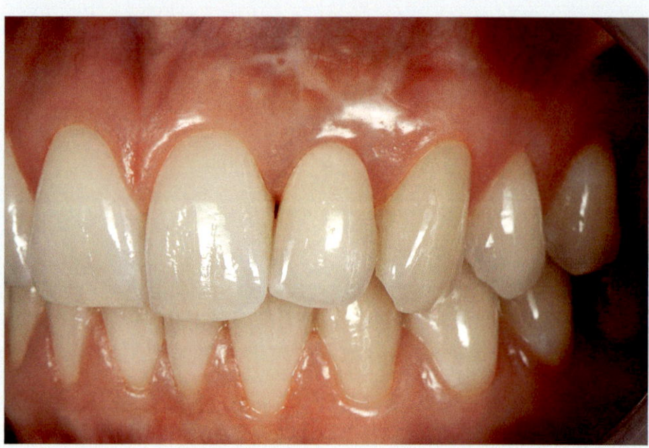

Abb. 4-60 Abschlussbild von schräg-lateral.

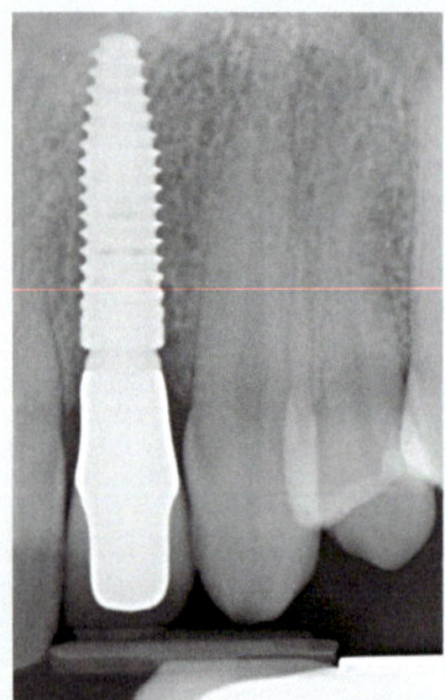

Abb. 4-61 Zahnfilm der Suprakonstruktion.

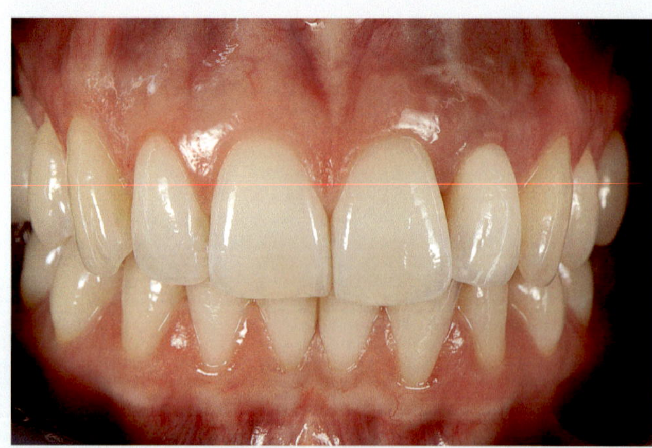

Abb. 4-62 Situation 12 Monate nach Eingliederung der Krone.

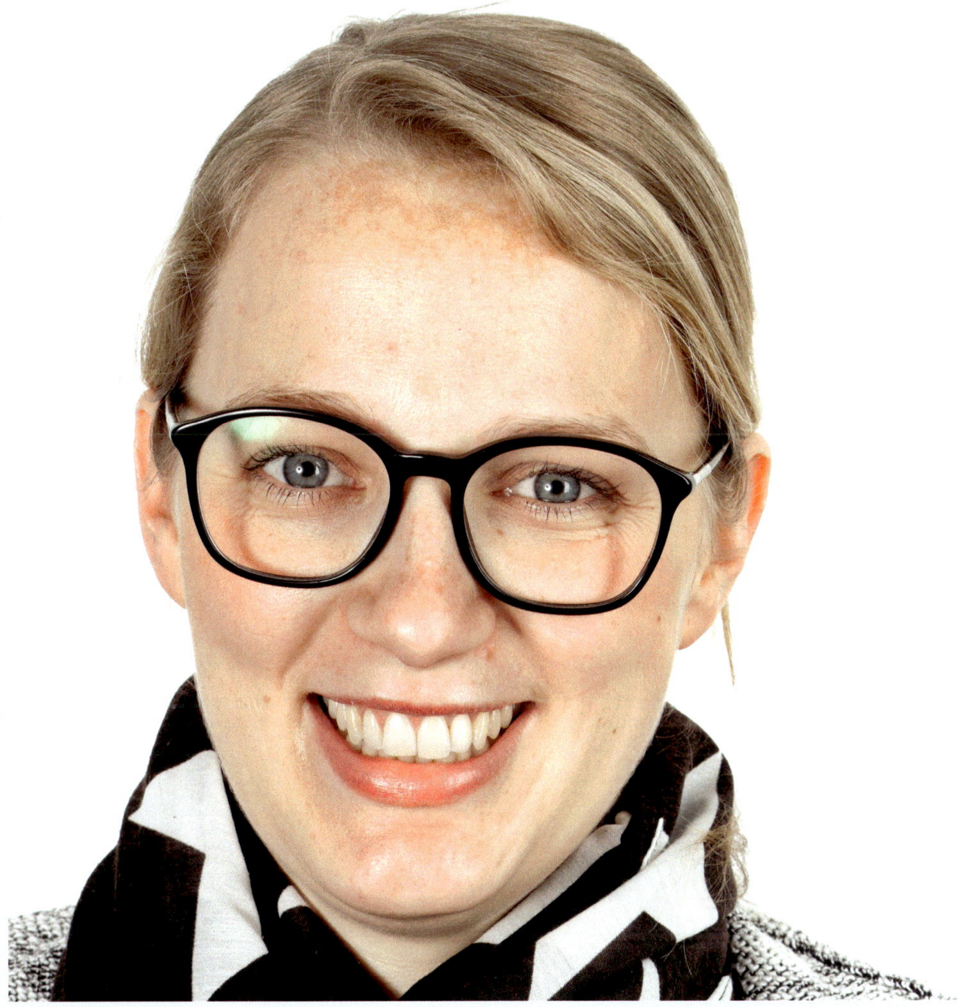

Abb. 4-63 Abschlussportrait.

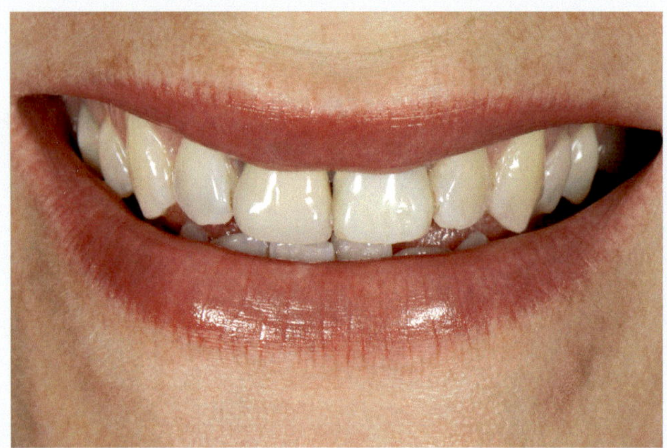

Abb. 4-64 Lippenbild vor Behandlung.

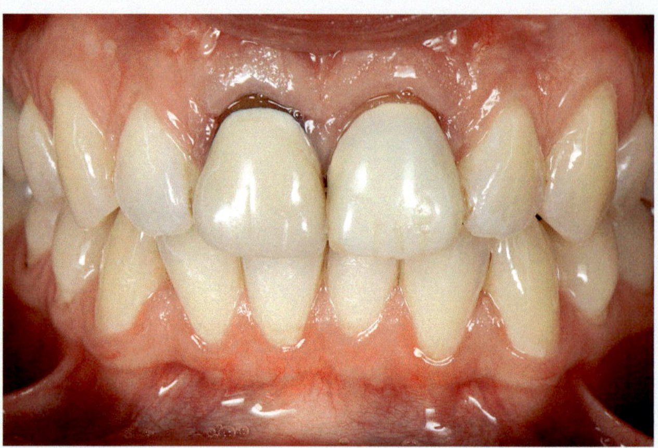

Abb. 4-65 Zustand vor OP mit Provisorien in situ.

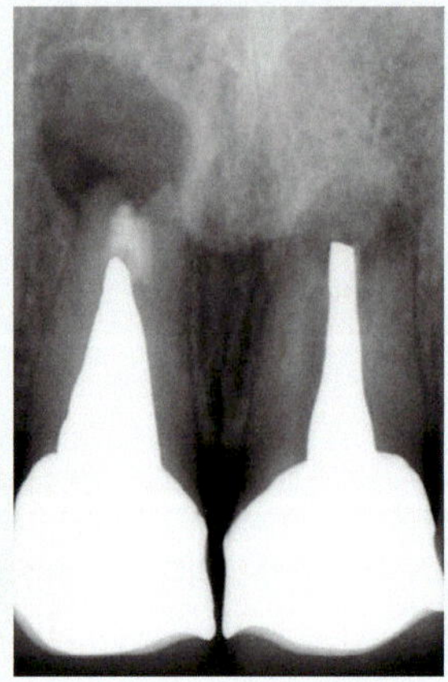

Abb. 4-66 Röntgenbild 11, 21. Beide Zähne sind nicht erhaltungswürdig.

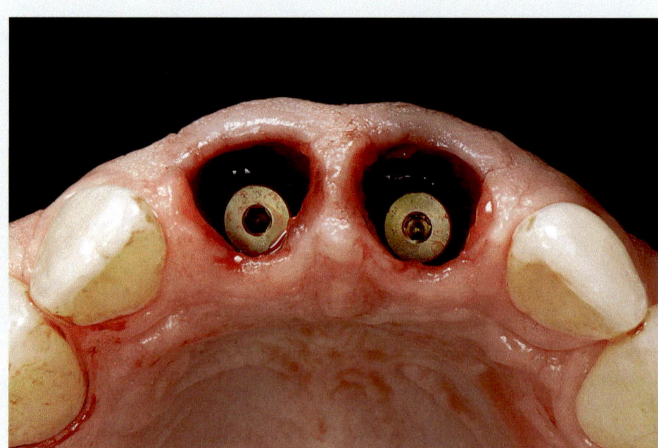

Abb. 4-67 Zwei Implantate (Durchmesser 3,8 mm) wurden primärstabil im palatinalen Bereich der Alveole eingesetzt.

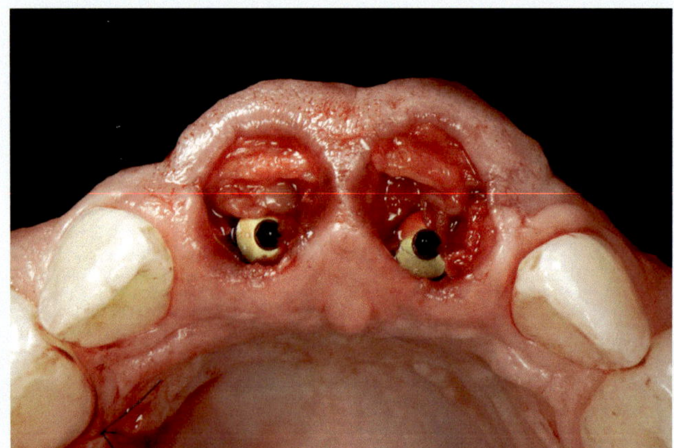

Abb. 4-68 Das bukkale Gewebe wurde unterminiert und ein BGT eingebracht.

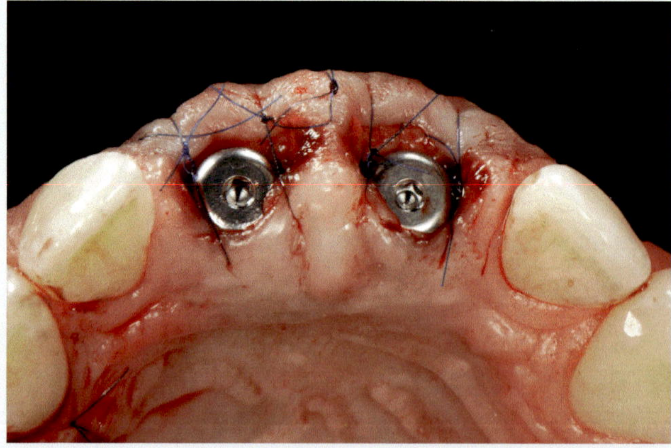

Abb. 4-69 Gingivaformer in situ, mikrochirurgische Adaption des Weichgewebes.

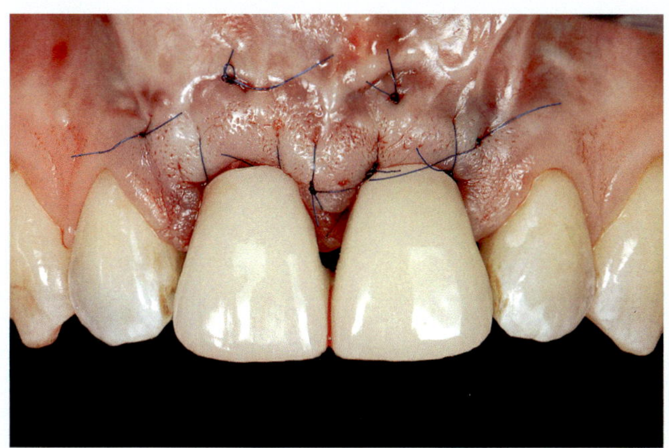

Abb. 4-70 Zustand nach OP mit Klebebrücke.

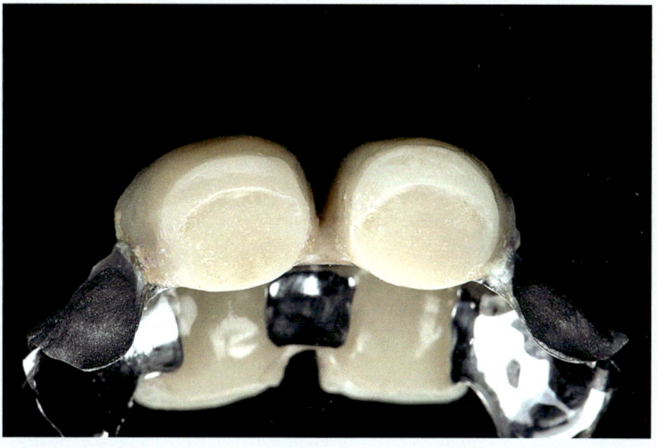

Abb. 4-71 Die Klebebücke wurde palatinal für die Gingivaformer ausgeschliffen. Bukkal stützen die Pontics das zervikale Gewebe.

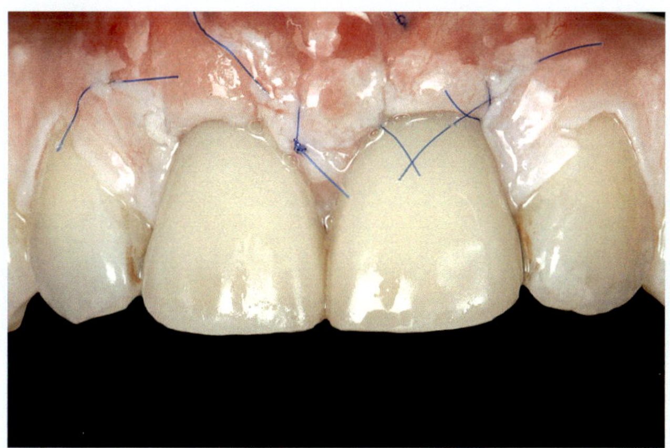

Abb. 4-72 Eine Woche nach der OP mit Provisorium.

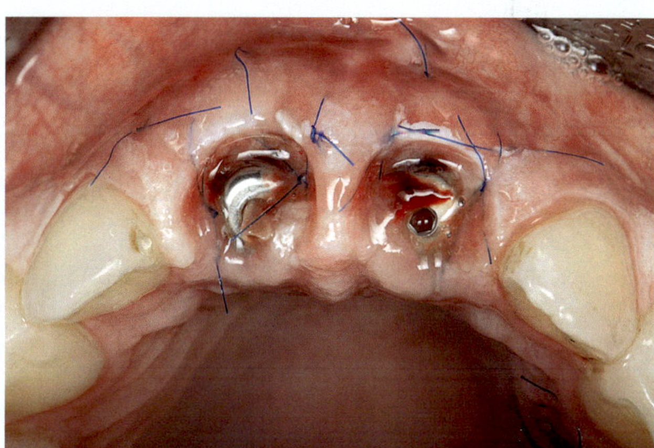

Abb. 4-73 Eine Woche nach der OP ohne Provisorium.

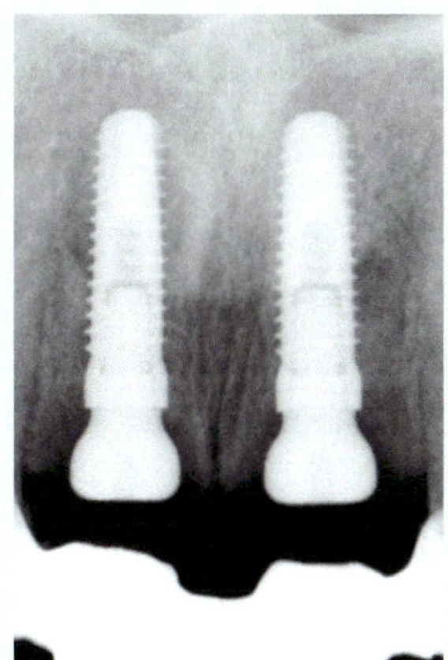

Abb. 4-74 Zahnfilm 3 Monate nach der OP.

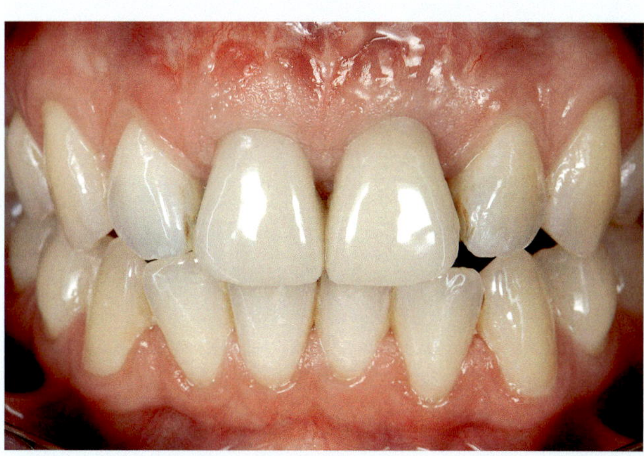

Abb. 4-75 Klinische Situation 3 Monate nach der OP.

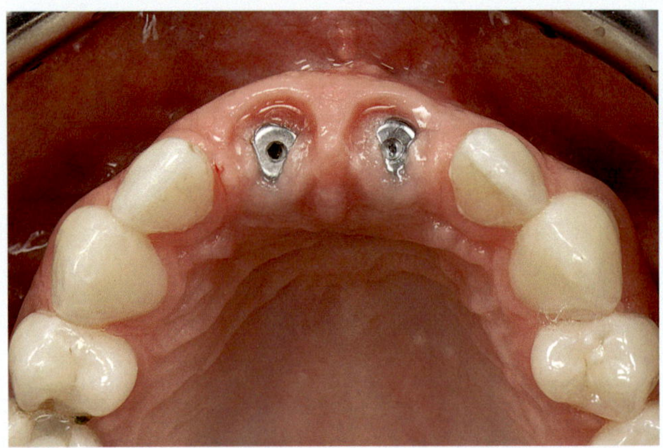

Abb. 4-76 3 Monate nach der OP. Man erkennt ...

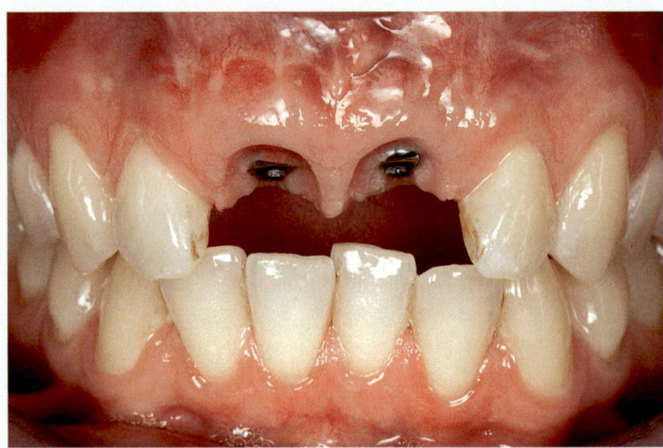

Abb. 4-77 ... fast überschießende Weichgewebsbildung und gute Konturierung durch die Klebebrücke.

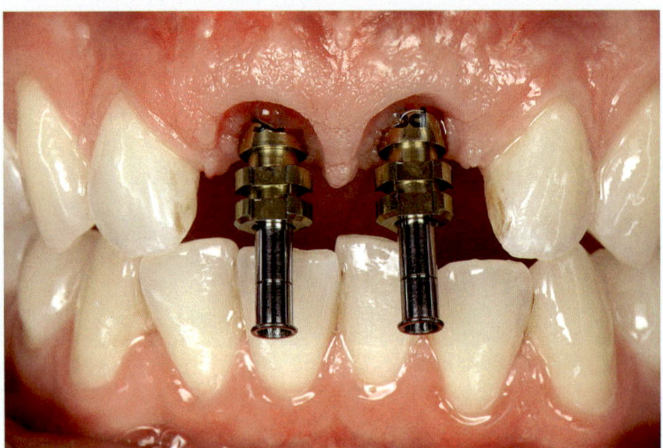

Abb. 4-78 Abformung der Implantate.

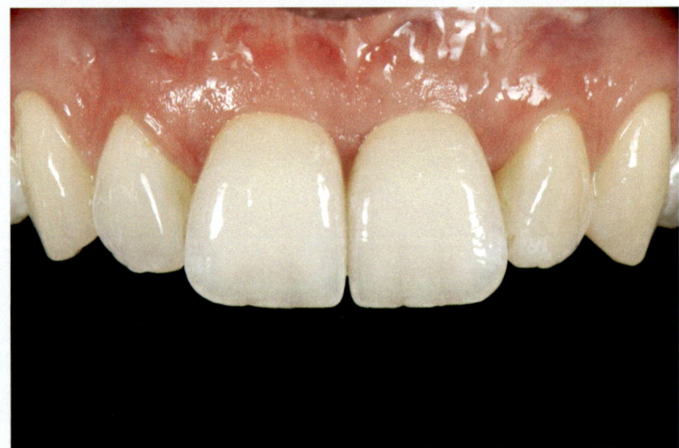

Abb. 4-79 Vollkeramische Kronen 1 Jahr nach Implantation (Chirurgie: A. Happe, Prothetik B. v. d. Bosch, Zahntechnik: A. Nolte).

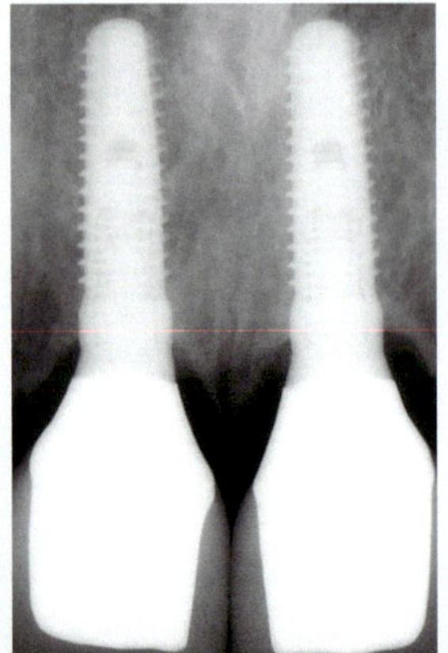

Abb. 4-80 Zahnfilm der Suprakonstruktion 1 Jahr nach Implantation. Man beachte die Höhe des interimplantären Knochens, der für die Unterstützung der Papille von großer Bedeutung ist.

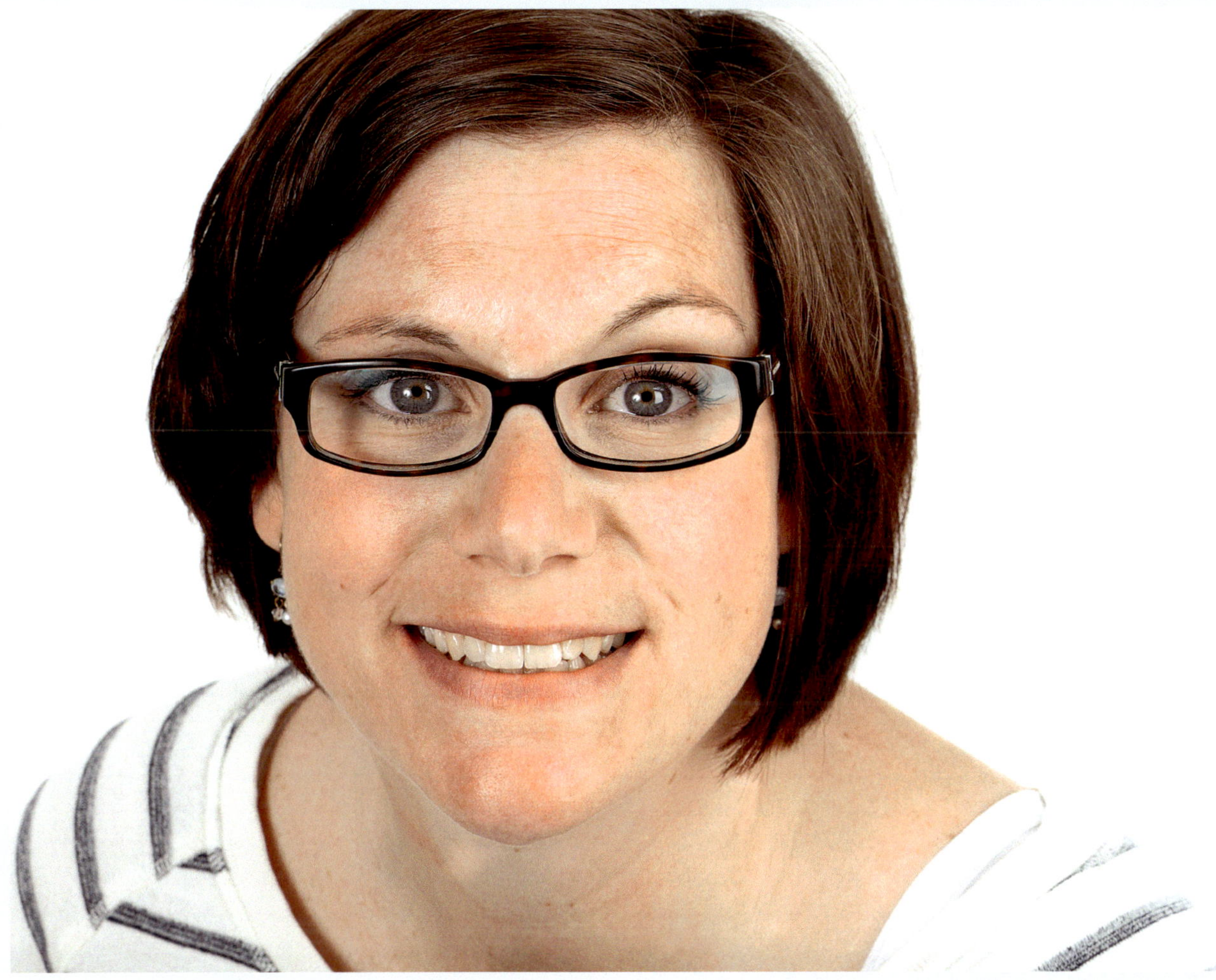

Abb. 4-81 Portrait nach Abschluss der Behandlung.

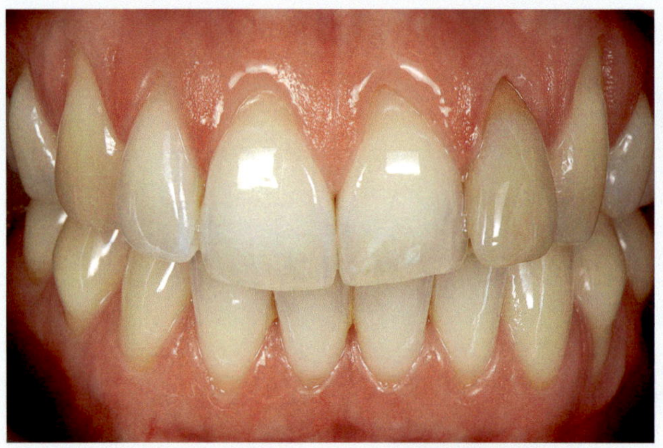

Abb. 4-82 Ausgangssituation mit ausgeprägten Rezessionen im Oberkieferfrontzahnbereich und einem nicht erhaltungswürdigen Zahn 22.

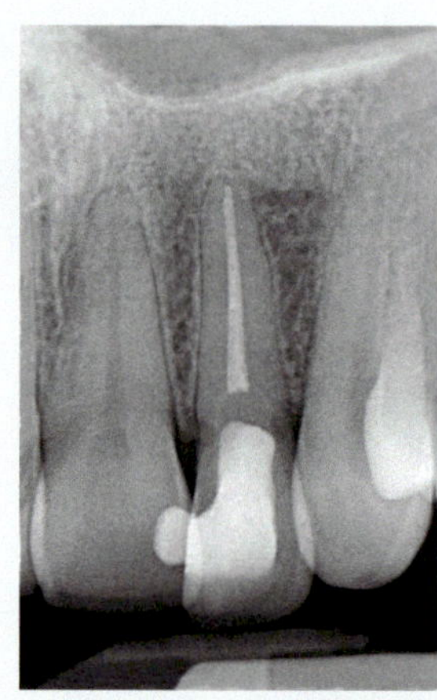

Abb. 4-83 Zahnfilm von 22 mit horizontaler Kronenfraktur auf Höhe des Limbus alveolaris.

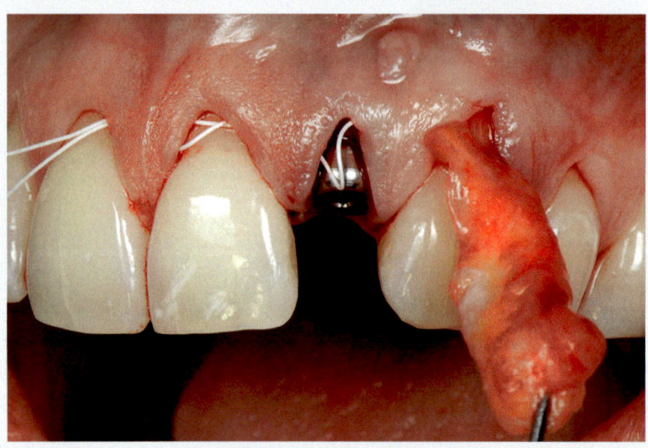

Abb. 4-84 Nach der Extraktion von 22 wurde ein Implantat mit dem Durchmesser 3,3 mm eingebracht und ein Gingivaformer eingesetzt. In derselben Sitzung wurde ein Bindegewebstransplantat mittels Tunneltechnik Regio 21–23 zur Rezessionsdeckung eingebracht.

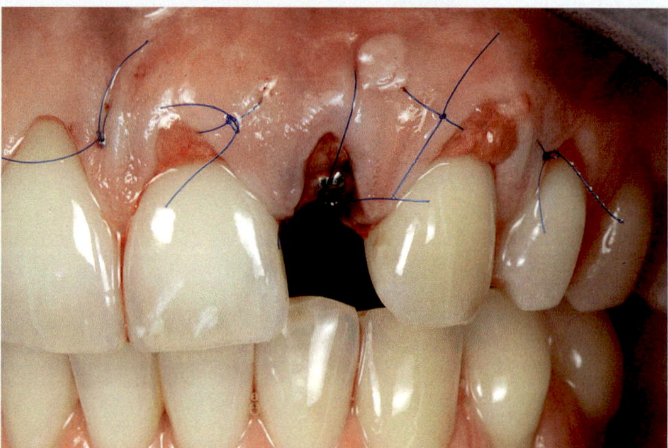

Abb. 4-85 Abschluss der Rezessionsdeckung 21 und 23 mit Transplantat von 21 nach 23. Das Transplantat dient gleichzeitig der Verdickung der Mukosa bukkal 22 bei der Sofortimplantation.

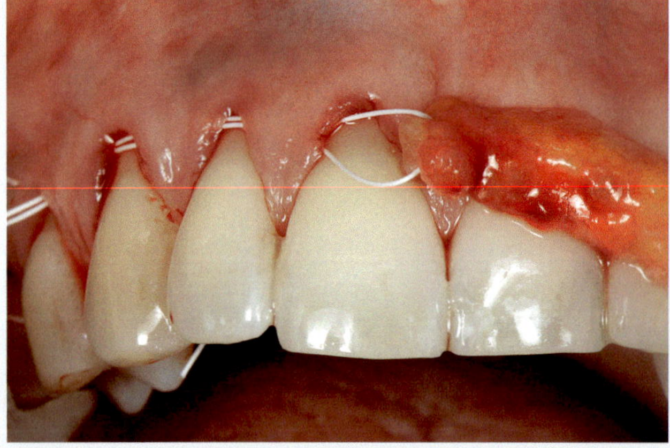

Abb. 4-86 Einige Wochen nach der Behandlung auf der linken Seite erfolgte die Rezessionsdeckung 11–13 mittels Tunneltechnik.

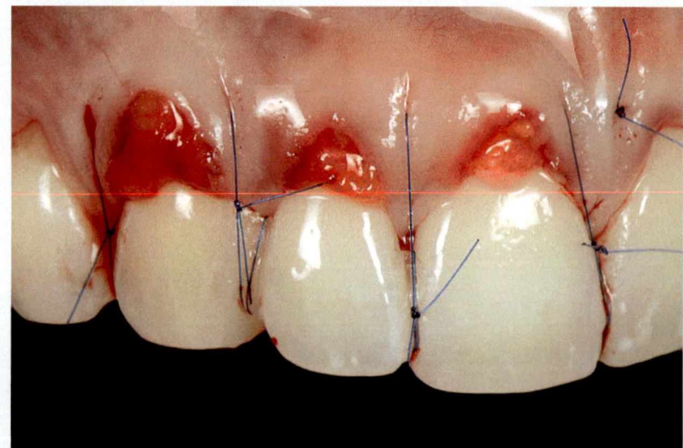

Abb. 4-87 Abschlussbild der OP rechts mit Aufhängenähten zur koronalen Verschiebung der Weichgewebe.

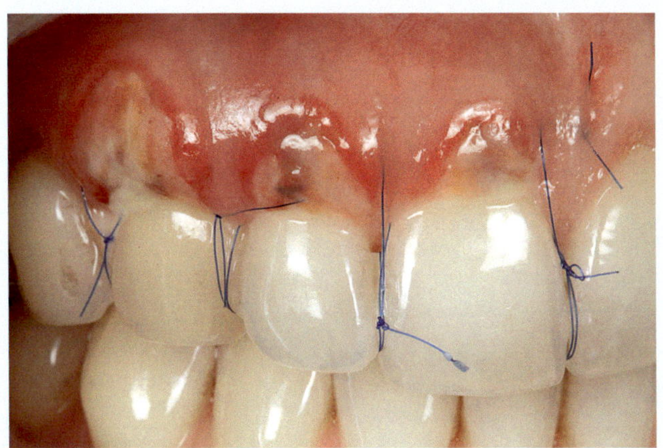

Abb. 4-88 Zustand 1. Quadrant 1 Woche post operationem.

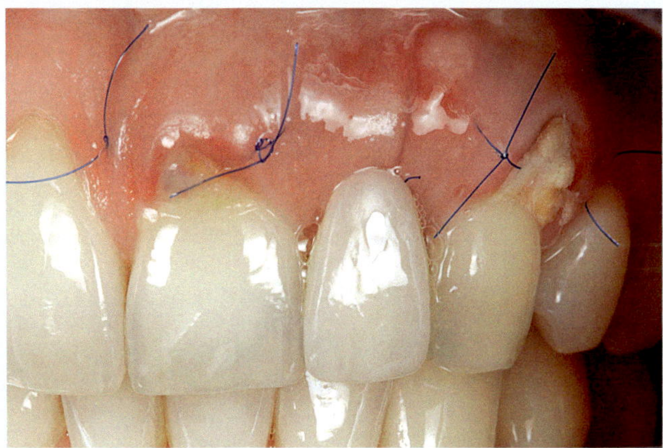

Abb. 4-89 Zustand 2. Quadrant 1 Woche post operationem mit Klebebrücke 22 in situ.

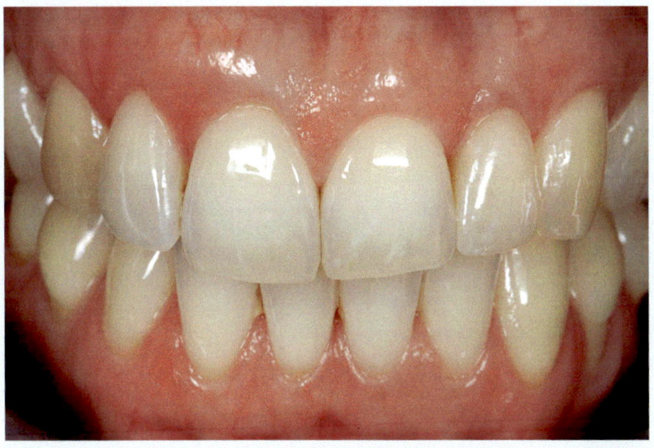

Abb. 4-90 Zustand 12 Monate nach Sofortimplantation und Rezessionsdeckung.

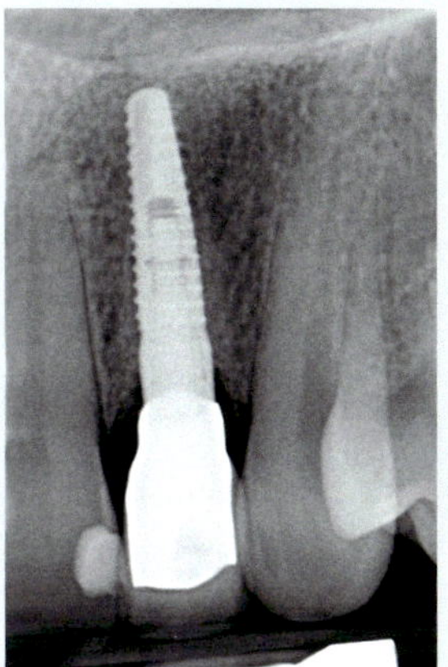

Abb. 4-91 Zahnfilm 12 Monate nach Sofortimplantation.

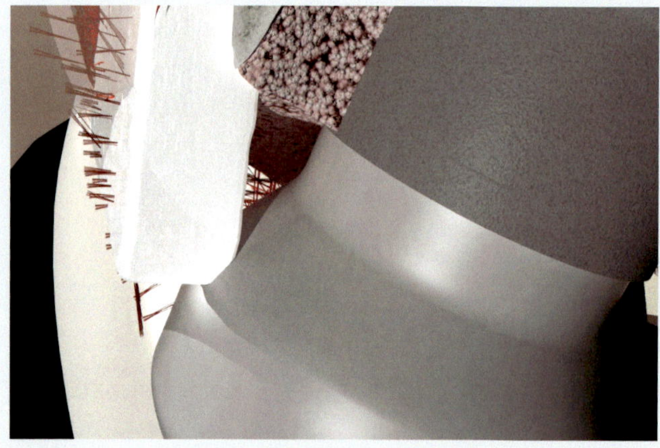

Abb. 4-92 Sofortimplantat: Bukkal der knöchernen Lamelle wird ein Ersatzmaterial für Bindegewebe eingebracht (azelluläre dermale Matrix).

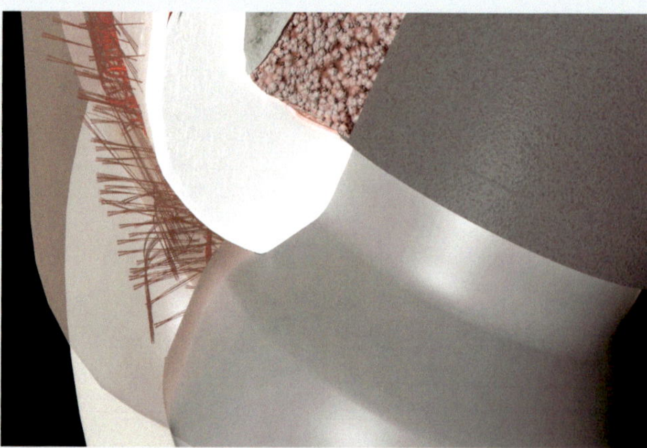

Abb. 4-93 Adaption an den Gingivaformer.

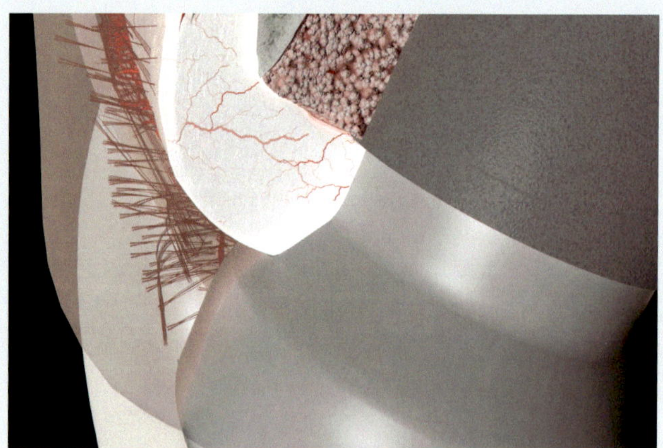

Abb. 4-94 Gewebeintegration des Ersatzmaterials.

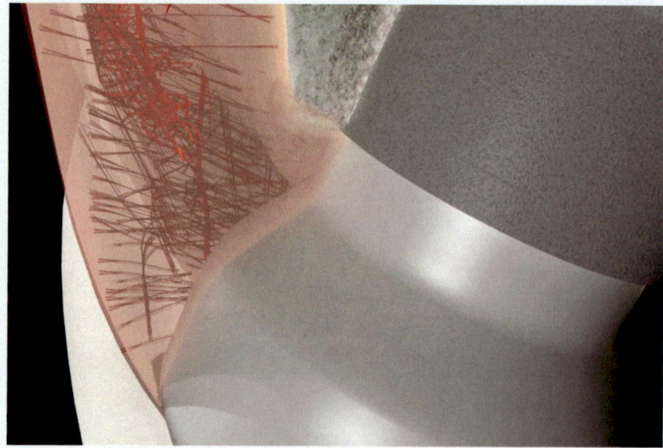

Abb. 4-95 Ausheilung des Bereiches mit Volumenerhalt.

Zeitpunkt der Drucklegung noch fehlen. Bei den abgebildeten Fällen kam eine azelluläre porcine Matrix zur Anwendung, die aus der Dermis von Schweinen gewonnen wird (Mucoderm, Botiss, Zossen).

Gerade im Oberkieferfrontzahnbereich spielen weiße Zirkonoxidimplantate zunehmend ein Rolle. Aufgrund der günstigeren Farbe und der guten Biokompatibilität kann dieses Material besonders im Frontzahnbereich eine Alternative zu Titan darstellen, weil hier eine geringere biomechanische Belastung als im Seitenzahnbereich zu erwarten ist (Abb. 4-150 bis 4-168). Das dargestellte zweiteilige System (White Implant, Amsterdam) arbeitet mit einem transgingivalen Implantatsystem, das direkt post operationem oder nach der Einheilung mit einem zementierten Glasfaseraufbau vervollständigt werden kann.

Im Zusammenhang mit Sofortimplantaten stellt sich auch immer wieder die Frage, ob das Vorhandensein einer chronischen apikalen Parodontitis am zu extrahierenden Zahn eine Kontraindikation für eine Sofortimplantation sei bzw. ob dies als Risikofaktor zu bewerten ist. In einer Tierstudie mit Split-Mouth-Design konnten keine signifikanten Unterschiede festgestellt werden[30]. Zwei prospektive klinische Studien zu dem Thema mit jeweils ca. 30 Patienten und einem Beobachtungszeitraum von 2 bis 3 Jahren konnten ebenfalls keine klinischen oder radiologischen Unterschiede feststellen und berichteten über 100 % Überlebensraten der Implantate[31,32]. Auch in einer retrospektiven Studie mit 665 Patienten und 992 Implantaten (285 Test- und 637 Kontrollimplantate) konnten keine statistisch signifikanten Unterschiede festgestellt werden. Allerdings wurde das Vorhandensein einer apikalen Läsion an einem Nachbarzahn als Risikofaktor identifiziert[33].

Zusammenfassend lässt sich sagen, dass der Erfolg einer Sofortimplantation im ästhetischen Bereich sehr von der Patientenselektion und dem chirurgischen Protokoll abhängig ist. Bereits vor einer Extraktion sollte die Situation unter den oben genannten Gesichtspunkten beurteilt werden und der richtige Zeitpunkt für die Implantation gewählt werden. Vor allem die anatomische Situation und im Besonderen die Beschaffenheit der Alveole und der Gewebemorphotyp sind wichtige Prognosefaktoren. Wenn die Auswahlkriterien für die Sofortimplantation gegeben sind und das richtige chirurgische Protokoll eingehalten wird, können mit dieser Methode sehr ästhetische Implantatversorgungen realisiert werden. Konsens und Empfehlung der European Association for Osseointegration (2014): SI ist eine anspruchsvolle Therapie und sollte nur von erfahrenen Behandlern in ausgewählten Situationen angewendet werden. Nach der Extraktion sollte eine dicke bukkale Lamelle vorhanden sein (> 1 mm). Es sollte ein dicker parodontaler Biotyp vorliegen. Es sollte keine akute Entzündung vorliegen. Es muss ausreichend Knochen apikal und palatinal vorhanden sein, um ein Implantat in korrekter 3-D-Position einbringen zu können.

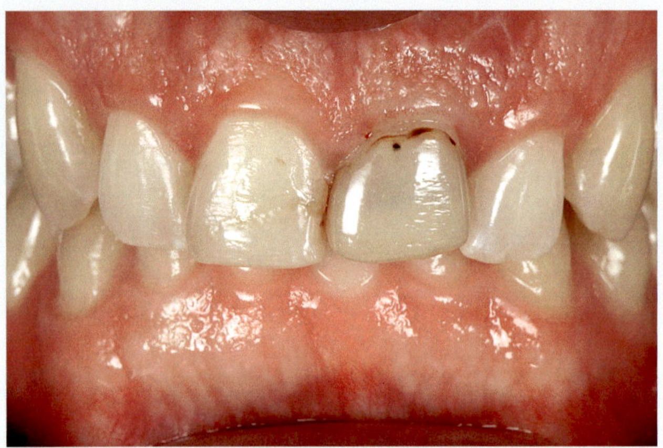

Abb. 4-96 Ausgangsituation: Zahn 21 ist nicht erhaltungswürdig.

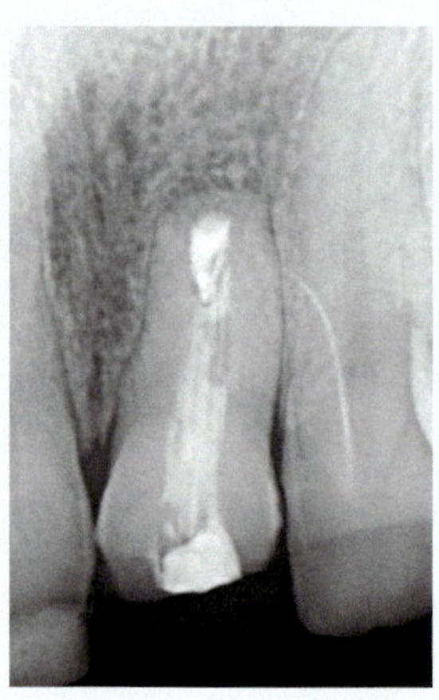

Abb. 4-97 Zahnfilm 21.

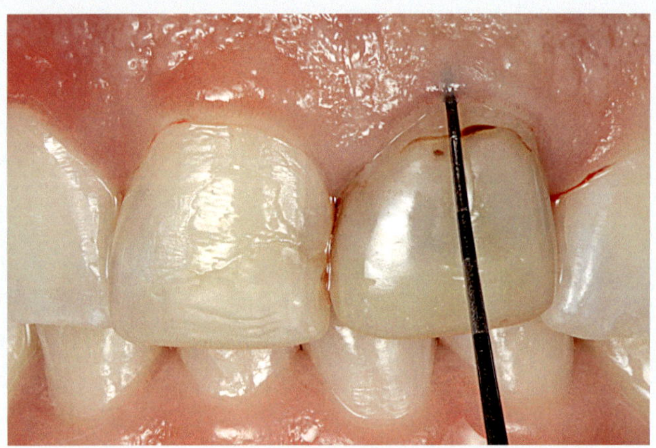

Abb. 4-98 Bestimmung des Biotyps mit PAR-Sonde.

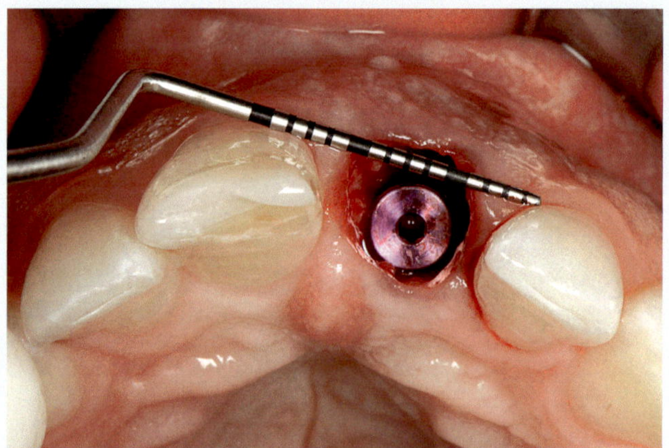

Abb. 4-99 Implantat mit einem Durchmesser von 4,3 mm in korrekter 3-D-Postion eingesetzt.

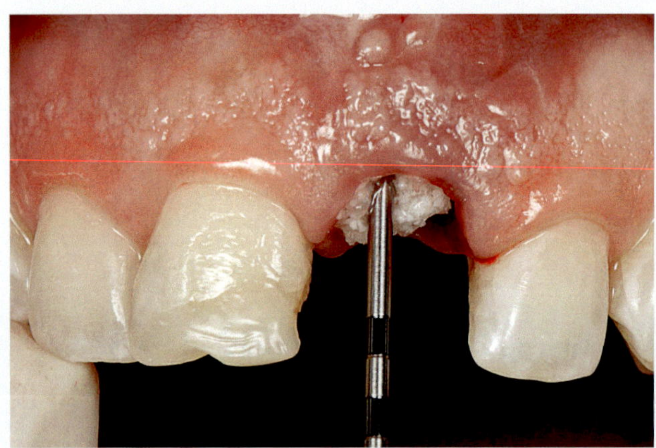

Abb. 4-100 Einbringen von Knochenersatzmaterial mit Titanstopfer.

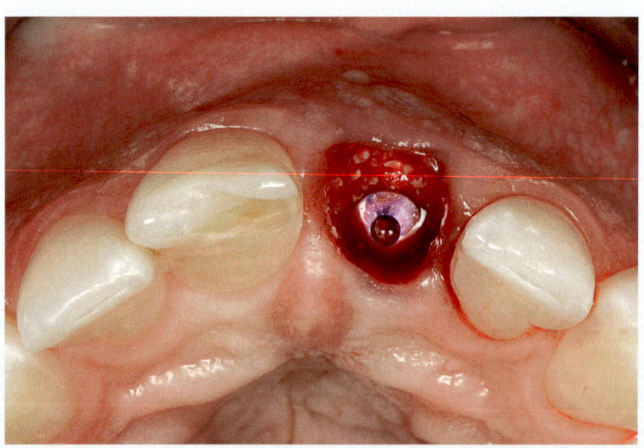

Abb. 4-101 Implantat in situ, Spalt ist augmentiert.

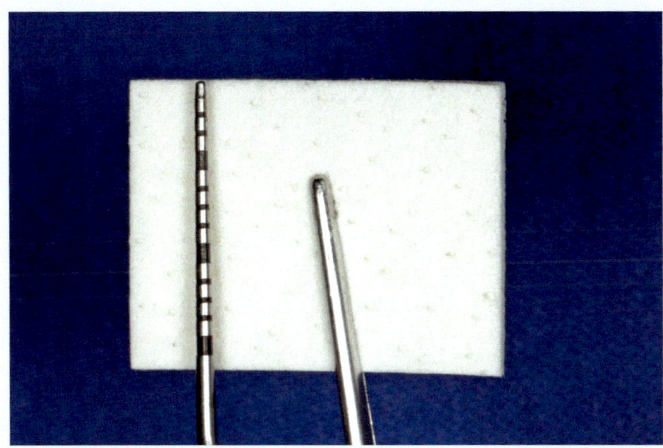

Abb. 4-102 Die azelluläre dermale Matrix nach dem Rehydrieren.

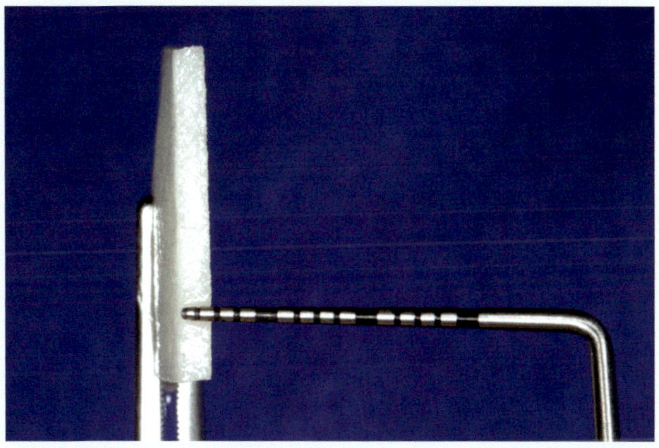

Abb. 4-103 Dicke der Matrix.

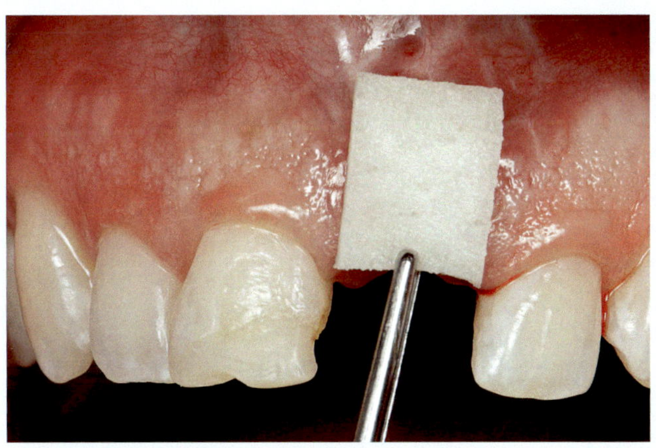

Abb. 4-104 Zugeschnittene Matrix.

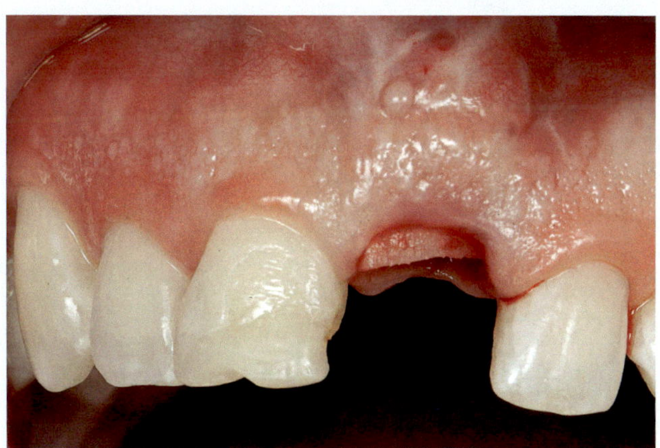

Abb. 4-105 Die Matrix ist als Ersatzmaterial für Bindegewebe bukkal eingebracht worden.

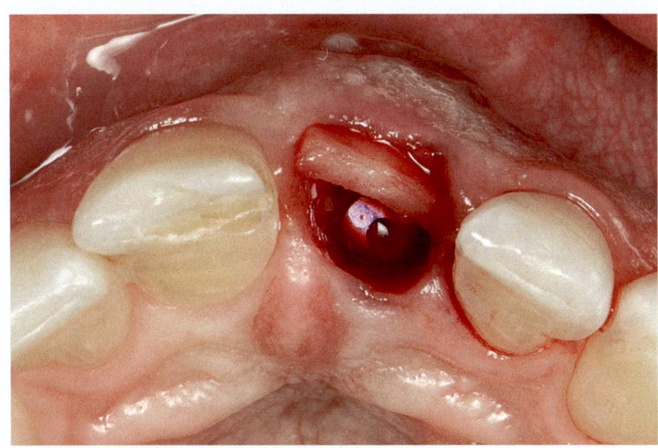

Abb. 4-106 Ansicht von okklusal.

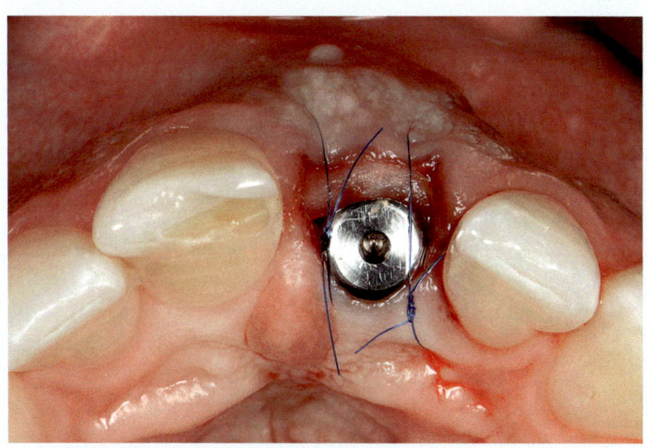

Abb. 4-107 Gingivaformer in situ; Adaption des Weichgewebes.

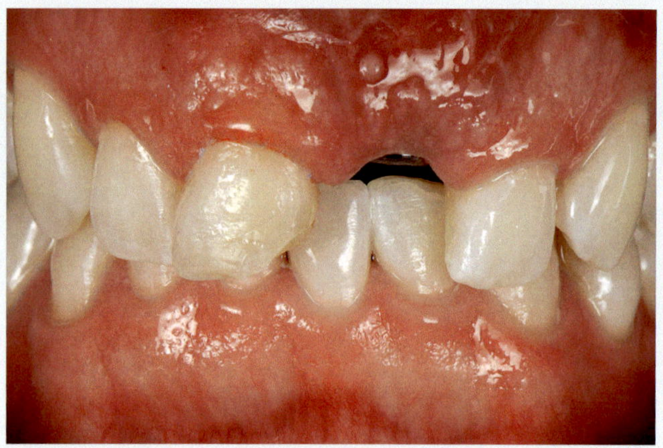

Abb. 4-108 Heilung 2 Wochen nach der OP von frontal ...

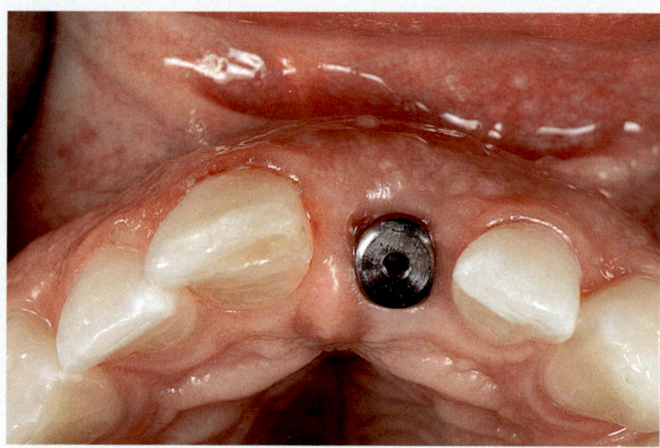

Abb. 4-109 ... und okklusal.

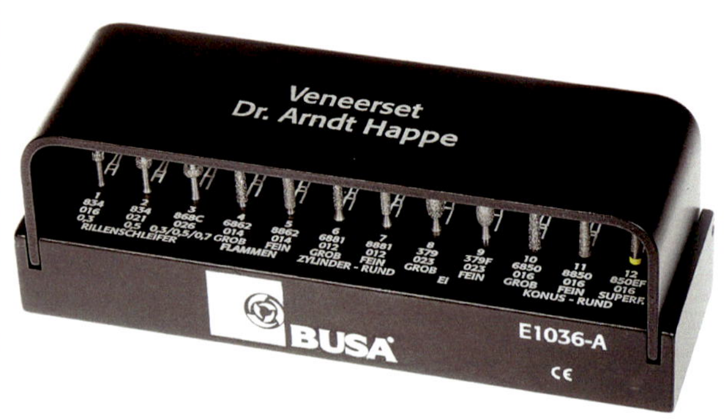

Abb. 4-110 Präparierset für Veneers.

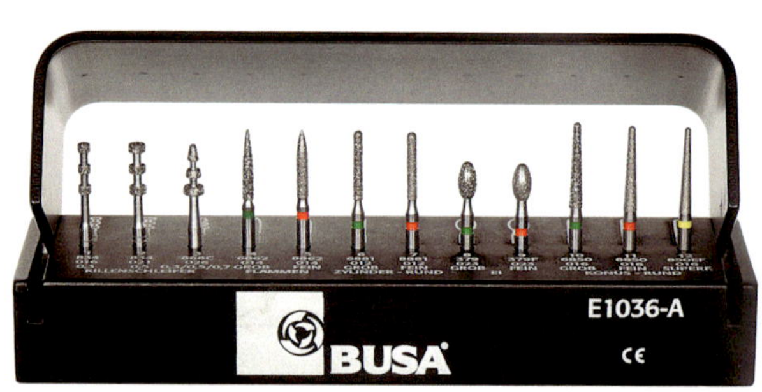

Abb. 4-111 Schleifkörper für die Veneerpräparation.

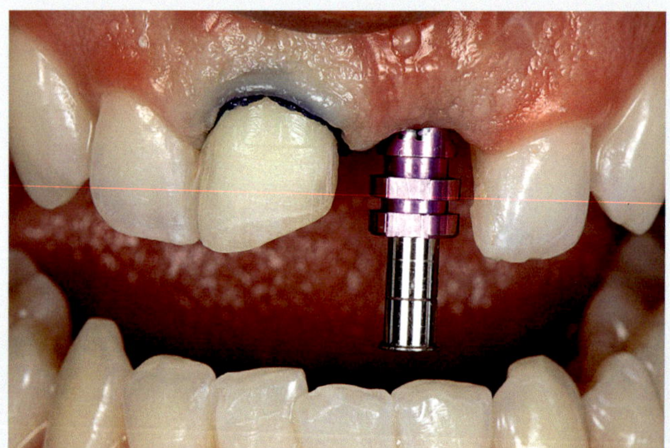

Abb. 4-112 3 Monate nach der Implantation, vor der Abformung: Präparation 11 für Veneer, 21 mit Abformpfosten.

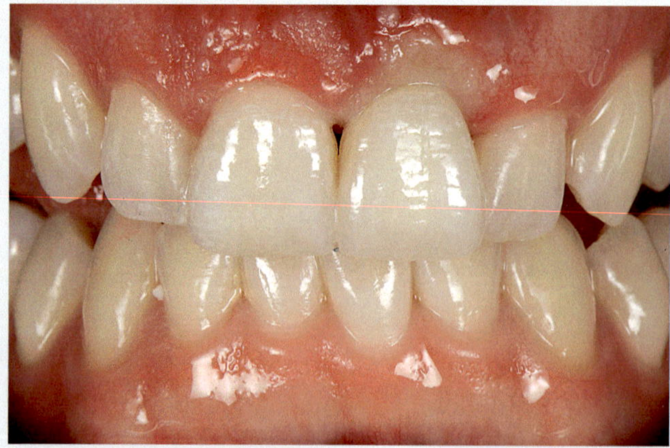

Abb. 4-113 Eingliederung von Veneer und Implantatkrone 21.

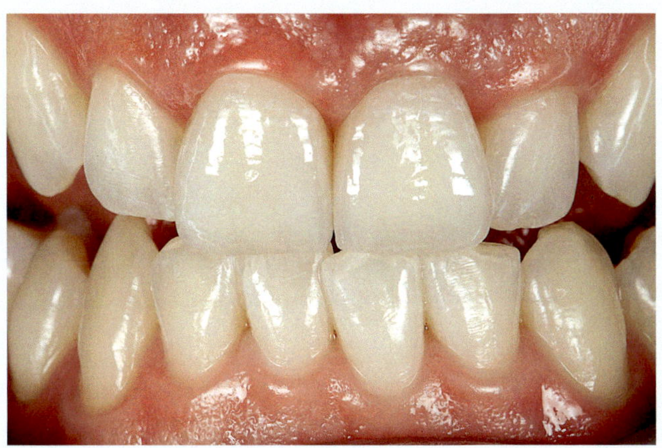

Abb. 4-114 Abschlussbild (Chirurgie und Prothetik: A. Happe, Zahntechnik: P. Holthaus).

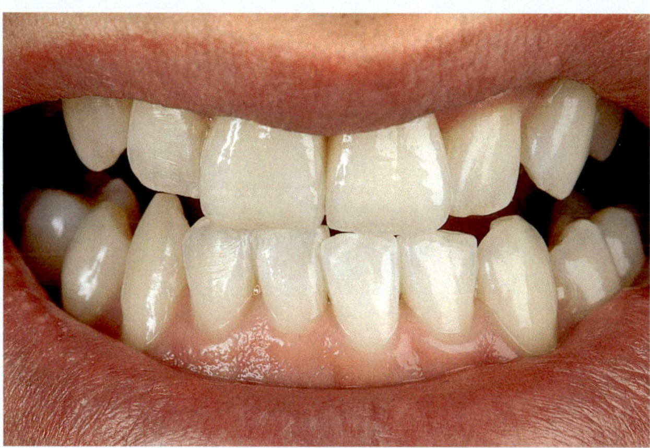

Abb. 4-115 Lippenbild.

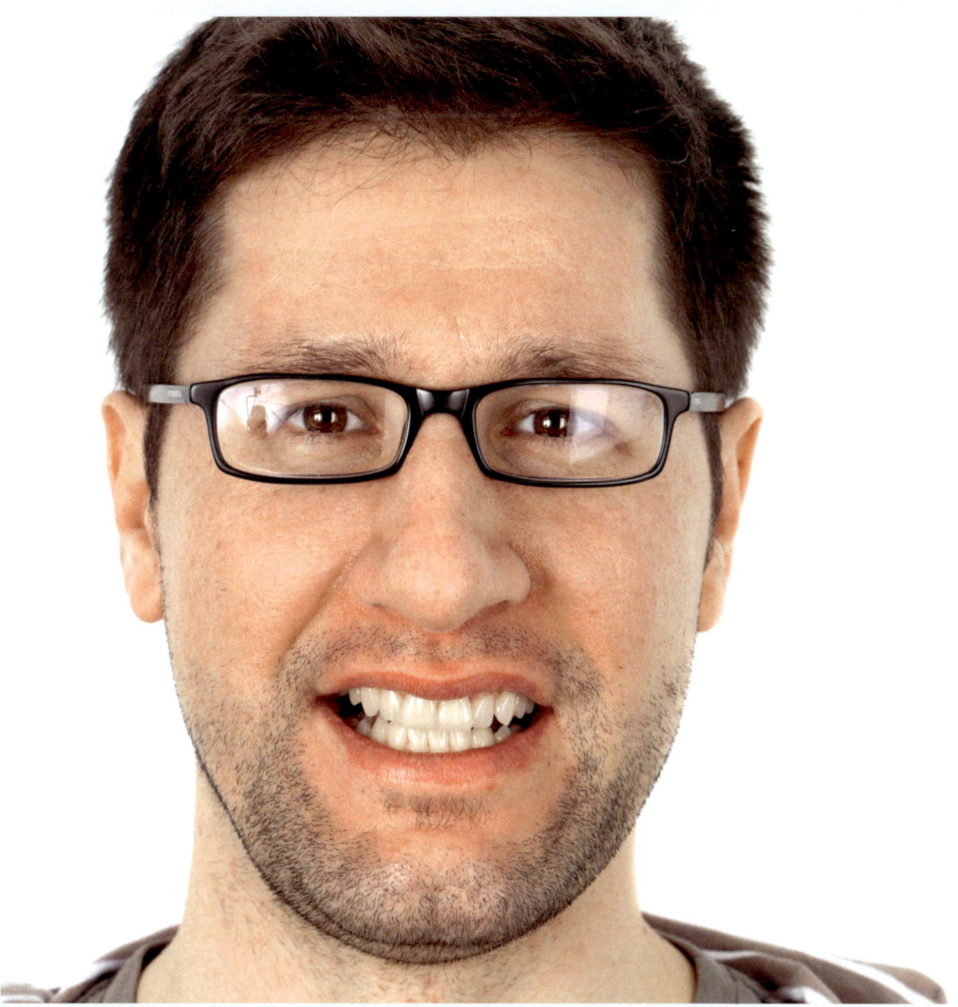

Abb. 4-116 Portrait.

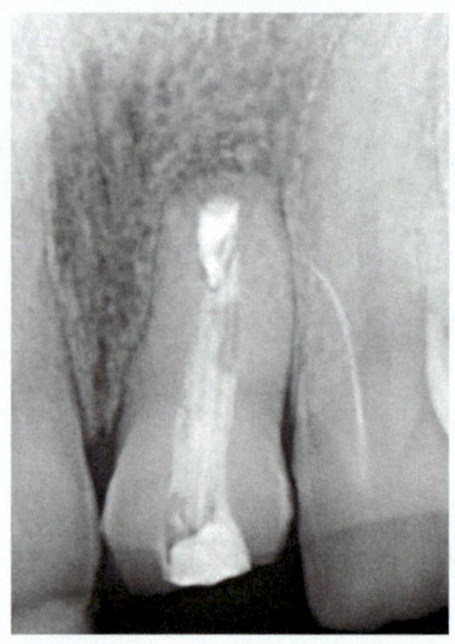

Abb. 4-117 Röntgenchronologie: nicht erhaltungswürdiger Zahn.

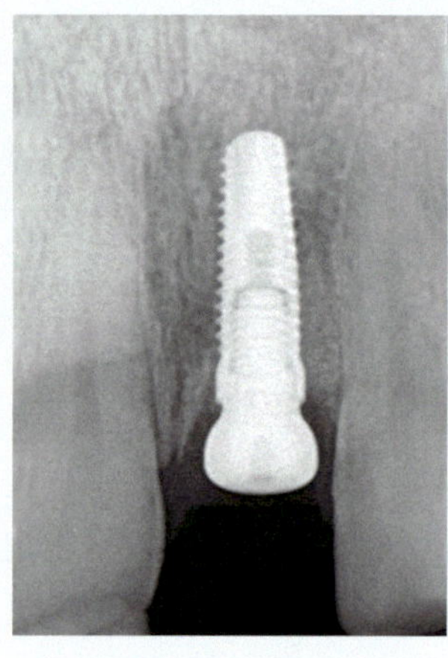

Abb. 4-118 Implantat in situ direkt nach der OP.

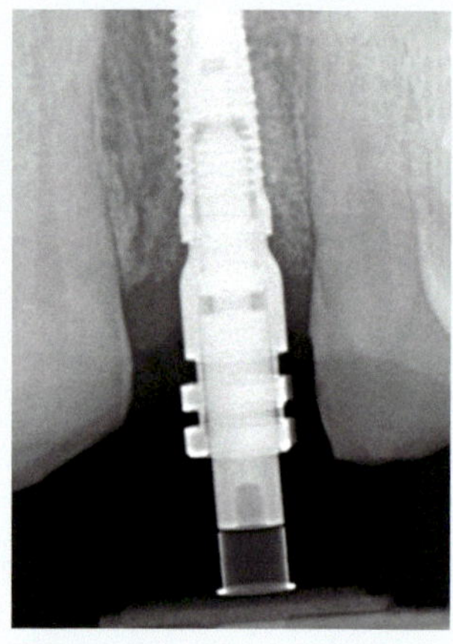

Abb. 4-119 Abformung 3 Monate nach der OP.

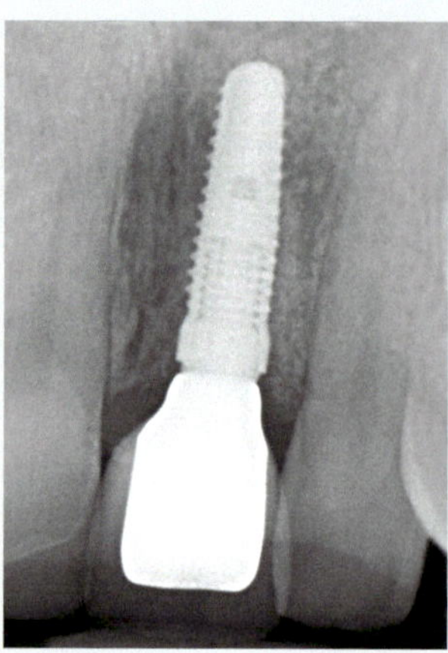

Abb. 4-120 Implantatkrone in situ.

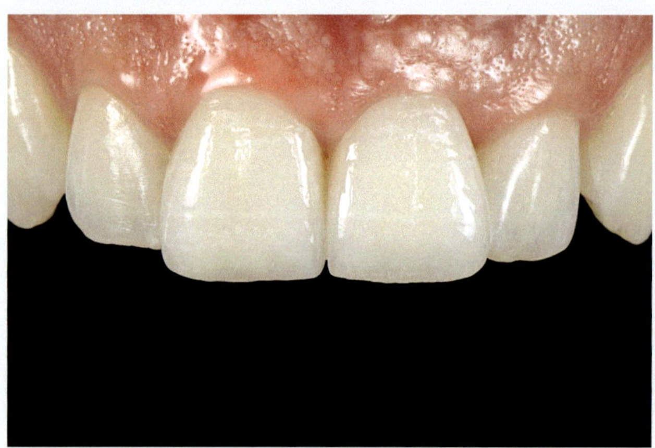

Abb. 4-121 Abschlussbild; am Veneer Regio 11 ist zervikal eine leichte Gewebereizung erkennbar.

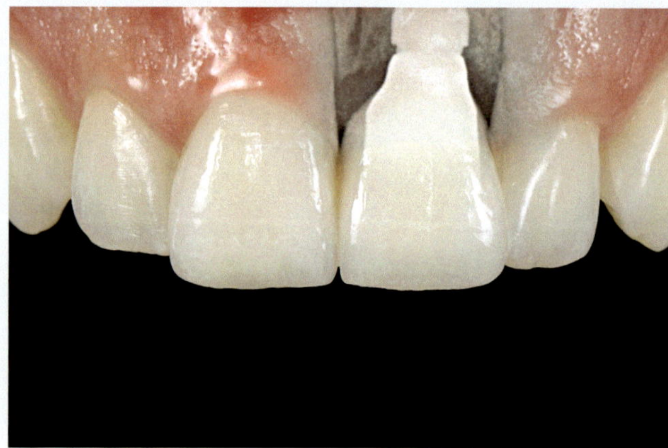

Abb. 4-122 Überpojiziertes Röntgenbild zur Verdeutlichung des Ermergenzprofils.

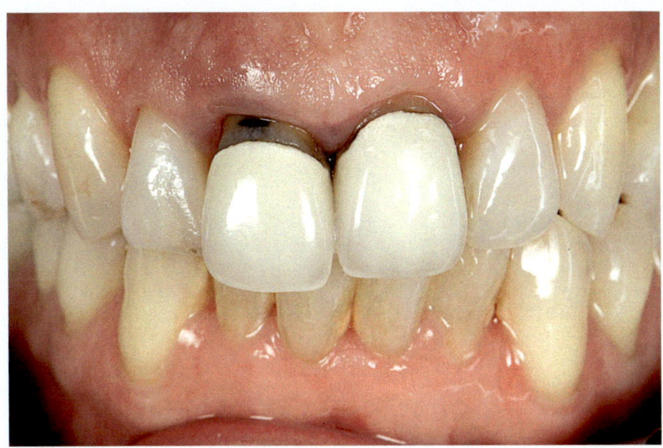

Abb. 4-123 Ausgangssituation mit alten metallkeramischen Kronen 11, 21.

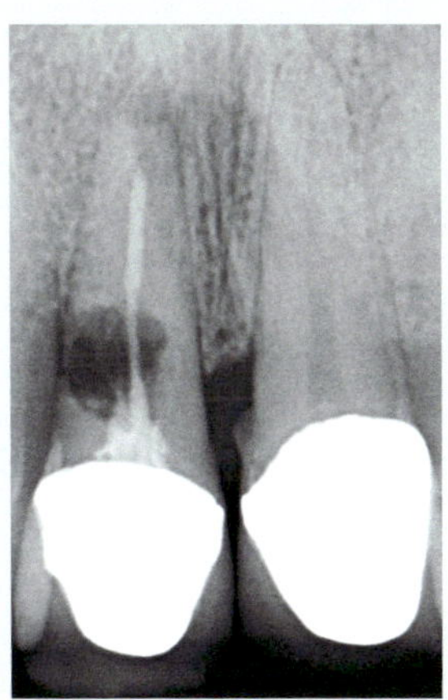

Abb. 4-124 Der Zahnfilm zeigt eine Resorption an 11.

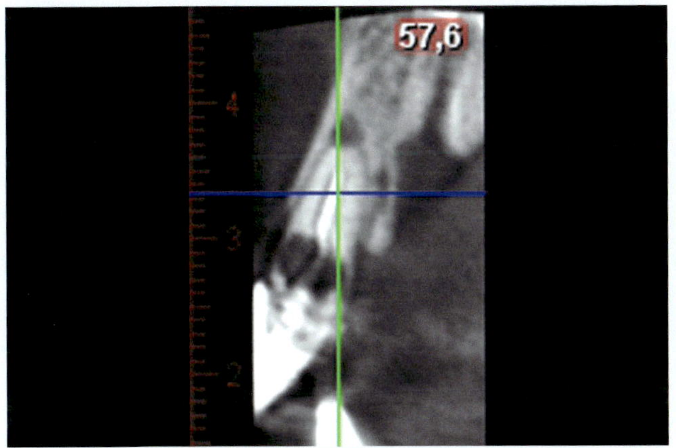

Abb. 4-125 Das DVT zeigt, dass eine bukkale Lamelle vorhanden ist.

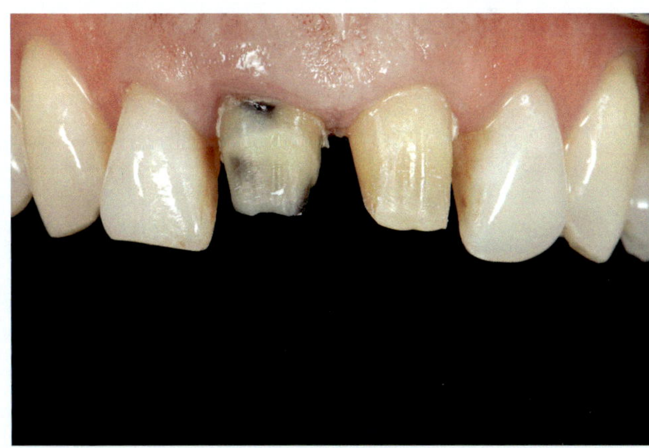

Abb. 4-126 Zustand nach Entfernung der Kronen, vor der Extraktion von 11. Die Krone an 21 wurde entfernt, um ein festsitzendes Provisorium zu gewährleisten.

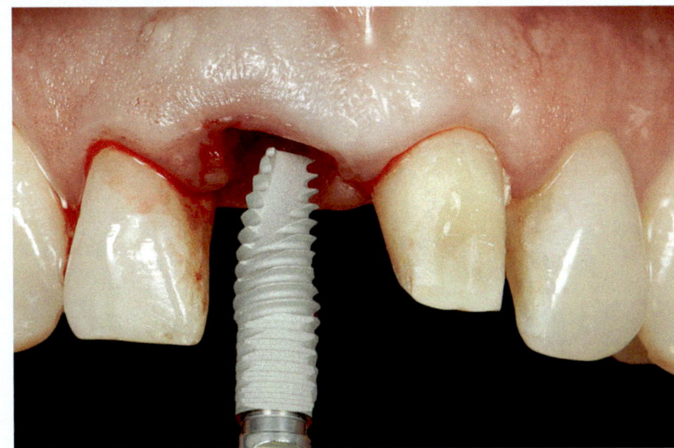

Abb. 4-127 Insertion eines Implantats mit innovativem Makrodesign (dreieckiger Querschnitt im krestalen Anteil).

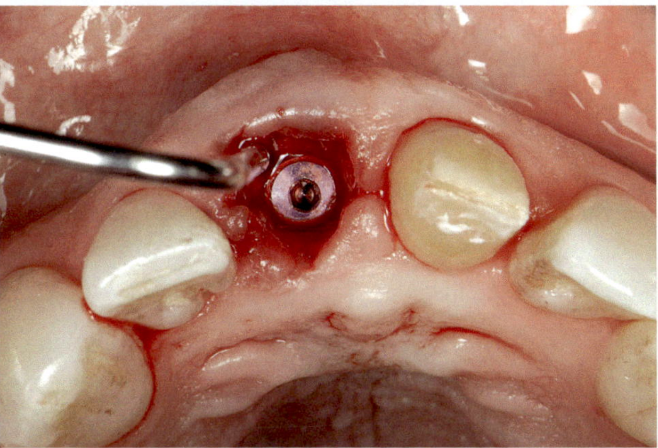

Abb. 4-128 Augmentation des Spalts zwischen Implantat und bukkaler Lamelle.

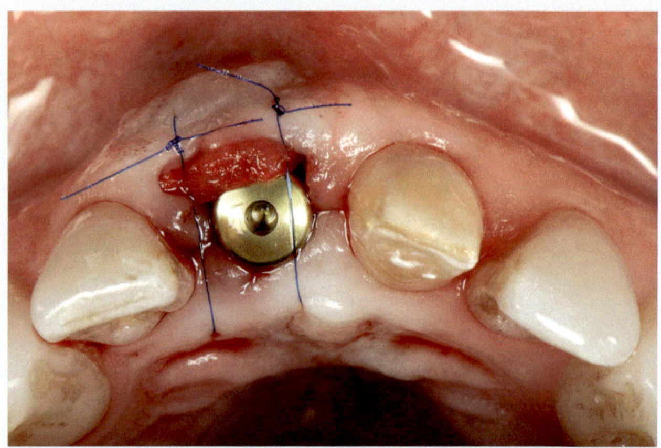

Abb. 4-129 Gingivaformer in situ, bukkale Augmentation des Weichgewebes mit einer azelluären dermalen Matrix.

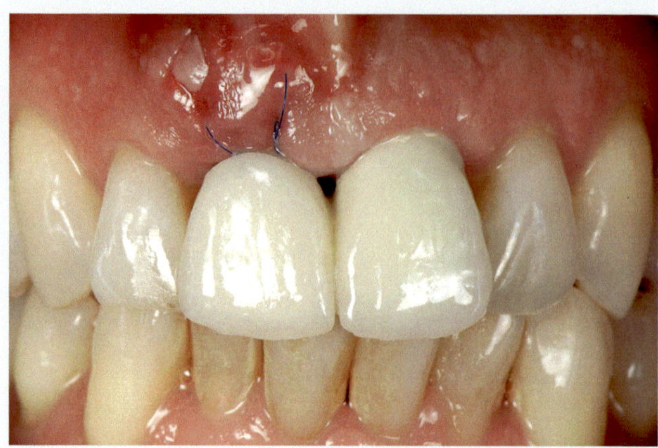

Abb. 4-130 Zustand direkt postoperativ mit festsitzendem Provisorium, das an 21 befestigt ist und palatinal an 12 einen Schubverteiler hat.

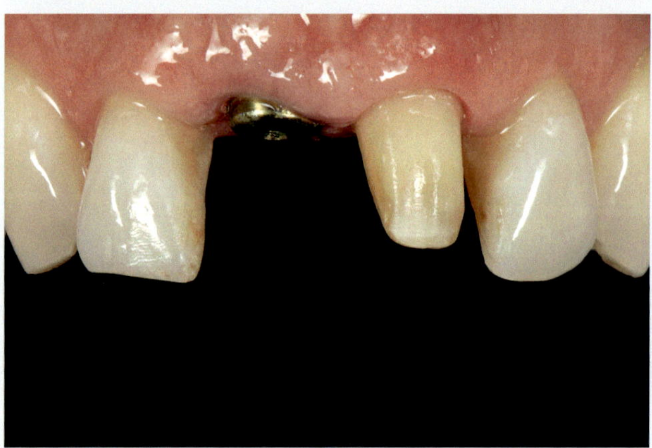

Abb. 4-131 Nach 12 Wochen ist der Bereich ausgeheilt und die finale Versorgung kann beginnen.

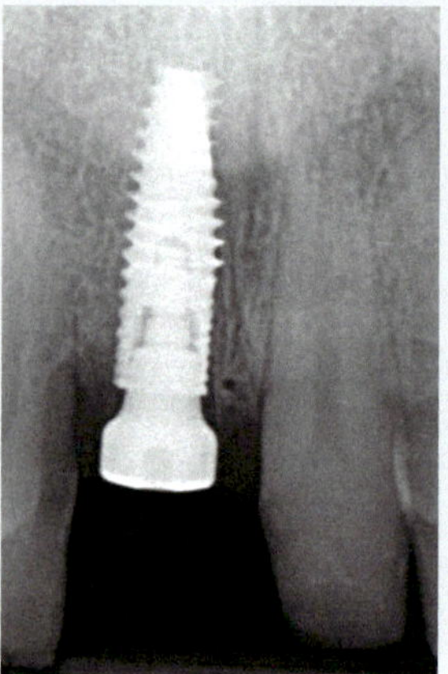

Abb. 4-132 Zahnfilm des Implantats mit Gingivaformer.

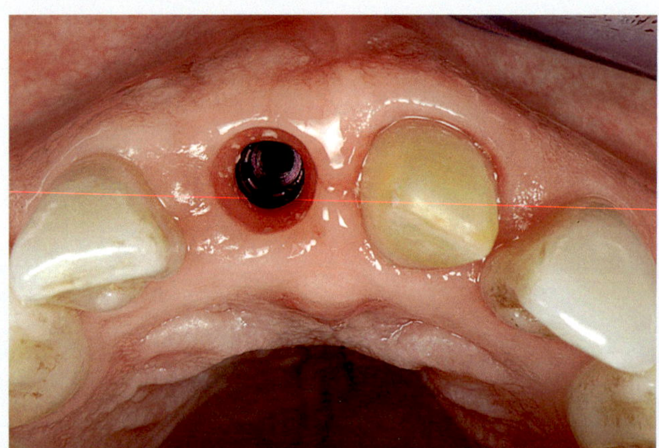

Abb. 4-133 Die Kontur des Alveolarkamms konnte mit dem chirurgischen Protokoll weitgehend erhalten werden.

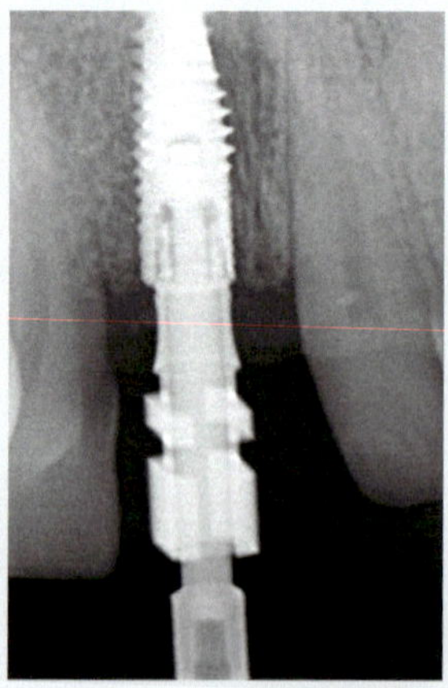

Abb. 4-134 Zahnfilm mit Abformpfosten in situ.

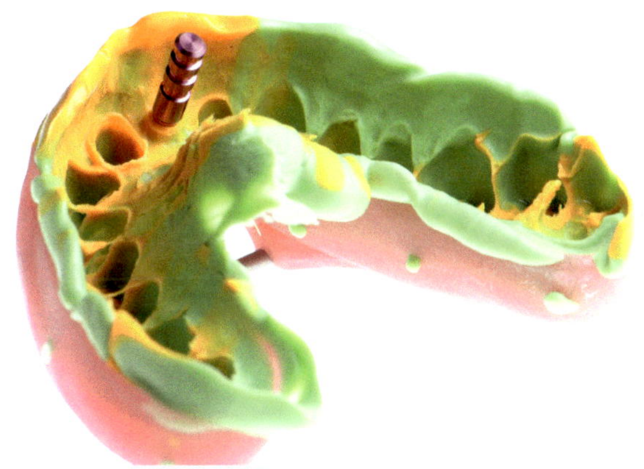

Abb. 4-135 Abformung von Implantat 11 und Stumpf 21 mit individuellem Löffel und Silikonabformmasse.

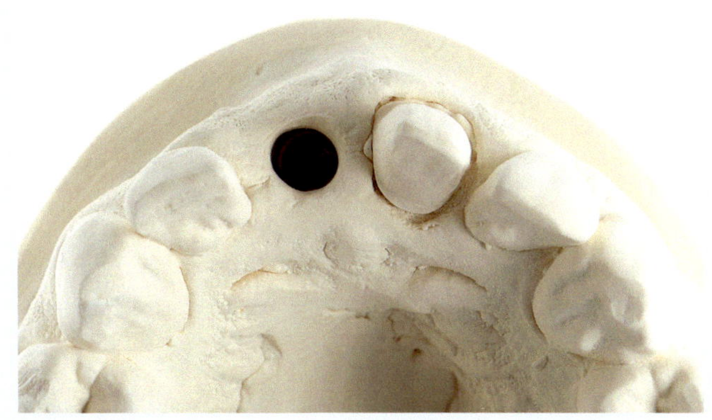

Abb. 4-136 Mit dem Abformpfosten wurde das kreisrunde Weichgewebsprofil auf das Gipsmodell übertragen.

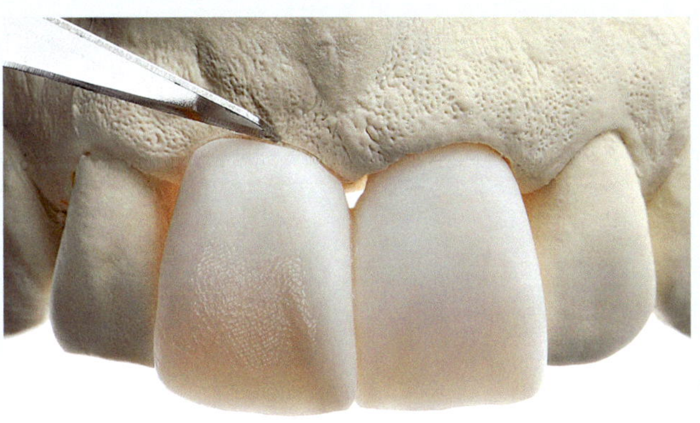

Abb. 4-137 Übertragung des Emergenzprofils auf das Modell mittels Wax-up.

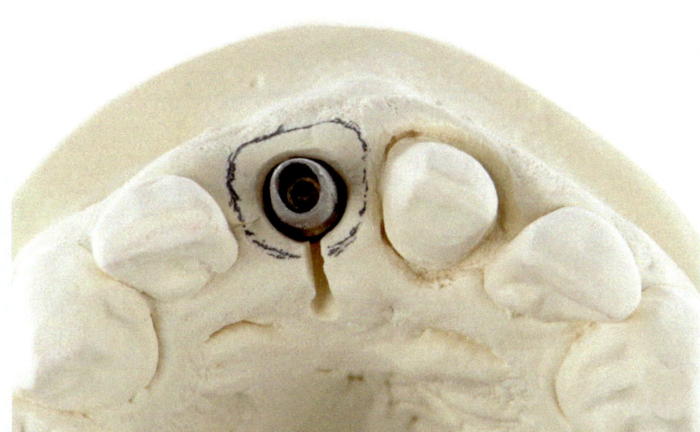

Abb. 4-138 Mit Bleistift markierte Kontur des Emergenzprofils und aufgesetzte Titanbasis.

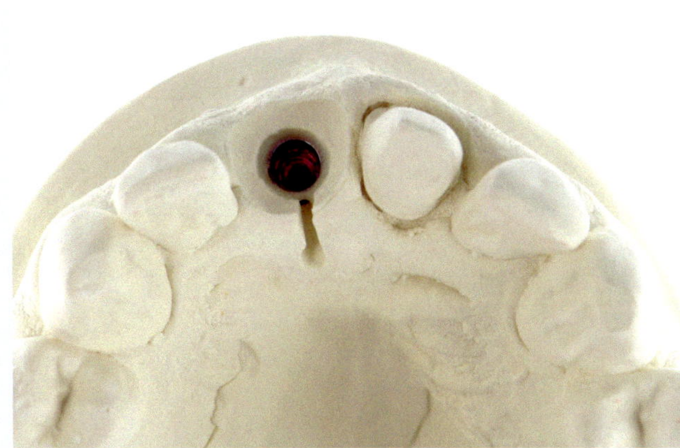

Abb. 4-139 Im Modell einradiertes Emergenzprofil.

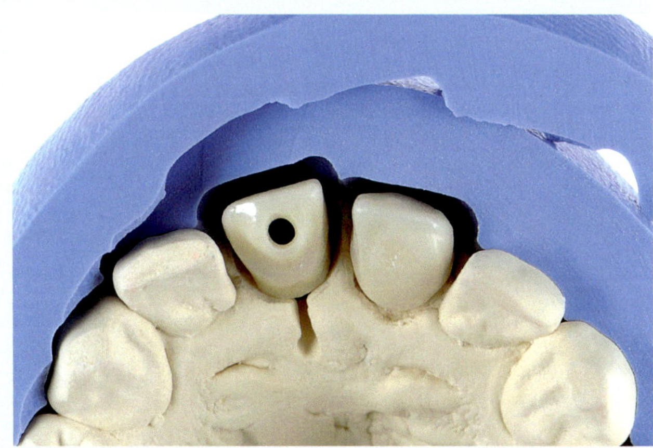

Abb. 4-140 Zirkonoxidgerüste mit Silikonvorwällen. Man erkennt, dass das Gerüstdesign die verkleinerte Zahnform repäsentiert.

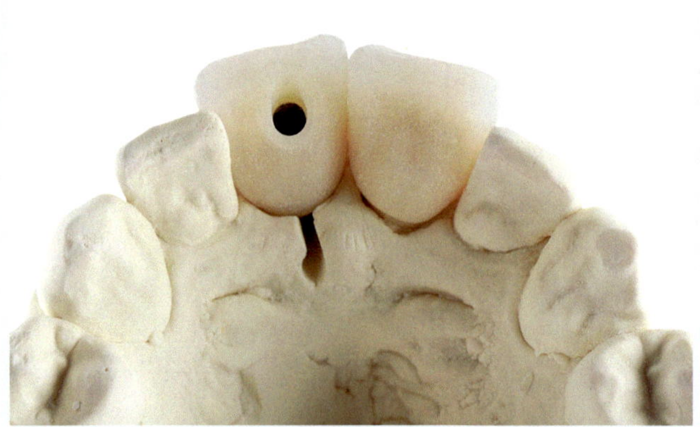

Abb. 4-141 Verblendete Gerüste auf dem Modell.

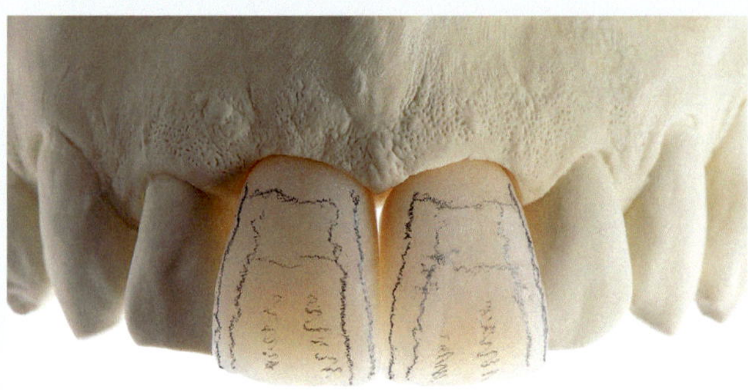

Abb. 4-142 Die Oberflächencharakteristik wird geplant und angezeichnet.

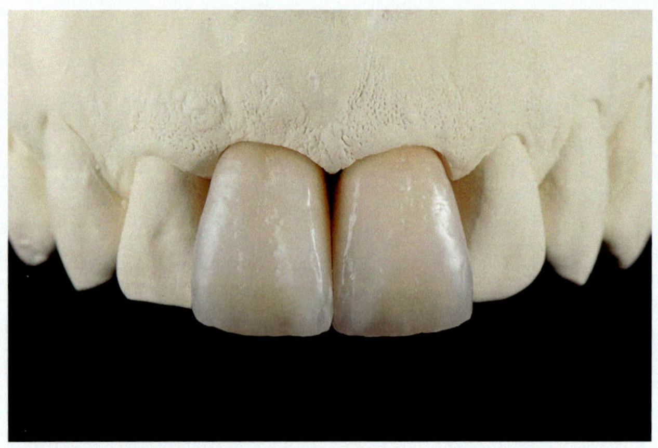

Abb. 4-143 Die Restaurationen vor der mechanischen Politur.

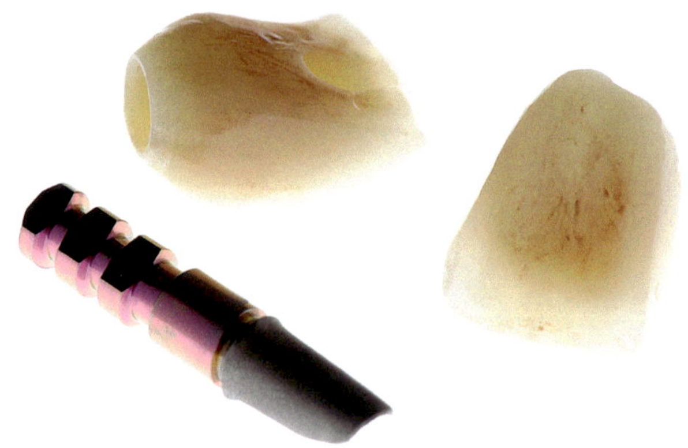

Abb. 4-144 Titanbasis und die vollkeramischen Restaurationen vor dem Fügen.

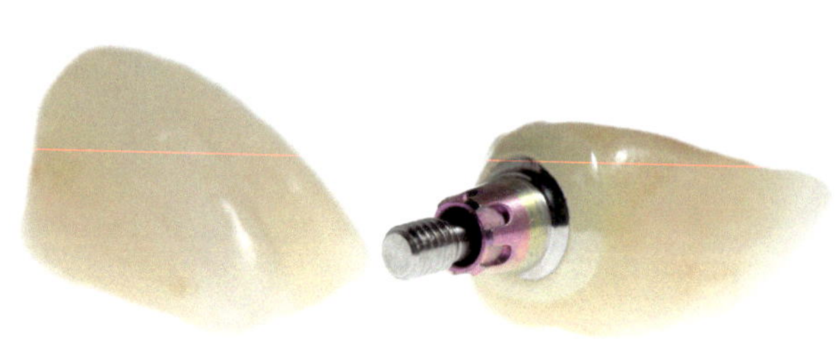

Abb. 4-145 Die Implantatkrone 11 wurde mit der Titanbasis verklebt; vollkeramische Einzelkrone 21.

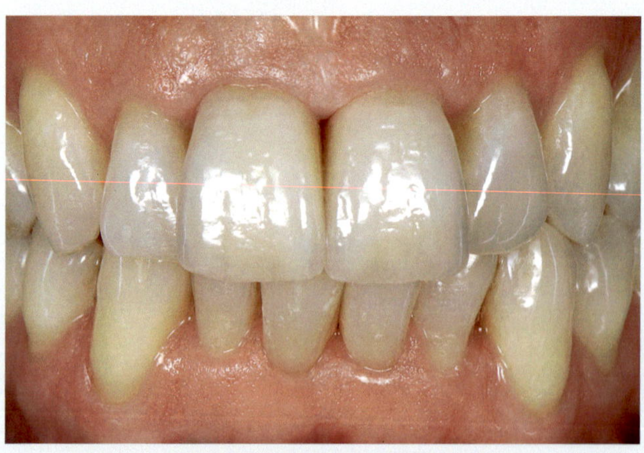

Abb. 4-146 Im Mund eingegliederte Restaurationen.

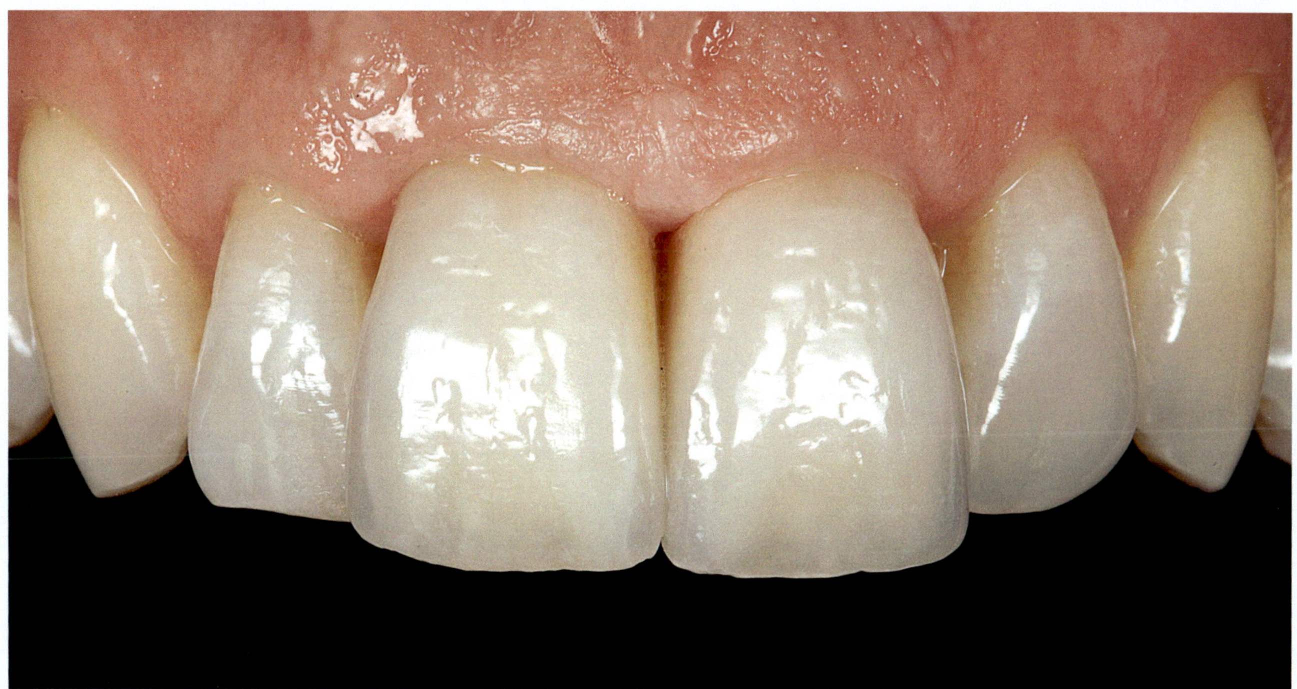

Abb. 4-147 Symmetrischer Weichgewebsverlauf am Implantat 11 und dem natürlichen Pfeiler 21 (Chirurgie und Prothetik: A. Happe, Zahntechnik: P. Holthaus).

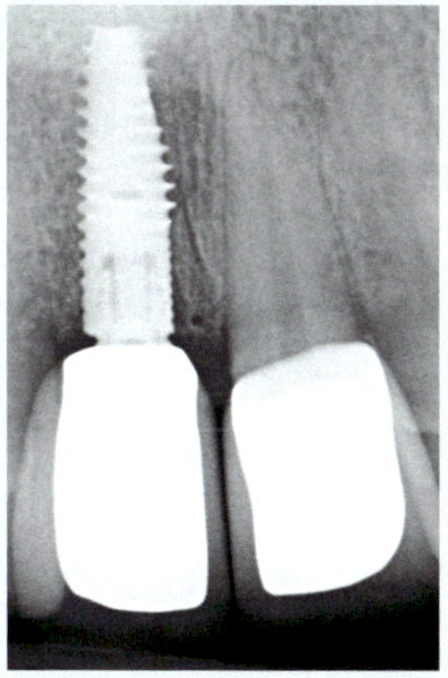

Abb. 4-148 Zahnfilm der definitiv verschraubten Implantatkrone 11 und der zementierten Krone 21.

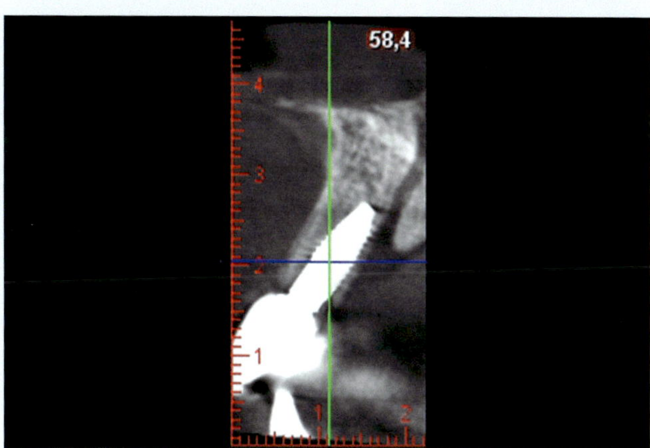

Abb. 4-149 Das DVT 4 Monate nach der Sofortimplantation zeigt, dass das chirurgische Protokoll die bukkale Lamelle an 11 erhalten konnte.

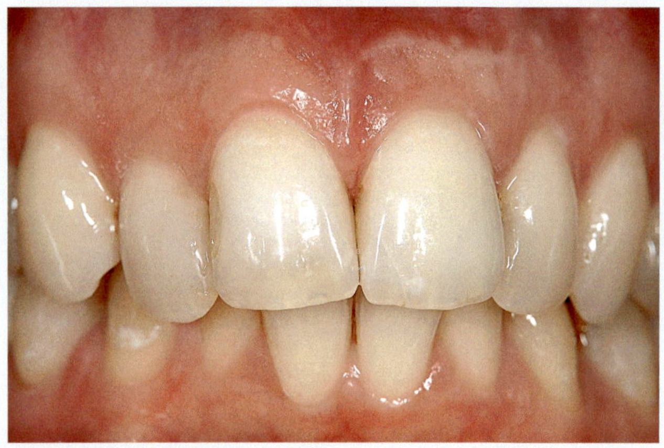

Abb. 4-150 Ausgangssituation.

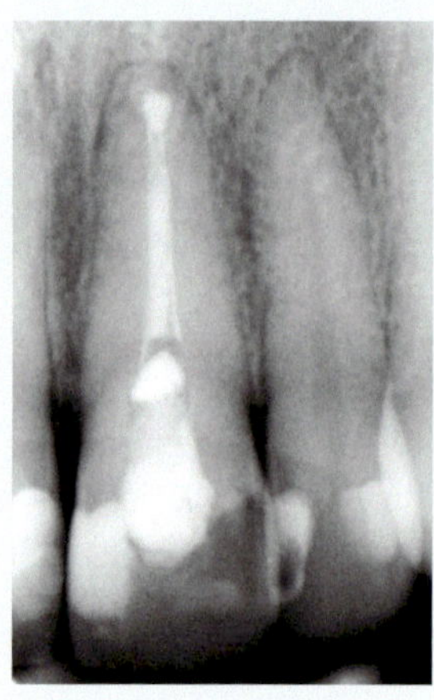

Abb. 4-151 Zahnfilm 21.

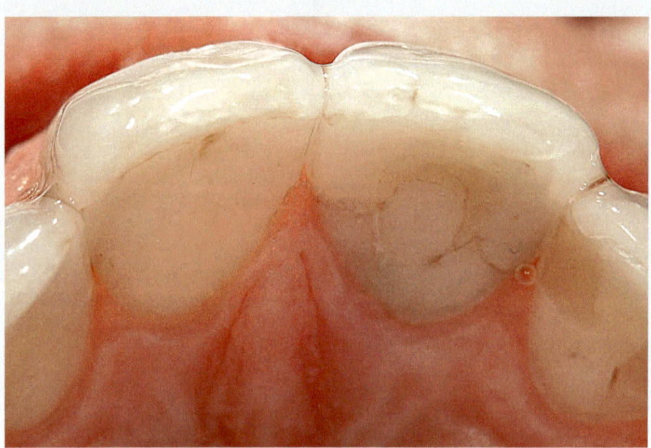

Abb. 4-152 Erkennbare Längsfraktur palatinal 21. Zahn 21 ist nicht erhaltungswürdig.

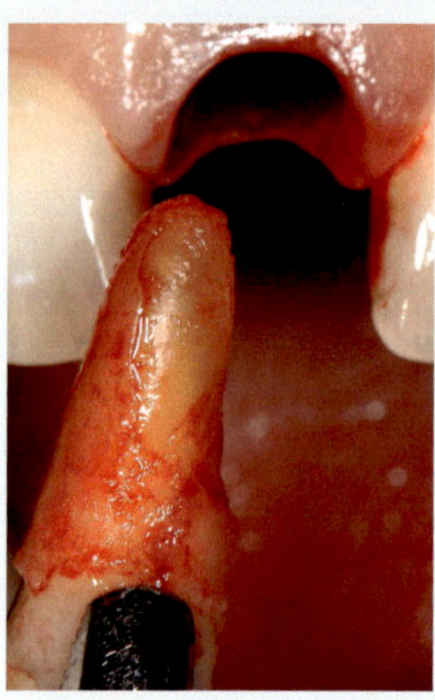

Abb. 4-153 Extraktion 21.

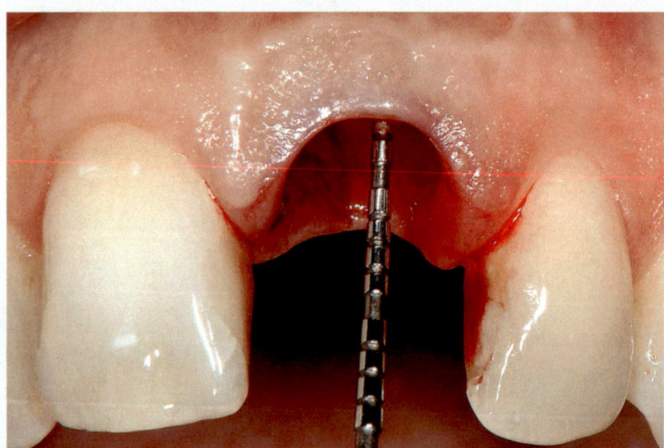

Abb. 4-154 Bukkale Lamelle ist intakt.

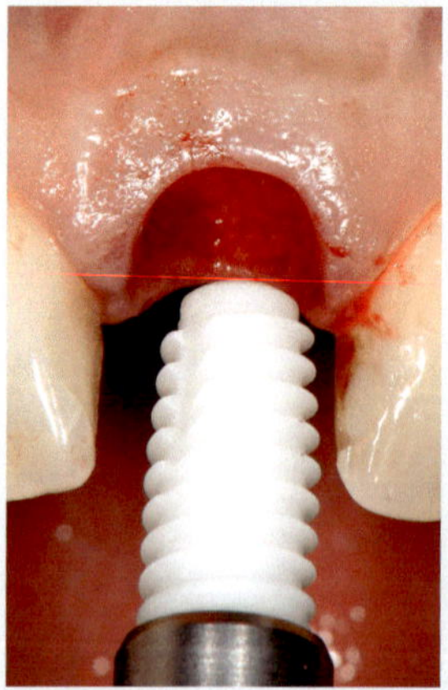

Abb. 4-155 Einsetzen eines Zirkonoxidimplantats (White Implant, Amsterdam).

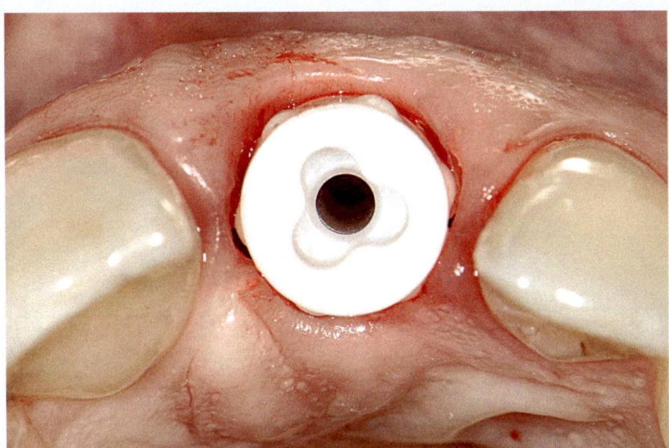

Abb. 4-156 Implantat in situ.

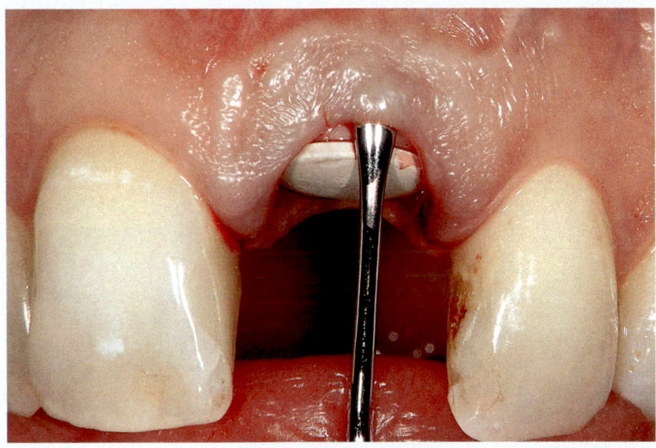

Abb. 4-157 Präparation einer bukkalen Tasche zur Insertion eines BGT.

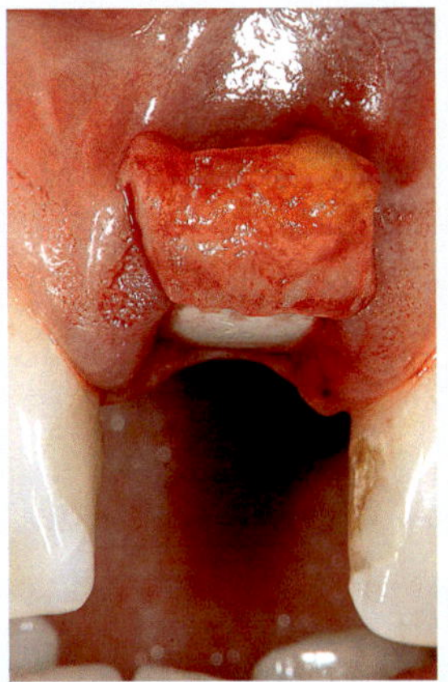

Abb. 4-158 BGT in den Bereich eingepasst.

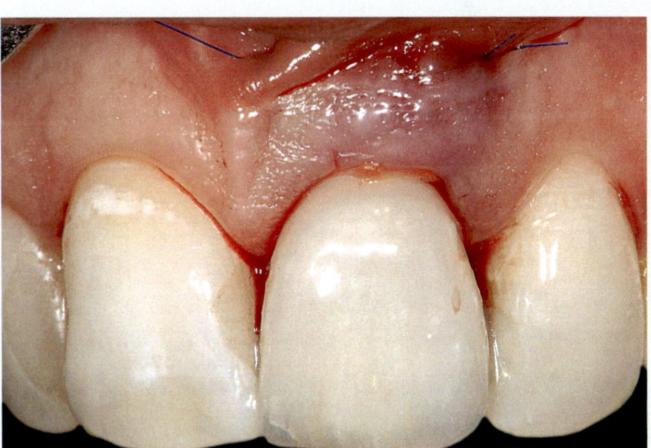

Abb. 4-159 BGT mithilfe von 6-0-Nähten in der Tasche fixiert.

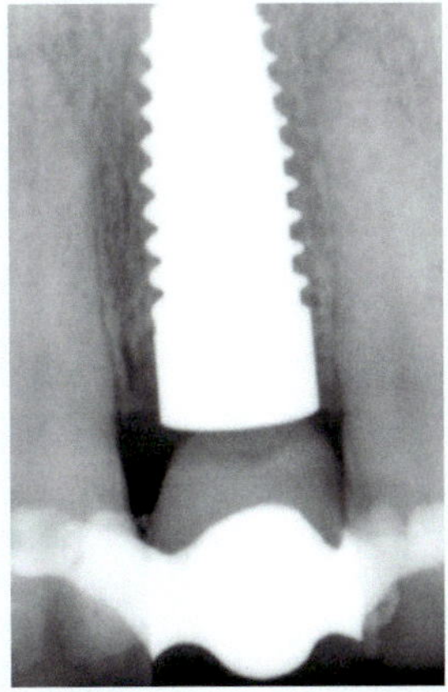

Abb. 4-160 Zahnfilm direkt nach der OP.

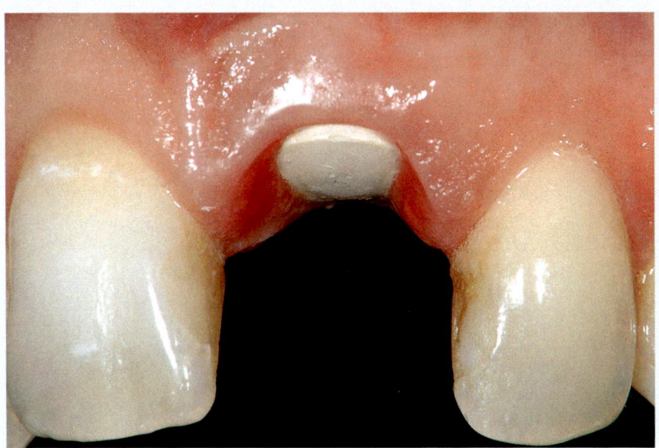

Abb. 4-161 Heilung 3 Monate nach der OP von bukkal ...

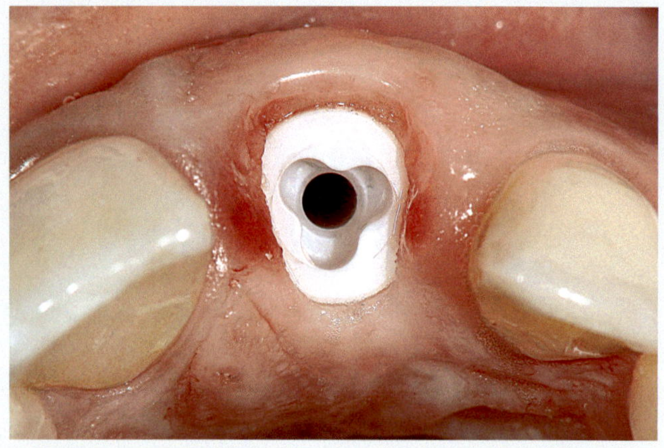

Abb. 4-162 ... und von inzisal. Deckkappe entfernt; Sicht auf die Innengeometrie des Implantats.

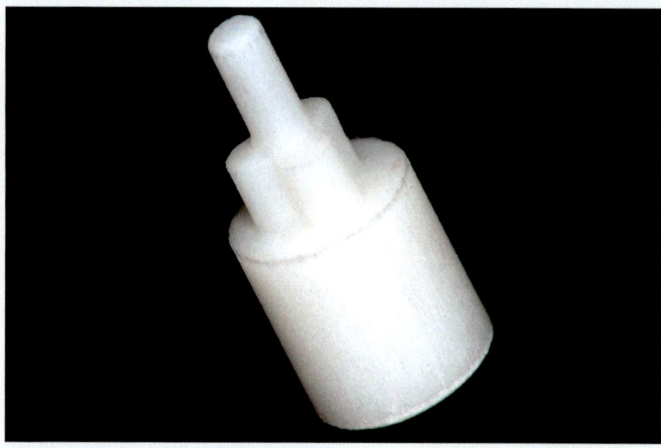

Abb. 4-163 Glasfaserverstärktes Aufbauteil aus Kunststoff.

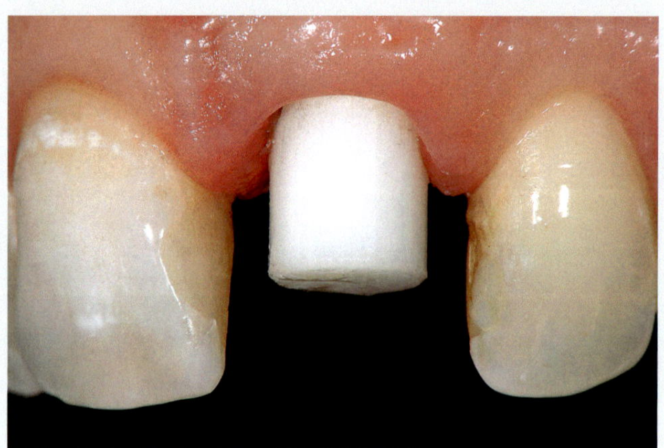

Abb. 4-164 Zementierter Aufbau in situ.

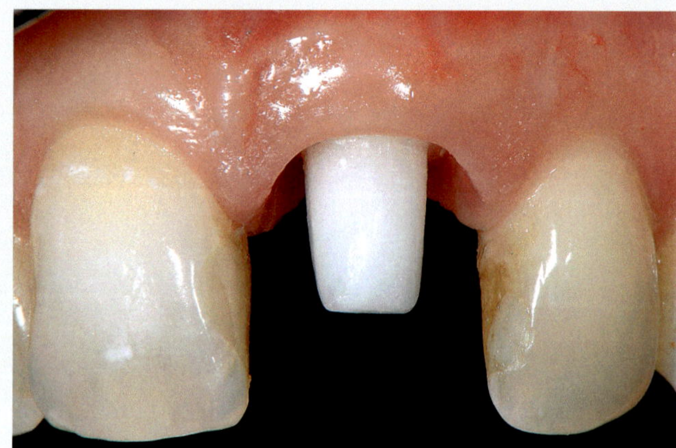

Abb. 4-165 Präparierter Glasfaseraufbau.

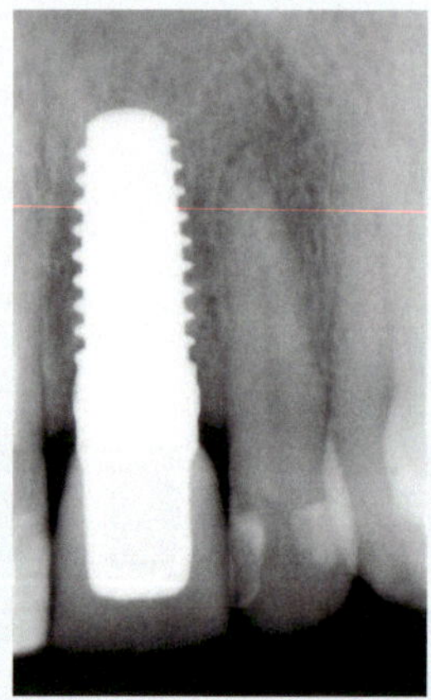

Abb. 4-166 Zahnfilm nach Eingliederung der Krone.

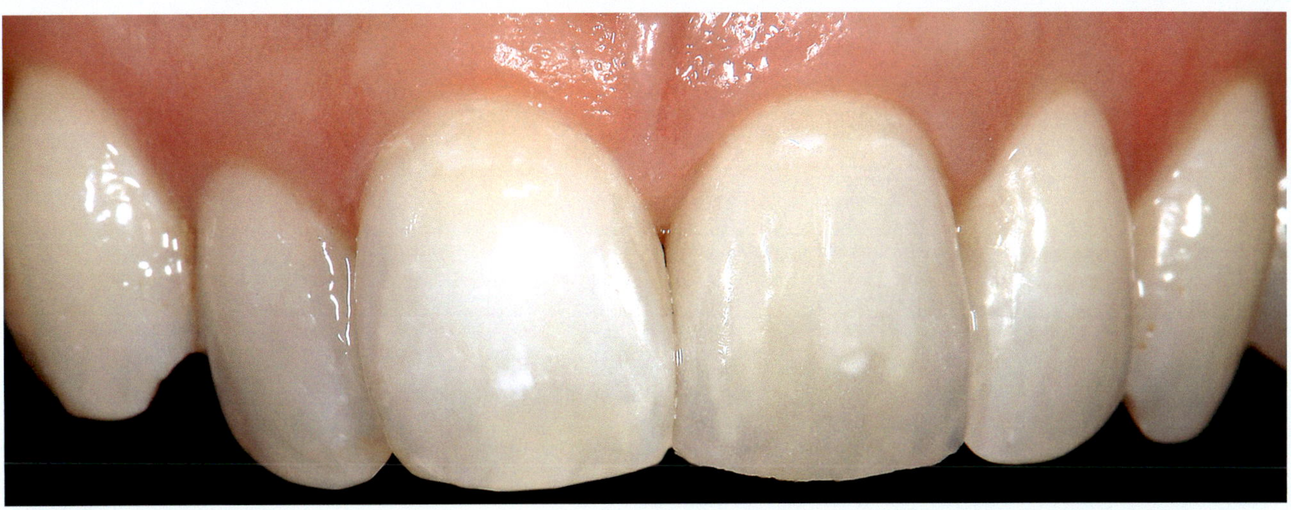

Abb. 4-167 Abschlussbild mit vollkeramischer Krone (Chirurgie und Prothetik: G. Körner, Zahntechnik: K. Müterthies).

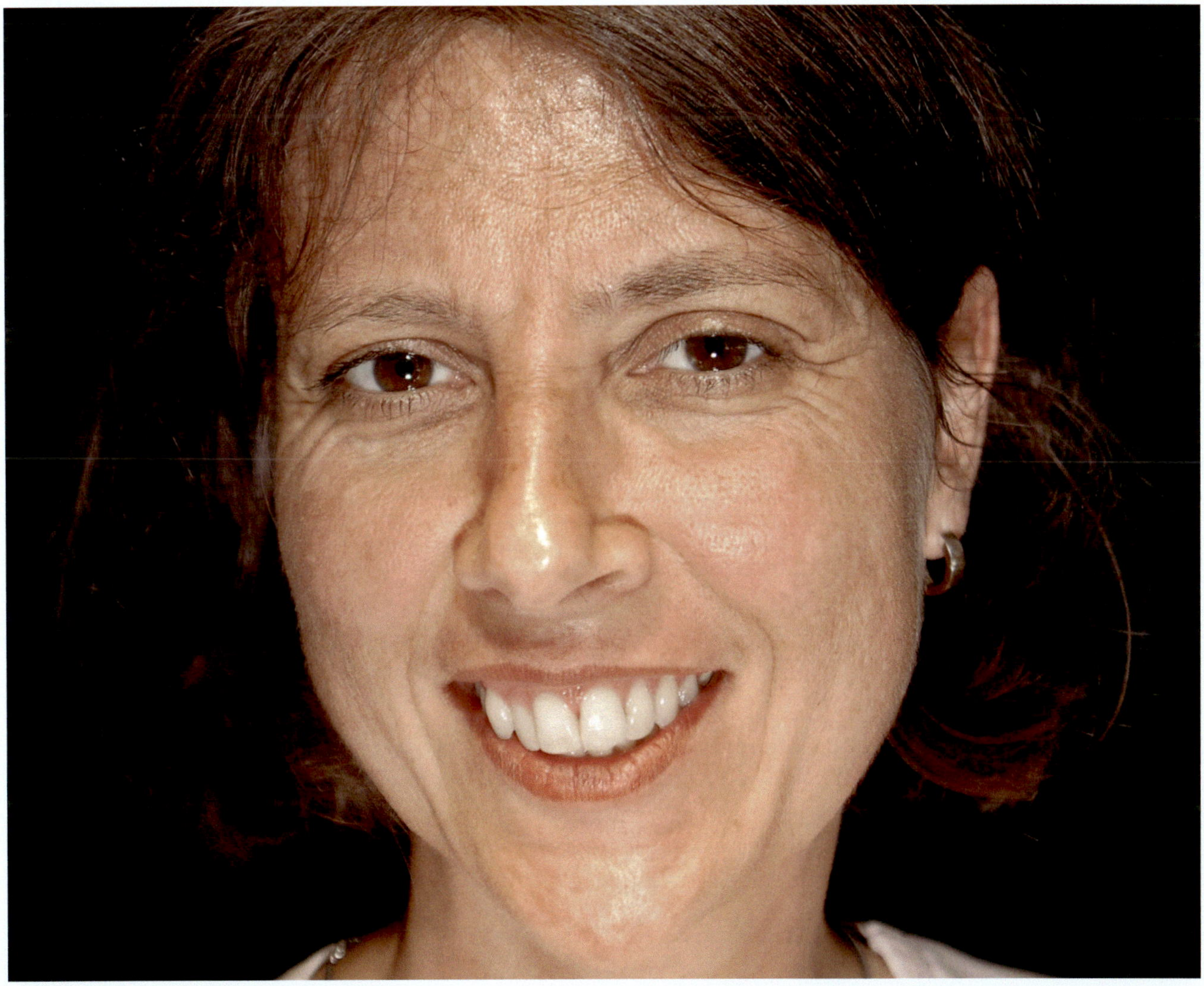

Abb. 4-168 Abschlussportrait.

LITERATUR

1. Cardaropoli G, Araujo M, Lindhe J. Dynamics of bone tissue formation in tooth extraction sites. An experimental study in dogs. J Clin Periodontol. 2003;30(9):809-18.
2. Hammerle CH, Chen ST, Wilson TG Jr. Consensus statements and recommended clinical procedures regarding the placement of implants in extraction sockets. Int J Oral Maxillofac Implants. 2004;19 Suppl:26-8.
3. Amler MH JP, Salman I. Histological and histochemical investigation of human alveolar socket in undisturbed extraction wounds. Journal of the American Dental Association. 1960(61):32-44.
4. Araujo MG, Lindhe J. Dimensional ridge alterations following tooth extraction. An experimental study in the dog. J Clin Periodontol. 2005;32(2):212-8.
5. Araujo MG, Sukekava F, Wennstrom JL, Lindhe J. Ridge alterations following implant placement in fresh extraction sockets: an experimental study in the dog. J Clin Periodontol. 2005;32(6):645-52.
6. Cardaropoli D, Tamagnone L, Roffredo A, Gaveglio L. Relationship between the buccal bone plate thickness and the healing of postextraction sockets with/without ridge preservation. Int J Periodontics Restorative Dent. 2014;34(2):211-7.
7. Nevins M, Camelo M, De Paoli S, Friedland B, Schenk RK, Parma-Benfenati S, et al. A study of the fate of the buccal wall of extraction sockets of teeth with prominent roots. Int J Periodontics Restorative Dent. 2006;26(1):19-29.
8. Braut V, Bornstein MM, Belser U, Buser D. Thickness of the anterior maxillary facial bone wall-a retrospective radiographic study using cone beam computed tomography. Int J Periodontics Restorative Dent. 2011;31(2):125-31.
9. Schropp L, Wenzel A, Kostopoulos L, Karring T. Bone healing and soft tissue contour changes following single-tooth extraction: a clinical and radiographic 12-month prospective study. Int J Periodontics Restorative Dent. 2003;23(4):313-23.
10. Botticelli D, Berglundh T, Lindhe J. Hard-tissue alterations following immediate implant placement in extraction sites. J Clin Periodontol. 2004;31(10):820-8.
11. Araujo MG, Linder E, Lindhe J. Bio-Oss collagen in the buccal gap at immediate implants: a 6-month study in the dog. Clin Oral Implants Res. 2011;22(1):1-8.
12. Covani U, Marconcini S, Santini S, Cornelini R, Barone A. Immediate restoration of single implants placed immediately after implant removal. A case report. Int J Periodontics Restorative Dent. 2010;30(6):639-45.
13. Chen ST, Darby IB, Reynolds EC. A prospective clinical study of non-submerged immediate implants: clinical outcomes and esthetic results. Clin Oral Implants Res. 2007;18(5):552-62.
14. Boardman N, Darby I, Chen S. A retrospective evaluation of aesthetic outcomes for single-tooth implants in the anterior maxilla. Clin Oral Implants Res. 2016;27(4): 443-51.
15. Merheb J, Vercruyssen M, Coucke W, Beckers L, Teughels W, Quirynen M. The fate of buccal bone around dental implants. A 12-month postloading follow-up study. Clin Oral Implants Res. 2017;28(1):103-8.
16. Garber DA. The esthetic dental implant: letting restoration be the guide. J Oral Implantol. 1996;22(1):45-50.
17. Muller HP, Heinecke A, Schaller N, Eger T. Masticatory mucosa in subjects with different periodontal phenotypes. J Clin Periodontol. 2000;27(9):621-6.
18. Lee A, Fu JH, Wang HL. Soft tissue biotype affects implant success. Implant Dent. 2011;20(3):e38-47.
19. Chen ST, Buser D. Clinical and esthetic outcomes of implants placed in postextraction sites. Int J Oral Maxillofac Implants. 2009;24 Suppl:186-217.

20. Esposito M, Grusovin MG, Polyzos IP, Felice P, Worthington HV. Timing of implant placement after tooth extraction: immediate, immediate-delayed or delayed implants? A Cochrane systematic review. Eur J Oral Implantol. 2010;3(3):189-205.

21. Salama H, Salama M. The role of orthodontic extrusive remodeling in the enhancement of soft and hard tissue profiles prior to implant placement: a systematic approach to the management of extraction site defects. Int J Periodontics Restorative Dent. 1993;13(4):312-33.

22. De Rouck T, Collys K, Wyn I, Cosyn J. Instant provisionalization of immediate single-tooth implants is essential to optimize esthetic treatment outcome. Clin Oral Implants Res. 2009;20(6):566-70.

23. Tarnow DP, Chu SJ, Salama MA, Stappert CF, Salama H, Garber DA et al. Flapless postextraction socket implant placement in the esthetic zone: part 1. The effect of bone grafting and/or provisional restoration on facial-palatal ridge dimensional change-a retrospective cohort study. Int J Periodontics Restorative Dent. 2014;34(3):323-31.

24. Barone A, Marconcini S, Giammarinaro E, Mijiritsky E, Gelpi F, Covani U. Clinical Outcomes of Implants Placed in Extraction Sockets and Immediately Restored: A 7-Year Single-Cohort Prospective Study. Clin Implant Dent Relat Res. 2016;18(6):1103-12.

25. Cosyn J, Eghbali A, Hermans A, Vervaeke S, De Bruyn H, Cleymaet R. A 5-year prospective study on single immediate implants in the aesthetic zone. J Clin Periodontol. 2016;43(8):702-9.

26. Kan JY, Rungcharassaeng K, Lozada JL, Zimmerman G. Facial gingival tissue stability following immediate placement and provisionalization of maxillary anterior single implants: a 2- to 8-year follow-up. Int J Oral Maxillofac Implants. 2011;26(1):179-87.

27. Mankoo T. Single-tooth implant restorations in the esthetic zone--contemporary concepts for optimization and maintenance of soft tissue esthetics in the replacement of failing teeth in compromised sites. Eur J Esthet Dent. 2007;2(3):274-95.

28. Tsuda H, Rungcharassaeng K, Kan JY, Roe P, Lozada JL, Zimmerman G. Peri-implant tissue response following connective tissue and bone grafting in conjunction with immediate single-tooth replacement in the esthetic zone: a case series. Int J Oral Maxillofac Implants. 2011;26(2):427-36.

29. Grunder U. Crestal ridge width changes when placing implants at the time of tooth extraction with and without soft tissue augmentation after a healing period of 6 months: report of 24 consecutive cases. Int J Periodontics Restorative Dent. 2011;31(1):9-17.

30. Novaes AB Jr, Vidigal Júnior GM, Novaes AB, Grisi MF, Polloni S, Rosa A. Immediate implants placed into infected sites: a histomorphometric study in dogs. Int J Oral Maxillofac Implants. 1998;13(3):422-7.

31. Crespi R, Cappare P, Gherlone E. Immediate loading of dental implants placed in periodontally infected and non-infected sites: a 4-year follow-up clinical study. J Periodontol. 2010;81(8):1140-6.

32. Truninger TC, Philipp AO, Siegenthaler DW, Roos M, Hammerle CH, Jung RE. A prospective, controlled clinical trial evaluating the clinical and radiological outcome after 3 years of immediately placed implants in sockets exhibiting periapical pathology. Clin Oral Implants Res. 2011;22(1):20-7.

33. Bell CL, Diehl D, Bell BM, Bell RE. The immediate placement of dental implants into extraction sites with periapical lesions: a retrospective chart review. J Oral Maxillofac Surg. 2011;69(6):1623-7.

»Ein Ziel ohne einen Plan ist nur ein Wunsch.«

Antoine de Saint-Exupéry

/5

IMPLANTATPOSITION, PLANUNG, ÄSTHETISCHE ANALYSE

Arndt Happe, Christian Coachman, Tal Morr

3-D-POSITION

Wie schon in Kapitel 1 ausgeführt, spielt die korrekte dreidimensionale Position des Implantats eine entscheidende Rolle für den ästhetischen Erfolg der Implantatversorgungen bei teilbezahnten Patienten.

Horizontale Position

Grundsätzlich sollte der Abstand eines Implantats zum Nachbarzahn mindestens 1,5 mm betragen, damit die resorptiven Vorgänge durch das postrestaurative Remodeling (s. in Kap. 1: Biologische Faktoren) nicht das Attachment der Nachbarzähne beeinflusst und somit zu einem approximalen Gewebeverlust führt. Zwischen benachbarten Implantaten sollte der Abstand mindestens 3 mm betragen und bukkal sollten sich mindestens 2 bis 4 mm Knochen befinden[1]. In Abhängigkeit der Art der Implantat-Abutment-Verbindung (konische Verbindungen) können diese Werte im Einzelfall unterschritten werden[2] (Abb. 5-1).

Wird das Implantat zu weit bukkal eingesetzt, resultiert meist eine Weichgewebsrezession (Abb. 5-2 und 5-3), weil das Implantat außerhalb der Kieferkammgeometrie steht. Eine gedachte Tangente zwischen der bukkalen Kurvatur der Nachbarzähne kann als Orientierung dienen. Gibt es keine Nachbarzähne, muss zuvor mit einem Set-up oder Wax-up gearbeitet werden, um die korrekte Position zu planen.

Vertikale Position

Die biologische Breite an Implantaten setzt sich aus 2 mm Saumepithel und 1 bis 1,5 mm Bindegewebszone zusammen[3]. Sie beträgt also 3 bis 3,5 mm. Diese Dimension determiniert somit in gewisser Weise die vertikale Position des Implantats aus biologischer Sicht. Aus prothetischer Sicht wird eine gewisse vertikale Distanz zwischen der Implantatschulter und der Suprakonstruktion benötigt, um das Abutment von dem kreisrunden Implantatdurchmesser zum deutlich weiteren anatomischen Emergenzprofil kontinuierlich zu erweitern. Wird das Implantat nicht tief genug eingesetzt, kann es schwierig bis unmöglich werden, das periimplantäre Weichgewebe so auszuformen, dass es natürlich aussieht und das Abutment gleichzeitig pflegefähig ist (s. Kap. 11).

Wird das Implantat zu tief eingesetzt, steht zwar viel Distanz zur Verfügung, um das Abutment hin zum anatomischen Profil zu entwickeln, allerdings befindet sich die Schnittstelle inkl. kontaminiertem Mikrospalt so weit unter dem Gewebe, dass die resorptiven Effekte zu einem Gewebeverlust führen können. Das kann in der Folge zu einer vertikalen Verlagerung der

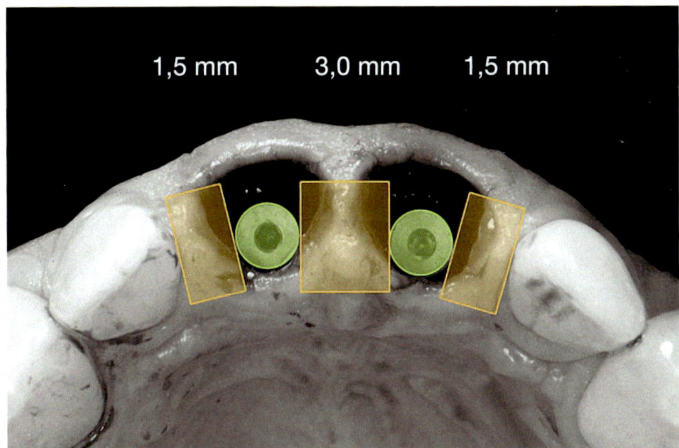

Abb. 5-1 Empfohlene Mindestabstände.

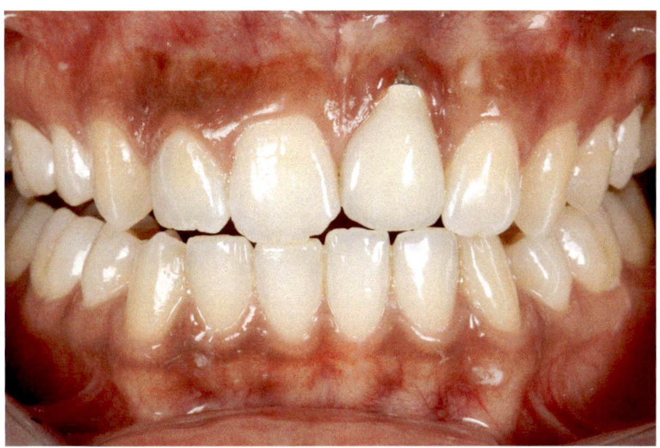

Abb. 5-2 Weichgewebsrezession 21 aufgrund einer zu bukkalen Position des Implantats.

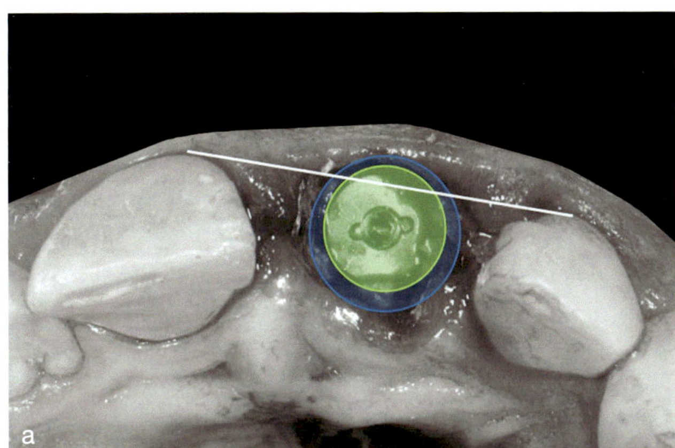

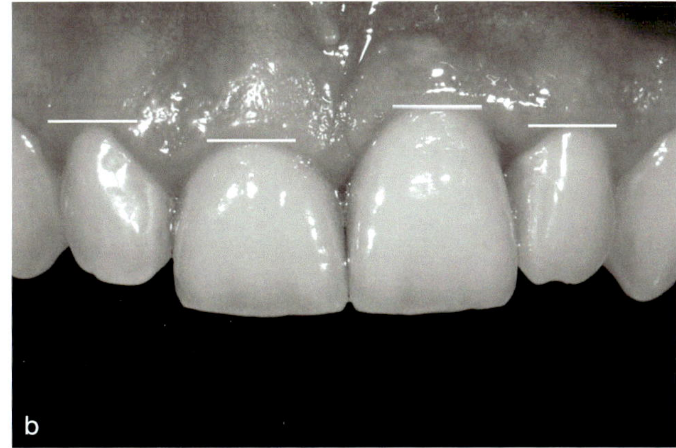

Abb. 5-3 Implantatposition zu weit bukkal. Das Implantat sollte palatinal der Tangente positioniert werden (a). Weichgewebsrezession durch Fehlpositionierung (b).

Mukosa im Sinne einer Rezession führen. Zwischen diesen beiden Extremen gibt es aber Spielraum für ein funktionales Abutmentdesign. Es ist wichtig zu verstehen, dass das Makrodesign des Abutments aus der anatomischen Krone des zu ersetzenden Zahns und der Position der Implantatschulter resultiert.

Für einen mittleren Frontzahn in der Maxilla gilt als Faustregel, dass sich die Implantatschulter 3 bis 4 mm apikal des zukünftigen Weichgewebssaumes befinden soll (Abb. 5-4 und 5-5).

Außerdem gilt, je größer die Differenz zwischen Durchmesser des Implantats (kleiner als Zahn) und der Suprakonstruktion, um so mehr vertikale Distanz braucht der Techniker, um das Emergenzprofil zu entwickeln.

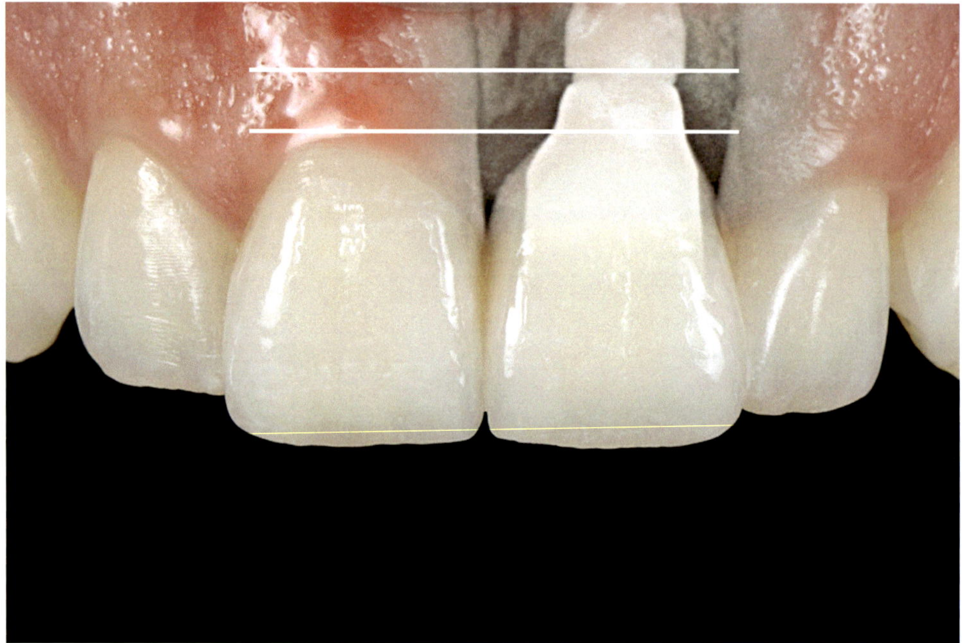

Abb. 5-4 Veranschaulichung der vertikalen Idealsituation durch überprojiziertes Röntgenbild.

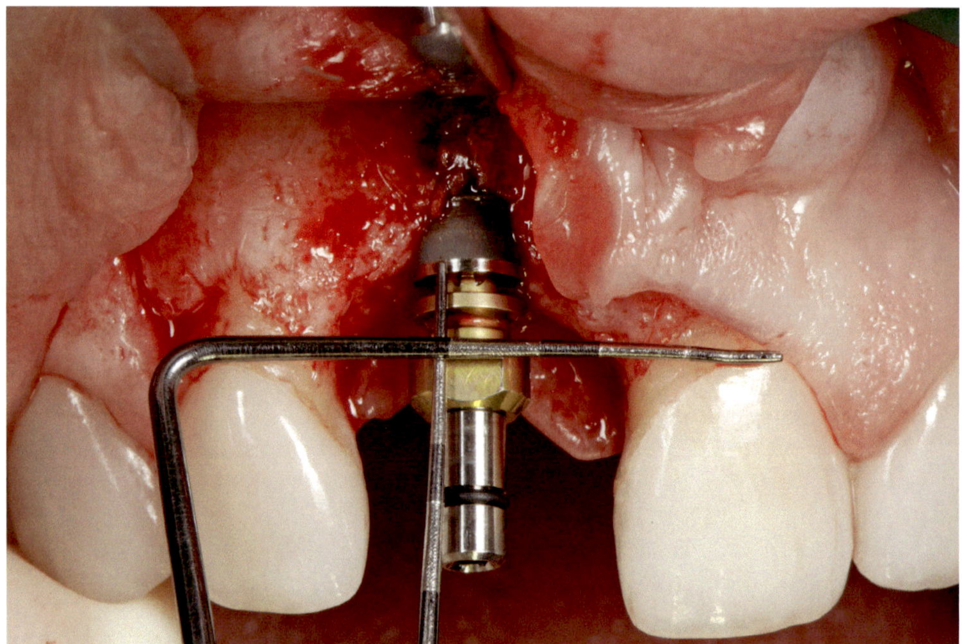

Abb. 5-5 Intraoperative Überprüfung der vertikalen Implantatposition.

Schon 1996 forderte David Garber „let the restoration be the guide", d. h. dass die Suprakonstruktion die Implantatposition determinieren soll[4]. Diese alte Forderung findet in der modernen 3-D-Diagnostik mittels DVT und Schablonentechnik ihre Entsprechung. Doch am Anfang steht noch immer die Analyse der Situation, um die korrekte Position der Suprakonstruktion zu ermitteln.

PLANUNG, ÄSTHETISCHE ANALYSE

In der Literatur sind in der Vergangenheit hinreichend objektivierbare Kriterien für dentale Ästhetik beschrieben worden[5–7]. Das Hauptaugenmerk liegt auf:

- / Mittellinie,
- / Verhältnis Okklusionsebene zu Bipupillarline,
- / Position der Inzisalkanten der Einser im Oberkiefer,
- / Größenverhältnisse der Zähne der Oberkieferfront,
- / Verhältnis der Schneidekanten der Oberkieferfront zu den Lippen,
- / bukkalem Korridor,
- / Verhältnis Oberkieferfrontzähne zu Unterkieferfront.

Verschiedene Methoden zur Behandlungsplanung und zur ästhetischen Analyse wurden beschrieben[8–10]. Alle arbeiten mit Modellen und Fotos und/oder dem Patienten selbst.

Für eine Planung im ästhetischen Bereich ist es ratsam, Situationsmodelle herzustellen, die einerseits die Ausgangssituation festhalten und andererseits der Planung dienen können (Abb. 5-6). An Modellen können sehr gut Platzverhältnisse und okklusale Beziehungen beurteilt werden. Sie können auch zur Patientenkommunikation genutzt werden. Wird ein Wax-up hergestellt, kann die Situation mittels Silikonvorwällen hergestelltem Mock-up in den Mund übertragen werden (Abb. 5-7). Die Silikonschlüssel können auch als Präparationsschlüssel zur Abschätzung der Platzverhältnisse dienen (Abb. 5-8). In einigen Fällen kann es notwendig sein, mit einartikulierten Modellen zu planen. Besonders bei Verlust der Vertikaldimension oder bei funktionsgestörten Patienten empfiehlt es sich, eine Funktionsanalyse und ggf. ein Full-Wax-up, also die komplette Wachssimulation der neuen Okklusion, durchzuführen (Abb. 5-9 bis 5-11).

Zusätzlich ist häufig ein Fotostatus sinnvoll. Neben dem kompletten intraoralen Fotostatus sind für die ästhetische Analyse extraorale Bilder hilfreich.

Digital Smile Design

Anhand von klinischen Fällen soll die Behandlungsplanung mittels Fotos mit dem Digital Smile Design (DSD) nach Coachman exemplarisch demonstriert werden[9].

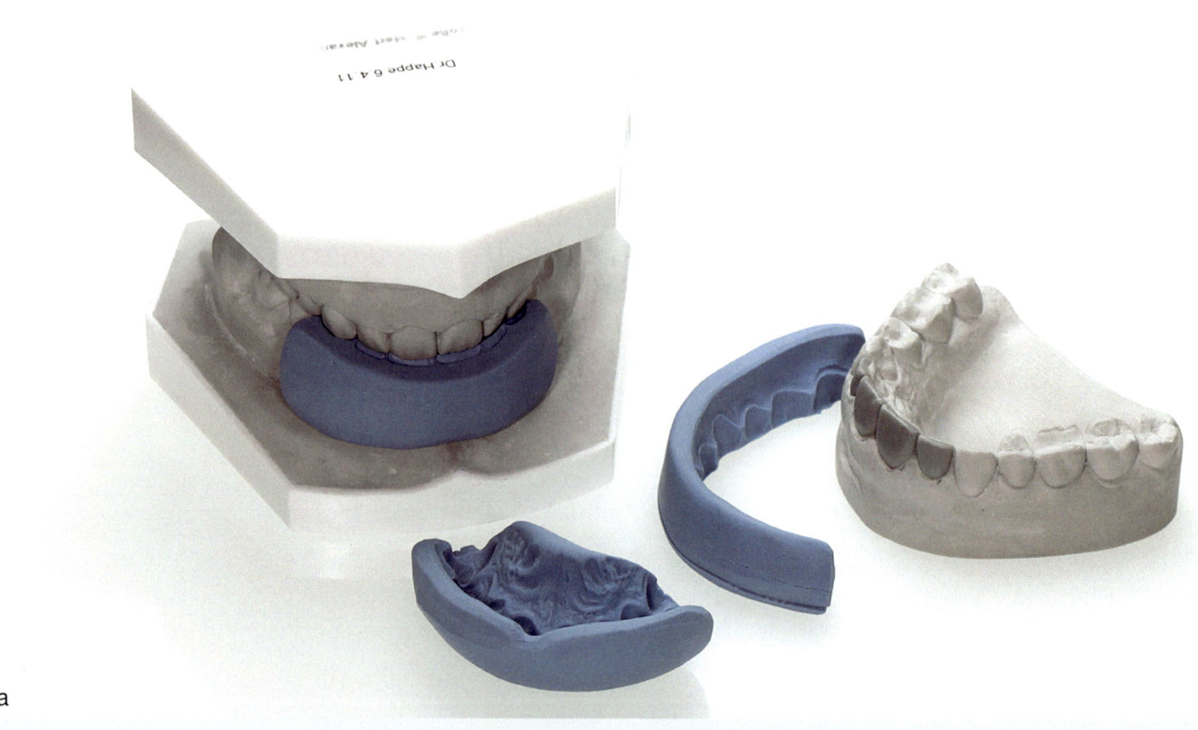

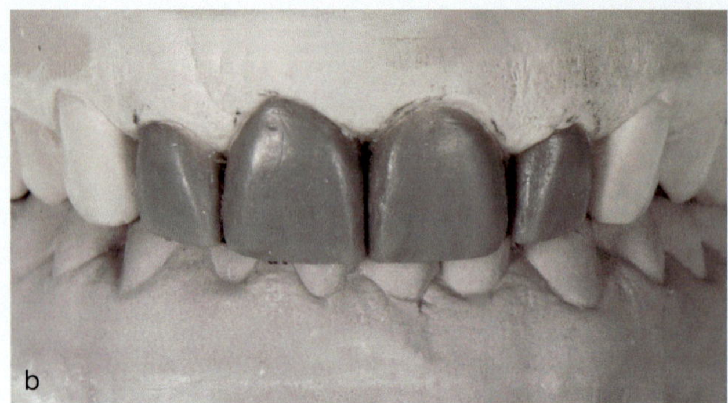

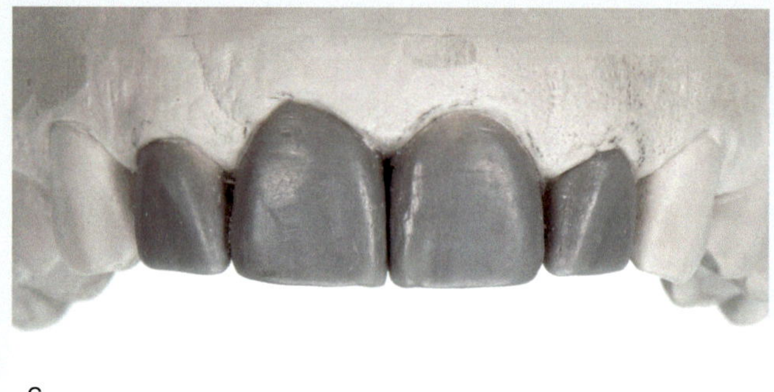

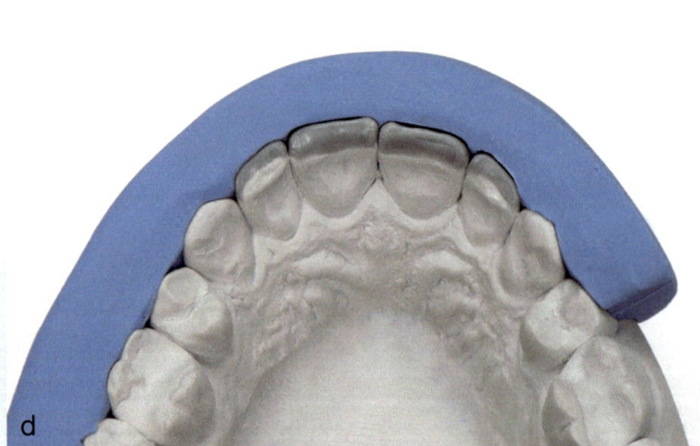

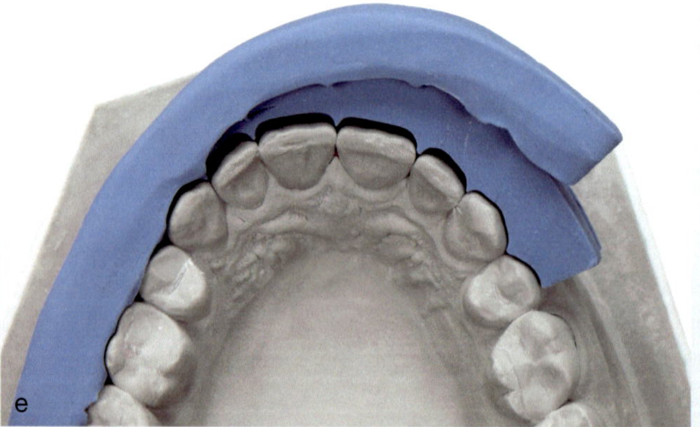

Abb. 5-6 Modell mit Wax-up und Silikonschlüssel für Mock-up und Präparationsschlüssel.

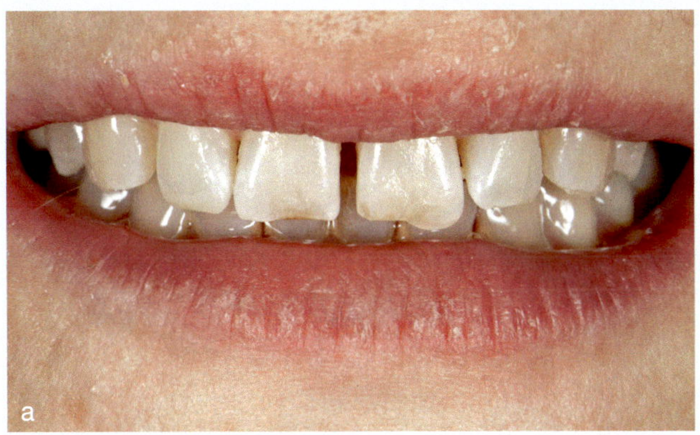

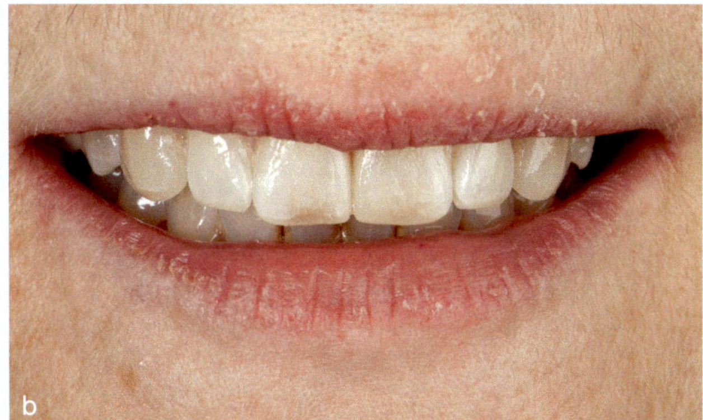

Abb. 5-7 Lückige Oberkieferfront (a); Mock-up: Übertragung des Wax-ups in den Mund mithilfe eines Silikonschlüssels (b).

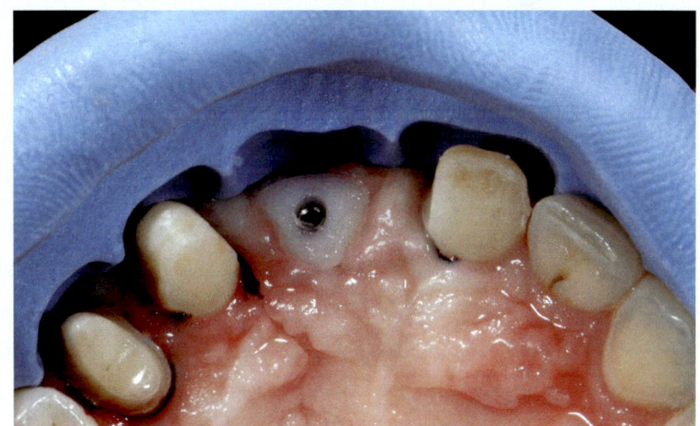

Abb. 5-8 Präparationsschlüssel in situ bei Kombination von natürlichen Pfeilern und Implantat.

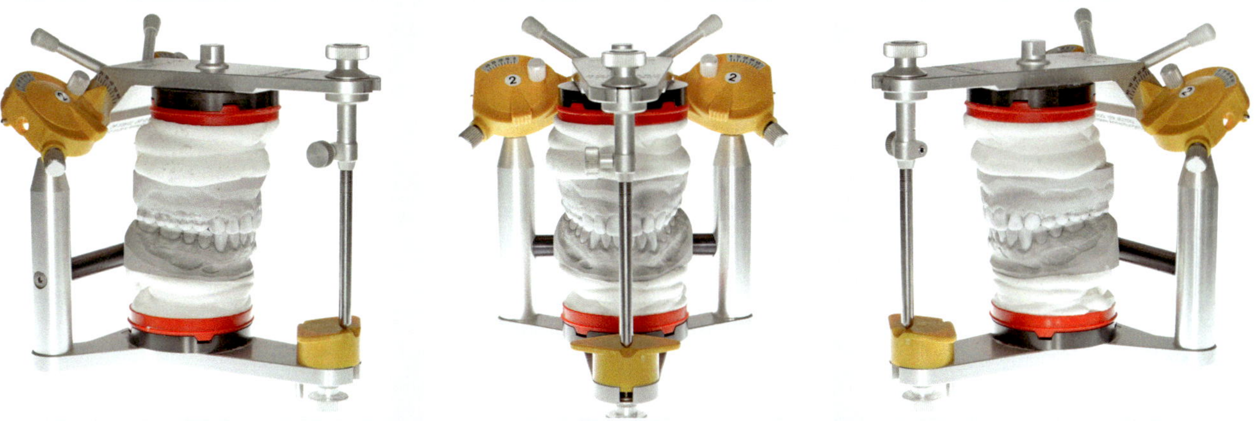

Abb. 5-9 bis 5-11 Einartikulierte Planungsmodelle mit funktionellem Wax-up (Aufwachsen der neuen Okklusion).

Fall 1: Einzelzahnersatz 11 bei einer Patientin mit ausgeprägtem Substanzverlust durch Erosion (Abb. 5-12 bis 5-42) (Dr. A. Happe und ZTM D. Meyer)

Für diese Methode wird neben dem normalen intraoralen Fotostatus ein frontales zentriertes Portrait mit Lächeln bei leicht geöffnetem Mund benötigt und ein Bild der freigestellten Oberkieferfront mit schwarzem Hintergrund.

Die Bilder werden in eine Präsentationssoftware wie Keynote (Apple) oder Powerpoint (Microsoft) importiert. Dort können Referenzlinien angelegt und Größenverhältnisse über die Pixelmaße analysiert werden. Dazu sollten die Bilder aus einer standardisierten Perspektive aufgenommen werden, damit Verzerrungsphänomene durch unterschiedliche Aufnahmeachsen vermieden werden. Selbst wenn optische Phänomene zu leichten Abweichungen führen, kann dieses systematische Vorgehen doch dazu dienen, sich dem Fall anzunähern, und die Analyse benutzt werden, um mit Patienten und Teampartnern, wie etwa Kieferorthopäden oder Zahntechnikern, zu kommunizieren.

Faziale Referenzlinien wie die Mittellinie und Bipupillarlinie sowie die Lachlinie werden zunächst auf den Mund und dann auf die intraorale Situation projiziert. So wird die intraorale Situation in Beziehung zum Gesicht des Patienten gesetzt. Der Verlauf der marginalen Gingiva wird analysiert. Das Längen-Breiten-Verhältnis der Zähne kann analysiert werden, indem ein Rechteck in der Software kongruent über die Zahnkrone gelegt wird und das Längenverhältnis der Seiten über die Pixelmaße ausgerechnet wird. In dem gezeigten Fall beträgt das Verhältnis von Breite zu Länge 99 %, die Zahnkrone ist also fast quadratisch. Eine anatomische Frontzahnkrone eines mittleren Schneidezahns weist im Allgemeinen ein Verhältnis zwischen 75 und 85 % auf[8]. Auf diesen Werten basierend kann eine neue Kontur für die Zähne entwickelt werden. Dabei werden die optisch von frontal wahrnehmbaren Breitenverhältnisse gemäß des goldenen Schnittes überprüft (Abb. 5-25). Diese natürliche Proportion, die sich schon die Griechen der Antike in Architektur und Kunst zu eigen machten, findet sich im Verhältnis der Zahnbreiten einer harmonischen Oberkieferfront wieder. Dabei stehen die optisch wahrgenommenen Breiten in einem Verhältnis von etwa 2/3 (Einser) zu 1/3 (Zweier)[7], das gilt ebenso für das Verhältnis 2er zu 3er. Da der 3er im Bogen steht, sieht man nicht den ganzen Zahn, was dazu führt, dass er schmaler als der 2er wahrgenommen wird.

Nach der Entwicklung der neuen Kontur in diesem klinischen Fall wird deutlich, dass die Zähne 11, 21 elongiert sind und einen Überschuss an Weichgewebe aufweisen. Würde man die Zähne nur inzisal verlängern, würde es zu einer nicht korrekten Position der Schneidekanten der Zähne führen, die sowohl ästhetisch als auch phonetisch problematisch wäre. Die

Position der Schneidekante der mittleren Inzisivi im Oberkiefer ist ein wichtiger Schlüssel für die Gesamtplanung[11]. Der Zahntechniker kann die so entstandene Analyse in ein funktionelles Wax-up übertragen.

In diesem Fall führte die beschriebene Analyse dazu, dass wir eine chirurgische Kronenverlängerung am Zahn 21 durchführten und auch die Alveole von Zahn 11 vor der Implantation entsprechend anpassen mussten. Ohne die Analyse wäre das Implantat allein anhand von lokalen Referenzpunkten, wie etwa krestaler Knochen und marginales Weichgewebe, eingesetzt worden. Damit wäre es wiederum zu einem kompromissbehafteten Längen-Breiten-Verhältnis der Restauration gekommen.

Durch die vertikale Positionierung der Implantatschulter 3,5 mm apikal des zuvor geplanten Weichgewebssaums zeigt das Abschlussbild einen harmonischen und symmetrischen Weichgewebsverlauf.

Besonders bei komplexen Fällen kann das digitale Smile-Design Entscheidungshilfe geben und ist auch als didaktisches Instrument wertvoll.

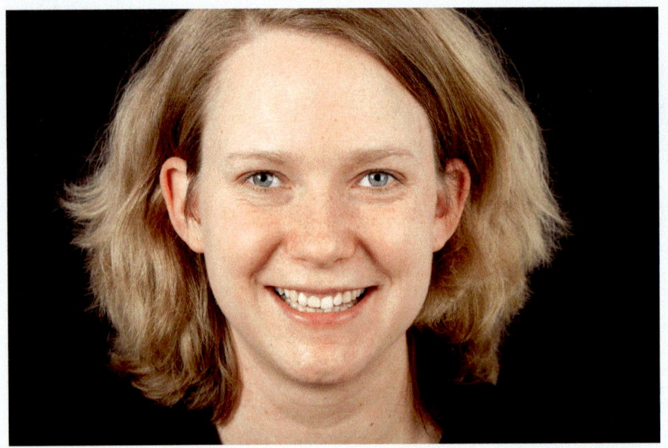

Abb. 5-12 Klinischer Fall 1: 30-jährige Patientin.

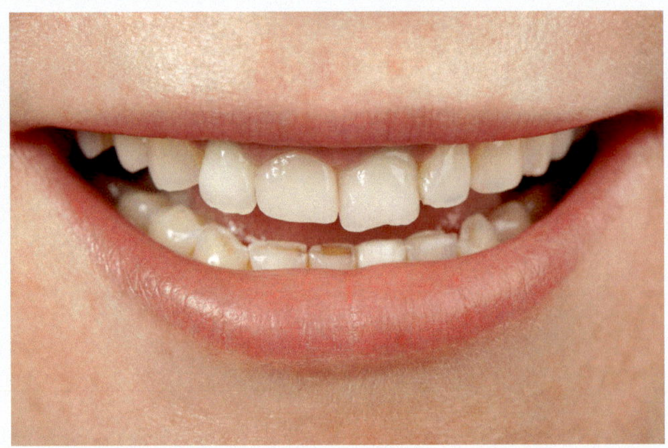

Abb. 5-13 Lippenbild.

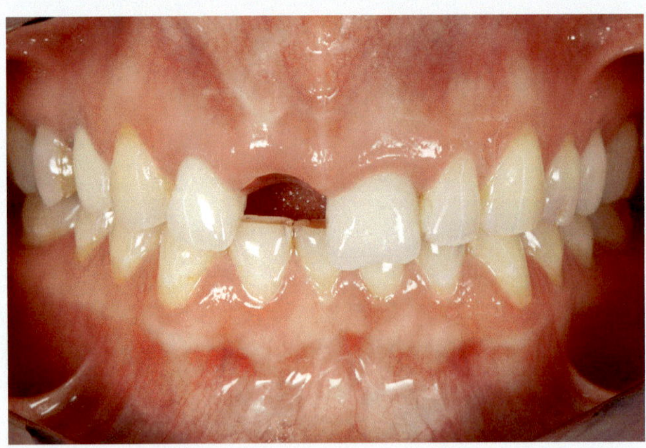

Abb. 5-14 Zahn 11 ist frakturiert. Der Wurzelrest hat eine Längsfraktur und ist nicht erhaltungswürdig.

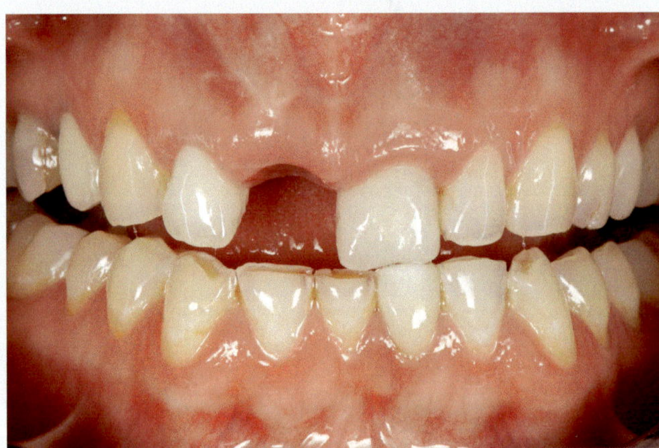

Abb. 5-15 Protrusion. Erkennbarer Substanzverlust an den Schneidekanten der Frontzähne.

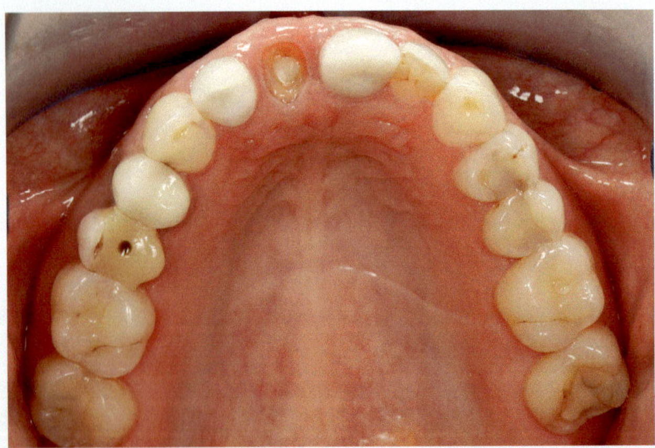

Abb. 5-16 Oberkieferübersichtsbild. Generalisierte moderate Erosionen, z. T. insuffiziente Versorgungen.

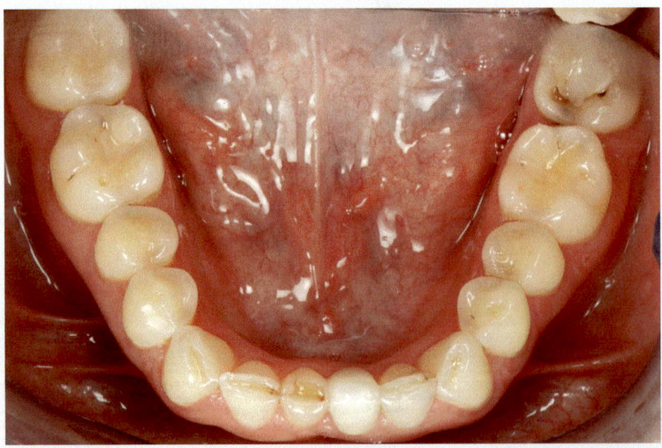

Abb. 5-17 Unterkieferübersichtsbild. Generalisierte Erosionen, z. T. insuffiziente Versorgungen.

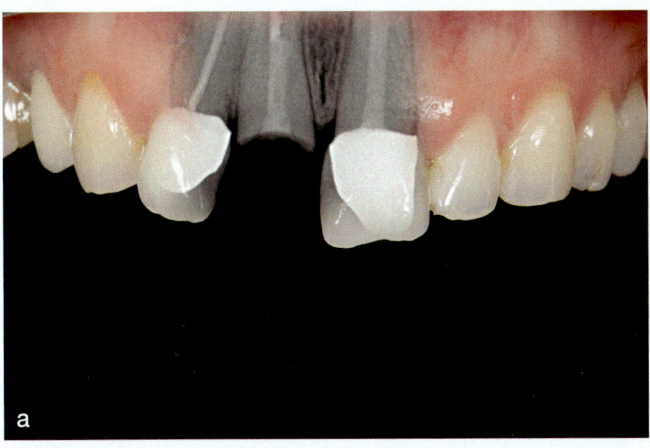

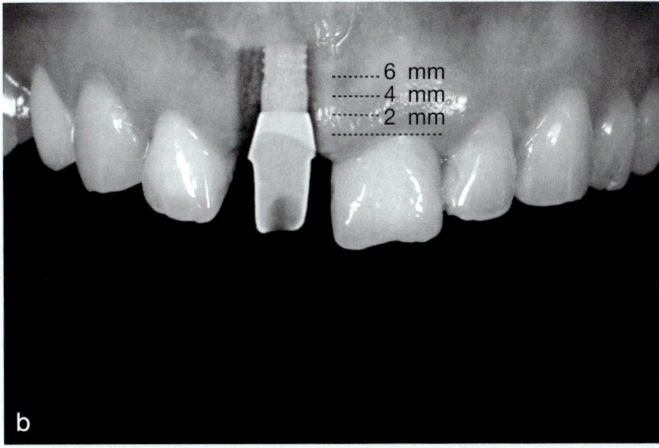

Abb. 5-18 Röntgenbild über die klinische Situation projiziert (a). Es stellt sich die Frage, wie tief das Implantat inseriert werden sollte (b).

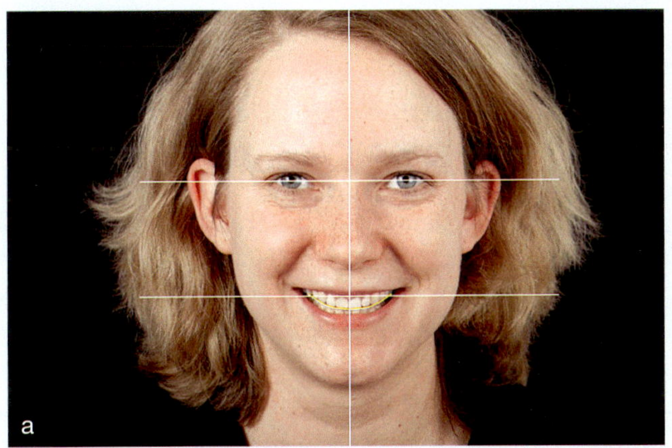

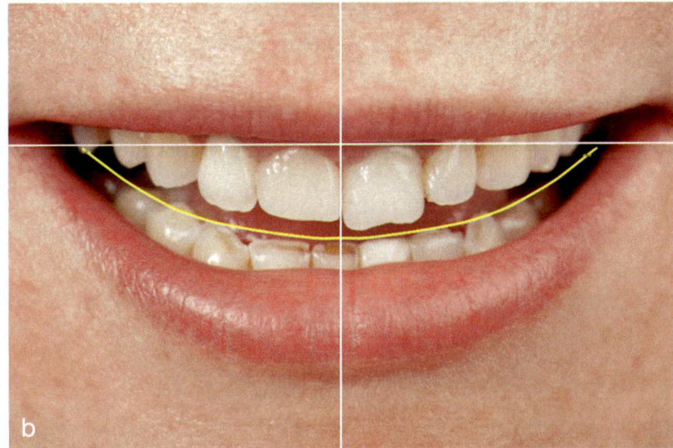

Abb. 5-19 Digitales Smile Design. Projektion der Referenzlinien auf das Portrait (a). Vergrößerung des Mundausschnitts (b).

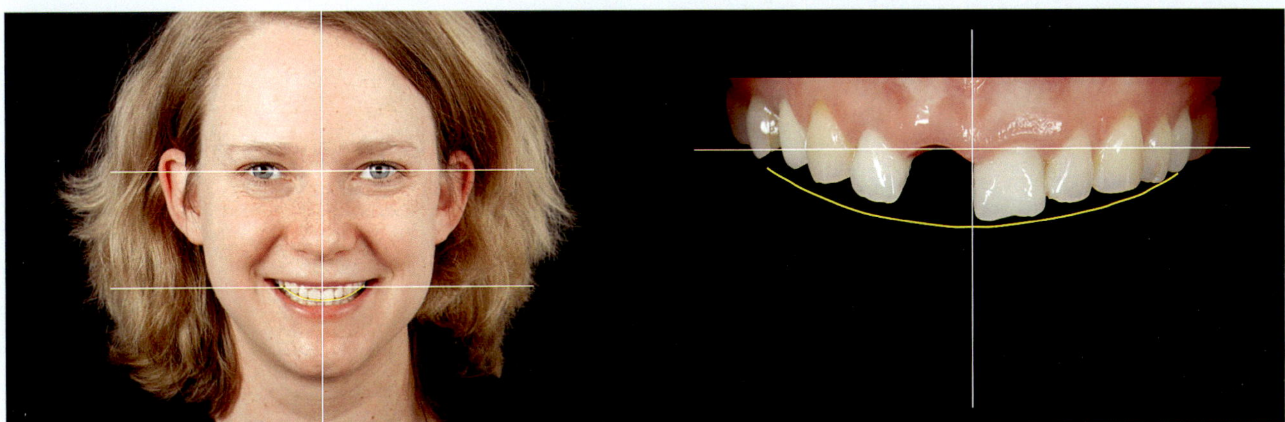

Abb. 5-20 Übertragung der Referenzlinien auf die intraorale Situation.

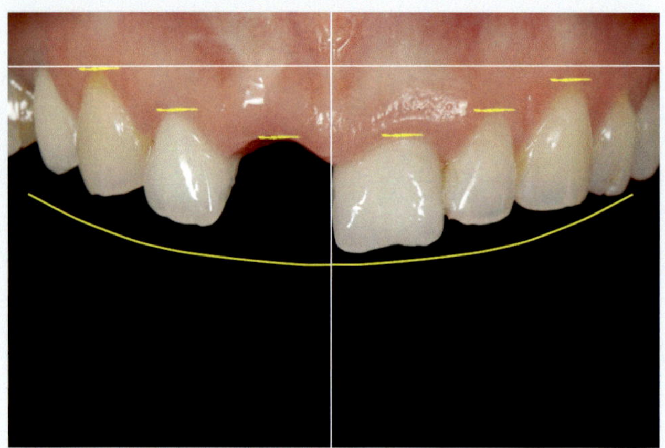

Abb. 5-21 Analyse des Weichgewebsverlaufes.

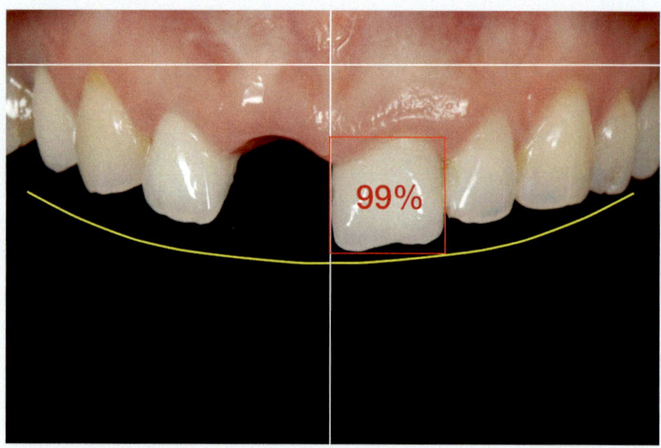

Abb. 5-22 Analyse des Längen-Breiten-Verhältnisses. Die klinische Krone ist nahezu quadratisch.

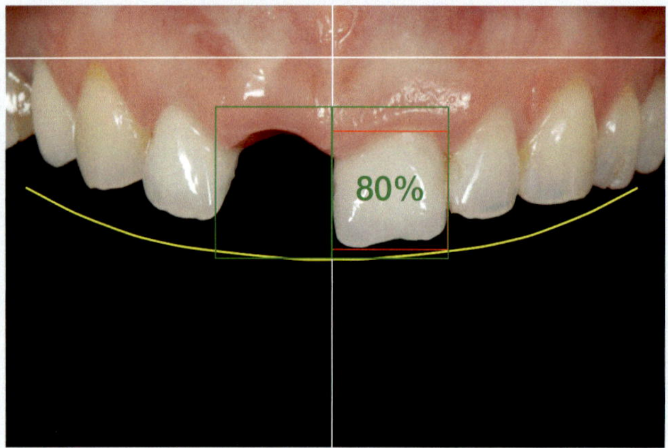

Abb. 5-23 Simulation eines korrekten Längen-Breiten-Verhältnisses.

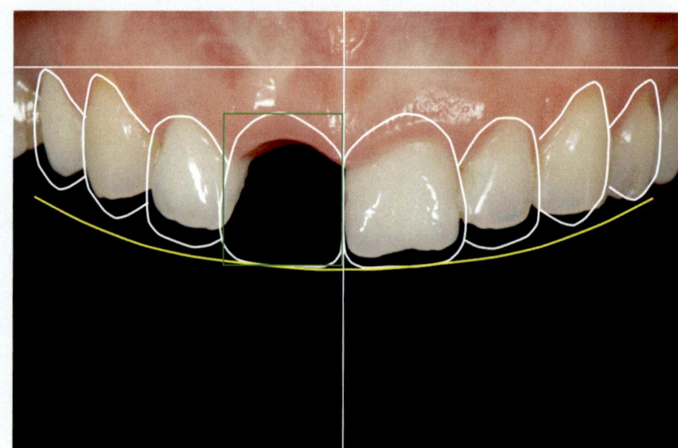

Abb. 5-24 Entwicklung einer neuen Zahnform.

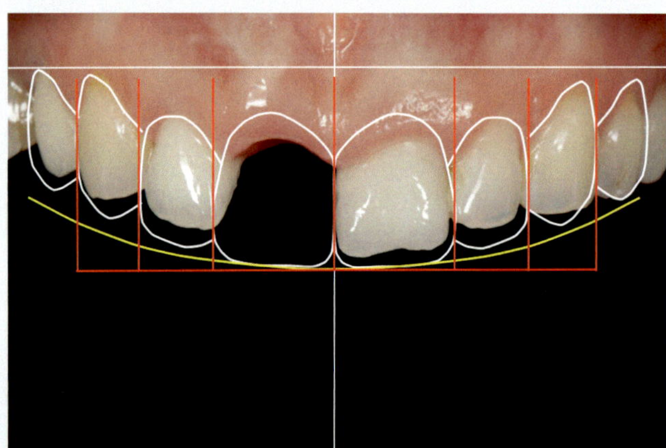

Abb. 5-25 Überprüfung der Dimensionen und Breitenverhältnisse mit einer Schablone, die den „Goldenen Schnitt“ simuliert.

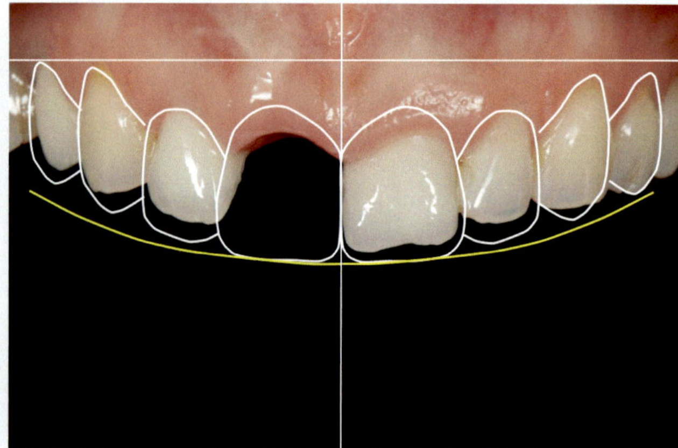

Abb. 5-26 Neue Kontur der Oberkieferfront. Es wird deutlich, dass an 11, 21 ein Gewebeüberschuss vorhanden ist.

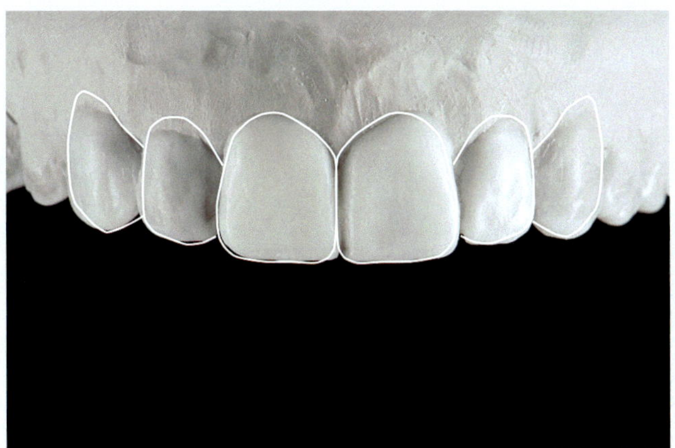

Abb. 5-27 Übertragung der Zahnformen in ein Wax-up.

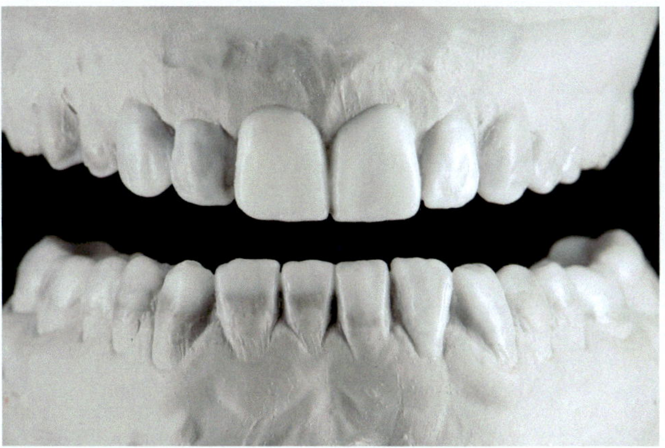

Abb. 5-28 Komplettes Wax-up von Ober- und Unterkiefer zur Umgestaltung der Okklusion und Frontzahnbeziehung.

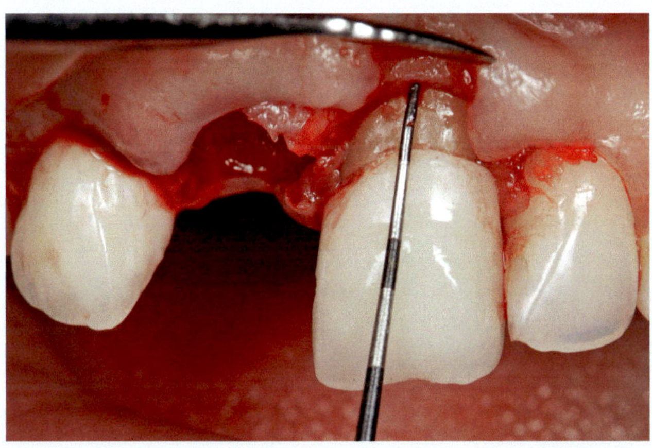

Abb. 5-29 Ausmessen der biologischen Breite vor Kronenverlängerung.

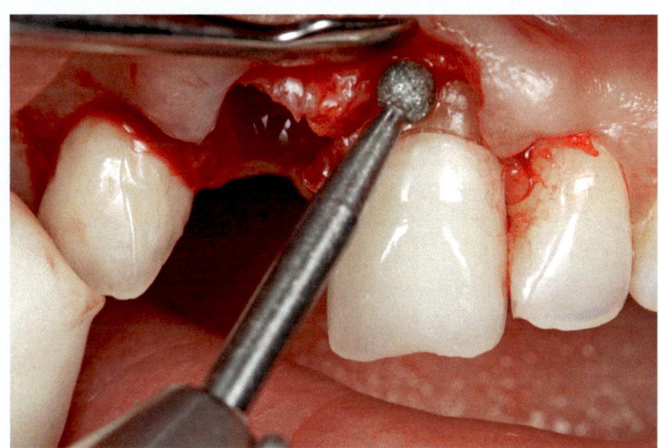

Abb. 5-30 Resektion des krestalen Knochens mit einem Diamanten.

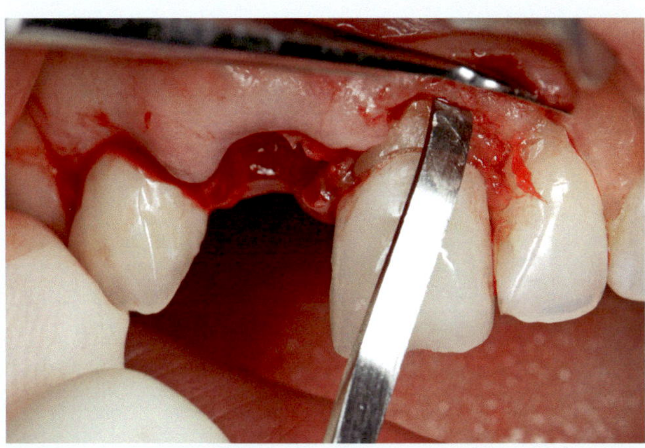

Abb. 5-31 Feinjustierung mit PAR-Meißel.

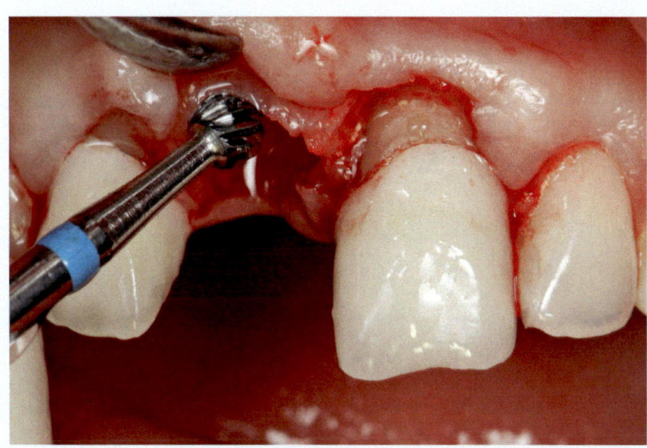

Abb. 5-32 Anpassen der Alveole Regio 11.

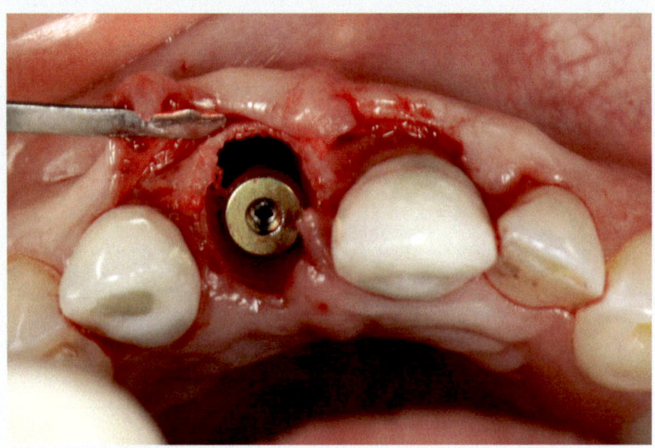

Abb. 5-33 Sofortimplantat Regio 11 (3,8 mm Durchmesser).

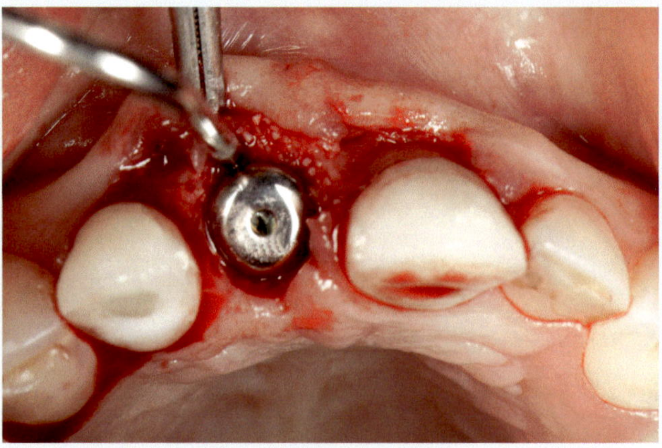

Abb. 5-34 Auffüllen des Spalts zwischen Implantat und bukkaler Lamelle mit Xenograft, Ginigvaformer in situ.

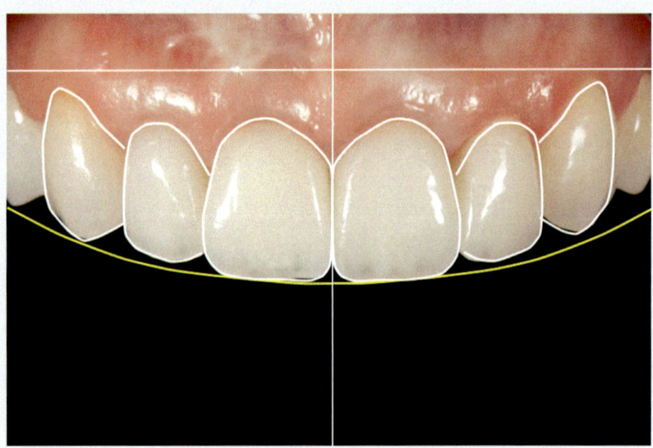

Abb. 5-35 Übereinstimmung von Endergebnis und digitaler Simulation.

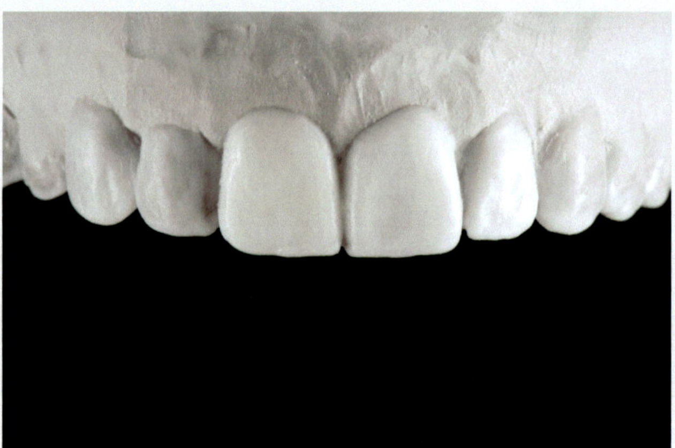

Abb. 5-36 Das Wax-up zum Vergleich.

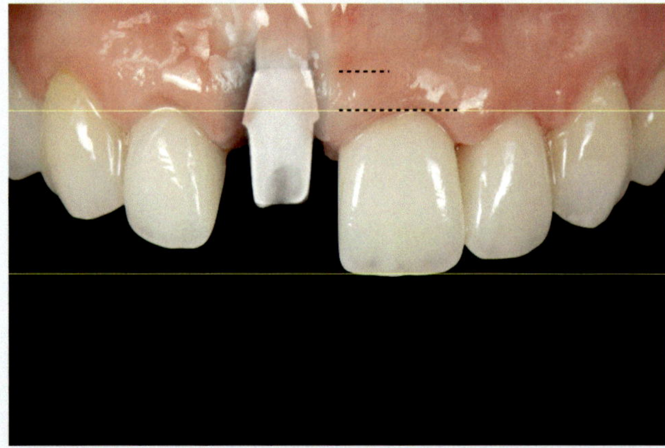

Abb. 5-37 Die vertikale Implantatposition richtete sich nach dem für die Zukunft geplanten Weichgewebsverlauf. Die Implantatschulter liegt in diesem Fall 3,5 mm apikal des marginalen Mukosasaums.

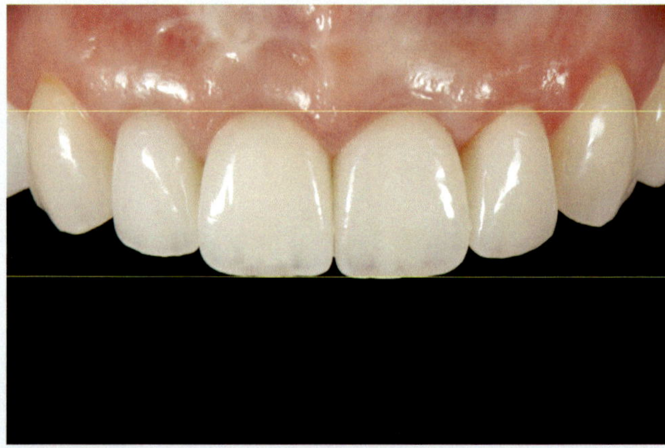

Abb. 5-38 Symmetrischer Weichgewebsverlauf von 11 und 21.

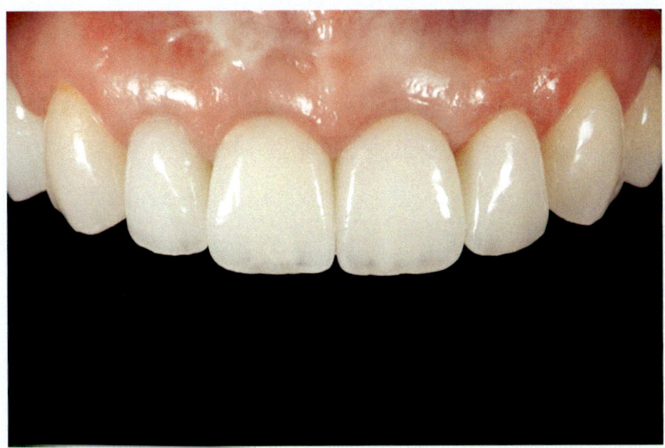

Abb. 5-39 Abschlussbild der OK-Front.

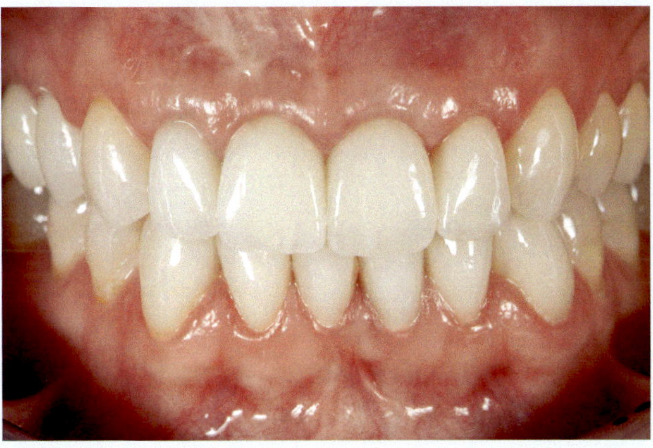

Abb. 5-40 Abschlussbild (Chirurgie und Prothetik: A. Happe, Zahntechnik: D. Meyer).

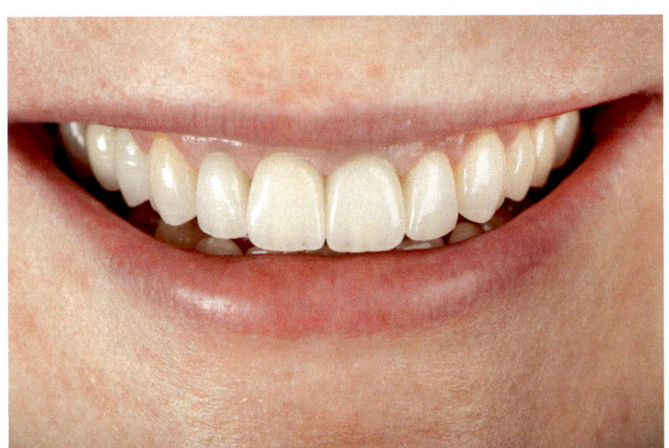

Abb. 5-41 Lippenbild nach Abschluss der Behandlung.

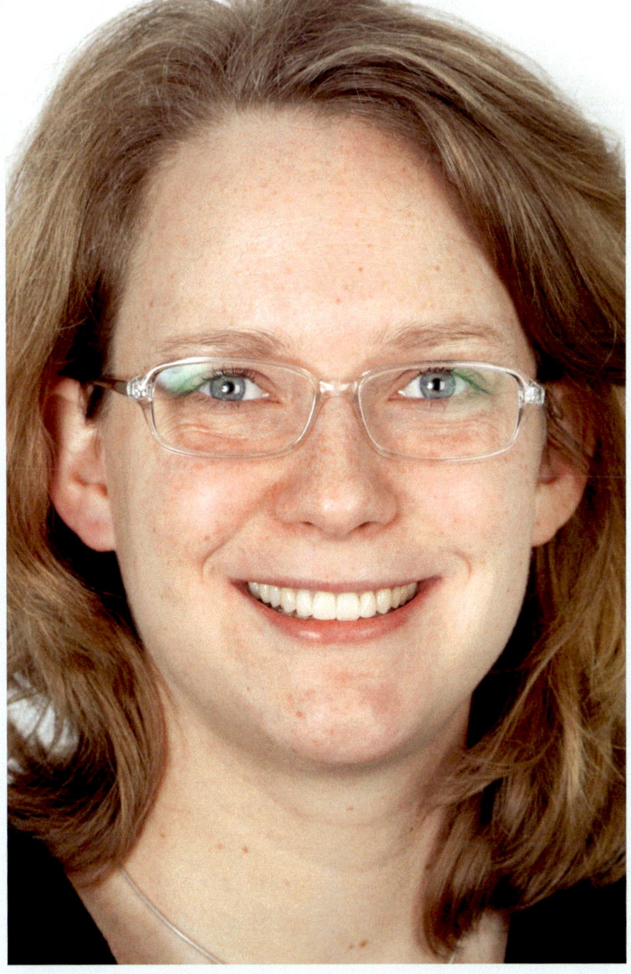

Abb. 5-42 Portrait der Patientin nach Abschluss der Behandlung.

Fall 2: Nicht erhaltungswürdige Frontzähne, vorhandenes Implantat 23, Umgestaltung der OK-Front (Abb. 5-43 bis 5-84) (Dr. T. Morr und Dr. C. Coachman)

Die Patientin aus diesem Fall wurde alio loco bereits kieferorthopädisch behandelt. Als Folge kam es zu Wurzelresorptionen an den Frontzähnen 12–22. Obwohl diese 4 Frontzähne bereits mit einem Draht verblockt sind, weisen sie einen Lockerungsgrad III auf. Die Patientin kann kaum essen, weil sie Angst hat, die Zähne zu verlieren. Zahn 11 hat eine retrograde Wurzelfüllung nach Wurzelspitzenresektion. In Regio 23 wurde bereits ein Implantat gesetzt, das durch seine inkorrekte dreidimensionalen Position zu einer ästhetischen Beeinträchtigung geführt hat. Plan war es, die Zähne 12–22 zu entfernen und Implantate Regio 12 und 21 zu setzen, um dann eine implantatgetragene Brücke von 12 über 21 auf 23 herzustellen. Zahn 11 wurde im Sinne eines sogenannten „Rootbanking" auf Niveau des krestalen Knochens gekürzt und die Wurzel als Ridge-Preservation belassen. Bei dieser Methode wird gewartet, bis die Schleimhaut vollständig über dem Wurzelrest geschlossen ist, um dann dort eine Ponticauflage herzustellen. Die Wurzel verbleibt dauerhaft im Alveolarknochen im Sinne einer „Radix relicta". Die Patientin wünschte anlässlich der anstehenden Implantatbehandlung eine Verbesserung der Gesamtsituation in der Oberkieferfront. Mithilfe des DSD wurde die bestehende Situation analysiert und ein Vorschlag für eine Umgestaltung der Oberkieferfront erarbeitet.

Dazu wird das Portrait zunächst horizontal ausgerichtet, sodass die Bipupillarebene mit der Horizontalen der Software übereinstimmt. Dann werden die Referenzlinien (Bipupillarebene, Nasenbasis, Mittellinie, Lachlinie) eingezeichnet (Abb. 5-53 und 5-54) und auf die intraorale Situation übertragen (Abb. 5-55).

Die Abbildung 5-56 zeigt, wie ein digitales Lineal, das anhand der realen Länge der Zähne am Modell kalibriert wird, dazu dienen kann, metrische Werte der Analyse zu gewinnen, um diese auf das Modell zu übertragen (Abb. 5-56, 5-61, 5-62). Dazu wird die reale Länge des 1ers genommen (hier: 8 mm) und das Lineal entsprechend eingestellt. Danach darf es in der Software nicht mehr in seiner Größe verändert werden. Allerdings muss man optische Verzerrungen berücksichtigen und die Messwerte am Modell oder Patienten auf Plausibilität prüfen. Die Abweichung der Mittellinie um weniger als 1 mm ist nicht ästhetisch problematisch und bedarf nicht notwendigerweise einer Korrektur[12], kann hier aber relativ einfach realisiert werden.

Man kann Bereiche des Fotos ausschneiden und unterschiedlich einfärben. Dies ist manchmal hilfreich, um sich auf Teilbereiche zu konzentrieren. Hier wurde einmal die Schleimhaut entfärbt, um die Zahnformen besser zu beurteilen (Abb. 5-58), und einmal die Zähne, um den Verlauf des Weichgewebes besser zu sehen (Abb. 5-59). Abbildung 5-60 zeigt die Analyse des Längen-Breiten-Verhältnisses der Zähne am Beispiel 11 und 22. Beide Zähne wichen deutlich vom idealen Verhältnis ab. Dieses stellt sich idealerweise mit 100 zu 75–85 dar (dabei ist 100 die Zahnlänge); es kann auch in Prozent angegeben werden: 80 % entspricht dann einem Längen-Breiten-Verhältnis von 100 zu 80. Zahn 11 ist im beschriebenen Fall fast quadratisch (fast 100 %), Zahn 22 viel zu schmal bzw. zu lang (deutlich unter 75 %).

Der Weichgewebsverlauf ist in diesem Fall sehr unregelmäßig. Die Abbildungen 5-61 und 5-62 zeigen den Niveauunterschied zwischen verschiedenen Papillen. Am deutlichsten ist dieser Unterschied zwischen der Referenzpapille distal von 11 und der Papille distal von 22. Unilaterale Papillendefizite werden häufig als unästhetisch wahrgenommen; ab einer Differenz von 1 bis 1,5 mm werden sie als problematisch wahrgenommen[13]. Zur Entwicklung der neuen Oberkieferfrontzahnsituation wird zunächst ein Rechteck mit dem Längenbreitenverhältnis von 75 bis 85 % (muss individuell zur anatomischen Situation passen) an den Referenzlinien (Mittellinie und Lachlinie) ausgerichtet. Dieses Rechteck wird auch an 21 angelegt und dann die neue Zahnform eingezeichnet. Hier können Schablonen aus einer Bibliothek hilfreich sein. Beim Zeichnen der 2er und 3er orientiert man sich weiter an der Lachlinie und den allgemeinen ästhetischen Grundregeln. So entsteht ein erster Entwurf der neuen Situation, die der Zahntechniker in ein Wax-up transferieren kann (Abb. 5-63 bis 5-66). Im vorliegenden Fall wurden die Zähne 12, 21, 22 extrahiert und Implantate in Regio 12 und 21 gesetzt. Die zu extrahierenden Zähne 12, 21 und 22 wurden zunächst kieferorthopädisch extrudiert (Abb. 5-67), um einen Gewebeüberschuss zu produzieren. Dadurch konnten Augmentationen vermieden und das Weichgewebslevel angeglichen werden. Besonders Zahn 22 wurde deutlich extrudiert und dadurch das vertikale Gewebedefizit niveliert. Die Wurzel von 11 verblieb zur Kammprophylaxe (Abb. 5-68 bis 5-71).

Nach der Osseointegration der Implantate wurde zunächst ein Provisorium eingegliedert, um das Weichgewebe auszuformen (Abb. 5-72 und 5-73). Nach der Reifung der Weichgewebe (mind. 3 Monate post OP) erfolgte die Abformung für die definitive Versorgung mit Übertragung des erarbeiteten Emergenzprofils (Abb. 5-74 bis 5-77). Für die definitive Versorgung wurden individuelle Zirkonoxidabutments hergestellt und das Emergenzprofil weiter optimiert (Abb. 5-78 bis 5-80). Auf den Röntgenbildern nach dem definitiven Einsetzen (Abb. 5-81) sieht man sehr schön die Unterschiede in der periimplantären Knochenkonfiguration zwischen den Implantaten 12 und 21 mit konischer Verbindung und dem Implantat 23 mit der klassischen Außensechskantverbindung (engl. butt-joint). Die Abschlussbilder (Abb. 5-83 und 5-84) zeigen die umgestaltete Frontzahnsituation, die im Gegensatz zur Ausgangssituation (Abb. 5-82) einen deutlich gleichmäßigeren Weichgewebsverlauf und eine viel harmonischere Formensprache der Zähne aufweist. Das Lippenbild zeigt die natürliche Interaktion mit den Lippen (Abb. 5-84).

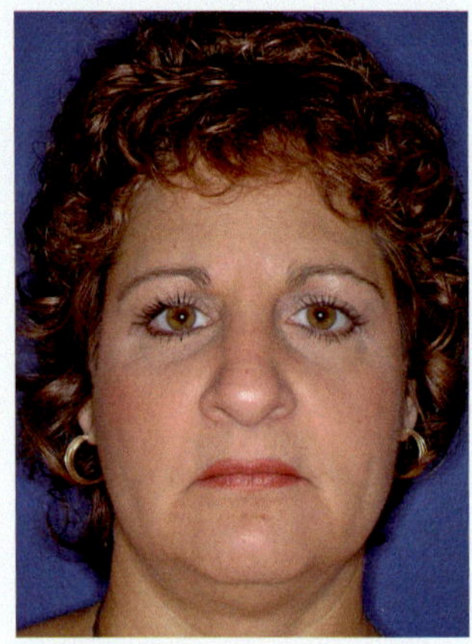

Abb. 5-43 Fall 2: Portrait der Patientin mit entspannt geschlossenem Mund.

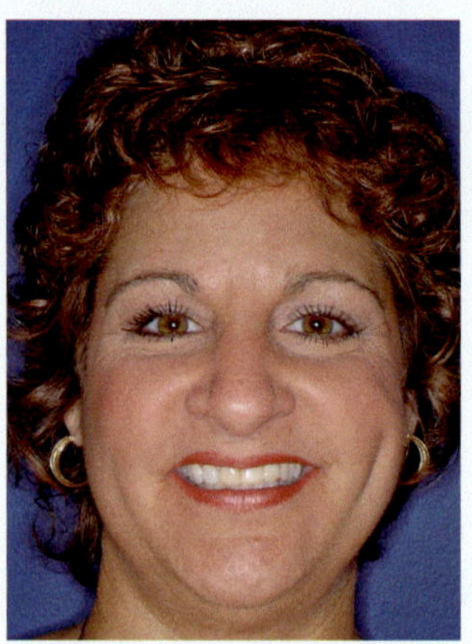

Abb. 5-44 Portrait der lächelnden Patientin.

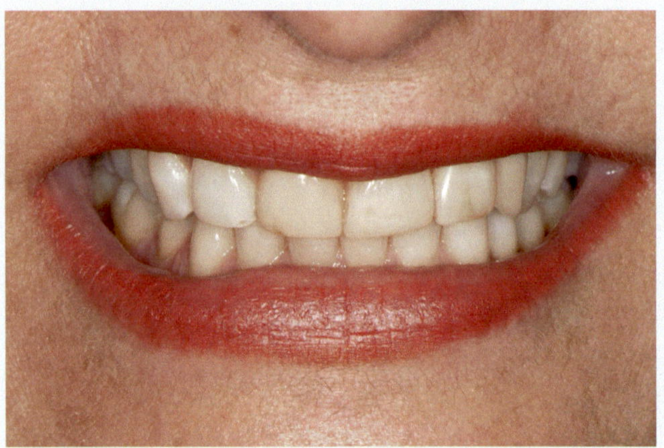

Abb. 5-45 Lippenbild des Lächelns.

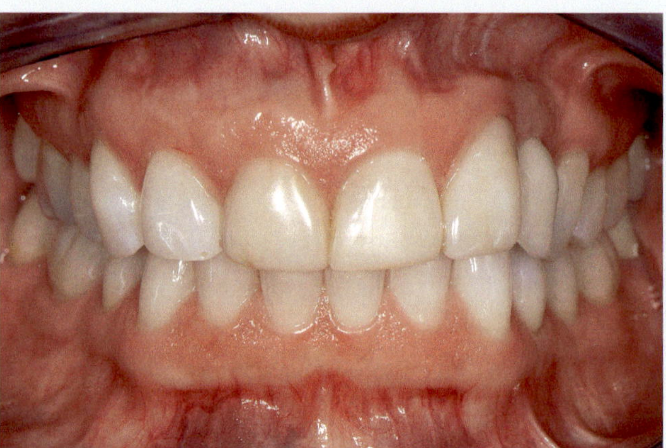

Abb. 5-46 Intraorale Situation mit Implantat Regio 23 und Rezession 22.

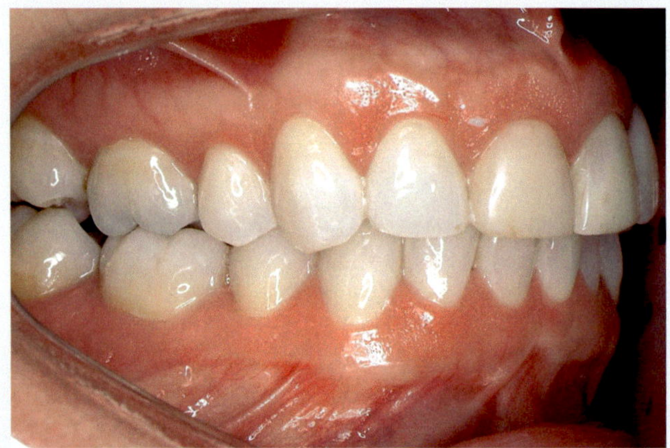

Abb. 5-47 Intraorale Aufnahme von rechtslateral.

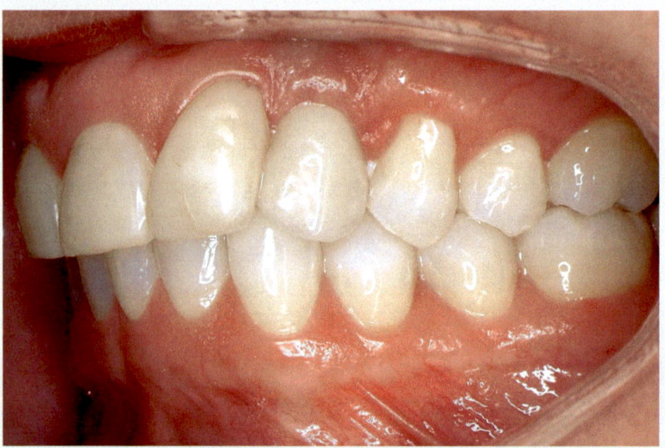

Abb. 5-48 Intraorale Aufnahme von linkslateral.

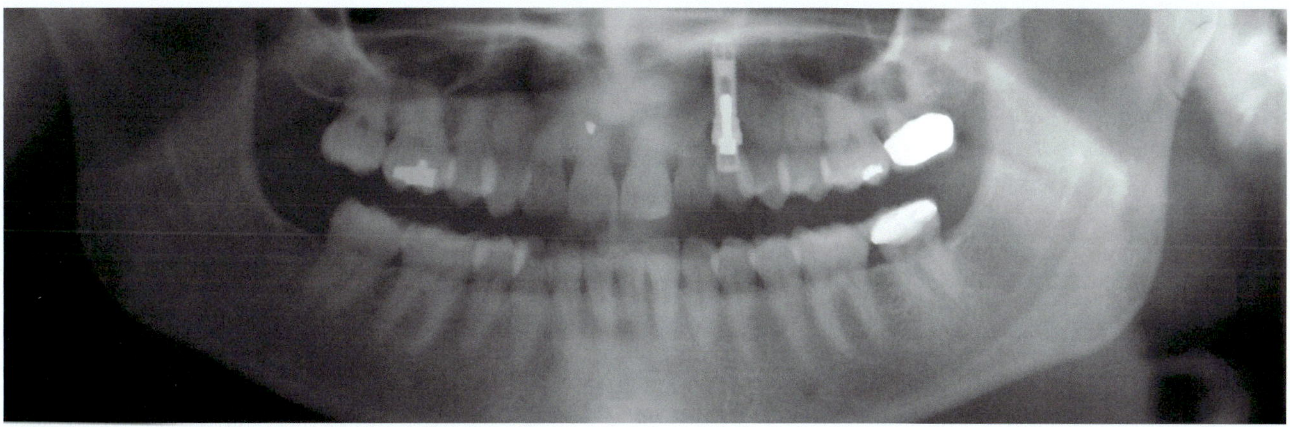

Abb. 5-49 Übersichtsaufnahme des Oberkiefers.

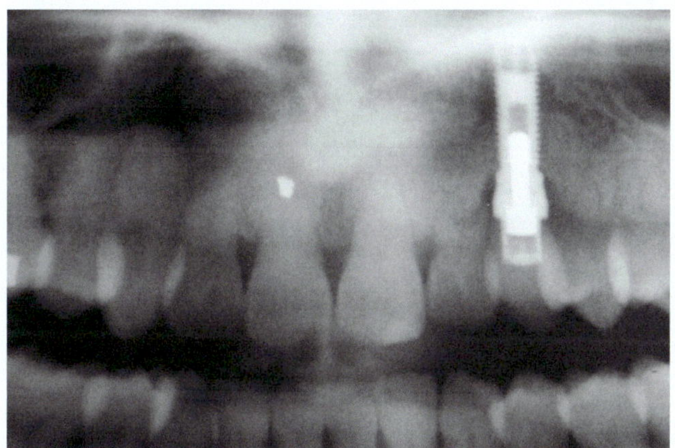

Abb. 5-50 Ausschnitt einer Röntgenübersichtsaufnahme.

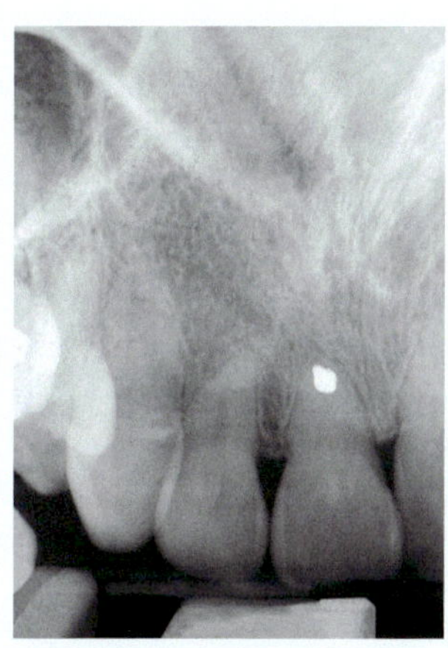

Abb. 5-51 Zahnfilm 11–13.

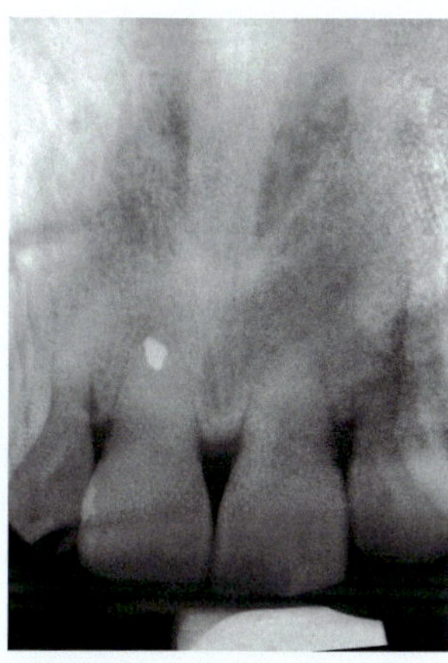

Abb. 5-52 Zahnfilm 11–22.

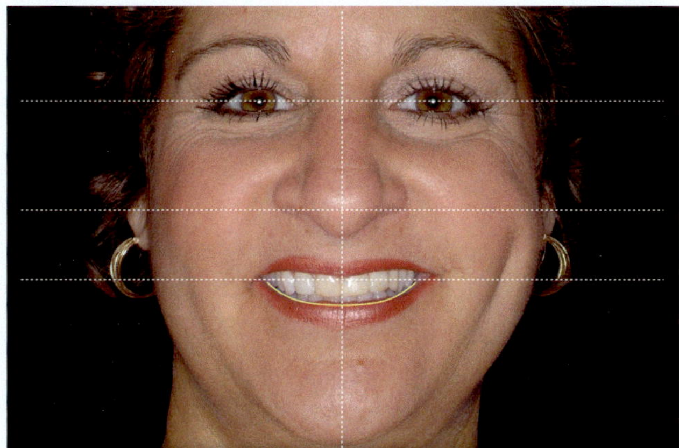

Abb. 5-53 Ästhetische Analyse: Die horizontalen und vertikalen Referenzebenen wurden auf das Portrait übertragen. Ebenso wurde die Lachlinie der Unterkiefer übernommen.

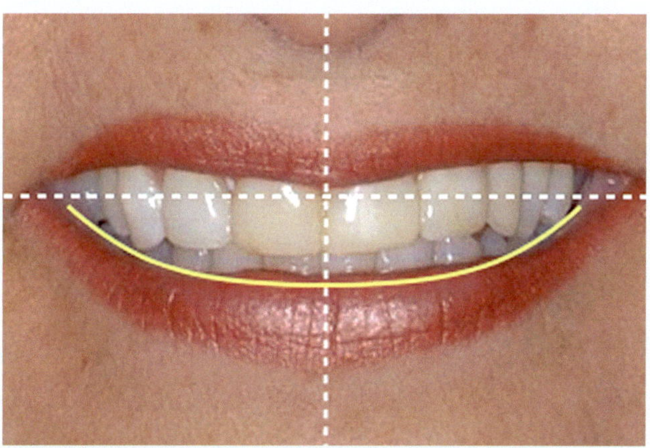

Abb. 5-54 Vergrößerung des Mundausschnitts

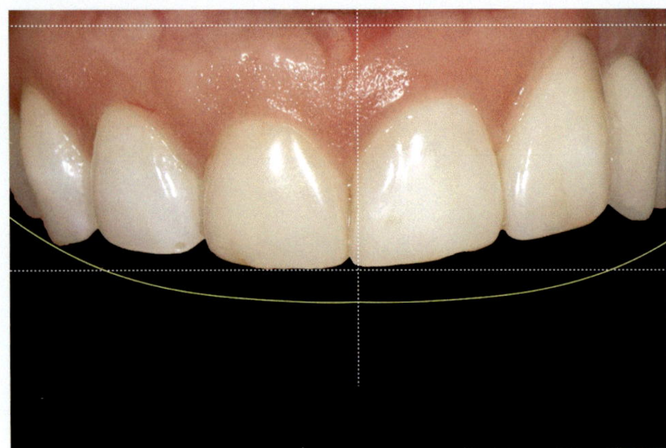

Abb. 5-55 Die wesentlichen Referenzebenen wurden auf die intraorale Situation übertragen.

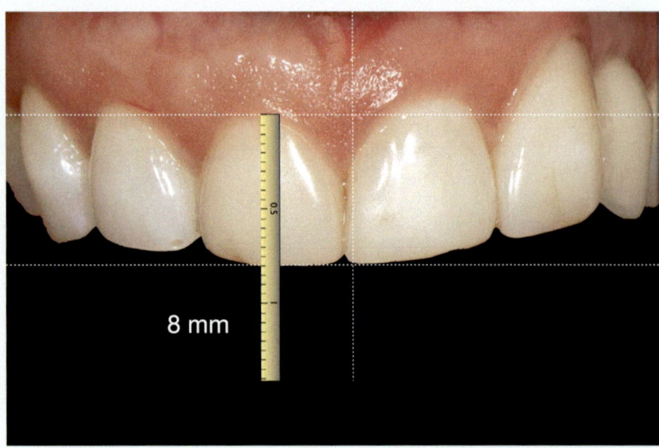

Abb. 5-56 Das digitale Lineal wird an der realen Kronenlänge von 11 kalibriert.

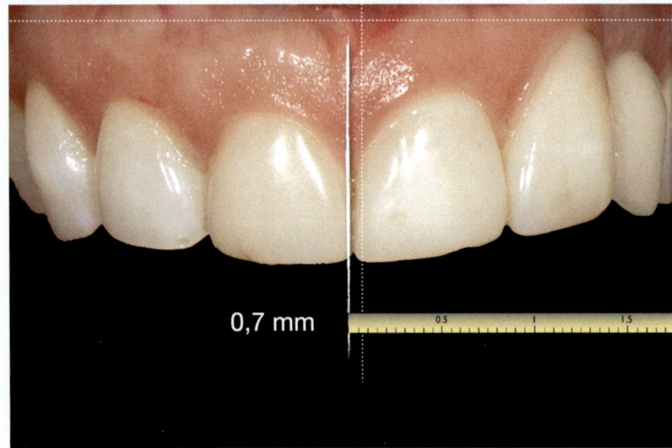

Abb. 5-57 Das so kalibrierte Lineal kann nun benutzt werden, um Dimensionen auf dem Bild näherungsweise zu messen.

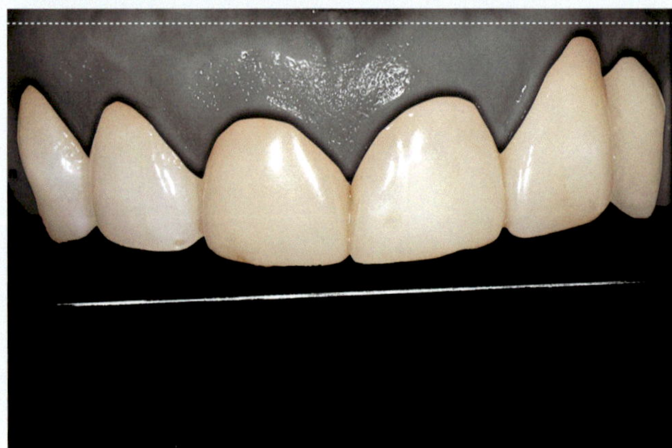

Abb. 5-58 Die Schleimhaut wurde schwarz-weiß dargestellt, um die Zahnformen besser beurteilen zu können.

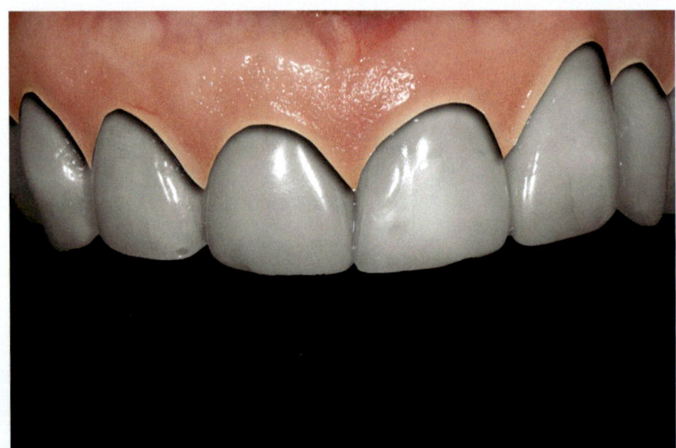

Abb. 5-59 Die Zähne wurden schwarz-weiß dargestellt, um den Weichgewebsverlauf besser beurteilen zu können.

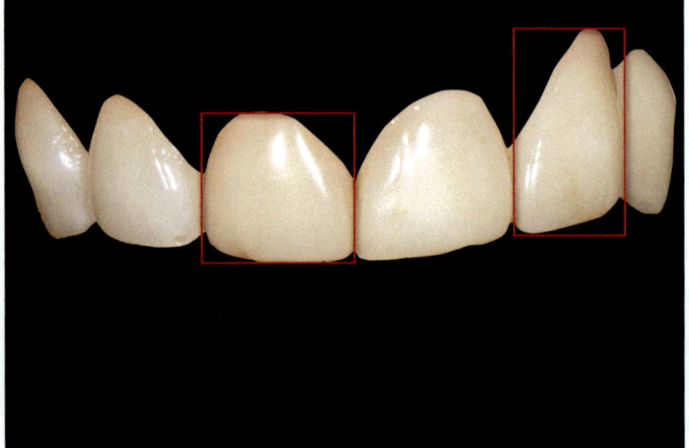

Abb. 5-60 Darstellung der Längen-Breiten-Verhältnisse von 11 und 22.

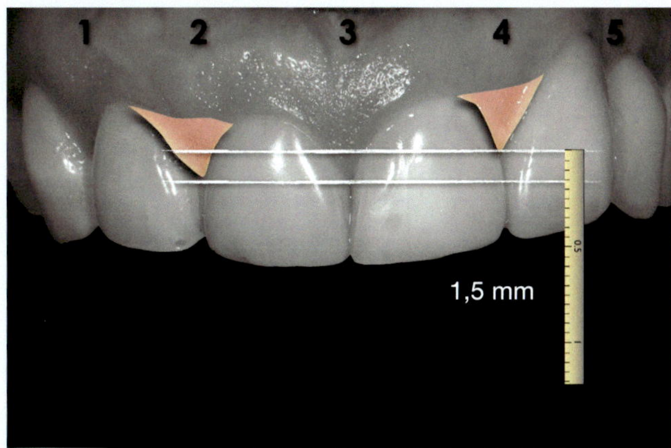

Abb. 5-61 Vergleich des Niveaus der Papille distal 21 mit der Referenzpapille distal 11.

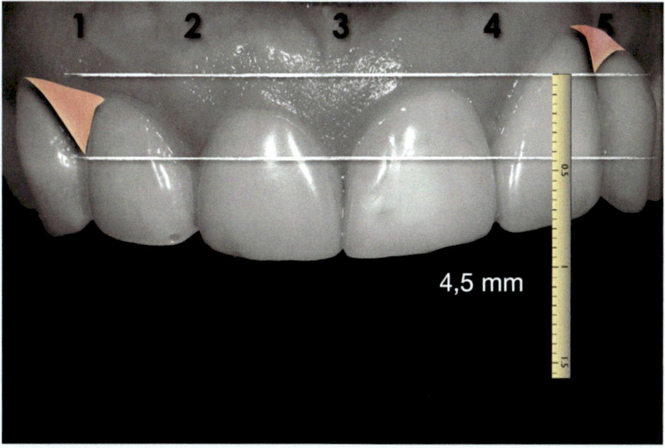

Abb. 5-62 Deutliche Diskrepanz zwischen der Referenzpapille und der Papille distal von 22.

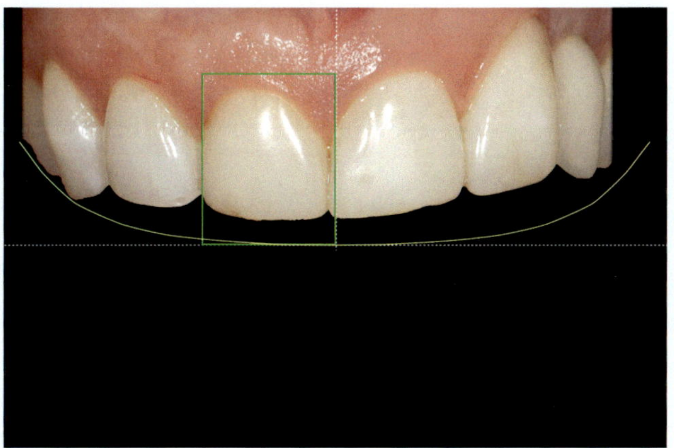

Abb. 5-63 Die angestrebten Proportionen werden per Rechteck mit dem Verhältnis von 75 bis 85 % auf Zahn 11 übertragen.

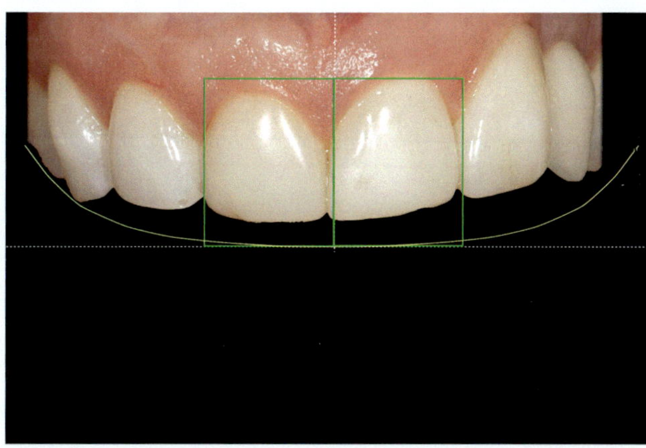

Abb. 5-64 Ausrichtung des 2. Rechtecks auf 21 entsprechend Mittellinie und Lachlinie.

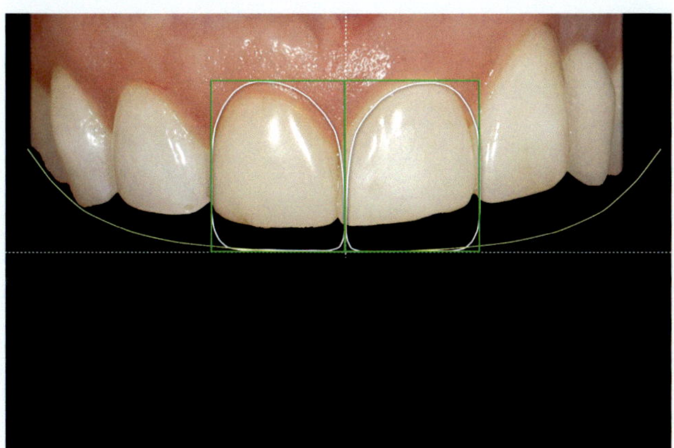

Abb. 5-65 Einzeichnen der Zahnform innerhalb der Rechtecke.

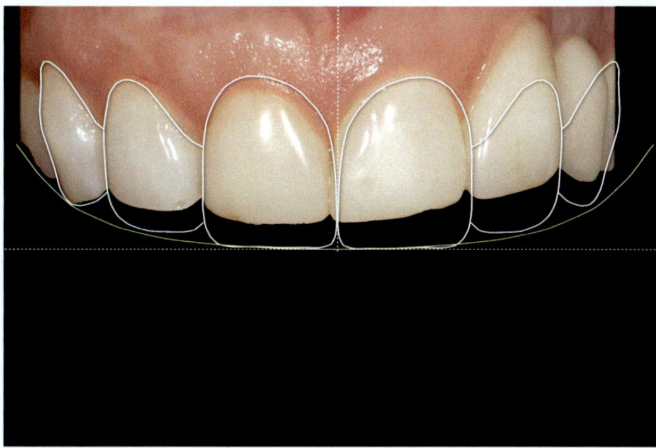

Abb. 5-66 Vervollständigung der Front nach Lachlinie und allgemeinen ästhetischen Richtlinien.

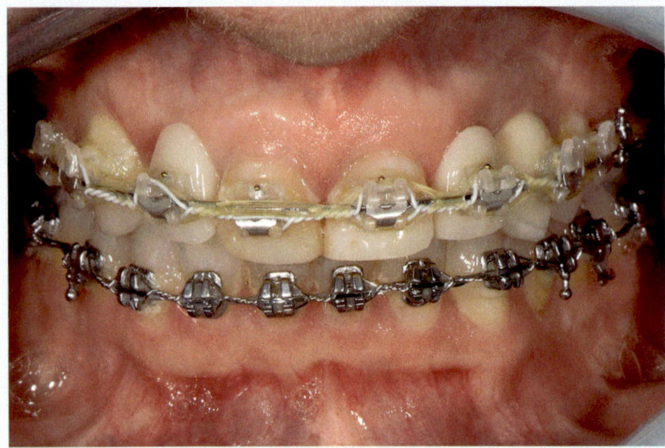

Abb. 5-67 Extrusion der zu extrahierenden Frontzähne 12, 21, 22, um einen Gewebeüberschuss zu produzieren und so eine Augmentation zu vermeiden. Besonders 22 wurde stark extrudiert.

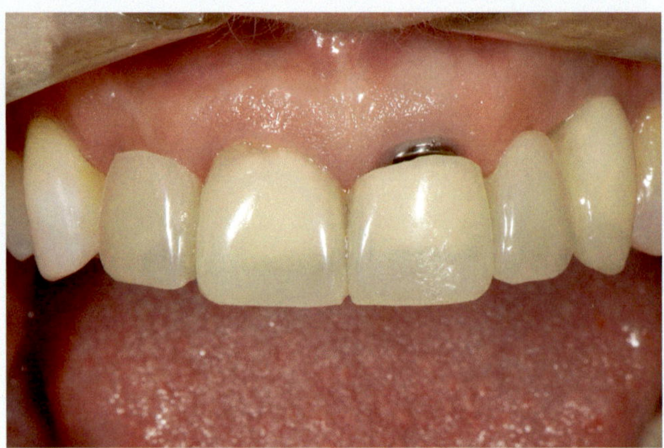

Abb. 5-68 Chairsideprovisorium über 11 und 23 während der Einheilphase der Implantate.

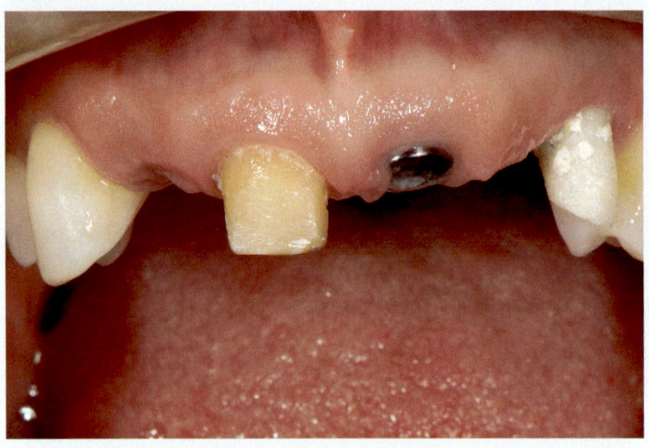

Abb. 5-69 Situation nach erfolgreicher Osseointegration.

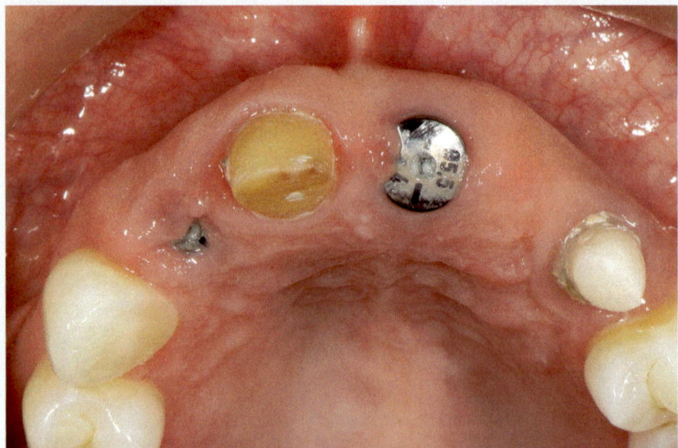

Abb. 5-70 Aufsicht mit Implantaten Regio 12 und 21.

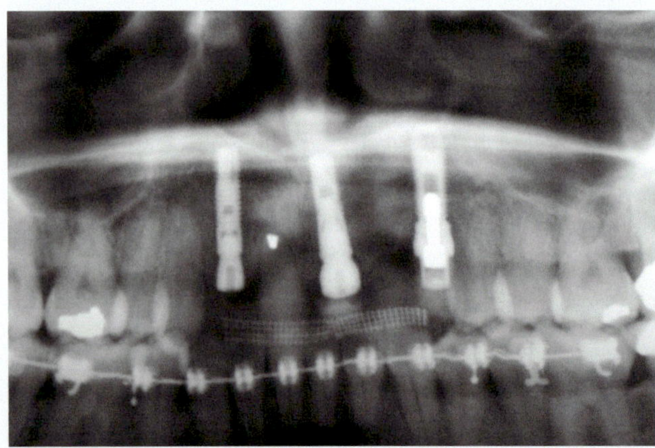

Abb. 5-71 Ausschnitt aus Röntgenübersichtsaufnahme mit älterem Implantat Regio 23 (ad modum Brånemark) und neueren Implantaten Regio 12 und 21 (Astra, Dentsply).

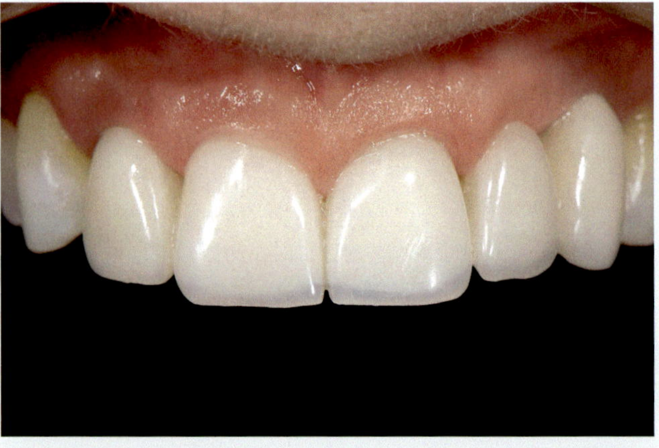

Abb. 5-72 Implantatgetragenes Langzeitprovisorium zur Ausformung der Weichgewebe.

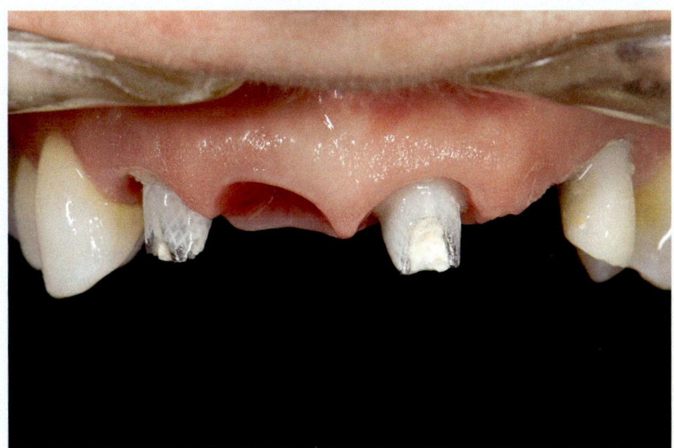

Abb. 5-73 Ausgeformter Ponticbereich 11 mit natürlicher Papillensituation.

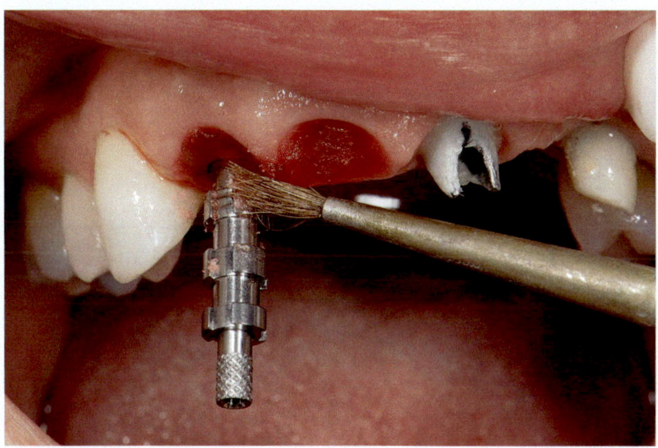

Abb. 5-74 Übertragung des Emergenzprofils der Implantate und des Ponticbereichs mit Kunststoff auf die Abformpfosten (Pattern Resin, GC).

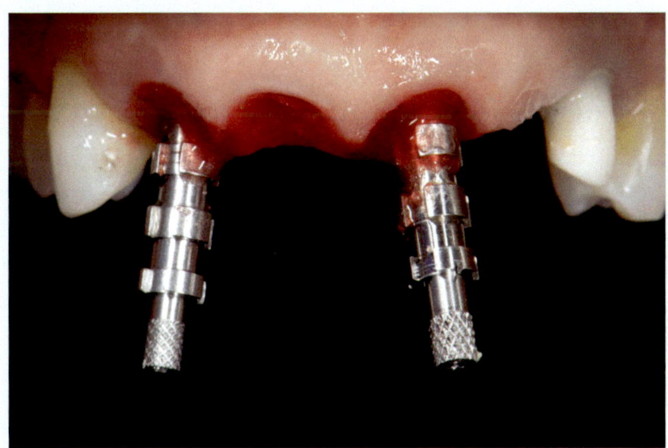

Abb. 5-75 Individualisierte Abformpfosten mit Abbildung des Ponticbereichs.

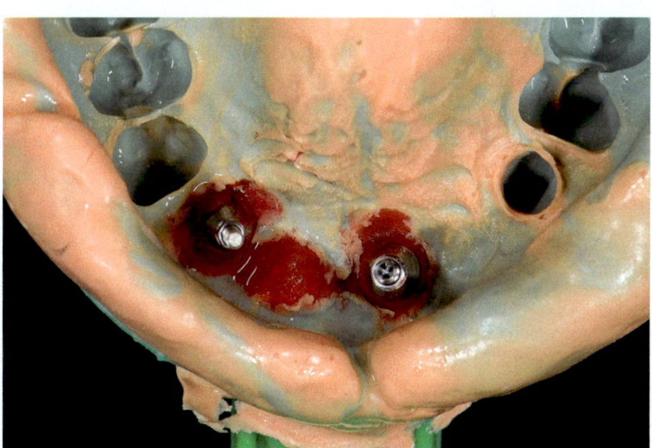

Abb. 5-76 Silikonabformung mit offenem Löffel.

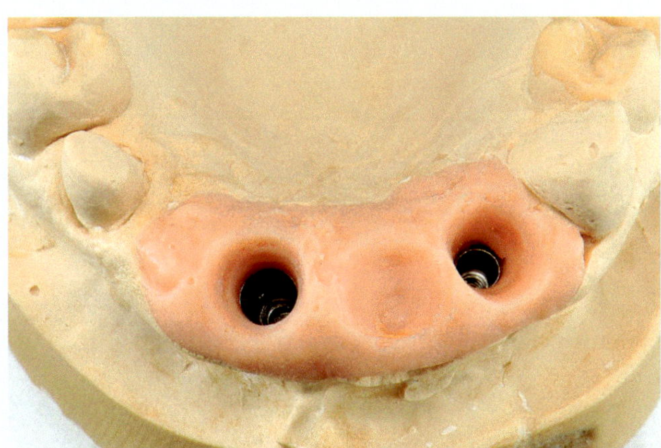

Abb. 5-77 Modellsituation mit Mukosamaske, die das übertragene Emergenzprofil zeigt.

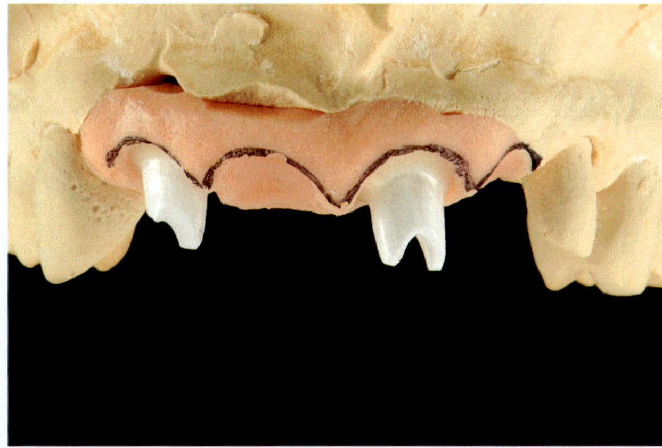

Abb. 5-78 Eingezeichnete Mukosagirlande (Scalloping) mit vollkeramischen Abutments aus Zirkonoxid.

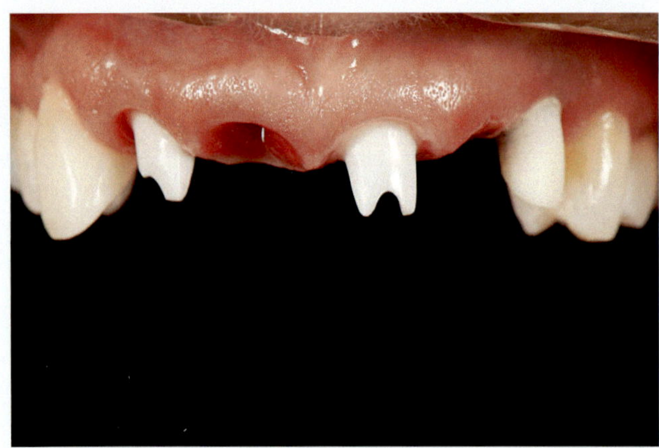

Abb. 5-79 Die Zirkonoxidabutments fügen sich perfekt in das bereits ausgeformte Gewebe ein.

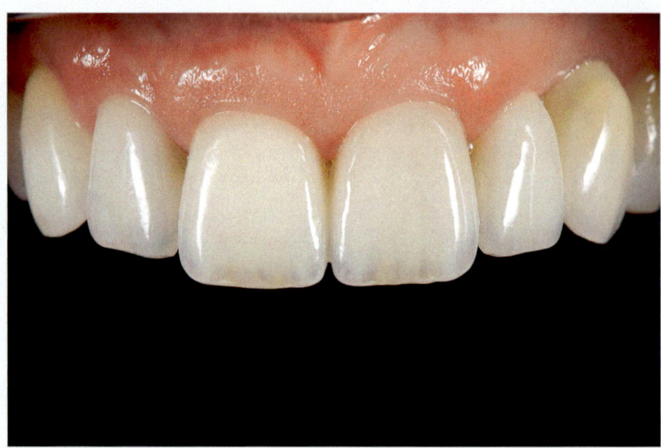

Abb. 5-80 Eingesetzte vollkeramische Frontzahnbrücke aus verblendetem Zirkonoxid.

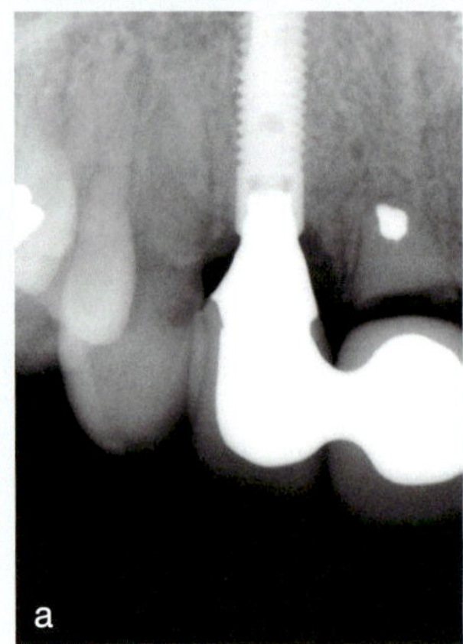

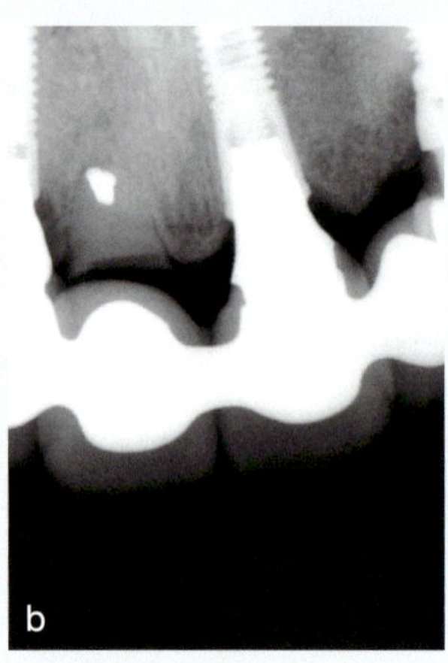

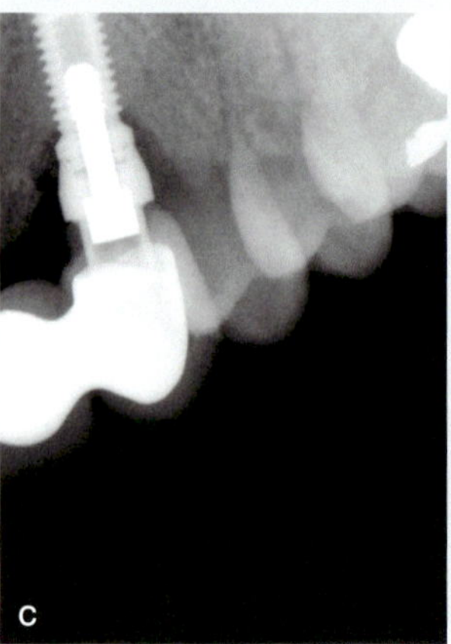

Abb. 5-81 Implantat 12 mit Wurzelrest 11 (mit obliteriertem Wurzelkanal) (a); Implantat 21 (b); vorhandenes Implantat 23 (c).

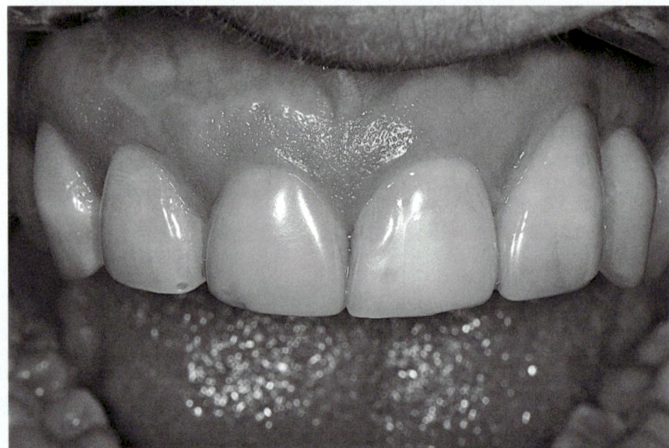

Abb. 5-82 Situation vor der Behandlung.

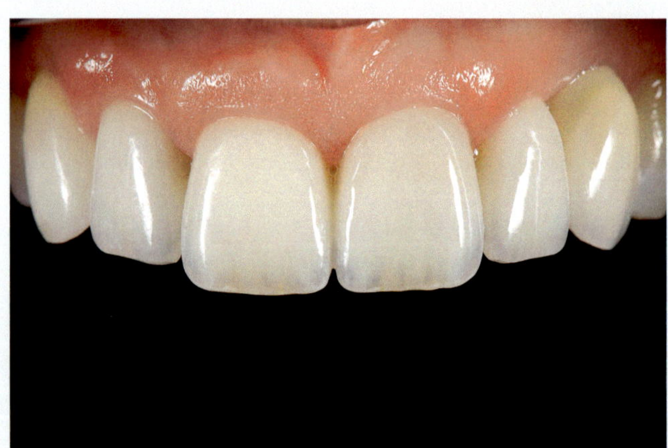

Abb. 5-83 Intraorale Aufnahme der finalen Versorgung.

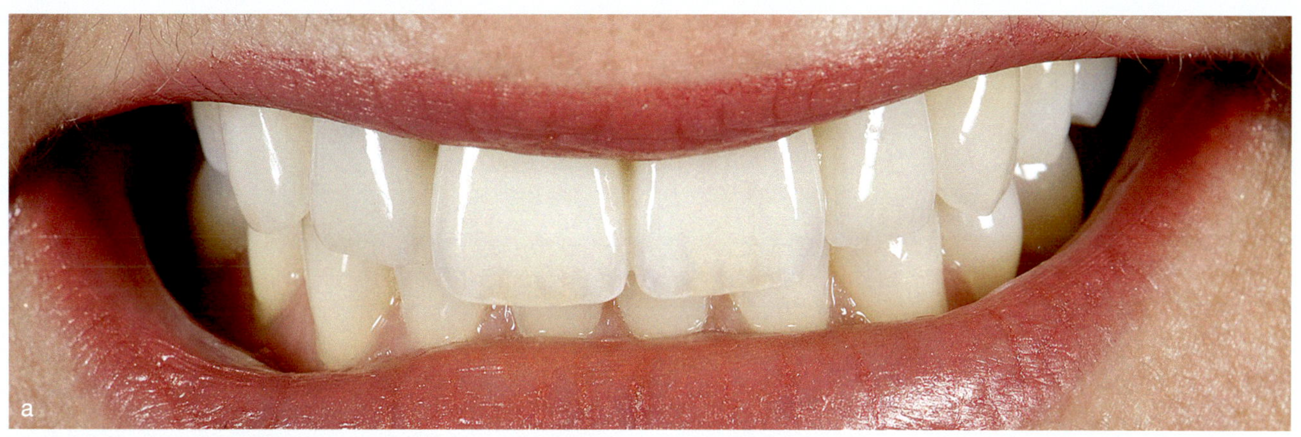

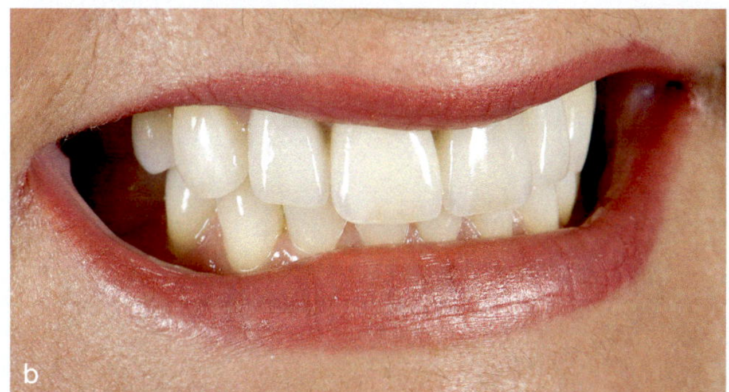

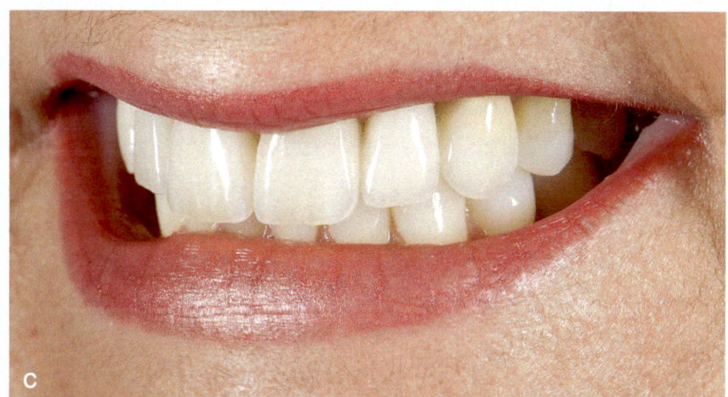

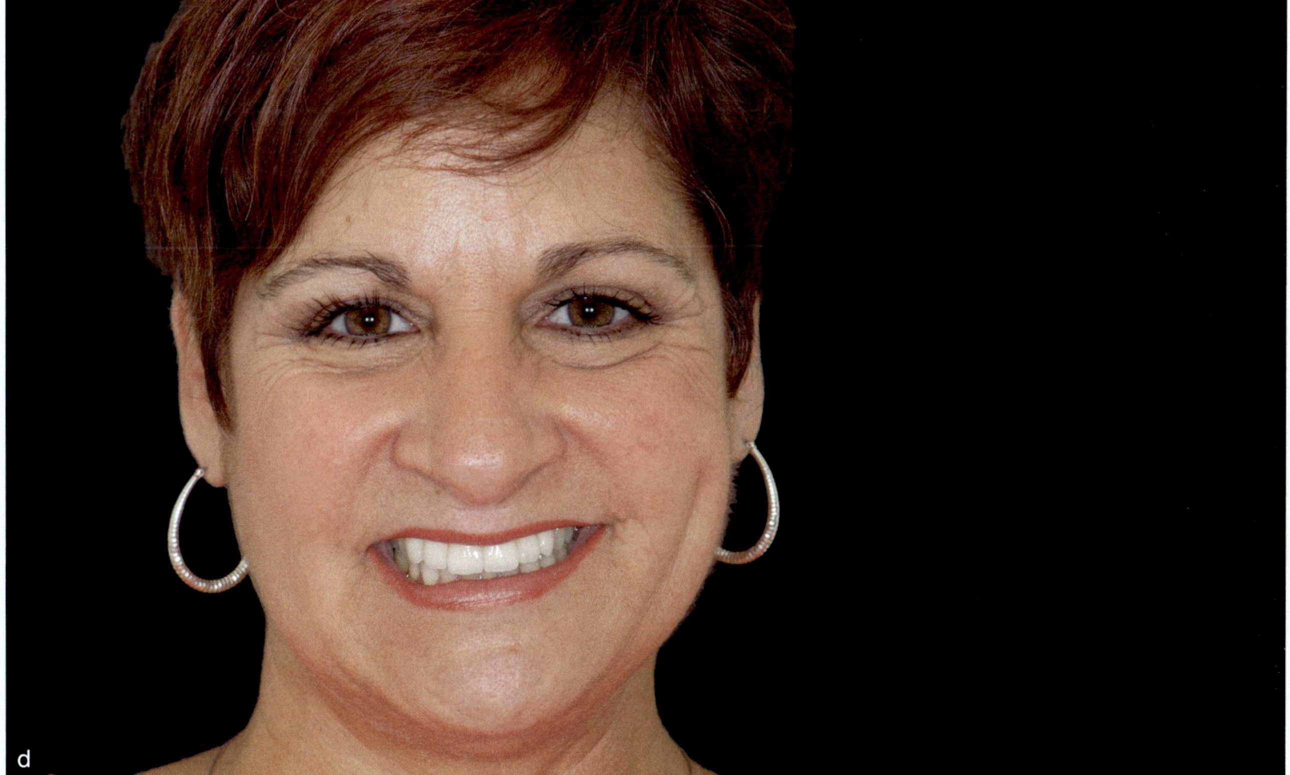

Abb. 5-84 Finale Versorgung: Lippenbild von frontal (a), von rechtslateral (b), von linkslateral (c), Portrait (d).

Fall 3: Bereits vorhandenes Implantat 21, jetzt Implantat Regio 11 (Abb. 5-85 bis 5-102) (Dr. G. Körner und ZTM K. Müterthies)

Die Patientin klagte im Wesentlichen über das Erscheinungsbild der Oberkieferfront. Zusätzlich waren ihr die nicht unerheblichen Erosionen auf den Kauflächen und in der Front palatinal bekannt. Nach einem Unfall mit Frontzahntrauma vor ca. 4 oder 5 Jahren war ihr Zahn 21 verloren gegangen und eine endodontische Behandlung an Zahn 11 notwendig geworden. Bei der Versorgung Regio 21 mit Implantat war es im Zusammenhang mit augmentativen Maßnahmen zu erheblichen Komplikationen gekommen mit strukturellen Defiziten in Regio 21 und zusätzlicher Rezessionsbildung an Zahn 22. In den Jahren danach verblieben Probleme diffuser Natur in Regio 11 am endodontisch versorgten Zahn. Auch eine endo-chirurgische Korrektur konnte dieses Problem nicht beheben.

Vor dem Hintergrund der genannten Ausgangssituation wurden verschiedene Behandlungsmöglichkeiten diskutiert. Aufgrund der Gesamtsituation war alio loco wohl offensichtlich schon orthognate Chirurgie vorgeschlagen worden. Die Patientin wollte jedoch maximal einen chirurgischen Eingriff zur Korrektur der Oberkieferfrontsituation zulassen. Aufgrund der bestehenden diffusen Probleme an Zahn 11 und der optisch störenden asymmetrischen Gesamtsituation im Oberkiefer wurde ihr daher von uns folgendes Vorgehen vorgeschlagen und letztendlich durchgeführt:

- atraumatische Extraktion und Sofortimplantation Regio 11 ohne jedwede weichgewebige Korrektur, um tendenziell eine nachgängige Rezession von 0,5 bis 1,0 mm zuzulassen (Abb. 5-91 und 5-92);
- gleichzeitige minimalinvasive klinische Kronenverlängerung an Zahn 12 (Abb. 5-93);
- ebenfalls gleichzeitige Abnahme der Suprakonstruktion 21 und chirurgische Tunnelierung Regio 21 und 22 zum Einbringen eines subepithelialen Bindegewebstransplantats zur Korrektur der dort vorliegenden Rezessionen und damit Justierung bzw. Reduzierung der vorliegenden ausgeprägten Asymmetrie im Seitenvergleich (Abb. 5-94 bis 5-96);
- prothetische Sofortversorgung mit erster Interimsversorgung;
- nach Einheilzeit des Sofortimplantats 11 von 3 Monaten und Ausheilung weichgewebiger Augmentationen 21, 22 sowie klinischer Kronenverlängerung 12: Abformung der Implantatsituationen 11, 21 und Adjustierung Interimsversorgung auf finalen Zirkonoxidabutments 11, 21;
- nach weiteren 2 bis 3 Monaten endgültige vollkeramische Versorgung unter leichter Bissanhebung der gesamten Oberkiefersituation aufgrund der Erosionen (Abb. 5-97 bis 5-100).

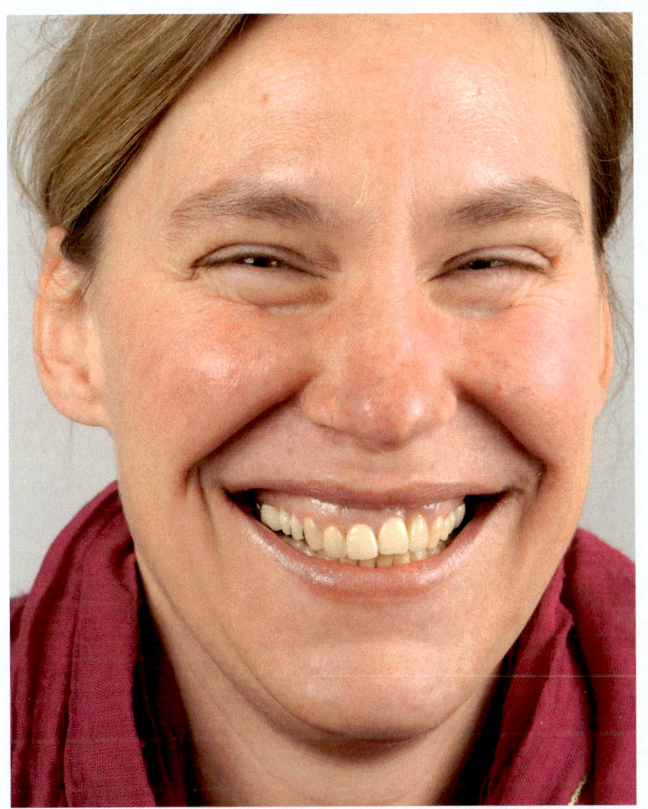

Abb. 5-85 Fall 3: Portrait der Patientin.

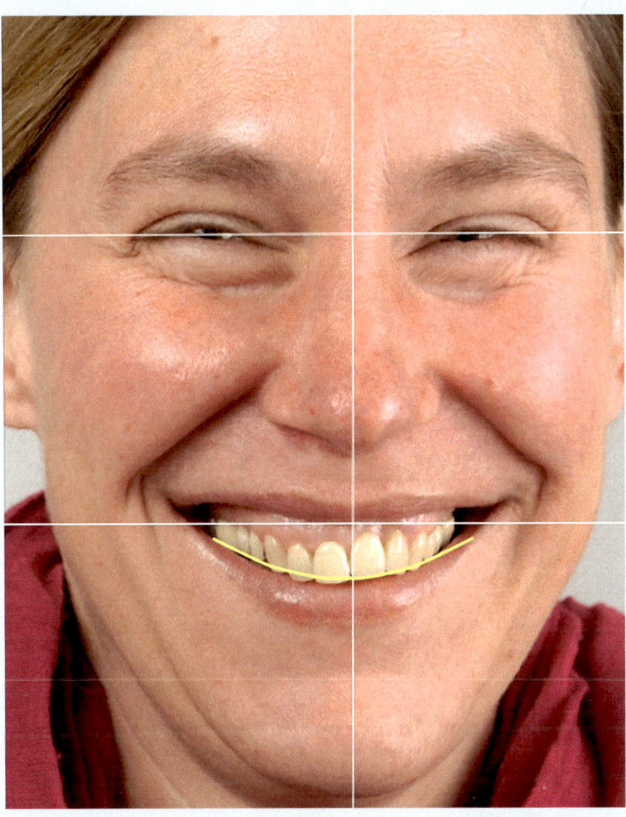

Abb. 5-86 Portrait mit Referenzlinien des Digital Smile Design (DSD).

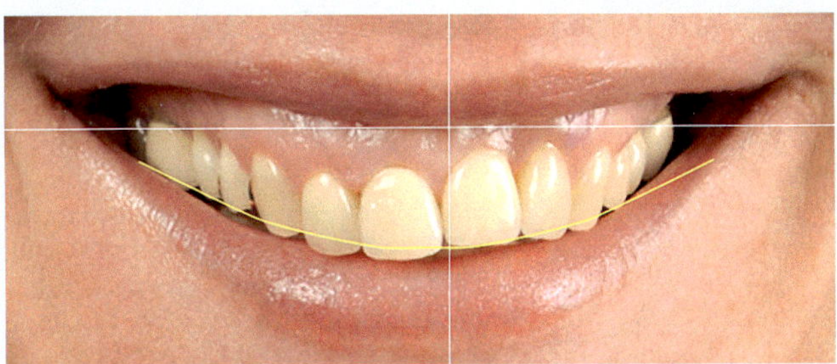

Abb. 5-87 Referenzlinien auf die OK-Front übertragen.

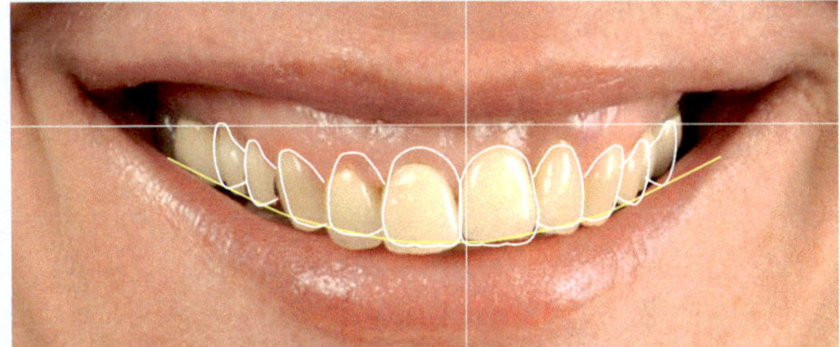

Abb. 5-88 Digitale Planung der neuen Zahnformen.

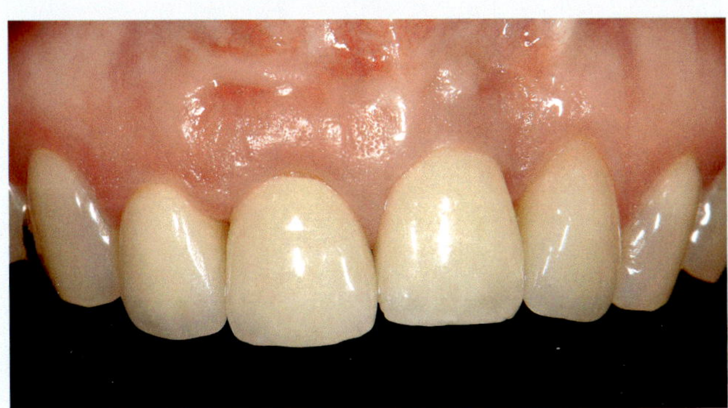

Abb. 5-89 Intraorale Aufnahme frontal.

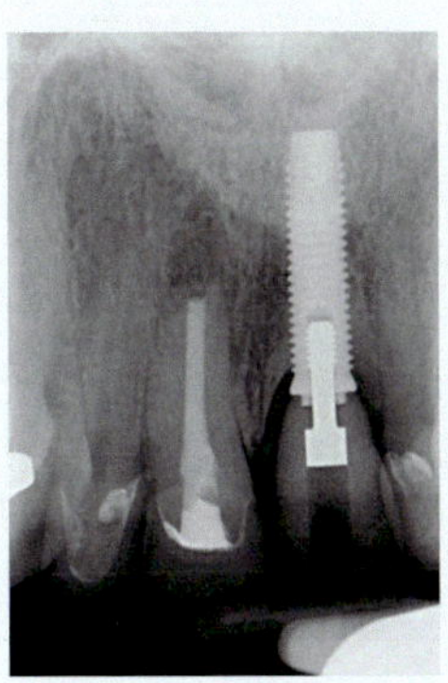

Abb. 5-90 Zahnfilm 11 und Implantat 21.

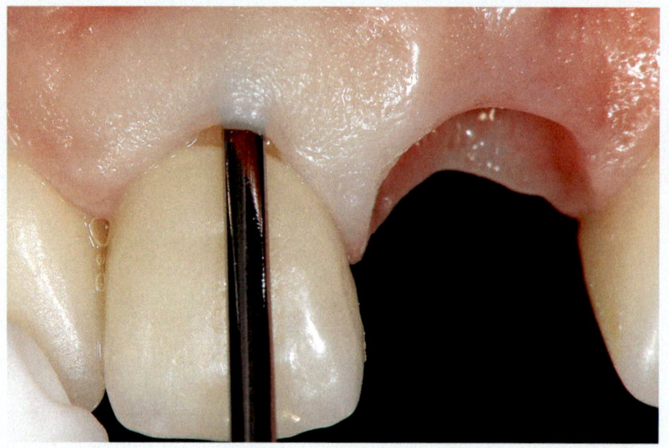

Abb. 5-91 Vor der Extraktion 11 wird das parodontale Gewebe vorsichtig mit einem Periotom abgelöst.

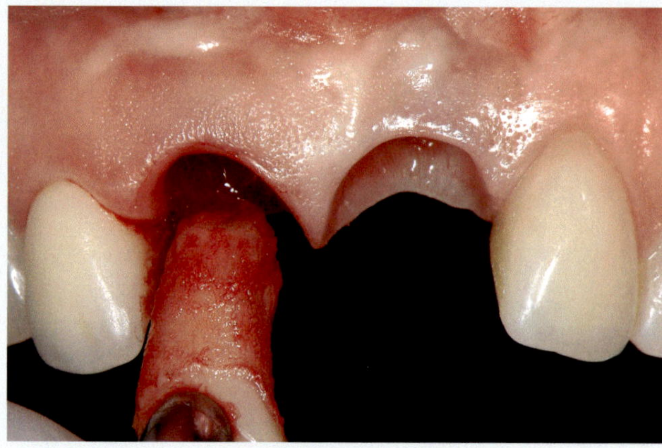

Abb. 5-92 Extraktion 11.

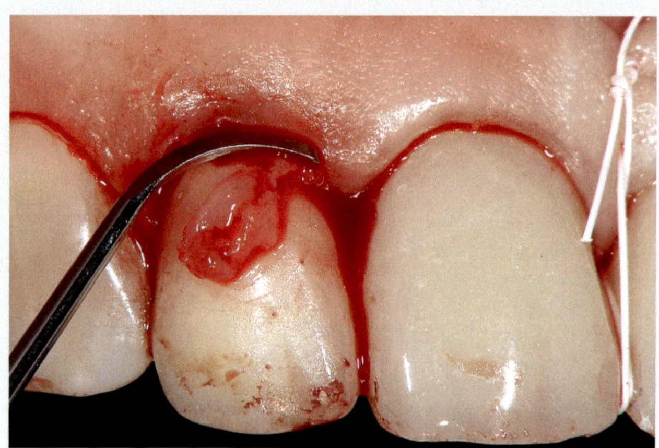

Abb. 5-93 Kronenverlängerung 12.

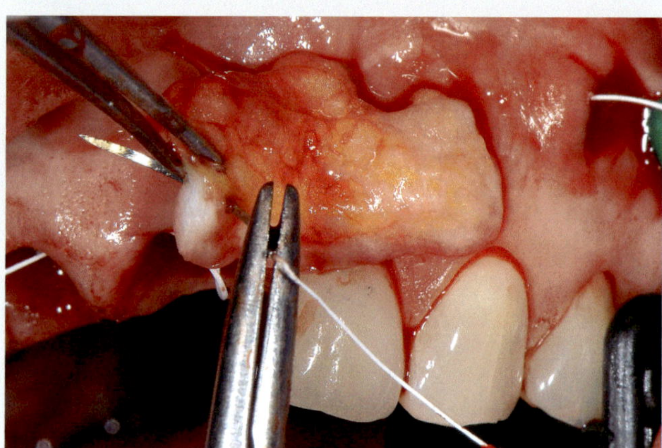

Abb. 5-94 Ein BGT wird durch die Zugangsinzision Regio 22, 23 in den Bereich 22, 21 eingebracht.

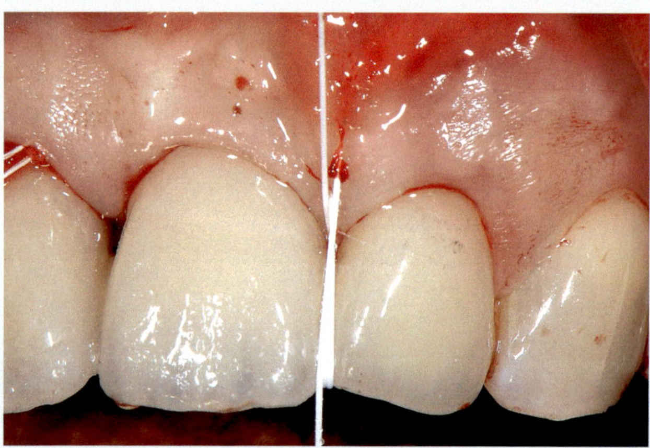

Abb. 5-95 Koronale Verschiebung des Gewebes mit Aufhängenaht zwischen 21 und 22.

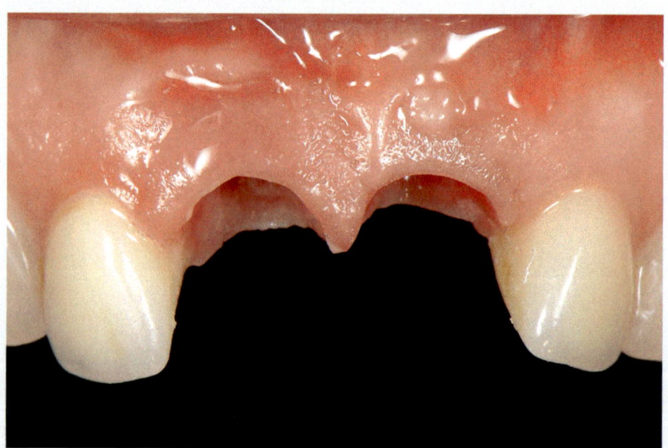

Abb. 5-96 Ausgeheilter und mit Provisorium ausgeformter Bereich 11, 21.

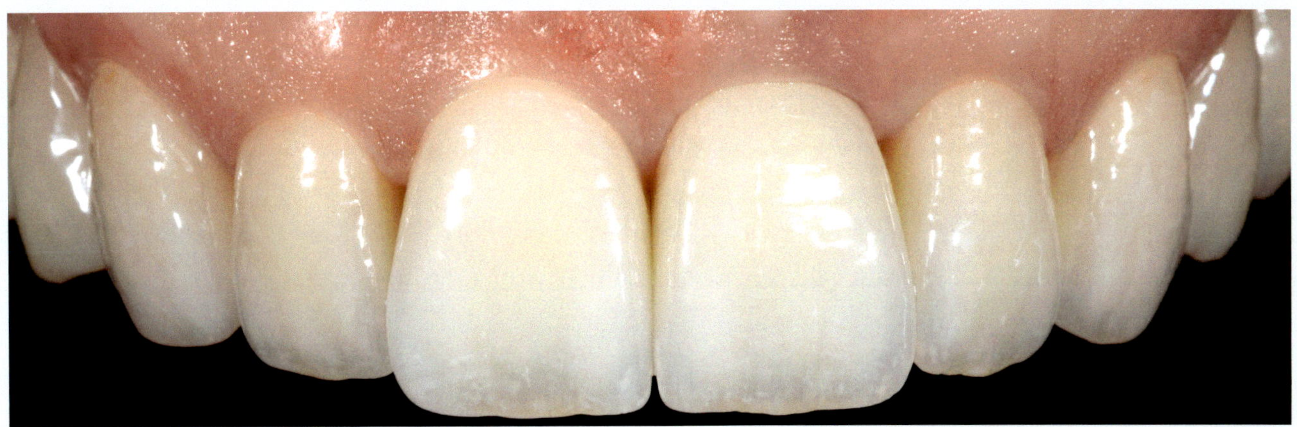

Abb. 5-97 Definitive vollkeramische Versorgung der Patientin (Chirurgie und Prothetik: G. Körner, Zahntechnik: P. Holthaus).

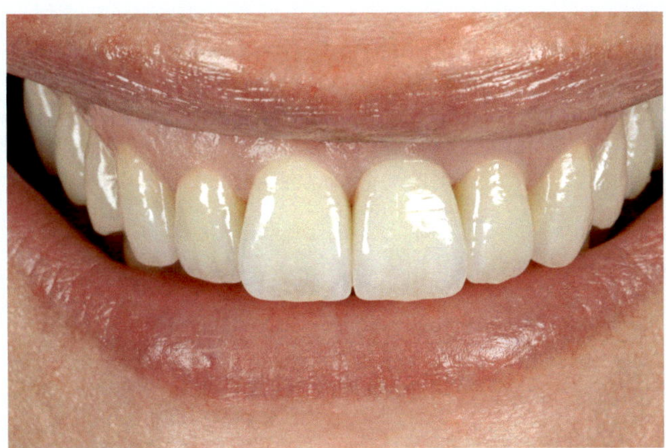

Abb. 5-98 Lippenbild nach Abschluss der Behandlung.

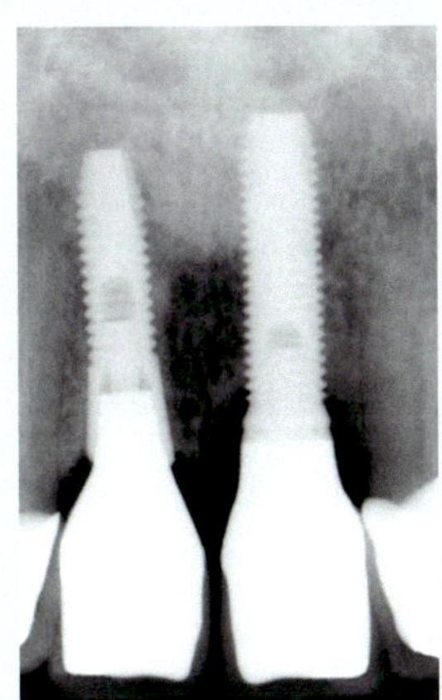

Abb. 5-99 Zahnfilm 11, 21.

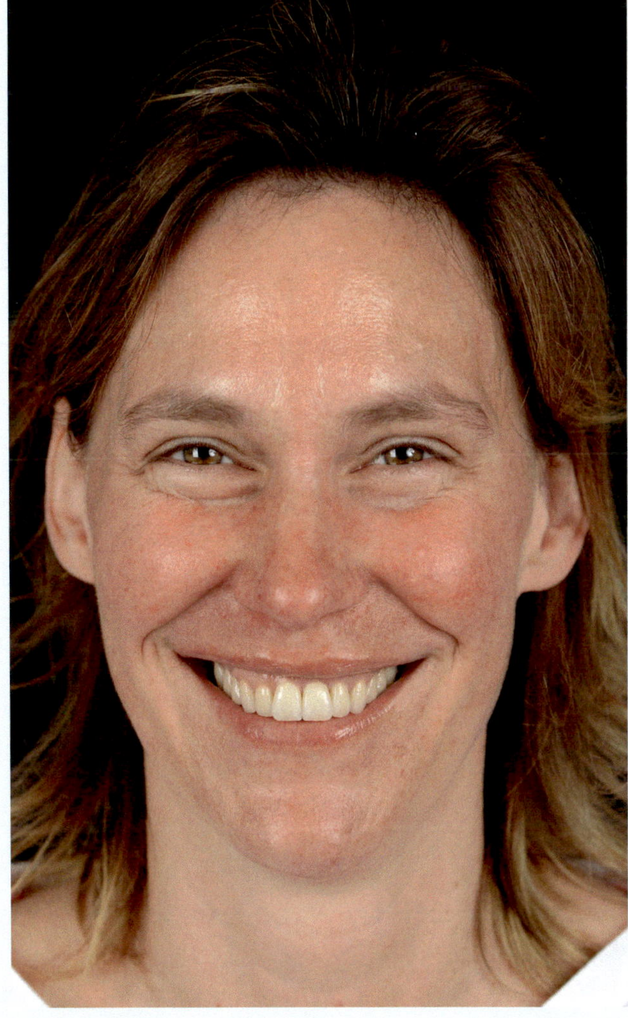

Abb. 5-100 Portrait nach Abschluss der Behandlung.

Fall 4: Komplexe implantologische Rehabilitation bei einer Patientin mit fortgeschrittener Parodontitis (Abb. 5-101 bis 5-120) (Dr. A. Happe und ZTM A. Kunz)

Die Patientin stellte sich zur Sanierung vor und beklagte vor allem die langen Oberkieferfrontzähne. Sie trug insuffizienten abnehmbaren Zahnersatz im Ober- und Unterkiefer. Die anteriore Restbezahnung war nicht mehr erhaltungswürdig. Die Patientin wünschte einen festsitzenden Zahnersatz (Abb. 5-101 bis 5-103).

Bei diesen Fällen stellt sich die Frage, wie stark die Lippendynamik der Patientin ist, wie viel des Alveolarfortsatzes bzw. der Maxilla sie exponiert. Kann man festsitzend arbeiten? Wo müssen die Schneidekanten der Zähne liegen? Müssen Papillen mit rosa Material rekonstruiert werden? Nur mithilfe einer entsprechenden Analyse und Planung ist hier ein voraussagbar gutes ästhetisches Ergebnis zu erzielen und die Entscheidung zu treffen, ob festsitzend versorgt werden kann.

Es folgt analog zu Fall 1 und 2 die Projektion der Referenzlinien und der Lachlinie auf das Lippenbild und auf die intraorale Situation (Abb. 5-104 bis 5-107). In diesem Fall ist die zusätzliche Projektion des Oberlippenverlaufes auf die intraorale Situation besonders wichtig (Abb. 5-105 bis 5-107). Sie erlaubt es uns, die spätere Exposition, also die Sichtbarkeit, der geplanten Restauration zu beurteilen. Nach der Analyse des Längen-Breiten-Verhältnisses und der Entwicklung einer anatomischen Zahnform (Abb. 5-108 bis 5-112) wird klar, wie ausgeprägt der Gewebeverlust vertikal ist. Abbildung 5-112 verdeutlicht, dass schwarze Dreiecke approximal der Frontzähne von der Oberlippe nicht verdeckt werden würden. Hier müssen also Papillen mit rosa Keramik oder Kunststoff rekonstruiert werden. Trotzdem bleibt noch genug Abstand zum Alveolarfortsatz, sodass festsitzend gearbeitet werden kann und die Schnittstelle zwischen rosa Dentalmaterial und Mukosa nicht exponiert werden wird. Die Analyse erleichtert also hier die Entscheidung zu einer festsitzenden Versorgung.

Die Patientin wurde schlussendlich mit 8 Implantaten im Oberkiefer und 6 Implantaten im Unterkiefer festsitzend versorgt und der vertikale Gewebeverlust mit rosa Keramik kompensiert (Abb. 5-113 bis 5-120)[14]. Zwischenzeitlich trug die Patientin über 1 Jahr ein festsitzendes Provisorium auf den Implantaten, um die Funktion und auch die Mundhygiene zu evaluieren und zu überprüfen. Diese Versorgungen bedürfen einer intensiven Nachsorge und einer sehr guten Patientencompliance. Die extraoralen Abschlussaufnahmen zeigen, dass die abschließende definitive Versorgung eine natürliche dento-faziale Ästhetik erzielt.

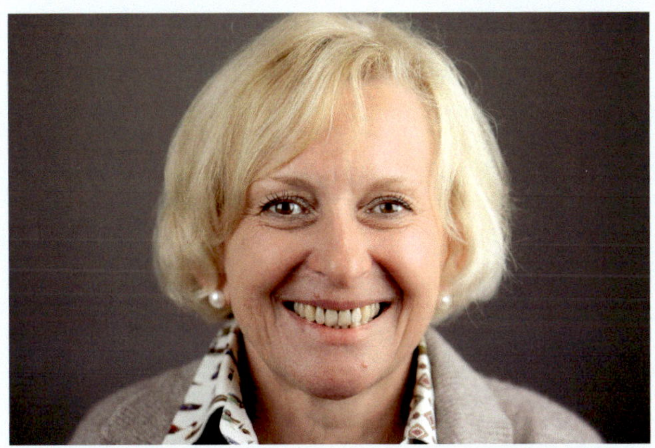

Abb. 5-101 Fall 4: Portrait der 63-jährigen Patientin.

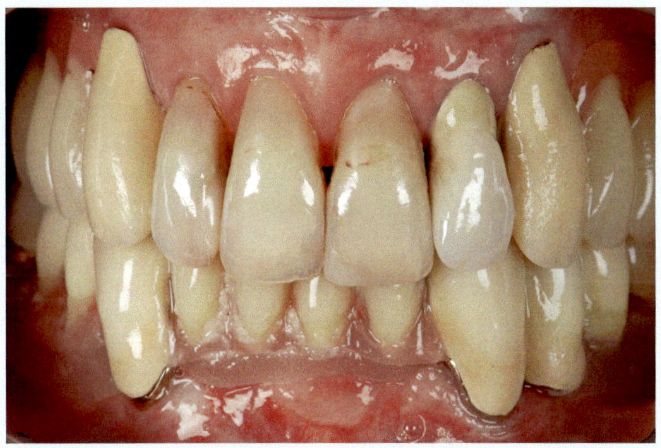

Abb. 5-102 Intraorale Situation mit abnehmbarem Zahnersatz; parodontal vorgeschädigte Restdentition.

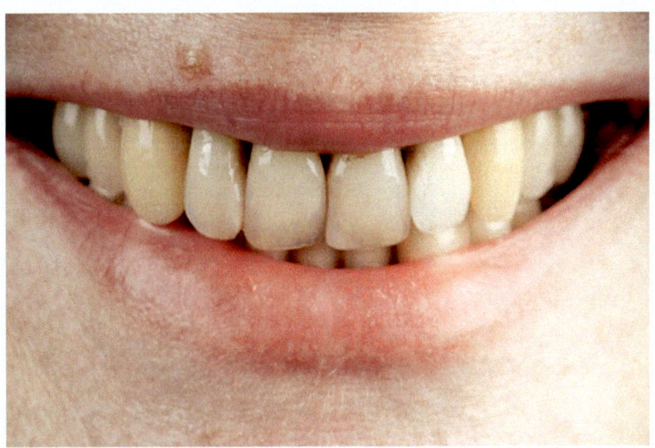

Abb. 5-103 Lippenbild mit elongierten Frontzähnen.

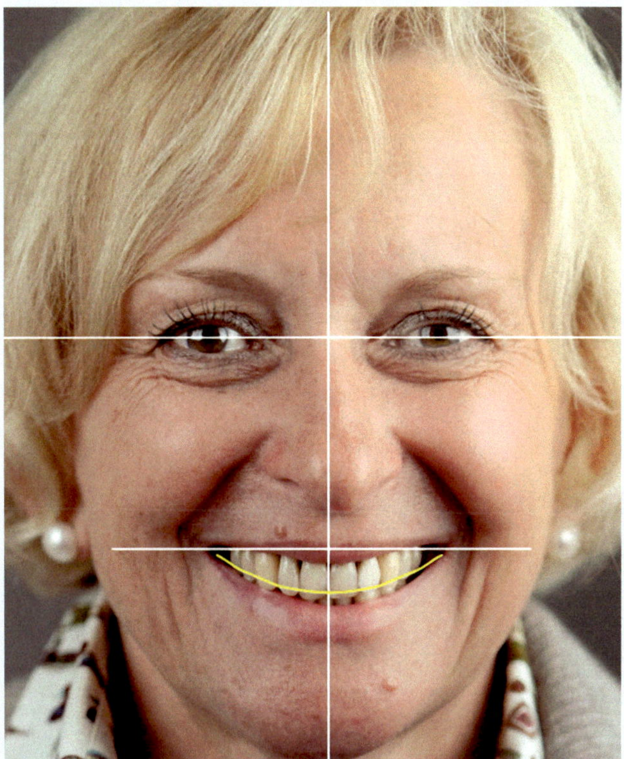

Abb. 5-104 Einzeichnen der Referenzlinien im Digital Smile Design.

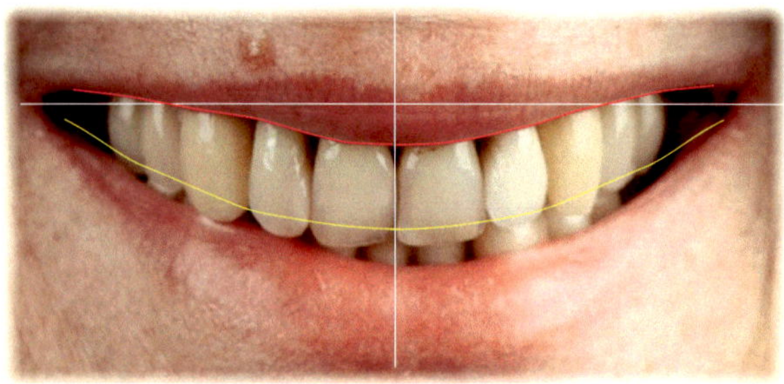

Abb. 5-105 Mundausschnitt mit Markierung der maximalen Oberlippenretraktion (rot).

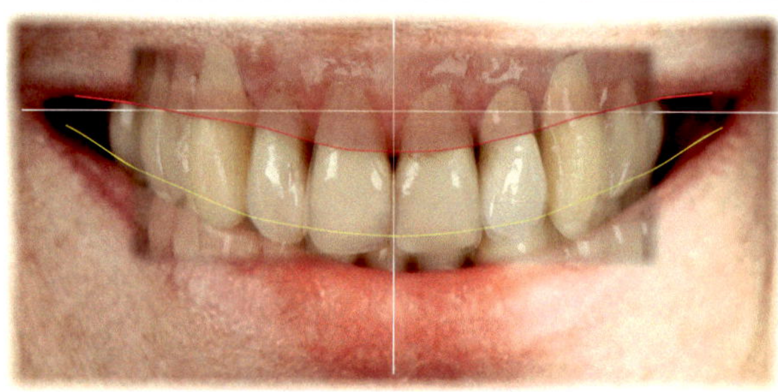

Abb. 5-106 Überprojektion der intraoralen Situation. Hierbei wird deutlich, welcher Anteil durch die Oberlippe kaschiert wird.

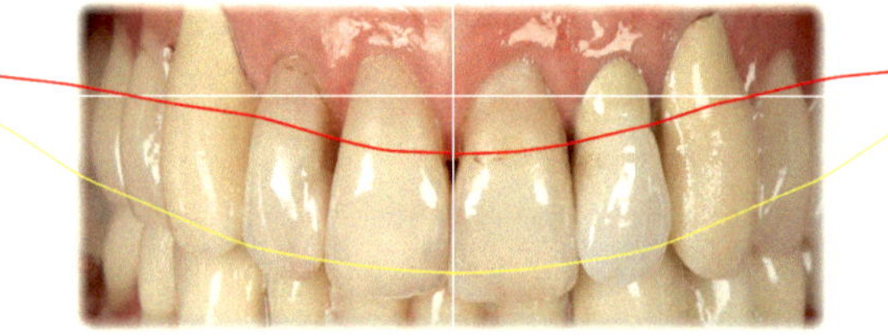

Abb. 5-107 Referenzlinien des Portraits inklusive Oberlippenverlauf bei maximaler Retraktion auf intraorale Situation übertragen.

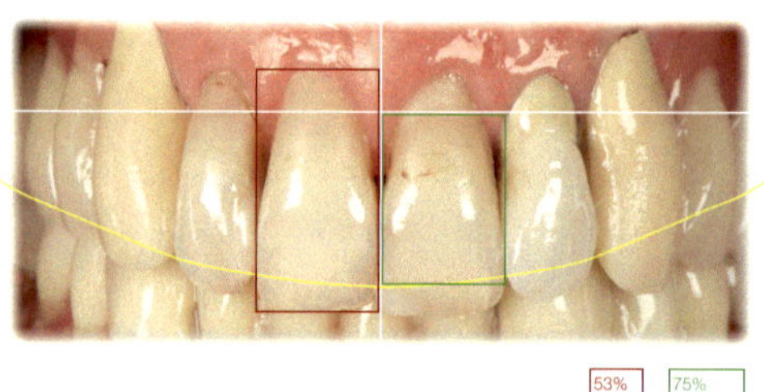

Abb. 5-108 Analyse des korrekten Längen-Breiten-Verhältnisses der Frontzähne.

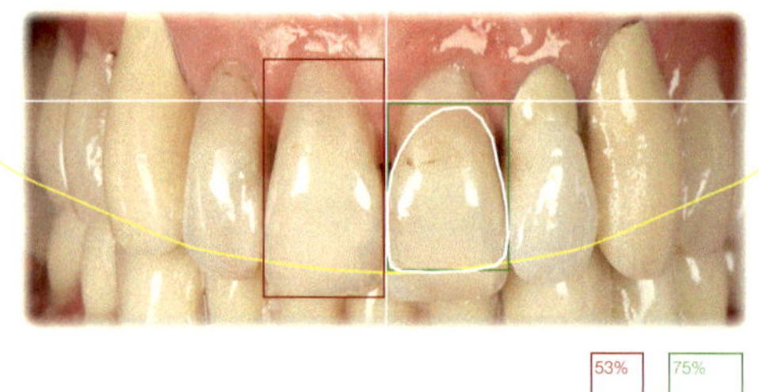

Abb. 5-109 Entwicklung einer neuen Kontur. Festlegung der Position der Inzisalkante der Inzisivi.

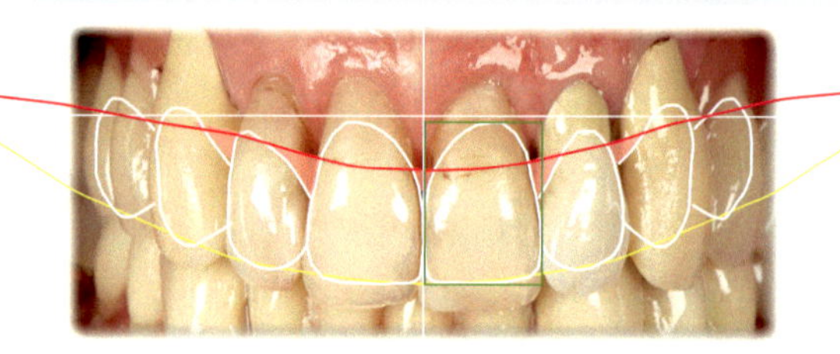

Abb. 5-110 Neu entwickelte Kontur der OK-Front.

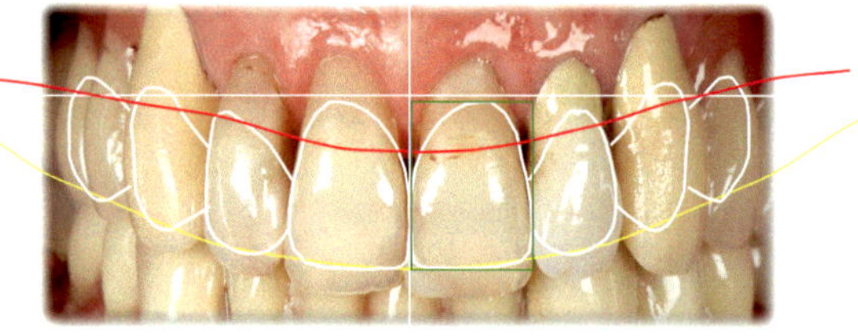

Abb. 5-111 Einfärben der sich ergebenden interdentalen Dreiecke. Hier besteht die Notwendigkeit der Papillenrekonstruktion mit rosa Material.

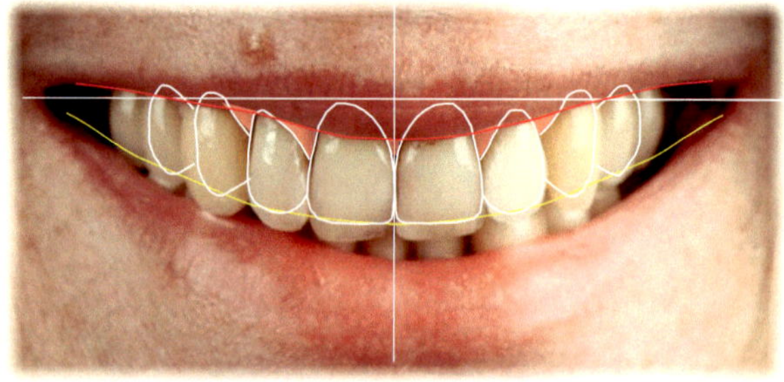

Abb. 5-112 Projektion des Entwurfs auf das extraorale Lippenbild.

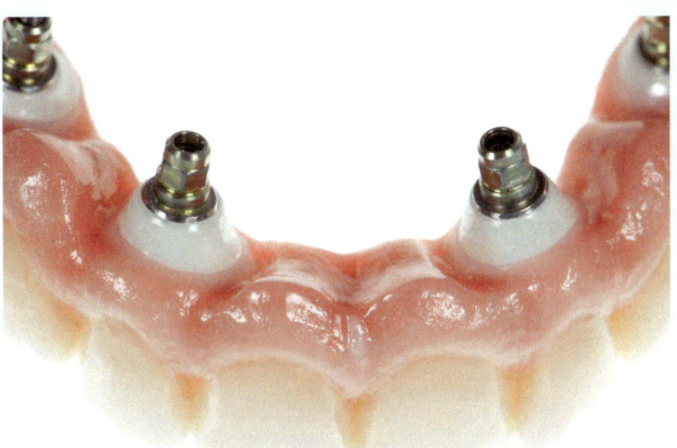

Abb. 5-113 Die Implantatsuprakonstruktion mit kunstvoller Rekonstruktion des vertikalen Defekts mit rosa Keramik; pflegefähige Basis (ZTM A. Kunz).

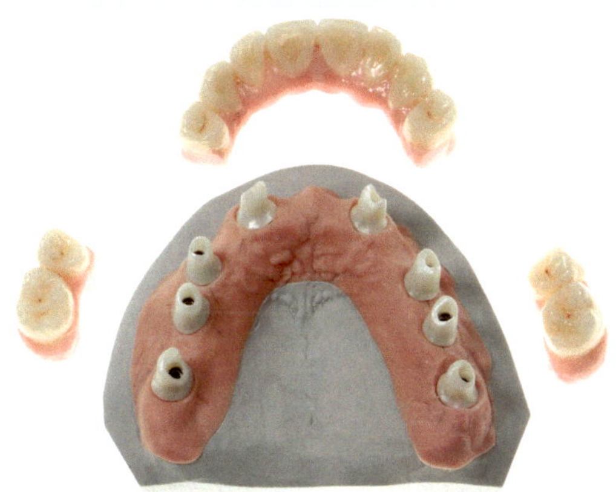

Abb. 5-114 Segmentierte Arbeit mit Modell. 3 Zirkonoxidbrücken mit Zirkonoxidaufbauten.

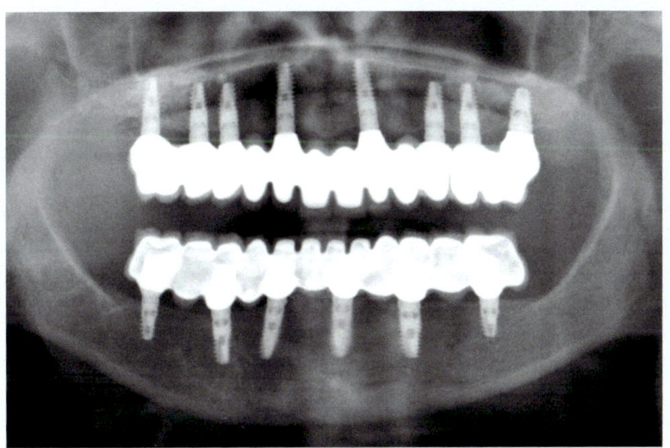

Abb. 5-115 OPG nach Behandlungsabschluss.

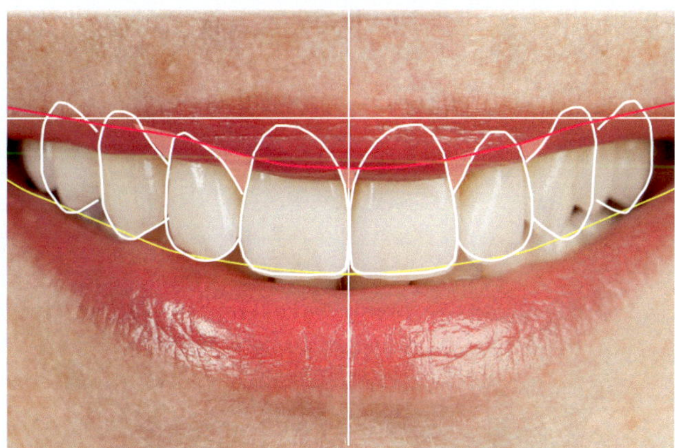

Abb. 5-116 Lippenbild nach Behandlungsabschluss mit überprojizierter Planung.

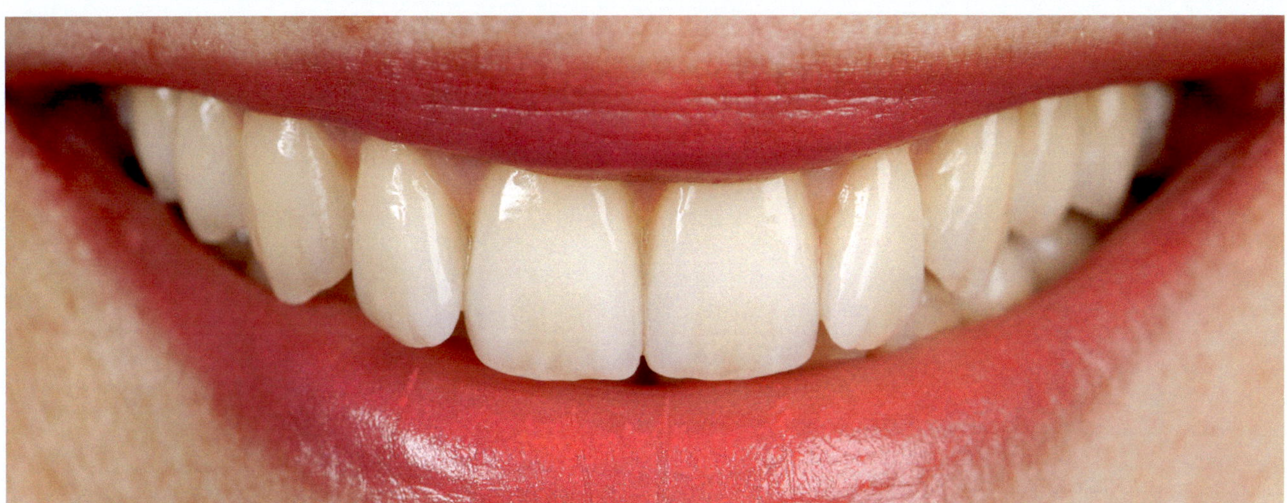

Abb. 5-117 Lippenbild der Patientin nach Behandlungsabschluss (Chirurgie und Prothetik: A. Happe, Zahntechnik: A. Kunz).

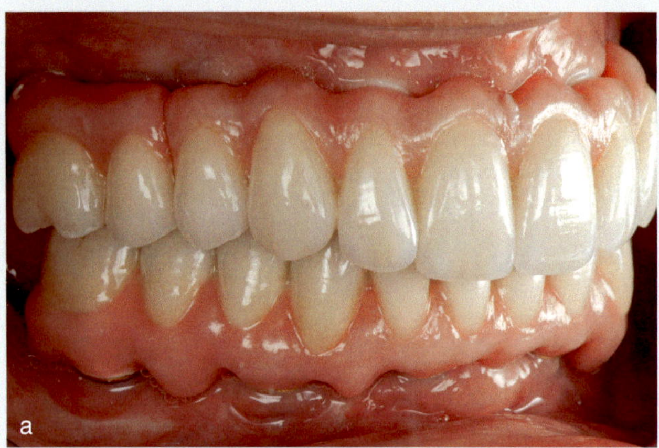

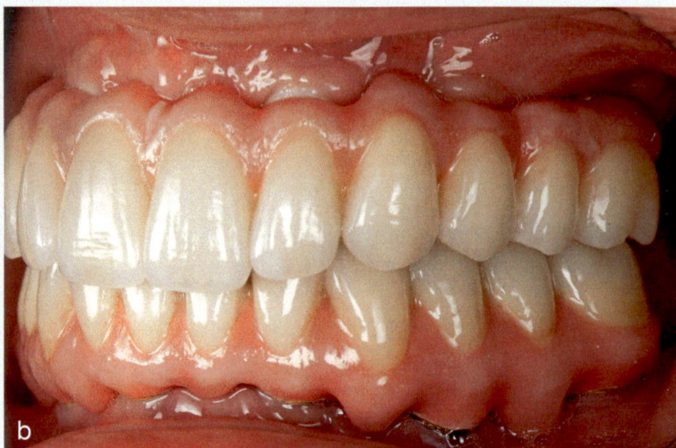

Abb. 5-118 Intraorale Situation nach Abschluss der Behandlung; von rechtslateral (a), von linkslateral (b).

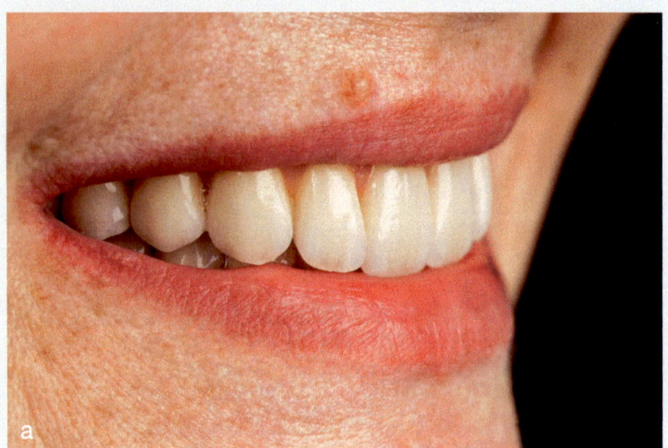

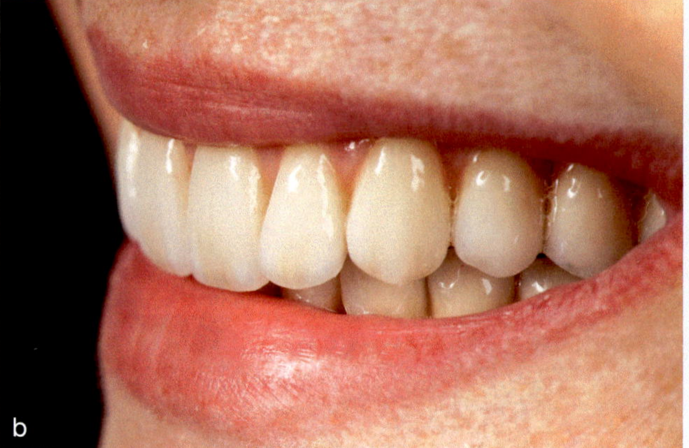

Abb. 5-119 Extraorale Ansicht nach Abschluss der Behandlung bei maximaler Lippenretraktion; von rechtslateral (a), von linkslateral (b).

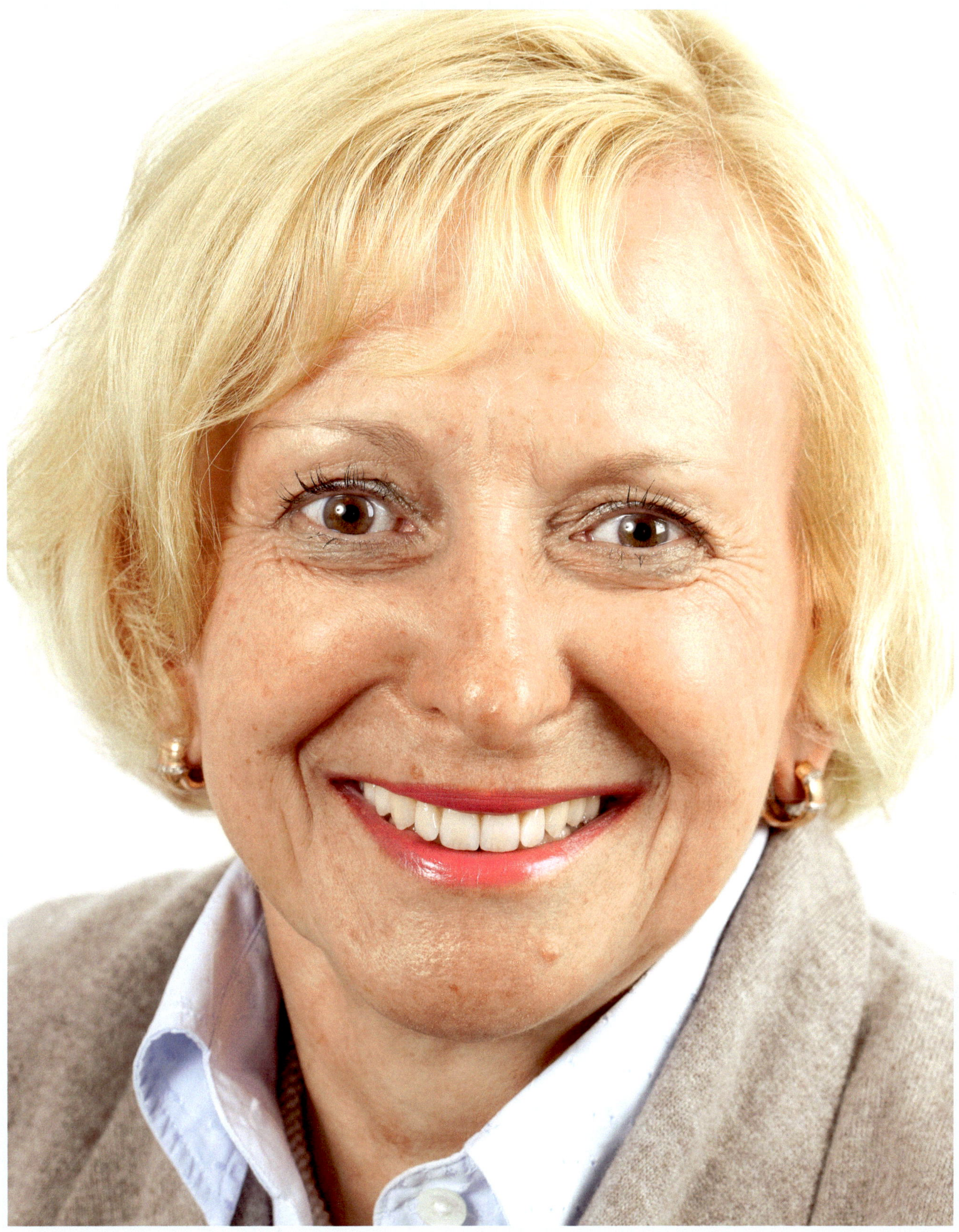

Abb. 5-120 Portrait der Patientin.

SCHABLONEN

Schablonen sollen der Orientierung während der Implantation dienen. Schon mit sehr einfachen Mitteln und geringen Kosten lassen sich gute Orientierungschablonen fertigen. Jede zusätzliche Kontrolle bei der Positionierung des Implantats ist sinnvoll, da der Schaden durch ein fehltpositioniertes Implantat immens sein kann. Man unterscheidet folgende Schablonen:

Einfache OP-Orientierungsschablonen

Hier handelt es sich um einfache Tiefziehfolien, die über die Planung (dubliertes Wax-up oder Set-up) gezogen werden und inzisal geöffnet werden (Abb. 5-121 und 5-122).

OP-Schablonen mit röntgensichtbaren Komponenten

Dies sind Schablonen aus Kunststoff, die zusätzlich röntgensichtbare Komponenten aufweisen. Dazu können traditionell Metallkugeln verwendet werden, die einen Rückschluss auf den Vergrößerungsfaktor des Röntgenbildes zulassen (Abb. 5-123), oder röntgenopake Zähne (Abb. 5-124) oder Kunststoffe (Abb. 5-125). Röntgensichtbare Schablonen können für die 3-dimensionale Planung mittels digitalem Volumentomogramm (DVT) einen deutlichen Zugewinn an Planungsinformation bedeuten.

OP-Schablonen mit Planungsinformationen, Guided-Surgery-Schablonen

Diese Schablonen tragen quasi bereits die Implantatposition, die vorher in einer Software geplant wurde, in sich. Als Beispiel dient hier die Software SMOP (Swissmeda, Schweiz).

In dem gezeigten Beispiel wurde das gescannte Wax-up mit dem 3-D-Datensatz des digitalen Volumentomogramms überlagert (engl. „to match“, neudeutsch „gematched“). Anhand dieses Datensatzes konnte die korrekte 3-dimensionale Implantatposition geplant (Abb. 5-126 und 5-127) und in eine gedruckte (geplottete) Schablone überführt werden (Abb. 5-128). Diese stützt sich an röntgesichtbaren Strukturen wie den Zähnen ab und gibt nun intraoperativ die ideale Bohrposition und -richtung an (Abb. 5-129).

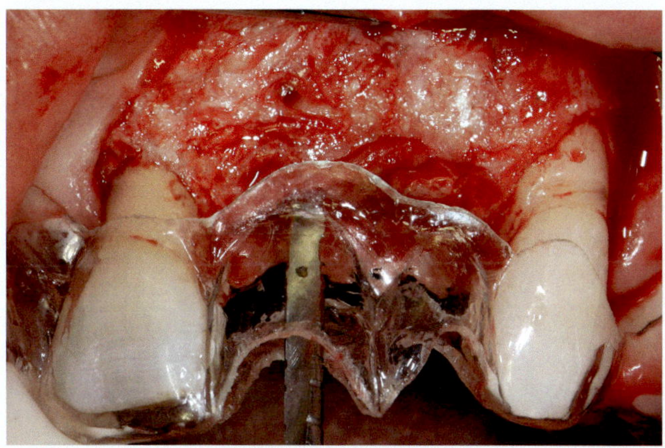

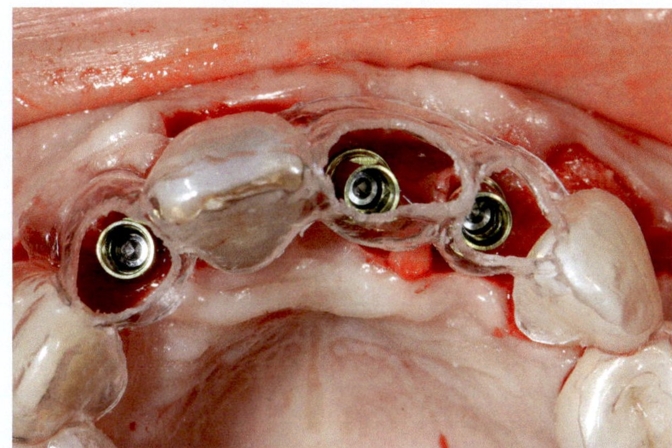

Abb. 5-121 und 5-122 Einfache Tiefziehfolie zur Orientierung von frontal und okklusal. Inzisale Öffnungen erlauben die Bohrung und intraoperative Überprüfung der Implantatposition.

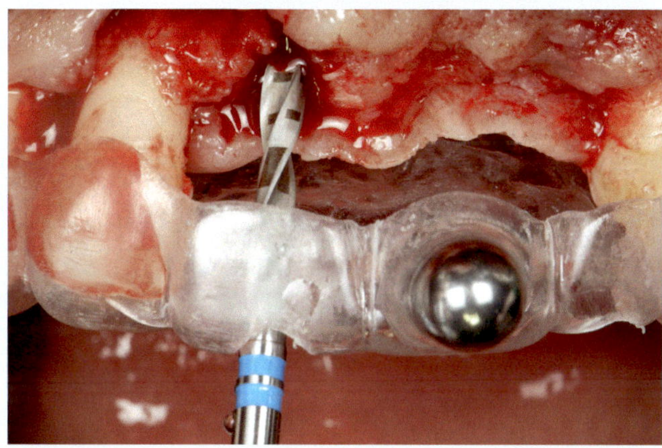

Abb. 5-123 Kunststoffschablone mit Röntgenkugel.

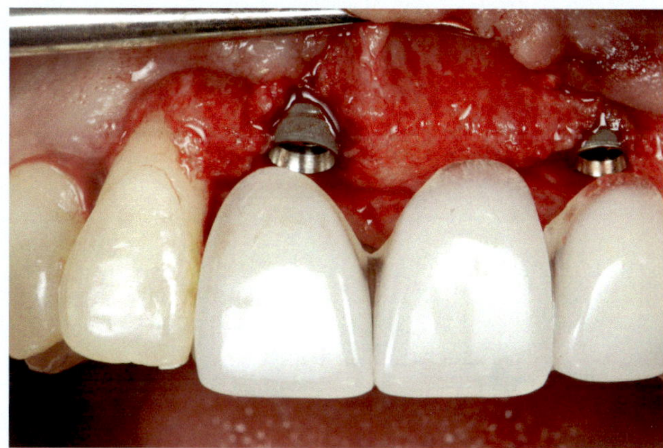

Abb. 5-124 Schablone mit röntgenopaken Zähnen. Diese Schablone enthält auch die Information der zervikalen Begrenzung der klinischen Krone für die vertikale Positionierung der Implantatschulter.

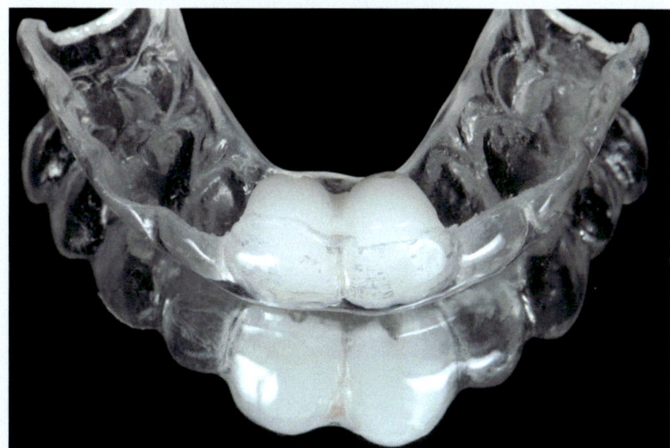

Abb. 5-125 Kunststoffschablone mit röntgenopakem Kunststoff in der Implantatregion.

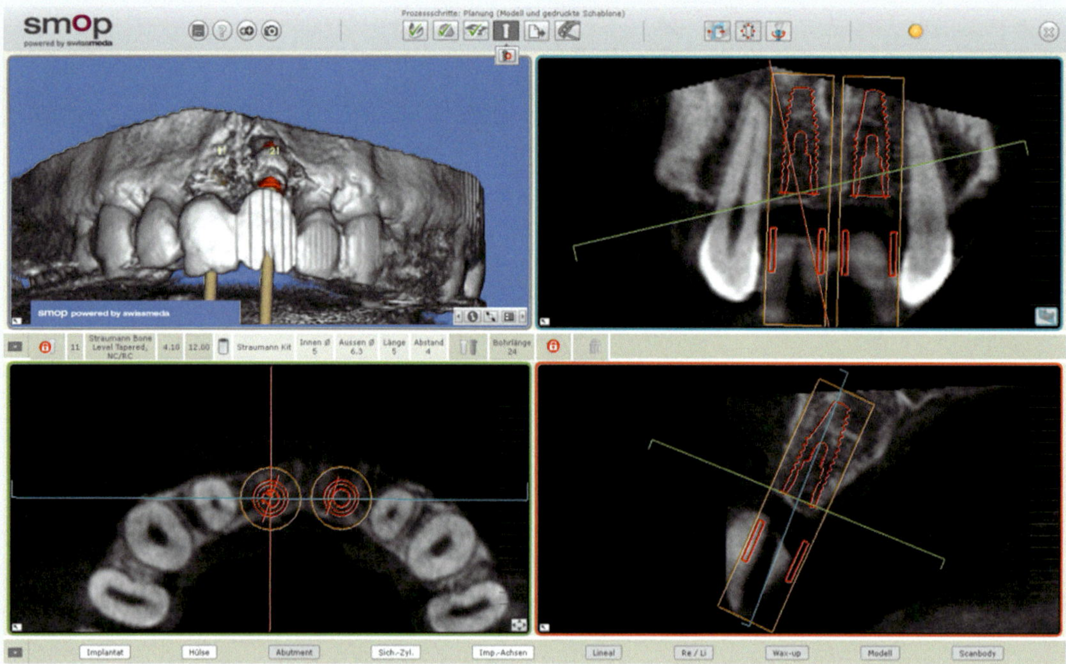

Abb. 5-126 In der Planungssoftware können die röntgensichtbaren Zähne der zusätzlichen Orientierung dienen.

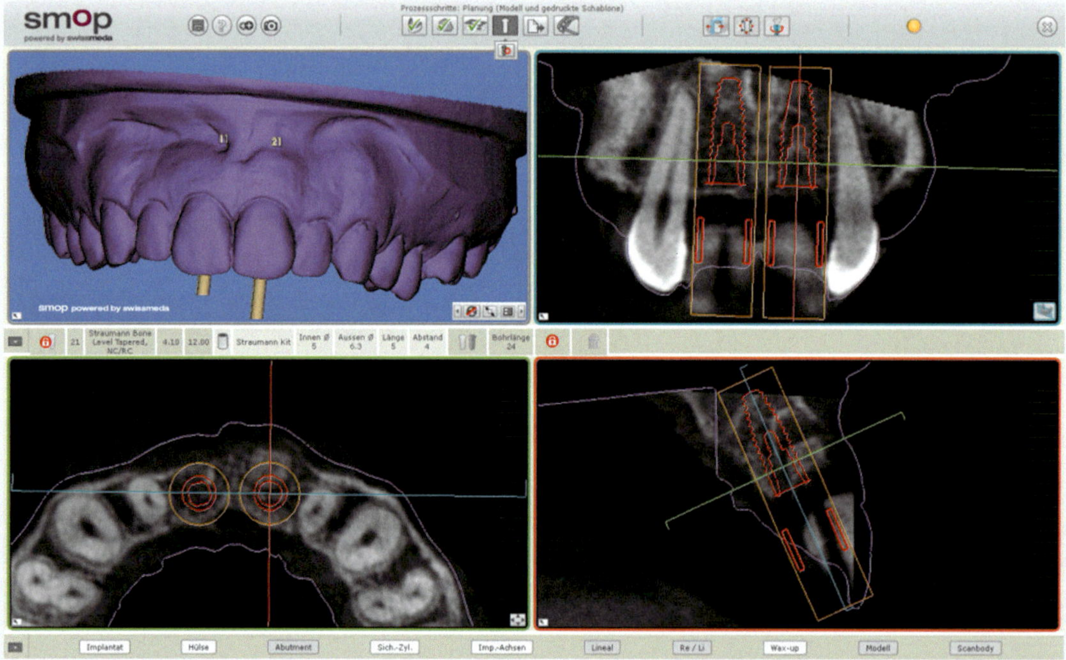

Abb. 5-127 Planungssoftware mit überlagertem Scan des Wax-ups.

Abb. 5-128 Gedruckte Schiene mit Bohrhülsen für die initiale Bohrung für die Übertragung der Implantatposition und -richtung (a und b).

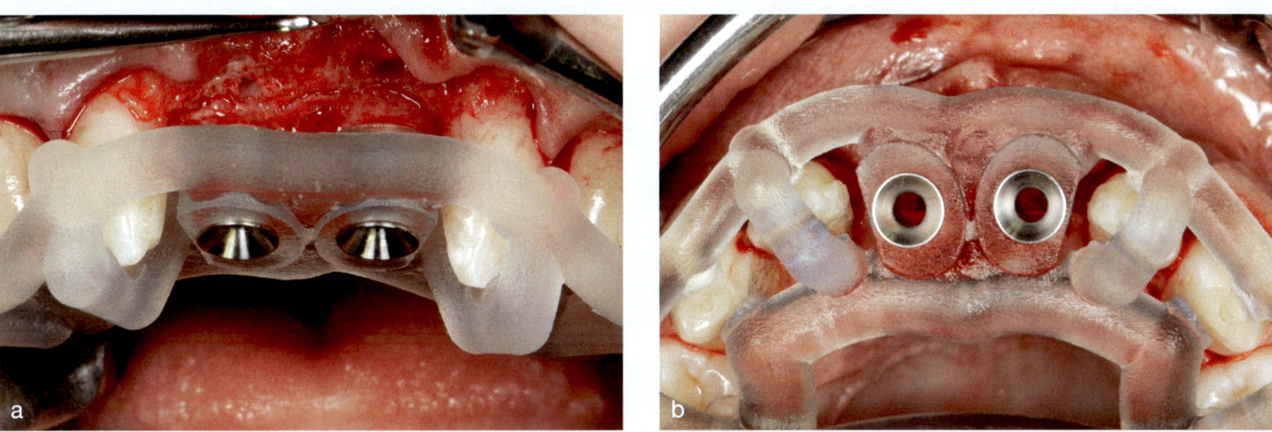

Abb. 5-129 Gedruckte Schiene mit Bohrhülsen in situ (a und b).

LITERATUR

1. Grunder U, Gracis S, Capelli M. Influence of the 3-D bone-to-implant relationship on esthetics. Int J Periodontics Restorative Dent. 2005;25(2):113-9.
2. Vela X, Mendez V, Rodriguez X, Segala M, Tarnow DP. Crestal bone changes on platform-switched implants and adjacent teeth when the tooth-implant distance is less than 1.5 mm. Int J Periodontics Restorative Dent. 2012;32(2):149-55.
3. Berglundh T, Lindhe J. Dimension of the periimplant mucosa. Biological width revisited. J Clin Periodontol. 1996;23(10):971-3.
4. Garber DA. The esthetic dental implant: letting restoration be the guide. J Oral Implantol. 1996;22(1):45-50.
5. Goldstein R. Principles, Communication, Treatment Methods, ed 2. Ontario: BC Decker; 1998.
6. Rufenacht C. Fundamentals of Esthetics. Chicago: Quintessence; 1990.
7. Magne P, Belser U. Bonded Porcelain Restorations. Chicago: Quintessence; 2002.
8. Fradeani M. Esthetic Rehabilitation in Fixed Prosthodontics. Vol 1:Esthetic Analysis: A Systematic Approach to Prosthetic Treatmet. Chicago: Quintessence; 2004.
9. Coachman C, Van Dooren E, Gürel G, Landsberg CJ, Calamita MA, Bichacho N. Smile Design: From digital treatment planning to clinical reality. Interdispciplinary Treatment Planning Comprehensive Case Studies. 2. Chicago: Quintessence; 2012:119-74.
10. Kois JC. Diagnostically driven interdisciplinary treatment planning. Seattle Study Club J. 2002;6:28-34.
11. Spear FM. The maxillary central incisor edge: A key to esthetic and functional treatment planning. Compend Contin Educ Dent. 1999;20:512-6.
12. Kokich VO Jr, Kiyak HA, Shapiro PA. Comparing the perception of dentists and lay people to altered dental esthetics. J Esthet Dent. 1999;11(6):311-24.
13. Kokich VO, Kokich VG, Kiyak HA. Perceptions of dental professionals and laypersons to altered dental esthetics: asymmetric and symmetric situations. Am J Orthod Dentofacial Orthop. 2006;130(2):141-51.
14. Happe A, Kunz A. Complex fixed implant-supported restoration in a site compromised by periodontitis: a case report. The international journal of esthetic dentistry. 2016;11(2):186-202.

»„Erfahrung“ ist der Name, den man seinen Fehlern gibt.«

Oscar Wilde

/6

ZAHNERHALT VERSUS EXTRAKTION UND IMPLANTATION

Gerd Körner, Arndt Happe

Moderne Therapiekonzepte machen die Entscheidung für langfristig erfolgreiche und den Patienten zufriedenstellende Therapiemaßnahmen abhängig vom Vorhandensein einer adäquaten Indikation und der kritischen Abwägung der verschiedenen Optionen. Strategisch spielt dabei die Bewertung der beeinflussenden Faktoren einzeln oder kombiniert auf drei unterschiedlichen Ebenen eine entscheidende Rolle:

/ Patientenebene,
/ dentale Ebene (lokal und erweitert),
/ Praxisebene.

Bei der strategischen Bewertung des Einsatzes von Implantaten gibt es verschiedene Szenarien, die eine Indikationsstellung in der ästhetischen Zone nach sich ziehen können:

/ Nichtanlage von Zähnen,
/ Zahnverlust durch Trauma (Zahnfraktur oder Avulsion),
/ Nichterhaltungswürdigkeit aufgrund von umfangreichem Substanzverlust (kariöse Destruktion oder traumatische Erosion/Abrasion),
/ Nichterhaltungswürdigkeit aufgrund von parodontalen oder endo-parodontalen Läsionen.

Die definitive Indikationsstellung für ein Implantat hängt nicht unwesentlich von den grundlegenden Präferenzen des Patienten ab. Dazu liegen in der Literatur nur wenige Angaben vor.

Festsitzende Brückenversorgungen zeigen offenbar grundsätzlich hohe Zufriedenheit bei Patienten, wobei implantatgetragene Restaurationen tendenziell von Patienten aus dem gehobenen sozio-ökonomischen Umfeld bevorzugt werden. Der ästhetische Aspekt und Substanzerhalt spricht vor allem jüngere Patienten an[1].

Allgemein kann festgehalten werden, dass die grundsätzliche Entscheidung des Patienten durch den Behandler beeinflusst werden kann und auch muss. Da der Patient in der Regel mehr an einem langfristig stabilen ästhetischen Ergebnis interessiert ist als an dem Weg dahin, obliegt es dem Behandler, auf die Vor- und Nachteile bzw. die Risiken hinzuweisen.

Auf der Patientenebene muss für den Erhalt einer ästhetischen Lösung auf die Bedeutung der Vermeidung eines marginalen Infekts deutlich hingewiesen werden. Dazu wird die Einbettung der Behandlung in ein stringentes Vor- und Nachsorgekonzept unabdingbar. Zusätzlich wird es gegebenenfalls erforderlich, negative Effekte endogener Erkrankungen wie z. B. Diabetes mellitus anzusprechen und eine optimale internistische Einstellung anzuraten. Speziell die signifikant erhöhte Komplikationsrate durch Rauchen bei notwendigen augmentativen Maßnahmen sollte in Abhängigkeit vom Ausmaß des Nikotinabusus und dem

Umfang der chirurgischen Maßnahmen zum Abraten eines implantologischen Vorgehens führen[2,3].

Auf der Patientenebene gilt es daher, eine möglichst exakte Risiko- bzw. Prognoseeinschätzung vorzunehmen, wobei sowohl die systemischen Faktoren, speziell Compliance und Rauchen, und lokale Faktoren wie Plaquekontrolle und die mikrobiologische Zusammensetzung der parodontalen Mikroflora eine Rolle spielen. Die speziellen Wünsche des Patienten, Anspruch an Ästhetik, Phonetik und Funktion als auch die Kosten-Nutzen-Relation vor patientenspezifischem Hintergrund müssen mit in die Entscheidung einfließen (Abb. 6-1 bis 6-17).

Die Entscheidungsfindung auf der sogenannten dentalen Ebene kann sich ebenso komplex gestalten, wie schon verschiedene Langzeitstudien bezüglich Zahntyp und zugehöriger Verlustraten andeuten. Das betrifft vorrangig die Entscheidungsfindung im Zusammenhang mit parodontaler Erhaltungsfähigkeit und weniger das Vorgehen bei Nichtanlage und Zahnverlust durch Trauma und nur bedingt exzessiven Substanzverlust durch kariöse Läsion, Abrasion bzw. Erosion. Die Entscheidung für Zahnerhalt oder Implantat muss sich dabei primär an der langfristigen Erfolgswahrscheinlichkeit zuerst einmal der parodontologischen Therapiemaßnahmen orientieren[4]. Es gilt also, die Schwelle zum Übergang ins „irrational to treat" („eine Behandlung wäre nicht erfolgversprechend") vor dem Hintergrund dieser langfristigen Erfolgswahrscheinlichkeit, den Anforderungen an eine möglichst ästhetische Lösung und möglichen Alternativen zu definieren.

Angaben in der Literatur lassen aufgrund der heterogenen Definition von Therapieerfolg nur bedingt eine Aussage über den richtigen Zeitpunkt für den Übergang von einer sinnvollen PAR-Therapie zu einem Implantatersatz zu. Eine Annäherung kann nur schrittweise durch Betrachtung unterschiedlicher Parameter geschehen. Die Ableitung von Prognoseklassen parodontal geschädigter Zähne und deren Überlebenswahrscheinlichkeit ist ein wichtiger Einstieg in den Entscheidungsfindungsprozess. Dazu bieten sich die klassischen Untersuchungen von McGuire[5] und McGuire und Nunn[6] an (Abb. 6-18).

Die daraus abgeleitete Prognoseklassifikation beruht auf den in Tabelle 6-1 aufgeführten Parametern und ist bezeichnenderweise Grundlage des sogenannten „Ampelprinzips" (Abb. 6-19).

Um eine für die Praxis relevante und sichere Aussage treffen zu können, wird bei der Überlebensrate nach acht Jahren eine Demarkationsmarke gelegt (s. Abb. 6-18). Die Klassifizierungen, die zu diesem Zeitpunkt unter 50 % Überlebensrate fallen, entsprechen im Wesentlichen der Einstufung „irrational to treat" (s. Abb. 6-19). Für eine langfristig erfolgreiche Strategie sollte ein ausreichender Abstand dazu angestrebt werden.

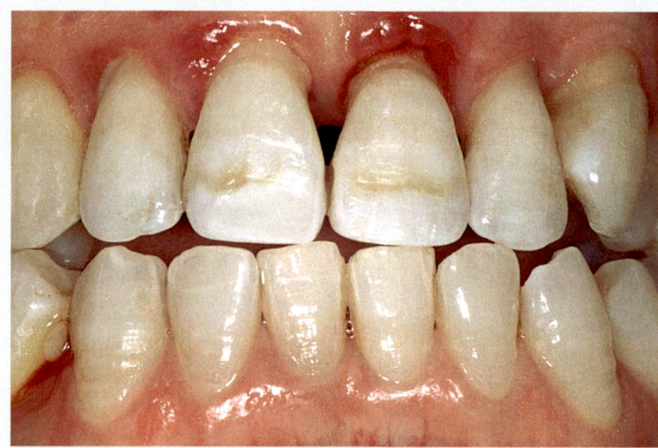

Abb. 6-1 49-jährige Patientin: aggressive Parodontitis, mikrobiologische Untersuchung positiv auf *A.a. (Aggregatibacter actinomycetemcomitans)*.

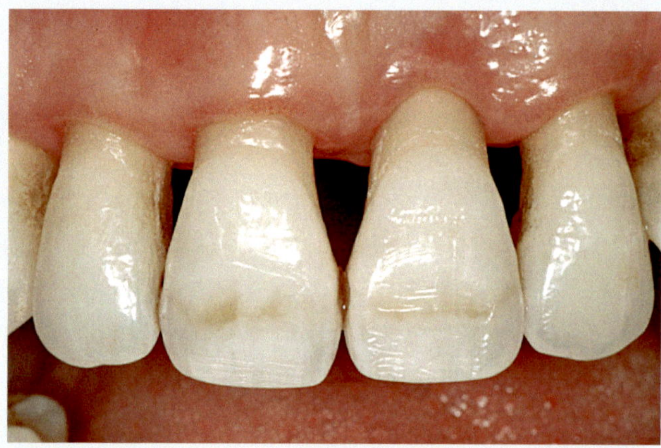

Abb. 6-2 Zustand Oberkieferfront nach ausgedehnter Hygienephase inklusive Antibiose mit „Van-Winkelhoff-Cocktail".

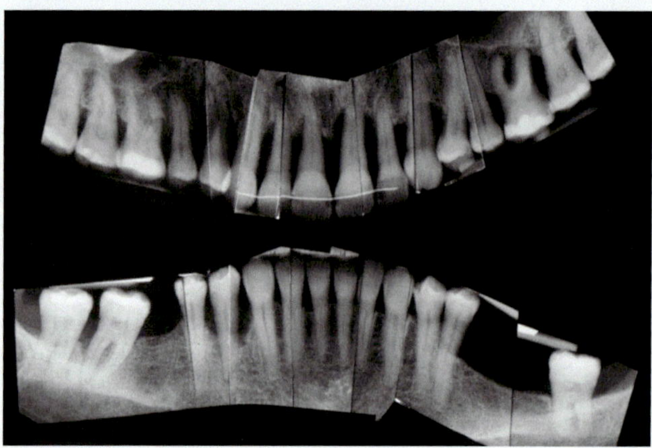

Abb. 6-3 Initialer Röntgenstatus mit fortgeschrittenem parodontalen Knochenabbau, speziell 14, 12–22, 26, 44 und 47.

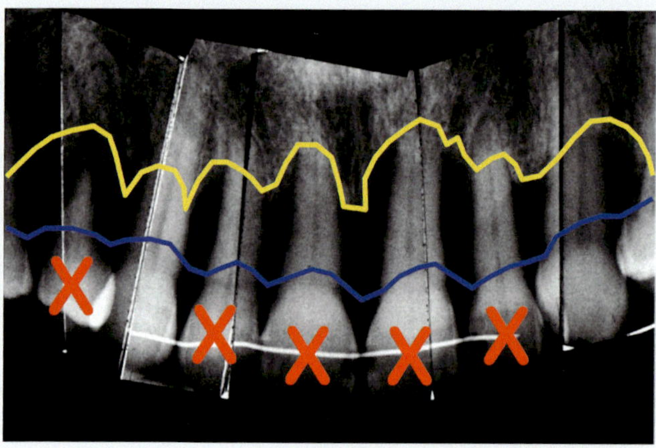

Abb. 6-4 Prognoseeinschätzung der Oberkieferfront anhand Knochenniveau, gelb = Ist-Zustand, blau = Soll-Zustand, X = Extraktionsentscheidung.

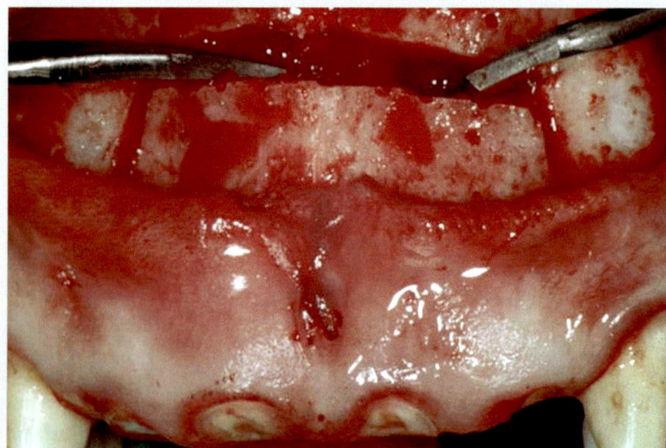

Abb. 6-5 Alveoläre Osteotomie zur vertikalen Distraktion mit belassenen Wurzelsegmenten als Socket-Preservation bis zur Durchführung der Sofortimplantation 4 Monate später.

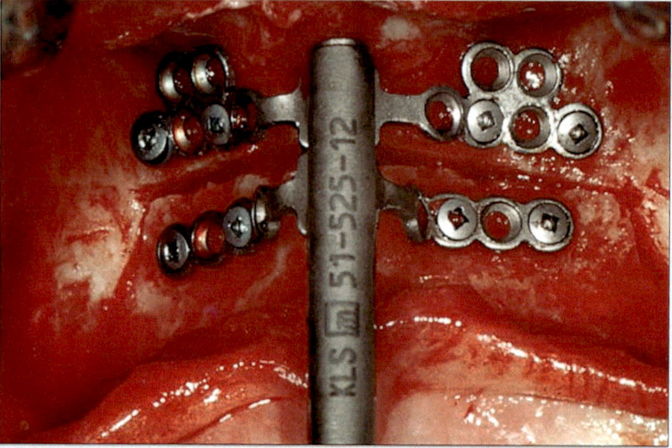

Abb. 6-6 Distraktor mit basalen Flügeln fixiert am ortsständigen subnasalen Alveolarfortsatz, schraubbarer Flügel im osteotomierten Knochensegment.

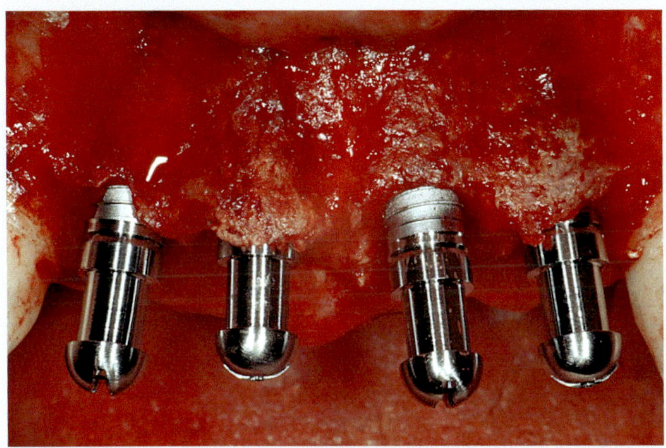

Abb. 6-7 Sofortimplantation mit Frialit Syncro nach Entfernung der 4 Wurzelsegmente 12–22.

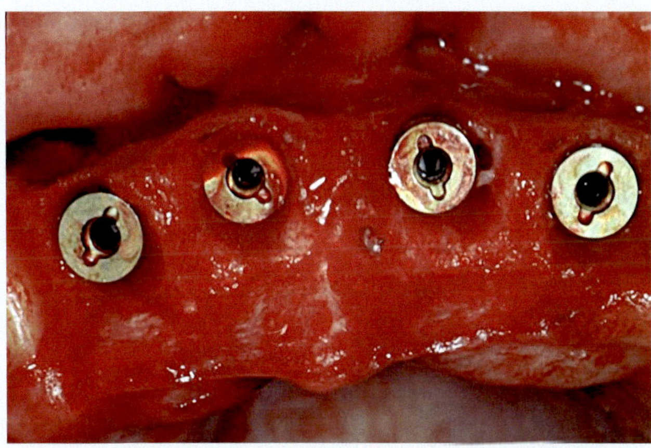

Abb. 6-8 Aufsicht nach Einbringen der Sofortimplantate in restaurativer Idealposition. Beachte bukkale knöcherne Defizite.

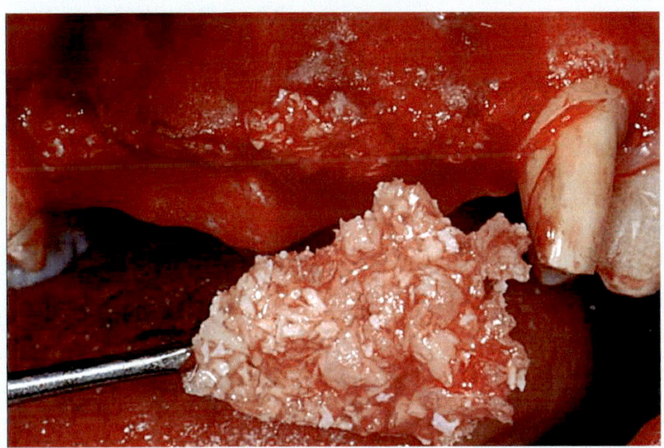

Abb. 6-9 Knöchern partikulierte Augmentation im Verbund mit PRGF (platelet-rich growth factors) der horizontalen Defizite 12–22.

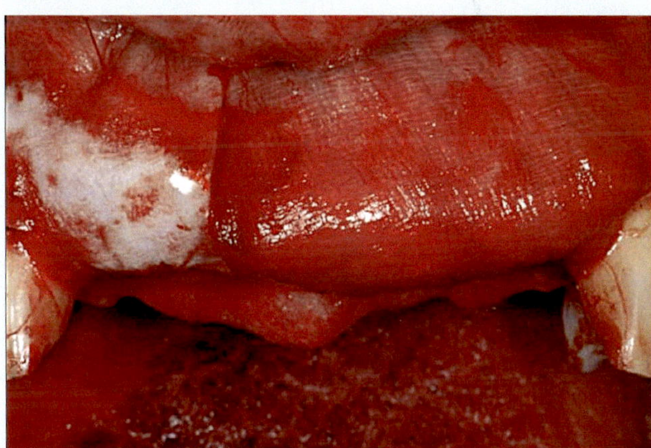

Abb. 6-10 Membranabdeckung (BioGide, Geistlich) des gemischt autolog xenogenen Augmentats (BioOss, Geistlich).

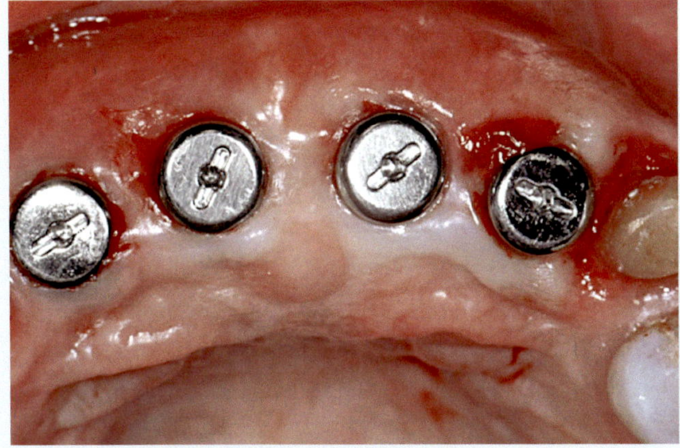

Abb. 6-11 Minimalinvasive Freilegung nach KEYEX-Technik nach Happe, Körner, Nolte[6a].

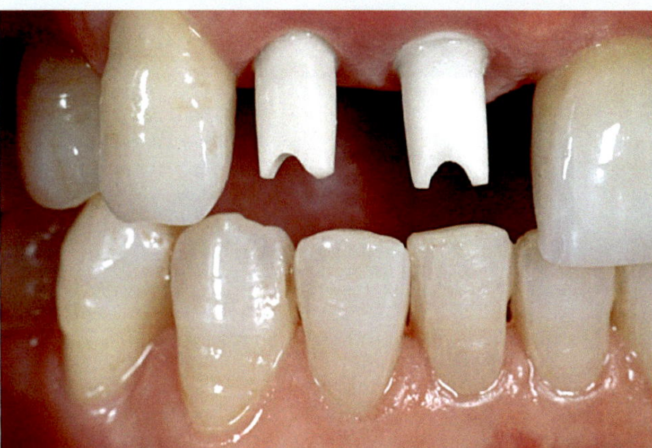

Abb. 6-12 Vollkeramische restaurative Versorgung, Implantate mit Zirkon-Hybrid-Abutments 14, 12–22.

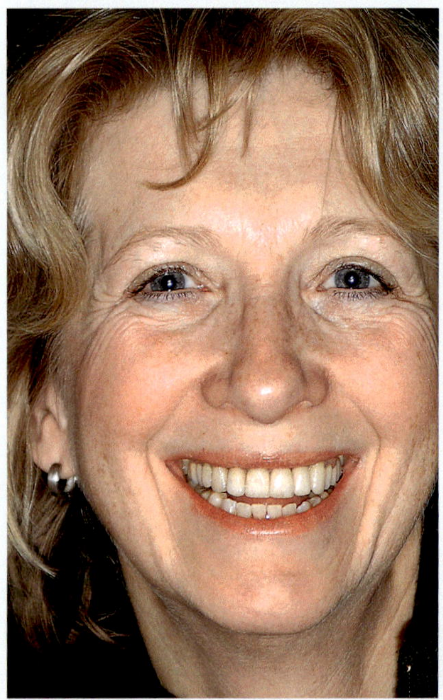

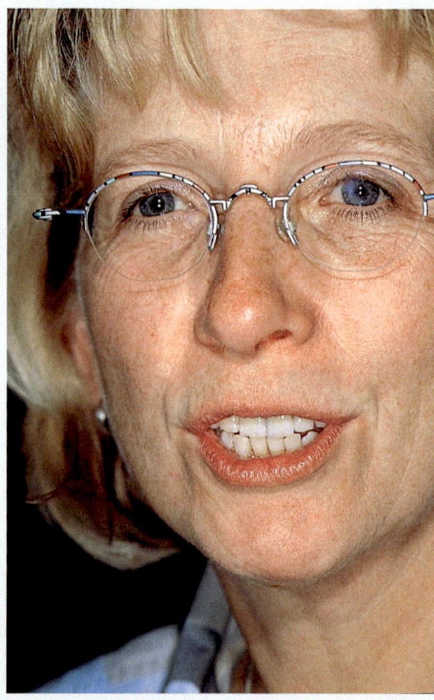

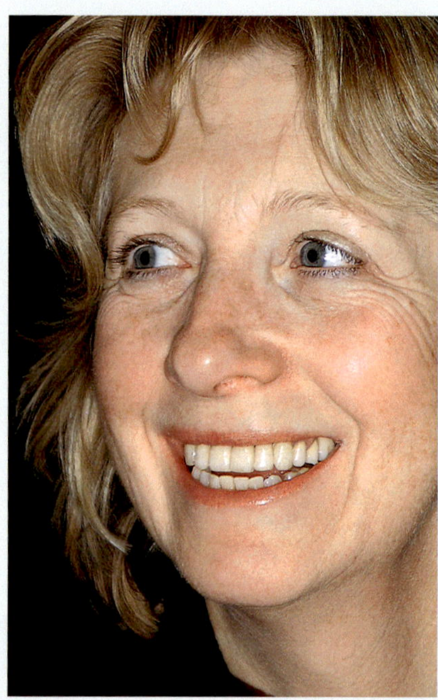

Abb. 6-13 bis 6-15 Abschlussportraits nach kombinierter parodontologisch-implantologischer und restaurativer Therapie (Chirurgie und Prothetik: G. Körner, Zahntechnik: K. Müterthies).

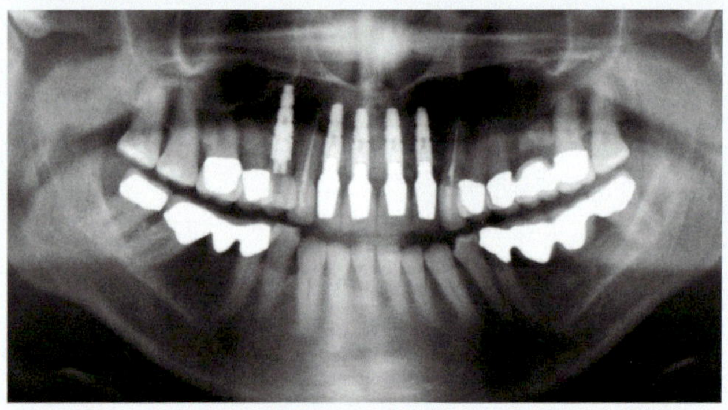

Abb. 6-16 Röntgenkontrolle 6 Jahre nach Abschluss der Behandlung, siehe auch Socket-Preservation der Regio 26, Zustand nach GTR Regio 44/43 und 47.

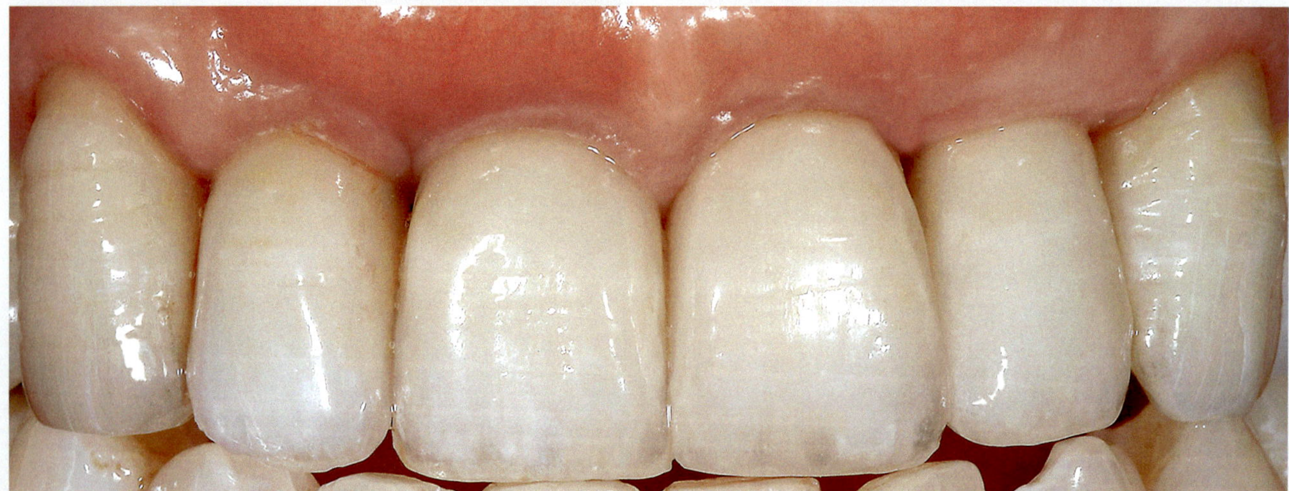

Abb. 6-17 Restaurative Versorgung der Oberkieferfront 6 Jahre nach Abschluss der Behandlung.

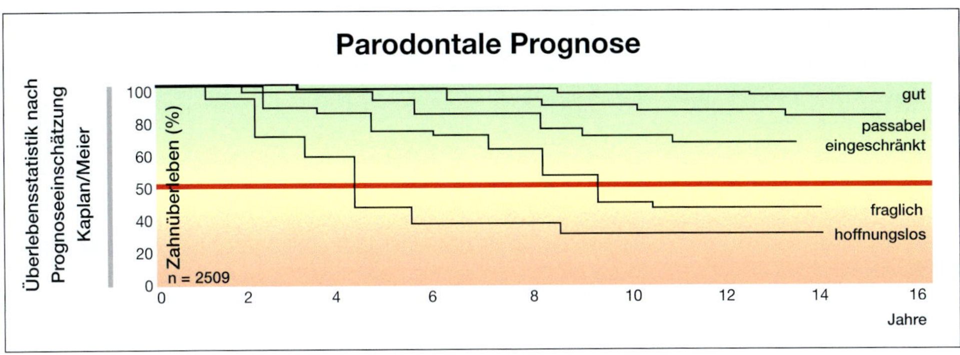

Abb. 6-18 Zahnverlust bzw. Überlebensrate über 15 bis 16 Jahre entsprechend Prognoseklassifikation nach McGuire[5] und McGuire und Nunn[6].

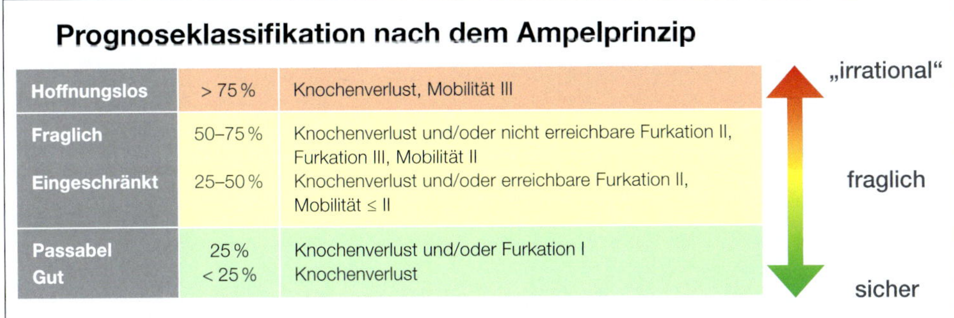

Prognoseklassifikation nach dem Ampelprinzip

Hoffnungslos	> 75 %	Knochenverlust, Mobilität III
Fraglich	50–75 %	Knochenverlust und/oder nicht erreichbare Furkation II, Furkation III, Mobilität II
Eingeschränkt	25–50 %	Knochenverlust und/oder erreichbare Furkation II, Mobilität ≤ II
Passabel	25 %	Knochenverlust und/oder Furkation I
Gut	< 25 %	Knochenverlust

Abb. 6-19 Prognoseklassifikation nach dem „Ampelprinzip" nach McGuire und Nunn[6]. Beachte: Therapieentscheidung ist speziell in der gelben Gruppe notwendig.

Tab. 6-1 Parameter für die Feststellung der Prognoseklassifikation (s. auch Bestimmung Knochenverlust Abb. 6-24).

Sicher	Fraglich	Hoffnungslos
< 50 % Knochenverlust	> 50 % Knochenverlust	> 75 % Knochenverlust
< Furkationsgrad II	≥ Furkationsgrad II ≥ Mobilität II	Mobilität III

Eine Einstufung der Erhaltungsfähigkeit im Übergangsbereich, also bei Verlust der knöchernen Stütze um 50 % und Furkationsgrad II sowie Mobilität II, muss sich also nach weitergehenden Kriterien bestimmen.

Bei speziell aus prothetischer Sicht strategisch wichtigen Zähnen muss auf den verschiedenen Ebenen eine weitere Sondierung und in der Regel eine kritischere Bewertung vorgenommen werden. In der Praxis bewährt hat sich daher ein gestuftes Vorgehen, wobei zuerst eine primäre Einschätzung nach dem Ampelprinzip, abgeleitet nach der Prognoseklassifikation folgend McGuire und Nunn[6], vorgenommen wird (Abb. 6-20 bis 6-22).

Ein wichtiger Patientenfaktor bei der Risikoeinschätzung komplexer parodontaler Fälle, der in einen Zusammenhang mit dem erweiterten Lokalbefund auf der dentalen Ebene gesetzt werden sollte, ist der sogenannte Knochenabbau/Altersindex nach Ramseier und Lang[7], der den röntgenologischen Knochenabbau im Verhältnis zur Wurzellänge an der fortgeschrittens-

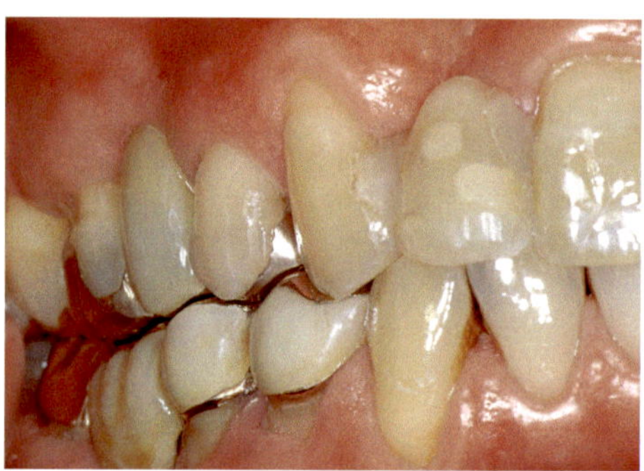
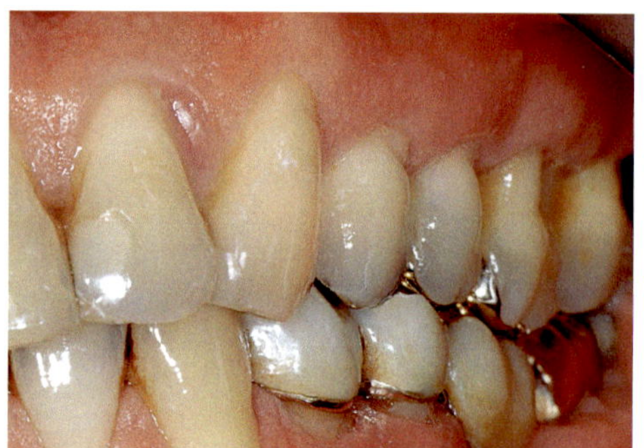

Abb. 6-20 und 6-21 Männlicher Patient: aggressive Parodontitis, mikrobiologische Untersuchung positiv auf *A.a. (Aggregatibacter actinomycetemcomitans).*

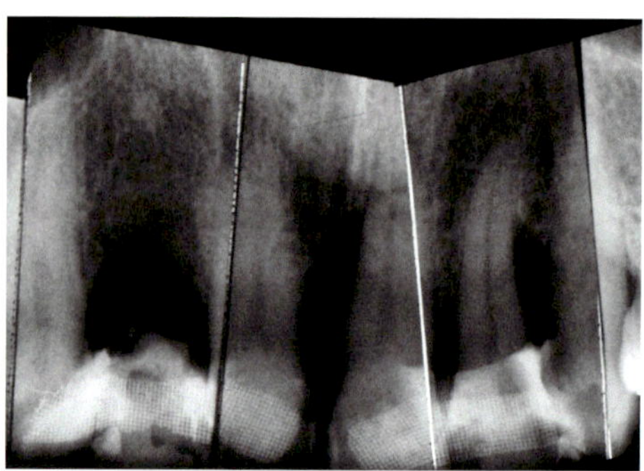

Abb. 6-22 Röntgenstatus Oberkieferfront mit fortgeschrittenem parodontalem Abbau.

ten Stelle im Gesamtgebiss misst. Dieses Verhältnis wird durch das Lebensalter dividiert, um somit einen Eindruck vom Schweregrad und damit auch dem Risiko der Behandlung der parodontalen Erkrankung zu bekommen. Wenn nur Bissflügelaufnahmen ohne vollständige Darstellung der Wurzelausdehnung vorliegen, wird 1 mm Abbau mit 10 % Knochenabbau in Relation zur gesamten Wurzellänge gleichgesetzt (Abb. 6-23 und 6-24, Tab. 6-2).

Der erweiterte Lokalbefund und die grundsätzliche strategische Einschätzung, nicht restaurativ oder restaurativ, sowie auch der Einfluss multipler Risiken aus dem endodontischen und konservativen Bereich (apikale Läsionen, Wurzelverfärbungen, Resorptionen, Stiftaufbauten, Restsubstanz) spielen auf der dentalen Ebene eine bedeutsame Rolle, sind sehr heterogen und müssen bei hohem ästhetischen Anspruch als limitierend aufgefasst werden (Cave: exponentielle Risikoakkumulation) (Tab. 6-2). Unterschätzte Faktoren, wie orthodontische Fehlstellungen, funktionelle Störungen des stomatognaten Systems und z. B. „Root Proximity" (Wurzelnähe)[8], machen unter Umständen eine stringentere Einschätzung notwendig. Unter „Root Proximity" wird besonders bei Molaren eine eingeschränkte knöcherne alveoläre Struktur mit ungünstiger Ernährungssituation bei geringem Wurzelabstand verstanden (Abb. 6-23 und 6-24).

Diese genannten patientenspezifischen Faktoren sind vor allen Dingen für die endgültige Ausrichtung der Therapieentscheidung in der primär als

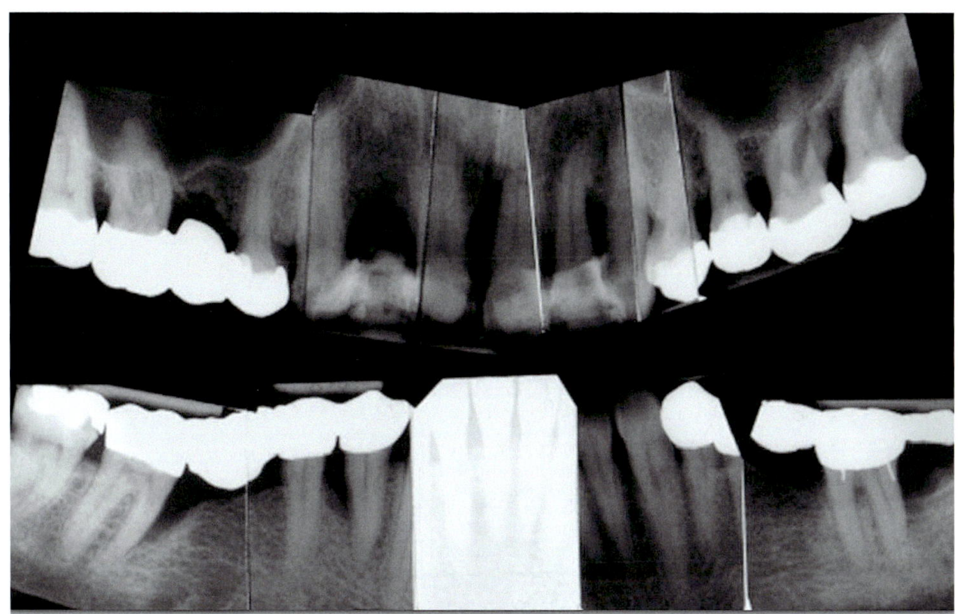

Abb. 6-23 Kompletter Röntgenstatus zur Risikoeinschätzung der parodontal eingeschränkten Gesamtsituation.

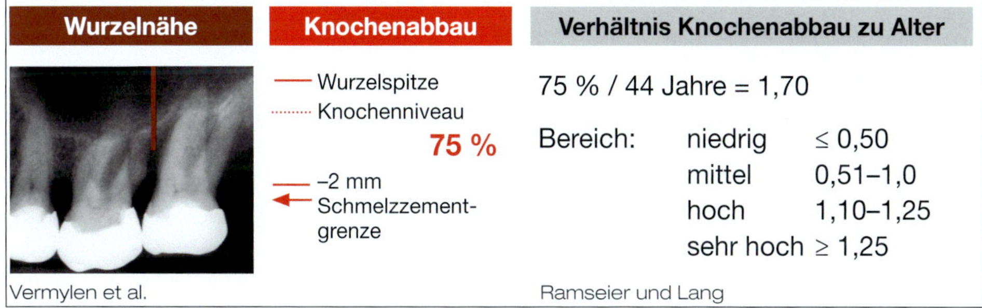

Abb. 6-24 „Root Proximity" (Wurzelnähe) nach Vermylen et al.[8] und Knochenabbau/Alter-Index nach Ramseier und Lang[7]. Bestimmung des Knochenabbaus in % der Wurzellänge (Schmelzzementgrenze minus 2 mm bis Wurzelspitze). Durch Division dieses Knochenabbaus durch das Lebensalter des Patienten berechnet sich der Knochenabbau/Alter-Index (Index 1,7 in diesem Beispiel steht für sehr hohes Risiko).

	Sicher	Fraglich	Hoffnungslos
Paro	0–50 % Knochenverlust Furkationsgrad I	50–75 % Knochenverlust Furkationsgrad II	> 75 % Knochenverlust Furkationsgrad II bis III Lockerungsgrad III
Endo	vital Endo o.k. Restauration o.k. keine apikale Aufhellung	unvollständige WF apikale Aufhellung avital ohne WF „mikro-endo" WSR Hypersensibilität Paro-Endo-Läsion Instrumentenfraktur	Perforation Fraktur Zyste symptomatisch obliterierte Zähne Wurzelresorption
Defekt	formales Design möglich intakte biologische Breite günstige Zahn-/Wurzellänge Rekonstruktionshöhe > 4 mm	vor Stiftversorgung vor Kronenverlängerung zirkuläre zervikale Füllung geringer Wurzelquerschnitt Zahnstellung prothetisch ungünstig	tief zerstörte Zähne

Tab. 6-2 Einzelzahnprognose bei restaurativer Gesamtsituation abgeleitet aus heterogenen Faktoren auf der dentalen Ebene. Cave: exponentielle Risikoakkumulation. Multiple Risiken in der Sektion „fraglich" machen einen Zahnerhalt eher „hoffnungslos".

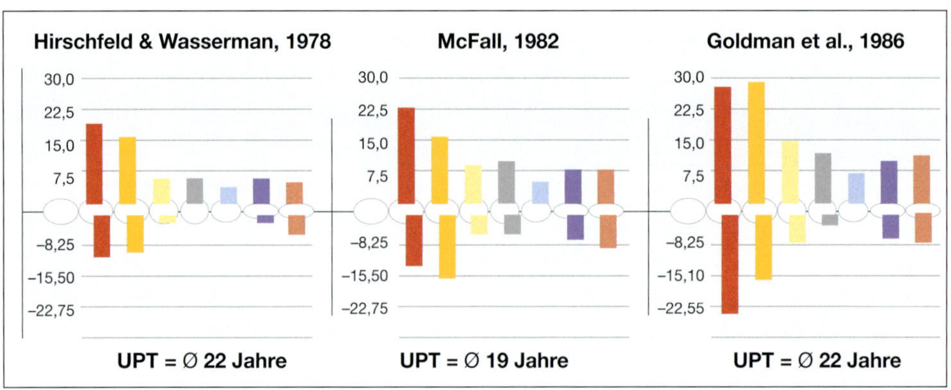

Abb. 6-25 Dentale Ebene: Zahnverluste nach Zahntyp in klassischen Langzeitstudien bei parodontal erkrankten Patienten, UPT = Unterstützungstherapie.

Tab. 6-3 Dentale und Praxisebene: Überleben von Molaren bei parodontal erkrankten Patienten in Langzeitstudien insgesamt und bei praxisspezifischer endo-resektiver Therapie.

		Überlebensrate %	Zeitraum – Jahre
Molarenrisiko insgesamt	Wasserman et al. 1978	68	22
	McFall 1982	43	19
nach durchgeführter PAR-Therapie	Goldmann et al. 1986	56	22
	Svårdström et al. 2000	89	8–12
bei endodontischer/ restaurativer Therapie	Basten et al. 1996	92	12
	Carnevale et al. 1998	93	10
	Svårdström et al. 2000	89	8–12
	Langer et al. 1981	62	10
	Bühler 1988	68	10

fraglich eingestuften Gruppe von Bedeutung. Grundsätzlich muss auch auf die Zahlen der klassischen Studien Hirschfeld und Wasserman[9], McFall[10] und Goldman et al.[11] bezüglich Zahnverlust Rücksicht genommen werden, die eine gute Prognose für zuvor parodontal erkrankte, dann behandelte und langfristig in der Nachsorge (Durchschnitt 19 bis 22 Jahre) betreute Zähne verdeutlichen. Diese gute Prognose gilt vor allem für den ästhetisch relevanten Frontzahnbereich. Allerdings müssen die leicht erhöhten Risiken der Prämolaren, vor allem aber die der Molaren bedacht werden (Abb. 6-25 und Tab. 6-3).

Eine aktuellere Studie von Svärdström und Wennström[12] zeigt unter Berücksichtigung des Zeitraums ebenfalls unter optimalen Bedingungen vergleichbare Verlustraten der Molaren wie die zuvor genannten klassischen Studien (Tab. 6-3).

Speziell bei der Betrachtung der Ergebnisse von Wurzelamputationen in Zusammenhang mit Furkationen bei extrem kompromittierten Molaren wird der Einfluss der Praxisebene deutlich. Die 10-Jahresüberlebensrate der

Tab. 6-4 Einfluss unterschiedlicher Faktoren auf die Zielvariable Zahnverlust nach Muzzi et al.[17].

Patientenebene	Dentalebene
Alter	Zahnbeweglichkeit
Geschlecht	Prothetische Restauration
Durchschnittlicher Knochenverlust	Zahntyp
Interleukin-Genotyp	Infra-alveoläre parodontale Defektkomponente
Relation Interleukin-Genotyp zu Knochenverlust	Residuale alveoläre Knochenunterstützung

einen Gruppe von 89 bis 93 %[12–14] und einer anderen Gruppe mit nur 62 bis 68 %[15,16] weichen deutlich voneinander ab und unterstreichen den sogenannten „Center-Effect" auf der Praxisebene, d. h. Abhängigkeiten von den spezifischen Bedingungen in der einzelnen Praxis.

Folgende Faktoren sind für die endgültige Entscheidung für oder gegen den natürlichen Zahn zu berücksichtigen:

/ Die endodontische Leistungsfähigkeit, die Effizienz des parodontologischen Nachsorgekonzepts, aber auch das restaurative Potenzial der eigenen Praxis (Center-Effect) zur Vermeidung von Komplikationen, speziell von Wurzelfrakturen, muss kritisch im Auge behalten werden.

/ Relevant für die ästhetische Zone zeigt sich in allen genannten Studien bei einwurzeligen Zähnen eine deutlich bessere Langzeitprognose als bei mehrwurzeligen Zähnen, die sich auch mit vergleichsweise geringem therapeutischen und damit ökonomischem Aufwand erreichen lässt.

/ Die Gesamteinschätzung der Faktoren auf der Patienten- und der dentalen Ebene braucht Zeit, die beim Therapieverlauf für eine sichere Risikoeinschätzung eingeplant werden sollte. Eine vorläufige Langzeitversorgung (laborgefertigtes Langzeitprovisorium/-Therapeutikum) kann somit sowohl für eine endgültige Abklärung der Erhaltungsfähigkeit als auch für weitergehende strategische Ausrichtungen wie Gewebekonditionierung, Erhaltung des Kaukomforts, einleitende funktionelle Therapie als auch z. B. ästhetische Diagnostik im Sinne von Mock-ups und Smile Design von Vorteil sein.

/ Auf der Praxisebene muss bei der Entscheidung mit einfließen, ob und wie leistungsfähig ein Nachsorgekonzept greift, das nicht nur bei der Behandlung von Parodontitispatienten unabdingbar ist.

Zur weiteren Therapieentscheidung für oder gegen Zahnerhalt gibt eine Langzeitstudie über 10 Jahre von Muzzi et al.[17] wertvolle Hilfestellung. Sie untersuchten den Einfluss unterschiedlicher Faktoren auf die Zielvariable Zahnverlust (Tab. 6-4).

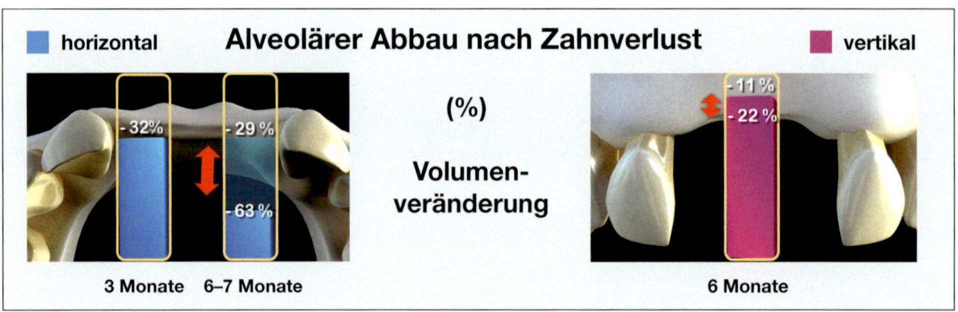

Abb. 6-26 Prozentuale knöcherne alveoläre Abbauraten nach Zahnverlust in horizontaler und vertikaler Richtung nach Tan et al.[26].

Die Konklusion lautete wie folgt: Nur wenige Faktoren – im Wesentlichen auf der dentalen Ebene – nehmen maßgeblich Einfluss auf Zahnverlust:

/ Molaren sind als Zahntyp grundsätzlich anfälliger ($p < 0,0001$).
/ Residuale Knochenunterstützung ist umgekehrt proportional zu Zahnverlust.
/ Je größer die infraalveoläre Defektkomponente, desto geringer ist der zukünftige Zahnverlust.
/ Keiner der anderen Indikatoren war ähnlich evident einflussnehmend auf das Ergebnis wie die vorgenannten.

Eine ähnliche Untersuchung der gleichen Gruppe[18] hatte bezüglich Einfluss auf das röntgenologische Knochenniveau ebenfalls über 10 Jahre zusätzlich erhoben, dass größere Taschentiefen und größere Zahnbeweglichkeit bei der Ausgangsmessung die schlechtesten Prognosen zeigten. Die knöcherne infraalveoläre Komponente des parodontalen Defekts war jedoch mit einer relativ guten Prognose bezüglich Defektauflösung bei entsprechender parodontaler Therapie ausgestattet. Die anderen Faktoren hatten weniger signifikanten Einfluss auf Veränderungen des Knochenniveaus.

Andererseits ist ein „Konzept der frühen Extraktion parodontal geschädigter Zähne“ zur Erhaltung des Alveolarkamms für die Insertion von Implantaten vor den Langzeitergebnissen regenerativer Therapie[19,20] und dem Verlust des „Bündelknochens“ selbst bei Sofortimplantation[21,22] nicht grundsätzlich gerechtfertigt und führt häufig zu implantologischer Übertherapie.

Die Betrachtung der Ergebnisse der Untersuchung von Cortellini und Tonetti[23] macht deutlich, dass die Überlebensrate der Zähne mehr als 10 Jahre nach GTR (Guided Tissue Regeneration) größer als 96 % ist. Das zugewonnene Attachmentniveau (CAL-gain = Clinical Attachment Level gain) war nach 15 Jahren in 92 % der Fälle gleich oder besser. Neben den Kosten-Nutzen-Vorteilen, die sich aus der Ableitung der Vorteile einer regenerativen Therapie auch bei scheinbar hoffnungslosen Zähnen ergaben[24], können die Vorzüge speziell in der ästhetischen Zone nicht hoch genug eingeschätzt werden (Abb. 6-27 bis 6-49). Die nicht unerheblichen alveolären Verlustraten durch Resorption und Umbau bei parodontal nicht geschädigten Zähnen 3 bzw. 6 Monate nach Extraktion[25,26] (Abb. 6-26) müssen dagegengehalten werden.

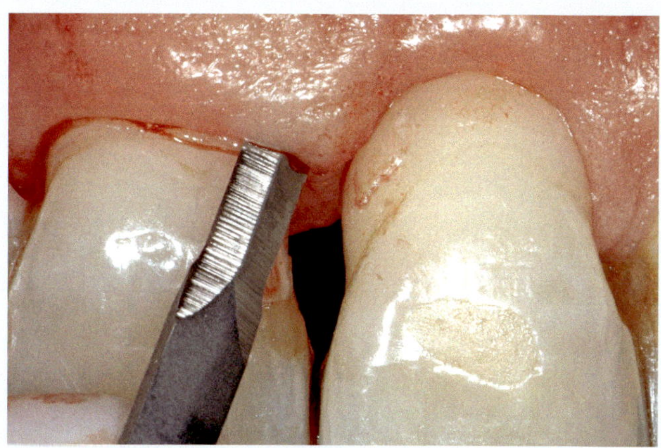

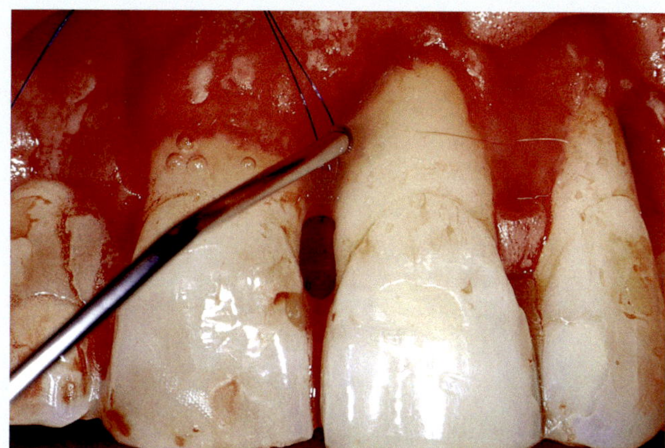

Abb. 6-27 und 6-28 Minimalinvasive regenerative parodontale Therapie entsprechend der MIST-Technik nach Cortellini und Tonetti[24a] unter Anwendung von Emdogain.

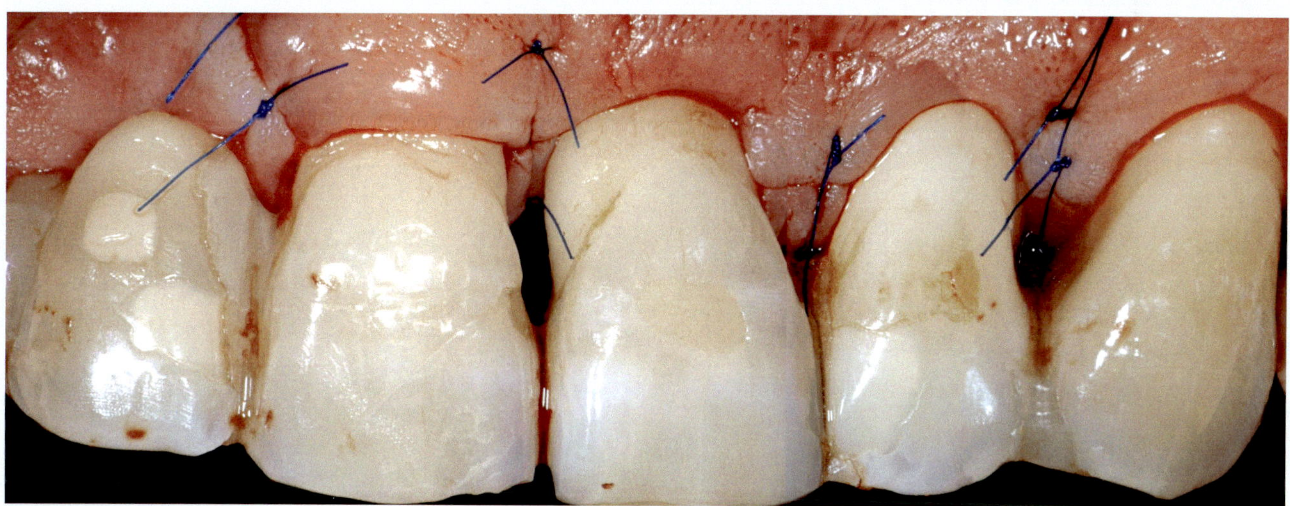

Abb. 6-29 Mehrlagiger interdentaler Wundverschluss zum Abschluss der parodontalchirurgischen Maßnahmen.

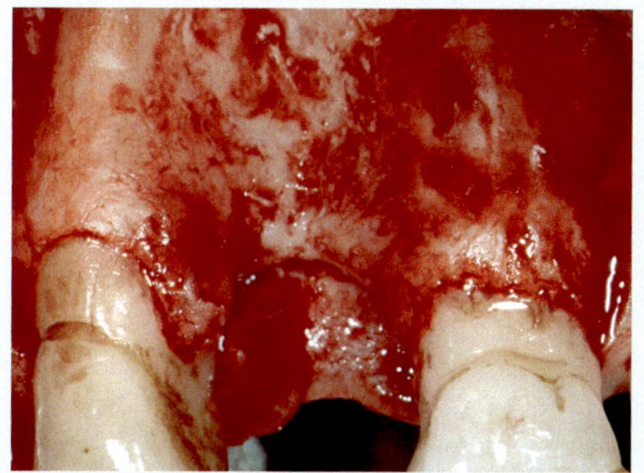

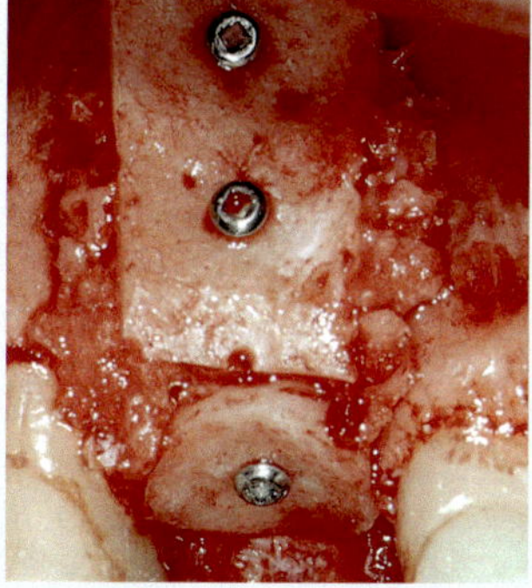

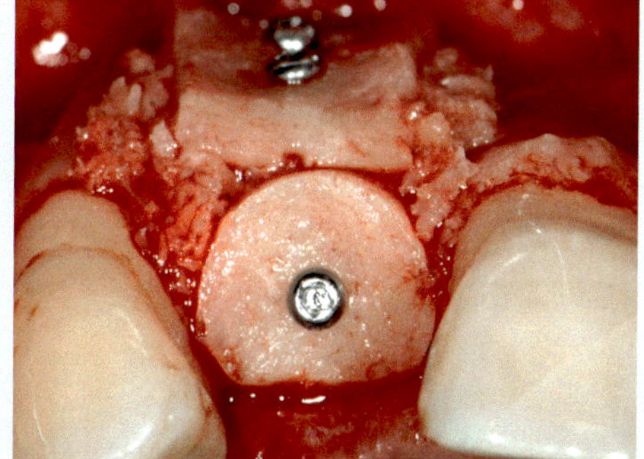

Abb. 6-30 bis 6-32 Knöcherne Augmentation Regio 12 durch autologe Blöcke, entnommen mit Piezo-Technik und Trepan aus der Linea obliqua im Unterkiefer rechts, mehrlagig aufgefüllt mit autologen Spänen und xenogenem Material (BioOss) unter Abdeckung mit kollagener Membran (BioGide).

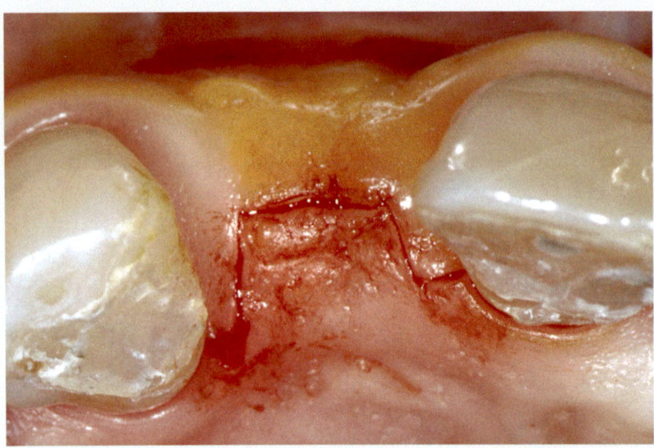

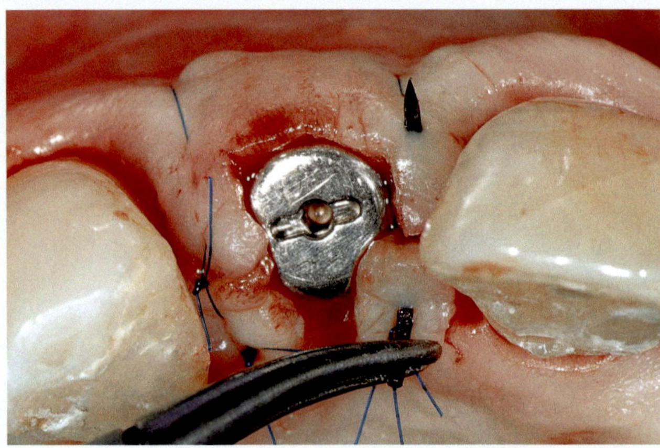

Abb. 6-33 und 6-34 Implantatinsertion Regio 12 (Xive 3,8) 4 Monate nach knöcherner Augmentation, nach weiteren 3 Monaten Implantatfreilegung angelehnt an die Split-Finger-Technik nach Misch[24b]. Darstellung des Volumens und der Ausdehnung der keratinisierten Strukturen mit Lugol-Lösung.

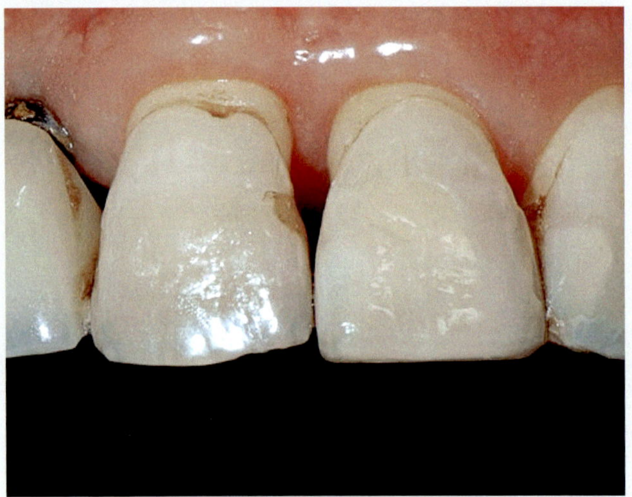

Abb. 6-35 Zustand 2 Monate nach Implantatfreilegung 12 und 8 Monate nach regenerativer Therapie 11–23, Marylandbrücke zur Langzeitinterimsversorgung 12.

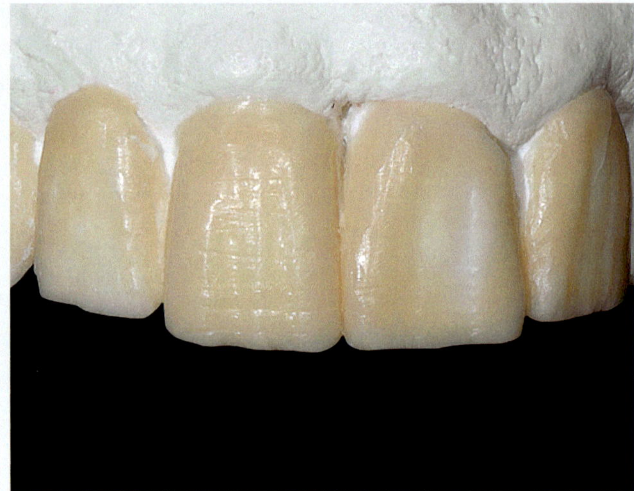

Abb. 6-36 Wax-up der defizitären Oberkieferfrontsituation zur ästhetischen Analyse und Einleitung der definitiven restaurativen Versorgung.

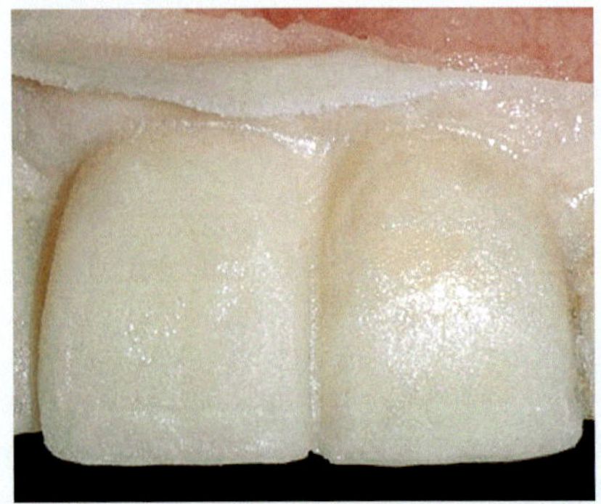

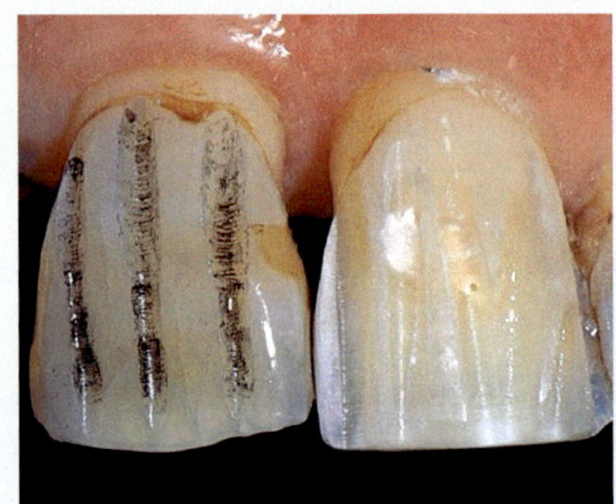

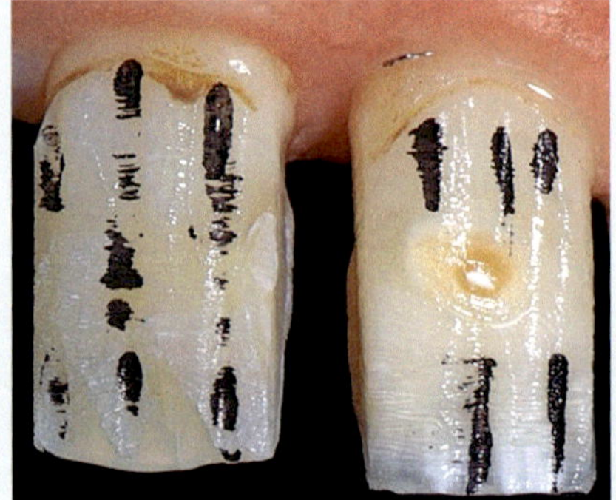

Abb. 6-37 bis 6-39 Umsetzung des Wax-ups in ein restauratives Mock-up nach Gürel zur standardisierten, tiefenschleifermarkierten, minimalinvasiven Veneerpräparation. Beachte den ausreichenden Abtrag interproximal zur perioprothetischen Rekonturierung eines ästhetisch-restaurativen Emergenzprofils.

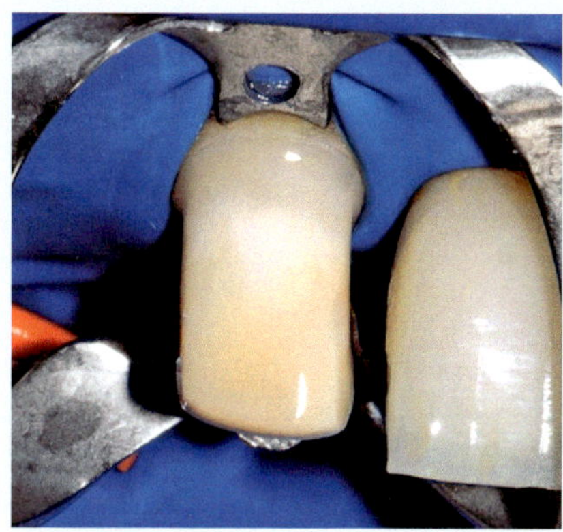
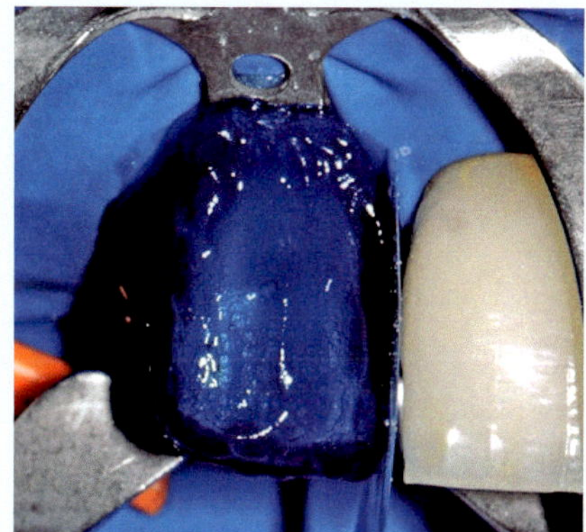
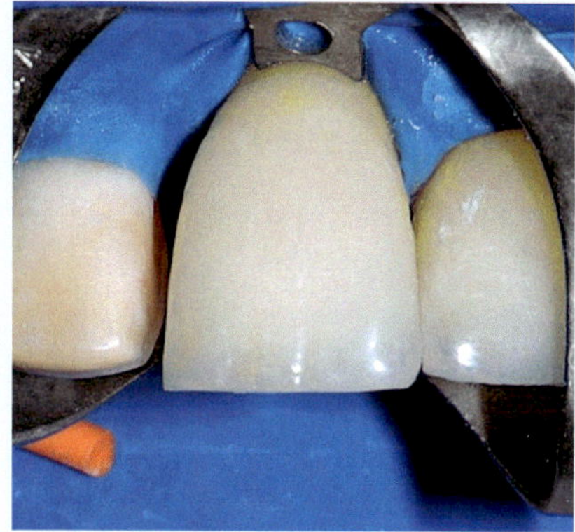

Abb. 6-40 bis 6-42 Unter Kofferdam kontrollierte adhäsive Befestigung der Veneers 11–22.

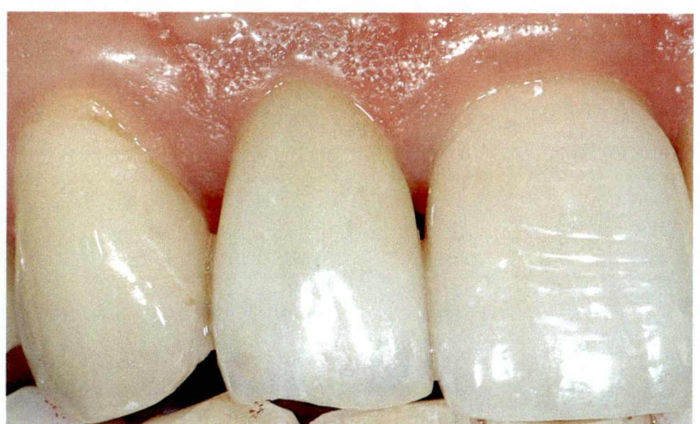
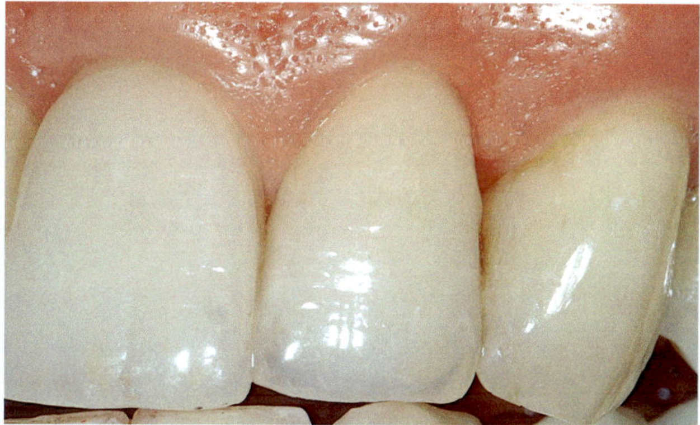

Abb. 6-43 und 6-44 3 Monate nach Eingliederung: Vollkeramikversorgung auf Implantat 12 sowie Veneers 11–22.

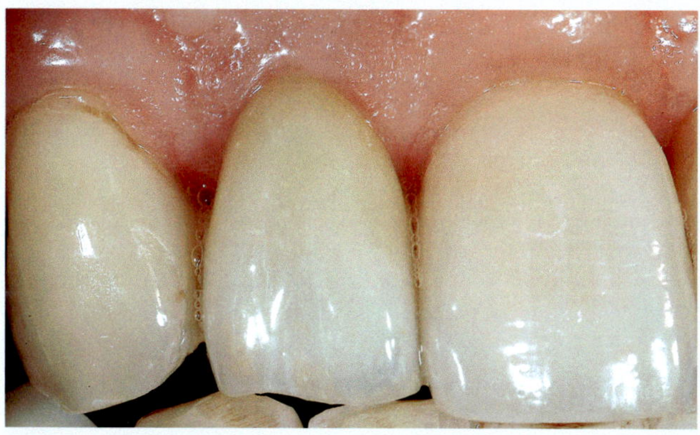
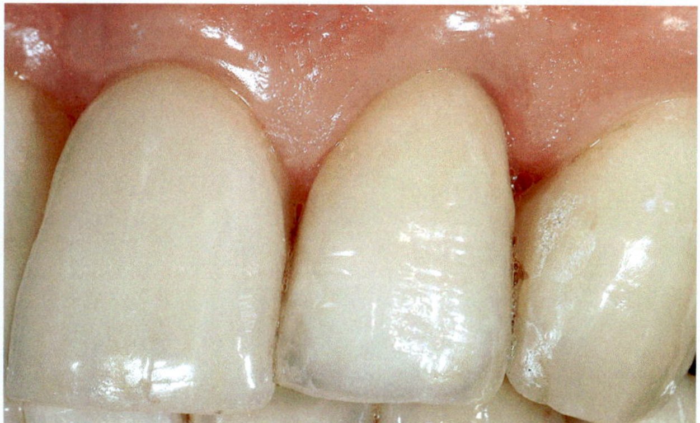

Abb. 6-45 und 6-46 2 Jahre später: Vollkeramikversorgung auf Implantat 12 sowie Veneers 11–22.

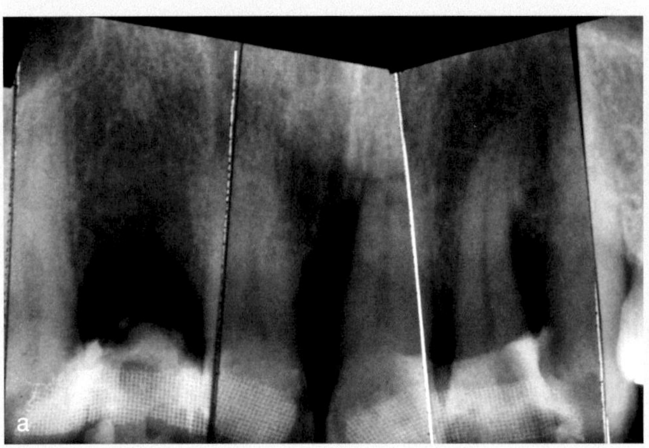

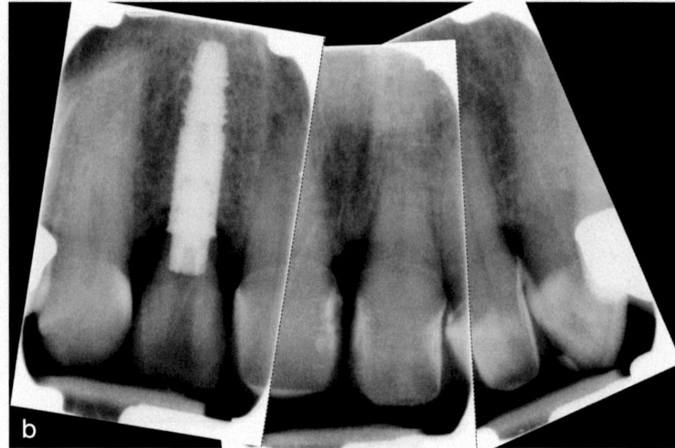

Abb. 6-47 Röntgen-Ausgangssituation Oberkieferfront (a) und 10 Jahre nach parodontaler Regeneration 11–23 (b), Implantatversorgung 12 und keramische Restauration. Beachte die große Regenerationsfähigkeit infraalveolärer Defekte.

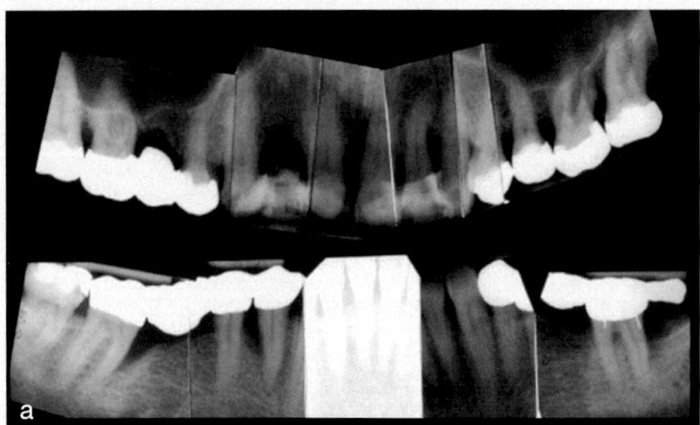

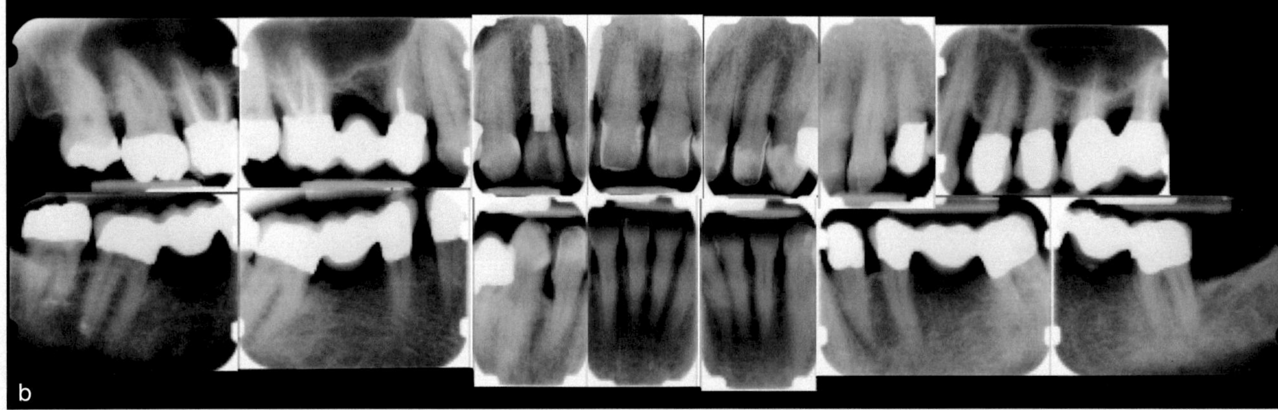

Abb. 6-48 Röntgen-Ausgangssituation gesamt (a) und 10 Jahre später (b) zum Fall in Abb. 6-47. Beachte auch parodontale Regeneration an 37, 44 und 47, Regio 26, 27 Auflösung der „Root Proximity" durch Wurzelamputation.

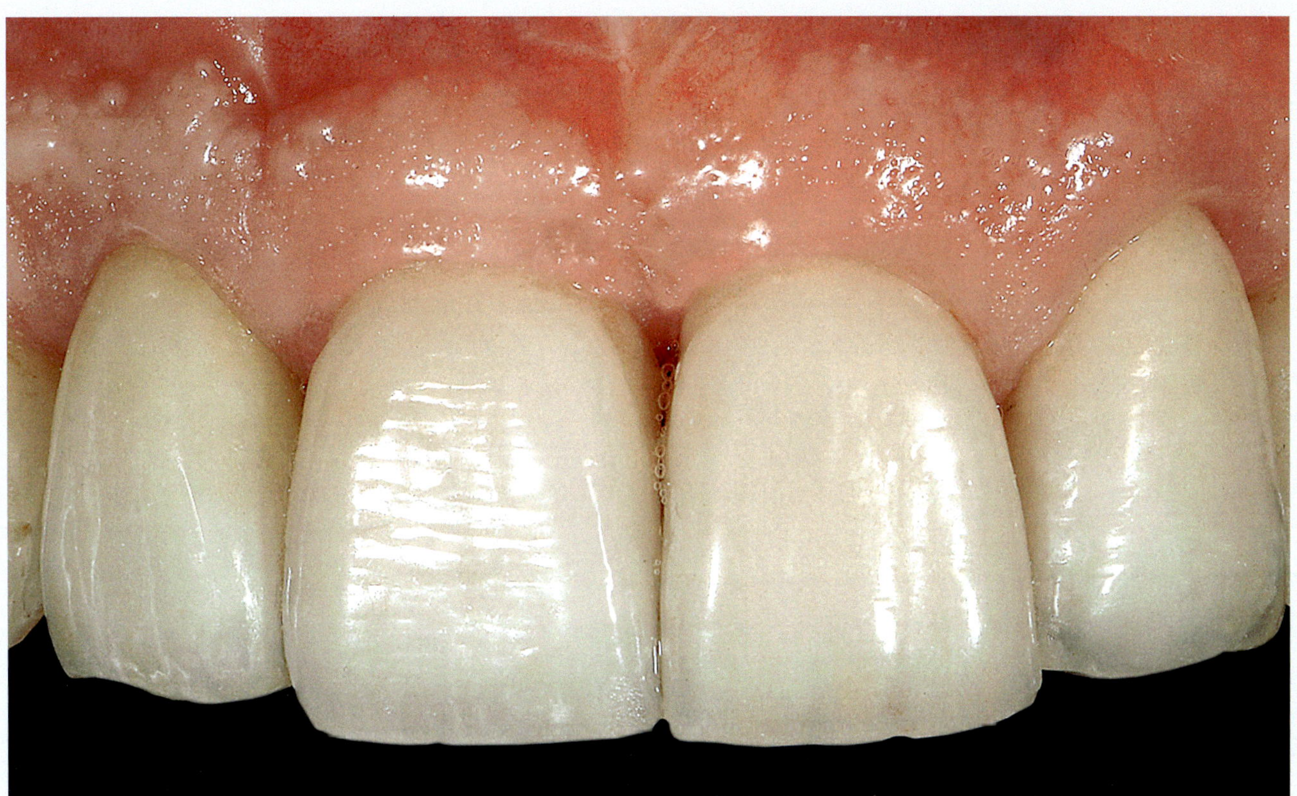

Abb. 6-49 10 Jahre nach kombinierter parodontologisch-implantologisch-restaurativer Therapie (Chirurgie und Prothetik: G. Körner, Zahntechnik: K. Müterthies).

Implantatüberlebensrate nach Alveolarkammaugmentation

GBR	ONLAY	DISTRAKTION
95,5 %	90,4 %	94,7 %

Abb. 6-50 Überlebensraten von Implantaten nach unterschiedlichen Methoden der Augmentation nach Aghaloo und Moy[28]. Cave: unterschiedliche Anzahl und Zeiträume der Nachuntersuchungen; Follow-up 5–74 Monate.

Die grundsätzlich hohe Erfolgswahrscheinlichkeit und Langzeitstabilität von regenerativen Maßnahmen[19,20,23,24] korreliert interessanterweise mit den Ergebnissen von Fiorellini und Nevins[27] bezogen auf die voraussagbare Implantat-Überlebensrate bei GBR (Guided Bone Regeneration) und Distraktionsosteogenese.

Die Ergebnisse von augmentierenden und kieferkammerhaltenden bzw. aufbauenden Techniken[28] (Abb. 6-50) lassen eine hohe Überlebensrate von Implantaten in zuvor defizitären Bereichen erwarten (s. Abb. 6-13, 6-14, 6-48). Auch wenn diese Ergebnisse unter dem Vorbehalt teilweise geringer Anzahl der Nachuntersuchungen z. B. bei Distraktionen und unterschiedlicher Zeitabstände gesehen werden müssen, unterstreichen sie jedoch die zunehmende Voraussagbarkeit derartiger Techniken.

Ein Konzept zur vorsorglichen Extraktion von parodontal mäßig geschädigten Zähnen, um den Erfolg von Implantaten erst einmal zuzulassen oder zu verbessern, muss daher grundsätzlich abgelehnt werden. Vielmehr sollte eine möglichst voraussagbare Einschätzung des zukünftigen Risikos eines parodontal erkrankten Zahns vor dem Hintergrund lokaler und systemischer Einflussfaktoren die Entscheidungsfindung bestimmen. Dazu liefern die Ergebnisse einer Langzeitstudie von Matuliene et al.[28a] wertvolle Erkenntnisse bezogen auf das Risiko einer Rezidivierung der parodontalen Erkrankungen und Zahnverlust während der parodontalen Nachsorge. Speziell die Rolle der Patientencompliance wird in diesem Zusammenhang beleuchtet. Die Studie erarbeitet eine systematische Zuordnung verschiedener Faktoren (Tab. 6-5). Die Konklusion lautete wie folgt: Schon die Zuordnung eines der untersuchten Parameter am Ende der aktiven parodontalen Behandlungsphase zum Risikoprofil „high“ (hoch) erhöhte signifikant die Wahrscheinlichkeit der parodontalen Rezidivierung respektive Zahnverlust. Mit der zunehmenden Anzahl der Parameter in diesem Risikoprofil wächst entsprechend das genannte Risiko. Als Quintessenz aus dieser Untersuchung kann abgeleitet werden, dass bei mangelhafter Unterstützungstherapie nach parodon-

Tab. 6-5 Zuordnung unterschiedlicher patientenspezifischer Parameter zu unterschiedlichen Risikoprofilen bezogen auf Rezidivneigung respektive Zahnverlust[28a].

Risikoprofil	BOP (%)	PD ≥ 5 mm	Zahnverlust	Knochenabbau/ Alter-Index	systemisch/ generisch	Umwelt
niedrig	≤ 9	≤ 4	≤ 4	< 0,5	nein	Nichtraucher/ehemaliger Raucher
mittel	10–25	5–8	5–8	0,5–1	nein	10–19 Zigaretten/Tag
hoch	≥ 26	≥ 9	≥ 9	> 1	ja	> 20 Zigaretten am Tag

taler Erkrankung und deren Behandlung bei fraglicher Erhaltungswürdigkeit unter Abwägung der zuvor genannten Einflussfaktoren eher eine Extraktion angezeigt ist. In Anbetracht der Ergebnisse kann selbst bei Unterstützungstherapie bei Hochrisikopatienten eine Rezidivneigung nicht vollständig ausgeschlossen werden. Entsprechend sollte bei mangelhafter Compliance und bei anstehenden umfangreichen restaurativen Maßnahmen eher auf parodontal stark reduzierte Zähne verzichtet werden.

Wenn alternativ dafür auf Implantate zurückgegriffen wird, stellt sich die Frage, wie und wie langfristig beim parodontal erkrankten Patienten das Behandlungsergebnis mit Implantaten einzuschätzen ist. Schou et al.[29] kommen in ihrer Übersichtsarbeit zu der Schlussfolgerung, dass dabei grundsätzlich zwischen Überleben und Erfolg unterschieden werden muss. Die Überlebensrate von Implantaten beim parodontal erkrankten bzw. anfälligen Patienten mag zwar durchaus hoch sein, jedoch kann die höhere Inzidenz für Periimplantitis den nachhaltigen Erfolg entsprechend den jeweils angelegten Kriterien erheblich einschränken. Eine Implantattherapie ist demnach nicht gänzlich kontraindiziert, sollte jedoch unter den Vorbehalt einer adäquaten Infektionskontrolle und Nachsorge gestellt werden.

Interessant sind auch die Ergebnisse einer prospektiven Langzeitstudie von Karoussis et al.[30], die deutliche Unterschiede zwischen parodontal gesunden Patienten und denen mit parodontaler Vorgeschichte aufzeigen. Als Hauptkonklusion kann herausgestellt werden, dass eine Assoziation zwischen parodontalen und periimplantären Konditionen und den entsprechenden Veränderungen über 10 Jahre deutlich wird. Implantate im Oberkiefer haben einen größeren Verlust an Gewebeintegration als Implantate im Unterkiefer im gleichen Zeitraum.

Die Progressionsrate bezüglich Attachmentverlust an Zähnen und an Implantaten ist beim individuellen Patienten ähnlich. Rauchen ist signifikant korreliert mit Knochenverlust um Implantate (ungefähr 1 mm größer nach 10 Jahren als bei Nichtrauchern). Lindquist et al.[31] stellten in ihren Studien sogar höheren Knochenverlust fest als Karoussis, allerdings bei Patienten mit einem Tabakkonsum von mehr als nur maximal 10 Zigaretten pro Tag.

Tab. 6-6 Meta-Analyse der Überlebensrate von Implantaten bei Patienten mit einer Parodontitis in der Vorgeschichte (Wen et al. 2014)[33].

Autor(en)	Studientyp	Implantatsystem	Gruppen	Anzahl Patienten	Anzahl Implantate	Implantatüberlebensrate	Implantaterfolgsrate	Follow-up in Monaten
Hardt et al. (2002)	retrospektiv	Brånemark	parodontal gesund	25	92	96,74%		60
			parodontal erkrankt	25	100	92,00%		
Karoussis et al. (2003)	prospektiv	ITI	parodontal gesund	45	91	96,50%	94,50%/96,70%	120
			chronische Parodontitis	8	21	90,50%	71,40%/81,00%	
Evian et al. (2004)	retrospektiv	Paragon	parodontal gesund	72	72	91,67%		118
			parodontal erkrankt	77	77	79,22%		
Mengel et al. (2005)	prospektiv	Brånemark	parodontal gesund	12	30	100,00%	100,00%	36
			chronische Parodontitis	12	43	100,00%	100,00%	
			aggressive Parodontitis	15	77	97,40%	97,40%	
De Boever et al. (2009)	prospektiv	ITI	parodontal gesund	110	261	96,94%		140
			chronische Parodontitis	68	193	96,38%		
			aggressive Parodontitis	16	59	84,75%		
Roccuzzo et al. (2010)	prospektiv	TPS	parodontal gesund	28	61	96,60%		120
			moderate Parodontitis	37	95	92,80%		
			schwere Parodontitis	36	90	90,00%		
Anner et al. (2010)	retrospektiv	nicht genannt	parodontal gesund	164	455	96,50%		114
			parodontal erkrankt	311	1.171	94,80%		
García-Bellosta et al. (2010)	retrospektiv	nicht genannt	parodontal gesund		283	97,80%		132
			Parodontitis		697	95,60%		
Matarasso et al. (2010)	retrospektiv	Brånemark	parodontal gesund	40	40	95,00%		120
		TPS	parodontal erkrankt	40	40	90,00%		
Aglietta et al. (2011)	retrospektiv	Brånemark	parodontal gesund	20	20	95,00%		120
		TPS	parodontal erkrankt	20	20	85,00%		
Levin et al. (2011)	prospektiv	nicht genannt	parodontal gesund	283	747	96,90%		144
			moderate chronische Parodontitis	149	447	96,60%		
			schwere chronische Parodontitis	285	1.065	94,80%		
Swierkot et al. (2012)	prospektiv	Brånemark	parodontal gesund	18	30	100,00%	50,00%	192
			aggressive Parodontitis	35	149	96,00%	33,00%	
Jiang et al. (2013)	prospektiv	nicht genannt	parodontal erkrankt	30	127	97,60%		24
			chronische Parodontitis	30	149	95,97%		

Die Forderung nach Risikobestimmung für Parodontitisprogression, um das Risiko für Implantate zu bestimmen, ist damit gleichzeitig auch Forderung nach Implantation in einem parodontologisch basierten Gesamtkonzept.

In einer weiteren Studie von Karoussis et al.[32] wird die unterschiedliche Überlebensrate bezogen auf die parodontologische Vorgeschichte deutlich gemacht, die andere Autoren bestätigen. Wen und Mitarbeiter[33] kommen in ihrer Meta-Analyse zu dem Schluss, dass eine parodontale Vorerkrankung als ein statistischer Risikofaktor für das langfristige Überleben von dentalen Implantaten eingeschätzt werden muss (Tab. 6-6). Dieser negative Effekt wird um so wahrscheinlicher, je fortgeschrittener, aggressiver und langanhaltender der Einfluss ist.

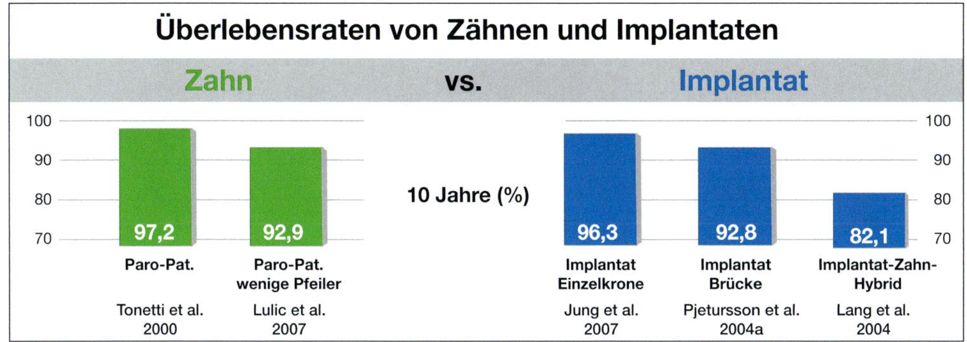

Abb. 6-51 Überlebensraten von Zähnen und Implantaten aus der Übersichtsarbeit Holm-Pedersen et al.[34].

Aber selbst die Nachuntersuchung von Implantaten ohne ausgewiesene parodontale Beeinträchtigung zeigt in der Übersichtsarbeit zum Vergleich der Langlebigkeit von Zähnen und Implantaten von Holm-Pedersen und Mitarbeitern[34] (Abb. 6-51) gesamthaft, dass die Überlebensrate von Implantaten nach 5 Jahren und geschätzt nach 10 Jahren die Überlebensrate von sogar parodontal kompromittierten, jedoch behandelten Zähnen keinesfalls übertrifft.

Auch wenn sich die Daten von Lulic[35] bezogen auf die Überlebensrate von parodontal behandelten Zähnen, die jeweils nur in geringer Anzahl als Pfeiler für sehr weitspannige Brückenversorgungen dienten, nur auf relativ geringe Fallzahlen beziehen, beeindruckt doch die Tendenz: Die Überlebensrate dieser Pfeilerzähne, die nicht annähernd Antes Gesetz[35a] befolgten (bezogen auf die parodontale Verankerung), war nach 10 Jahren 92,9 % und damit mindestens so hoch wie bei Implantaten in ähnlicher Funktion als Pfeiler nicht sehr weit gespannter (ein- bzw. zweigliedriger) Brücken mit 92,8 %[36].

Lediglich die auf 10 Jahre hochgerechneten Ergebnisse von Einzelimplantaten von 96,3 %[37] rückten in die Nähe derjenigen von parodontal kompromittierten, jedoch erfolgreich behandelten Zähnen. Von sogenannten Hybridbrücken, also Verbundeinheiten aus natürlichen Zähnen und Implantaten, sollte aufgrund der niedrigeren Überlebensraten[38] möglichst Abstand genommen werden (Abb. 6-51).

Nach sorgfältigem Abwägen all dieser Aspekte muss sich die endgültige Therapieentscheidung Zahn versus Implantat – speziell bei parodontologischer Problemstellung – auf die Beseitigung der gelben Symbolik bei der Ampeleinstellung konzentrieren (Abb. 6-52). Diese Entscheidung im Bereich der unsicheren Zähne, die zuvor bei einer ersten Prognoseeinschätzung mit einem Fragezeichen versehen waren, wird sehr häufig fest gemacht an der strategischen Bedeutung. Müssten diese unsicheren Zähne z. B. als Pfeiler einer restaurativen Versorgung herangezogen werden, dann sollten sie aufgrund des erhöhten Risikos für die Gesamtsituation nicht mehr berücksichtigt werden (restaurative Situation).

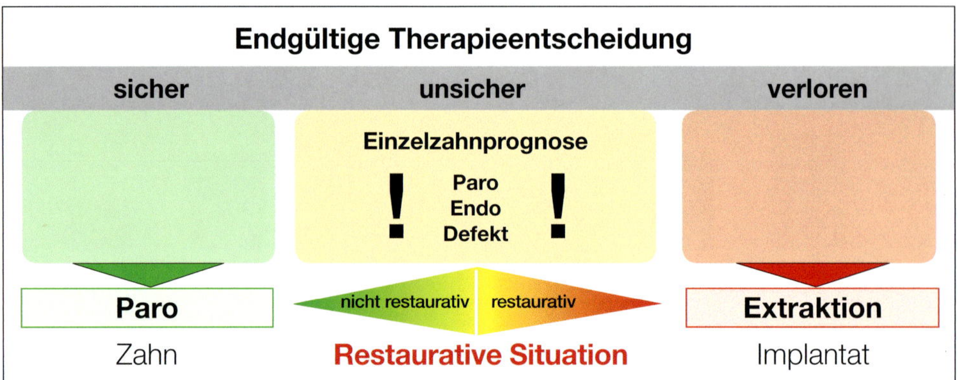

Abb. 6-52 Endgültige Therapieentscheidung in der gelben, fraglichen Sektion der „Ampel".

Kann ein natürlicher Zahn nicht mehr erhalten werden, kann ein Implantat an die Stelle treten. Neuere Therapiekonzepte verfolgen dabei eine Pfeilerstrategie, die eine synergistische Ergänzung zum verbleibenden Bestand an natürlichen Zähnen ergibt und die unterschiedlichen Potenziale voll ausschöpft.

Dabei spielt die nachbarschaftliche Situation von Implantat und natürlichen Zähnen speziell bei ästhetisch relevantem Aussehen der Interproximalpapille eine entscheidende Rolle[39,40]. Die Berücksichtigung dieser nachbarschaftlichen Beziehungen als auch der Vorteil dynamisch beeinflussbarer Ponticbereiche zur Optimierung des restaurativen Ergebnisses haben im Gesamtkonzept eine besondere Bedeutung[41].

Aus der grundsätzlichen Einstufung, dass Implantate langfristig und nachhaltig nur in einem parodontologisch ausgerichteten Therapiekonzept Sinn machen, erwächst zusätzlich zu den ästhetisch-funktionellen Ansprüchen die Notwendigkeit, eine biologische Stabilisierung des Interface zwischen den beteiligten Strukturen anzustreben.

Die unterschiedlichen histologischen Aspekte und die daraus abgeleiteten möglichen pathologischen Veränderungen erfordern eine entsprechende Berücksichtigung durch augmentative und erhaltende Strukturmaßnahmen, die 1:1 aus dem Spektrum der modernen plastischen Parodontalchirurgie abgeleitet werden können. Zusätzlich muss auf geeignete Freilegungstechniken zur Optimierung der periimplantären Umgebung geachtet werden[42]. Zwar kamen zwei maßgebliche Cochrane Database Systematic Reviews[43,44] in den Jahren danach zu dem Ergebnis, dass noch keine belastbare Evidenz für Vorteile durch die Vermehrung periimplantärer keratinisierter Mukosa vorliegt. Jedoch mehren sich in den letzten Jahren zunehmend die Berichte über einen positiven Einfluss.

Das Erreichen einer ausreichenden Dimension keratinisierter Gewebe scheint für nachhaltige Stabilität des periimplantär-restaurativen Interface unabdingbar[45–56].

Zusammenfassend müssen folgende Einflussgrößen zur Entscheidungsfindung Zahn versus Implantat herangezogen werden:

/ Prognoseüberprüfung des einzelnen Zahns abgestuft nach dem Ampelprinzip,
/ kritische Bewertung des erweiterten Lokalbefunds,
/ multifaktorielle Beeinflussung durch vorhandene Behandlungssituation (Endo etc.),
/ Entscheidung, ob restaurative oder non-restaurative Therapie,
/ Einbeziehung der Patienten- und Praxisebene,
/ ausreichend Zeit für die endgültige Evaluation (Nutzung von Interimsversorgungen),
/ besonders Molaren kritisch bewerten.

Bei Implantatentscheidung:

/ zeitliche, räumliche und restaurative Strategie festlegen,
/ sorgfältige Anwendung der Prinzipien der plastischen Parodontalchirurgie beim Setzen und speziell beim Freilegen von Implantaten,
/ für ästhetisch langfristige Ergebnisse einer implantologischen Versorgung scheint die Schaffung eines ausreichenden Volumens keratinisierter Mukosa unabdingbar.

Die Falldarstellung (Abb. 6-53 bis 6-72) verdeutlicht eine parodontologisch orientierte Entscheidungsfindung bei komplexer Ausgangssituation.

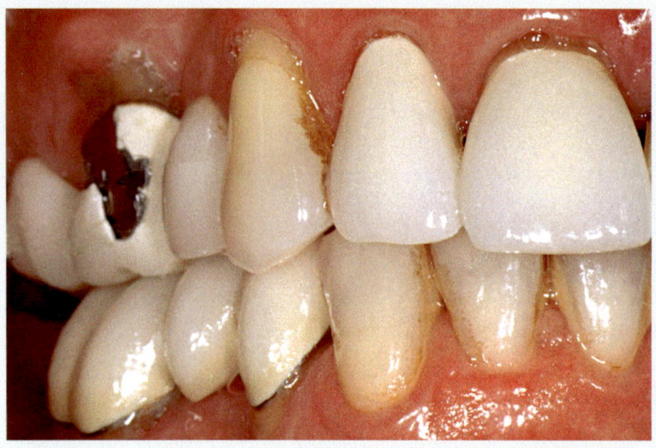

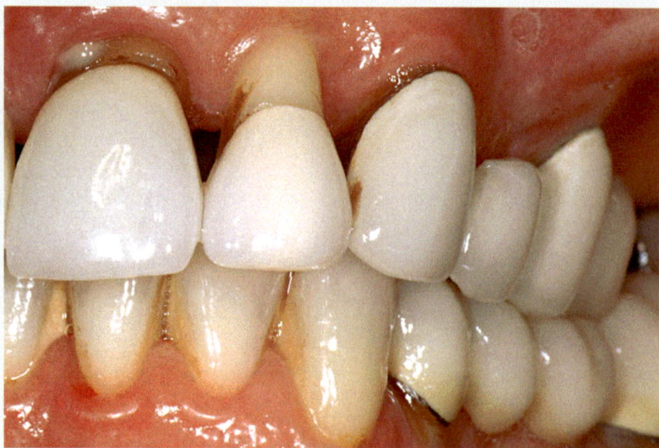

Abb. 6-53 und 6-54 52-jährige Patientin: aggressive Parodontitis, mikrobiologische Untersuchung positiv auf *A.a. (Aggregatibacter actinomycetemcomitans)*, restaurative Mängel, stark erhöhte Mobilität mit erheblicher Einschränkung des Kaukomforts und der Ästhetik.

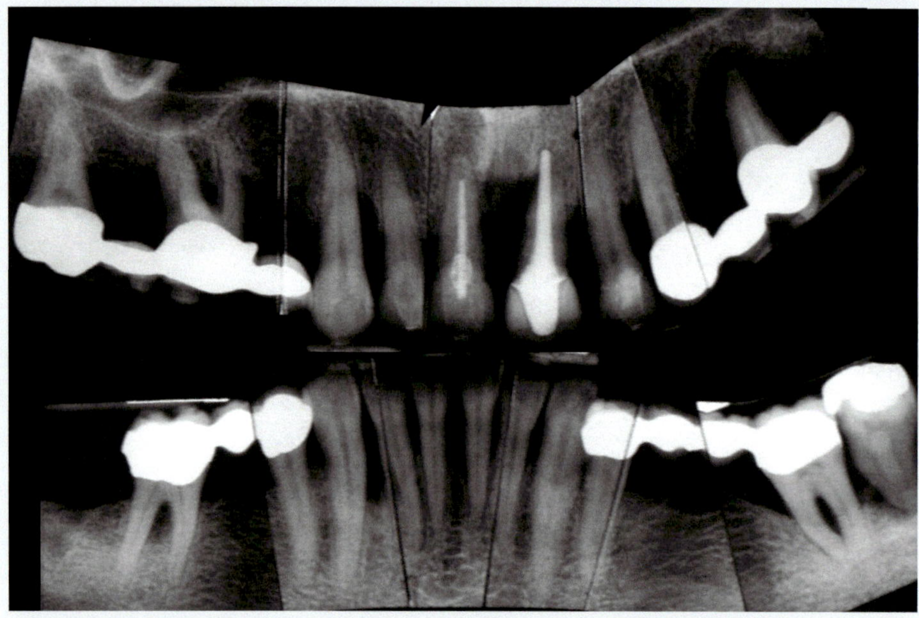

Abb. 6-55 Ausgangssituation Röntgenstatus: erheblicher parodontaler Knochenabbau mit multiplen vertikalen Einbrüchen, Furkationsbeteiligung 16, 37, 46, unvollständige Wurzelfüllung 11 mit periapikaler Knochenauflösung, ebenso noch ausgedehnter an 25 und 38.

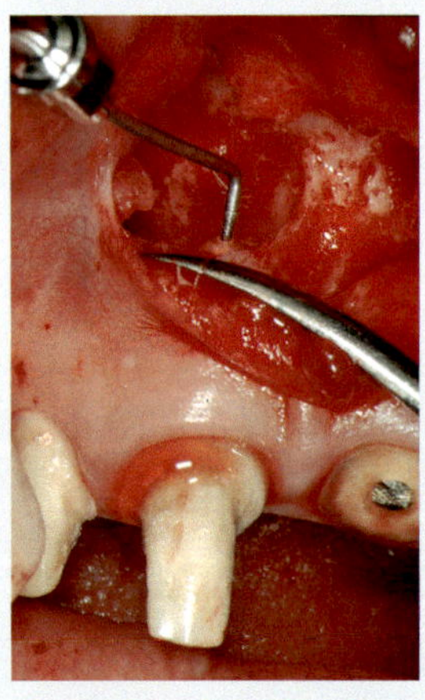

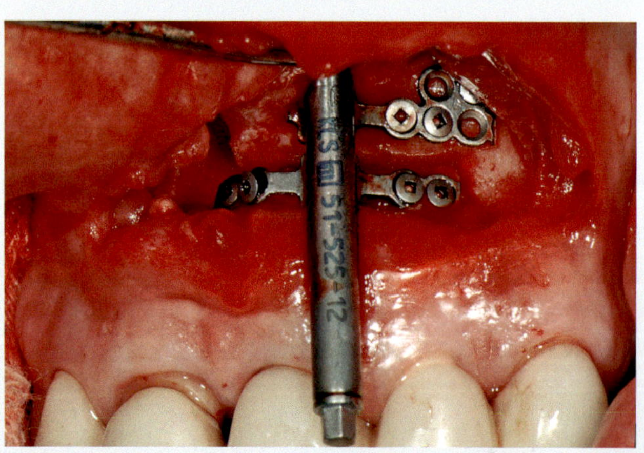

Abb. 6-56 und 6-57 Gleichzeitige retrograde endochirurgische Revision an 11 und horizontale sowie vertikale Osteotomie zur Einleitung der Distraktion mit dekapitierten Wurzelsegmenten 21, 22 (TRACK-Distraktor: Gebr. Martin).

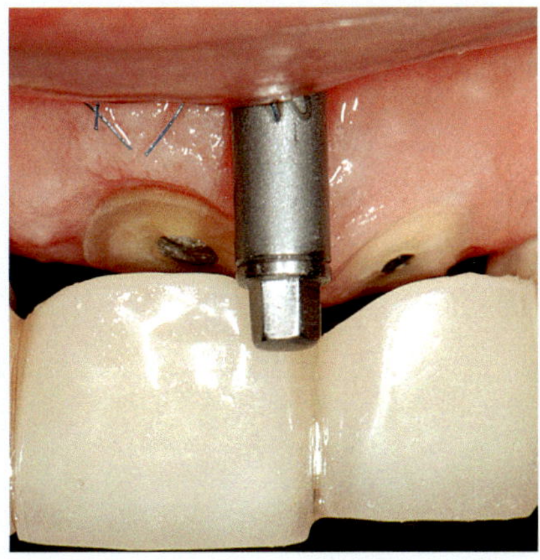

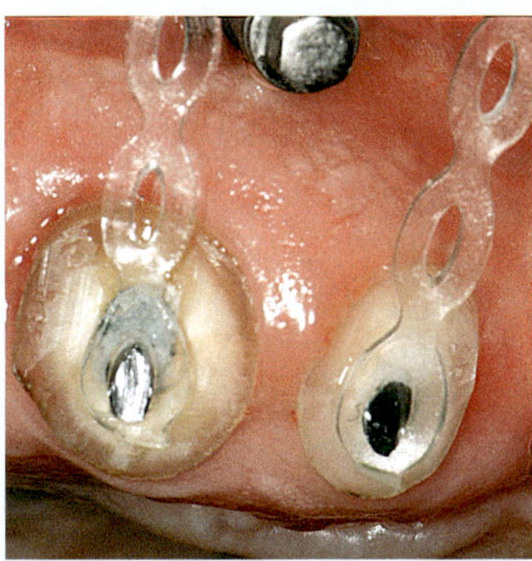

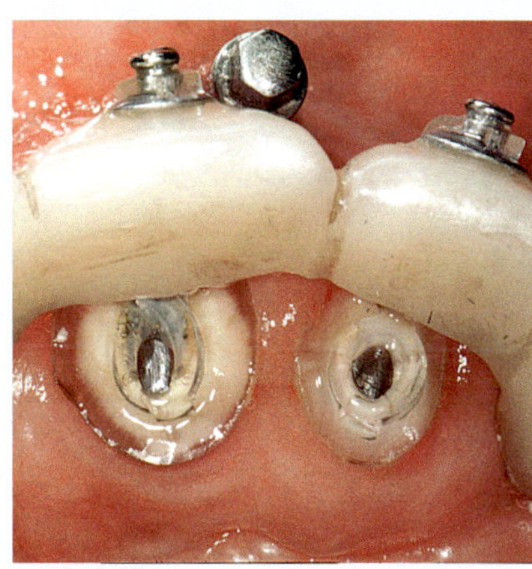

Abb. 6-58 bis 6-60 Vertikale Distraktion 21, 22 unter den gekürzten Pontic-Bereich der Interimsversorgung, nach Abschluss der Vertikalisierung horizontale Positionskorrektur nach bukkal durch an Wurzelstiften eingehängte Elastics.

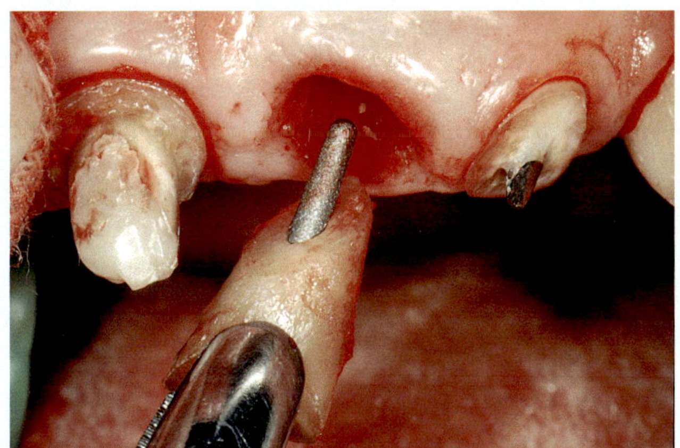

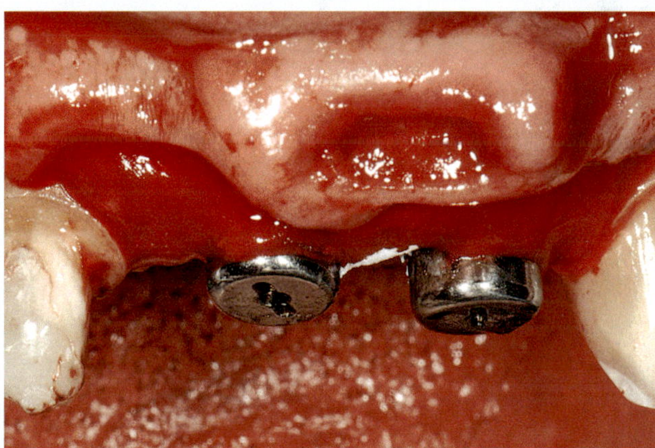

Abb. 6-61 und 6-62 4 Monate nach Abschluss der Distraktion: Sofortimplantation 21, 22 mit palatinaler Schnittführung als „Papilla Preservation“ 11–23.

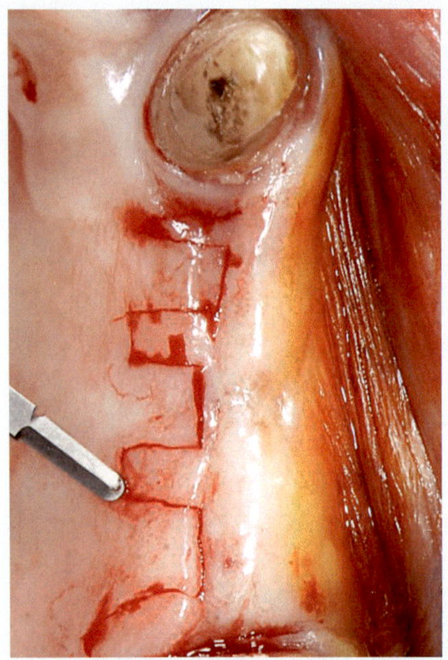

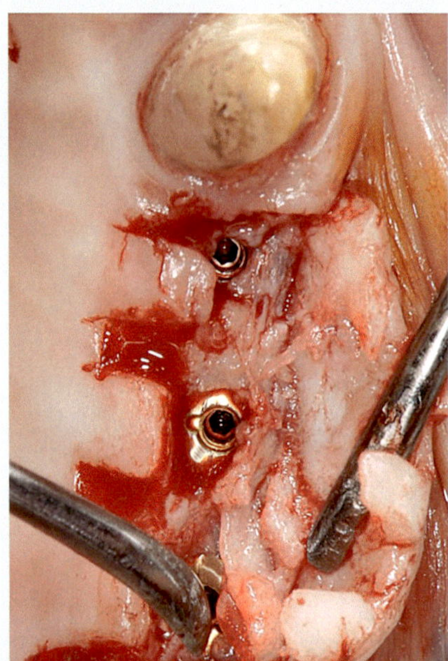

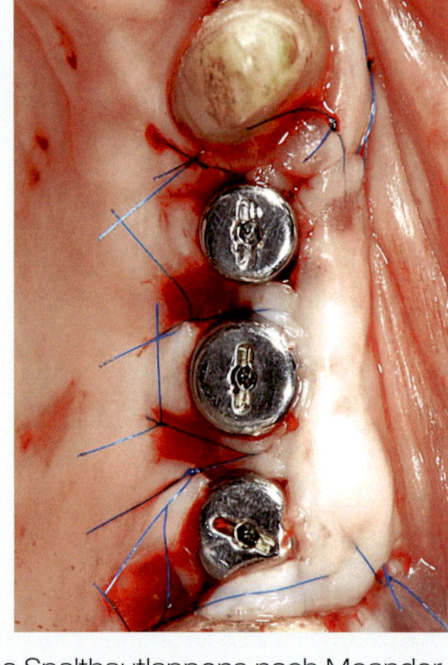

Abb. 6-63 Freilegung der Implantate 24–26 nach Meander-Technik nach Körner (Wachtel et al.[57]). Beachte Verschiebung keratinisierter Mukosa zur gleichzeitigen Verbreiterung der entsprechenden Strukturen bukkal und approximal der Implantate bzw. 23.

Abb. 6-64 und 6-65 Präparation eines Spalthautlappens nach Meander-Technik zur Freilegung der Implantate und apikaler Verschiebung keratinisierter Mukosa zur Verbesserung der bukkalen und aproximalen periimplantären Situation (OP: G. Körner).

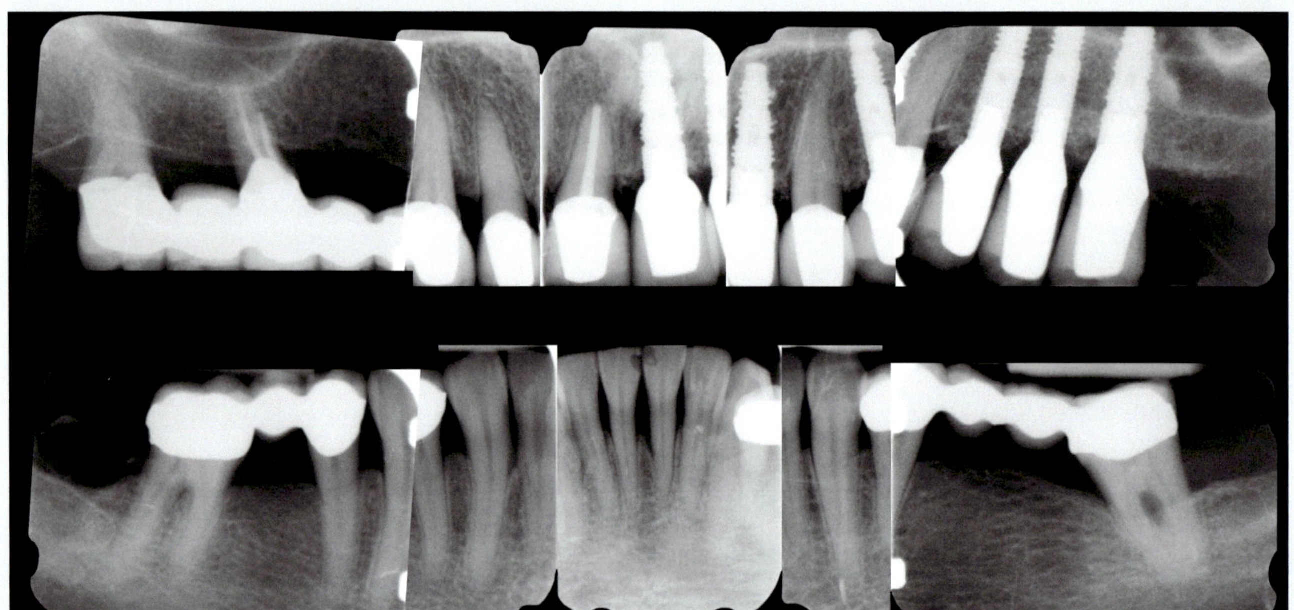

Abb. 6-66 Röntgensituation 10 Jahre nach Abschluss der Behandlung. Beachte Ergebnisse nach GTR der vertikalen parodontalen Defekte sowie Furkationen 37 und 46, Wurzelamputation 16, Zustand nach Distraktion Regio 21, 22, knöcherner Augmentation (Auflagerungsosteoplastik und Sinuslift Regio 24–26) und entsprechender Implantatversorgung (vgl. Röntgen-Ausgangssituation in Abb. 6-55).

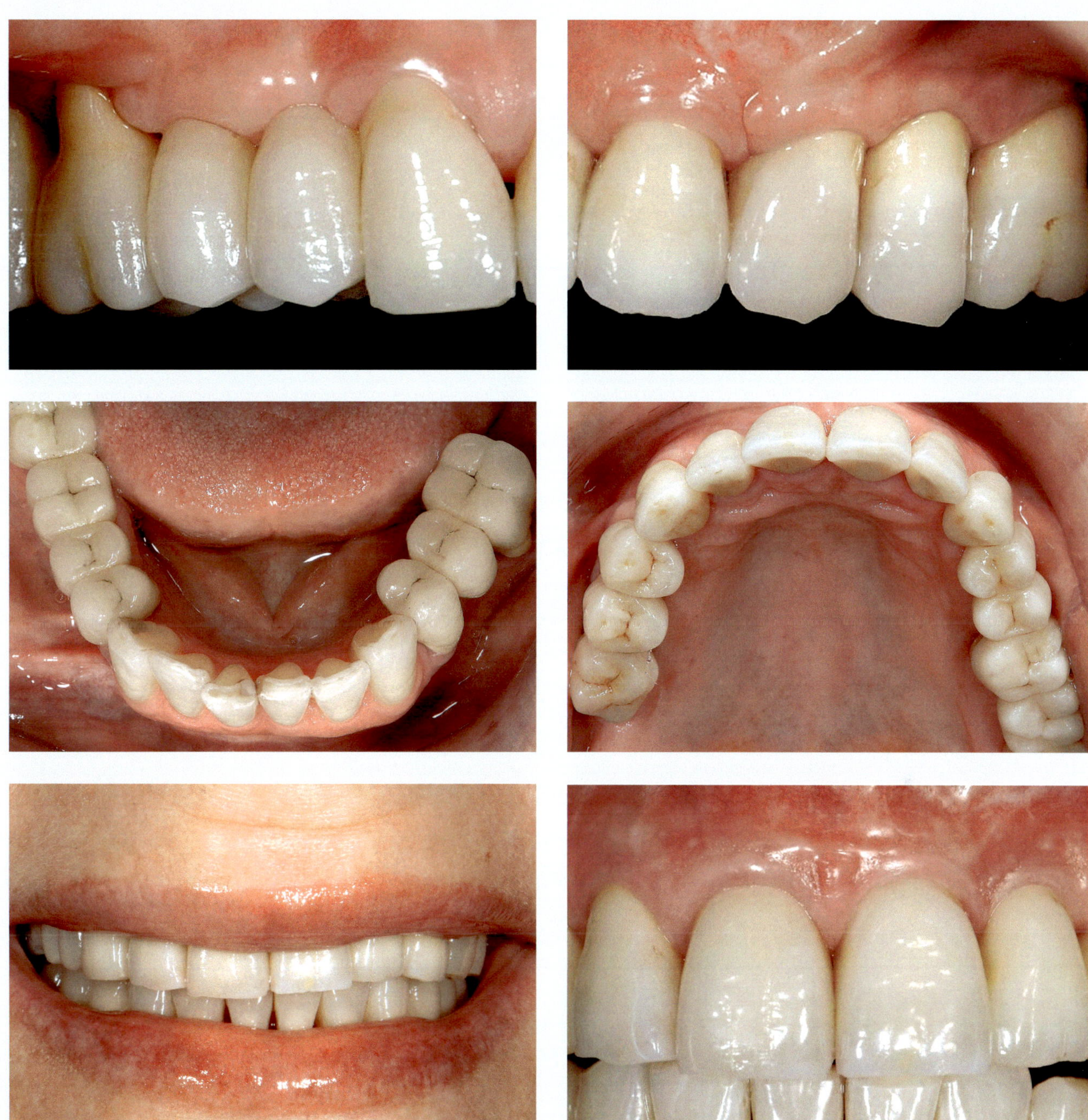

Abb. 6-67 bis 6-71 Klinische Situation 10 Jahre nach Abschluss der Behandlung (Chirurgie und Prothetik: G. Körner, Zahntechnik: K. Müterthies).

Abb. 6-72 Situation in der OK-Front 10 Jahre nach Abschluss der Behandlung.

LITERATUR

1. Dhingra K. Oral rehabilitation considerations for partially edentulous periodontal patients. J Prosthodont. 2012;21(6):494-513.
2. Strietzel FP, Reichart PA. Oral rehabilitation using Camlog screw-cylinder implants with a particle-blasted and acid-etched microstructured surface. Results from a prospective study with a special consideration of short implants. Clin Oral Implants Res. 2007;18(5):591-600.
3. Sorensen LT. Wound healing and infection in surgery. The clinical impact of smoking and smoking cessation: a systematic review and meta-analysis. Arch Surg. 2012;147(4):373-83.
4. Beikler T, Flemmig TF. Implantat versus Zahnerhalt aus parodontologischer Sicht. Implantologie 2006;14(1):9-18.
5. McGuire MK. Prognosis versus actual outcome: A long-term survey of 100 treated periodontal patients under maintenance care. J Periodontol. 1991,62:51-58.
6. McGuire MK, Nunn, ME. Prognosis versus actual outcome III: The effectiveness of clinical parameters in accurately predicting tooth survival. J Periodontol. 1996;67: 666-74.

6a. Happe A, Körner G, Nolte A. The keyhole access expansion technique for flapless implant stage-two surgery: Technical Note. Int J Periodontics Restorative Dent. 2010;30:97-101.

7. Ramseier CA, Lang NP. Die Parodontalbetreuung. Ein Lernprogramm zur Qualitätssicherung in der Parodontologie (CD-Rom). Berlin: Quintessenz, 1999.
8. Vermylen K, De Quincey GN, Wolffe GN, van`t Hof MA, Renggli HH. Root proximity as a risk marker for periodontol disease: A case-control study. J Clin Periodontol. 2005;32(3):260-265.
9. Hirschfeld L, Wasserman B. A long-term survey of tooth loss in 600 treated periodontal patients. J Periodontol. 1978;49:225-237.
10. McFall WT Jr. Tooth loss in 100 treated patients with periodontal disease. J Periodontol. 1982;53:539-49.
11. Goldman MC, Ross IF & Goteiner D. Effect of periodontal therapy on patients maintained for 15 years or longer. A retrospective study. J Periodontol. 1986;57,347-353.
12. Svärdström G, Wennström JL. Periodontal treatment decisions for molars: an analysis of influencing factors and long-term outcome. J Periodontol. 2000;71(4):579-585.
13. Basten CH, Ammons WF Jr, Persson R. Long-term evaluation of root-resected molars: a retrospective study. Int J Periodontics Restorative Dent. 1996;16:206-19.
14. Carnevale G, Pontoriero R, di Febo G. Long-term effects of root resective therapy in furcation-involved molars. A 10-year longitudinal study. J Clin Periodontol. 1998:25: 209-14.
15. Langer B, Stein SD, Wagenberg B. An evaluation of root resections. A ten-year study. J Periodontol. 1981;52:719-22.
16. Bühler H. Evaluation of root-resected teeth. Results after 10 years. J Periodontol. 1998;59:805-10.
17. Muzzi L, Niere M, Cattabriga M, Rotundo R, Cairo F, Pini Patro GP. The potential prognostic value of some periodontal factors for tooth loss: A retrospective multilevel analysis on periodontal pa-tients treated and maintained over 10 years. J Periodontol. 2006;77(12):2084-2089.
18. Nieri N, Muzzi L, Cattabriga M, Rotundo R, Cairo F, Pini Patro GP. The prognostic value of several periodontal factors measured as radiographic bone level variation: a 10 year retrospective multilevel analysis of treated and maintained periodontal patients. J Periodontol. 2002;73(12):1485-1493.

19. Stavropoulos A, Karring T. Long-term stability of periodontal conditions achieved following guided tissue regeneration with bio-resorbable membranes: case series results after 6-7 years. J Periodontol. 2004;31:939-44.

20. Sculean A, Kiss A, Miliauskaite A, Schwarz F, Arweiler NB, Hannig M. Ten-year results following treatment of intra-bony defects with enamel matrix proteins and guided tissue regeneration. J Clin Periodontol. 2008;35(9):817-24.

21. Araujo MG, Sukekava F, Wennström JL, Lindhe J. Ridge alterations following implant placement in fresh extraction sockets: An experimental study in the dog. J Clin Periodontol. 2005;32:645-652.

21a. Araujo MG, Lindhe J. Dimensional ridge alterations following tooth extraction. An experimental study in the dog. J Clin Periodontol. 2005;32:212-218.

22. Nevins M , Camelo M, De Paoli S, Friedland B, Schenk RK, Parma –Benefenati S, Simion M, Tinti C, Wagenberg B. A study of the fate of the buccal wall of extraction sockets of tooth with prominent roots. Int J Periodontics Restorative Dent. 2006;26(1):19-29.

23. Cortellini B, Tonetti MS. Long-term survival following regenerative treatment of intrabony defects. J Periodontol. 2004:75(5):672-678.

24. Cortellini P, Stalpers G, Mollo A, Tonetti MS. Periodontal regeneration versus extraction and prosthetic replacement of teeth severely compromised by attachment loss to the apex: 5-year results of an omgoing randomized clinical trial. J Clin Periodontol. 2011;38(10):915-24.

24a. Cortellini P, Tonetti MS. A minimally invasive surgical technique with an enamel matrix derivative in the regenerative treatment of intra-bony defects: a novel approach to limit morbidity. J Clin Periodontol. 2007;34:87-93.

24b. Misch CE, Al-Shammari KF, Wang HL. Creation of interimplant papillae through a split-finger technique. Implant Dent. 2004;13:20-7.

25. Schropp L, Wenzel A, Kostopoulos L, Karring T. Bone healing and soft tissue contour changes following single-tooth extraction. A clinical and radiographic 12-month prospective study. Int J Periodontics Restorative Dent. 2003;23(4):313-323.

26. Tan WL, Wong TL, Wong MC, Lang NP. A systematic review of post-extractional alveolar hard and soft tissue dimensional changes in humans. Clin Oral Implants Res. 2012;23(Suppl 5):1-21.

27. Fiorellini JP, Nevins M.L. Localized ridge augmentation/preservation. A systematic review. Ann Periodontol. 2003;8(1):321-327.

28. Aghaloo TL, Moy PK. Which hard tissue augmentation techniques are the most successful in furnishing support for implant placement. J Oral Maxillofac Implants. 2007:22:49-70.

28a. Matuliene et al. Significance of periodontal risk assessment on the recurrence of periodontitis and tooth loss. J Clin Periodontol 2010;37:191-199.

29. Schou S, Holmstrup P, Worthington HV, Esposito M. Outcome of implant therapy in patients with previous tooth loss due to periodontitis. Clin Oral Implants Res. 2006;17(2):104-23.

30. Karoussis IK, Müller S, Salvi GE, Heitz-Mayfield LJA, Brägger U, Lang NP. Association between periodontal and peri-implant conditions: A ten-year prospective study. Clin Oral Implants Res. 2004;15:(1)1-7.

31. Lindquist LW, Carlsson GE, Jemt T. Association between marginal bone loss around osseointegrated mandibular implants and smoking habits: a 10-year follow-up study. J Dent Res. 1997;76(10):1667-74.

32. Karoussis IK, Kotsovilis S Fourmousis I (2007).A comprehensive and critical review of dental implant prognosis in periodontally compromised partially edentulous patients. Clin Oral Implants Res. 18(6):669-79.

33. Wen X, Liu R, Li G, Deng M, Liu L, Zeng XT, Nie X. History of periodontitis as a risk factor for long-term survival of dental implants: a meta-analysis. Int J Oral Maxillofac Implants. 2014;29(6):1271-80.

34. Holm-Pedersen P, Lang NP, Müller F. What are the longevities of teeth and oral implants? Clin Oral Impl Res. 2007:18(3):15-19.

35. Lulic M, Brägger U, Lang NP, Zwahlen M, Salvi GE. Ante`s (1962) law revisited: a systematic review on survival rates and complications of fixed dental prostheses (FDPs) on severely reduced periodontal tissue support. Clin Oral Impl Res. 2007;18(3): 63-72.

35a. Ante I. The fundamental principles of abutments. Mich State Dent Soc Bull. 1926;8:14-23.

36. Pjetursson BE, Brägger U, Lang NP, Zwahlen M. Comparison of survival and complication rates of tooth-supported fixed dental postheses (FDPs) and implant-supported FDPs and single crowns (SCs). Clin Oral Implants Res. 2007;18(Suppl 3):97-113.

37. Jung RE, Pjetursson BE, Glauser R, Zembic A, Zwahlen M, Lang NP. A systematic review of the 5-year survival and complication rates of implant-supported single crowns. Clin Oral Implants Res. 2008;19(2):119-30.

38. Lang NP, Pjetursson BE, Tan K, Brägger U, Egger M, Zwahlen M. A systematic review of the survival and complication rates of fixed partial dentures (FPDs) after an observation period of at least 5 years. II. Combined tooth-implant-supported FPDs. Clin Oral Implants Res. 2004;15(6):643-53.

39. Choquet V, Hermans M, Adriaenssens P, Daelemans P, Tarnow D, Malevez C. Clinical and radio-graphic evaluation of the papilla level adjacent to single-tooth dental implants. A retrospective study in the maxillary anterior region. J Periodontol. 2001:72(10):1364-71.

40. Tarnow D, Cho S, Fallace S. The effect of inter-implant distance on the height of inter-implant bone crest. J Periodontol. 2000;71:546-549.

41. Garber D, Salama M, Salama H. Immediate total tooth replacement. Compend Contin Educ Dent. 2001;22(3):210-218.

42. Berglundh T, Lindhe J. Dimension of the periimplant mucosa. Biological width revisited. J Clin Periodontol. 1996;23(10):971-973.

43. Esposito M, Grusovin MG, Maghaireh H, Coulthard P, Worthington HV. Interventions for replacing missing teeth: management of soft tissues for dental implants. Cochrane Database Syst Rev. 2007;18(3).

44. Esposito M, Maghaireh H, Grusovin MG, Ziounas I, Worthington HV. Soft tissue management for dental implants: what are the most effective techniques? A Cochrane systematic review. Eur J Oral Implantol. 2012;5(3):221-38.

45. Zadeh HH, Daftary F. Minimally invasive surgery: an alternative approach for periodontal and implant reconstruction. Journal of the California Dental Association 2004;32(12):1022-30.

46. Bengazi F, Wennström JL, Lekholm: Recession of the soft tissue margin at oral implants. A 2-year longitudinal prospective study. Clin Oral Implant Res. 1996;7: 303-310.

47. Warrer K, Buser D, Lang NP, Karring T. Plaque-induced peri-implantitis in the presence or absence of keratinized mucosa. An experimental study in monkeys. Clin Oral Implants Res. 1995;6(3):131-8.

48. Rompen E, Domken O, Degidi M, Pontes AE, Piattelli A. The effect of material characteristics, of surface topography and of implant components and connections on soft tissue integration: a literature review. Clin Oral Implants Res. 2006;17(Suppl 2):55-67.

49. Chung DM, Oh TJ, Shotwell JL, Misch CE, Wang HL. Significance of keratinized mucosa in maintenance of dental implants with different surfaces. J Periodonol. 2006;77(8): 1410-20.

50. Zigdon H, Machtei EE. The dimensions of keratinized mucosa around implants affect clinical and immunological parameters. Clin Oral Implants Res. 2008;19(4):387-92.

51. Bouri A Jr, Bissada N, Al-Zahrani MS, Faddoul F, Nouneh I. Width of keratinized gingiva and the health status of the supporting tissues around dental implants. Int J Maxillofac Implants. 2008;23(2):323-6.

52. Kim BS, Kim YK, Yun PY, Yi YJ, Lee HJ, Kim SG, Son JS. Evaluation of peri-implant tissue response according to the presence of keratinized mucosa. Oral Surg Oral Med Oral Pathol Oral Radiol Endod. 2009;107(3):e24-8.

53. Adibrad M et al. Significance of the width of keratinized mucosa on the health status of the supporting tissue around implants supporting overdentures. J Oral Implantol. 2009;35(5):232-7.

54. Schrott AR, Jimenez M, Hwang JW, Fiorellini J, Weber HP. Five-year evaluation of the influence of keratinized mucosa on peri-implant soft-tissue health and stability around implants supporting full-arch mandibular fixed prostheses. Clin Oral Implants Res. 2009;20(10):1170-7.

55. Boynuegry D, Nemli SK, Kasko YA. Significance of keratinized mucosa around dental implants: a prospective comparative study. Clin Oral Implants Res. 2013;24(8): 928-33.

56. Burkhardt R, Joss A, Lang NP. Soft tissue dehiscence coverage around endosseous implants: a prospective cohort study. Clin Oral Implants Res. 2008;19(5):451-7.

57. Wachtel H, Schlee M, Körner G. ZMK Live Sonderedition – DGP Frühjahrstagung. Quintessenz Verlag. 2004.

58. Rosenberg ES, Cho SC, Elian N, Jalbout Zn, Froum S, Evian Ci. A comparison of characteristics of implant failure and survival in periodontally compromised and periodontally healthy patients: A clinical report. Int J Oral Maxillofac Implants. 2004;19(6): 873-879.

»Lerne die Regeln wie ein Profi, damit du sie wie ein Künstler brechen kannst.«

Pablo Picasso

/7

BENACHBARTE IMPLANTATE

Tomohiro Ishikawa, Arndt Happe

EINLEITUNG

Eine der größten Herausforderungen in der zahnärztlichen Implantologie ist der erfolgreiche Ersatz zweier benachbarter fehlender Zähne im Frontzahnbereich[1].

Aufgrund der speziellen biologischen Situation zwischen benachbarten Implantaten bildet sich die interimplantäre Papille in den meisten Fällen nicht korrekt aus (vgl. Kap. 1). Dies wird besonders dann problematisch, wenn die Zähne auf einer Seite fehlen, während die kontralaterale natürliche Papille voll entwickelt ist. Eine Studie von Kokich und Mitarbeitern zeigte, dass die Patienten symmetrische Veränderungen der Weichgewebehöhe eher zu tolerieren bereit sind als asymmetrische. Die meisten Patienten werden einen deutlich asymmetrischen Weichgewebeverlauf als Misserfolg werten[2].

Der Erhalt und die Regeneration der Hart- und Weichgewebe ist allerdings nur ein erster Schritt, um die Voraussetzungen für die Etablierung einer langfristig stabilen, ästhetischen Papille zu schaffen. Eine natürlich wirkende rosa und weiße Ästhetik hängt von vielen Variablen ab, die beachtet und kontrolliert werden müssen.

Das folgende Kapitel erörtert theoretische Überlegungen und mögliche Therapieoptionen für die Rehabilitation nach Verlust zweier benachbarter Zähne im ästhetisch sensiblen Bereich.

BENACHBARTE IMPLANTATE IM ÄSTHETISCHEN BEREICH

Bei der Implantation zweier benachbarter Implantate in der ästhetischen Zone müssen biologische und klinische Aspekte beachtet werden.

Biologische Aspekte

GRÖSSE DER PAPILLE

Werden Implantate in direkter Nachbarschaft inseriert, ist der interimplantäre Raum, mit dem gearbeitet werden kann, begrenzt. Der geringe, für natürliche Gewebe verfügbare Platz führt zu einer reduzierten Blutversorgung aus der schmalen knöchernen Basis und einer vollkommen anderen anatomischen Situation um Implantate als um natürliche Zähne. So fehlen suprakrestale Fasern, die im Wurzelzement inserieren und es gibt keinen Parodontalspalt mit Desmodont und Blutgefäßen, die eine zureichende Blutversorgung gewährleisten. Ohne eine adäquate Blutversorgung beginnt die Papille jedoch zu schrumpfen.

Tab. 7-1 Scarano et al.[5] demonstrierten den Zusammenhang zwischen dem interimplantären Abstand und dem Zustand der Papille. Alle Implantate heilten gedeckt ein und die Implantatschultern (Mikrospalten) wurden auf Höhe des Alveolarkamms platziert.

Gruppe	Interimplantärer Abstand	Vertikaler Knochenverlust
1	2 mm	1,98 mm
2	3 mm	1,78 mm
3	4 mm	1,01 mm
4	5 mm	0,23 mm

Salama et al. haben Daten veröffentlicht, die klar zeigen, dass zwischen benachbarten Implantaten eine deutlich kleinere Papille zu erwarten ist, als zwischen natürlichen Zähnen (s. Tab. 1-1 in Kap. 1)[3]. Tarnow et al. führten aufbauend auf dieser Veröffentlichung eine Studie durch, die zeigt, dass die durchschnittlich zu erwartende Papillenhöhe zwischen benachbarten Implantaten 3,4 mm beträgt[4].

KRESTALE KNOCHENRESORPTION DURCH POSTRESTAURATIVES KNOCHENREMODELING

Sobald das Implantat freigelegt und die Restauration in Funktion ist, führt das entzündliche Zellinfiltrat im Mikrospalt zwischen Implantat und Abutment zu einer Resorption des periimplantären Knochenkamms, ein Phänomen, das als „postrestaurative Knochenremodellierung" bezeichnet wird (vgl. Kap. 1). Es tritt an horizontalen Butt-joint-Verbindungen zwischen Implantat und Abutment stärker auf als an Verbindungen mit Platform-Switching (z. B. Konusverbindungen) (vgl. Kap. 11).

Da diese physiologische Remodellierung des Knochens an beiden Seiten des interimplantären Knochenkamms stattfindet, ist es von entscheidender Bedeutung, einen adäquaten Abstand zwischen zwei benachbarten Implantaten einzuhalten. Ist der Abstand zu gering (< 3 mm), werden sich die Resorptionen beider Seiten überlagern und zu einem Verlust der ursprünglichen oder regenerierten interimplantären Kammhöhe führen. Die Resorption des interimplantären Knochenkamms hängt also vom Abstand zwischen den benachbarten Implantaten ab, und je größer ihr Abstand ist, umso geringer fällt die Resorption aus. Scarano et al.[5] konnten im Tierversuch zeigen, dass ein größerer interimplantärer Abstand (bei Abständen von bis zu 5 mm) histologisch betrachtet zu einem besseren Erhalt der Papillen führen kann (Tab. 7-1). Allerdings ist unter klinischen Bedingungen ein Abstand von 5 mm zwischen zwei Implantaten eine ästhetische Unmöglichkeit. Die genannte Studie von Tarnow et al.[4], für die Röntgenbilder ausgewertet wurden, definierte den Richtwert von 3 mm, der gegenwärtig zugrunde gelegt wird.

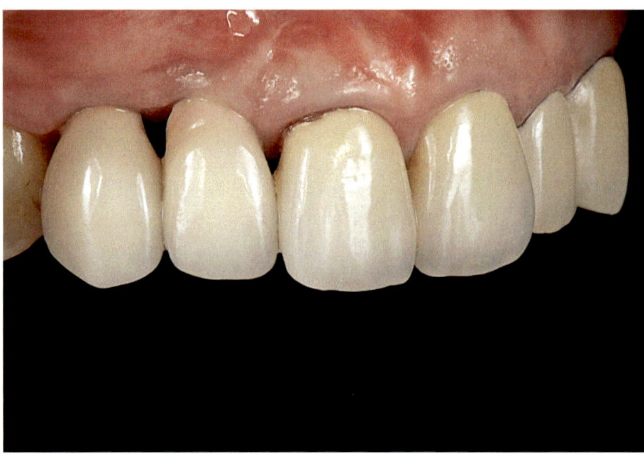

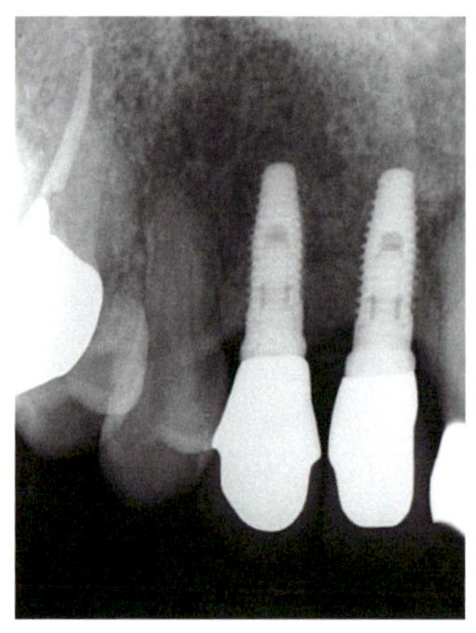

Abb. 7-1 und 7-2 Ästhetischer Misserfolg infolge zu geringen Abstands zwischen zwei Implantaten. Vor der Implantation wurde eine Augmentation mit autogenen Knochentransplantaten durchgeführt. Die Patientin berichtete, dass das Weichgewebe um die Implantate über mehrere Jahre allmählich zurückgegangen sei. Die Röntgenaufnahme zeigt zwar einen interimplantären Abstand von 3 mm, aber einen Knochenkamm, der 1 mm unterhalb der Implantatplattformen liegt. Der Fall illustriert ein häufiges ästhetisches Problem bei benachbarten Implantaten. Die interimplantäre Papille zieht sich zurück und führt zu einem unästhetischen Ergebnis mit deutlichem schwarzem Dreieck. Beide Implantate zeigen sich im Röntgenbild gut osseointegriert, aber im Kammbereich um die Implantat-Abutment-Verbindung findet eine Remodellierung des Knochens statt. Das Resultat ist typisch für benachbarte Implantate, wenn der Gewebeverlust nicht durch moderne Techniken zur Vermeidung verhindert wird.[6]

Die beiden genannten Überlegungen zum Weichgewebe und Knochen führen zu dem Schluss, dass sich zwischen zwei Implantaten bei zu geringem Abstand eine flache Papille über einem niedrigen Knochenkamm findet und zu einer Beeinträchtigung der Ästhetik führt (Abb. 7-1 und 7-2).

Werden zwei Implantate in direkter Nachbarschaft zueinander inseriert, ist ein Gewebeverlust unvermeidlich. Deshalb müssen Therapiekonzepte bei benachbarten Implantaten spezielle Techniken beinhalten, die die Wiederherstellung einer natürlich wirkenden Papille unterstützen.

Klinische Aspekte

Klinisch hat es oberste Priorität zu versuchen, die ästhetischen Erwartungen und Wünsche des Patienten zu erfüllen, ihn aber auch über die realen biologischen Limitationen zu informieren.

BEIDSEITIGER ZAHNVERLUST

Wie bereits in der Einleitung zu diesem Kapitel erwähnt, tolerieren Patienten symmetrische Veränderungen der Weichgewebehöhe eher als asymmetrische Veränderungen. Wenn es keine natürlichen Zähne auf der kontralateralen Seite gibt, lässt sich auch bei benachbarten Implantaten mit besserer Vorhersagbarkeit eine ästhetische Weichgewebekontur kreieren (Abb. 7-3 bis 7-5).

Klinischer Fall (Abb. 7-3 bis 7-5)

Ein älterer Patient stellte sich mit unbezahntem Oberkiefer vor, in dem intra- und extraossäre Defekte bestanden. Die Implantate wurden mit simultaner GBR-Technik gesetzt. Zahn für Zahn wurde mit Einzelzahnimplantaten ersetzt. In allen rekonstruierten Approximalbereichen waren Papillen etabliert. Die Papillengrößen variieren in Abhängigkeit vom interimplantären Abstand, von der submukosalen Abutmentkontur und vom verfügbaren Weichgewebevolumen. Vier Jahre nach der Behandlung waren die regenerierten Papillen stabil. Trotz der nicht idealen Papillenhöhen zeigte sich der Patient zufrieden, da aufgrund der symmetrischen, ebenmäßigen relativen Höhe aller Papillen ein ästhetisch ansprechendes Gesamtbild gegeben war. Die Zahnfilmaufnahmen zeigen die Höhen des interimplantären Knochens. Diese hängen vom interimplantären Abstand ab, der den Umfang des postrestaurativen Knochenremodelings beeinflusst.

EINSEITIGER ZAHNVERLUST

Bei unilateralem Zahnverlust ist es deutlich schwieriger, eine ansprechende Weichgewebsästhetik herzustellen, als im Fall von bilateral fehlenden Zähnen. Als besonders problematisch erweist es sich, wenn eine ausgeprägte kontralaterale Papille vorhanden ist, die dem Vergleich mit der kompromissbehafteten interimplantären Papille standhalten muss (Abb. 7-6 bis 7-9).

Klinischer Fall (Abb. 7-6 bis 7-9)

Ein 20-jähriger Patient mit einseitigem traumabedingtem Zahnverlust stellte sich nach Unfall vor. Die Zahnfilme zeigen, dass fast alle interdentalen Knochensepten intakt waren. Der Zahn 21 wurde trotz der unvermeidlichen Wurzelkanalbehandlung als erhaltungswürdig eingestuft. Leider war der Zahn 12 samt seiner vestibulären Knochenwand verloren gegangen und die Frakturlinie der horizontalen Fraktur des Zahns 11 verlief bis zu 2 mm subkrestal. Deshalb wurde der Ersatz beider Zähne (11, 12) durch Implantate beschlossen. Nach Abschluss der Behandlung stimmte die interimplantäre Papille zwischen den Implantatkronen 11 und 12 nicht völlig mit der entsprechenden kontralateralen Papille überein, aber der Patient war trotz der asymmetrischen Papillen mit dem Ergebnis sehr zufrieden. Im Röntgenbild zeigt sich eine geringfügige Resorption des interimplantären Knochens.

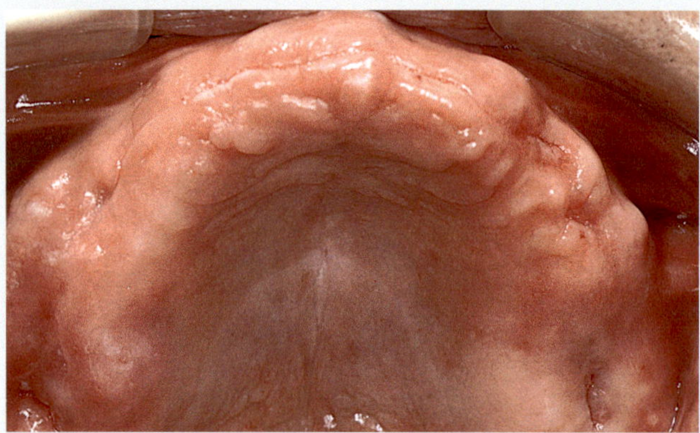

Abb. 7-3 Zahnloser Oberkiefer bei einem älteren Patienten.

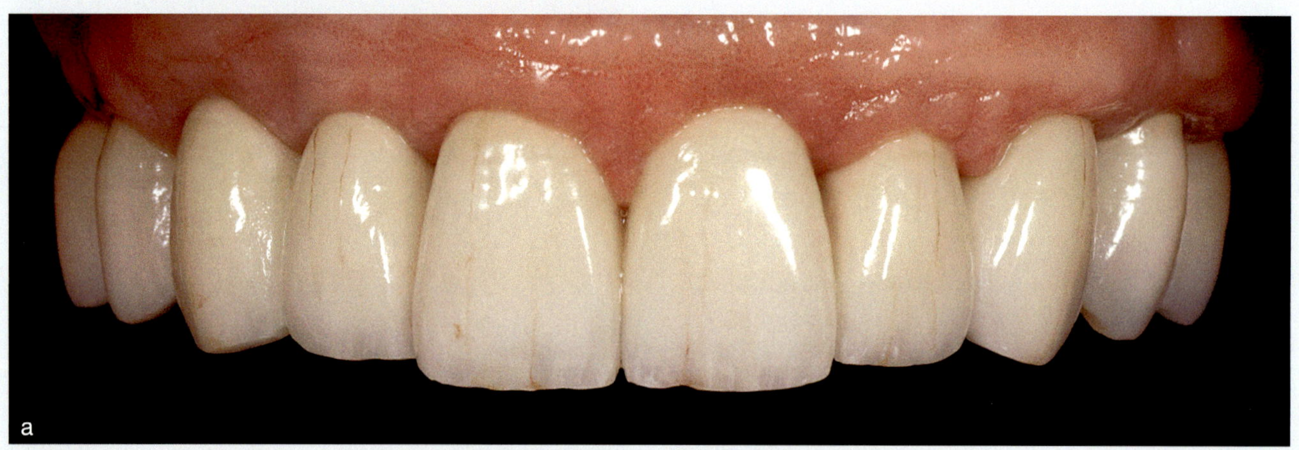

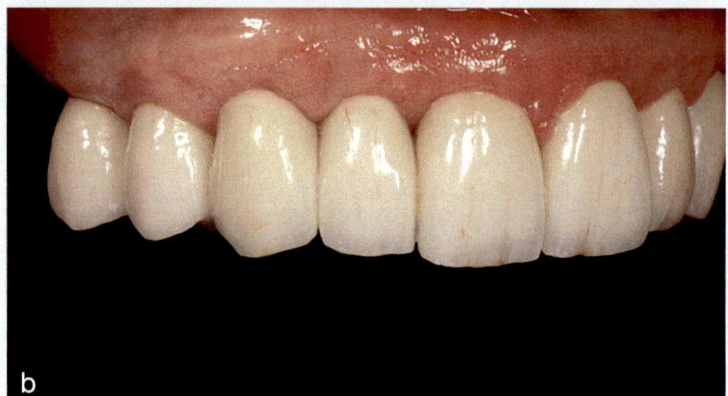

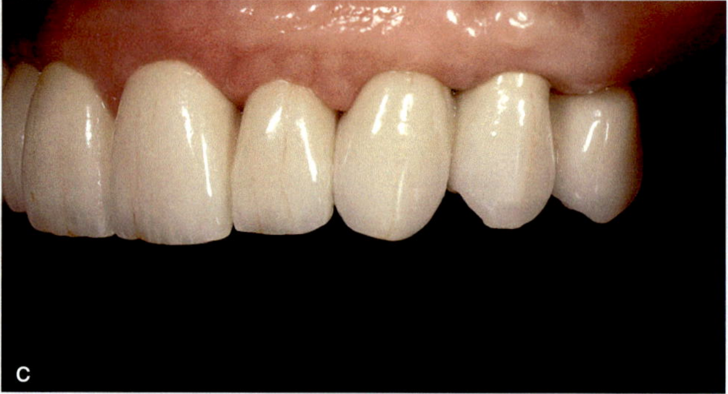

Abb. 7-4 Intraorale Ansicht des Endergebnisses (Zahntechnik: Kiyoshi Nakajima).

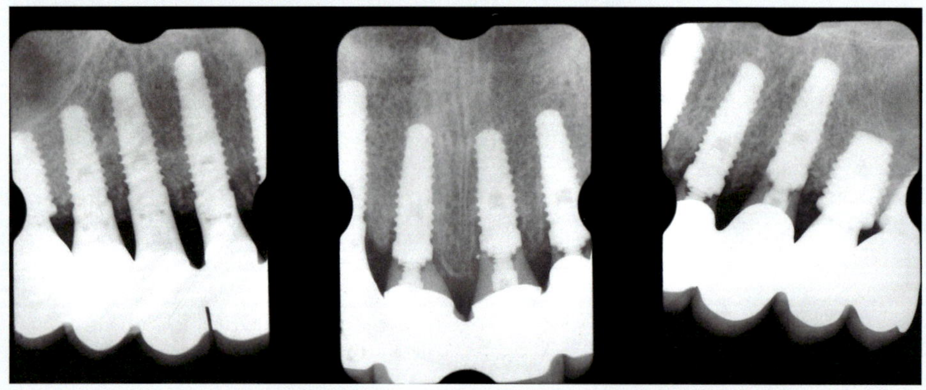

Abb. 7-5 Zahnfilmaufnahmen.

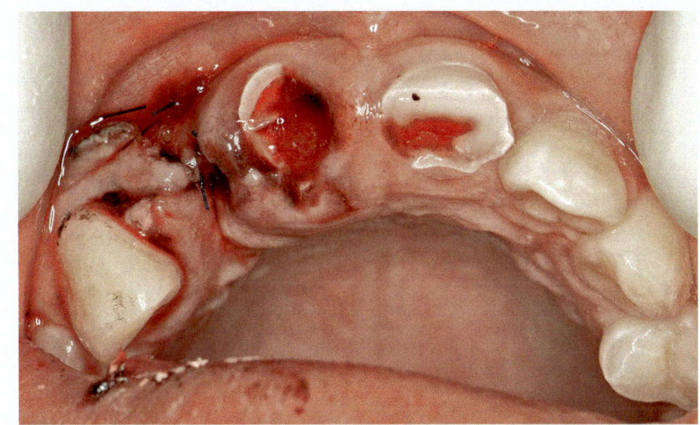

Abb. 7-6 Okklusalansicht bei der Erstvorstellung.

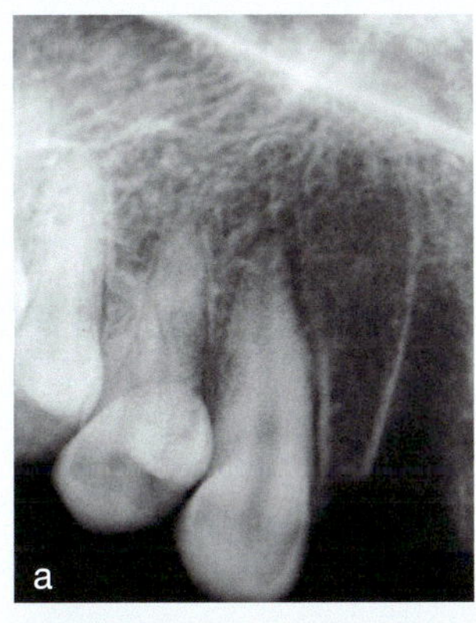

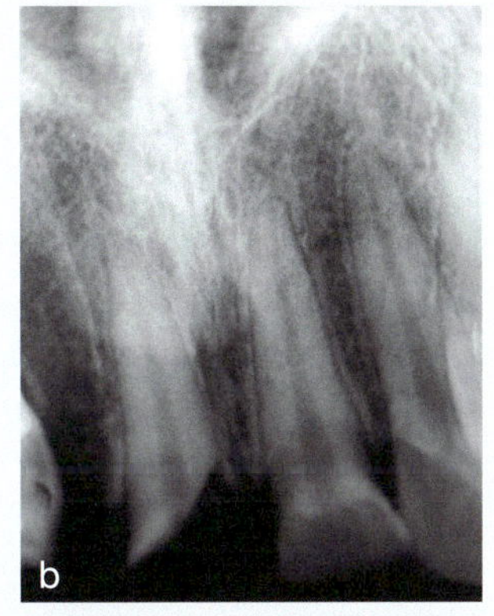

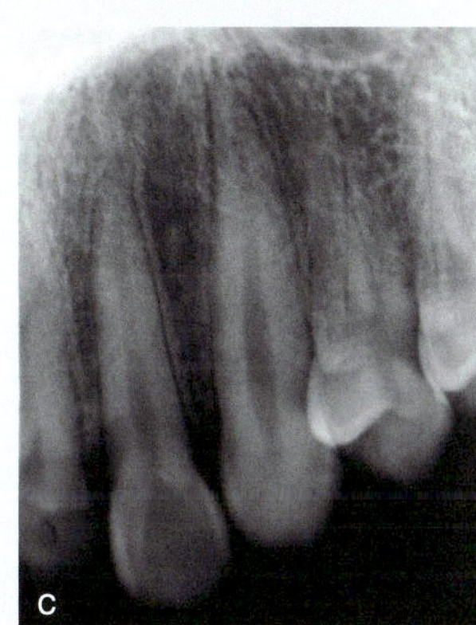

Abb. 7-7 Die Zahnfilme zeigen, dass fast alle interdentalen Knochensepten intakt waren.

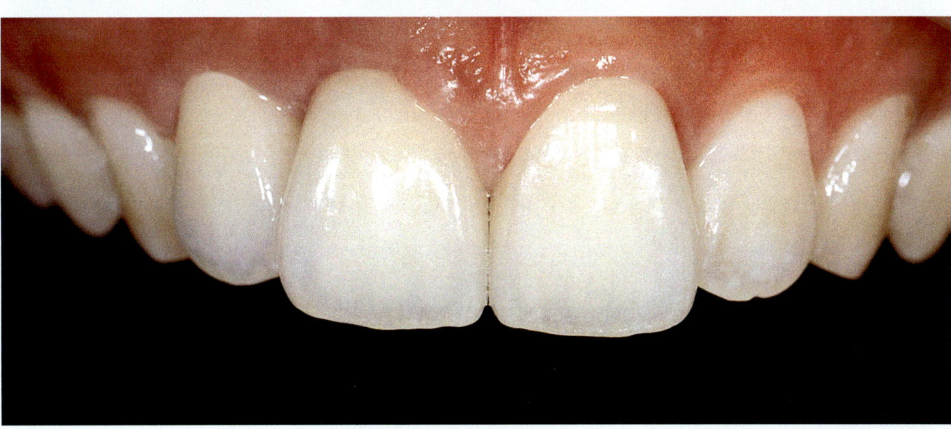

Abb. 7-8 Die Papille zwischen den Implantatkronen stimmt nicht völlig mit der entsprechenden kontralateralen Papille überein (Zahntechnik: Kiyoshi Nakajima).

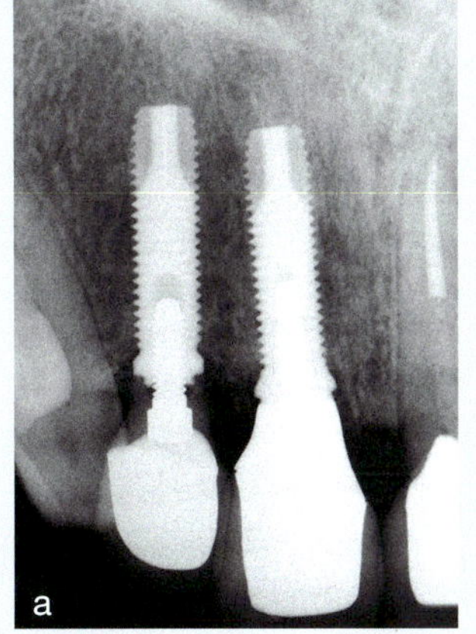

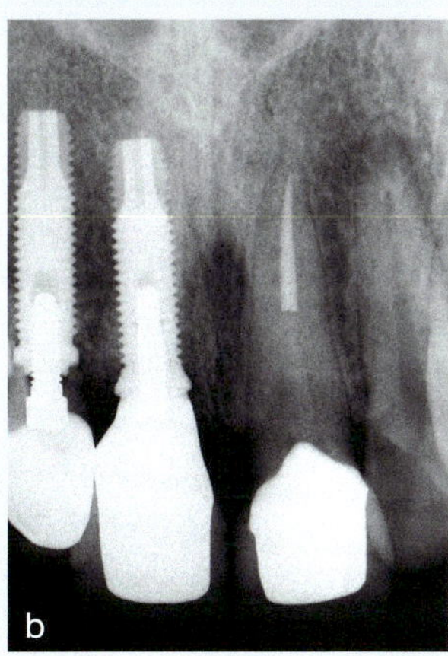

Abb. 7-9 Röntgenbild zeigt geringfügige Resorption.

INTERIMPLANTÄRER ABSTAND

Als Mindestabstand zwischen zwei Implantaten sind 3 mm erforderlich. Darüber hinaus empfiehlt es sich, immer den größtmöglichen interimplantären Abstand zu verwenden, da dieser Parameter direkten Einfluss auf die mögliche Höhe der interimplantären Papille hat[7,8].

Die Papille zwischen den zentralen und lateralen Schneidezähnen sowie den lateralen Schneidezähnen und Eckzähnen im Ober- und Unterkiefer kann jeweils mit einer kontralateralen Papille verglichen werden. D. h. in all diesen Fällen gibt es eine natürliche Vergleichsgröße, die erreicht werden muss, wenn ein ausgewogenes ästhetisches Resultat erzielt werden soll.

Ein begrenztes mesio-distales Platzangebot und eine natürliche Papille auf der kontralateralen Seite, die einen Vergleich ermöglicht, bilden eine schwierige ästhetische Ausgangslage. Normalerweise kann man bei geringem interimplantärem Abstand nur eine kleine Papille erzeugen (Abb. 7-10 bis 7-12), während bei ausreichendem Platz der interimplantäre Knochenkamm in der Regel erhalten und eine natürlich wirkende interimplantäre Papille etabliert werden kann (Abb. 7-13 bis 7-17).

Klinischer Fall mit 3 mm interimplantärem Abstand (Abb. 7-10 bis 7-12)

Eine 37-jährige Patientin stellte sich nach traumatischem Zahnverlust vor. Die Zähne 11 und 21 waren mit ihrer vestibulären Knochenwand verloren gegangen. Es wurden 2 Implantate eingesetzt, ohne dass geeignete Maßnahmen zur Reduktion des postrestaurativen Knochenremodelings getroffen wurden. Durch die Knochenumbauprozesse im Bereich der Schnittstelle Abutment-Implantat resorbierte der interimplantäre Knochen und die Interdentalpapille in diesem Bereich wirkte deutlich geschrumpft und sichtbar flacher als die Papillen zwischen Implantaten und natürlichen Nachbarzähnen. Wenn die Papille zwischen den zentralen Schneidezähnen kleiner ist, lässt sich das häufig ästhetisch akzeptieren, da die bilaterale Symmetrie nicht gestört wird.

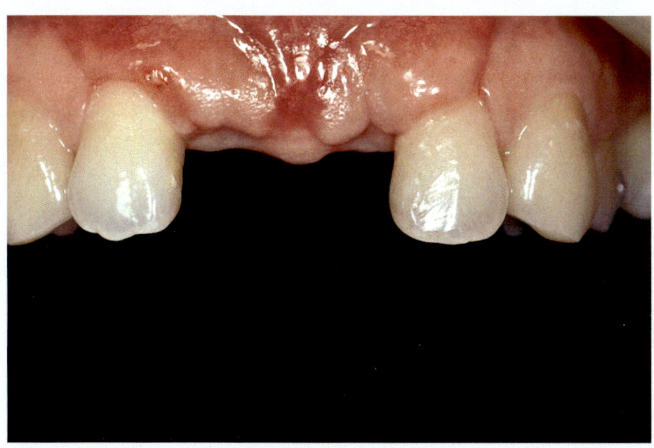

Abb. 7-10 Ausgangssituation bei der Erstvorstellung.

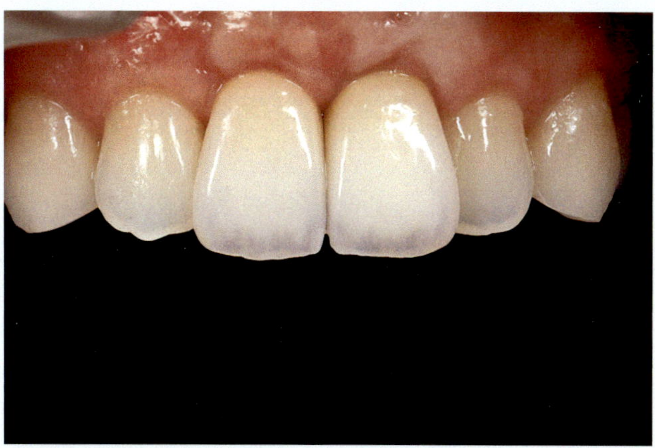

Abb. 7-11 Bilaterale Symmetrie kann eine zu geringe Papillengröße ausgleichen (Zahntechnik: Kiyoshi Nakajima).

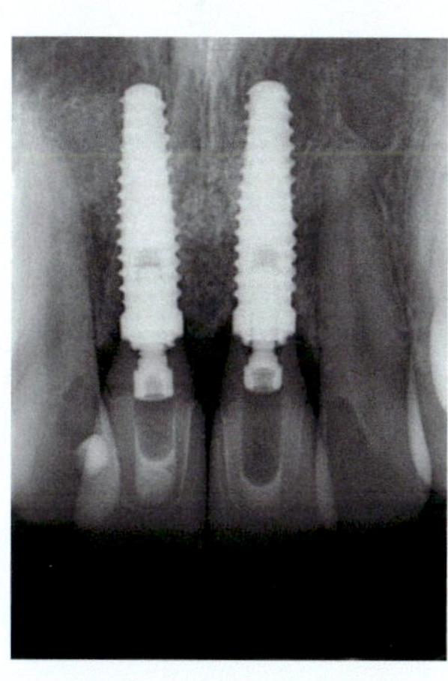

Abb. 7-12 Röntgenbild 6 Jahre nach der Behandlung. Der interimplantäre Knochenkamm hat aufgrund des einsetzenden postrestaurativen Knochenremodelings an Höhe verloren.

Klinischer Fall mit 4 mm interimplantärem Abstand (Abb. 7-13 bis 7-17)
Eine 55-jährige Patientin hatte beide obere zentrale Schneidezähne einige Jahre vor der Behandlung verloren. Obwohl der Kamm schon sehr schmal war, lag kein vertikales Defizit vor. Die Implantate wurden in idealer prothetischer Position inseriert und der Kieferkamm horizontal mittels GBR-Technik augmentiert. Durch die horizontale Knochenaugmentation wurde die Basis für eine ästhetische Papille geschaffen. Nach erfolgreicher Osseointegration konnte eine Interimplantäre Papille von einer Höhe entwickelt werden, die mit den Interdentalpapillen der natürlichen Nachbarzähne vergleichbar war. Auch 10 Jahre nach der Versorgung der Implantate ist das Gewebe stabil. Ein interimplantärer Abstand von 4 mm und mehr führt zu einem langfristig stabilen Knochenniveau. Bei einem solchen Abstand neigt der Knochenkamm auch ohne Erhaltungstechniken dazu, seine ursprüngliche oder augmentierte Höhe zu bewahren.

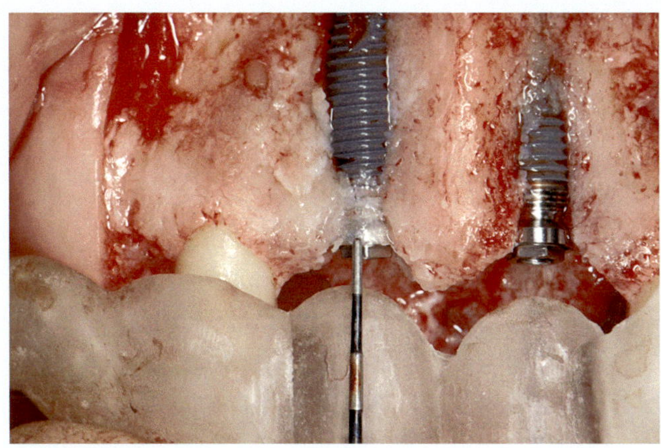

Abb. 7-13 2 Implantate in Regio 11 und 21 in situ. Trotz geringer Breite des Kamms war dessen Höhe erhalten geblieben.

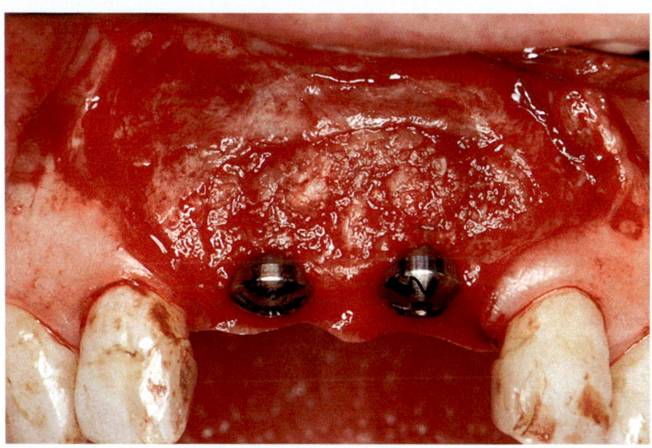

Abb. 7-14 Die Implantate wurden in idealer prothetischer Position inseriert. Das fehlende vestibuläre Gewebe wurde mittels GBR-Technik regeneriert. Durch die horizontale Knochenaugmentation wurde die Basis für eine ästhetische Papille geschaffen.

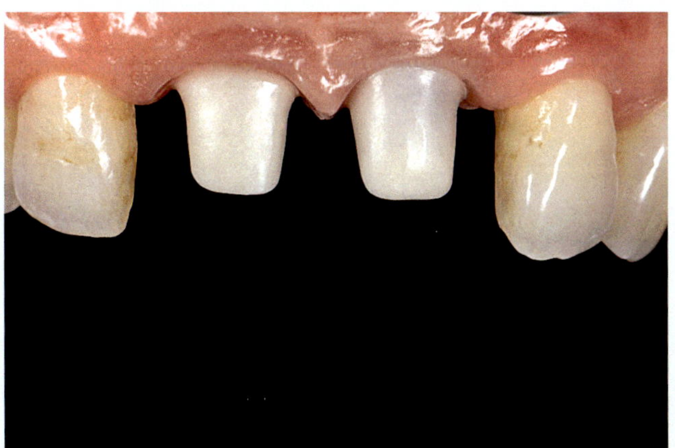

Abb. 7-15 Die interimplantäre Papille konnte bis zu einer Höhe entwickelt werden, die mit den Interdentalpapillen der natürlichen Nachbarzähne vergleichbar war.

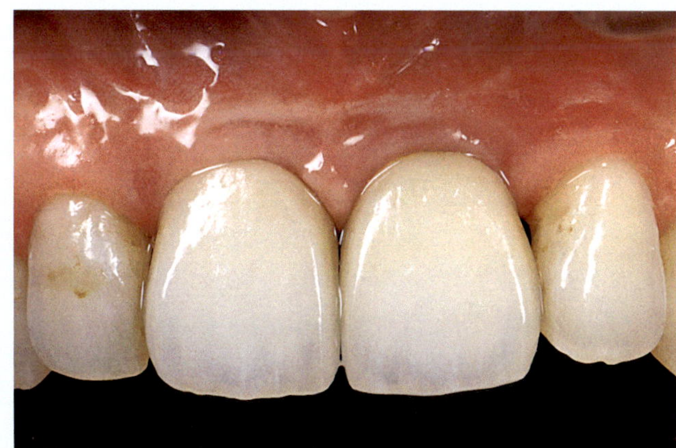

Abb. 7-16 10 Jahre nach der Behandlung war das periimplantäre Weichgewebe stabil (Zahntechnik: Kiyoshi Nakajima).

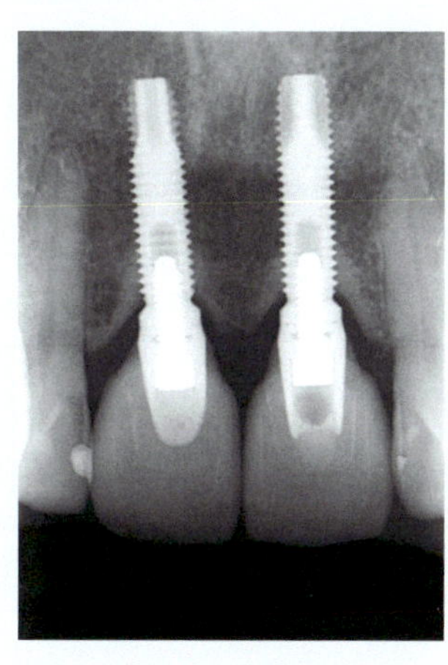

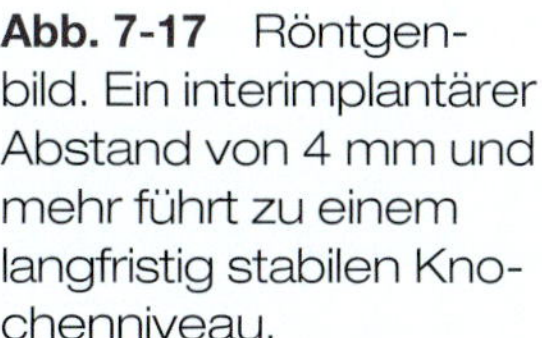

Abb. 7-17 Röntgenbild. Ein interimplantärer Abstand von 4 mm und mehr führt zu einem langfristig stabilen Knochenniveau.

LÖSUNGEN

Remodellierung des krestalen Knochens verhindern

Es gibt mehrere Möglichkeiten, mit denen sich ein krestaler Knochenverlust vermeiden lässt. Auch wenn diese Methoden wissenschaftlich noch nicht vollständig verstanden sind, sollten sie genutzt werden, da gute Ergebnisse resultieren und keine Nachteile für den Patienten entstehen.

MODIFIKATION DER IMPLANTAT-ABUTMENT-VERBINDUNG

Das entzündliche Infiltrat im Mikrospalt ist, wie bereits erwähnt, nach der Implantatfreilegung einer der Hauptgründe für die Resorption des periimplantären Knochens. Da es an Butt-joint-Verbindungen verstärkt aufzutreten scheint, wurden folgende Modifikationen vorgeschlagen:

/ Platform-Switching (Abb. 7-18 und 7-19)[9–12],

/ Abdichten durch eine Konusverbindung[13],

/ einteilige Implantate.[14,15]

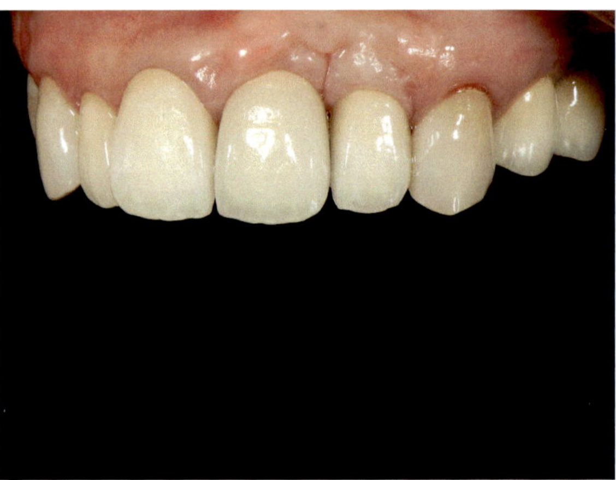

Abb. 7-18 Langfristiger Papillenerhalt: Obwohl die Lücke für den lateralen Schneidezahn schmaler als die Norm war, füllt die Papille den interimplantären Raum 5 Jahre nach der Behandlung aus (Zahntechnik: Kiyoshi Nakajima).

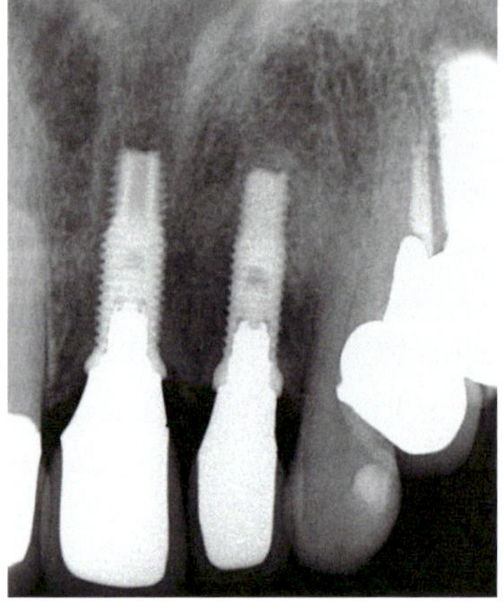

Abb. 7-19 Das Platform-Switching gestattete eine engere Platzierung der Implantate. Obwohl der interimplantäre Abstand weniger als 3 mm (2,8 mm) betrug, konnte der Knochenkamm zwischen den Implantaten über 5 Jahre erhalten werden.

IMPLANTAT-ABUTMENT-VERBINDUNG MÖGLICHST SELTEN LÖSEN

Jedes Abnehmen eines befestigten Abutments (Disconnection) führt zu einem Gewebeverlust. Deshalb sollte die Behandlungsplanung so ausgerichtet werden, dass möglichst wenige solcher Abutmentwechsel nötig sind[16–18].

Das Problem des Abutmentwechsels kann vollständig vermieden werden, wenn das Abutment nur einmal definitiv verbunden wird (One-abutment-one-time-Konzept)[19]. Allerdings muss in diesem Fall der künftige Kronenrand am Abutment antizipiert werden, wobei der girlandenförmige Weichgewebsverlauf und die Rezession des Weichgewebes zu berücksichtigen sind. Eine übermäßige Weichgewebsrezession kann den Rand freilegen, während zu wenig Rezession einen tief submukösen Rand bedingt, der die Entfernung von Zementüberschüssen schwierig macht. Eine Lösung für dieses Problem kann die Verwendung stufenloser Abutments mit schrittweiser Konditionierung der Weichgewebe sein (Abb. 7-20 bis 7-24)[20–23]. Allerdings ist bei dieser Methode eine suffiziente Entfernung von Zementüberschüssen fraglich und es gibt hierfür keinen allgemeinen wissenschaftlichen Konsens.

Freiendpontic

Statt zweier benachbarter Implantate ist eine Anhängerbrücke mit Freiendpontic auf einem Implantat eine logische Lösung. Je schmaler die Zahnlücke, umso sicherer ist es, ein Freiendpontic zu verwenden, statt zwei Implantate in eine schmale Lücke zu zwängen (Abb. 7-25 bis 7-28)[8,24].

Klinischer Fall (Abb. 7-25 bis 7-28)

Eine 20-jährige Patientin hatte beide unteren zentralen Schneidezähne und den linken Eckzahn samt vestibulärer Knochenlamelle 11 Monate vor der Erstvorstellung verloren. Normalerweise beträgt der Abstand zwischen den unteren lateralen Schneidezähnen ca. 11 mm, in diesem Fall war die Lücke jedoch deutlich schmaler als normal. Aus ästhetischer Sicht bestand die Wahl zwischen einer Überlappung der zentralen über die lateralen Inzisiven oder sehr schmalen zentralen Inzisiven. Für die Rekonstruktion war eine GBR-Technik mit Titannetz und Kollagenmembran die Wahl. In Regio 31 wurde ein schmales 3,25-mm-Implantat in idealer dreidimensionaler Position eingesetzt. Zusätzlich wurden Hart- und Weichgewebsaugmentationen durchgeführt. Aufgrund der geringen Platzverhältnisse wurden die Zähne leicht verschachtelt rekonstruiert. 5 Jahre nach der definitiven Versorgung zeigt sich ein sehr gutes ästhetisches Ergebnis. Die Röntgenaufnahme 5 Jahre nach der Behandlung lässt den fehlenden Platz deutlich erkennen. Das Knochenremodeling hat trotz Platform-Switching zu einer Kammresorption geführt.

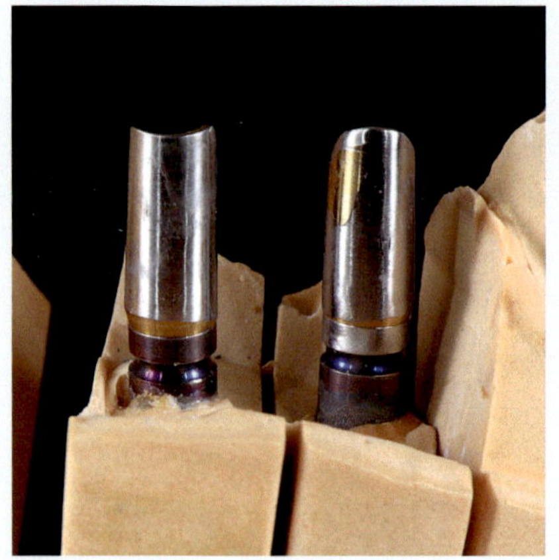

Abb. 7-20 Stufenlose Abutments haben keinen definierten Rand für die Krone.

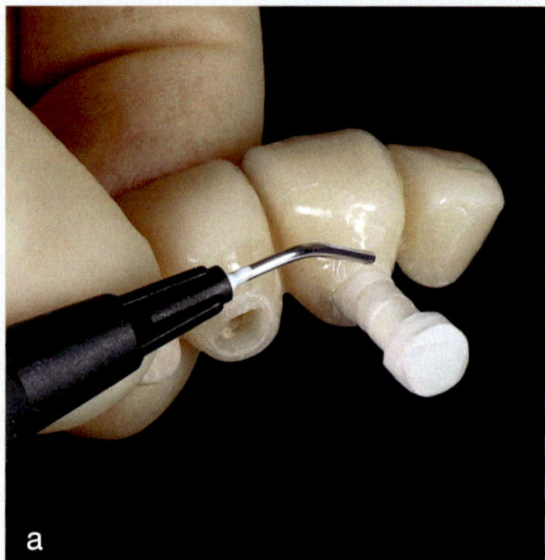

Abb. 7-21 Die subgingivale Kontur wird mit Komposit angepasst. Wird darauf verzichtet, das Abutment wieder abzunehmen (Disconnection), kann der Zahnarzt den prothetischen Rand und die subgingivale Kontur an der Replik des randlosen Abutments anpassen.

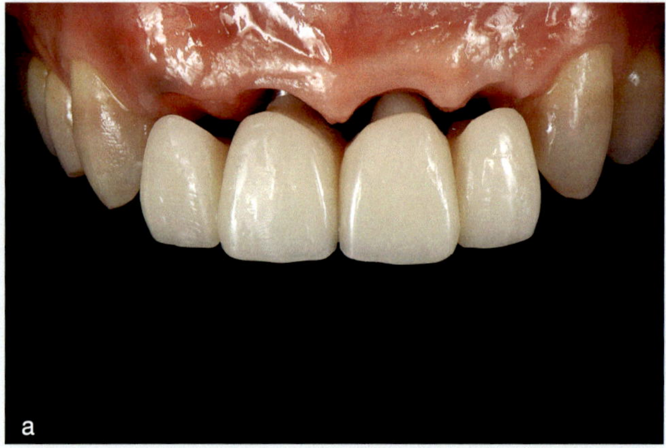

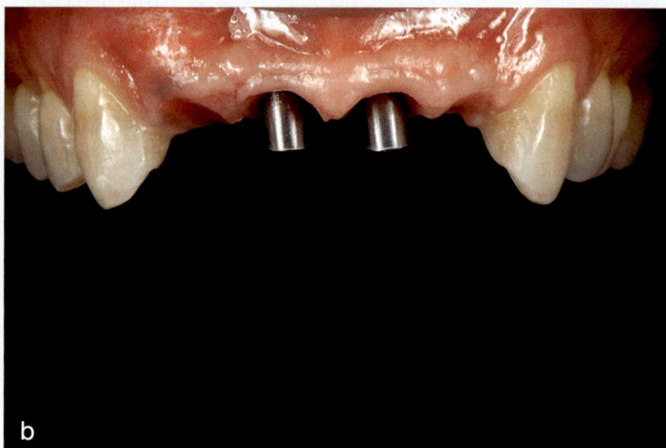

Abb. 7-22 Woche für Woche wurde das Gewebe angepasst. Wird diese Art des Abutments in Fällen mit benachbarten Frontzahnimplantaten angewendet, muss unbedingt auf eine ideale Implantatposition und Parallelität zwischen beiden Implantaten geachtet werden, damit die Abutments genug Länge haben können, um die Krone zu stabilisieren.

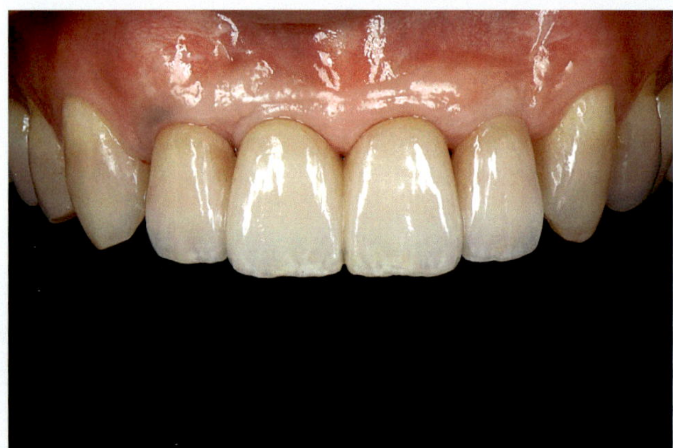

Abb. 7-23 Ergebnis 2 Jahre nach der Eingliederung (Zahntechnik: Masaaki Hinoshita).

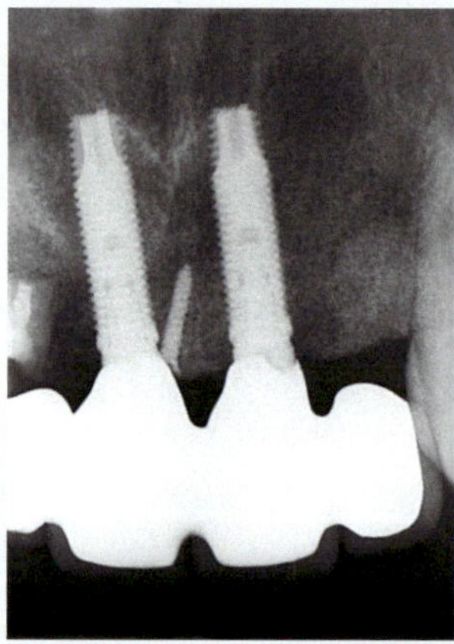

Abb. 7-24 Zahnfilm der Situation. Regio 12 wurde eine „Root-submergence-Technik" durchgeführt.

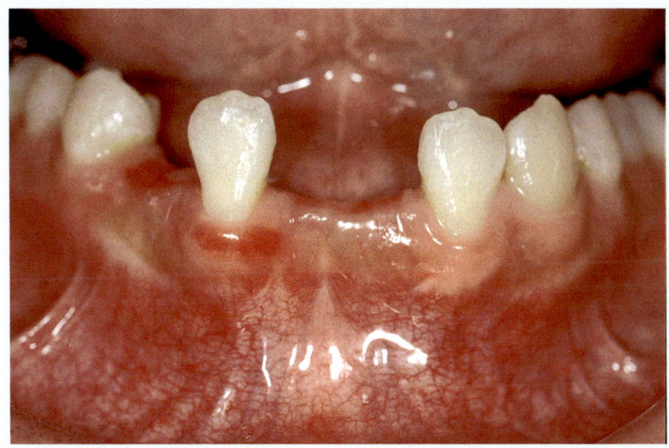

Abb. 7-25 Sehr schmale Lücke und ungenügende Kammbreite.

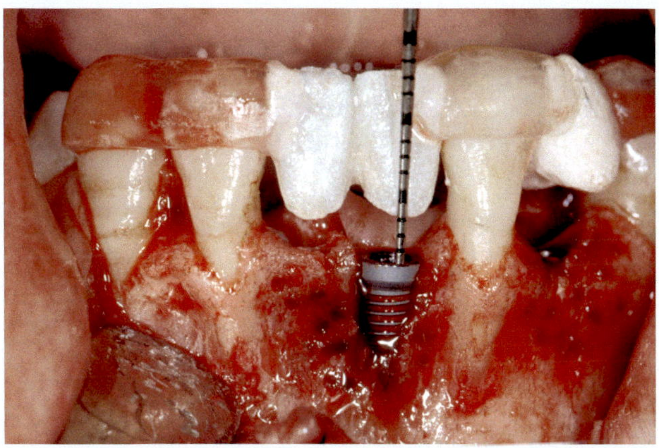

Abb. 7-26 Ideale dreidimensionale Position des Implantats, Überprüfung mit OP-Schablone vor der Knochenaugmentation.

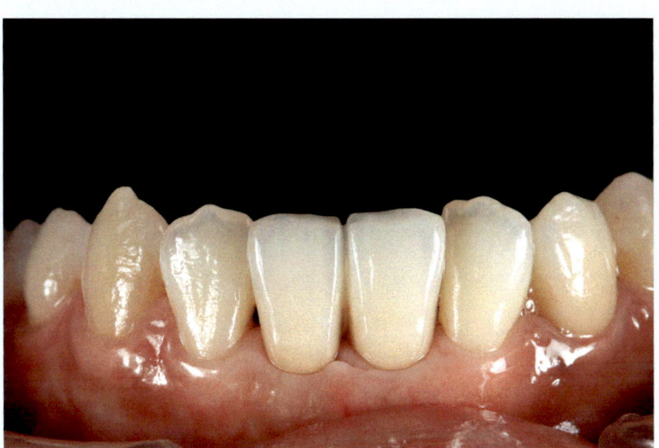

Abb. 7-27 Ergebnis 5 Jahre nach der definitiven Versorgung (Zahntechnik: Kiyoshi Nakajima).

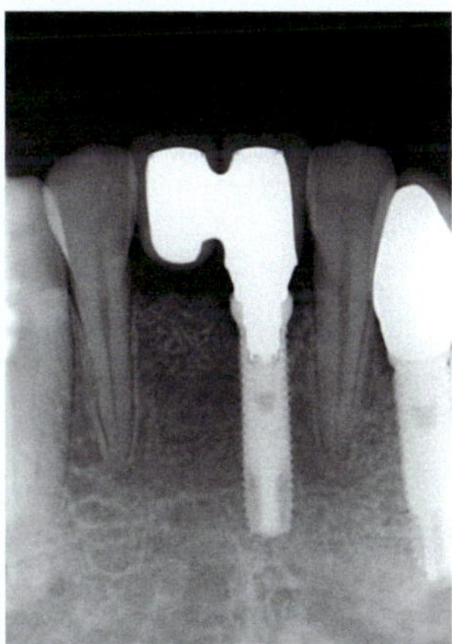

Abb. 7-28 Röntgenkontrolle 5 Jahre nach der Behandlung.

Der fehlende prothetische Raum zwischen den natürlichen lateralen Schneidezähnen hätte eine ästhetische Papille verhindert, wenn zwei Implantate gesetzt worden wären[24,25].

Erhalt natürlicher Zähne

Intakte Wurzeln oder geringfügig zerstörte Wurzeln mit noch vorhandener Wurzelhaut sollten, sofern möglich, erhalten bleiben. Um in diesen Fällen für langfristige Stabilität zu sorgen, muss ausreichend Stumpflänge für eine zirkuläre Umfassung (ferrule) geschaffen werden (1,5–2,0 mm)[14]. Die erforderliche Länge lässt sich mittels chirurgischer Extrusion oder durch kieferorthopädische Extrusion und Kronenverlängerung gewinnen (Abb. 7-29 bis 7-38).

Um eine Schädigung des Desmodonts zu vermeiden, sollte die Extraktion für eine chirurgische Extrusion sehr sanft erfolgen. Bei diesem Verfahren sollte die Wurzel innerhalb von 18 Minuten in ihre Alveole reponiert werden, um die Vitalität der Wurzelhaut zu erhalten. Generell wird ein transplantierter Zahn 1 bis 2 Monate stabilisiert, aber die Zeit für die Stabilisierung hängt auch von der Kongruenz von Wurzel und Alveole ab[26–31].

In Anbetracht des unvermeidlichen kraniofazialen Wachstums und der ästhetischen Grenzen, denen eine Rekonstruktion mit zwei benachbarten Implantaten unterliegt, ist langfristig und unter ästhetischen Gesichtspunkten die Verwendung natürlicher Pfeilerzähne, wo immer diese möglich ist, einer Implantatlösung vorzuziehen[32].

Klinischer Fall (Abb. 7-29 bis 7-38)

Eine 52-jährige Patientin stellte sich mit vertikaler Wurzelfraktur des Zahns 22 und subgingivaler Karies am Zahn 23 vor. Die Zahnfilmaufnahme zeigt die geringe Restzahnsubstanz. Knochen- und Weichgewebsarchitektur waren immer noch nahezu intakt. Bei der Wahl der Behandlungsoption muss die Erhaltung von Knochen, Weichgewebe und Zähnen im Vordergrund stehen. Nach der Extraktion 22 wurden die Oberflächen der entfernten Fragmente sorgfältig beurteilt. Das Zahnfragment wurde verworfen. Der Rest der Wurzel wurde um 180° rotiert und in die Alveole 22 replantiert. Auf diese Weise konnte eine bessere klinische Kronenlänge etabliert werden, die eine mehr als 2 mm breite Umfassung gestattete, wie sie für eine langfristige Kronenversorgung erforderlich ist. 5 Monate später wurde die Wurzel 22 mit einem Provisorium versorgt, das als Verankerung für die Extrusion der Wurzel 23 mithilfe einer einfachen Apparatur diente. Der Eckzahn wurde über einen Zeitraum von 3 Monaten 3 mm extrudiert. Nach einer 3-monatigen Stabilisierungsphase wurde zusätzlich eine chirurgische Kronenverlängerung durchgeführt. 1 Jahr nach der Kronenverlängerung war der Zustand der

Pfeilerzähne nicht perfekt, aber gegenüber der Ausgangssituation deutlich verbessert. Als definitive Versorgungen wurden Zirkonoxidkronen adhäsiv befestigt. Mit den definitiven Restaurationen wurde ein natürliches, gesundes Erscheinungsbild geschaffen. Dieses Ergebnis lässt sich mit natürlichen Zähnen relativ einfach, mit zwei benachbarten Implantaten jedoch nur sehr schwer erreichen.

An Zahn 22 betrug die Sulkustiefe im Bereich der Frakturlinie 4 mm. Der tiefe Sulkus bildete sich, weil der replantierte Zahn in diesem Bereich mit dem entfernten Zahnfragment auch den Attachmentapparat verloren hatte. Trotz der palatinalen Sondierungstiefe von 4 mm war keine Blutung auf Sondierung zu beobachten.

Sofortimplantation mit Weichgewebsaugmentation

Eine Sofortimplantation wird mit größerer Wahrscheinlichkeit zu einer höheren interimplantären Papille führen als eine verzögerte Implantation[33]. Auch wenn Knochen und Weichgewebe intakt sind, ist eine Weichgewebsaugmentation anzuraten, um ein langfristig stabiles ästhetisches Ergebnis zu erreichen. Es ist wahrscheinlich, dass das Weichgewebevolumen und die Papillengröße an Implantaten durch die Qualität und Quantität des transplantierten Weichgewebes selbst beeinflusst werden[24–37] (s. Abb. 4-64 bis 4-81 in Kap. 4).

Klinischer Fall (Abb. 7-39 bis 7-47)

Die Abbildungen 7-39 bis 7-47 zeigen einen solchen typischen klinischen Fall. Die Zähne 11 und 21 konnten aufgrund endodontischer Probleme nicht erhalten werden. Da die bukkale Lamelle erhalten war, konnte ein Sofortimplantation mit simultaner Bindegewebstransplantation durchgeführt werden. Zur Stützung der Weichgewebe diente eine Adhäsivbrücke während der Einheilzeit als festsitzendes Provisorium. Die Situation 3 Monate nach der Sofortimplantation zeigt eine günstige periimplantäre Weichgewebssituation mit erhaltener Interdentalpapille (Abb. 7-45, noch ohne Prothetik). Die Patientin wurde für die prothetische Versorgung zum überweisenden Zahnarzt zurücküberwiesen.

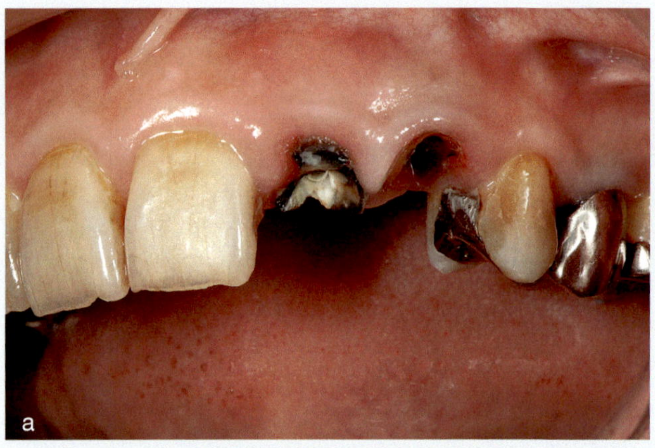

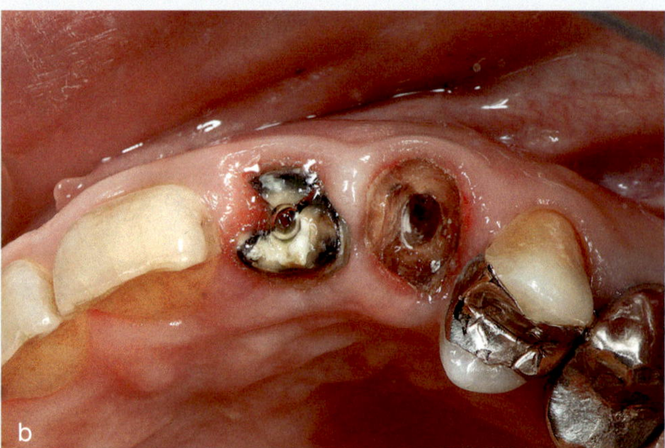

Abb. 7-29 Intraorale Situation bei der Erstvorstellung.

Abb. 7-30 Röntgenbild der Ausgangssituation.

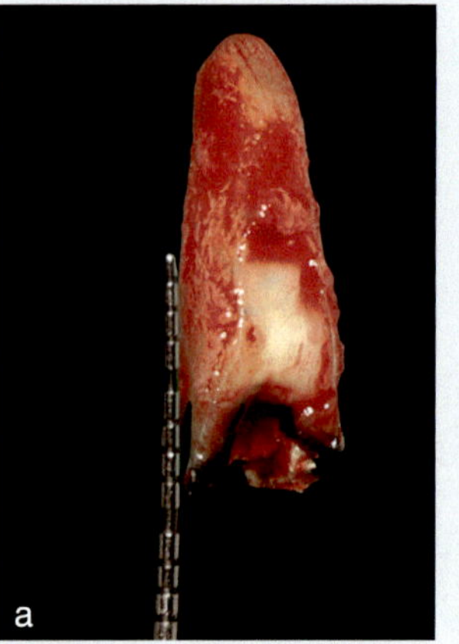

Abb. 7-31 Nach der Extraktion 22 wurden die Oberflächen der entfernten Wurzeln sorgfältig beurteilt.

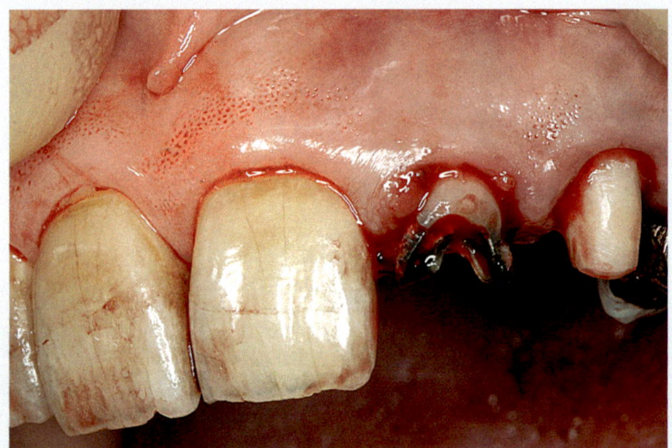

Abb. 7-32 Die replantierten Zahnwurzeln 22, 23.

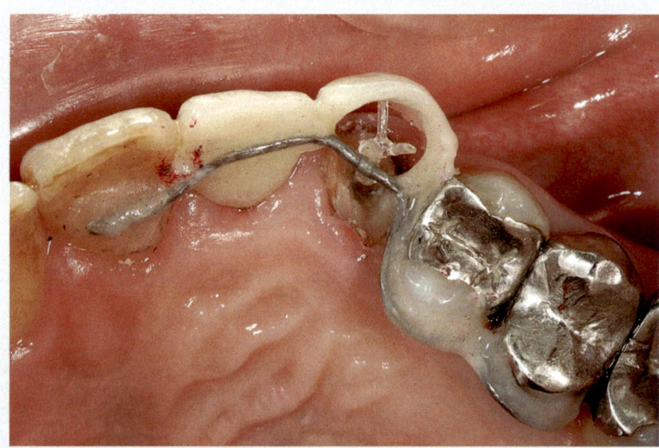

Abb. 7-33 Mithilfe einer einfachen Apparatur wurde der Wurzelrest 23 extrudiert.

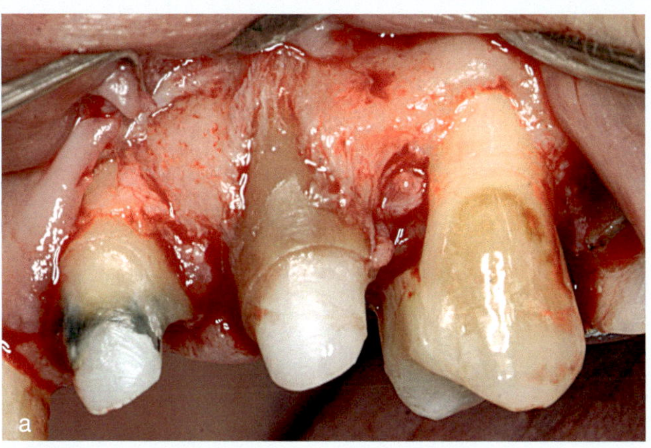

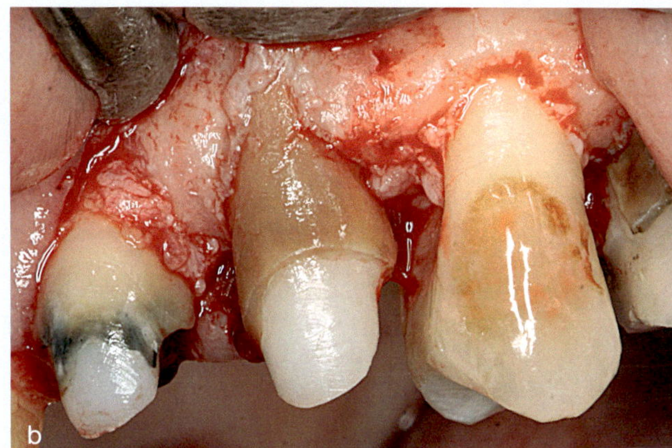

Abb. 7-34 Die Abbildungen zeigen die Situationen vor (a) und nach (b) der Kronenverlängerung.

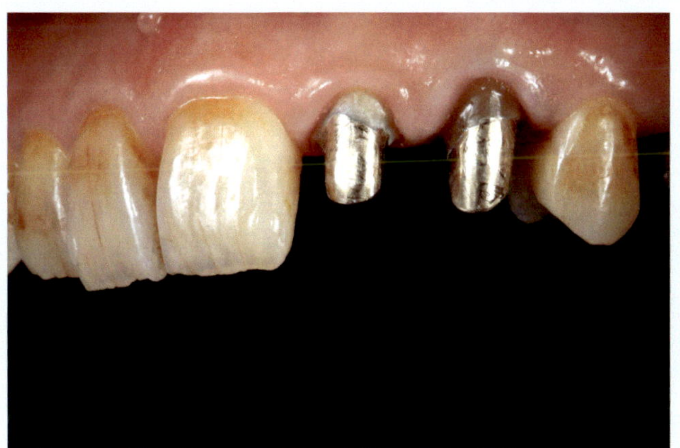

Abb. 7-35 Zustand 1 Jahr nach der Kronenverlängerung.

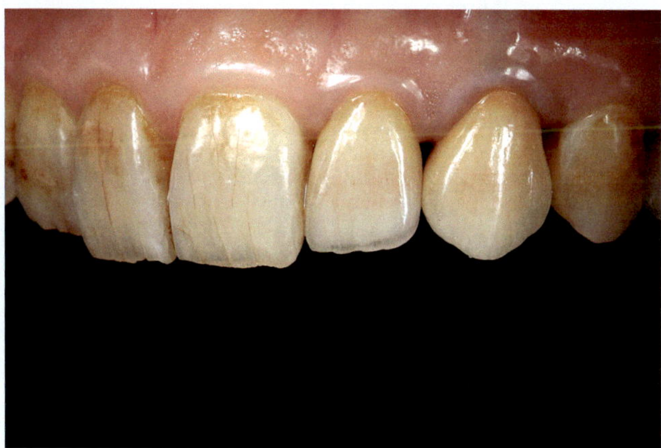

Abb. 7-36 Definitive Versorgung mit Zirkonoxidkronen (Zahntechnik: Masaaki Hinoshita).

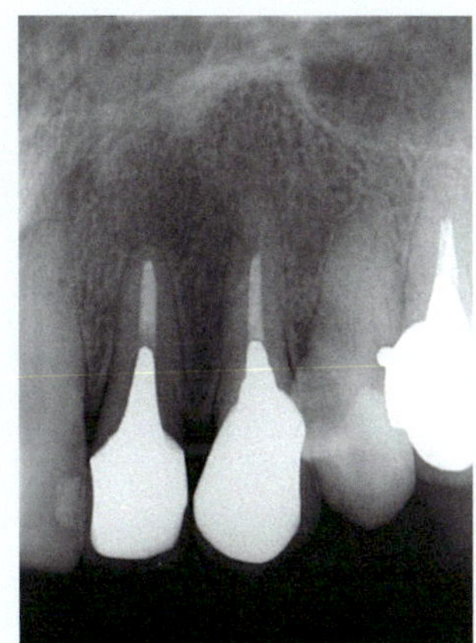

Abb. 7-37 Röntgenkontrolle nach der Behandlung. Die Zahnfilmaufnahme zeigt das günstige Wurzel-Kronen-Verhältnis der replantierten Wurzel.

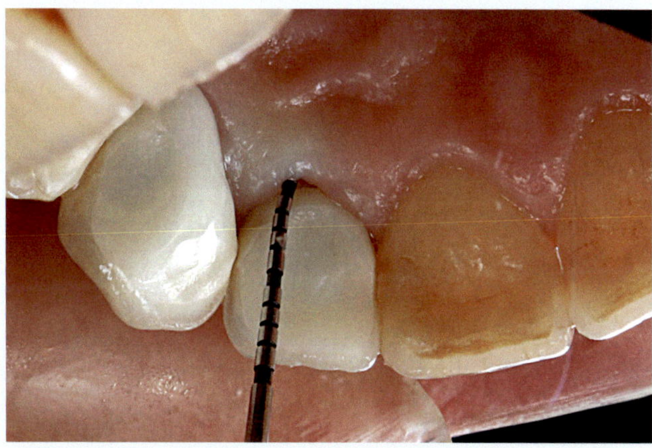

Abb. 7-38 Über der alten Frakturfläche betrug die Sulkustiefe 4 mm, keine Blutung auf Sondierung.

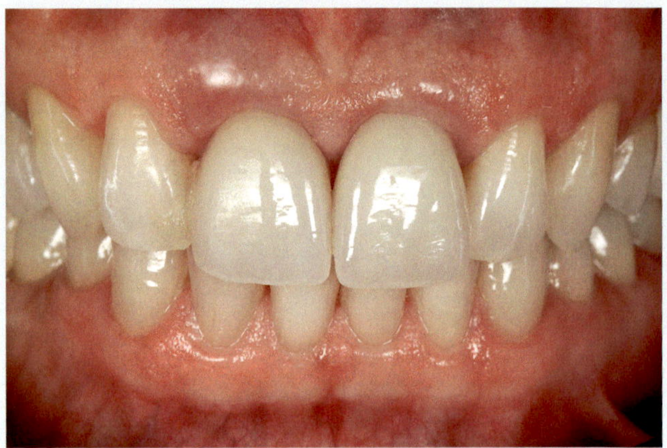

Abb. 7-39 Zustand vor Implantation.

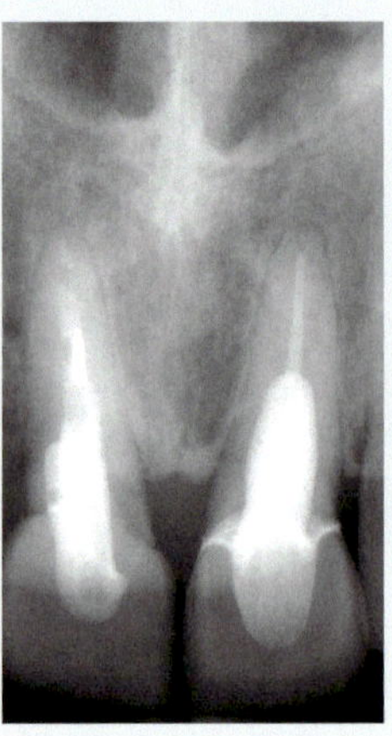

Abb. 7-40 Röntgenbild vor Behandlung.

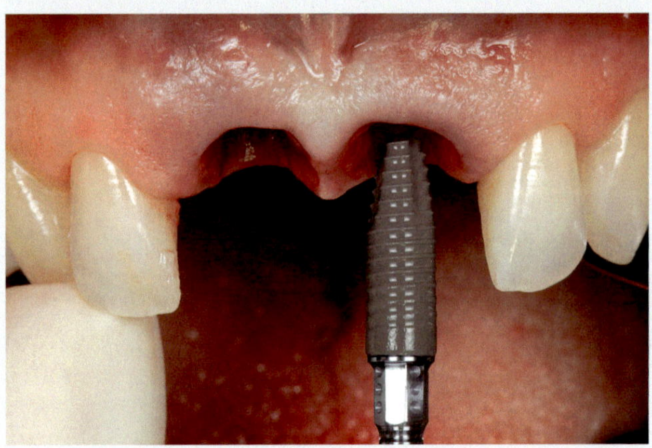

Abb. 7-41 Sofortimplantation 11, 21.

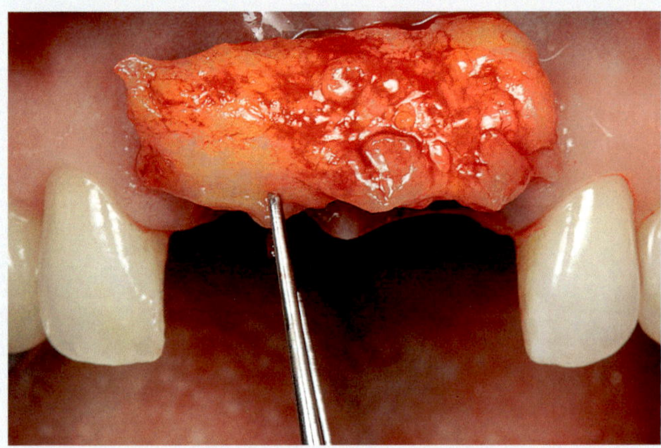

Abb. 7-42 Bindegewebstransplantat aus dem Gaumen Regio 24–26.

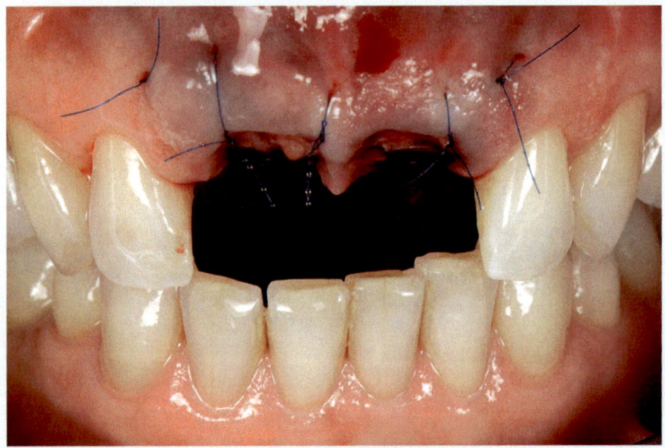

Abb. 7-43 Zustand nach Implantation und Insertion des BGT labial der bukkalen Lamelle mittels Tunneltechnik.

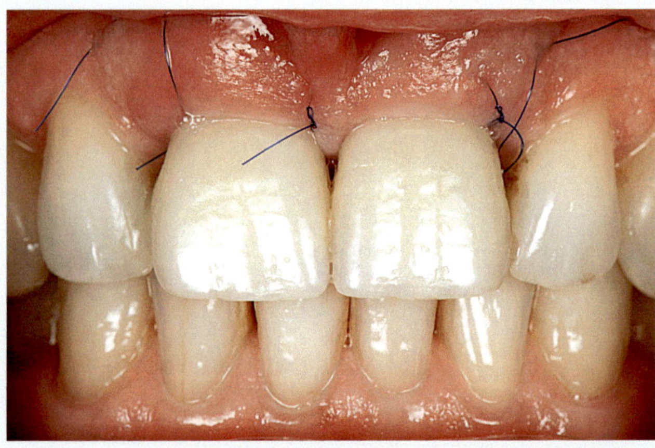

Abb. 7-44 Heilung nach 1 Woche mit festsitzendem Provisorium in Form einer Klebebrücke.

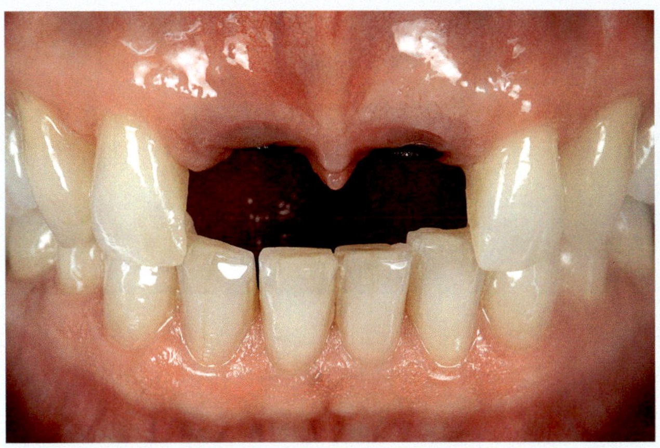

Abb. 7-45 Zustand 3 Monate nach OP vor prothetischer Phase; die Interdentalpapille konnte erhalten werden.

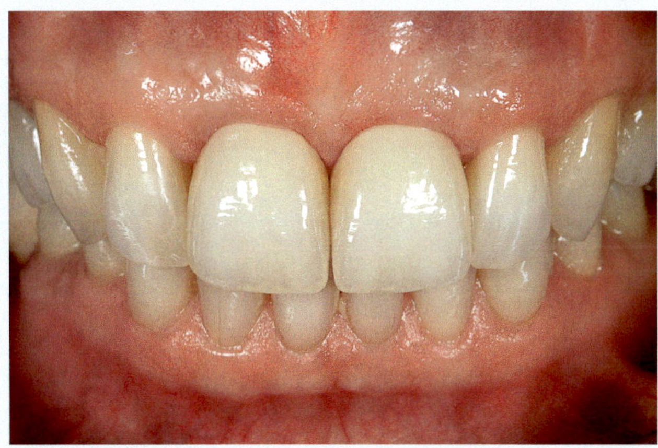

Abb. 7-46 Vollkeramische Suprakonstruktion 1 Jahr nach Implantation (Chirurgie: A. Happe, Prothetik: B. v. d. Bosch, Zahntechnik: A. Nolte).

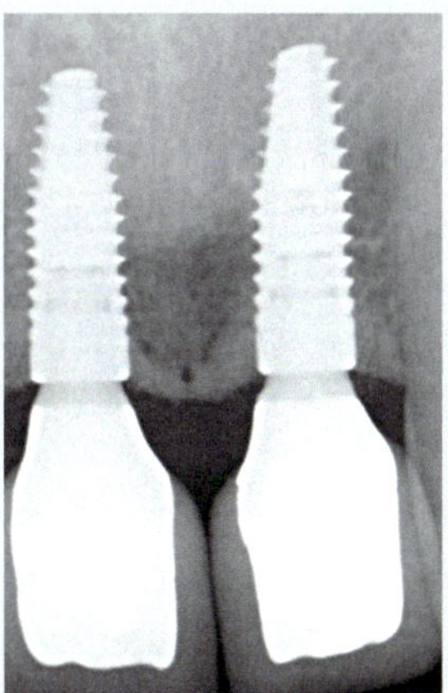

Abb. 7-47 Zahnfilm 1 Jahr nach Implantation.

Hart- und Weichgewebsaugmentation

Ein ästhetisches Resultat in Fällen mit benachbarten Implantaten zu erzielen, in denen Hart- und Weichgewebsdefekte vorliegen, gilt als besondere Herausforderung[1,4]. In diesem Fall muss das Behandlungsteam in Zusammenarbeit mit dem Patienten die gewünschte Art des Zahnersatzes bestimmen und untersuchen, ob die für ein optimales ästhetisches Resultat erforderlichen Voraussetzungen durch eine dreidimensionale Augmentation des Knochens und Weichgewebes geschaffen werden können[38,39]. Um ein gutes ästhetisches Resultat zu erzielen und den Patienten zufriedenzustellen, müssen die chirurgischen und prothetischen Arbeitsschritte des Behandlungsplans dann minutiös umgesetzt werden (Abb. 7-48 bis 7-81).

Klinischer Fall (Abb. 7-48 bis 7-81)

Die Patientin hatte die Zähne 12 und 13 bei einem Verkehrsunfall verloren. Beide zentralen Schneidezähne waren nach Avulsion in nicht korrekter Position replantiert worden. In der Folge waren diese nun, 20 Wochen nach der Replantation mit dem Alveolarknochen ankylosiert. Die hohe Lachlinie vergrößerte die ästhetische Herausforderung. Insgesamt ergab sich die ästhetische Problematik bei diesem Traumafall eher aus dem Fehlbiss und der hohen Lippenposition beim Lachen. Das Röntgenbild zeigte einen deutlichen Knochenverlust in Regio 12 und 11. Der Alveolarknochen um die vorhandenen Zähne ist intakt. Der Zahnfilm der zentralen Schneidezähne zeigt eine fortschreitende Wurzelresorption an 21.

Die Patientin störte sich auch an der im Profil sichtbaren mandibulären Prognathie. Die Auswertung der Fernröntgenseitenaufnahme ergab Folgendes: Die relative Ober- und Unterkieferposition zum Kranium lag im Durchschnittsbereich, aber der Unterkiefer war relativ zum Oberkiefer vorverlagert. Der obere Zahnbogen war zu eng für eine kieferorthopädische Aufweitung. Das Behandlungsteam plante deshalb einen orthognathen chirurgischen Eingriff ein.

Während der kieferorthopädischen Therapie dienten die ankylosierten zentralen Schneidezähne als Anker. Die Okklusion wurde chirurgisch korrigiert, indem der Unterkiefer retral bewegt und gegen den Uhrzeigersinn rotiert wurde. Diese Bewegung verringerte das erforderliche Volumen der vertikalen und horizontalen Augmentation. Die Okklusionsbeziehung zeigte sich nach der kieferorthopädischen Behandlung deutlich verbessert. Der Zahn 14 hatte die Position des fehlenden Zahns 13 eingenommen. Die Ersatzresorption der Wurzeln 11 und 21 war weiter fortgeschritten und größere Teile der Wurzeln waren exponiert. Nach der Extraktion der beiden fehlpositionierten Schneidezähne 11, 21 wurde eine 6-monatige Heilungsphase abgewartet. Nach sorgfältiger Planung mithilfe von digitaler Volumentomografie, erfolgte eine umfangreiche Knochenaugmentation mithilfe von GBR-Technik. Die präoperative Analyse ergab, dass 5 mm vertikale und 4 mm horizontale Knochenaugmentation Voraussetzung für eine ansprechende Ästhetik waren. Der verwendete autogene Knochen wurde an der Basis der Spina nasalis anterior und der Basis des Jochbogens entnommen, und der Canalis incisivus mit einer Mischung aus autogenem Knochen und bovinem Knochenersatzmaterial dicht gefüllt. Während der Einheilungsphase erfolgte noch die kieferorthopädische Korrektur der Zahnachse von Zahn 22. Ein Jahr nach der ersten Augmentation erfolgte die Implantation in Verbindung mit einer zweiten Augmentation. 7 Monate nach der Implantation und der zweiten GBR erfüllte der Knochen die Voraussetzungen als Grundlage für eine ästhetische Rekonstruktion. Das regenerierte Gewebe genügte, um die künftige interimplantäre Papille auf der labialen Seite zu unterstützen. Um eine Resorption auszugleichen und das Hartgewebevolumen horizontal und vertikal zu erhöhen, wurde eine dritte, zusätzliche GBR mit DBBM und einer Kollagenmembran durchgeführt. Zur Augmentation des labialen Weichgewebevolumens wurde zwischen der resorbierbaren Membran und dem labialen Lappen ein subepitheliales Bindegewebstransplantat platziert und auf dem labialen Kamm nahtfixiert. Nach mehr als 2-monatiger Heilung und vollständiger Vaskularisation des transplantierten Gewebes wurde die Weichgewebskonditionierung mit der Technik nach Borg[40] durchgeführt. Dazu wurden zunächst die Pontics der Klebebrücke nach und nach verlängert und nach dem Einsetzen von Abutments ohne Stufe wurde wöchentlich Komposit an der subgingivalen Kontur des Provisoriums angetragen, um das Weichgewebe zu formen. Mithilfe einer CAD-Software wurde dann die subgingivale Kontur des Provisoriums auf ein Zirkonoxidgerüst übertragen.

Der interdisziplinäre Behandlungsansatz umfasste die Korrektur der Bissanomalie, die Rekonstruktion des nach dem Zahnunfall verlorenen Gewebes und die Rehabilitation mit zwei Implantaten und einem Pontic. Die sorgfältig geplante und durchgeführte Geweberekonstruktion und -erhaltung ermöglichten ein ästhetisch ansprechendes Ergebnis mit gesundem Weichgewebe und natürlichen Papillen.

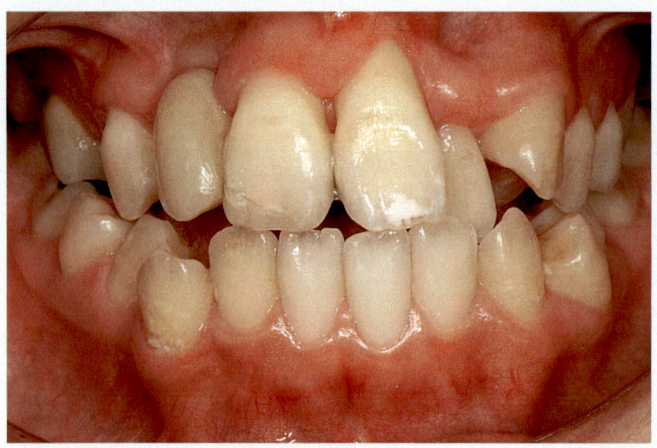

Abb. 7-48 Ausgangssituation mit falsch positionierten Frontzähnen nach Avulsion.

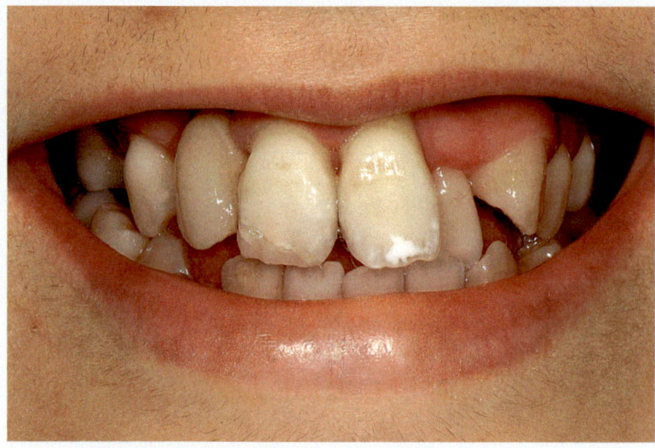

Abb. 7-49 Die hohe Lachlinie vergrößerte die ästhetische Herausforderung.

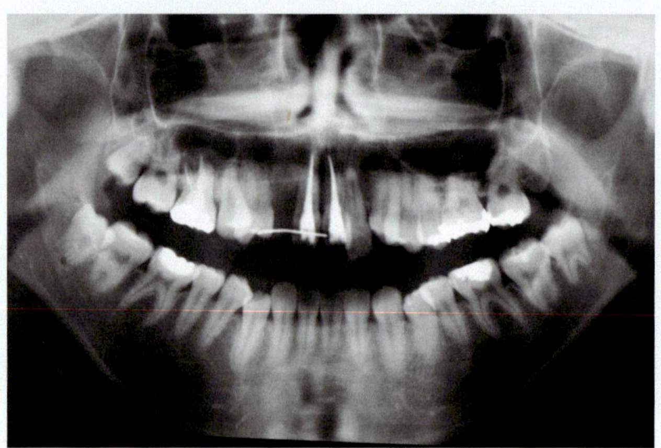

Abb. 7-50 Panoramaschichtaufnahme der Ausgangssituation.

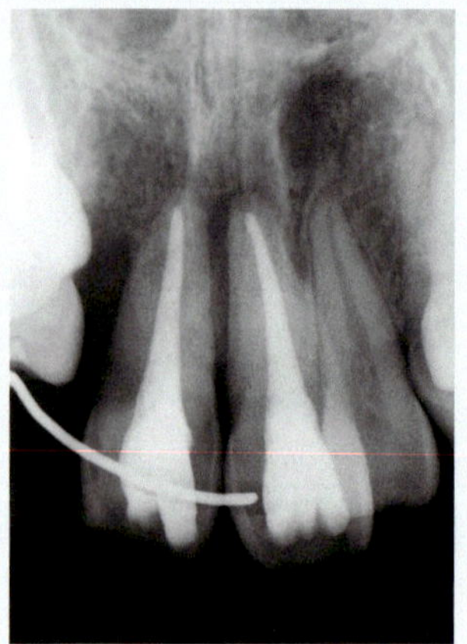

Abb. 7-51 Zahnfilmaufnahme der Ausgangssituation.

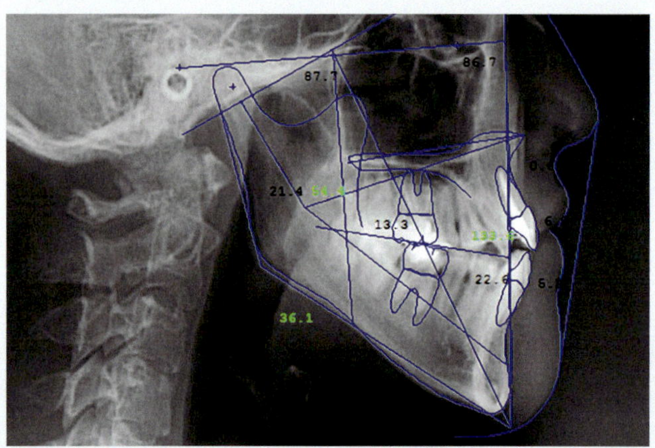

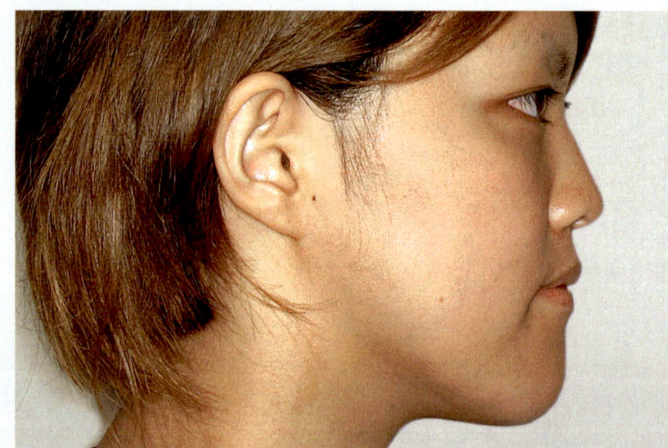

Abb. 7-52 Fernröntgenseitenaufnahme und Profilansicht.

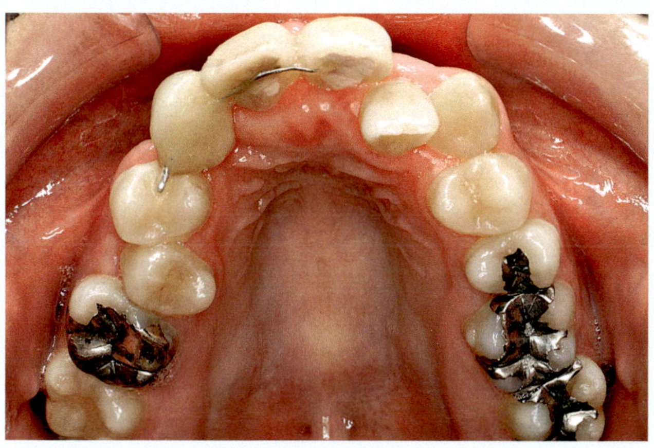

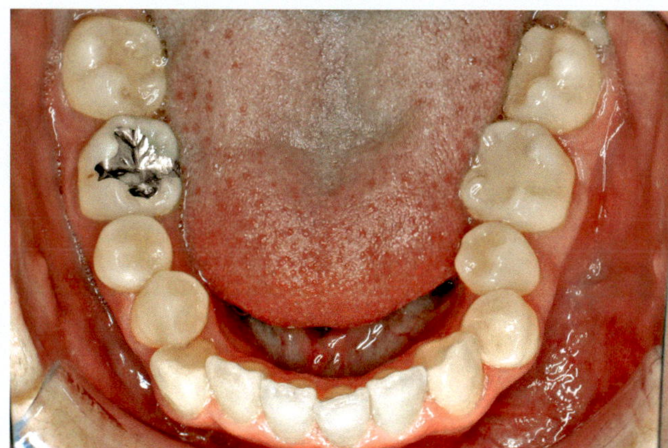

Abb. 7-53 Okklusalansichten der Ausgangssituation im Ober- und Unterkiefer.

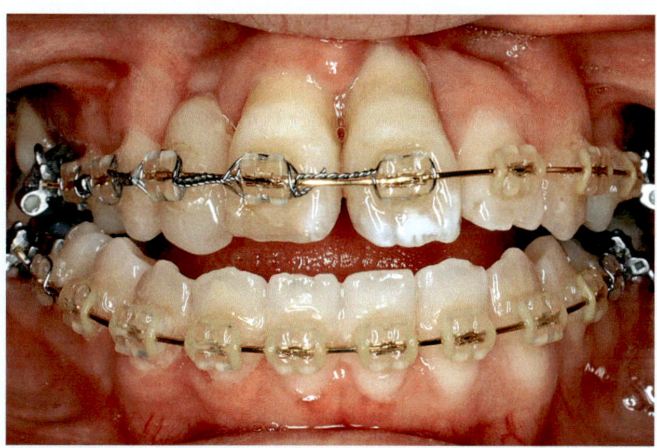

Abb. 7-54 Situation nach Abschluss der kieferorthopädischen Vorbehandlung.

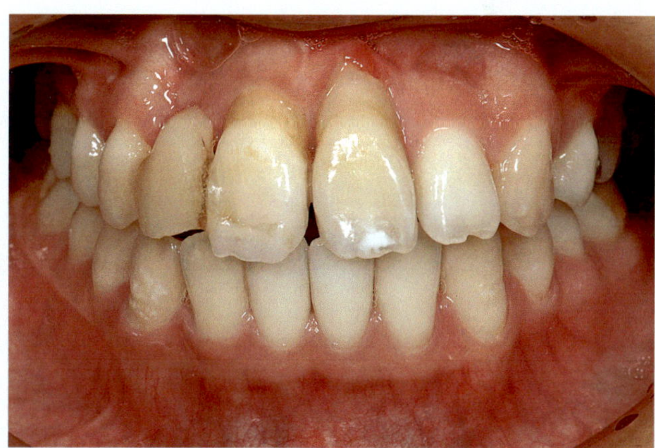

Abb. 7-55 Die Okklusionsbeziehung nach der kieferorthopädischen Behandlung.

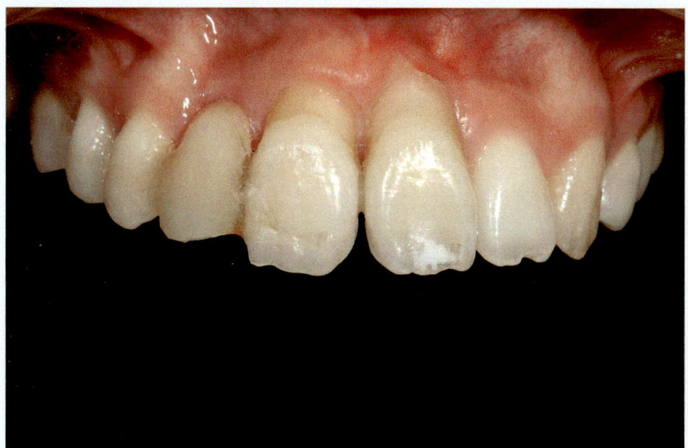

Abb. 7-56 Auch nach der kieferorthopädischen Korrektur ist die Schaffung einer ansprechenden Ästhetik noch eine komplexe Aufgabe.

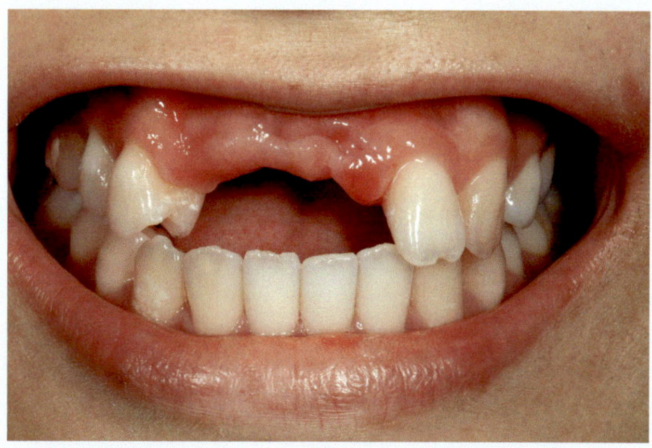

Abb. 7-57 Situation vor der Knochenaugmentation. Besonders die hohe Lachlinie machte die Behandlung anspruchsvoll.

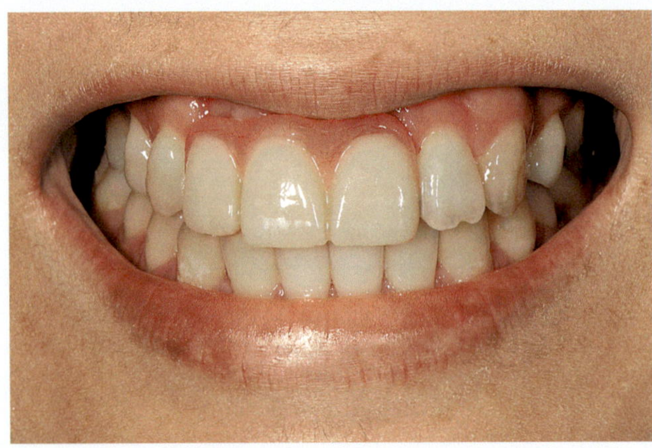

Abb. 7-58 Adhäsives Provisorium. Das Provisorium mit seinem rosa Zahnfleischanteil bot eine Vorschau auf das angestrebte Endergebnis.

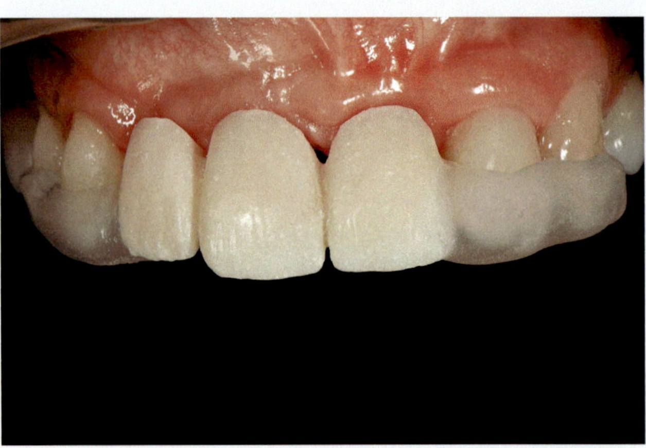

Abb. 7-59 Zur Planung der Gewebeaugmentation wurde eine diagnostische Schablone angefertigt. Diese verdeutlichte, dass für ein ästhetisches Ergebnis eine dreidimensionale Kammrekonstruktion unumgänglich war.

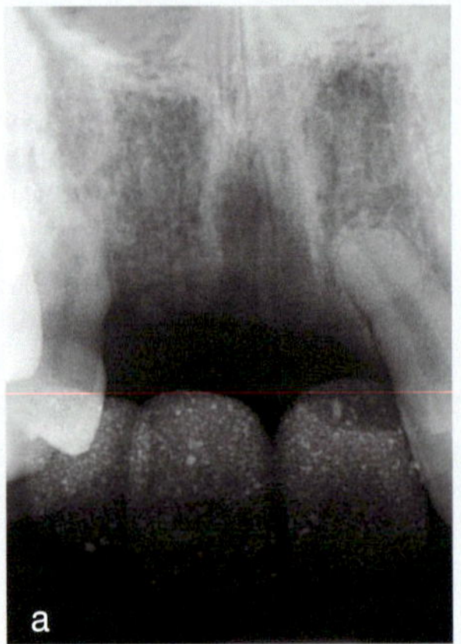

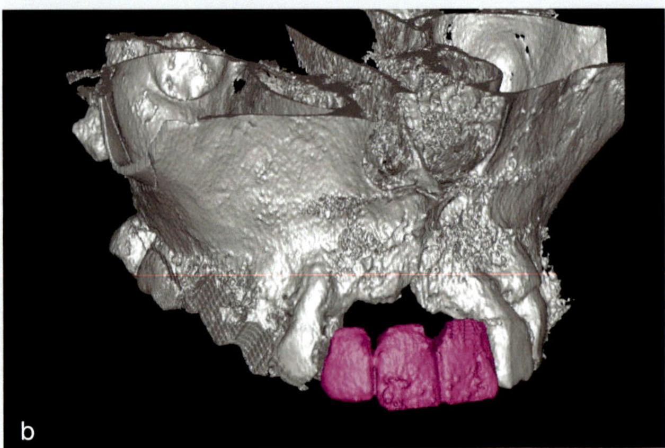

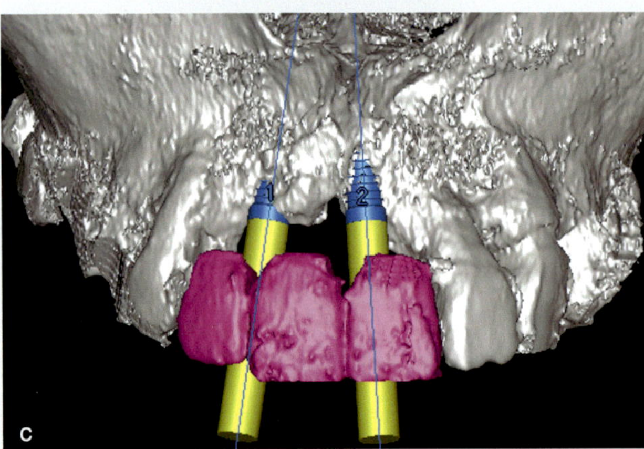

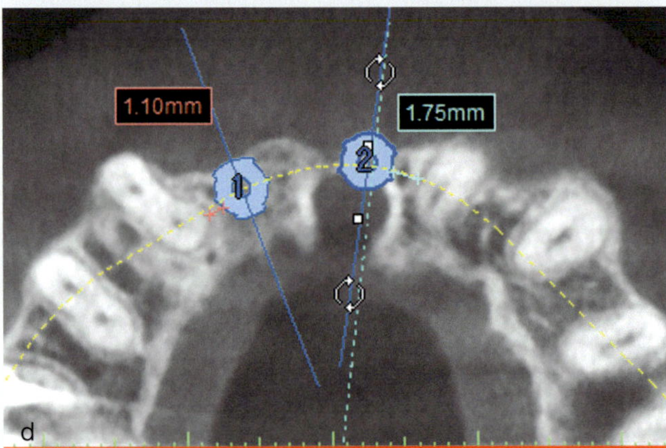

Abb. 7-60 Zahnfilmaufnahme und digitale Volumentomografie vor der Kammrekonstruktion. DVT und Röntgenbild mit eingesetzter diagnostischer Schablone zeigten, dass der Alveolarkamm signifikante dreidimensionale Hart- und Weichgewebedefekte aufwies.

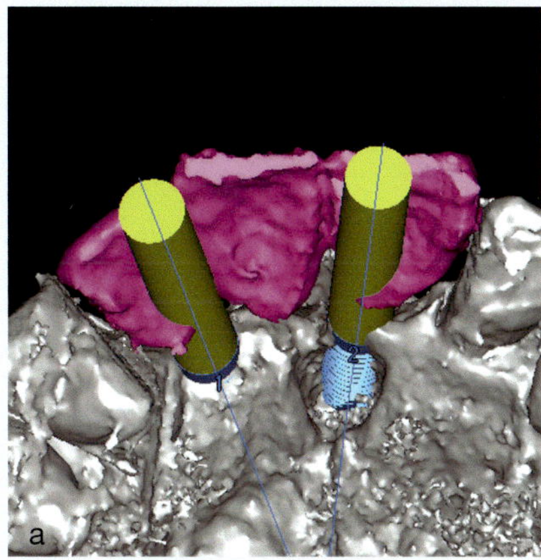

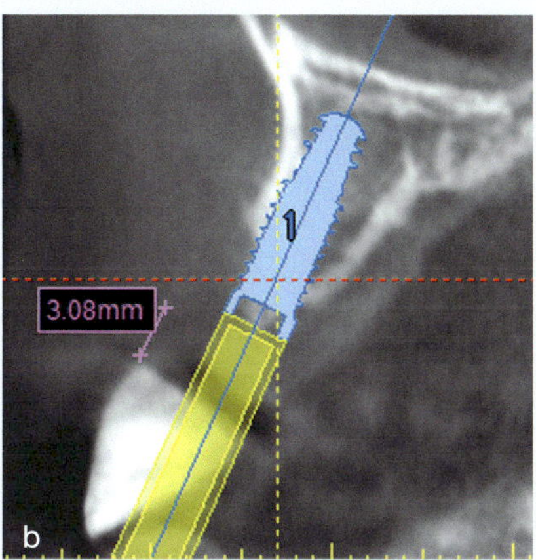

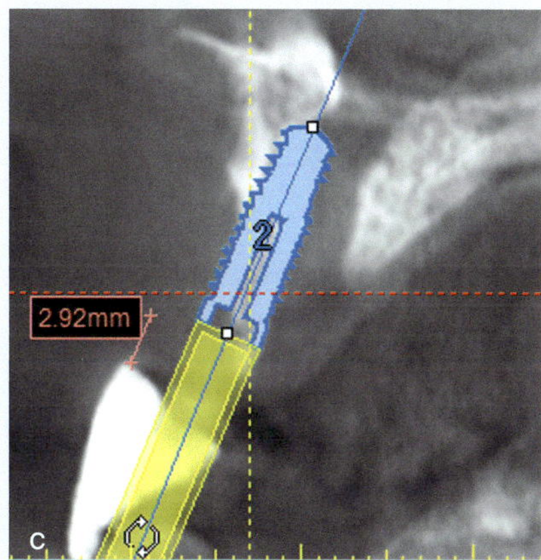

Abb. 7-61 Die Computersimulation vor der Knochenaugmentation zeigt, dass der Platz für Implantationen in Regio 12 und 21 unzureichend ist. Zudem stehen die Angulation des Zahns 22 und der ausgeprägte Canalis inzisivus einer idealen Implantatposition im Weg.

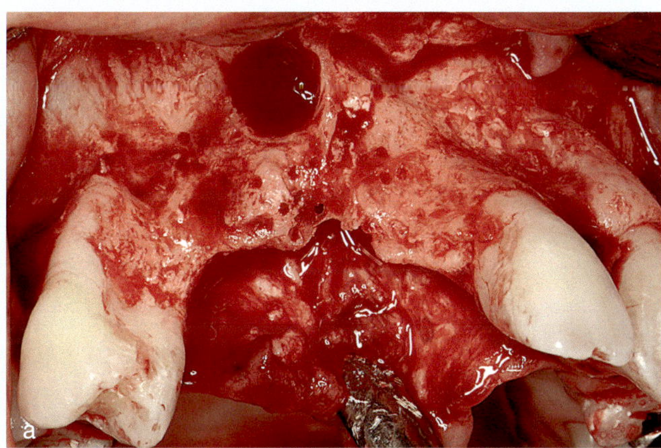

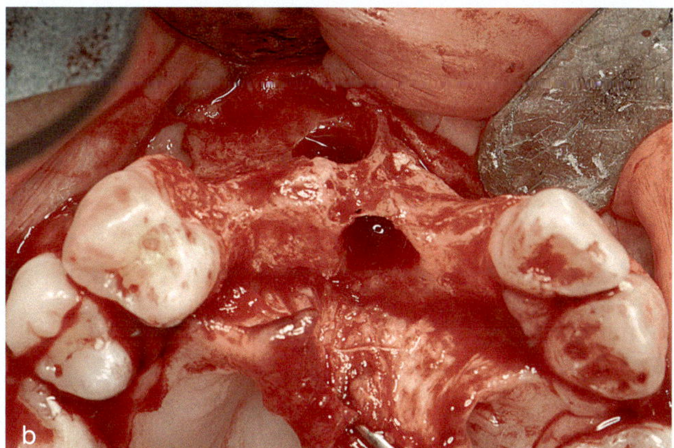

Abb. 7-62 Die Wurzeleminenzen zeigen die inkorrekte Neigung der die Lücke begrenzenden Zähne. Der Knochen wurde von Weichgewebe gereinigt und das Gefäß-Nervenbündel aus dem Canalis incisivus entfernt.

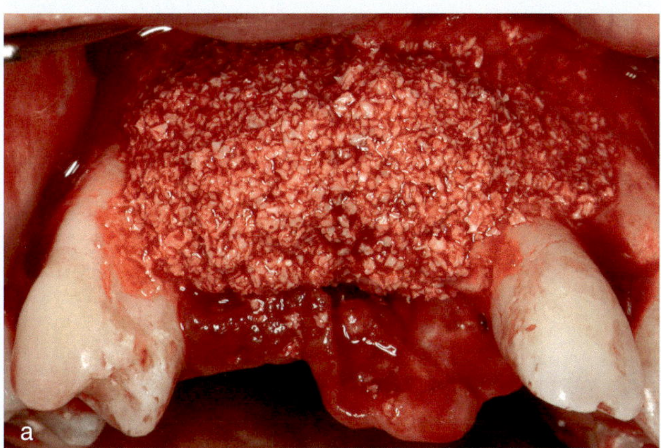

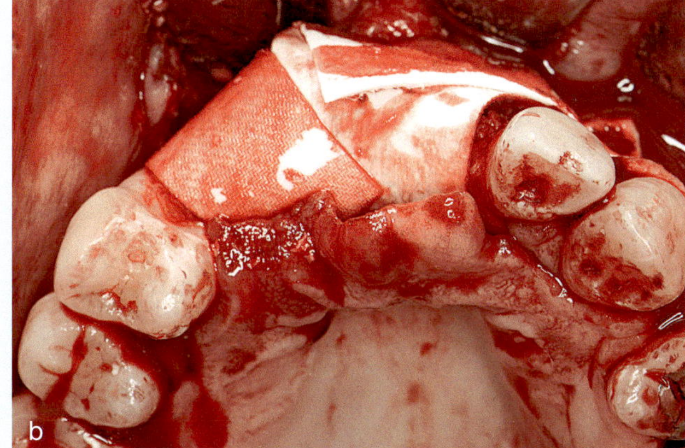

Abb. 7-63 Um die nötige knöcherne Grundlage für eine Implantation zu schaffen, wurde mit einer Mischung aus autogenem Knochen und bovinem Knochenmineral in Kombination mit einer steifen, quervernetzten Kollagenmembran augmentiert.

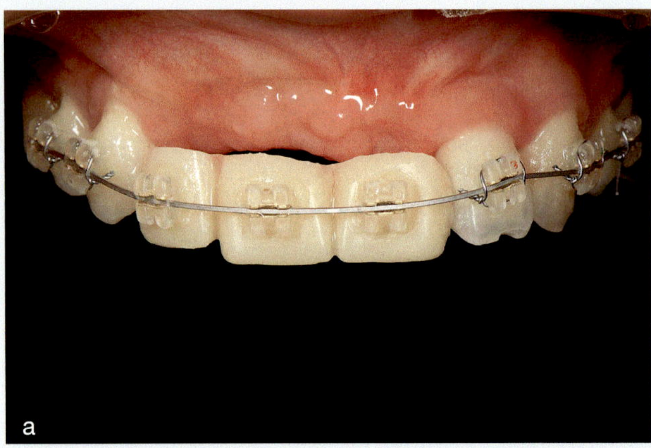

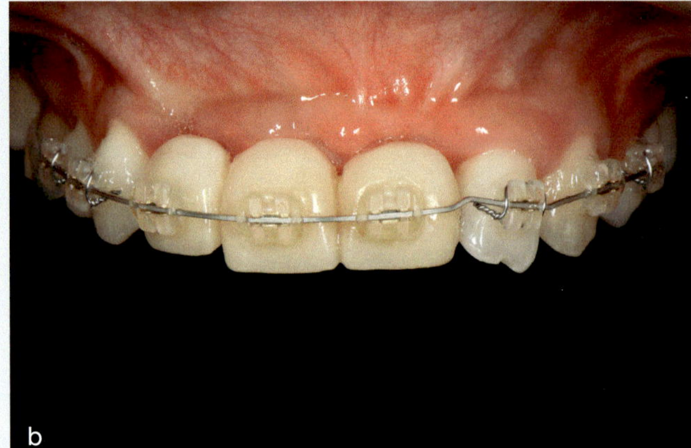

Abb. 7-64 Vergleich der Situationen vor und nach Korrektur der Zahnachse 22, die während der ersten Heilungsphase nach der GBR kieferorthopädisch erfolgte.

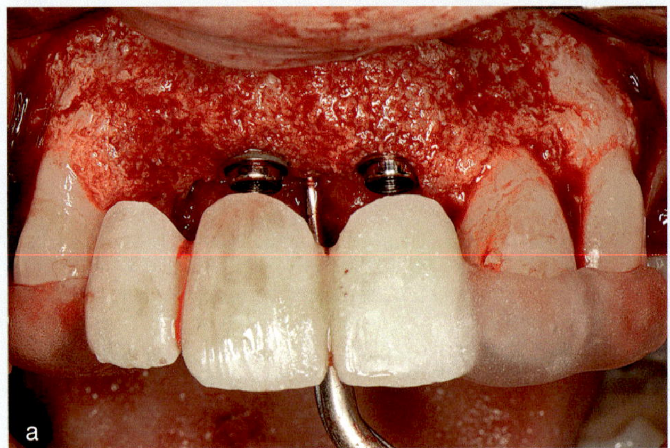

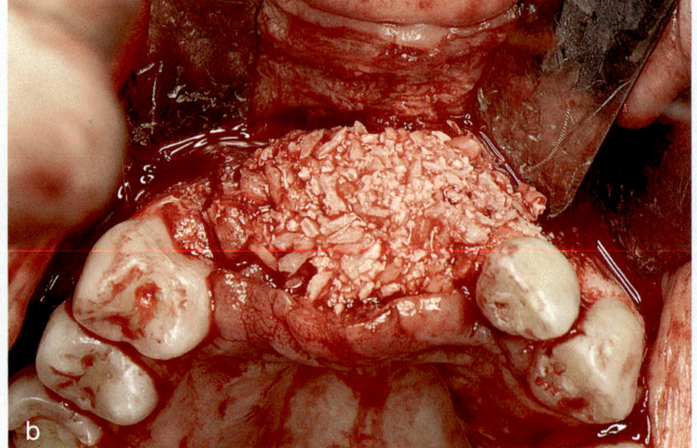

Abb. 7-65 Präzise Implantatpositionierung und zweite, ästhetische GBR: Mithilfe der Gingivaformer wurde ein Titannetz befestigt, das mit partikuliertem Knochentransplantatmaterial gefüllt wurde.

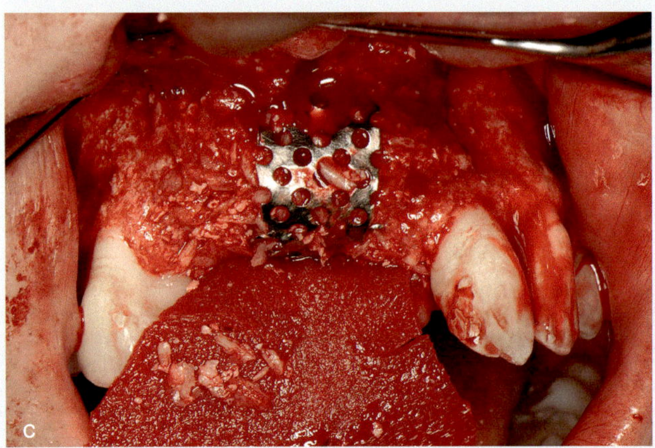

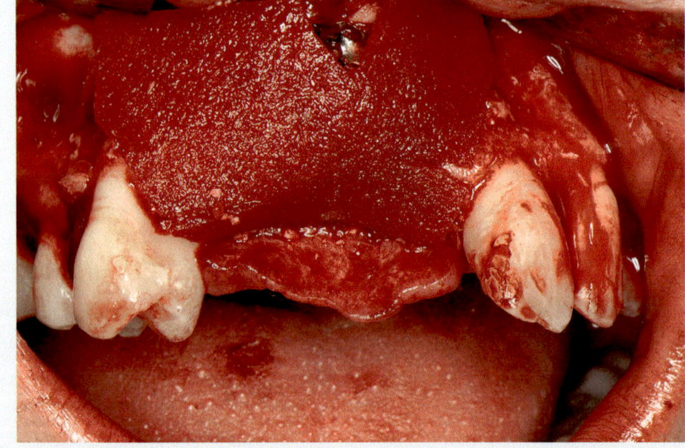

Abb. 7-66 Ästhetische GBR: Der gesamte Situs wurde mit einer Kollagenmembran abgedeckt.

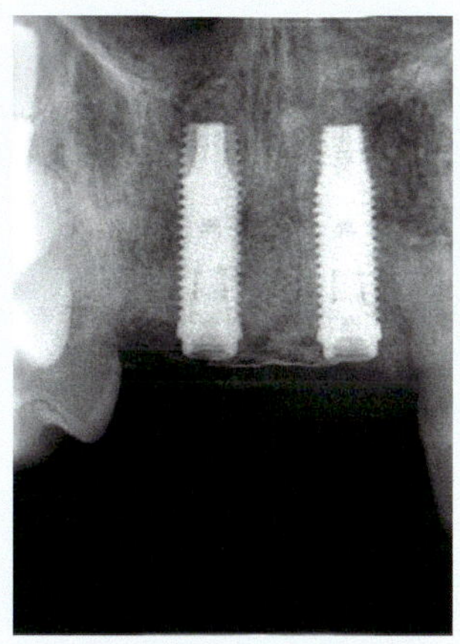

Abb. 7-67 Röntgenkontrolle nach der Implantation.

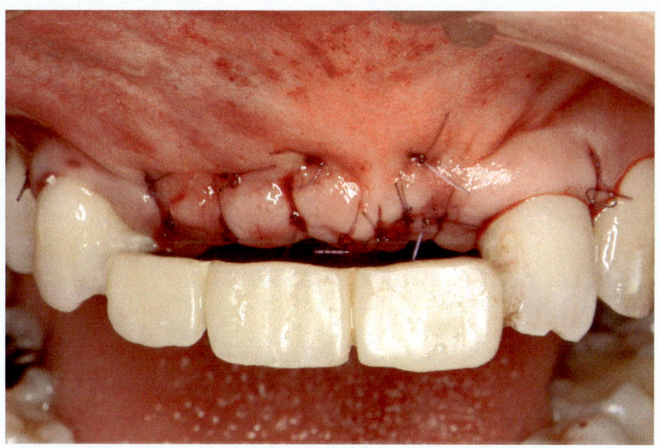

Abb. 7-68 Unmittelbar nach dem chirurgischen Eingriff sollte das Provisorium so angepasst werden, dass es genügend Freiraum für ein postoperatives Ödem lässt.

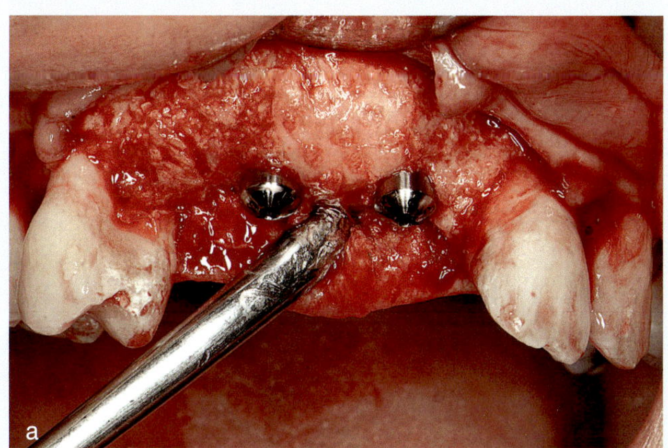

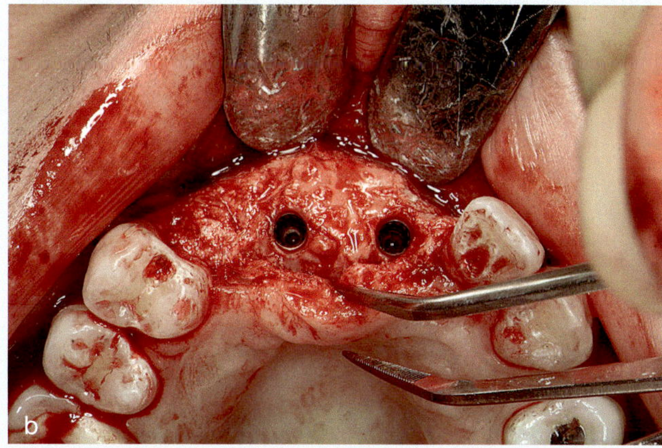

Abb. 7-69 Der augmentierte Kamm 7 Monate nach der Implantation.

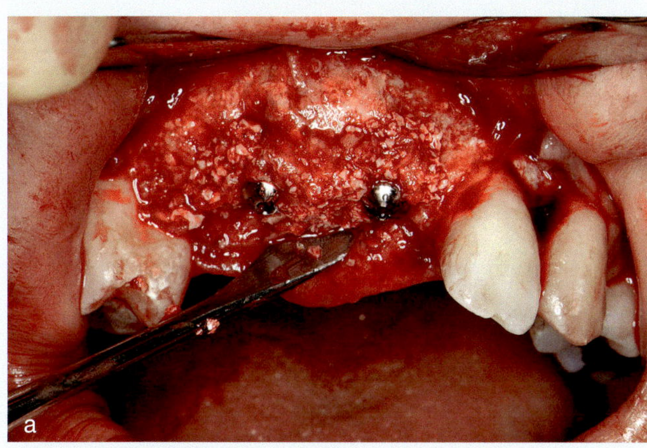

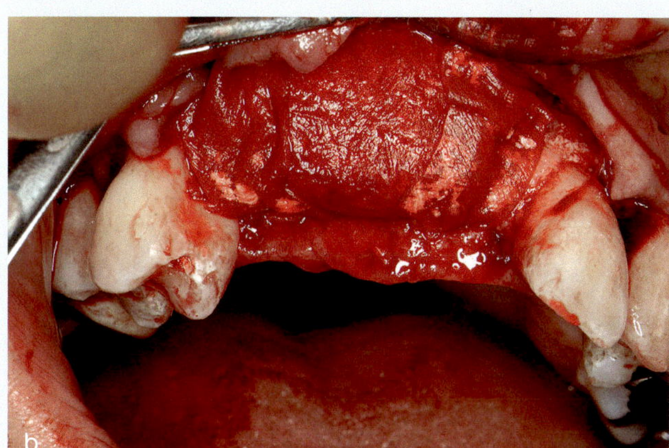

Abb. 7-70 Zusätzliche GBR für eine sichere Ästhetik.

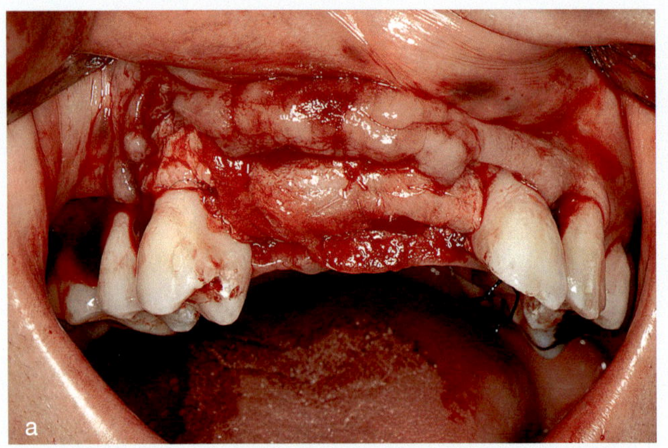

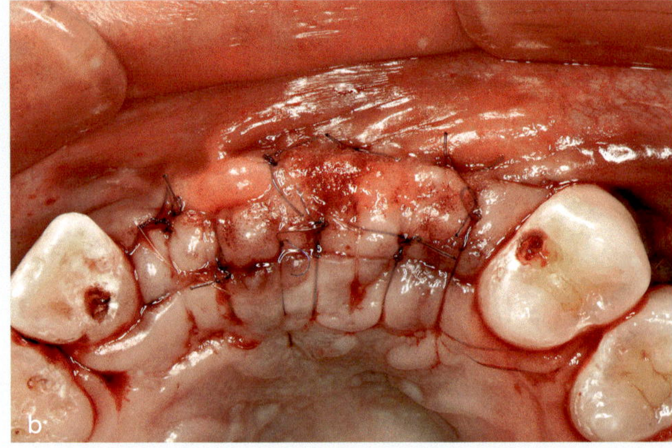

Abb. 7-71 Bindegewebsaugmentation.

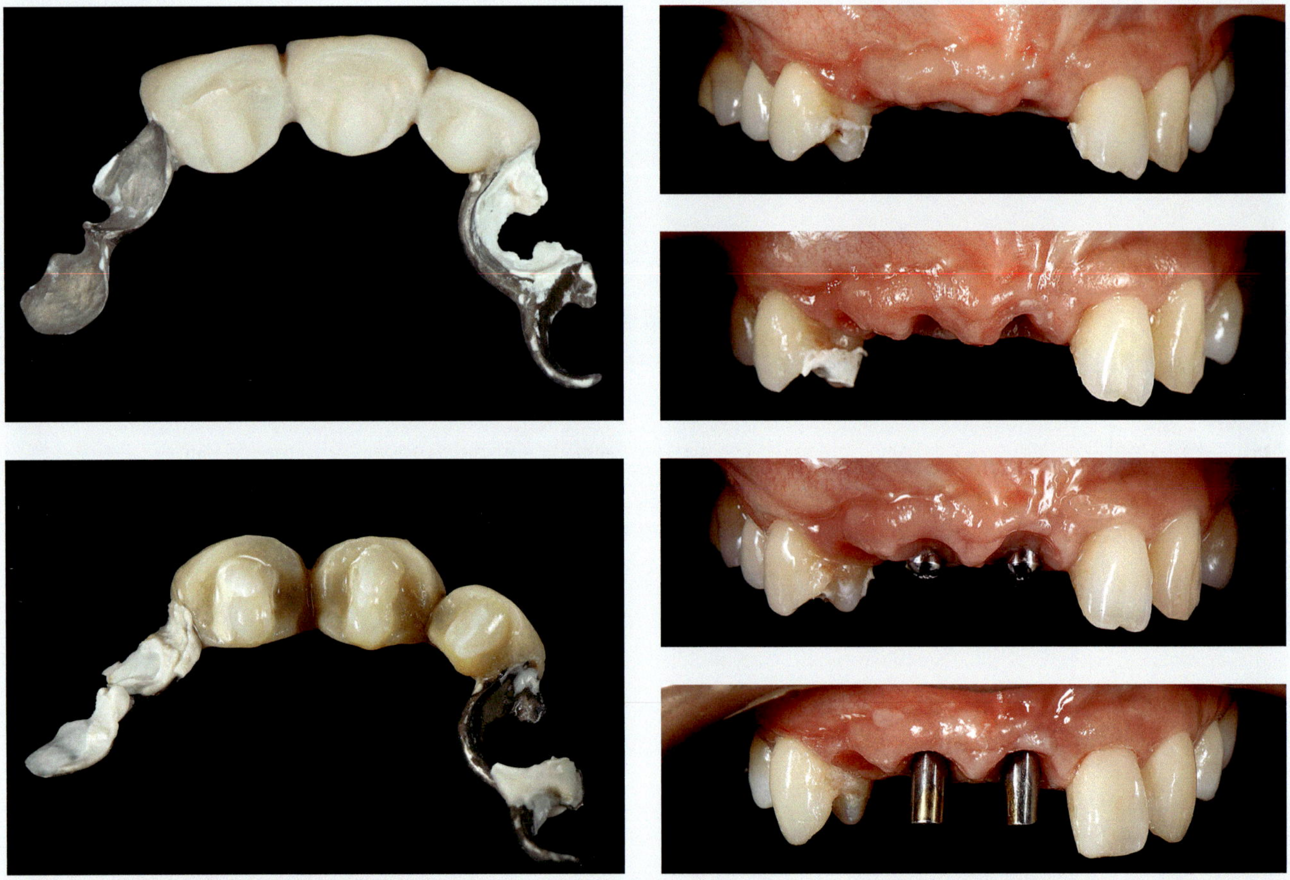

Abb. 7-72 Weichgewebekonditionierung durch allmähliches Antragen von Komposit, zunächst an der Klebebrücke, nach dem Einsetzen von Abutments ohne Stufe an der subgingivalen Kontur des Provisoriums.

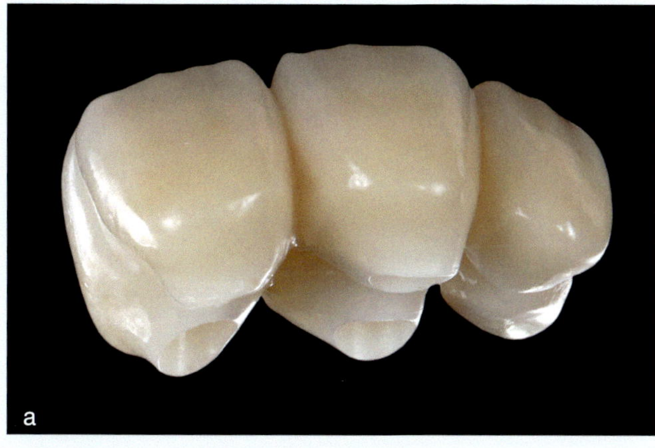

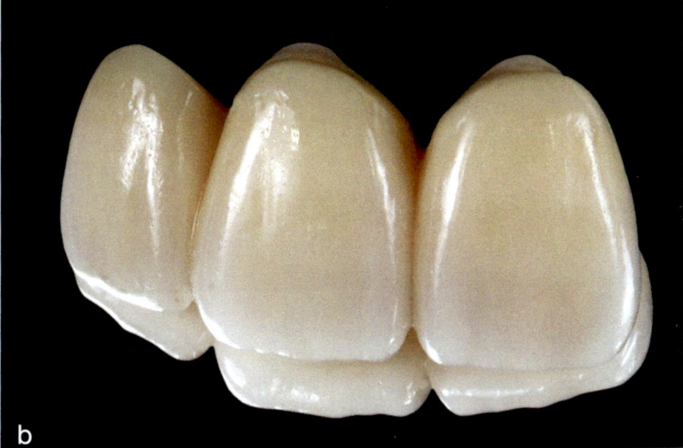

Abb. 7-73 Definitive Versorgung.

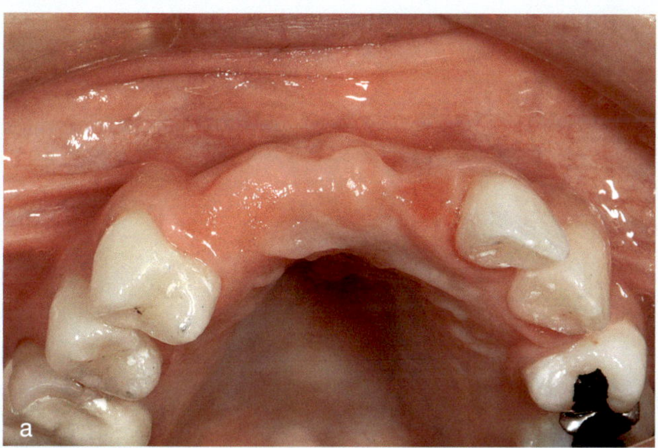

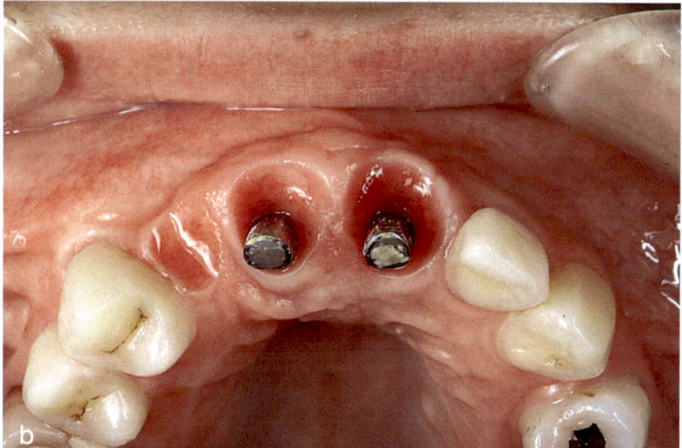

Abb. 7-74 Vergleich der Situationen vor (a) und nach (b) der horizontalen Gewebeaugmentation.

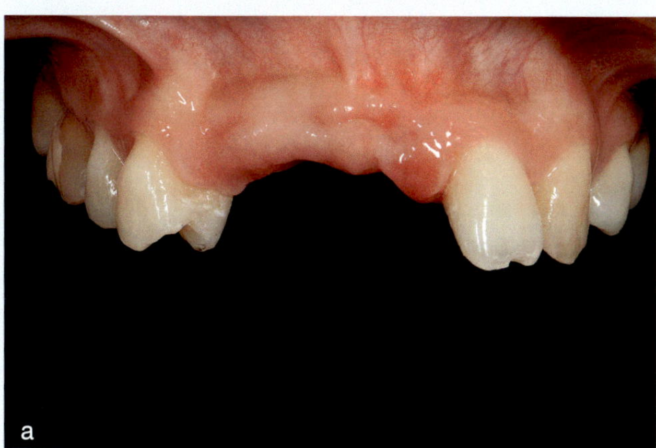

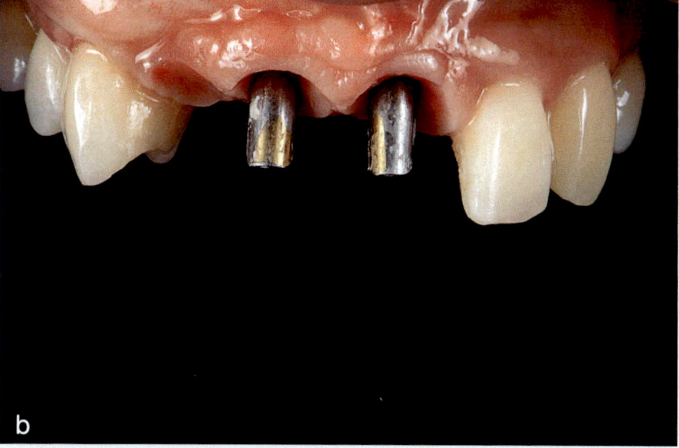

Abb. 7-75 Vergleich der Situationen vor (a) und nach (b) der horizontalen Gewebeaugmentation. Nach drei GBR-Maßnahmen und einer Weichgewebsaugmentation stand deutlich mehr Weichgewebe- und Knochenvolumen zur Verfügung.

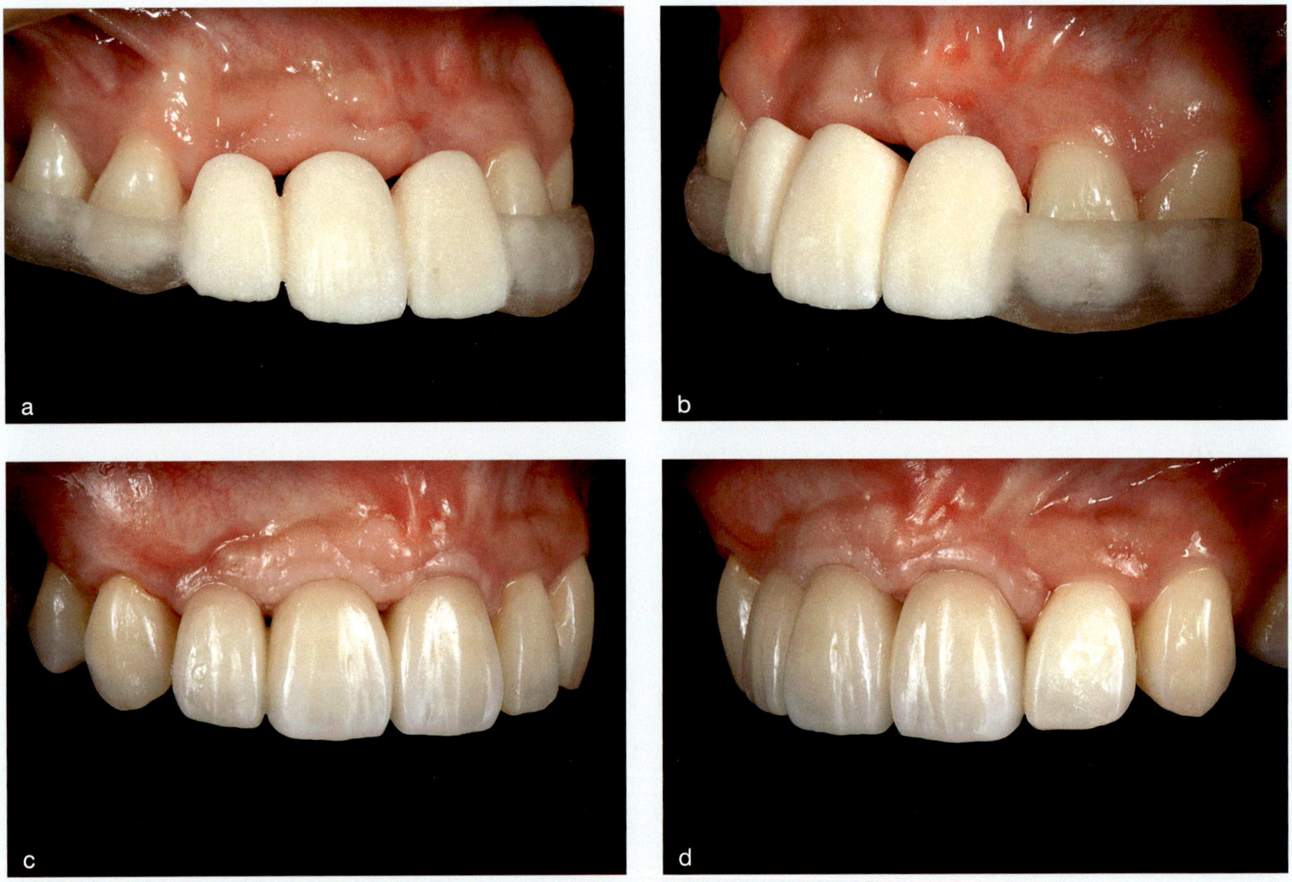

Abb. 7-76 Vergleich der Lateralansichten vor der Augmentation und nach Abschluss der Behandlung.

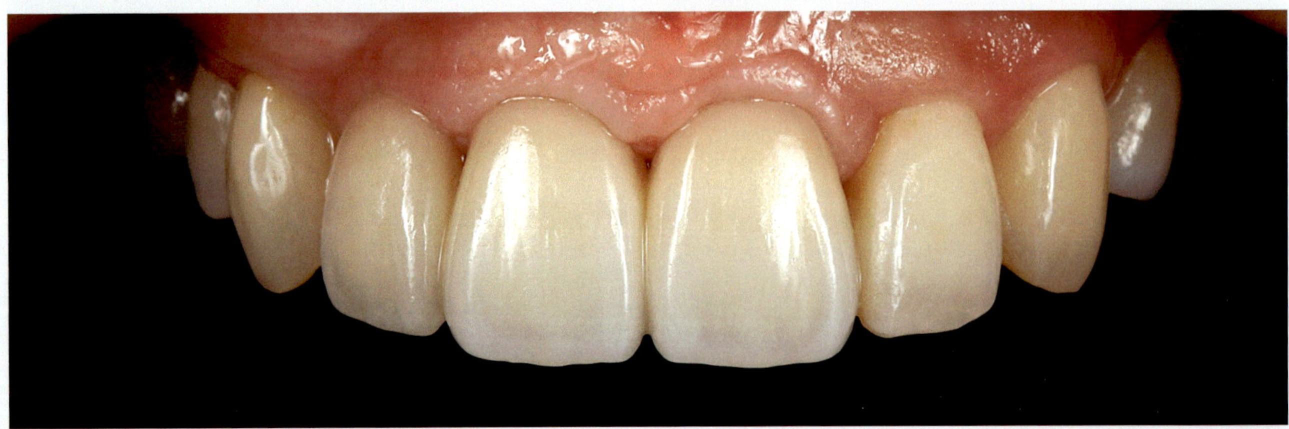

Abb. 7-77 Das Endresultat. Obwohl sich die Patientin mit schweren Gewebeschäden vorstellte, konnte eine adäquate Gewebe- und Papillenrekonstruktion erzielt werden.

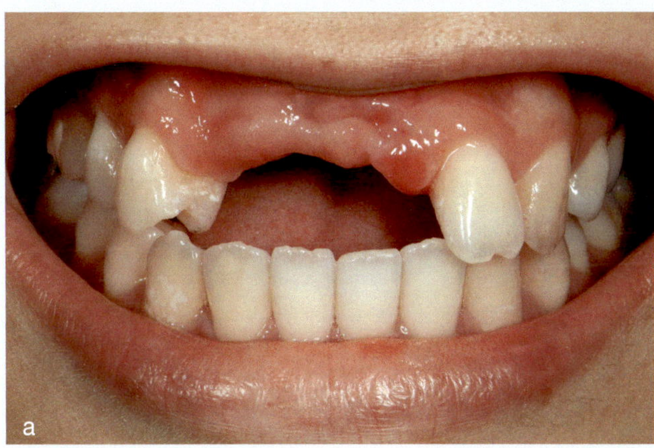

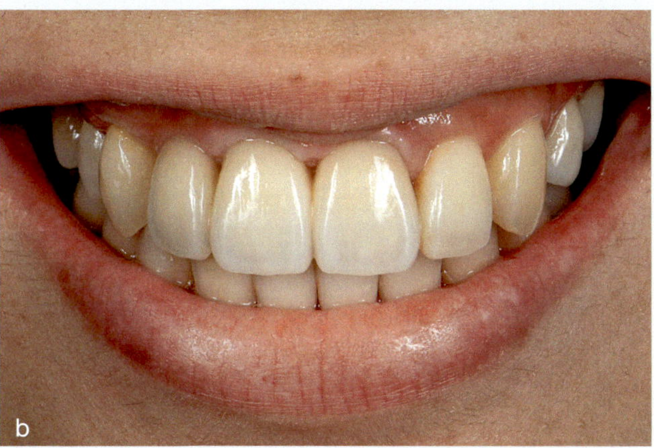

Abb. 7-78 Die hohe Lachlinie der Patientin vor der ersten GBR machte einen umfangreichen Gewebeverlust sichtbar.

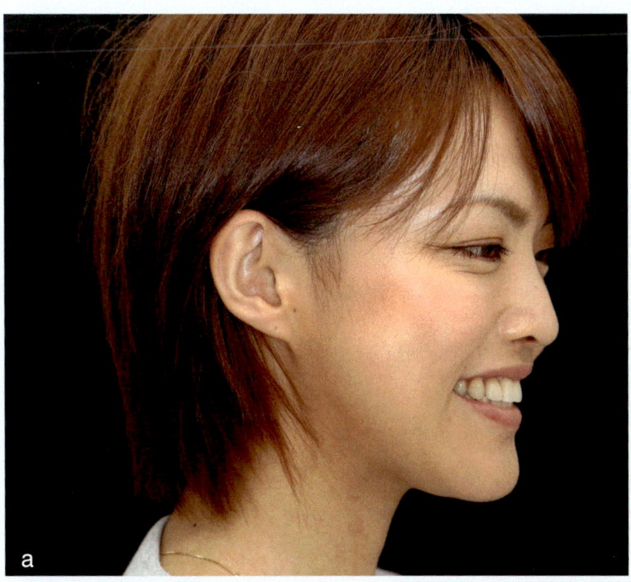

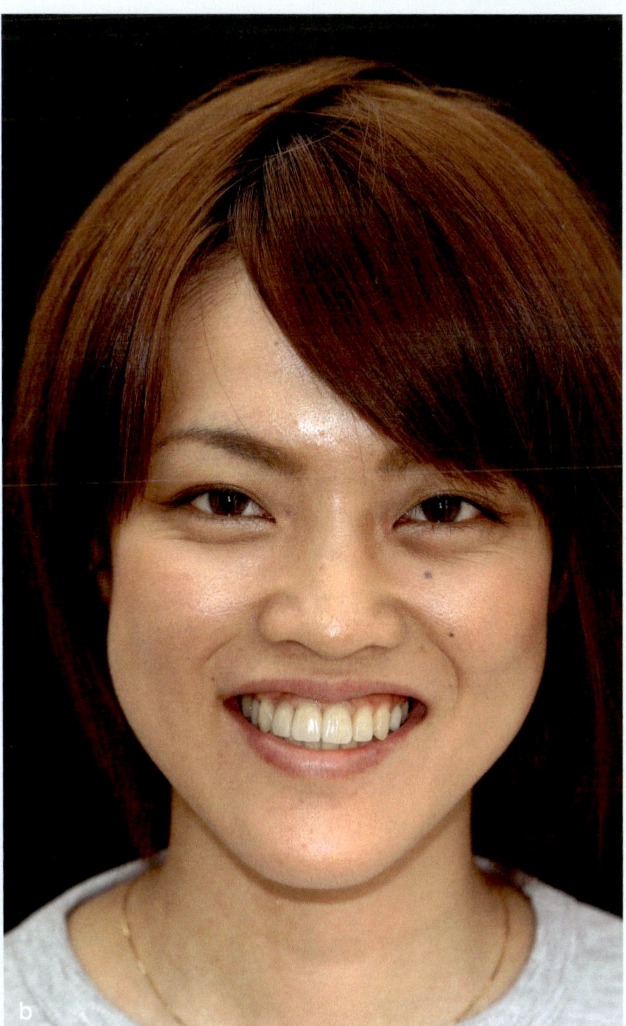

Abb. 7-79 Lächeln der Patientin nach der Behandlung. Trotz der hohen Lachlinie kann die Patientin selbstbewusst lächeln.

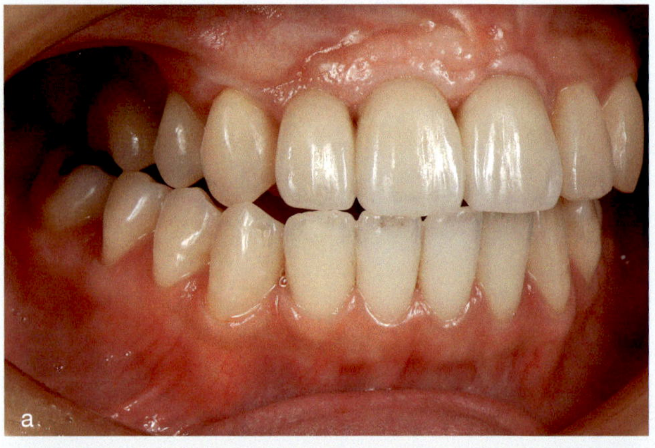

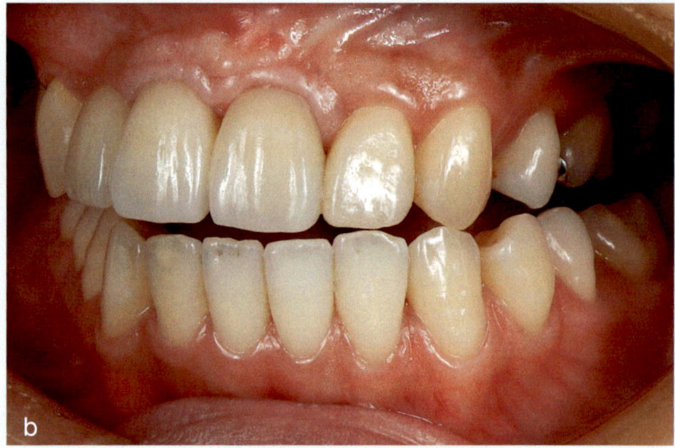

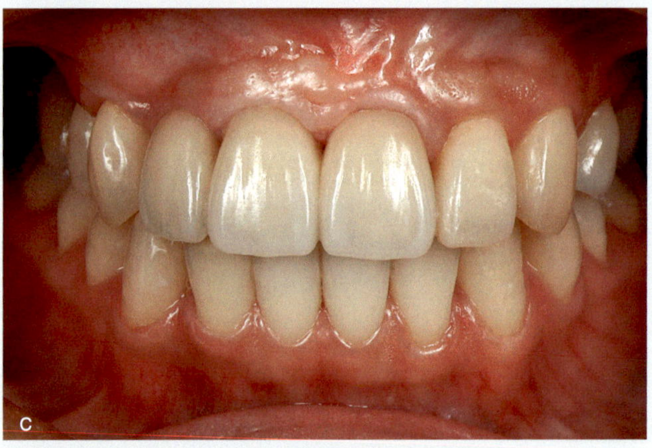

Abb. 7-80 Endergebnis mit wiederhergestellter Ästhetik und Funktion (Kieferorthopädie: Kenji Kida, Zahntechnik: Masaaki Hinoshita).

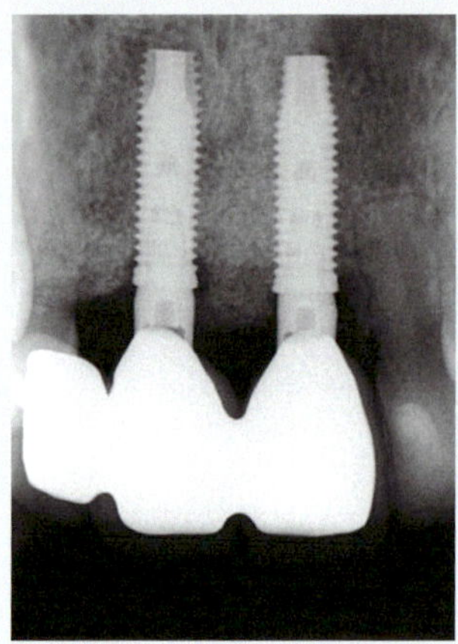

Abb. 7-81 Röntgenbild der Abschlusssituation. Der regenerierte interimplantäre Knochenkamm zeigt sich nach 2 Jahren in Funktion stabil.

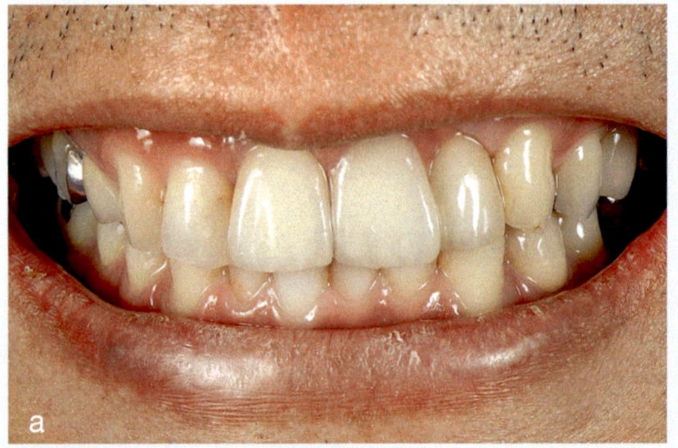

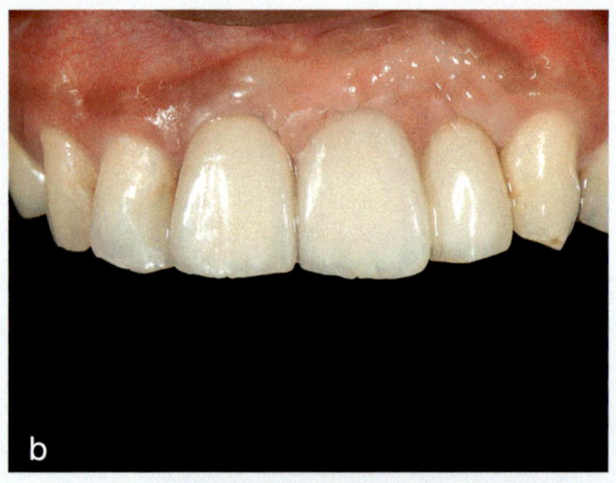

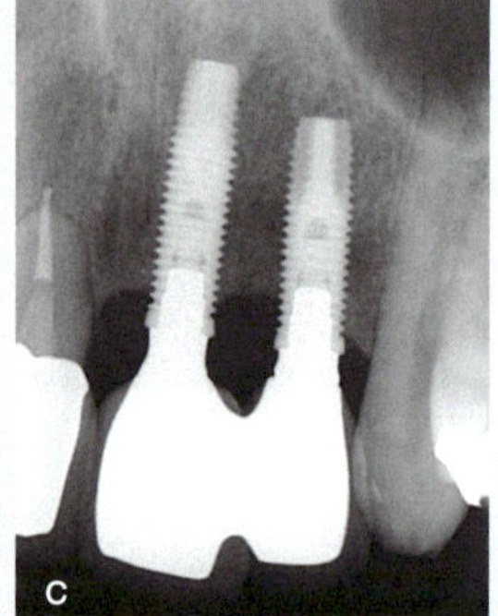

Abb. 7-82 Natürlich wirkendes Lächeln bei einem 40-jährigen Patienten. Zwischen den Zähnen 11 und 12 sowie 12 und 22 kamen prothetische Papillen aus rosa Keramik zum Einsatz. Ein Jahr nach der Behandlung sind die Weichgewebsverhältnisse stabil und die Rekonstruktion bietet ein gesundes, ästhetisches Bild (Zahntechnik: Kiyoshi Nakajima).

Gingivaprothesen

Wenn absehbar ist, dass das verlorene Gewebe nicht ausreichend rekonstruiert werden kann, sollte dem Patienten die Verwendung prothetischer Gingiva vorgeschlagen werden (Abb. 7-82).

SCHLUSSFOLGERUNG

Patienten, die in der ästhetischen Zone benachbarte Zähne verloren haben, stellen eine besondere Herausforderung für die Implantattherapie dar. Am Anfang der Behandlung steht die Verständigung über die ästhetischen und praktischen Wünsche des Patienten. Unter Berücksichtigung dieser Erwartungen können die biologischen und klinischen Grenzen der Behandlung bewertet und die Therapie oder Therapiekombination auswählt werden, die geeignet ist, den Patienten zu seiner Zufriedenheit ästhetisch und funktionell zu rehabilitieren. Klare Richtlinien bei der Entscheidungsfindung machen es leichter, den Typ der prothetischen Versorgung anzupassen, wenn die gewählte Option ästhetisch nicht umsetzbar ist. Darüber hinaus helfen sie dabei, dem Patienten die getroffenen Behandlungsentscheidungen plausibel zu machen.

LITERATUR

1. Buser D, Martin W, Belser UC. Optimizing esthetics for implant restorations in the anterior maxilla: anatomic and surgical considerations. Int J Oral Maxillofac Implants. 2004;19 Suppl:43–61.
2. Kokich VO, Kokich VG, Kiyak HA. Perceptions of dental professionals and laypersons to altered dental esthetics: asymmetric and symmetric situations. Am J Orthod Dentofacial Orthop. 2006;130:141–151.
3. Salama H, Salama MA, Garber D, Adar P. The interproximal height of bone: a guidepost to predictable aesthetic strategies and soft tissue contours in anterior tooth replacement. Pract Periodontics Aesthet Dent. 1998;10:1131–1141; quiz 42.
4. Tarnow D, Elian N, Fletcher P, Froum S, Magner A, Cho SC, et al. Vertical distance from the crest of bone to the height of the interproximal papilla between adjacent implants. J Periodontol. 2003;74:1785–1788.
5. Scarano A, Assenza B, Piattelli M, Thams U, San Roman F, Favero GA, et al. Interimplant distance and crestal bone resorption: a histologic study in the canine mandible. Clin Implant Dent Relat Res. 2004;6:150–156.
6. Tymstra N, Meijer HJ, Stellingsma K, Raghoebar GM, Vissink A. Treatment outcome and patient satisfaction with two adjacent implant-supported restorations in the esthetic zone. Int J Periodontics Restorative Dent. 2010;30:307–316.
7. Tarnow DP, Cho SC, Wallace SS. The effect of inter-implant distance on the height of inter-implant bone crest. J Periodontol. 2000;71:546–549.

8. Gastaldo JF, Cury PR, Sendyk WR. Effect of the vertical and horizontal distances between adjacent implants and between a tooth and an implant on the incidence of interproximal papilla. J Periodontol. 2004;75:1242–1246.
9. Rodriguez-Ciurana X, Vela-Nebot X, Segala-Torres M, Calvo-Guirado JL, Cambra J, Mendez-Blanco V, et al. The effect of interimplant distance on the height of the interimplant bone crest when using platform-switched implants. Int J Periodontics Restorative Dent. 2009;29:141–151.
10. Vela X, Mendez V, Rodriguez X, Segala M, Tarnow DP. Crestal bone changes on platform-switched implants and adjacent teeth when the tooth-implant distance is less than 1.5 mm. Int J Periodontics Restorative Dent. 2012;32:149–155.
11. Elian N, Bloom M, Dard M, Cho SC, Trushkowsky RD, Tarnow D. Radiological and micro-computed tomography analysis of the bone at dental implants inserted 2, 3 and 4 mm apart in a minipig model with platform switching incorporated. Clin Oral Implants Res. 2014;25:e22–29.
12. Atieh MA, Ibrahim HM, Atieh AH. Platform switching for marginal bone preservation around dental implants: a systematic review and meta-analysis. J Periodontol. 2010;81:1350–1366.
13. Schmitt CM, Nogueira-Filho G, Tenenbaum HC, Lai JY, Brito C, Doring H, et al. Performance of conical abutment (Morse Taper) connection implants: a systematic review. J Biomed Mater Res A. 2014;102:552–574.
14. Broggini N, McManus LM, Hermann JS, Medina RU, Oates TW, Schenk RK, et al. Persistent acute inflammation at the implant-abutment interface. J Dent Res. 2003;82:232–237.
15. Hermann JS, Buser D, Schenk RK, Schoolfield JD, Cochran DL. Biologic Width around one- and two-piece titanium implants. Clin Oral Implants Res. 2001;12:559–571.
16. Abrahamsson I, Berglundh T, Lindhe J. The mucosal barrier following abutment dis/reconnection. An experimental study in dogs. J Clin Periodontol. 1997;24:568–572.
17. Rompen E. The impact of the type and configuration of abutments and their (repeated) removal on the attachment level and marginal bone. Eur J Oral Implantol. 2012;5 Suppl:S83–90.
18. Rodriguez X, Vela X, Mendez V, Segala M, Calvo-Guirado JL, Tarnow DP. The effect of abutment dis/reconnections on peri-implant bone resorption: a radiologic study of platform-switched and non-platform-switched implants placed in animals. Clin Oral Implants Res. 2013;24:305–311.
19. Canullo L, Bignozzi I, Cocchetto R, Cristalli MP, Iannello G. Immediate positioning of a definitive abutment versus repeated abutment replacements in post-extractive implants: 3-year follow-up of a randomised multicentre clinical trial. Eur J Oral Implantol. 2010;3:285–296.
20. Cocchetto RL, Loi I. Surgical-prosthetic interactions in the immediate loading of implants in the esthetic zone. In: Testori T, Galli F, del Fabbro M (Hrsg.). Immediate loading: A new era in oral implantology. London: Quintessence, 2011:361–375.
21. Loi I, Cocchetto, R., Di Felice, A. Abutment morphology and peri-implant soft tissues. Peri-implant tissue remodeling: Scientific background and clinical implications. 2012:107–226.
22. Cocchetto R, Canullo L. The „hybrid abutment“: a new design for implant cemented restorations in the esthetic zones. Int J Esthet Dent. 2015;10:186–208.
23. Canullo L, Cocchetto R, Marinotti F, Oltra DP, Diago MP, Loi I. Clinical evaluation of an improved cementation technique for implant-supported restorations: a randomized controlled trial. Clin Oral Implants Res. 2015.
24. Tymstra N, Raghoebar GM, Vissink A, Meijer HJ. Dental implant treatment for two adjacent missing teeth in the maxillary aesthetic zone: a comparative pilot study and test of principle. Clin Oral Implants Res. 2011;22:207–213.
25. Cordaro L, Torsello F, Mirisola Di Torresanto V, Rossini C. Retrospective evaluation of mandibular incisor replacement with narrow neck implants. Clin Oral Implants Res. 2006;17:730–735.

26. Andreasen JO. Effect of extra-alveolar period and storage media upon periodontal and pulpal healing after replantation of mature permanent incisors in monkeys. Int J Oral Surg. 1981;10:43–53.

27. Andreasen JO. Periodontal healing after replantation and autotransplantation of incisors in monkeys. Int J Oral Surg. 1981;10:54–61.

28. Andreasen JO. A time-related study of periodontal healing and root resorption activity after replantation of mature permanent incisors in monkeys. Swed Dent J. 1980;4: 101–110.

29. Dryden JA, Arens DE. Intentional replantation. A viable alternative for selected cases. Dent Clin North Am. 1994;38:325–353.

30. Tsukiboshi M. Autogenous tooth transplantation: a reevaluation. Int J Periodontics Restorative Dent. 1993;13:120–149.

31. Rouhani A, Javidi B, Habibi M, Jafarzadeh H. Intentional replantation: a procedure as a last resort. J Contemp Dent Pract. 2011;12:486–492.

32. Daftary F, Mahallati R, Bahat O, Sullivan RM. Lifelong craniofacial growth and the implications for osseointegrated implants. Int J Oral Maxillofac Implants. 2013;28:163–169.

33. Kourkouta S, Dedi KD, Paquette DW, Mol A. Interproximal tissue dimensions in relation to adjacent implants in the anterior maxilla: clinical observations and patient aesthetic evaluation. Clin Oral Implants Res. 2009;20:1375–1385.

34. Grunder U. Crestal ridge width changes when placing implants at the time of tooth extraction with and without soft tissue augmentation after a healing period of 6 months: report of 24 consecutive cases. Int J Periodontics Restorative Dent. 2011;31:9–17.

35. Lee DW, Park KH, Moon IS. Dimension of keratinized mucosa and the interproximal papilla between adjacent implants. J Periodontol. 2005;76:1856–1860.

36. Kan JY, Rungcharassaeng K, Umezu K, Kois JC. Dimensions of peri-implant mucosa: an evaluation of maxillary anterior single implants in humans. J Periodontol. 2003;74: 557–562.

37. Chen ST, Buser D. Esthetic outcomes following immediate and early implant placement in the anterior maxilla--a systematic review. Int J Oral Maxillofac Implants. 2014;29 Suppl:186–215.

38. Grunder U, Gracis S, Capelli M. Influence of the 3-D bone-to-implant relationship on esthetics. Int J Periodontics Restorative Dent. 2005;25:113–119.

39. Ishikawa T, Salama M, Funato A, Kitajima H, Moroi H, Salama H, et al. Three-dimensional bone and soft tissue requirements for optimizing esthetic results in compromised cases with multiple implants. Int J Periodontics Restorative Dent. 2010;30:-503–511.

40. Vela X, Mendez V, Rodriguez X, Segala M, Gil JA. Soft tissue remodeling technique as a non-invasive alternative to second implant surgery. Eur J Esthet Dent. 2012;7: 36–47.

»Wenn es dir wichtig ist, wirst du einen Weg finden. Wenn nicht, findest du eine Ausrede.«

unbekannt

/8

WEICHGEWEBS-AUGMENTATION

Arndt Happe, Gerd Körner

Tab. 8-1 Durchschnittliche Schleimhautdicken am Gaumen (in mm) nach Barriviera et al.[4] und Song et al.[3]

Region	Barriviera	Song
3er	2,92	3,46
4er	3,11	3,66
5er	3,28	3,81
6er	2,89	3,13
7er	3,15	3,39

EINLEITUNG

Im ästhetischen Bereich werden sehr häufig Weichgewebstransplantate eingesetzt, um einen zusätzlichen Volumengewinn zu erzielen, aber auch, um das Weichgewebe selbst zu verdicken. Dabei kommen in der Regel subepitheliale Bindegewebstransplantate vom Gaumen zum Einsatz.

Bindegewebstransplantate aus dem Gaumen (Palatinum) werden schon seit vielen Jahren in der Implantologie eingesetzt[1,2]. In Abgrenzung zu freien Schleimhauttransplantaten werden hier epithelfreie Weichgewebstransplantate verwendet, die im besten Fall zum Großteil aus Bindegewebe mit nur geringen Anteilen von Fett- und Drüsengewebe bestehen (Abb. 8-1).

Die Schleimhautdicke am Gaumen ist im Bereich der Prämolaren am größten. Song et al.[3] und Barrivera et al.[4] untersuchten größere Kollektive von Patienten und veröffentlichten die durchschnittlichen Schleimhautdicken am Gaumen (Tab. 8-1).

Müller et al.[5] konnten hingegen zeigen, dass auch die Schleimhautdicke am Gaumen mit dem parodontalen Phänotyp (Biotyp) korreliert. Dies bedeutet, dass gerade die Patienten, die einen dünnen Biotyp aufweisen, also diejenigen, die meist eine Verdickung brauchen, am Gaumen ebenfalls dünne Mukosa aufweisen und somit meist wenig Material für eine autologe Augmentation bieten.

Weichgewebstransplantate können wie beschrieben als subepitheliale Bindegewebstransplantate (BGT) zur Anwendung kommen oder als Volltransplantate mit Epithel, also als freies Schleimhauttransplantat (FST). Diese freien Schleimhauttransplantate können mit dem Skalpell oder mittels Stanze gewonnen werden (s. Abb. 8-11 und 8-12).

TECHNIK

Die Entnahme findet in der Regel in Lokalanästhesie statt. Dabei sollte der gesamte Entnahmebereich mit Anästhesielösung mit einem Vasokonstringenzzusatz von 1:100.000 infiltriert werden, um eine suffiziente Blutstillung zu gewährleisten. Die Injektionen sollten den Bereich zwischen der Arteria palatina und dem Entnahmebereich infiltrieren (Abb. 8-2), um so neben der vasokonstriktorischen Wirkung auch eine kurzfristige Blutstillung durch leichte Erhöhung des Gewebedrucks zu erreichen.

Vor Entnahme des Transplantats sollte die Größe des zu entnehmenden Transplantats mithilfe einer Schablone (z. B. steriles Papier aus OP-Tray oder Naht-Pack) simuliert und auf die Entnahmestelle übertragen werden (Abb. 8-3 und 8-4). Die erste Inzision erfolgt mit einer 15er Klinge senkrecht

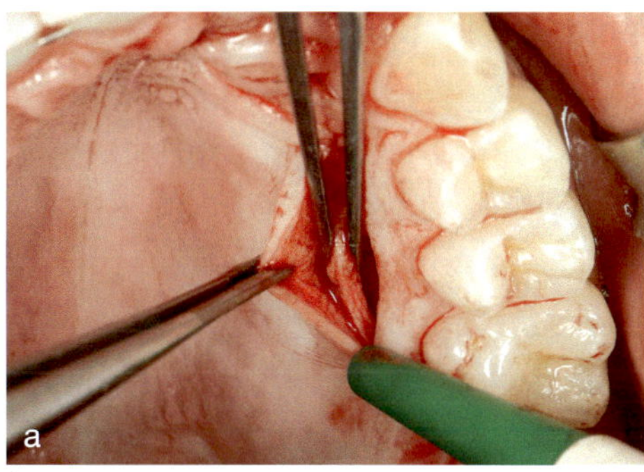

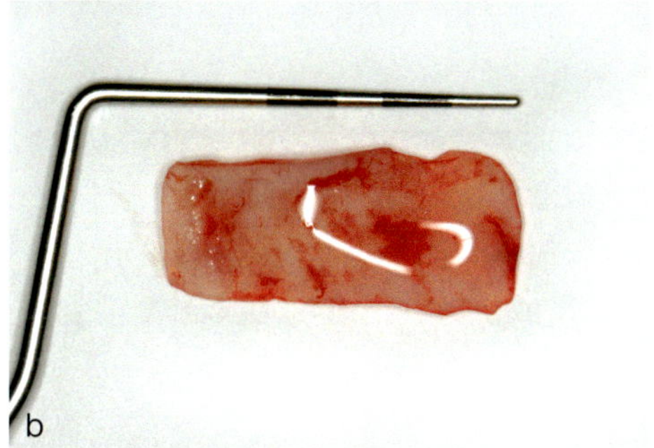

Abb. 8-1 Entnahme eines subepithelialen Bindegewebstransplantats (a); subepitheliales Bindegewebstransplantat (b).

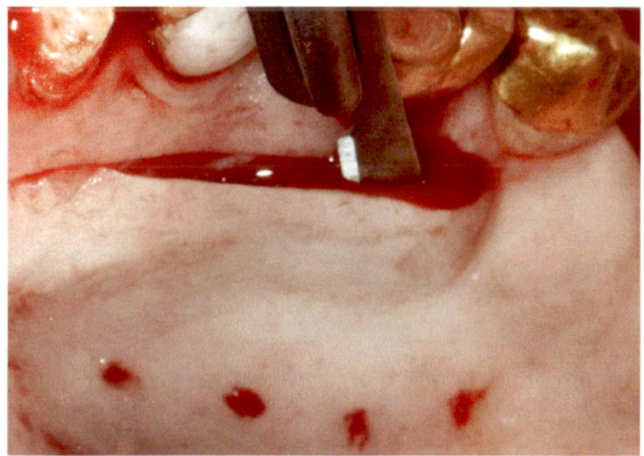

Abb. 8-2 Entnahme eines Bindegewebstransplantats (BGT). Man beachte die Blutungspunkte median der Entnahmestelle, die die Einstichstellen für die Lokalanästhesie kennzeichnen.

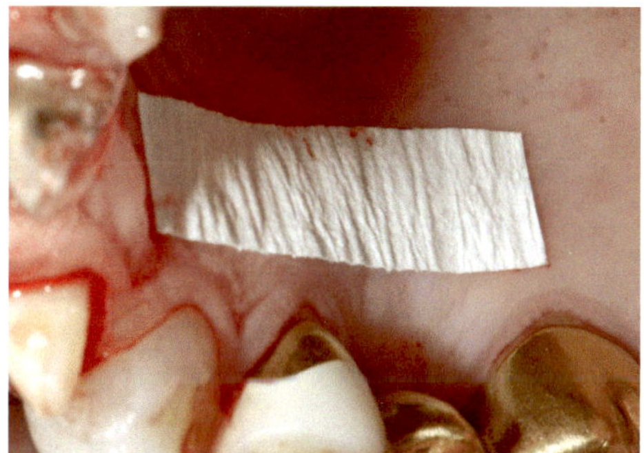

Abb. 8-3 Steriles Papier dient als Schablone, um die Dimension des Transplantats auf die Entnahmestelle zu übertragen.

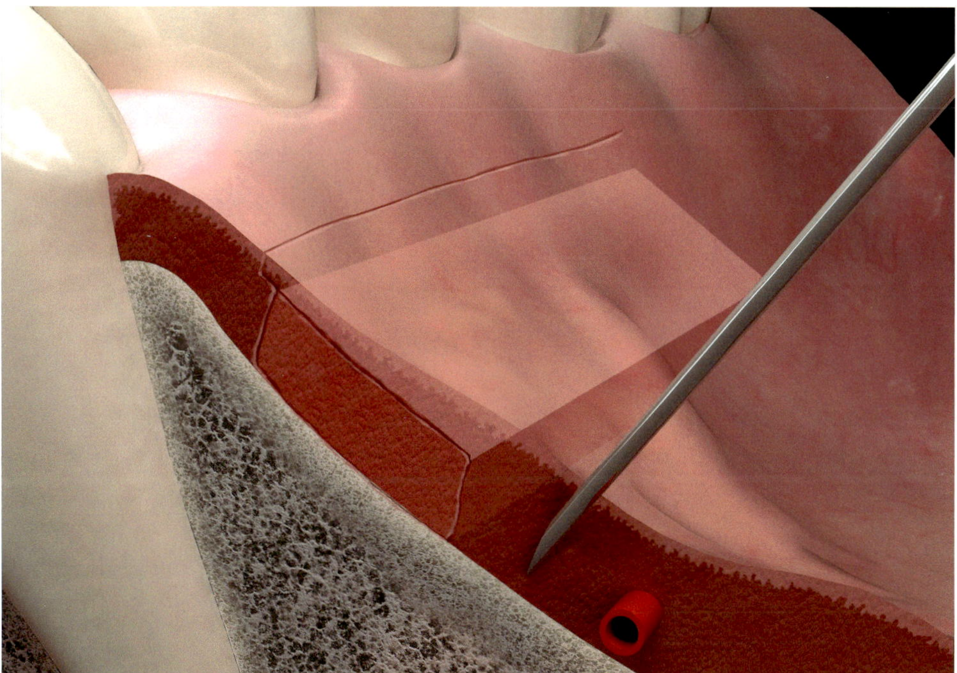

Abb. 8-4 Grafische Darstellung der Entnahmeregion und der Anästhesie.

ca. 4 mm paramarginal und ca. 1,5 bis 2 mm tief von distal nach mesial und darf leicht kurvenförmig im Sinne eines Hockeyschlägerdesigns enden (dies kann die Entnahme erleichtern). Das Skalpell wird dann um 90° geschwenkt und es wird ein 1,5 bis 2 mm dicker Mukosadeckel präpariert, um Zugang zum Bindegewebe zu bekommen (Abb. 8-5a). Dann wird das Transplantat gewünschter Größe mit dem Skalpell umschrieben, dabei erfolgt die zweite senkrechte Inzision im Bereich der Zugangsinzision ca. 1 mm nach median versetzt, damit ein Falz entsteht, auf dem der Schleimhautdeckel nach der Entnahme aufliegen kann (Abb. 8-5b). Außerdem wird das Transplantat mesial (Abb. 8-5c) und distal (Abb. 8-5d) und nach medial umschnitten. Mithilfe eines Raspatoriums wird das Bindegewebstransplantat samt Periost entnommen (Abb. 8-5f bis h).

Bei der Entnahme wird man unweigerlich Äste der Arteria palatina verletzen und mehr oder weniger starke Blutungen auslösen. Eine erneute Infiltration median der Entnahmestelle kann hier zur Blutstillung beitragen. Der Hohlraum kann (muss aber nicht) mit Kollagenvlies gefüllt werden, um eine suffizientere Blutstillung zu erreichen (Abb. 8-5i und j). Für die Nahtentfernung können gekreuzte PTFE-Matratzennähte (5-0) zur Anwendung kommen. Zusätzlich können mikrochirurgische Einzelknopfnähte (6-0) zur Adaption der Wundränder eingesetzt werden (Abb. 8-5k).

Die Technik zur Entnahme von BGTs wird hier der Vollständigkeit halber kurz beschrieben. Die Entnahme von subepithelialen Bindegewebstransplantaten erfordert ein chirurgisches Training, das dieses Buch nicht ersetzen kann. Die Technik sollte in entsprechenden Postgraduiertenprogrammen erlernt werden, bevor man sie am Patienten anwendet. Komplikationen wie arterielle Blutungen, Lappennekrosen und Gefühlsstörungen im Entnahmebereich sind ernstzunehmende Probleme, die die postoperative Morbidität von Patienten beeinflussen können (Abb. 8-6 und 8-7).

Die Technik geht auf Verfahren in der Parodontologie zur plastischen Rekonstruktion von Weichgewebe zur Rezessionsdeckung[6,7] oder zur Augmentation von Ponticbereichen zurück[8–10]. Langer und Calagner waren zwei der ersten, die das subepitheliale Bindegewebstransplantat im Zusammenhang mit der Verbesserung der dentofazialen Ästhetik in der Literatur beschrieben[11,12]. Als sich die dentale Implantologie in den 1990er Jahren von der rein funktionellen Retention von Zahnersatz zu einer validen Technik für den Ersatz von fehlenden Zähnen in der ästhetischen Zone entwickelte[13], hielten parodontalchirurgische Techniken zur Defektrekonstruktion zunehmend Einzug in die Implantologie[14,15].

Nachdem die Implementierung von mikrochirurgischen Techniken zu einem Paradigmenwechsel in der Parodontalchirurgie geführt hatte[16,17], wurden diese auch bald in der Implantatchirurgie adaptiert[18,19]. Mithilfe von

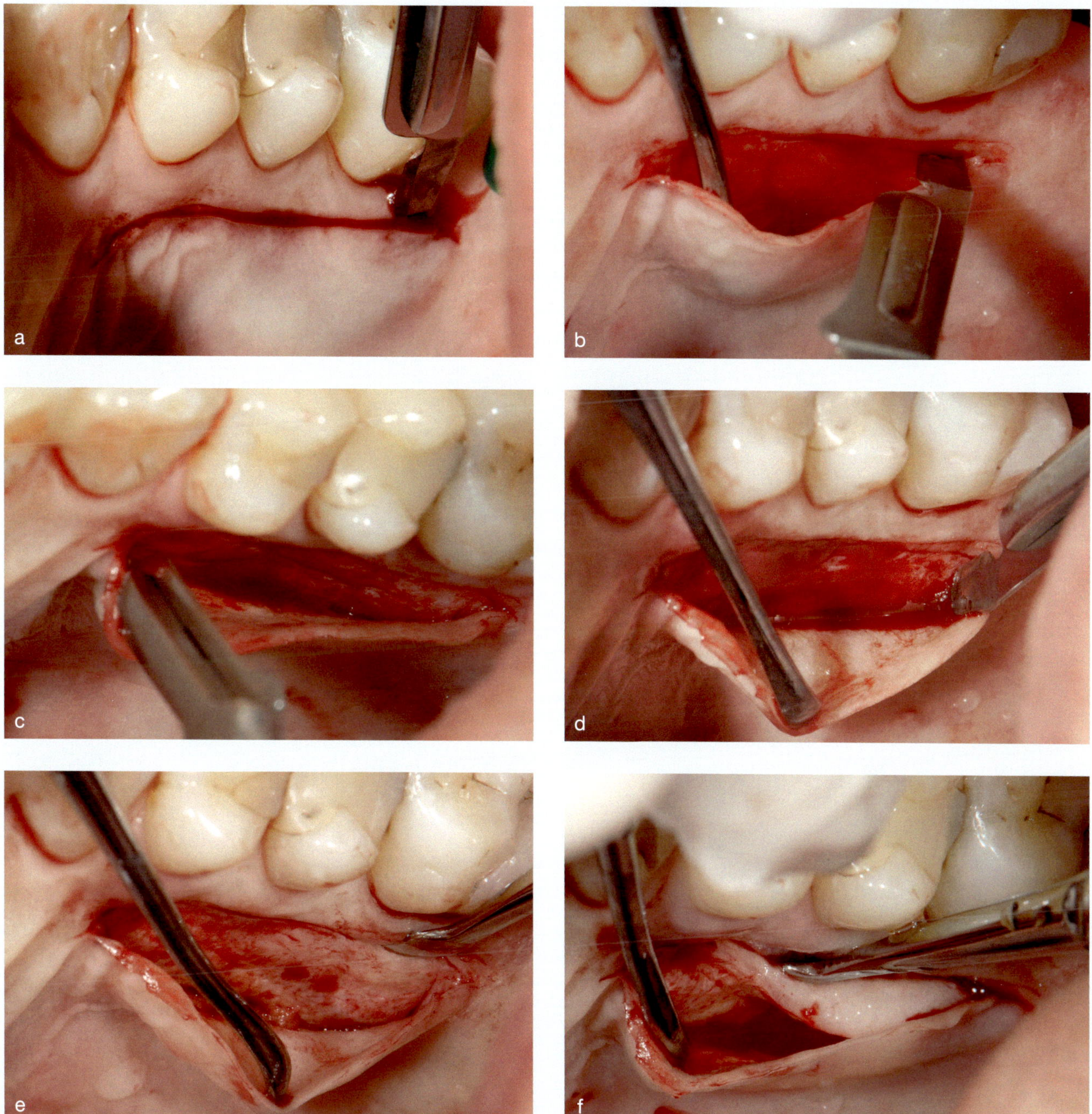

Abb. 8-5 Vorgehen bei der Transplantatentnahme: Nach der ersten Inzision folgt die Präparation eines Mukosalappens (a), parallele Inzision im Abstand von ca. 1 mm, um eine Auflage zu schaffen (b), Absetzen des Transplantats mesial (c) ... und distal (d), Ablösen mit Mikroraspatorium (e und f).

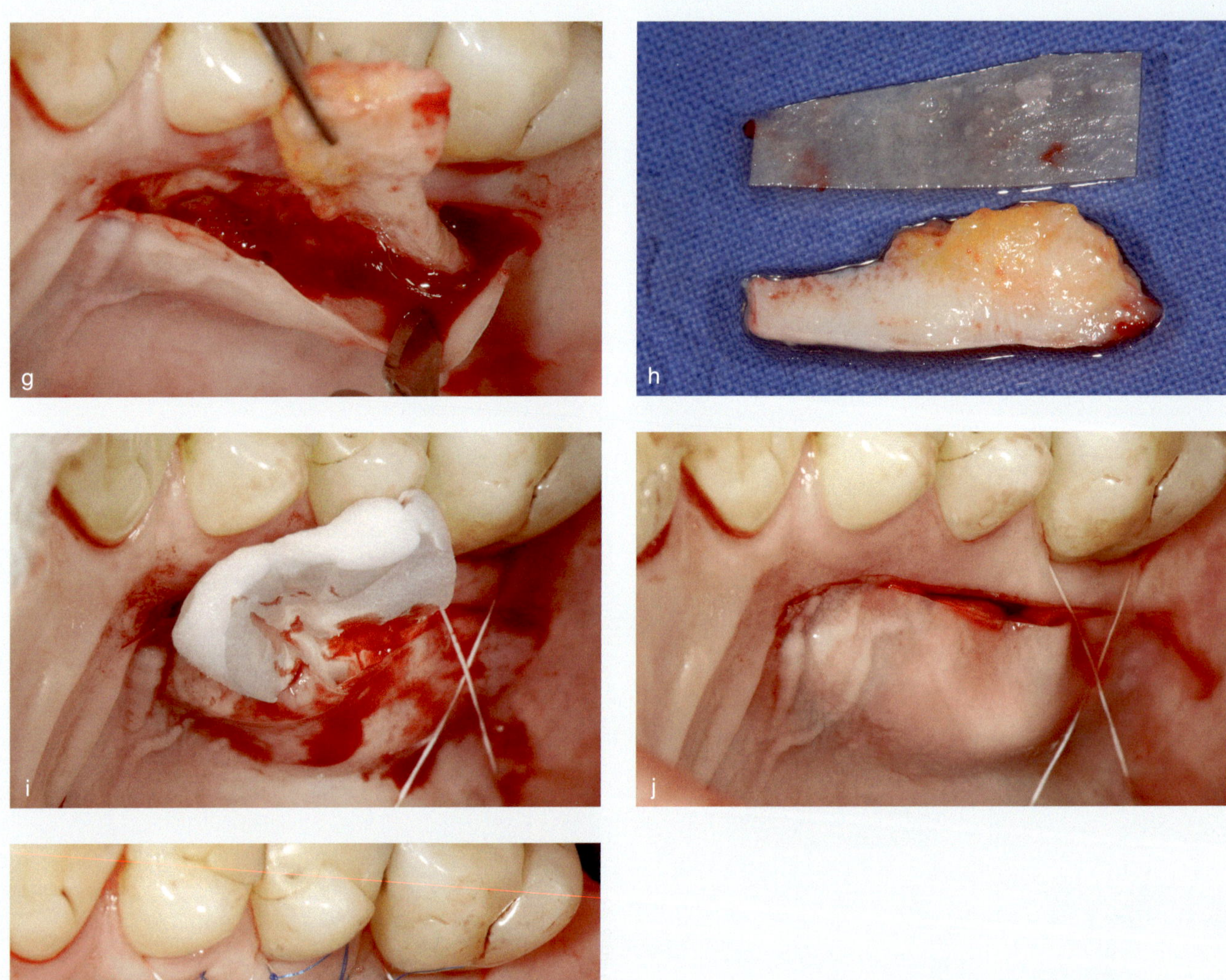

Abb. 8-5 Fortsetzung: Vorgehen bei der Transplantatentnahme: Entnahme des Tranplantats (g), eine Schablone aus sterilem Papier diente der Orientierung zu Größe und Form des Transplantats (h), Kollagenvlies wird in die Entnahmestelle eingebracht (i und j), Nahtverschluss der Entnahmestelle (k).

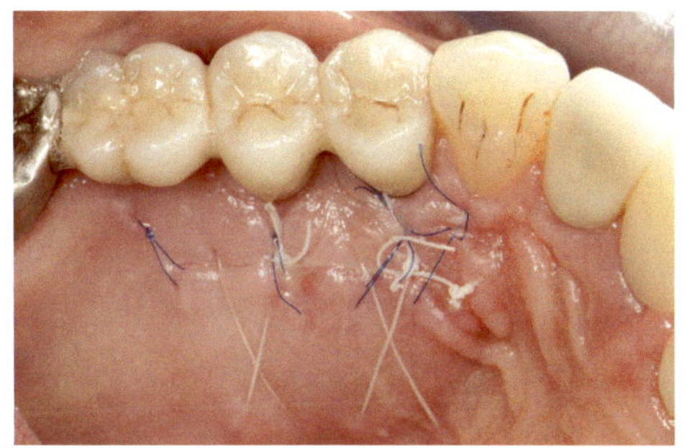

Abb. 8-6 Regelgerechte Wundheilung 1 Woche nach Entnahme des Bindegewebstransplantates.

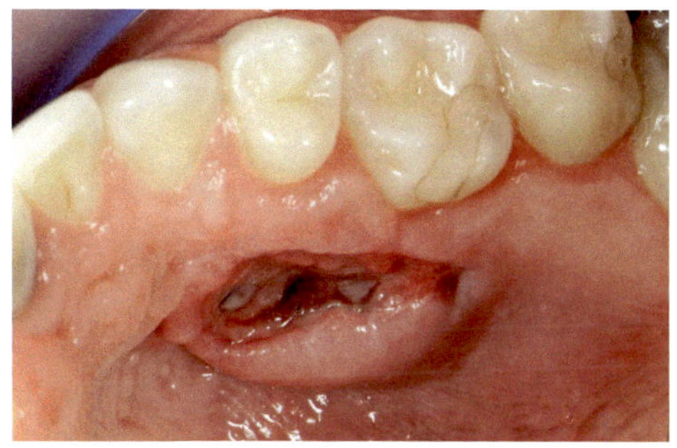

Abb. 8-7 Wundheilungsstörung nach BGT-Entnahme mit Teilnekrose des Mukosaläppchens.

Fluoreszenzangiografie konnte Burkhardt in einer vergleichenden klinischen Split-mouth-Studie zeigen, dass die Vaskularisation direkt post-OP und auch 1 Woche post-OP im mikrochirurgisch operierten Bereich signifikant besser war als im makrochirurgisch operierten[20].

Eine Grundlagenstudie von Berglundh und Lindhe[21] konnte zeigen, dass die Dicke des periimplantären Weichgewebes über die Ausbildung der biologischen Breite einen Einfluss auf den krestalen Knochen hat. Viele Autoren empfehlen vor allem in der ästhetischen Zone den Einsatz von Bindegewebstransplantaten[1,22–24], diese dienen dabei der Rekonstruktion von Alveolarkammdefekten und der Verdickung des Weichgewebes. Die Weichgewebsdicke ist nachweislich ein Prognosefaktor für die Entstehung von Rezessionen an Implantaten[25] und ein wichtiger Faktor für das Durchscheinen von restaurativen Materialien[26], was zu einer Verfärbung des Weichgewebes führen kann[27].

Dass die Verdickung von Weichgewebe möglich ist, konnten Wiesner et al. in einer klinischen Split-mouth-Studie zeigen[28]: Die Autoren berichten über eine Verdickung von im Mittel 1,3 mm ein Jahr post-OP. Aber auch Ersatzmaterialien sind geeignet, um Weichgewebe zu verdicken. Puisys et al. konnten in einer klinischen 1-Jahresstudie nachweisen, dass sich Mukosa mit allogener (humaner) Dermis im Mittel von 1,5 mm auf 3,8 mm verdicken ließ. Dabei war der krestale Knochenabbau in der verdickten Gruppe signifikant geringer als in der nicht verdickten Gruppe mit dünner Mukosa. Diese Ergebnisse wurden allerdings im Seitenzahnbereich gesammelt. Die Ergebnisse zeigen jedoch, dass eine Verdickung grundsätzlich möglich ist[29].

Trotz allem ist die Datenlage bezüglich Langzeitergebnissen bei der Augmentation mit Weichgewebstransplantaten eher schwach. Eine Literaturübersichtsarbeit von Thoma et al. kommt zu dem Schluss, dass nur begrenzt wissenschaftliche Studien vorhanden sind[30]; die wenigen wissenschaftlichen Studien, die vorhanden sind, favorisieren jedoch eindeutig subepitheliale Bindegewebstransplantate. Bindegewebstransplantate können als freie oder gestielte Transplantate zu verschiedenen Zeitpunkten der implantologischen Behandlung zum Einsatz kommen:

- bei der Extraktion, also vor der Implantation,
- bei der Implantation,
- als eigenständiger Eingriff vor der Freilegung,
- bei der Freilegung oder
- als korrektiver Eingriff nach der prothetischen Versorgung.

Es soll an dieser Stelle betont werden, dass die Augmentation von Weichgewebe auch Limitationen hat. Das betrifft beispielsweise die Weichgewebsrezession am Implantat. Weichgewebige Rezessionen an Implantatsuprastrukturen stellen im ästhetischen Bereich Komplikationen dar, die nicht vorhersehbar zu korrigieren sind[31]. Auf das Thema Rezessionsdeckung am Implantat soll im Rahmen dieses Kapitels verzichtet werden.

Entscheidende Risikofaktoren für die Entstehungen von Weichgewebsrezessionen an Implantaten sind in der Literatur beschrieben. Dazu gehört beispielsweise ein dünner parodontaler Biotyp[25] und das chirurgische Konzept der Sofortimplantation[32]. Ein weiterer wichtiger Faktor ist die korrekte dreidimensionale Positionierung des Implantats[33]. Ist das Implantat zu weit bukkal positioniert, kann eine Weichgewebsrezession nicht mehr positiv chirurgisch beeinflusst werden; daher kommt einer sorgfältigen Planung der Behandlung und Gestaltung des Emergenzprofils eine wichtige Bedeutung zu[13].

Weichgewebstransplantate bei der Extraktion

Bereits 1997 prägte Landsberg den Begriff der „socket seal surgery“ in Verbindung mit der Sofortimplantation[34]. Jung griff diesen Begriff 2004 im Zusammenhang mit dem präimplantologischen Management der Extraktionsalveole auf und benutzte freie Schleimhauttransplantate in Verbindung mit einem Knochenersatzmaterial, um eine günstige Ausgangssituation für eine spätere Implantation zu schaffen[35] und eine Defektheilung (Abb. 8-8) zu vermeiden. Am Tiermodell konnten Fickl et al. zeigen, dass die Verwendung von Weichgewebstransplantaten in Kombination mit Ersatzmaterial einen Volumenerhalt bewirken kann[36]. Auch Literaturübersichten[37,38] kommen zu dem Schluss, dass Techniken zum Erhalt des Alveolarfortsatzes (Ridge-Preservation) die Resorption nach Zahnextraktion deutlich reduzieren können[37]. Die Wahrscheinlichkeit, dass eine Knochenaugmentation notwendig wird, kann durch die Verwendung von Ridge-Preservation-Techniken in Verbindung mit Knochenersatzmaterial um den Faktor 10 verringert werden (4 % mit versus 42 % ohne)[38].

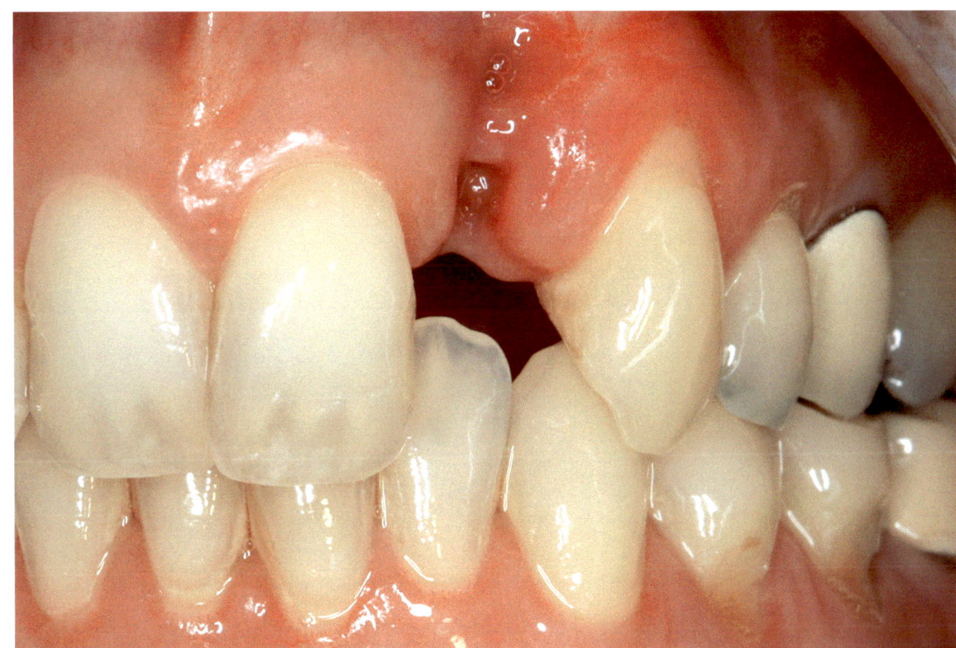

Abb. 8-8 Typische Defektheilung bei Verlust der bukkalen Lamelle.

Klinischer Fall (Abb. 8-9 bis 8-19)

Eine Patientin Anfang zwanzig stellte sich mit Frontzahntrauma Regio 11, 21 vor (Abb. 8-9). Bereits in der Vergangenheit war es zu einem Frontzahntrauma 21 gekommen und der Zahn war endodontisch behandelt worden. Aktuell war es zu einer extraalveolären Kronenfraktur an 11 und einer Längsfraktur der Wurzel an 21 gekommen. Eine Sofortimplantation war aufgrund unklarer Kostenübernahmeaspekte nicht möglich. Da die bukkale Lamelle an 21 intakt war, wurde ein anorganisches bovines Knochenersatzmaterial in die Alveole eingebracht (Abb. 8-10) und der Eingang der Alveole mit einem gestanzten Schleimhautransplantat aus dem Gaumen Regio 24, 25 verschlossen (engl. „socket-seal"). Nach komplikationsloser Einheilung nach 3 Monaten (Abb. 8-14) erfolgte die Implantation in den ausgeheilten knöchernen Alveolarfortsatz (Abb. 8-15). Nach minimalinvasiver Freilegung durch Verdrängung und Gewebereifung stellte sich die horizontale Breite des Alveolarfortsatzes anatomisch korrekt dar (Abb. 8-16). Mit einem Veneer an Zahn 11 und einem Zirkonoxidaufbau mit vollkeramischer Krone konnte die dentofaziale Ästhetik wieder hergestellt werden (Abb. 8-18). Der Fall zeigt allerdings auch einen Kollaps der Papillen mesial und distal am Implantat.

Vor allem bei mehr oder weniger ausgeprägten Hart- oder Weichgewebsdefekten, die bereits vor der Extraktion evident sind, kann die Verwendung von Weichgewebstransplantaten die klinische Situation oft verbessern. Die Ausgangssituation für den folgenden Eingriff wird damit deutlich verbessert, weil einer narbigen Defektheilung vorgebeugt wird, und auch die Ausgangssituation für weitere chirurgische Interventionen wird verbessert.

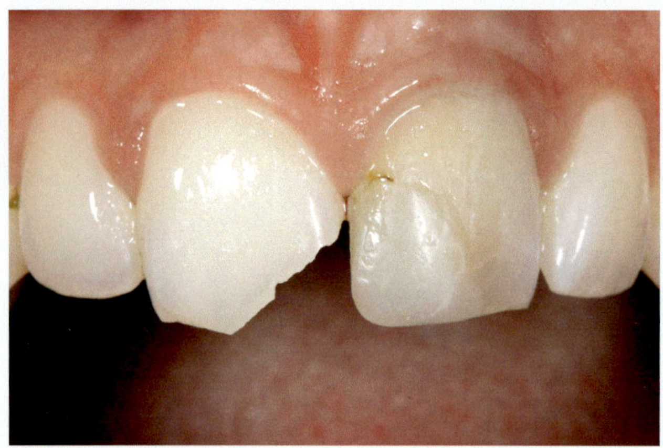

Abb. 8-9 Ausgangssituation nach zweimaligem Frontzahntrauma.

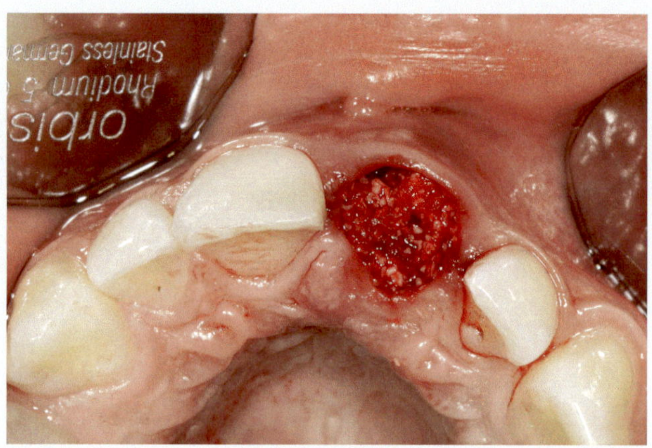

Abb. 8-10 Bei intakter bukkaler Lamelle wurde die knöcherne Alveole mit einem Ersatzmaterial gefüllt.

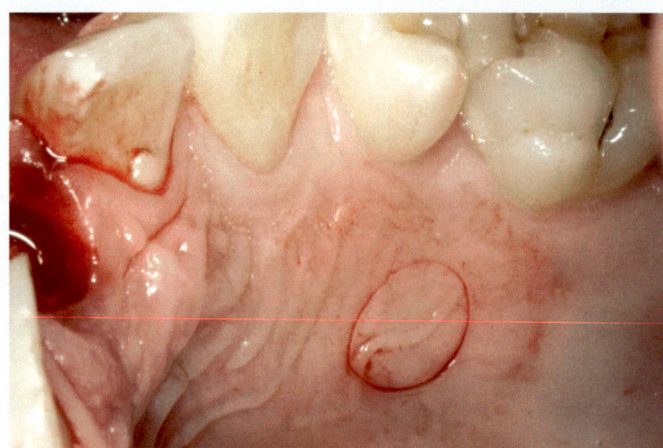

Abb. 8-11 Gewinnung des Weichgewebstransplantats durch Stanzung.

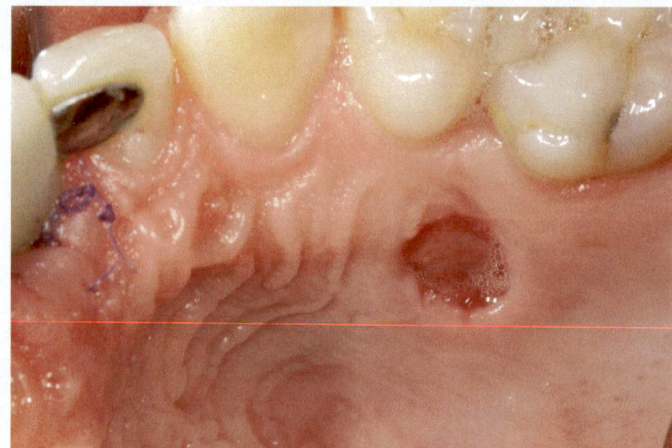

Abb. 8-12 Heilung eine Woche post-OP.

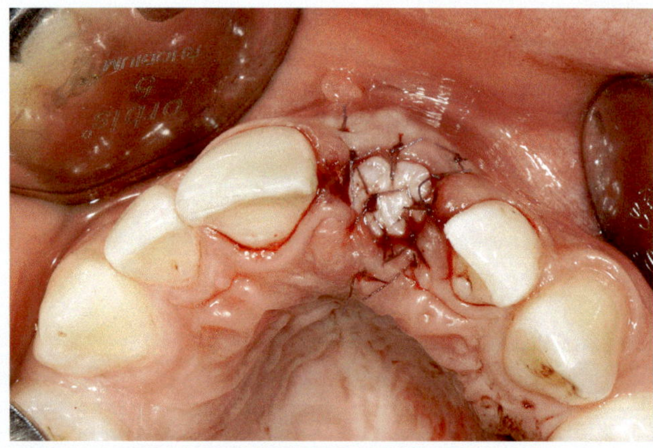

Abb. 8-13 Ein freies Schleimhauttransplantat verschließt den Eingang der Alveole.

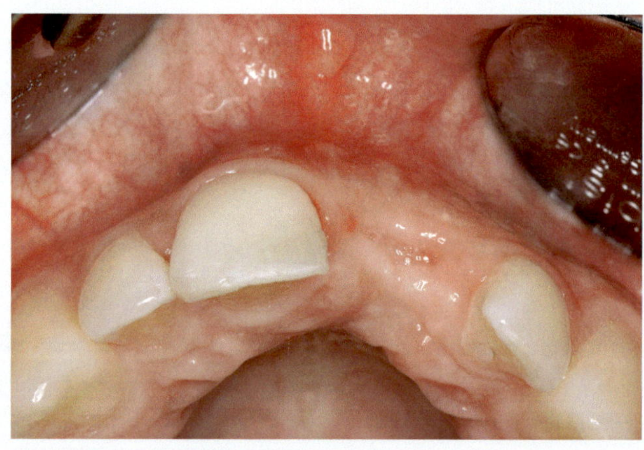

Abb. 8-14 Ausgeheilter Bereich nach 3 Monaten.

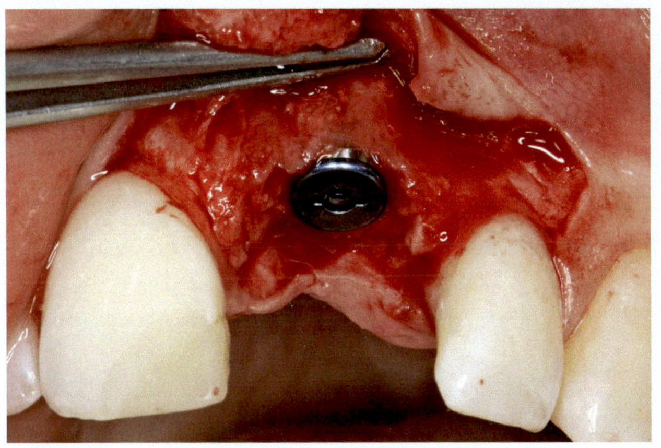

Abb. 8-15 Implantation in den ausgeheilten Alveolarfortsatz.

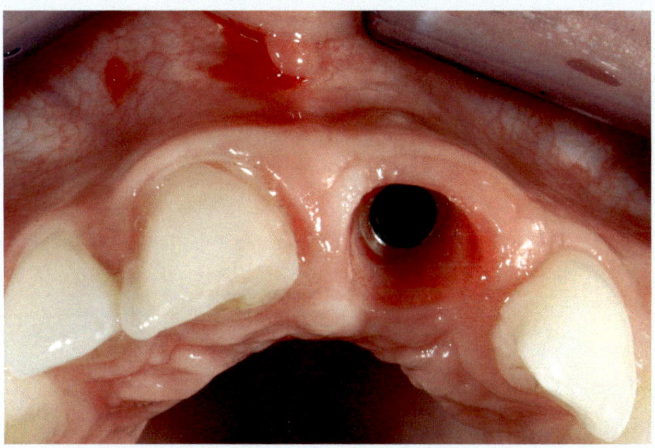

Abb. 8-16 Zustand nach minimalinvasiver Freilegung und Ausformung des Gewebes.

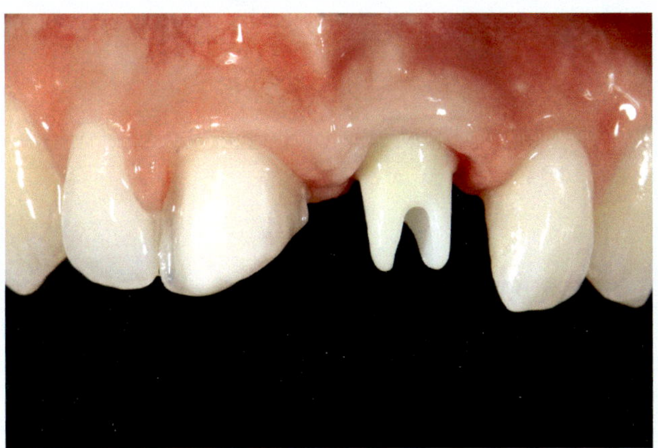

Abb. 8-17 Zahn 11 wurde für ein Veneer präpariert, Zirkonoxidaufbau Regio 21.

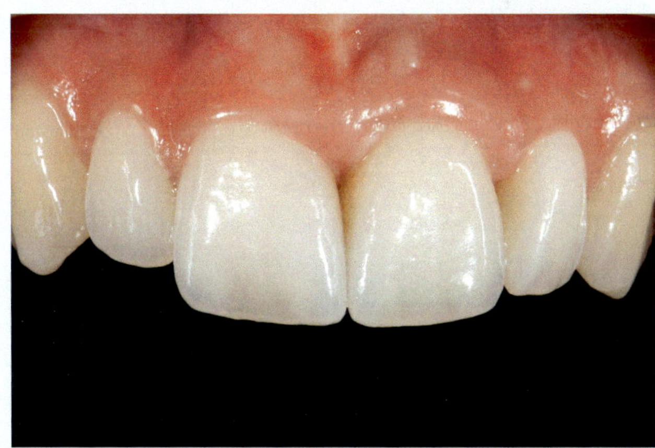

Abb. 8-18 Abschlussbild nach prothetischer Versorgung (Chirurgie und Prothetik: A. Happe, Zahntechnik: A. Nolte).

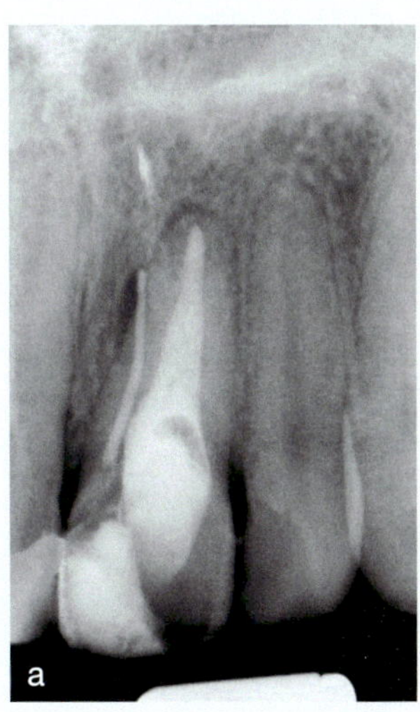

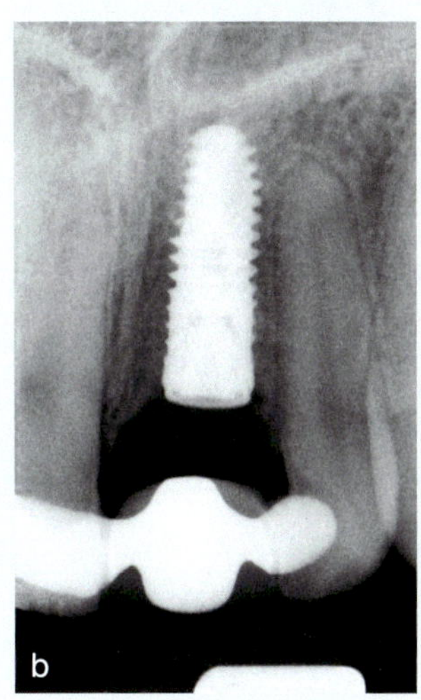

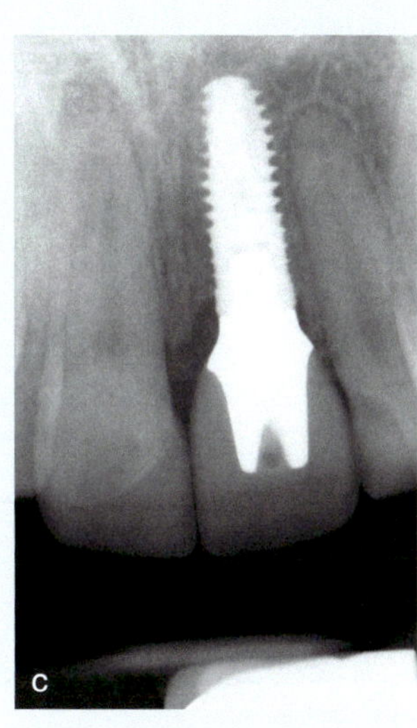

Abb. 8-19 Röntgenbilder der Ausgangssituation (a), nach Implantation (b) und nach prothetischer Versorgung (c).

Klinischer Fall (Abb. 8-20 bis 8-46)

Eine junge Patientin stellt sich mit Fistel und horizontaler Wurzelfraktur im mittleren Drittel an Zahn 11 vor. Sowohl bukkal als auch palatinal kann man mit der PAR-Sonde bis zum Apex tasten. Bukkale und palatinale Lamelle sind verloren gegangen. Um eine günstige Ausgangslage für die Augmentation zu haben und um einem Kollaps der Gewebe vorzubeugen, wurde die Alveole mit einem Kollagen gefüllt und der Eingang der Alveole mit einem freien, ausgestanzten (engl. punch) Transplantat verschlossen. Das Transplantat muss mindestens 3 mm dick sein, die weichgewebigen Alveolenränder müssen mittels rotierendem Diamant oder Skalpell angefrischt werden. Nach ca. 6 Wochen ist das Gewebe soweit eingeheilt und maturiert, dass eine unproblematische Lappenbildung möglich ist. In diesem Fall folgte eine Augmentation mit autologen Knochentransplantaten (Bone Chips) und einer laserperforierten Titanfolie (Bone shield, Frios, Dentsply).

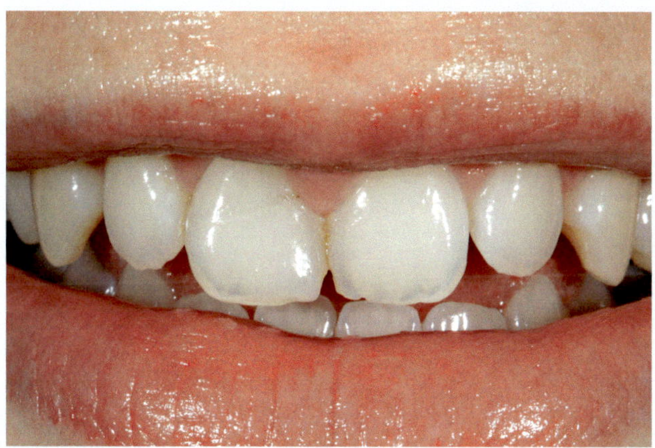

Abb. 8-20 Lippenbild bei entspannter Oberlippe. Patientin zeigt so bereits die Papillenspitzen.

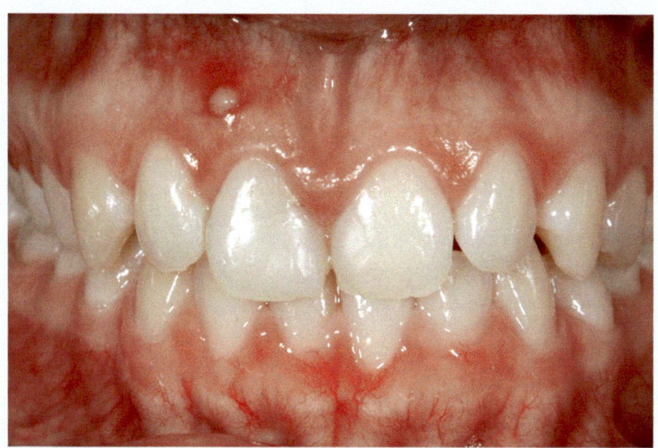

Abb. 8-21 Fistel 11 bei horizontaler Wurzelfraktur im mittleren Drittel.

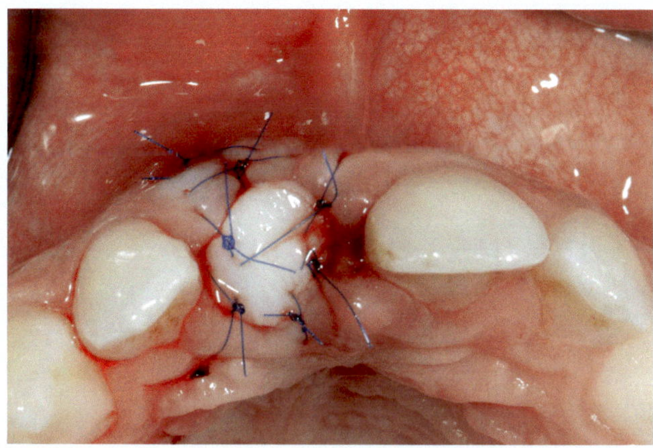

Abb. 8-22 Verschluss der Alveole mit einem freien Schleimhauttransplantat (Socket-Seal-Surgery).

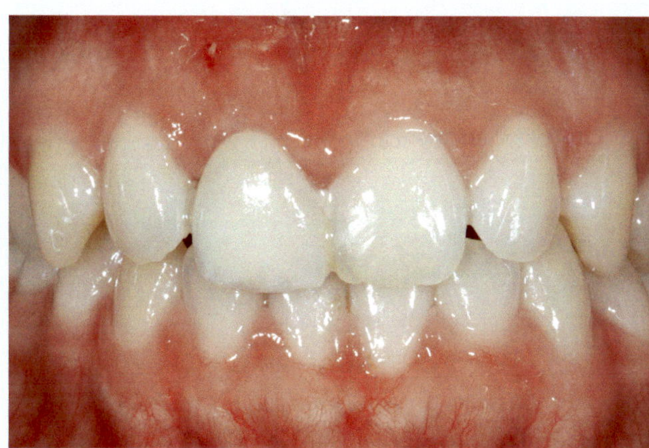

Abb. 8-23 Zustand 1 Woche post-OP mit Klebebrücke Regio 11 in situ.

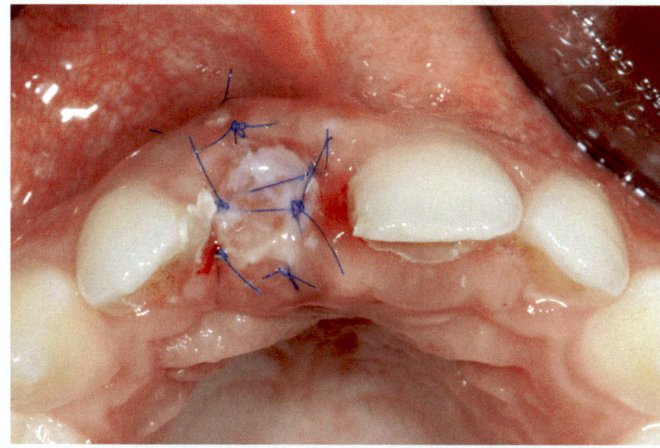

Abb. 8-24 Zustand 1 Woche post-OP nach Entfernung der Klebebrücke.

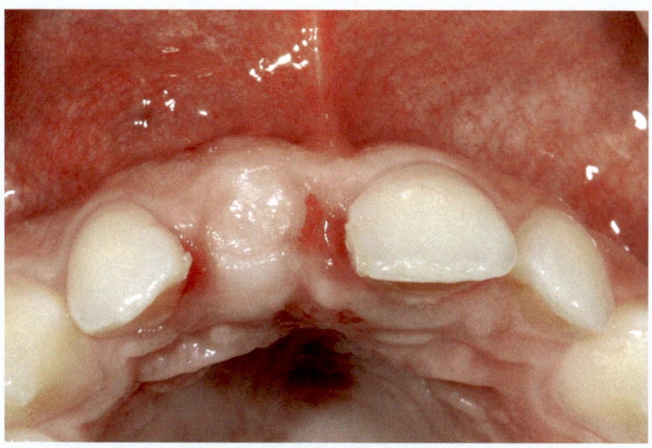

Abb. 8-25 Zustand 6 Wochen post-OP zum Zeitpunkt vor der Knochenaugmentation.

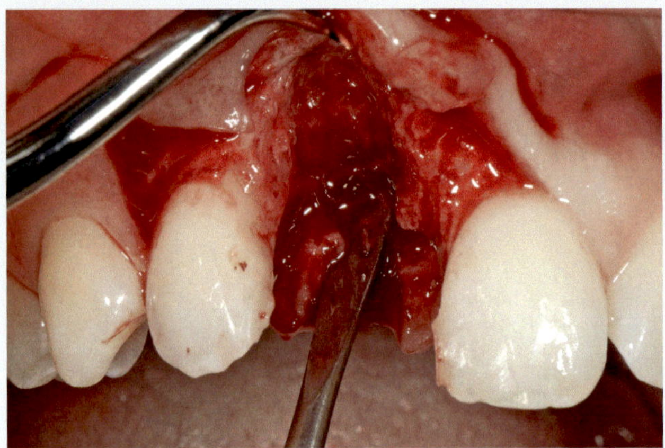

Abb. 8-26 Defekt 11 mit komplettem Verlust der bukkalen und palatinalen Lamelle.

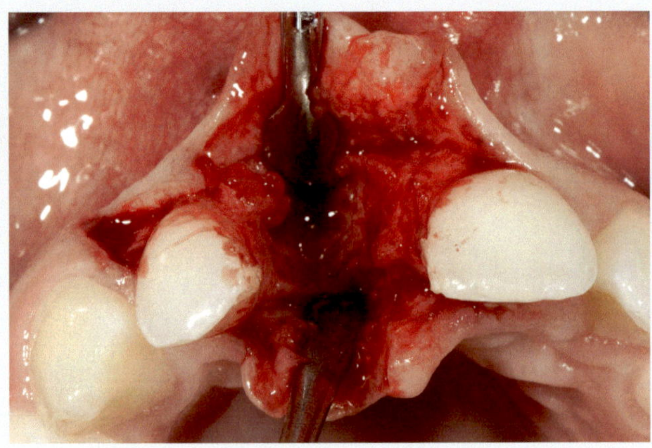

Abb. 8-27 Defekt in der okklusalen Ansicht.

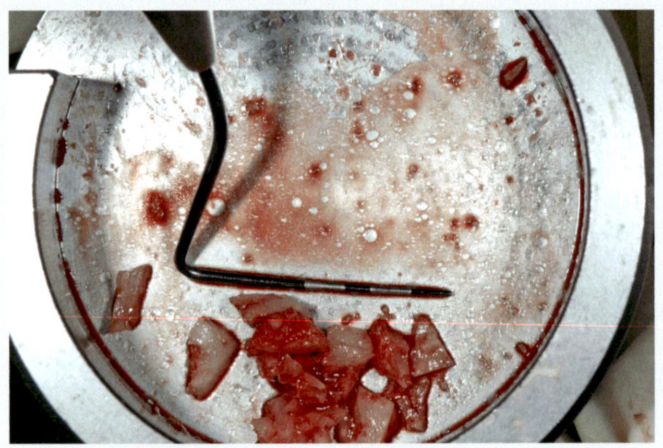

Abb. 8-28 Autogene Knochentransplantate aus der Regio retromolaris rechts.

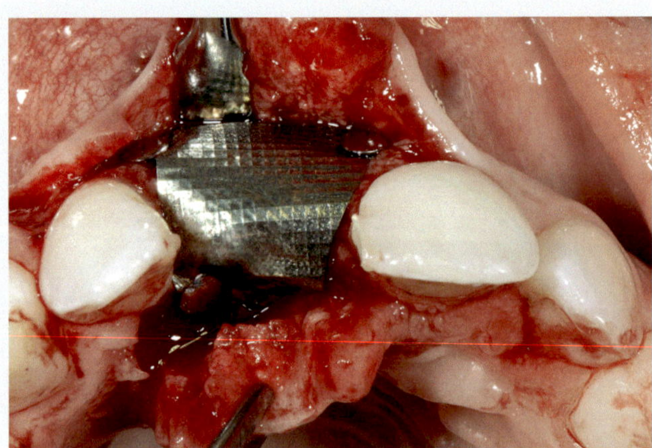

Abb. 8-29 Augmentierter Bereich mit laserperforierter Titanfolie von okklusal.

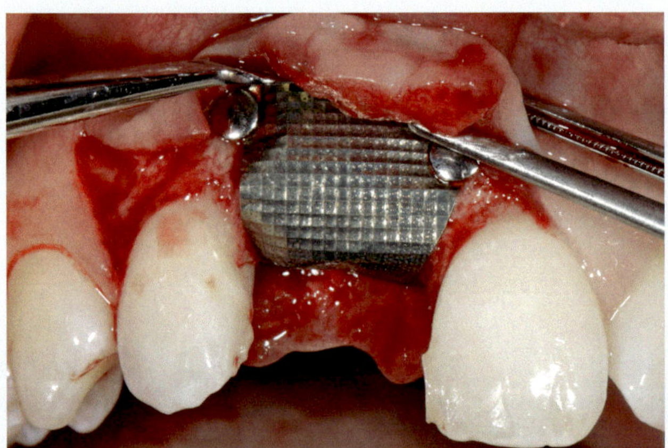

Abb. 8-30 Die Titanfolie ist mit Titanpins fixiert.

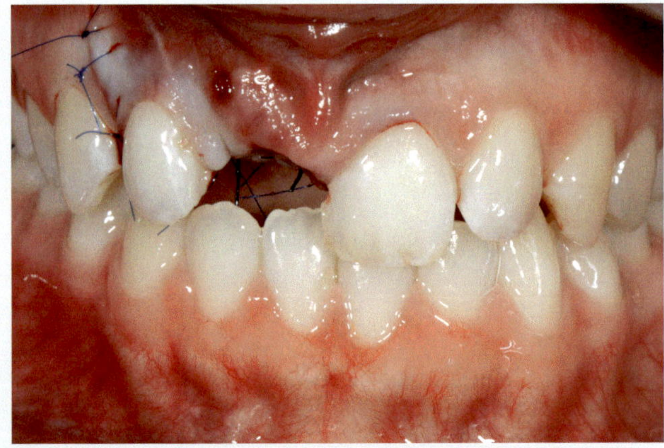

Abb. 8-31 Zustand direkt nach der Augmentation. Es wurde nur ein Entlastungsschnitt distal des distalen Nachbarzahns angelegt.

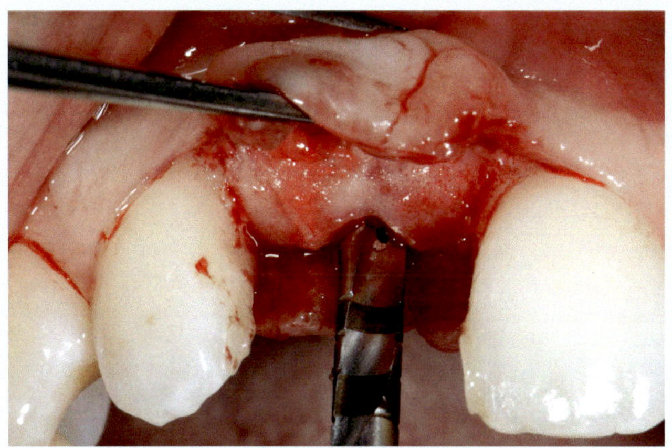

Abb. 8-32 Zustand nach Wiedereröffnung und Entfernung der Titanfolie. Regenerierter Alveolarkamm 3 Monate nach der Augmentation.

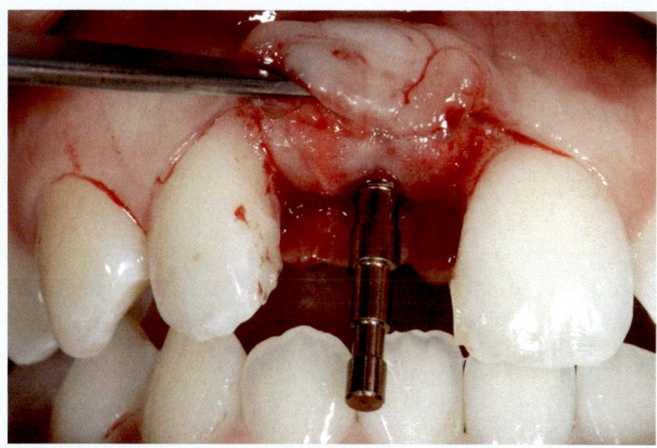

Abb. 8-33 Richtungsindikator in situ.

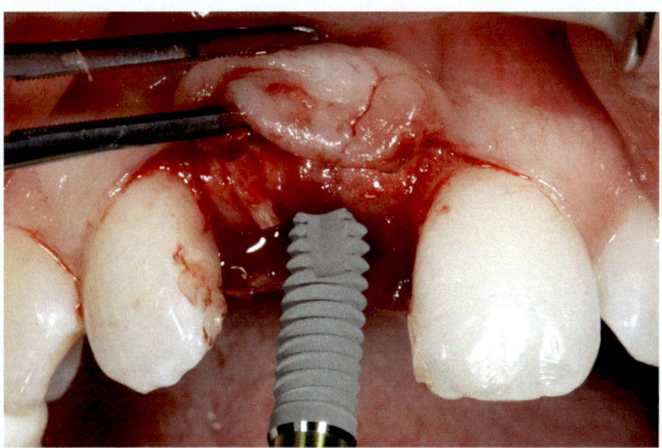

Abb. 8-34 Einsetzen eines Implantats mit 3,8 mm Durchmesser.

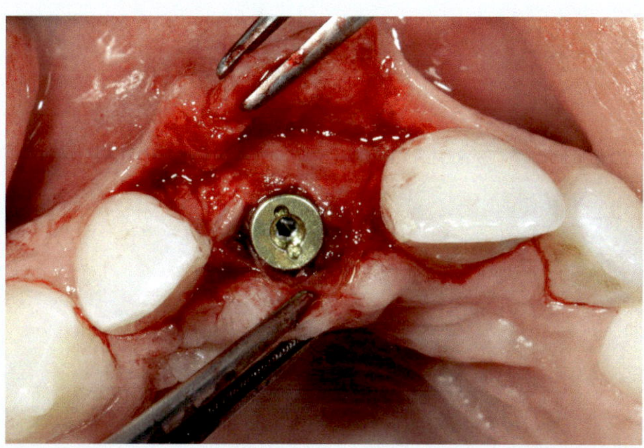

Abb. 8-35 Implantat in situ, bukkal ist ausreichend Knochen vorhanden.

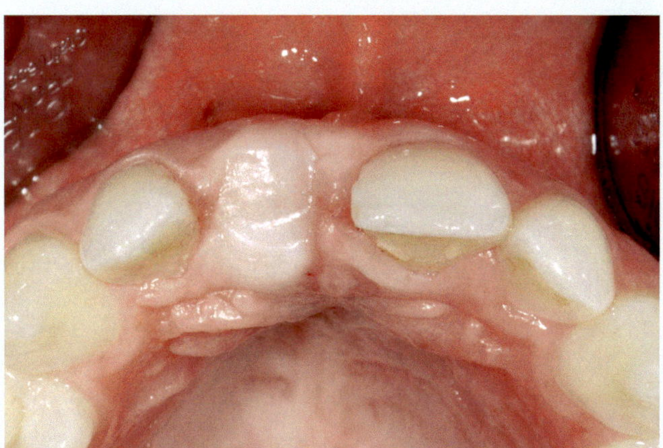

Abb. 8-36 Ausgeheilter Bereich 8 Wochen nach Implantation.

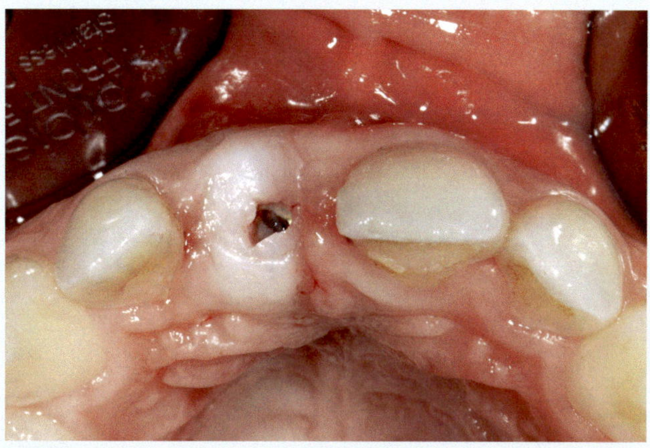

Abb. 8-37 Freilegung durch Exzision von ca. 2 mm^2 Schleimhaut.

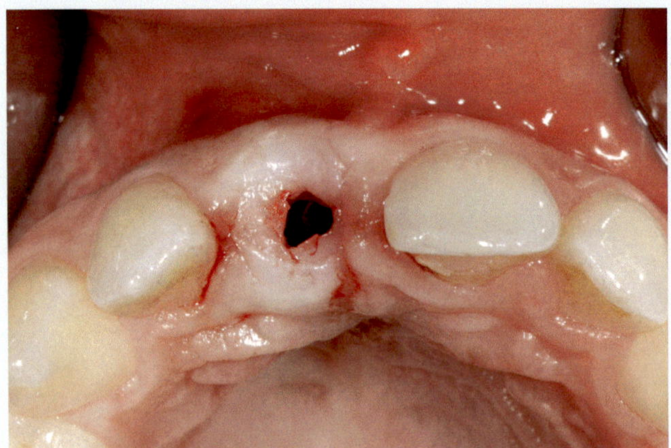

Abb. 8-38 Nach Dilatation der Öffnung kann die Deckschraube entfernt werden (s. „Keyhole-Access-Expansion-Technik“ im Kap. 10).

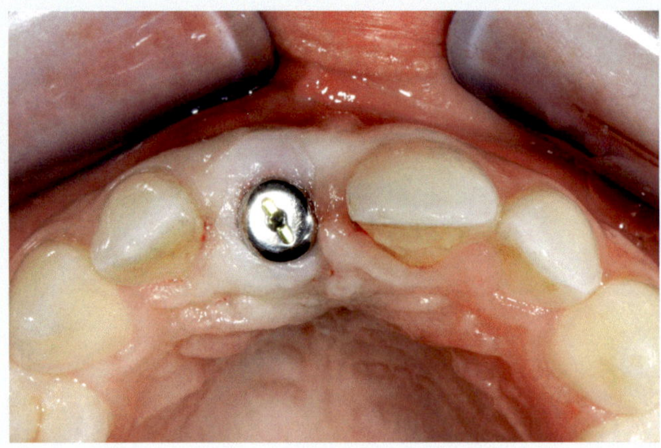

Abb. 8-39 Ein konfektionierter Gingivaformer wurde eingesetzt.

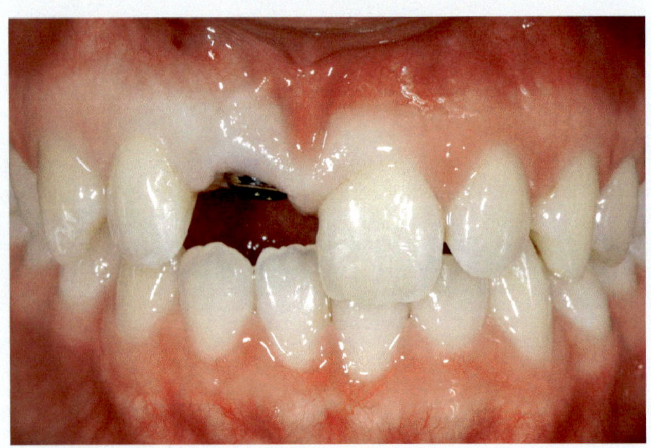

Abb. 8-40 Zustand direkt nach minimalinvasiver Freilegung.

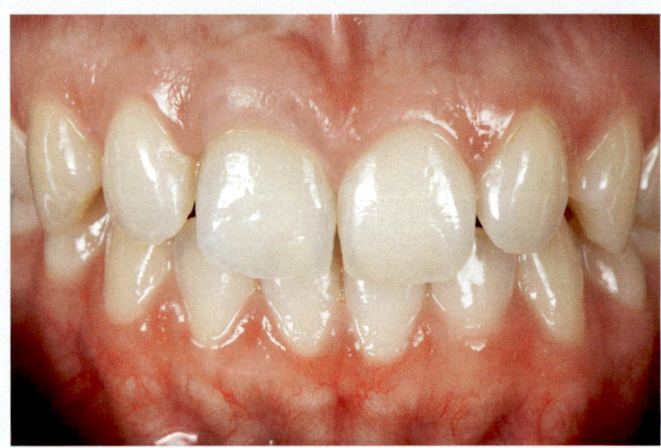

Abb. 8-41 Fertige Suprakonstruktion in situ.

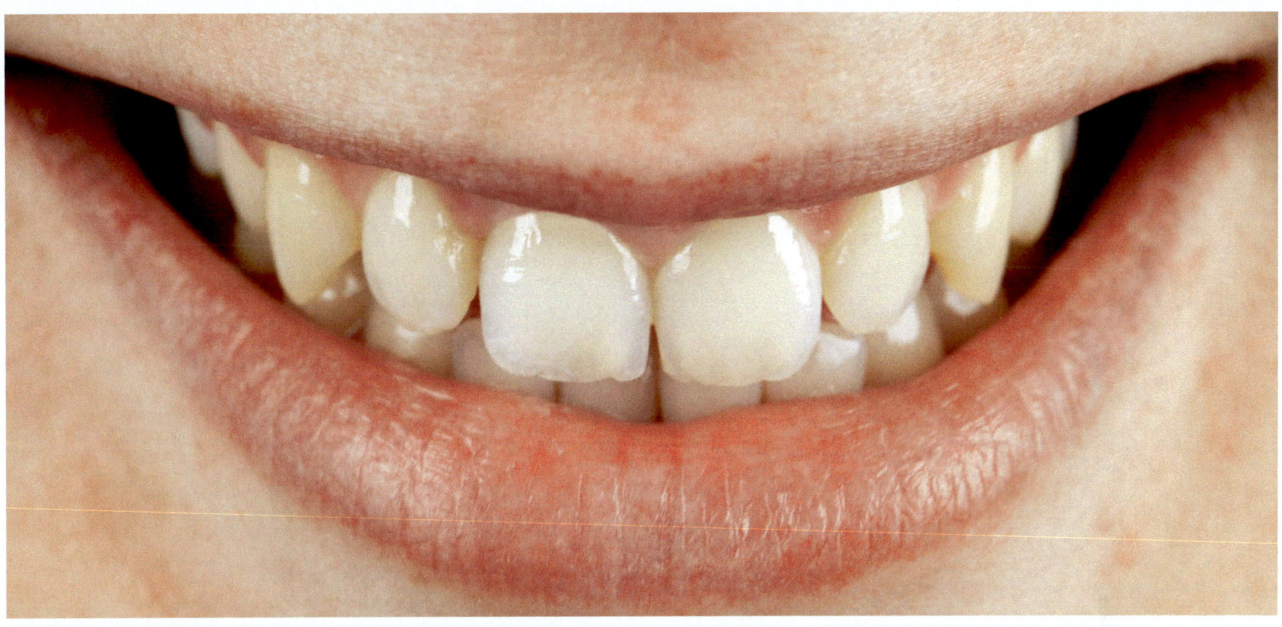

Abb. 8-42 Lippenbild nach Behandlungsabschluss (Chirurgie und Prothetik: A. Happe, Zahntechnik: A. Nolte).

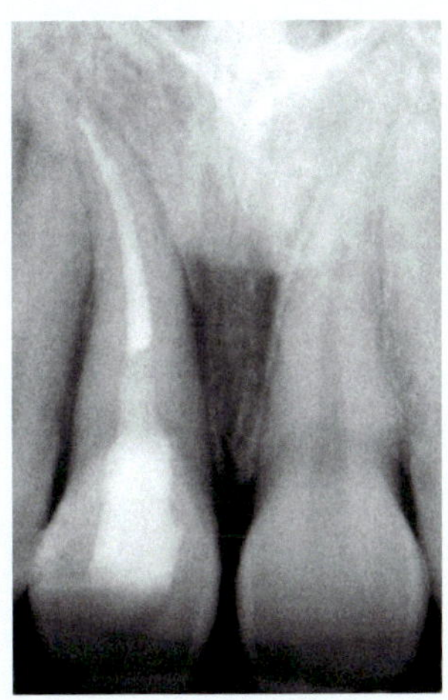

Abb. 8-43 Zahnfilm Zahn 11 mit horizontaler Wurzelfraktur.

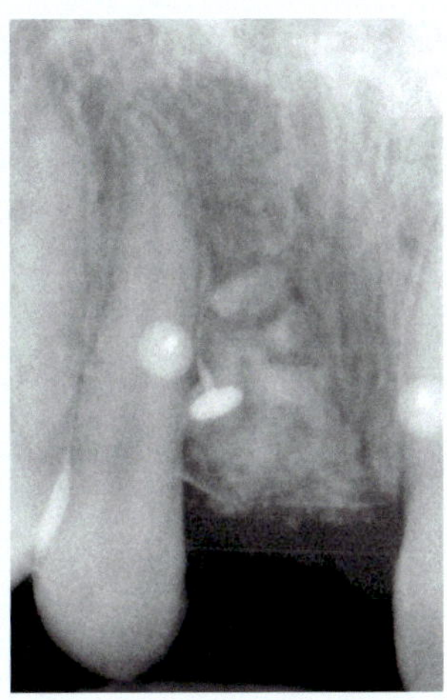

Abb. 8-44 Zahnfilm nach Augmentation.

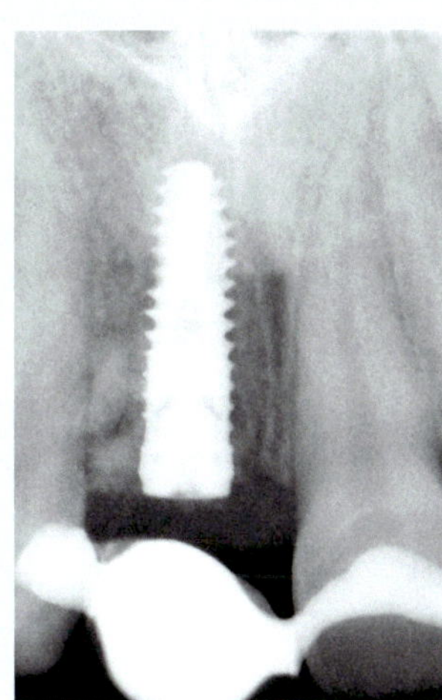

Abb. 8-45 Zahnfilm nach Implantation.

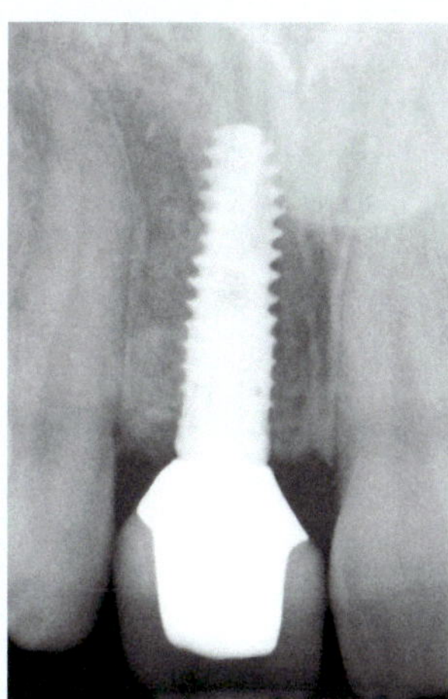

Abb. 8-46 Zahnfilm nach Eingliederung der Restauration.

Klinischer Fall mit subepithelialem Bindegewebstransplantat (Abb. 8-47 bis 8-59)

Nach einem Frontzahntrauma mit vollständiger Luxation und Reimplantation der beiden zentralen Inzisivi im jugendlichen Alter stellt sich ein Patient viele Jahre später mit massiver externer Resorption an 21 vor. Die bukkale Knochenlamelle samt Mukosa fehlt. Es resultiert ein Defekt an Hart- und Weichgewebe. Vor allem der Mangel an fixierter keratinisierter Mukosa wird ein suffizientes Weichgewebsmanagement bei der Augmentationschirurgie erschweren und könnte langfristig zu funktionellen Problemen im Bereich des periimplantären Bereichs führen. Direkt nach der Extraktion wurde deshalb ein subepitheliales Bindegewebstransplantat vom Gaumen entnommen, um damit den Weichgewebsdefekt zu rekonstruieren. Dazu wurde ein Knochenersatzmaterial (BioOss Collagen, Geistlich, Baden Baden) als Unterlage in die Alveole eingebracht. Dabei ist nicht mit einer knöchernen Regeneration zu rechnen, sondern das Material dient allein als biokompatible Unterlage für das Transplantat, damit dieses nicht flotiert.

Ein weiteres Bindegewebstransplantat wurde mithilfe der „Envelope-Technik" bukkal an 11 zur präprothetischen Verdickung des Weichgewebes eingebracht. Durch diese Maßnahmen konnte die schwierige Ausgangssituation in eine Standardsituation überführt werden, sodass der knöcherne Defekt mit einer Kombination aus einem autologen Knochentransplantat aus der Regio retromolaris und einer Überschichtung mit einem anorganischen bovinen Knochenersatzmaterial und Kollagenmembran regeneriert werden konnte.

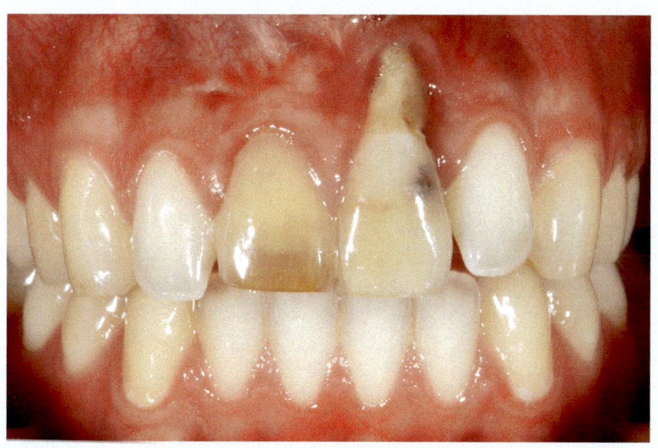

Abb. 8-47 Ausgangssituation mit komplettem Verlust des fazialen Gewebes. Nach Extraktion wird ein Defizit von Knochen und Weichgewebe resultieren.

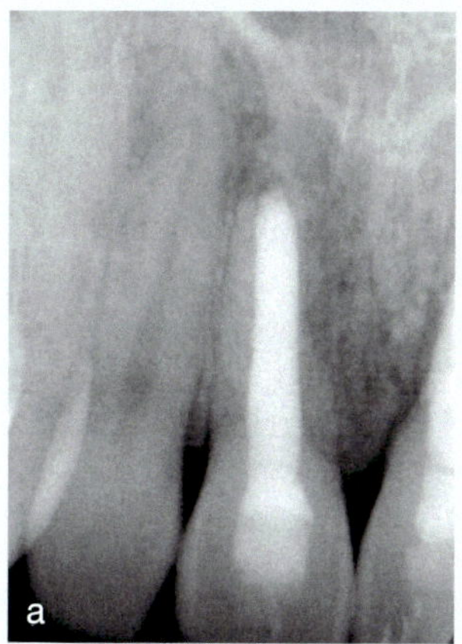

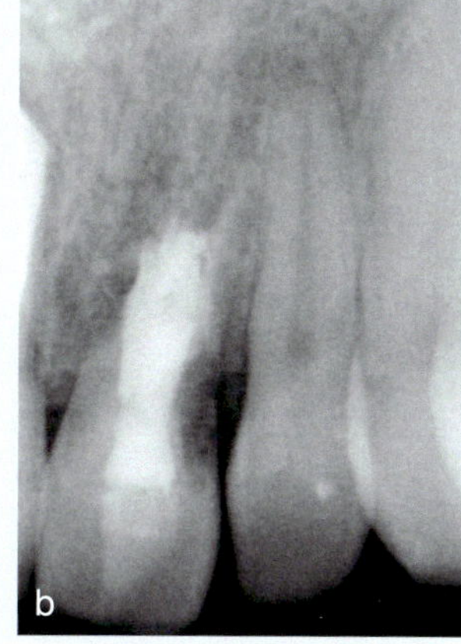

Abb. 8-48 Zahnfilme der Zähne 11 (a), 21 (b). 21 zeigt deutliche Zeichen einer externen Resorption.

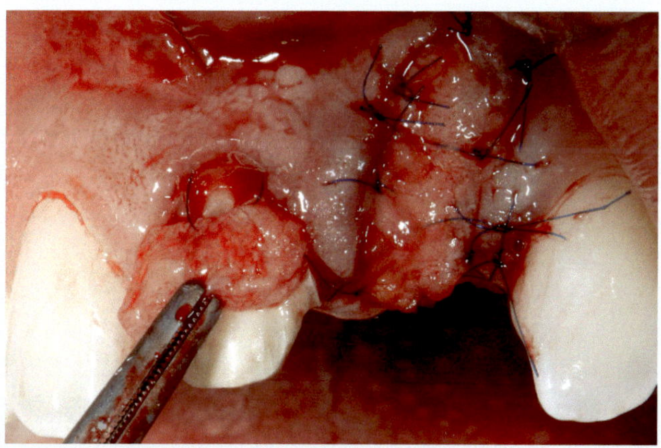

Abb. 8-49 Das Orificium der Extraktionsalveole 21 wurde mit einem Bindegewebstransplantat verschlossen und der Weichgewebsdefekt damit rekonstruiert.

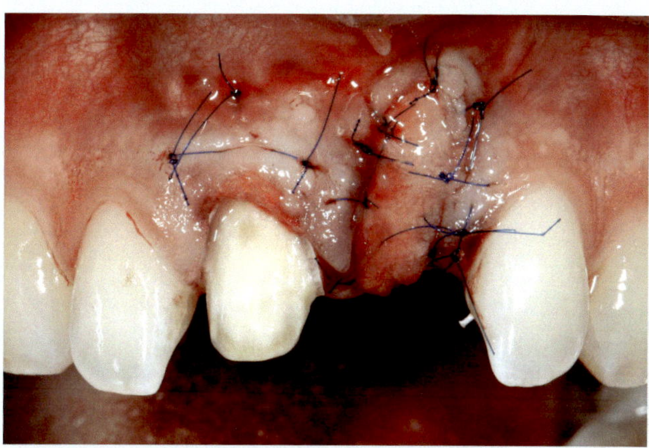

Abb. 8-50 An 11 wurde eine vestibuläre Tasche präpariert, um ein Transplantat mithilfe einer Rückstichnaht einzubringen.

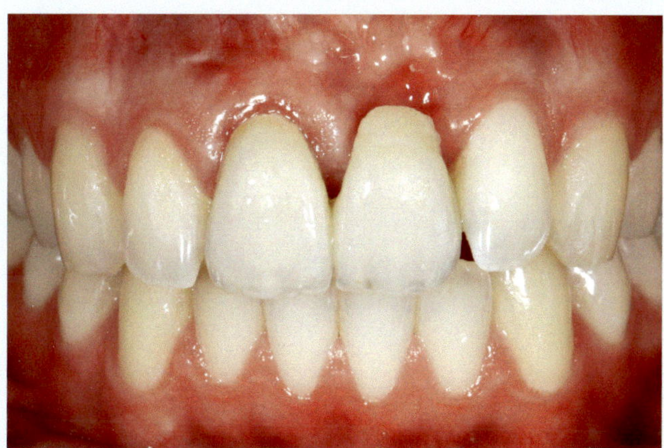

Abb. 8-51 Ausgeheilter Bereich 21 mit festsitzendem Provisorium in situ.

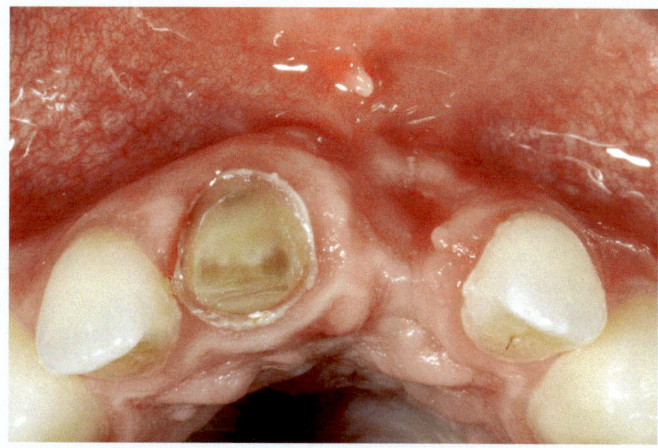

Abb. 8-52 Ausgeheilter Bereich 21 von inzisal. Dieser Befund mit Alveolarkammdefekt stellt jetzt eine typische Standardsituation dar.

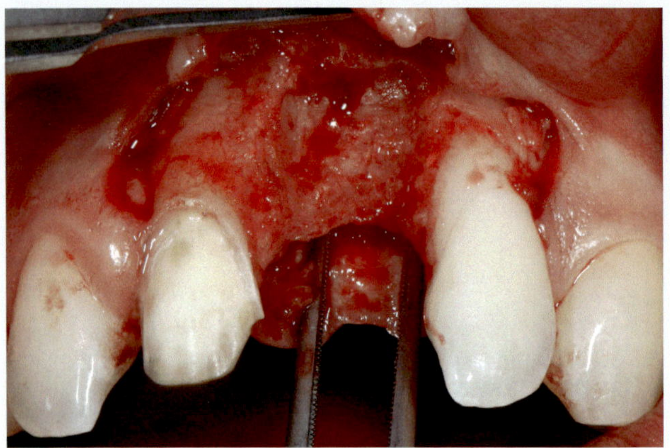

Abb. 8-53 Knöcherner Defekt nach Bildung eines Mukoperiostlappens.

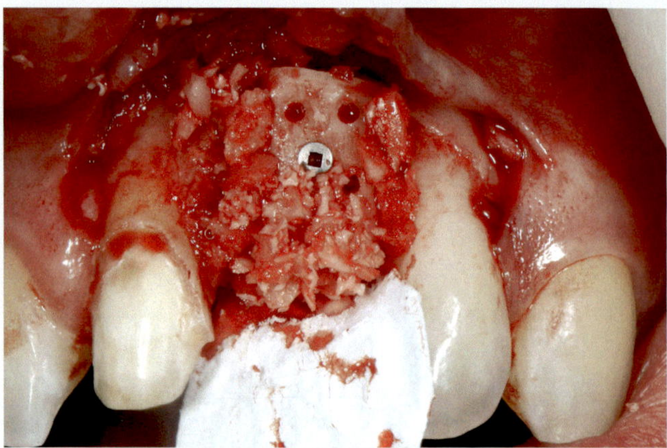

Abb. 8-54 Knochentransplantat von der Regio retromolaris mit anorganischem bovinem Knochenersatzmaterial und Kollagenmembran.

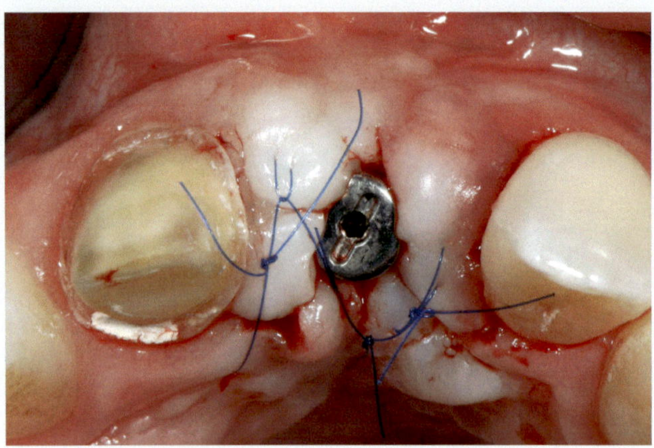

Abb. 8-55 Zustand nach mikrochirurgischer Freilegung.

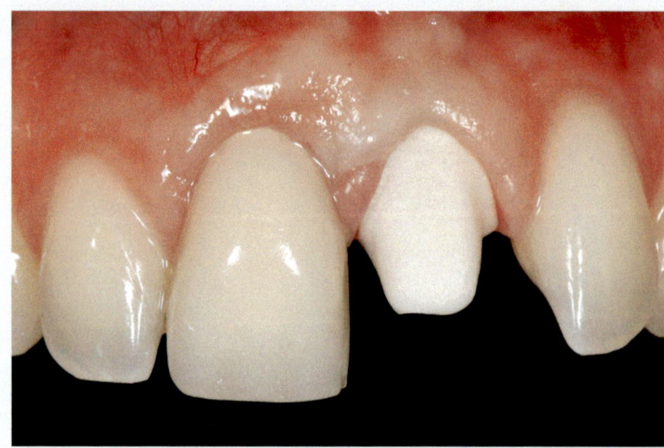

Abb. 8-56 Nach einjähriger Tragezeit eines implantatgetragenen Provisoriums erfolgt die definitive Versorgung (hier Einprobe des individuellen Zirkonoxidabutments).

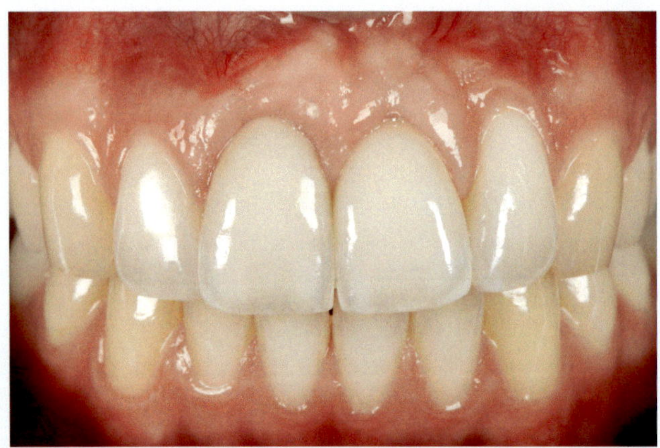

Abb. 8-57 Abschlussbild ein Jahr nach der definitiven Versorgung (Chirurgie und Prothetik: A. Happe, Zahntechnik: A. Nolte).

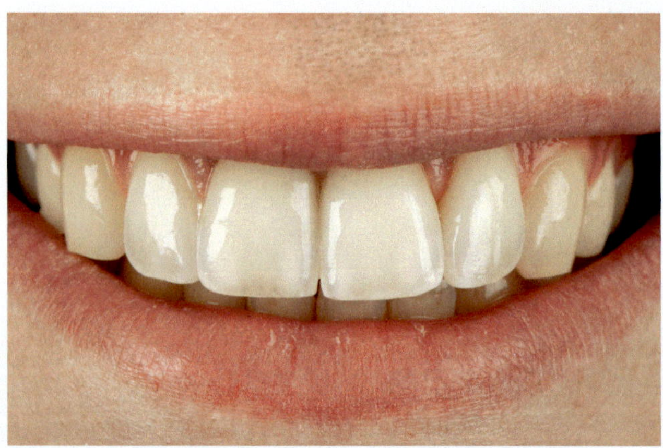

Abb. 8-58 Lippenbild ein Jahr nach der definitiven Versorgung.

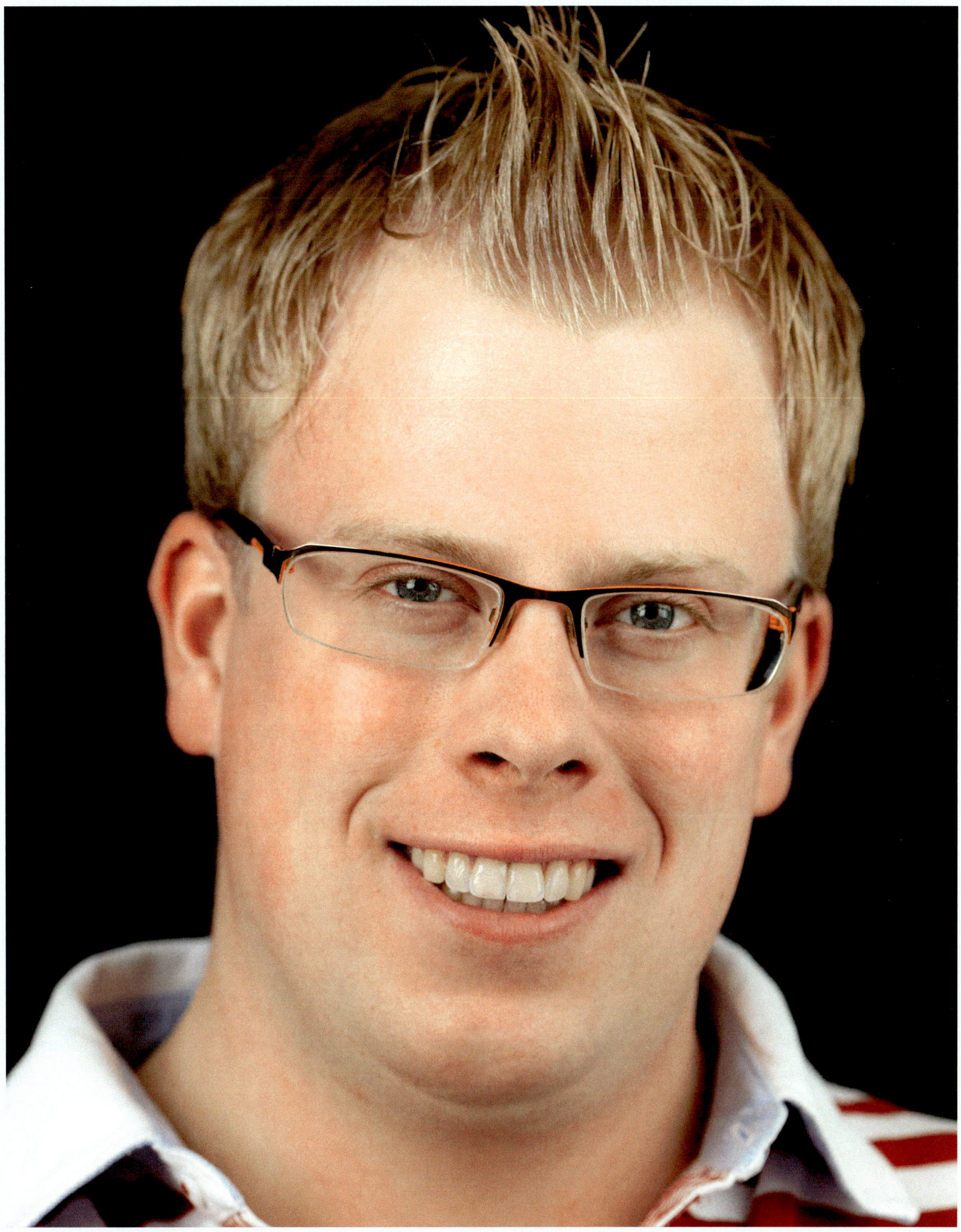

Abb. 8-59 Portrait des Patienten.

Bindegewebstransplantat im Zusammenhang mit Sofortimplantation

Diese Technik wurde bereits im Kapitel 4 ausführlich beschrieben.

Bindegewebstransplantate im Zusammenhang mit Knochenaugmentationen

Eine der häufigsten Komplikationen im Zusammenhang mit Knochenaugmentationen ist die Dehiszenz mit Exposition des Augmentats und folgender Infektion. Diese Komplikation ist zwar primär eine Weichgewebskomplikation, kann aber zum kompletten Verlust des Augmentats führen[39]. Da es Sinn und Zweck der Augmentation ist, das Knochenvolumen zu vergrößern, ist die Mobilisierung von ausreichend Weichgewebe zur Deckung eine der Hauptherausforderungen bei diesen Eingriffen.

Verschiedene Autoren haben ein palatinal gestieltes Bindegewebstransplantat beschrieben[2,40], das die zweischichtige Deckung des augmentierten Bereiches ermöglicht und somit die Gefahr der Dehiszenz reduzieren soll (Abb. 8-60 bis 8-70). Dazu wird analog zur Entnahme eines Bindegewebstransplantats eine Inzision angelegt, die in den defizitären Bereich (hier Augmentationsbereich) mündet. Anschließend wird ein Bindegewebstransplantat entnommen, das defektnah gestielt bleibt und in den defizitären Bereich hineinrotiert oder hineingeschlagen werden kann. Am Ende der OP ist der Entnahmebereich wieder vollständig gedeckt (klinische Fälle Abb. 8-71 bis 8-73 und 8-74 bis 8-82).

In einigen Fällen beobachtet man eine bindegewebige Ausheilung von Kieferkammdefekten, sodass bei Reflektion des Mukoperiostlappens ein Gewebeüberschuss am Wundlappen resultiert, der nach der Augmentation die Adaption des Lappens erschweren würde und entfernt werden müsste. In diesem Fall kann auch dieses Gewebe genutzt werden, um ein bukkal gestieltes, zungenartiges Läppchen frei zu präparieren. Dieses gestielte Bindegewebstransplantat kann dann mithilfe einer Rückstichnaht in eine palatinal geschaffene Tasche gezogen werden. So kann ein ebenfalls suffizienter Weichgewebsverschluss erzielt werden (Abb. 8-83 bis 8-92).

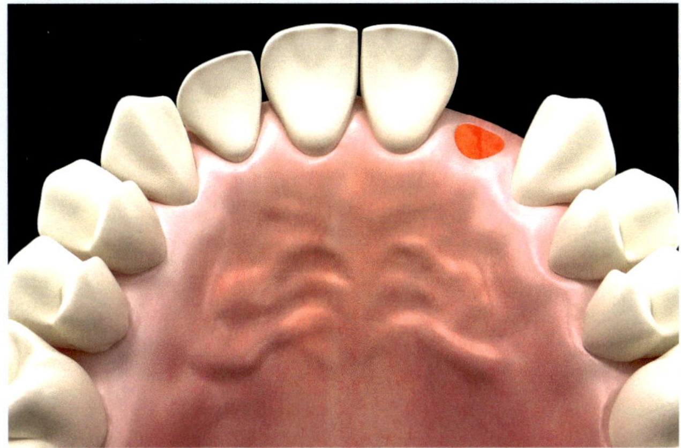

Abb. 8-60 Schematische Zeichnungen des palatinal gestielten Bindegewebstransplantats nach Khoury und Happe.

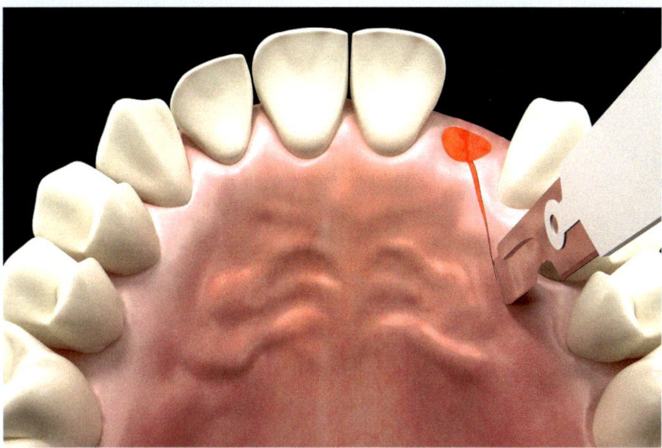

Abb. 8-61 Die Inzision verläuft von dem zu augmentierenden OP-Bereich ca. 3 bis 4 mm paramarginal.

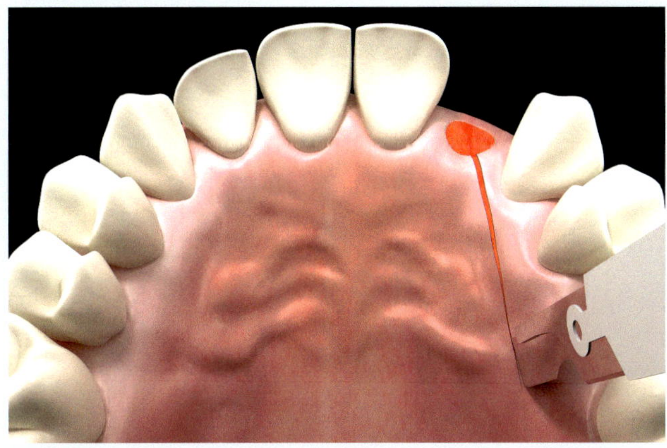

Abb. 8-62 Sie erstreckt sich je nach Gewebebedarf ca. 2 Zahnbreiten vom Frontzahnbereich nach distal und geht etwa 1,5 mm tief.

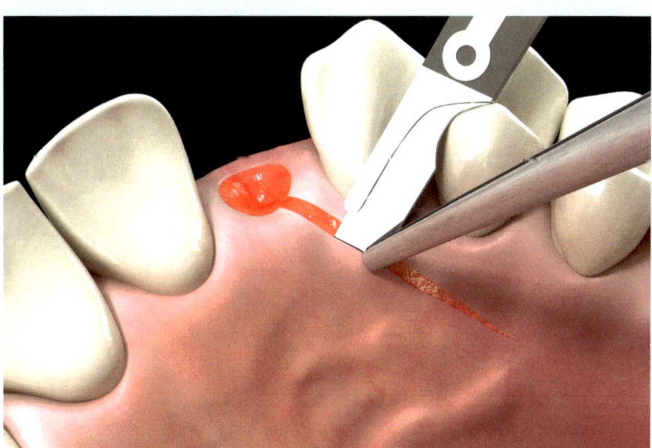

Abb. 8-63 Dann wird das Skalpell geschwenkt und ein ca 1,5 mm dicker Mukosalappen präpariert.

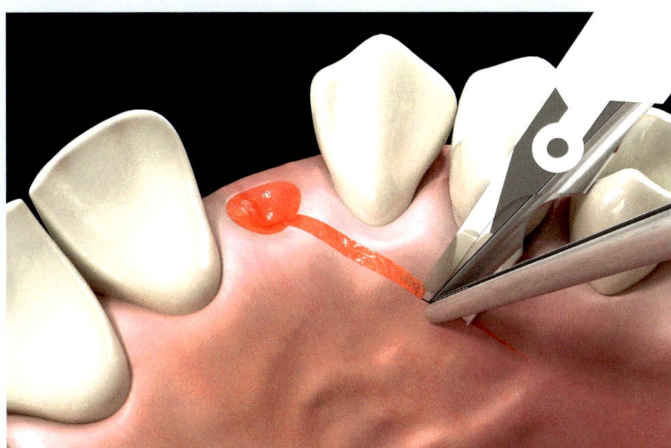

Abb. 8-64 Der gesamte Bereich muss sorgfältig abpräpariert werden.

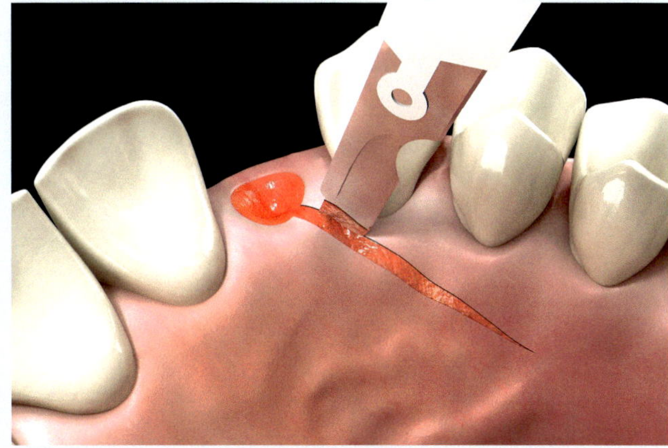

Abb. 8-65 Dann erfolgt das Absetzen des Transplantats 1 mm von der Zugangsinzision nach median versetzt.

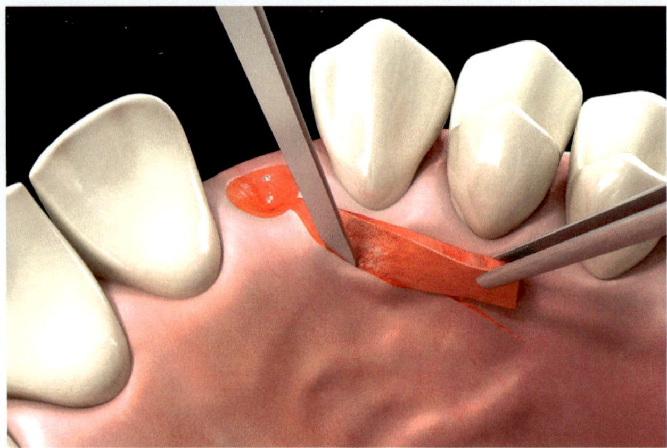

Abb. 8-66 Das Transplantat wird komplett mit dem Skalpell umschnitten und mit dem Raspatorium gelöst.

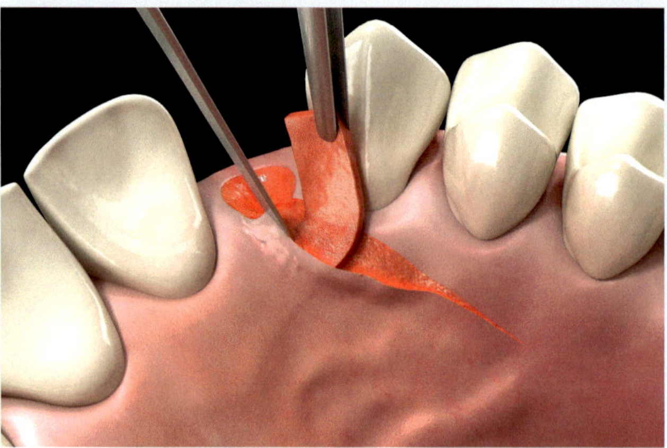

Abb. 8-67 Ablösen des Transplantats von distal nach mesial.

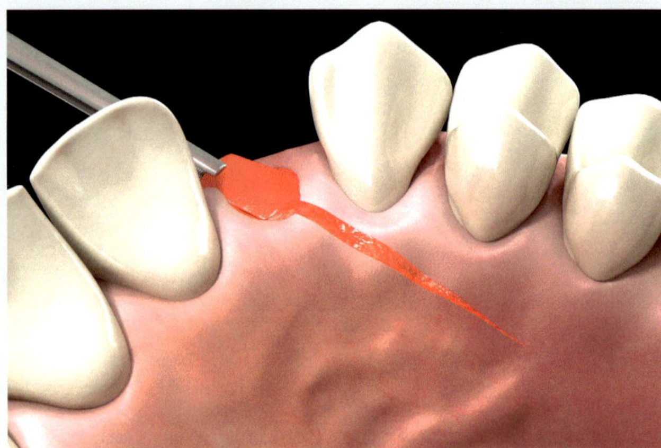

Abb. 8-68 Das Transplantat kann jetzt wie ein Uhrzeiger in den Defekt geschwenkt werden.

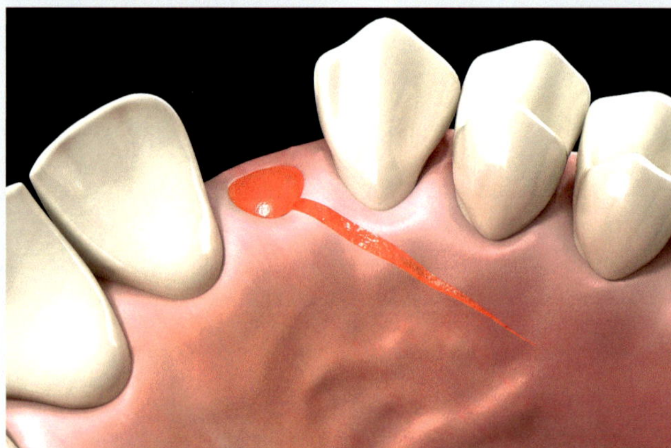

Abb. 8-69 Letztendlich ist das Transplantat nur im Bereich des defizitären Bereichs (hier Alveole) exponiert.

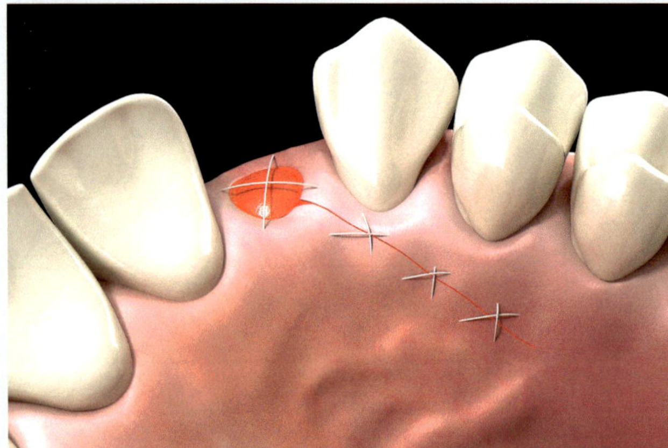

Abb. 8-70 Es folgt der Nahtverschluss und die Fixierung des Transplantats im Defekt.

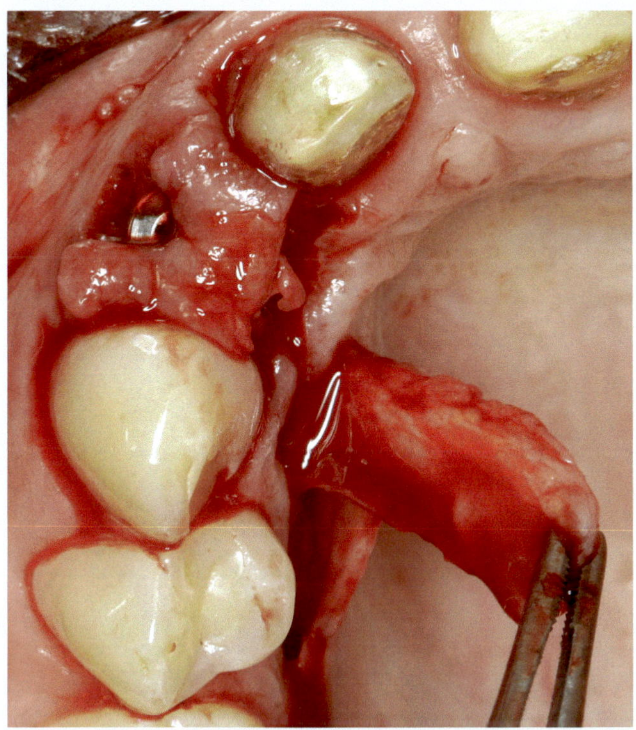

Abb. 8-71 Palatinal gestieltes Bindegewebstransplantat Regio 13–15. Der Entnahmebereich kommuniziert mit dem Defektbereich 12.

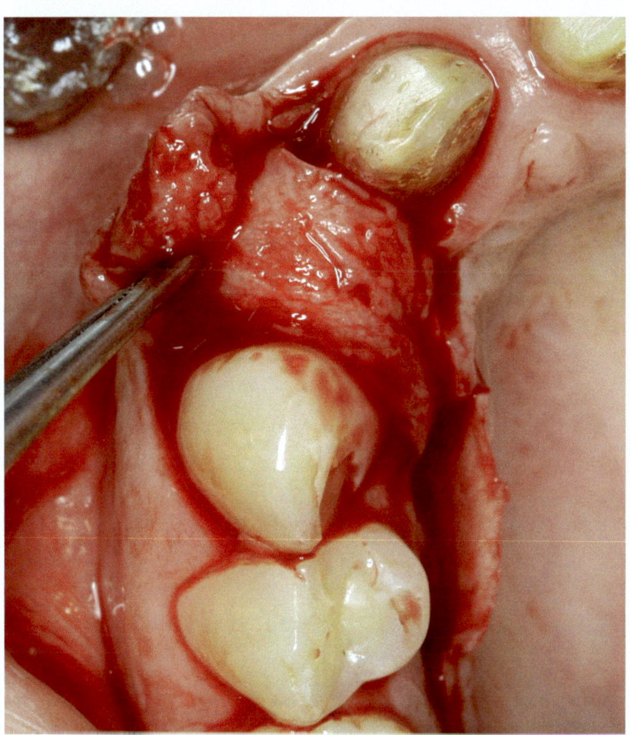

Abb. 8-72 Das Transplantat wird in den Defektbereich eingeschwenkt.

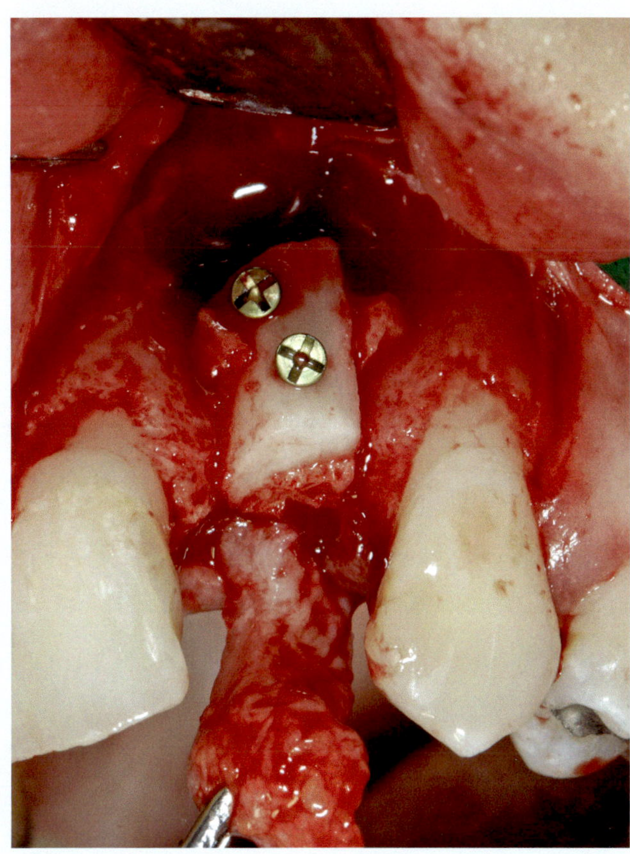

Abb. 8-73 Palatinales gestieltes Bindegewebstransplantat zur zweischichtigen Deckung des Knochentransplantats Regio 22.

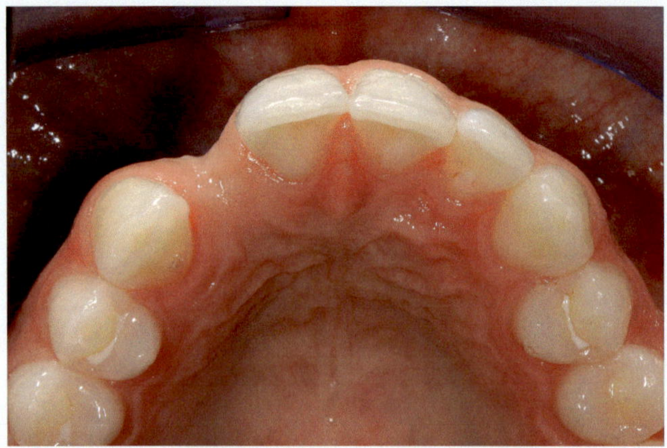

Abb. 8-74 Lokalisierter Alveolarkammdefekt Regio 12.

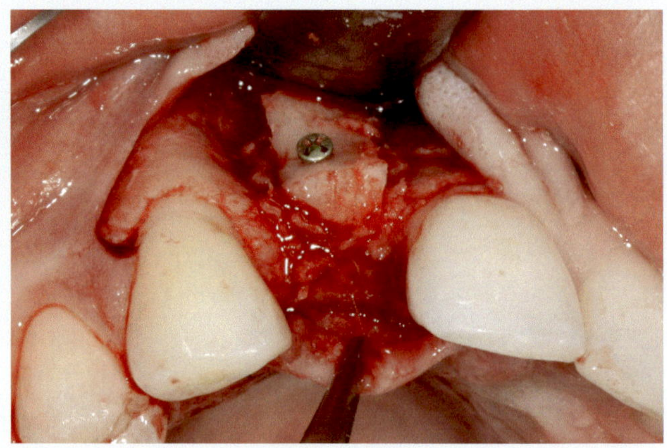

Abb. 8-75 Augmentation mit autologem Knochentransplantat.

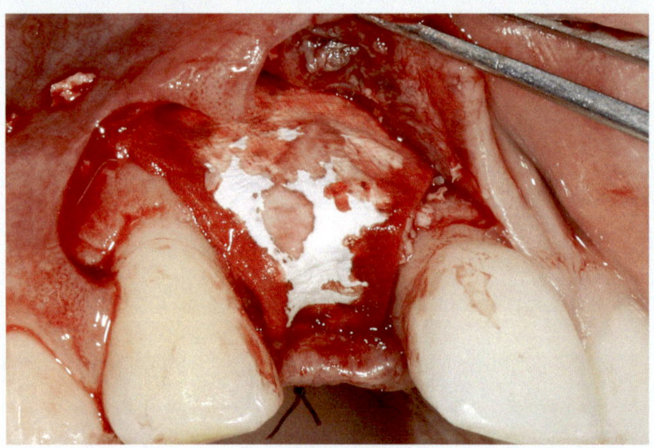

Abb. 8-76 Abdecken des Transplantats mit Biomaterial und Kollagenmembran.

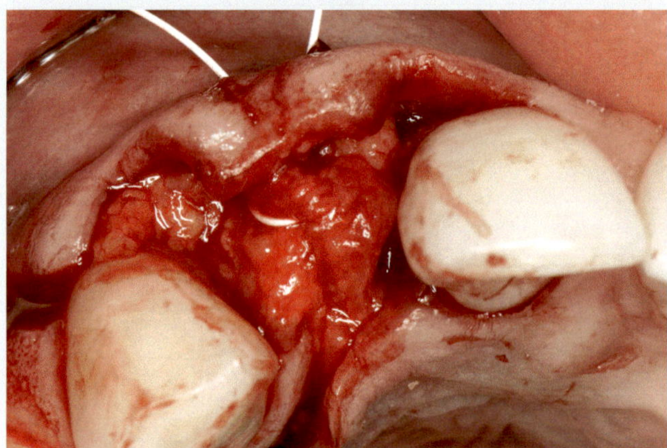

Abb. 8-77 Weichgewebsaugmentation mit palatinal gestieltem Bindegewebstransplantat von Regio 13–15.

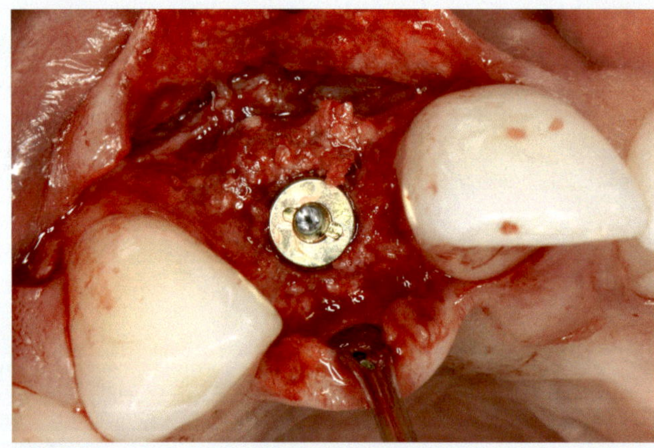

Abb. 8-78 Implantation 3 Monate nach Augmentation.

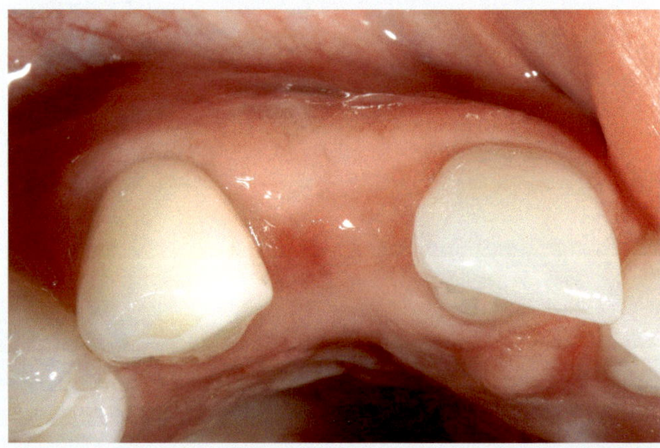

Abb. 8-79 Ausgeheilter Bereich vor der Freilegung.

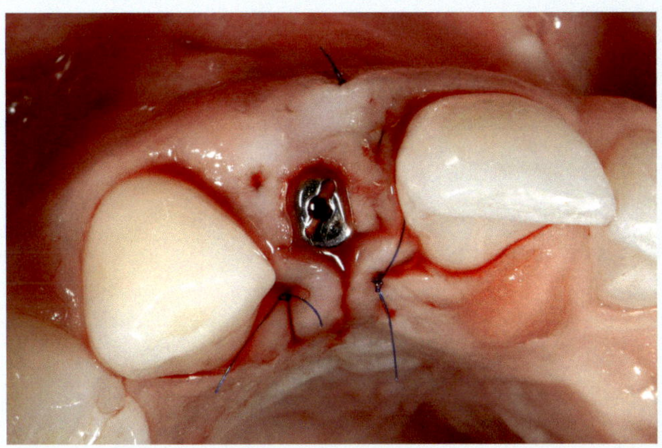

Abb. 8-80 Mikrochirurgische Freilegung mittels Split-Finger-Technik.

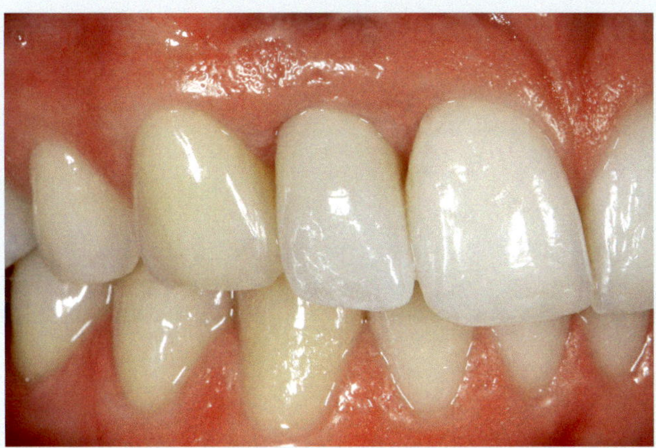

Abb. 8-81 Abschlussbild 6 Monate nach Eingliederung (Chirurgie und Prothetik: A. Happe, Zahntechnik: A. Nolte).

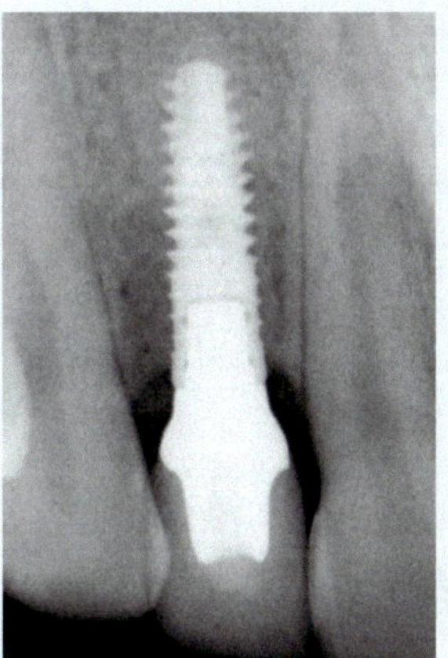

Abb. 8-82 Zahnfilm mit eingesetzter Suprakonstruktion 6 Monate nach Eingliederung der Krone.

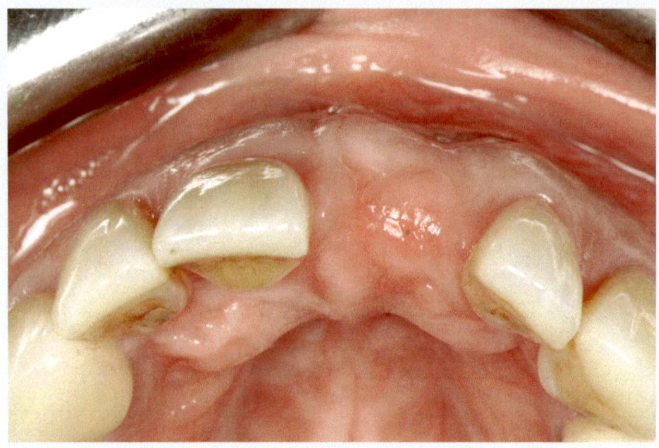

Abb. 8-83 Ausgeheilter Alveolarkamm nach Extraktion eines Zahns mit Längsfraktur und „Socket-Seal-Surgery".

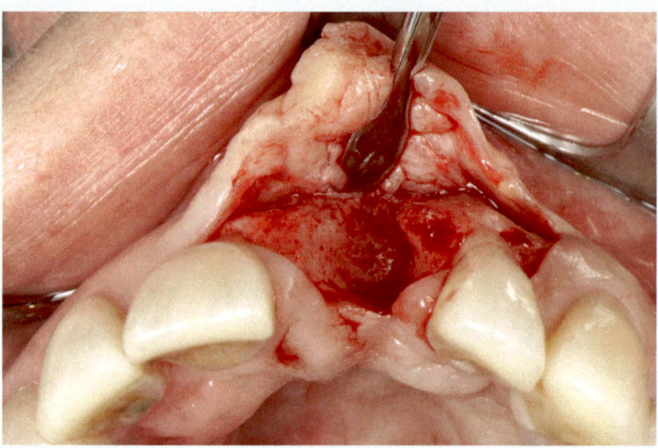

Abb. 8-84 Nach Lappenbildung imponiert ein Bindegewebsüberschuss bukkal.

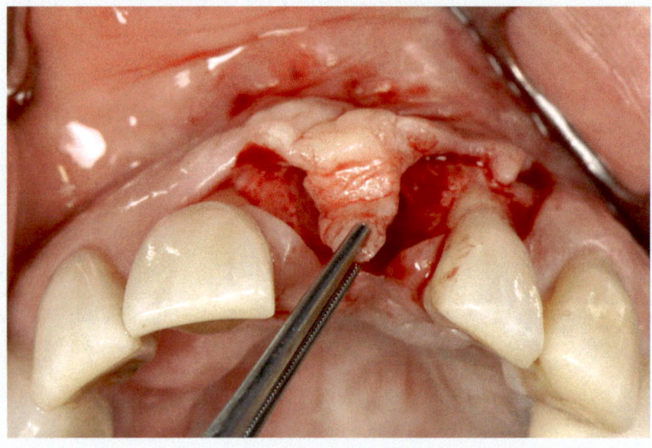

Abb. 8-85 Präparation eines bukkal gestielten Bindegewebstransplantats zur Erleichterung der plastischen Deckung des zu augmentierenden Bereichs.

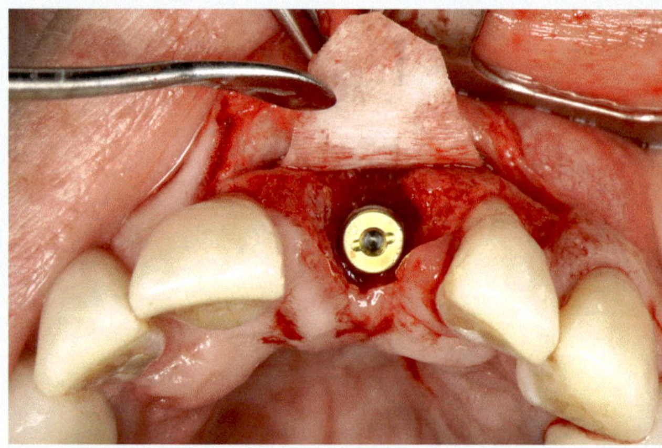

Abb. 8-86 Implantation und Einbringen einer biologischen Membran.

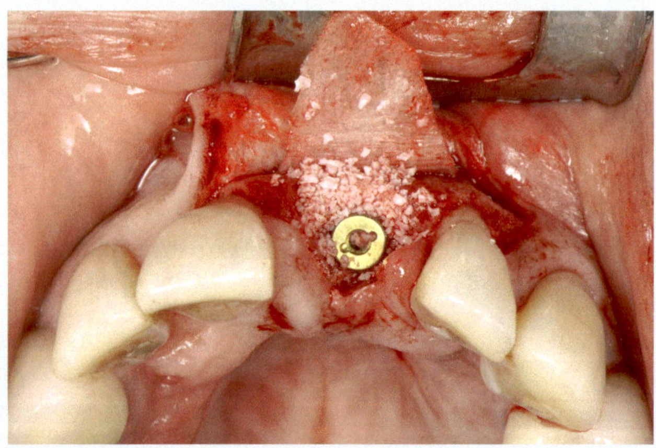

Abb. 8-87 Augmentation des Knochendefizits.

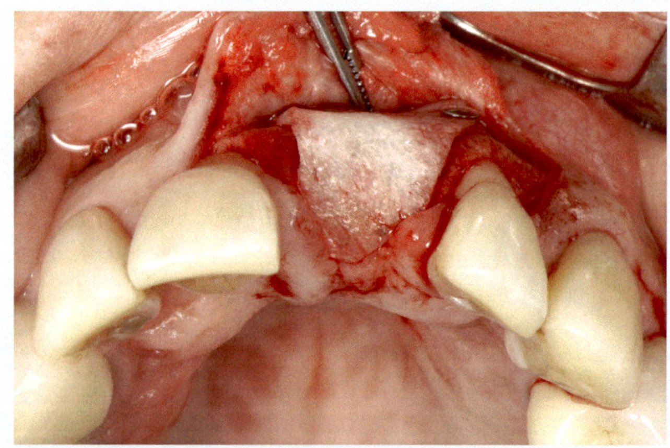

Abb. 8-88 Abdecken des augmentierten Bereichs mit Membran.

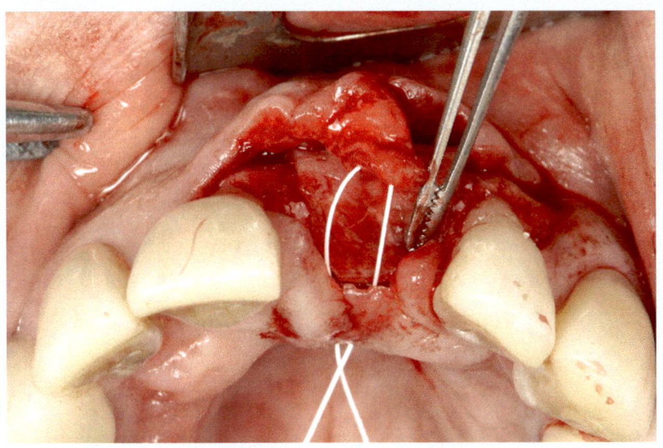

Abb. 8-89 Palatinal wurde das Weichgewebe unterminiert. Mithilfe einer Rückstichnaht wird das Läppchen angeschlungen.

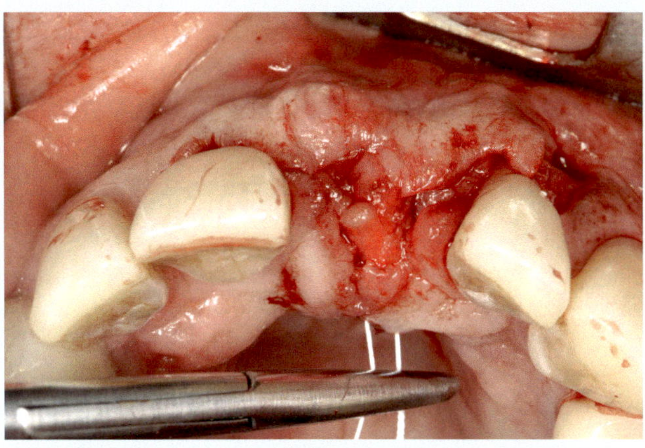

Abb. 8-90 Mit der Rückstichnaht wird das bukkal gestielte Läppchen in die palatinale Tasche gezogen und verschließt somit den augmentierten Bereich.

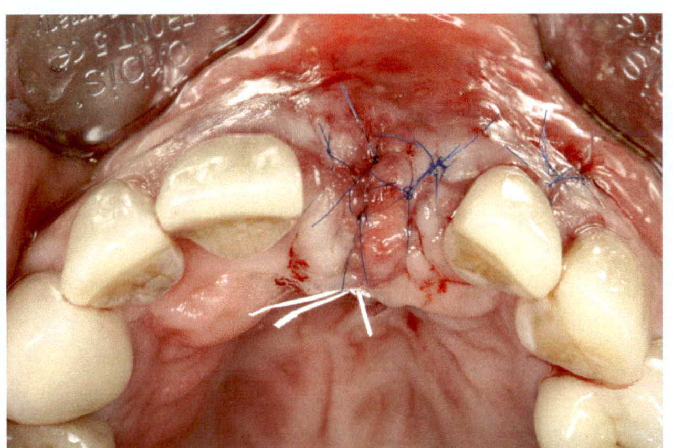

Abb. 8-91 Durch diese Verlängerung des Mukoperiostlappens wird ein spannungsfreier suffizienter Weichgewebsverschluss erreicht.

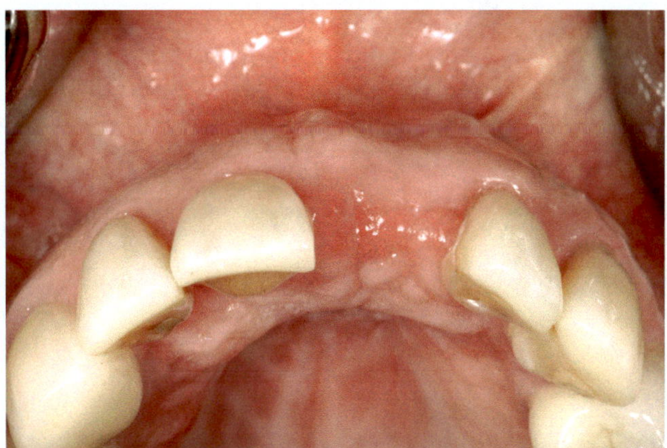

Abb. 8-92 Ausgeheilter Bereich 2 Wochen nach der OP.

Bindegewebstransplantate bei der Implantation

Muss präimplantologisch Knochen augmentiert werden, so wird man in vielen Fällen die Bindegewebsaugmentation eher mit der Implantation zusammen durchführen.

Klinischer Fall (Abb. 8-93 bis 8-117)
Die Patientin wollte eine ästhetische Verbesserung der Situation 13–21, die mit einer älteren VMK-Brücke versorgt war. Eine neue Brücke schied für sie aus, weil sie Einzelzahnversorgungen haben wollte. Zunächst wurde eine Knochenaugmentation mit einem Blocktransplantat von retromolar durchgeführt. Nach komplikationsloser Einheilung erfolgte 3 Monate später die Implantation Regio 11, 12. Nach der Insertion der beiden Implantate wurde ein kombiniertes Bindegewebstransplantat mit Schleimhautanteil eingebracht (Inlaygraft). Nach der komplikationslosen Heilung wurden die Implantate 2 Monate später minimalinvasiv mittels der KEYEX-Technik (s. Kap.10) freigelegt. Da in Regio 11 noch nicht ausreichend keratinisierte Schleimhaut vorhanden war, wurde ein Schleimhauttransplantat mit keratinisiertem Gewebe aus dem 1. Quadranten bukkal entnommen und Regio 11, 12 eingebracht. Nach der Einheilung wurden erhabene Bereiche, die durch narbige Heilung entstanden waren, mit einem rotierenden Diamanten eingeebnet und modelliert. Das periimplantäre Gewebe wurde zunächst mit Provisorien ausgeformt und nach 6 Monaten Maturation definitiv vollkeramisch versorgt.

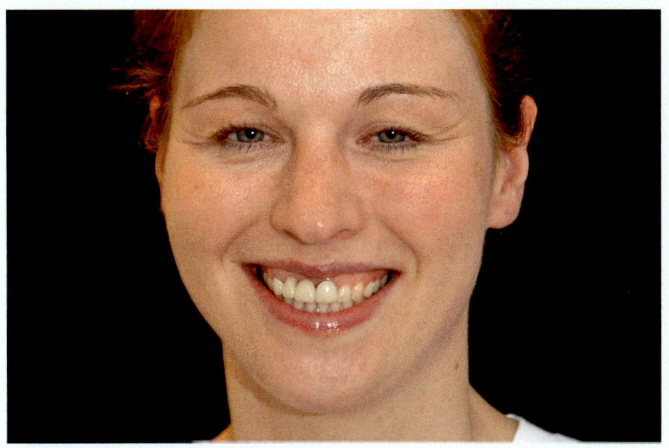

Abb. 8-93 Portrait vor Behandlung.

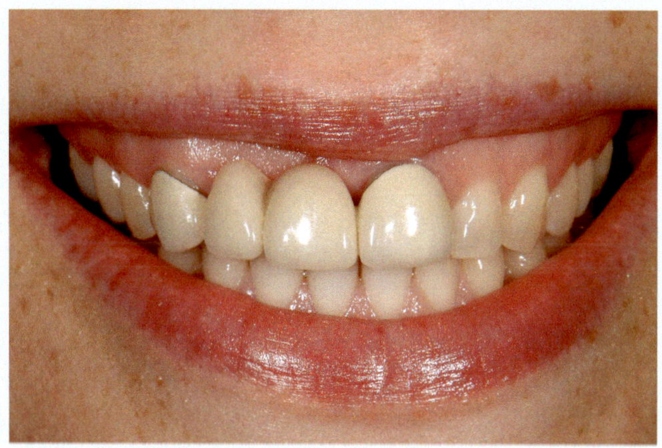

Abb. 8-94 Lippenbild mit „Gummy Smile" und ästhetisch unbefriedigender VMK-Brücke 13–21.

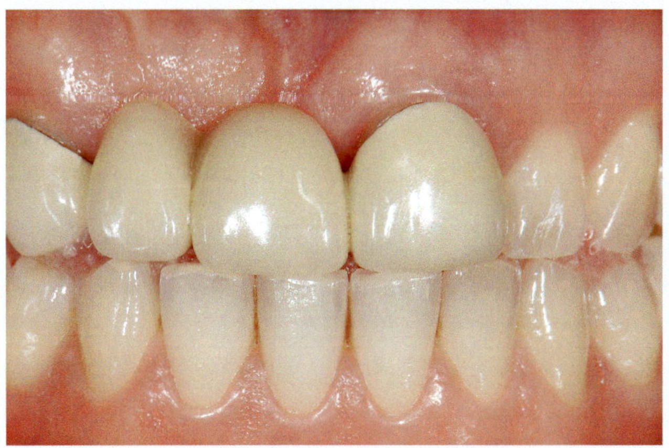

Abb. 8-95 Intraorale Situation mit Kieferkammdefekt Regio 11, 12.

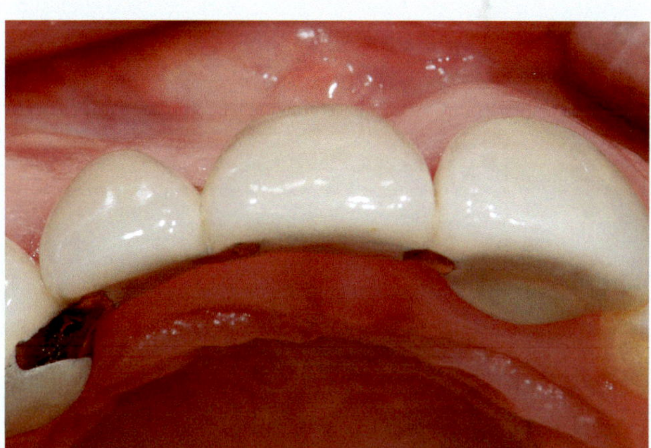

Abb. 8-96 Die okklusale Ansicht zeigt deutlich den horizontalen Defekt.

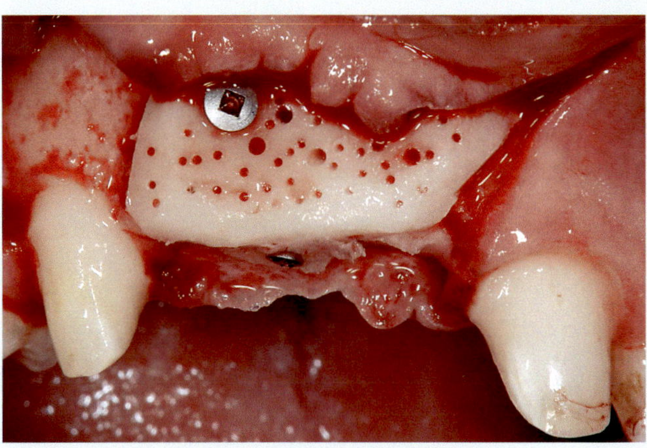

Abb. 8-97 Knochenblocktransplantat mit Perforationen für schnelle Revaskularisation.

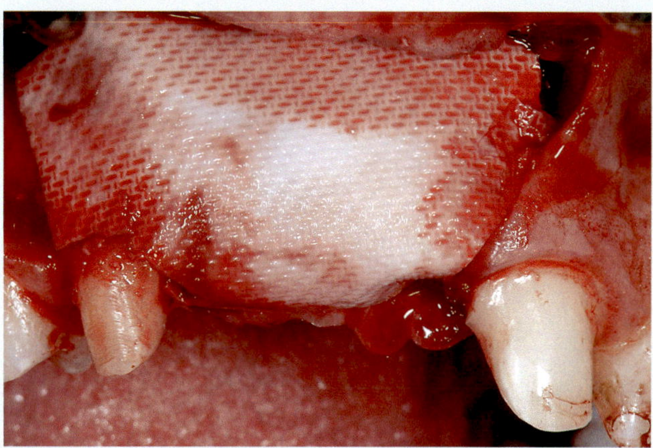

Abb. 8-98 Das Blocktransplantat wird mit einer Kollagenmembran abgedeckt.

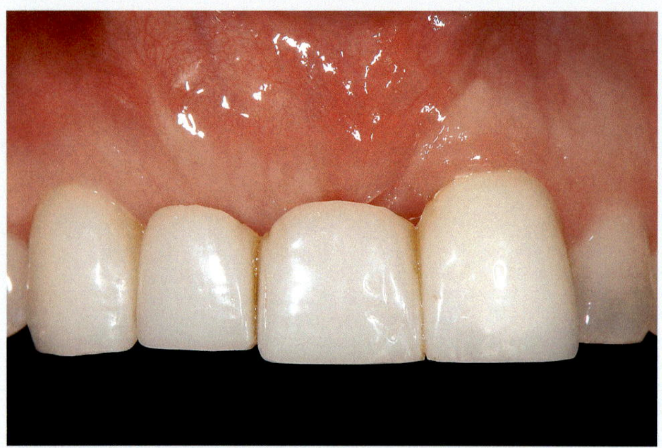

Abb. 8-99 Situation 3 Monate post-OP mit provisorischer Brücke.

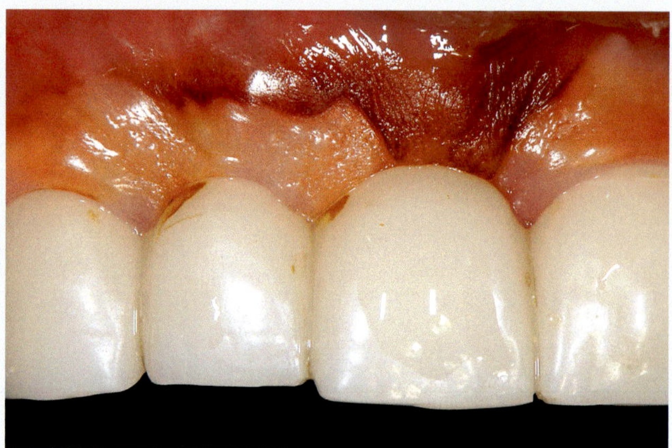

Abb. 8-100 Die Schleimhaut ist mit Lugolscher Jodlösung angefärbt, um keratinisierte Bereiche zu identifizieren

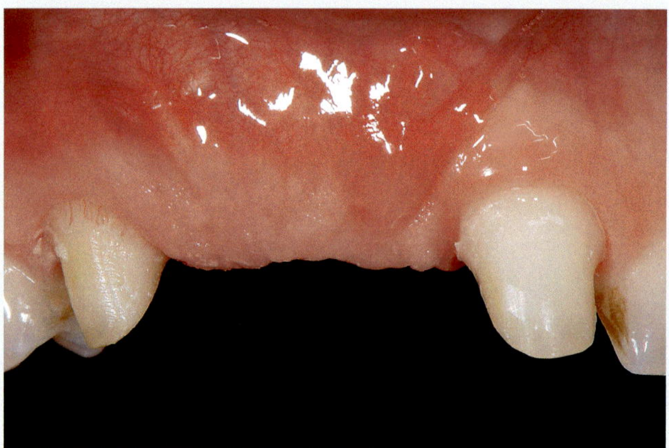

Abb. 8-101 Situation 3 Monate post-OP ohne provisorische Brücke. Durch die Augmentationschirurgie ist es zu einer Verschiebung der mukogingivalen Grenze nach krestal gekommen.

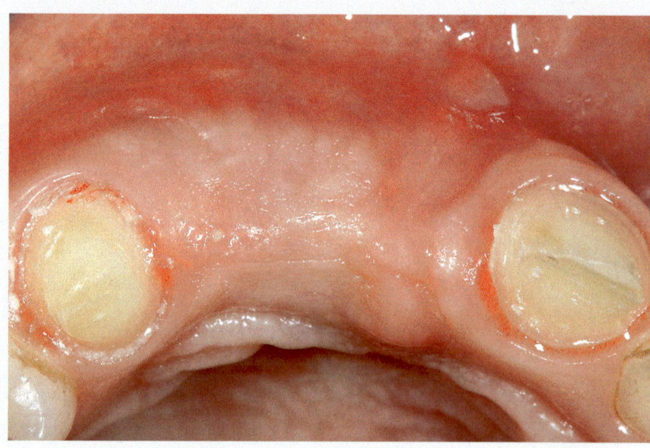

Abb. 8-102 Der augmentierte Kieferkamm von okklusal.

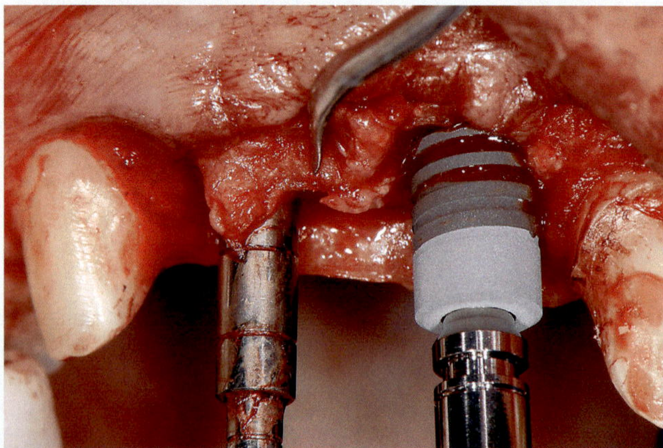

Abb. 8-103 Implantation Regio 11 und 12.

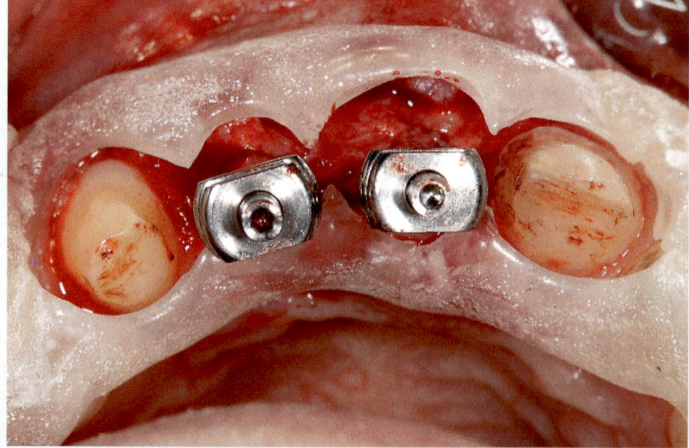

Abb. 8-104 Die Implantate in situ mit OP-Schablone. Die Position der Implantate ist leicht nach palatinal versetzt.

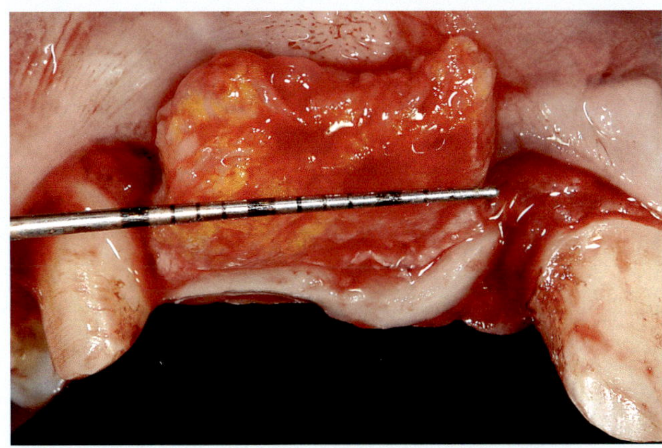

Abb. 8-105 Das Weichgewebstransplantat wurde in den Defekt eingepasst. Der Schleimhautanteil ist sichtbar.

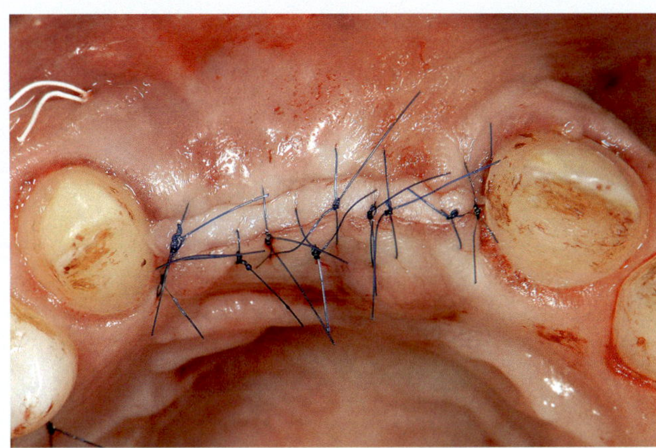

Abb. 8-106 Zustand nach Implantation und Weichgewebsaugmentation.

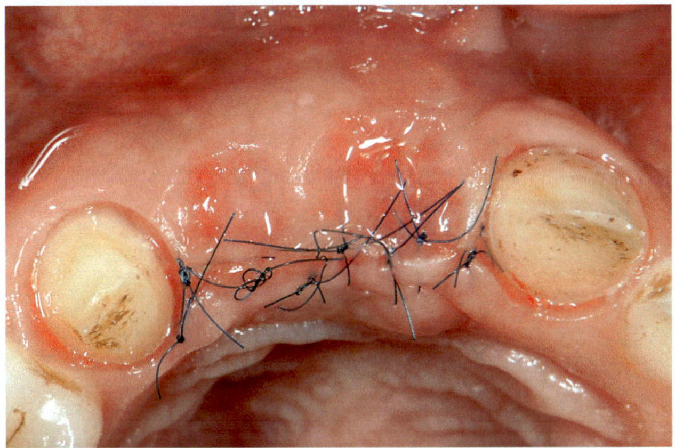

Abb. 8-107 Situation 1 Woche post-OP, reizlose Wundverhältnisse.

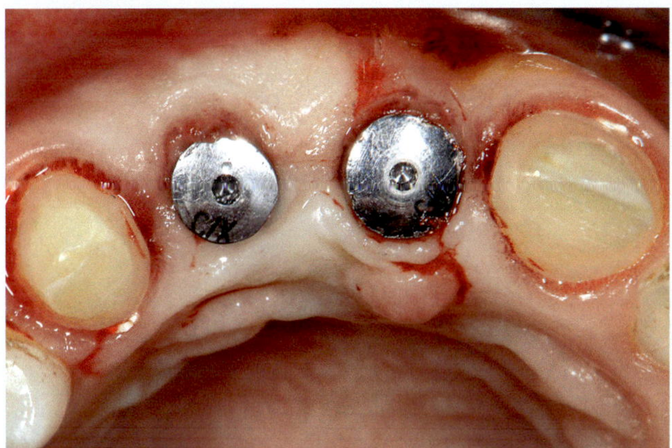

Abb. 8-108 Freigelegte Implantate mit Gingivaformer.

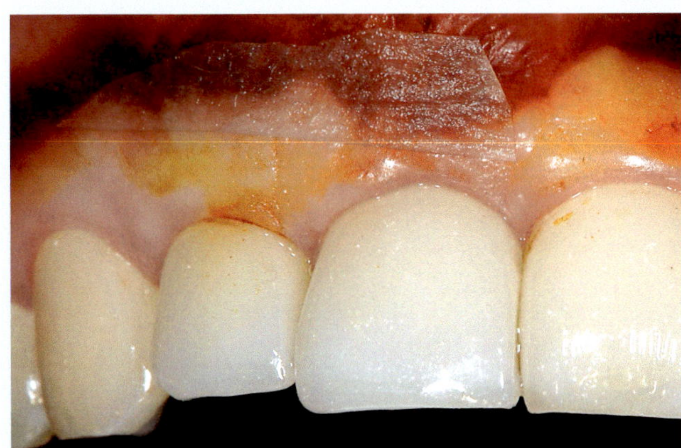

Abb. 8-109 Ein Stück steriles Papier dient als Schablone, um die Größe des Schleimhauttransplantats auf den Entnahmebereich zu übertragen. Die Schleimhaut ist angefärbt, um keratinisierte Bereiche zu identifizieren.

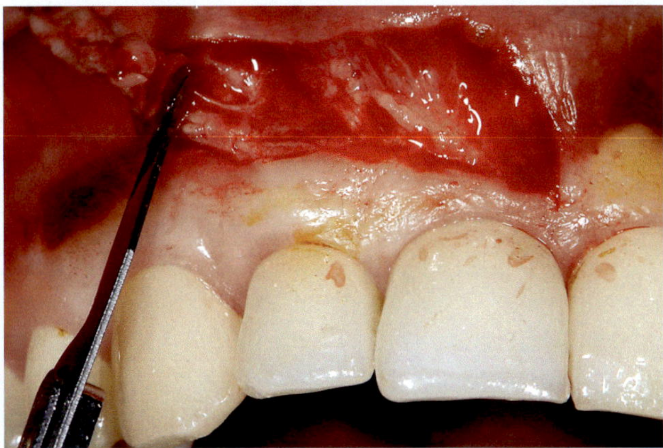

Abb. 8-110 Das Transplantatbett wurde vorbereitet.

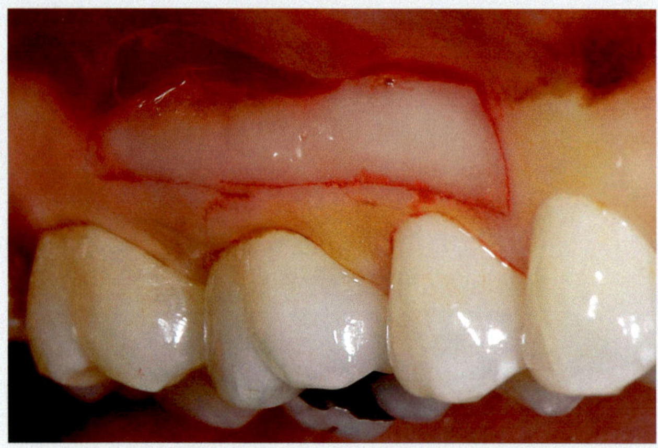

Abb. 8-111 Entnahme des freien Schleimhauttransplantats (FST) bukkal im 1. Quadranten.

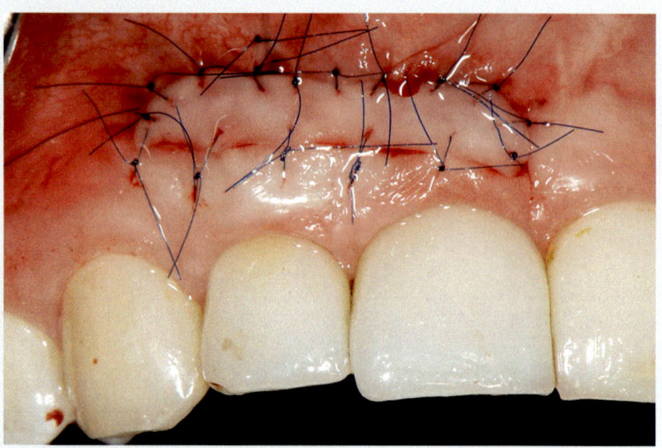

Abb. 8-112 Das FST ist mikrochirurgisch fixiert.

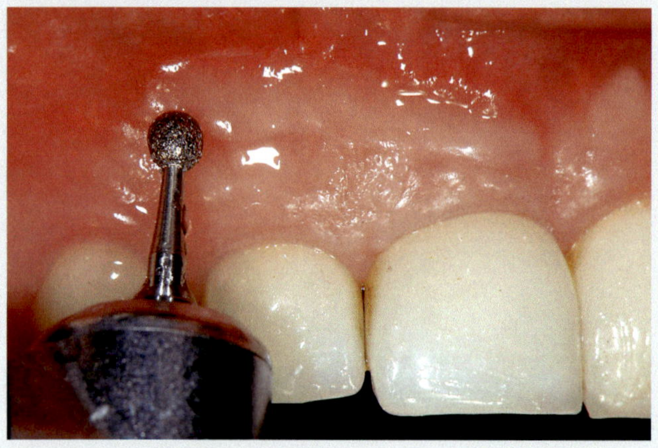

Abb. 8-113 Einige Wochen nach komplikationsloser Einheilung des FST. Ablative Gewebemodellation mittels eines rotierenden Diamanten.

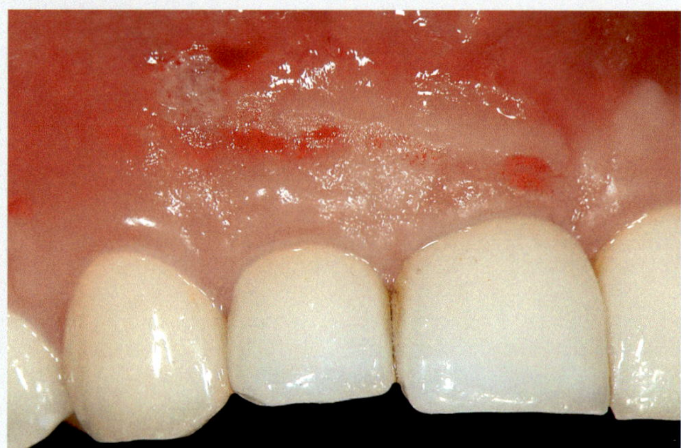

Abb. 8-114 Zustand nach der Gewebeabrasion.

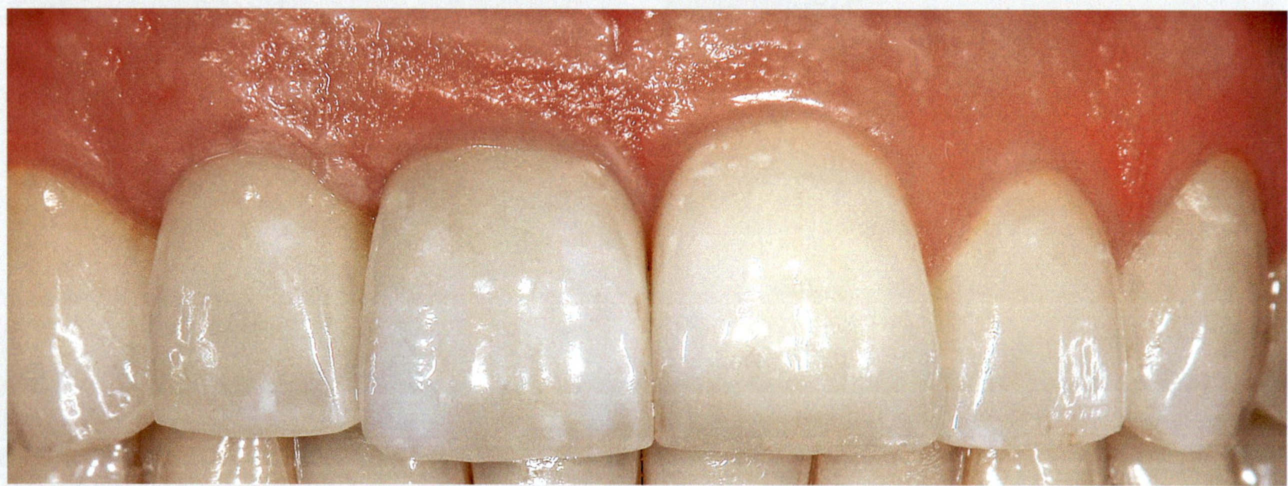

Abb. 8-115 Finale vollkeramische Versorgung der Front mit Implantaten Regio 11, 12 (Chirurgie und Prothetik: G. Körner, Zahntechnik: K. Müterthies).

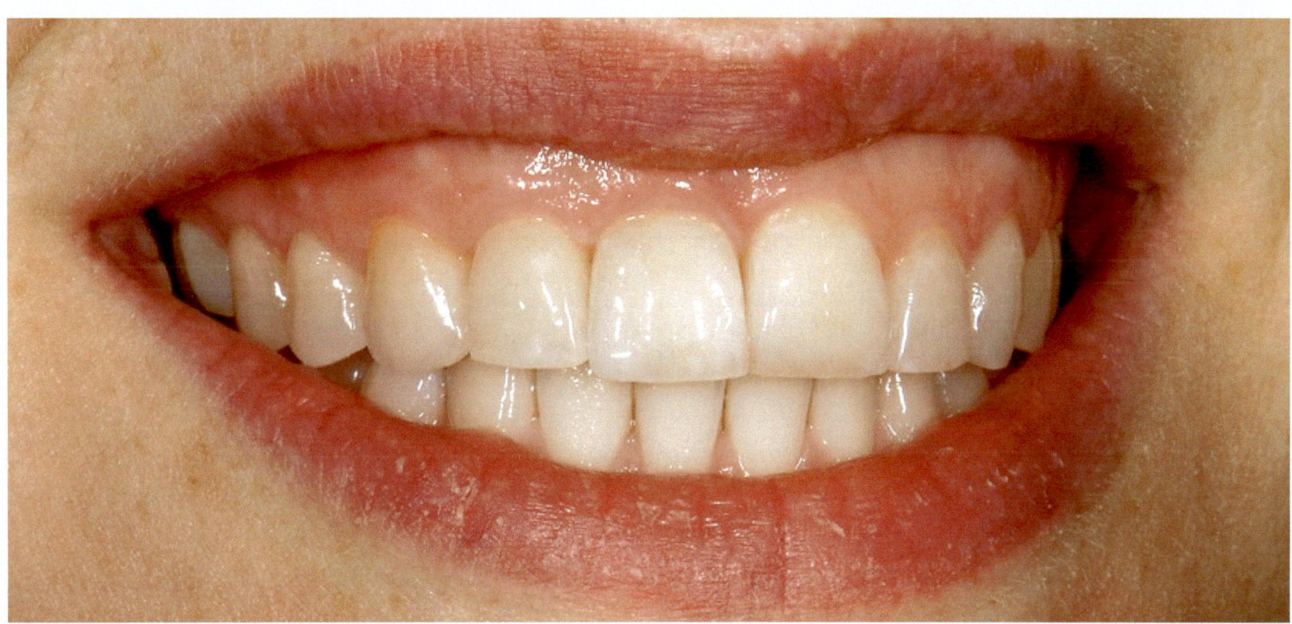

Abb. 8-116 Lippenbild.

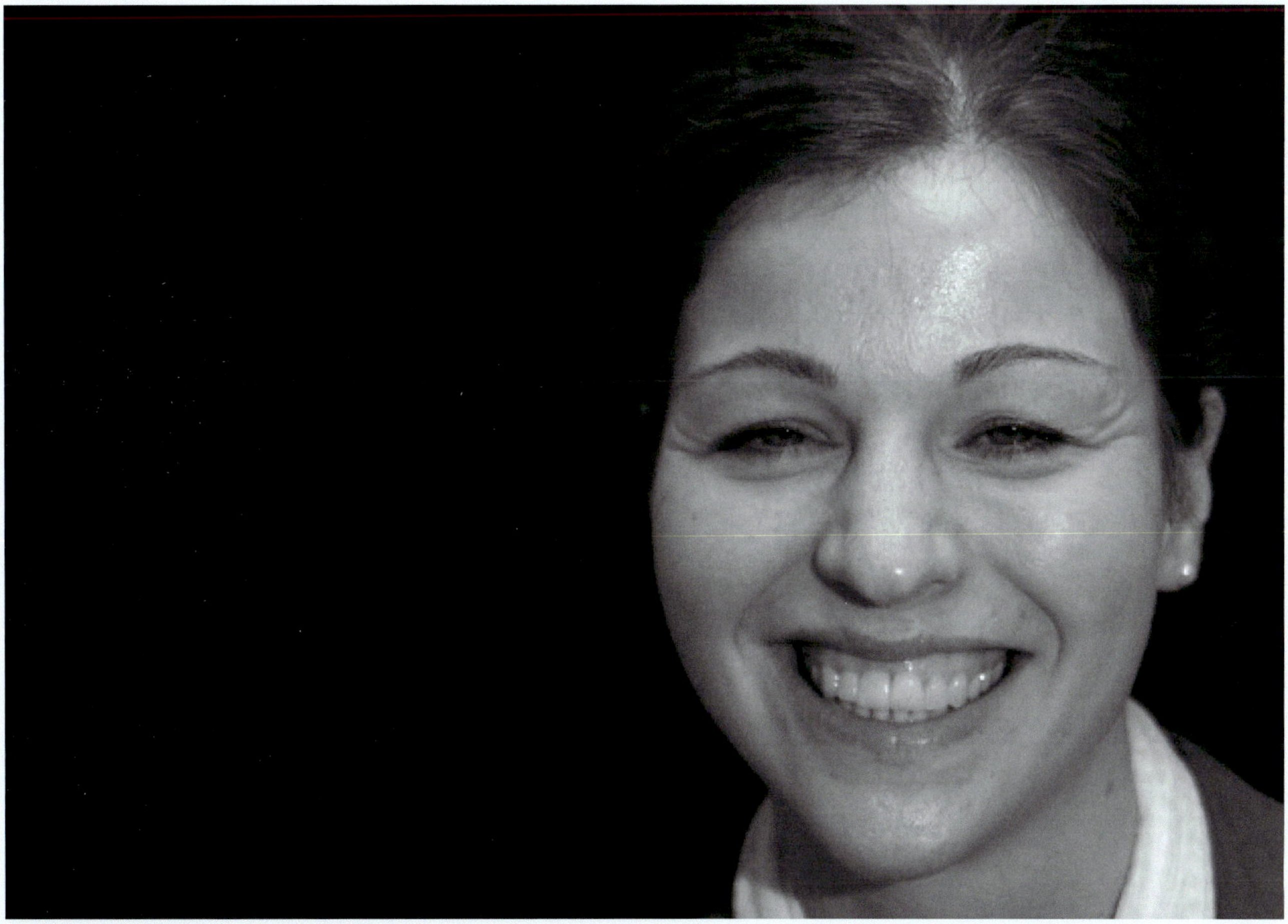

Abb. 8-117 Portrait nach Behandlung.

Bindegewebstransplantation als eigenständiger Eingriff

Klinischer Fall (Abb. 8-118 bis 8-127)

In einigen Fällen kann es sinnvoll sein, die Augmentation von Bindegewebe in einem gesonderten Eingriff durchzuführen und nicht mit anderen Interventionen zu kombinieren. Auf den Abbildungen 8-118 bis 8-127 ist so ein Fall dargestellt. Ein Mann Anfang zwanzig stellte sich mit einer Schaltlücke Regio 11, 21 und einem dreidimensionalen Kieferkammdefekt vor (Abb. 8-118). Nach Implantation und Augmentation fehlte immer noch Kammvolumen (Abb. 8-119 und 8-120). Daher wurde ca. 8 Wochen vor der Freilegungs-OP eine Augmentation von Bindegewebe durchgeführt. Ein Transplantat wurde palatinal aus dem Prämolarenbereich und ein Transplantat vom Tuber entnommen. Die Transplantate vom Tuberbereich sind in der Regel reicher an Bindegewebe als die Transplantate vom Prämolarenbereich und enthalten auch weniger Fett- und Drüsenanteile. Daher sind Transplantate aus dem Tuberbereich auch meist volumenstabiler.

Die Augmentation erfolgte über einen krestalen Zugang, durch den der krestale und vestibuläre Bereich Regio 11, 21 unterminiert wurde. Das erste Transplantat (aus dem Prämolarenbereich) wurde bukkal plaziert (Abb. 8-121 und 8-122), das zweite (aus dem Tuberbereich) kam krestal zu liegen (Abb. 8-123 bis 8-125), um die Interdentalpapille zwischen den Implantaten zu ermöglichen. Nach komplikationsloser Einheilung erfolgte die Freilegung mit der Split-Finger-Technik (Abb. 8-126) (s. auch Kap. 10). Durch diese Technik wird zusätzlich Gewebe von palatinal nach bukkal gebracht. Durch die Kombination von Hart- und Weichgewebsaugmentation konnte ein akzeptables Ergebnis erreicht werden (Abb. 8-127).

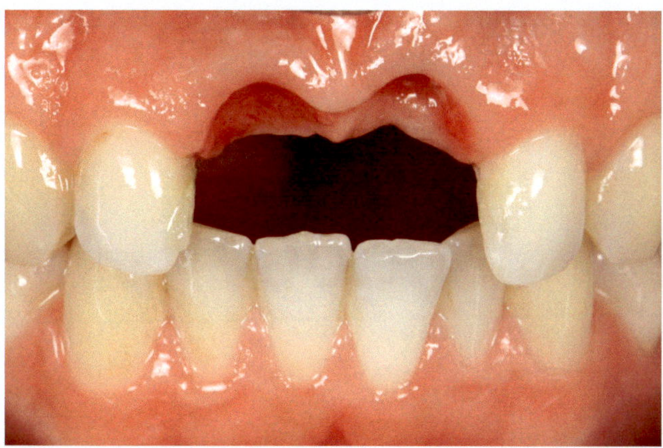

Abb. 8-118 Ausgangsbefund.

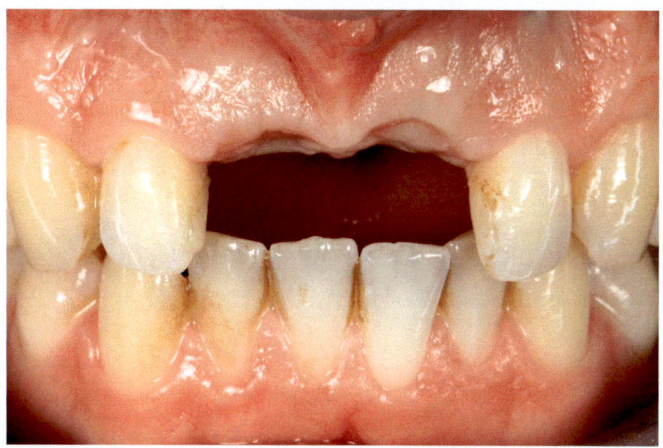

Abb. 8-119 Zustand nach Implantation Regio 11, 21 und Knochenaugmentation mittels GBR.

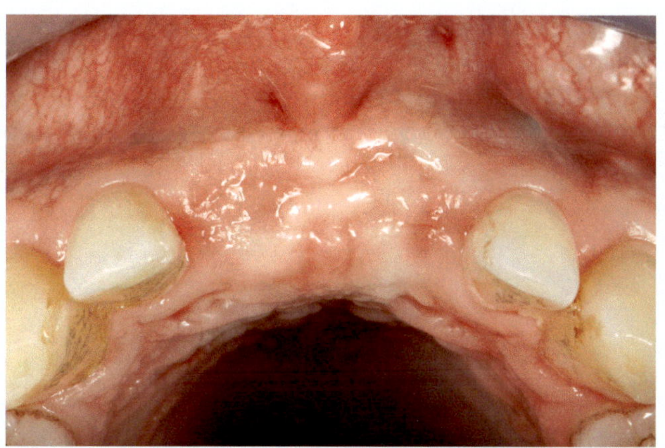

Abb. 8-120 Zustand vor der Bindegewebsaugmentation.

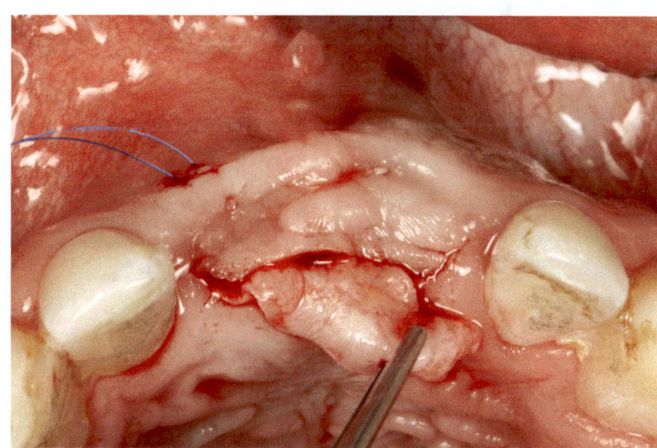

Abb. 8-121 Das erste Transplantat wird mit Rückstichnaht in die Tasche gezogen.

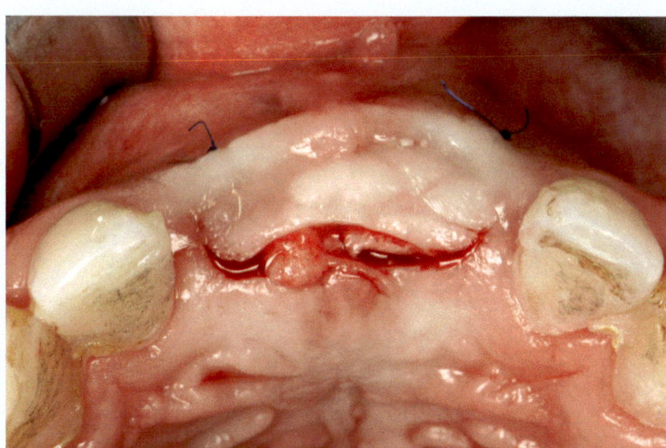

Abb. 8-122 Das erste Transplantat ist mit zwei Rückstichnähten in der Tasche bukkal des Kamms fixiert.

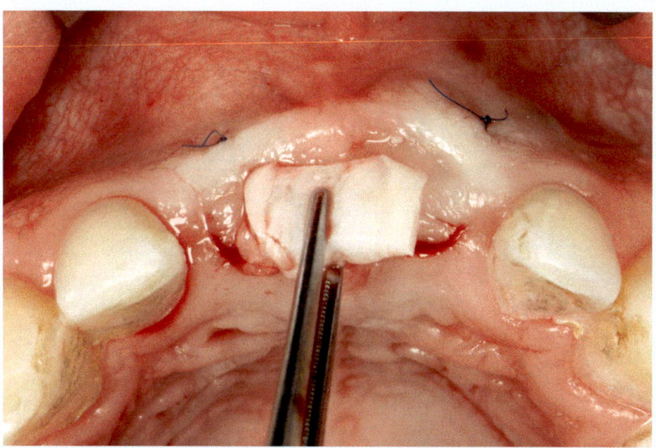

Abb. 8-123 Das zweite Transplantat vom Tuberbereich.

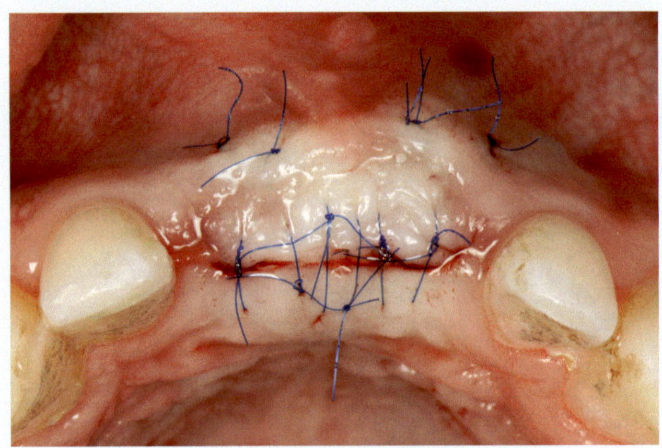

Abb. 8-124 Abschluss der OP. Alle Transplantate sind sicher mit mikrochirurgischem Nahtmaterial fixiert und der Bereich verschlossen.

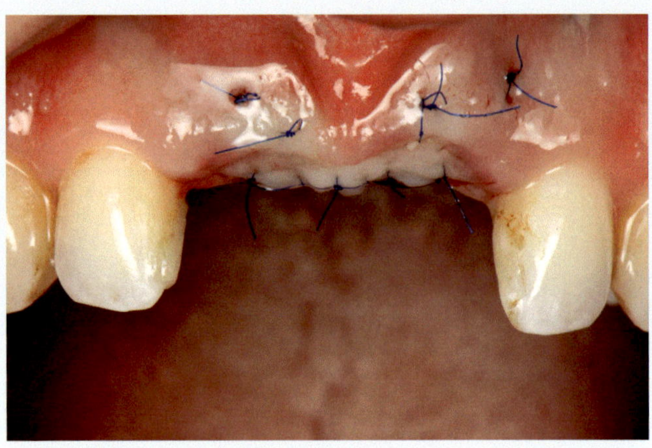

Abb. 8-125 Ansicht von frontal.

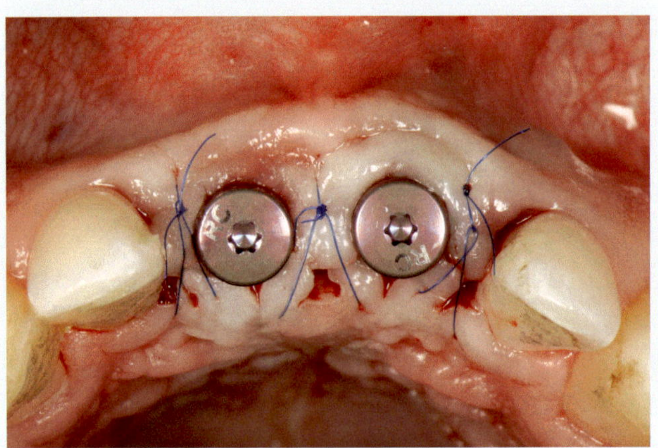

Abb. 8-126 Circa 8 Wochen nach der Weichgewebsaugmentation wurden die Implantate mit Split-Finger-Technik mikrochirurgisch freigelegt.

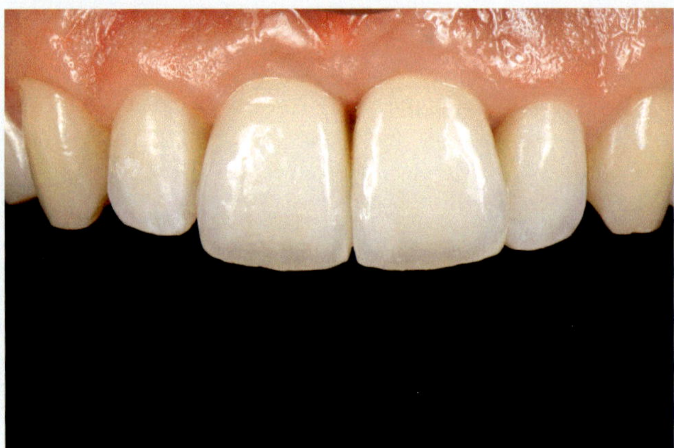

Abb. 8-127 Abschlussbild nach prothetischer Versorgung der Implantate (Chirurgie: A. Happe, Prothetik: B. van den Bosch, Zahntechnik: P. Holthaus).

Bindegewebstransplantat bei der Freilegung

Der Stellenwert der Freilegungs-OP wird häufig unterschätzt. Zu diesem Zeitpunkt kann das Ergebnis der Behandlung aber tatsächlich noch entscheidend beeinflusst werden. Auch noch bei der Freilegung kann eine Augmentation mit Bindegewebe erfolgen.

Der Fall auf den Abbildungen 8-128 bis 8-131 zeigt die Implantation eines Bindegewebstransplantats in Kombination mit einer Split-Finger-Technik nach Misch[41] (kompletter Fall s. Kap. 9 ab Abb. 9-119). Dabei wird der Lappen vorzugsweise als „Split Flap" präpariert und das Transplantat zwischen Periost, das auf dem Knochen verbleibt, und Mukosa gelegt. Wenn Osteosynthesematerial entfernt und ein voller Mukoperiostlappen präpariert werden muss, kann das Transplantat auch direkt auf den Knochen gelegt werden. Eine klinische Studie von Puisys hat gezeigt, dass es auch mithilfe von Ersatzmaterialien für Bindegewebe möglich ist, eine Verdickung von Mukosa zu errreichen[29]. Der Fall auf den Abbildungen 8-132 bis 8-135 zeigt die Verwendung einer porcinen Dermis zur Verdickung von Weichgewebe bei der Freilegung mit Split-Finger-Technik.

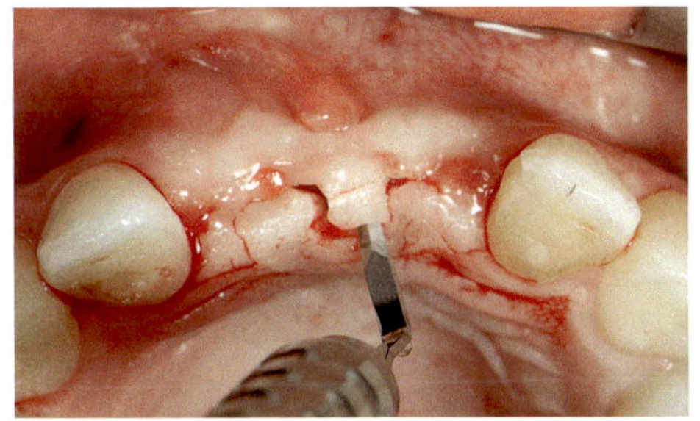

Abb. 8-128 Mikrochirurgische Freilegung von 2 Implantaten Regio 11, 21 mittels Split-Finger-Technik.

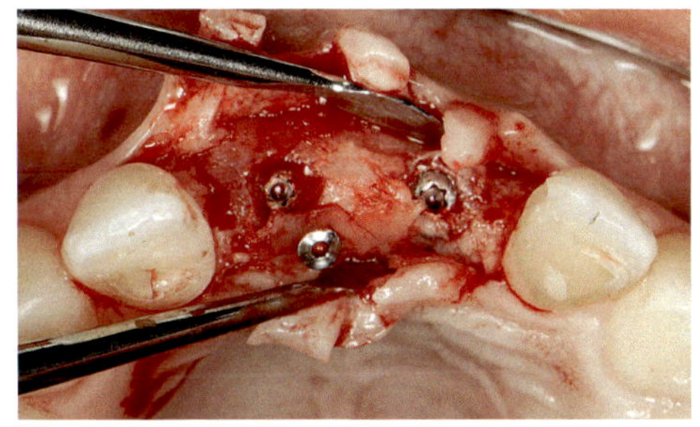

Abb. 8-129 Zugang zu den Implantaten und Entfernung von Osteosynthesematerial.

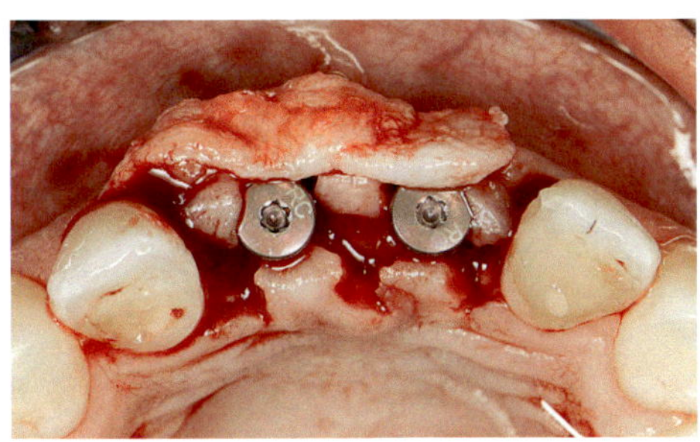

Abb. 8-130 Subepitheliales Bindegewebstransplantat zur Verdickung des fazialen Weichgewebes.

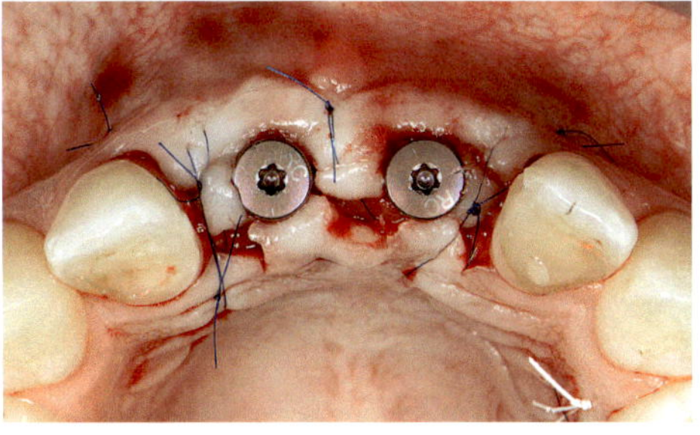

Abb. 8-131 Zustand am Ende der Freilegungs-OP. Mikrochirurgische Naht und vollständige Bedeckung des Transplantats. (kompletter Fall s. Kap. 9 ab Abb. 9-119).

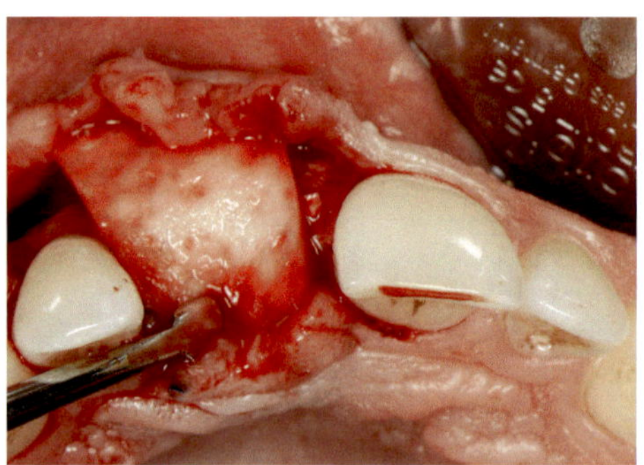

Abb. 8-132 Die rehydrierte xenogene Dermis wurde entsprechend auf Defektgröße zugeschnitten.

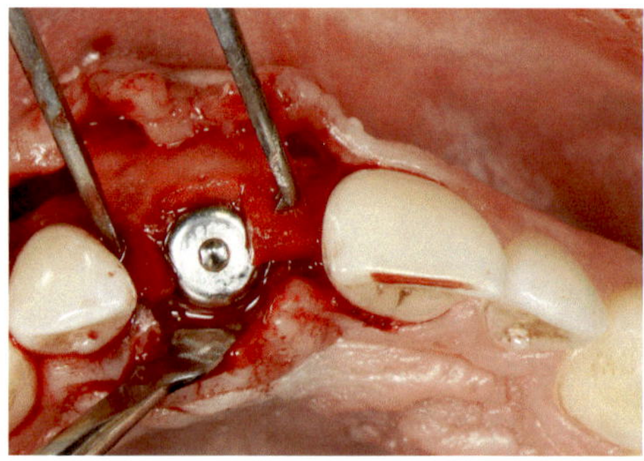

Abb. 8-133 Das Ersatzmaterial wird nach Freilegung des Implantats mittels Bildung des Schleimhautläppchens nach Split-Finger-Technik eingebracht.

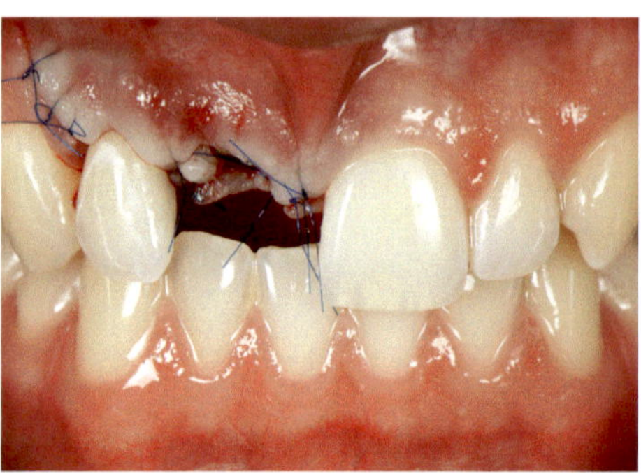

Abb. 8-134 Die Schleimhaut wird mit 6-0 monofilen Nähten adaptiert.

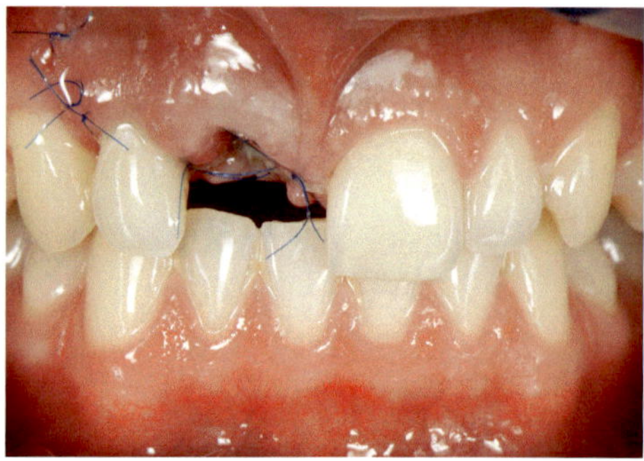

Abb. 8-135 Wundverhältnisse bei Nahtentfernung 1 Woche post-OP von frontal.

LITERATUR

1. Khoury F, Happe A. Soft tissue management in oral implantology: a review of surgical techniques for shaping an esthetic and functional peri-implant soft tissue structure. Quintessence Int. 2000;31(7):483-99.
2. Khoury F, Happe A. The palatal subepithelial connective tissue flap method for soft tissue management to cover maxillary defects: a clinical report. Int J Oral Maxillofac Implants. 2000;15(3):415-8.
3. Song JE, Um YJ, Kim CS, Choi SH, Cho KS, Kim CK, et al. Thickness of posterior palatal masticatory mucosa: the use of computerized tomography. J Periodontol. 2008;79(3):406-12.
4. Barriviera M, Duarte WR, Januario AL, Faber J, Bezerra AC. A new method to assess and measure palatal masticatory mucosa by cone-beam computerized tomography. J Clin Periodontol. 2009;36(7):564-8.
5. Muller HP, Eger T. Masticatory mucosa and periodontal phenotype: a review. The International journal of periodontics & restorative dentistry. 2002;22(2):172-83.
6. Langer B, Langer L. Subepithelial connective tissue graft technique for root coverage. J Periodontol. 1985;56(12):715-20.
7. Miller PD, Jr. Root coverage using the free soft tissue autograft following citric acid application. III. A successful and predictable procedure in areas of deep-wide recession. Int J Periodontics Restorative Dent. 1985;5(2):14-37.

8. Abrams L. Augmentation of the deformed residual edentulous ridge for fixed prosthesis. Compend Contin Educ Gen Dent. 1980;1(3):205-13.

9. Allen EP, Gainza CS, Farthing GG, Newbold DA. Improved technique for localized ridge augmentation. A report of 21 cases. J Periodontol. 1985;56(4):195-9.

10. Studer SP, Allen EP, Rees TC, Kouba A. The thickness of masticatory mucosa in the human hard palate and tuberosity as potential donor sites for ridge augmentation procedures. J Periodontol. 1997;68(2):145-51.

11. Langer B, Calagna L. The subepithelial connective tissue graft. J Prosthet Dent. 1980;44(4):363-7.

12. Langer B, Calagna LJ. The subepithelial connective tissue graft. A new approach to the enhancement of anterior cosmetics. Int J Periodontics Restorative Dent. 1982;2(2):22-33.

13. Garber DA. The esthetic dental implant: letting restoration be the guide. J Oral Implantol. 1996;22(1):45-50.

14. Scharf DR, Tarnow DP. Modified roll technique for localized alveolar ridge augmentation. Int J Periodontics Restorative Dent. 1992;12(5):415-25.

15. Israelson H, Plemons JM. Dental implants, regenerative techniques, and periodontal plastic surgery to restore maxillary anterior esthetics. Int J Oral Maxillofac Implants. 1993;8(5):555-61.

16. Cortellini P, Tonetti MS. Microsurgical approach to periodontal regeneration. Initial evaluation in a case cohort. J Periodontol. 2001;72(4):559-69.

17. Wachtel H, Schenk G, Bohm S, Weng D, Zuhr O, Hurzeler MB. Microsurgical access flap and enamel matrix derivative for the treatment of periodontal intrabony defects: a controlled clinical study. J Clin Periodontol. 2003;30(6):496-504.

18. Zadeh HH, Daftary F. Minimally invasive surgery: an alternative approach for periodontal and implant reconstruction. J Calif Dent Assoc. 2004;32(12):1022-30.

19. Shanelec DA. Anterior esthetic implants: microsurgical placement in extraction sockets with immediate plovisionals. J Calif Dent Assoc. 2005;33(3):233-40.

20. Burkhardt R, Lang NP. Coverage of localized gingival recessions: comparison of micro- and macrosurgical techniques. J Clin Periodontol. 2005;32(3):287-93.

21. Berglundh T, Lindhe J. Dimension of the periimplant mucosa. Biological width revisited. J Clin Periodontol. 1996;23(10):971-3.

22. Mankoo T. Single-tooth implant restorations in the esthetic zone--contemporary concepts for optimization and maintenance of soft tissue esthetics in the replacement of failing teeth in compromised sites. Eur J Esthet Dent. 2007;2(3):274-95.

23. Funato A, Salama MA, Ishikawa T, Garber DA, Salama H. Timing, positioning, and sequential staging in esthetic implant therapy: a four-dimensional perspective. Int J Periodontics Restorative Dent. 2007;27(4):313-23.

24. Jung RE, Holderegger C, Sailer I, Khraisat A, Suter A, Hammerle CH. The effect of all-ceramic and porcelain-fused-to-metal restorations on marginal peri-implant soft tissue color: a randomized controlled clinical trial. Int J Periodontics Restorative Dent. 2008;28(4):357-65.

25. Lee A, Fu JH, Wang HL. Soft tissue biotype affects implant success. Implant Dent. 2011;20(3):e38-47.

26. Jung RE, Sailer I, Hammerle CH, Attin T, Schmidlin P. In vitro color changes of soft tissues caused by restorative materials. Int J Periodontics Restorative Dent. 2007;27(3):251-7.

27. Park SE, Da Silva JD, Weber HP, Ishikawa-Nagai S. Optical phenomenon of peri-implant soft tissue. Part I. Spectrophotometric assessment of natural tooth gingiva and peri-implant mucosa. Clin Oral Implants Res. 2007;18(5):569-74.

28. Wiesner G, Esposito M, Worthington H, Schlee M. Connective tissue grafts for thickening peri-implant tissues at implant placement. One-year results from an explanatory split-mouth randomised controlled clinical trial. Eur J Oral Implantol. 2010;3(1):27-35.

29. Puisys A, Linkevicius T. The influence of mucosal tissue thickening on crestal bone stability around bone-level implants. A prospective controlled clinical trial. Clin Oral Implants Res. 2015;26(2):123-9.

30. Thoma DS, Benic GI, Zwahlen M, Hammerle CH, Jung RE. A systematic review assessing soft tissue augmentation techniques. Clin Oral Implants Res. 2009;20(Suppl 4):146-65.

31. Burkhardt R, Joss A, Lang NP. Soft tissue dehiscence coverage around endosseous implants: a prospective cohort study. Clin Oral Implants Res. 2008;19(5):451-7.

32. Chen ST, Wilson TG, Jr., Hammerle CH. Immediate or early placement of implants following tooth extraction: review of biologic basis, clinical procedures, and outcomes. Int J Oral Maxillofac Implants. 2004;19(Suppl):12-25.

33. Chen ST, Darby IB, Reynolds EC. A prospective clinical study of non-submerged immediate implants: clinical outcomes and esthetic results. Clin Oral Implants Res. 2007;18(5):552-62.

34. Landsberg CJ. Socket seal surgery combined with immediate implant placement: a novel approach for single-tooth replacement. Int J Periodontics Restorative Dent. 1997;17(2):140-9.

35. Jung RE, Siegenthaler DW, Hammerle CH. Postextraction tissue management: a soft tissue punch technique. Int J Periodontics Restorative Dent. 2004;24(6):545-53.

36. Fickl S, Zuhr O, Wachtel H, Bolz W, Huerzeler MB. Hard tissue alterations after socket preservation: an experimental study in the beagle dog. Clin Oral Implants Res. 2008;19(11):1111-8.

37. Horvath A, Mardas N, Mezzomo LA, Needleman IG, Donos N. Alveolar ridge preservation. A systematic review. Clin Oral Investig. 2013;17(2):341-63.

38. Weng D, Stock V, Schliephake H. Are socket and ridge preservation techniques at the day of tooth extraction efficient in maintaining the tissues of the alveolar ridge? Systematic review, consensuns statements and recommendations of the 1st DGI Consensus conference in September 2010, Aerzen, Germany. Eur J Oral Implantol 2011;4(Suppl):S59-S66.

39. Happe A, Khoury F. Complications and risk factors in bone grafting procedures. . In: Khoury F, Antoun H, Missika P, editors. Bone Augmentation in Oral Implantology. Chicago: Quintessenz 2007:405-29.

40. Nemcovsky CE, Artzi Z, Moses O. Rotated palatal flap in immediate implant procedures. Clinical evaluation of 26 consecutive cases. Clin Oral Implants Res. 2000;11(1): 83-90.

41. Misch CE, Al-Shammari KF, Wang HL. Creation of interimplant papillae through a split-finger technique. Implant Dent. 2004;13(1):20-7.

»Dinge passieren nicht einfach, man muss sie stattfinden lassen.«

John F. Kennedy

/9

KNOCHEN-AUGMENTATION

Arndt Happe, Daniel Rothamel, Gerd Körner

EINLEITUNG

Wenn in der ästhetischen Zone Kieferkammdefekte vorliegen, muss mittels Geweberegeneration ein stabiles Knochenvolumen mit adäquater anatomischer Architektur wiederhergestellt werden. Nur so kann ein natürlich wirkendes, ästhetisches Resultat erzielt werden. Die Vorhersagbarkeit von Augmentationsmaßnahmen hängt dabei nicht nur von der gewählten Technik, sondern auch von der Natur des Defekts und der Qualität der betroffenen Gewebe ab.

Neben der Technik und dem allgemeinen Gesundheitszustand des Patienten beeinflussen folgende Faktoren das Ergebnis augmentativer Eingriffe:

/ die Defektgröße,
/ die Defektkonfiguration (horizontal/vertikal/dreidimensional/einwandig/zweiwandig/dreiwandig usw.),
/ die Lokalisation des Defekts (Oberkiefer/Unterkiefer/Frontzahnbereich/Seitenzahnbereich),
/ die Knochenqualität,
/ das Behandlerteam (sog. Center-Effect).

Es gibt keinen universellen Ansatz für die Behandlung aller Kammdefekte. Jeder Defekt ist einzigartig und stellt spezifische Anforderungen bezüglich der Hart- und Weichgewebsrekonstruktion[1].

Schaut man die wissenschaftliche Literatur zu Knochenaugmentationen an, kann man folgende Aussagen treffen: Die Evidenz für das zweizeitige Vorgehen ist größer als für die simultane Augmentation bei Implantation[2].

Autogene Knochentransplantate sind zwar der Goldstandard, aber Knochenersatzmaterialien funktionieren sehr gut, wenn man sie mit geeigneten Techniken in ihren spezifischen Indikationen verwendet[3].

So gibt es zum Beispiel wenig Evidenz für die Verwendung von Ersatzmaterial in vertikalen Defekten (s. auch Kap. 14). Sie sollten ausschließlich für horizontale Defekte verwendet werden und zwar eher für Defekte innerhalb der Kieferkontur (Intrabony Defect) als außerhalb der Kontur (outside the contour, contour forming defect)[4].

Benic und Hämmerle haben eine anschauliche Klassifikation entwickelt, die spezifische klinische Ausgangssituationen jeweils mit einem therapeutischen Konzept verknüpft[4a] (Abb. 9-1; klinische Beispiele in Abb. 9-2 bis 9-4).

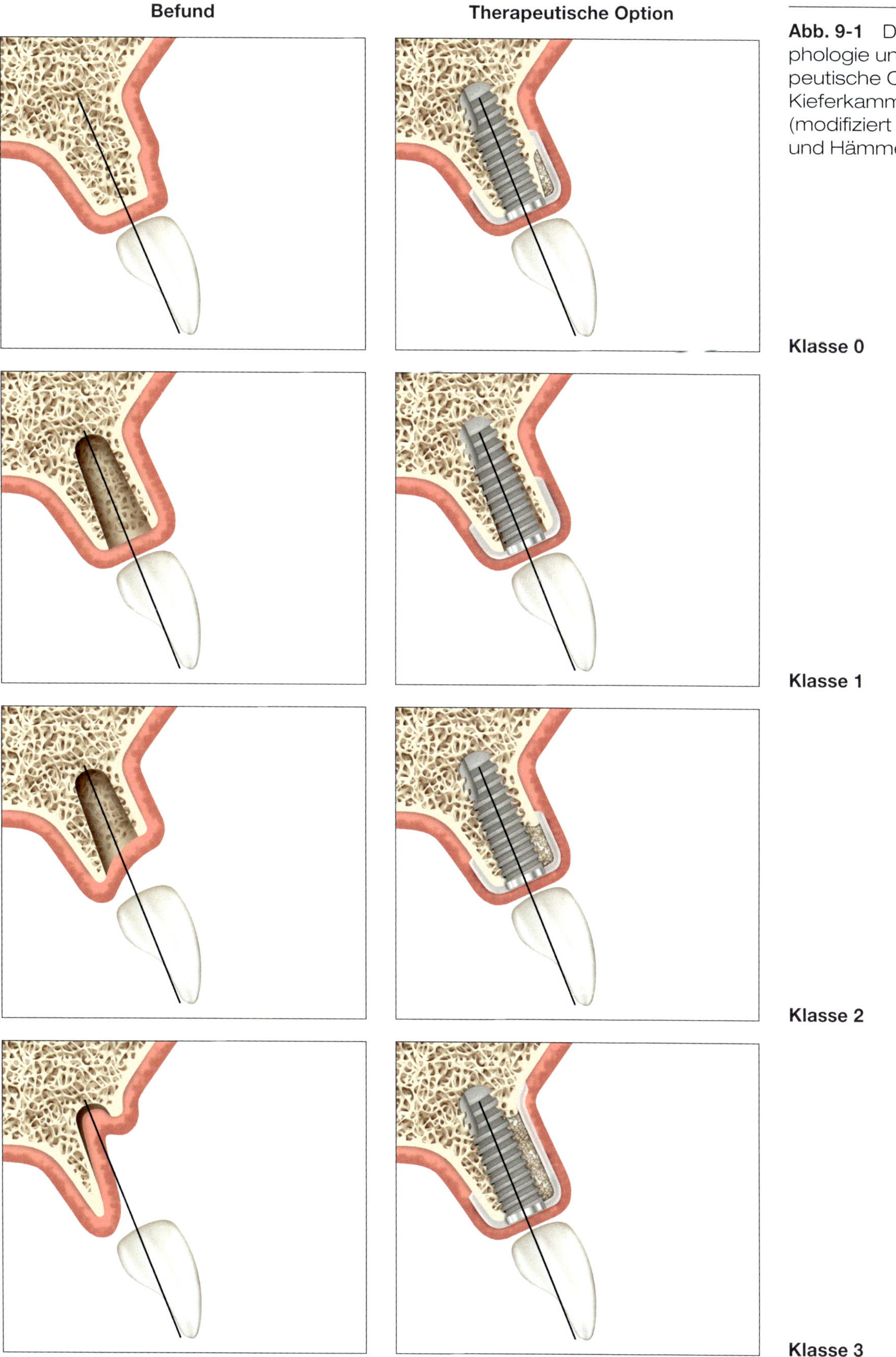

Abb. 9-1 Defektmorphologie und therapeutische Option von Kieferkammdefekten (modifiziert nach Benic und Hämmerle[4a]).

Klasse 0

Klasse 1

Klasse 2

Klasse 3

Abb. 9-1 Fortsetzung: Defektmorphologie und therapeutische Option von Kieferkammdefekten (modifiziert nach Benic und Hämmerle[4a]).

	Befund	Therapeutische Option
Klasse 4	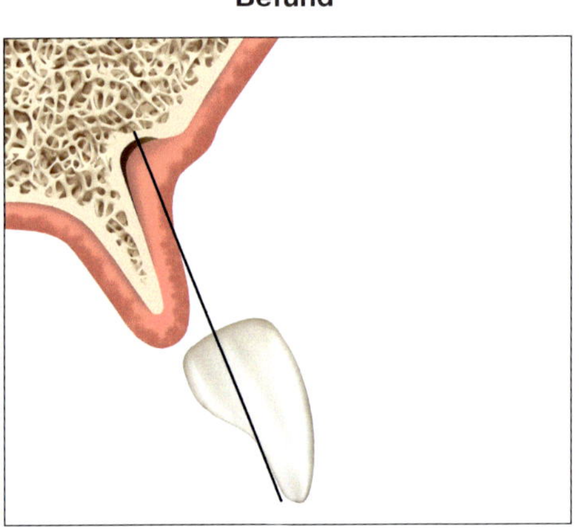	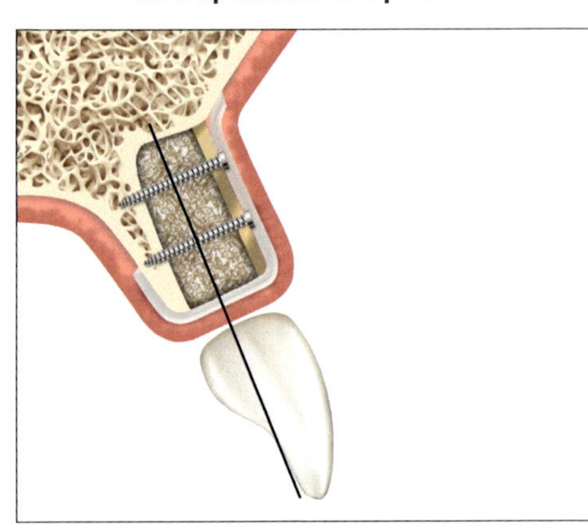
Klasse 5	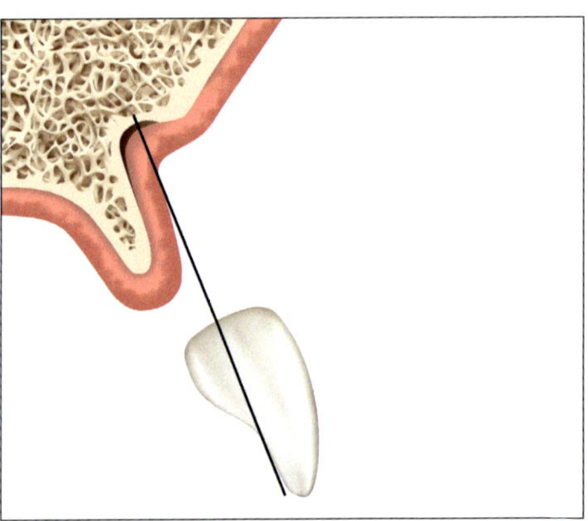	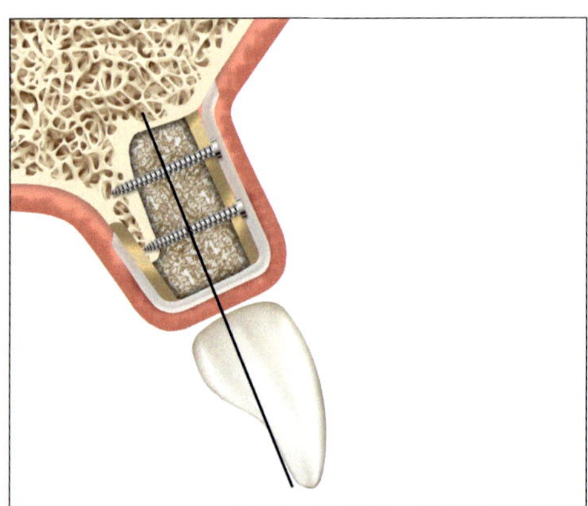

Klasse	Defektmorphologie/Befund	Therapeutische Option
Klasse 0	optimale Kammkontur, suffizientes Knochenangebot	GBR
Klasse 1	intraalveolärer Defekt zwischen Implantat und Knochen	GBR
Klasse 2	periimplantärer 5-Wanddefekt, Volumenstabilität	GBR
Klasse 3	periimplantärer 4-Wanddefekt, *keine* Volumenstabilität	GBR
Klasse 4	horizontaler Kammdefekt	zusätzliche Stabilisierung
Klasse 5	vertikaler Kammdefekt	zusätzliche Stabilisierung

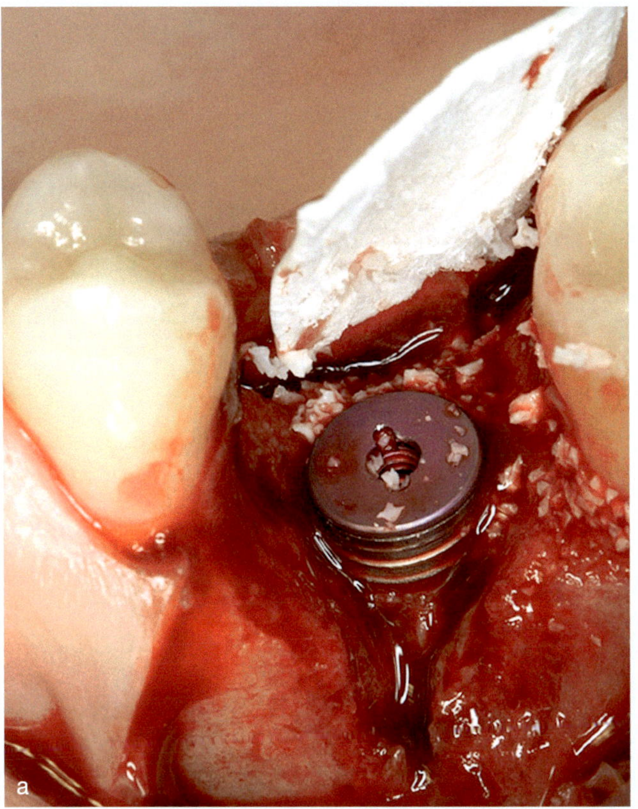

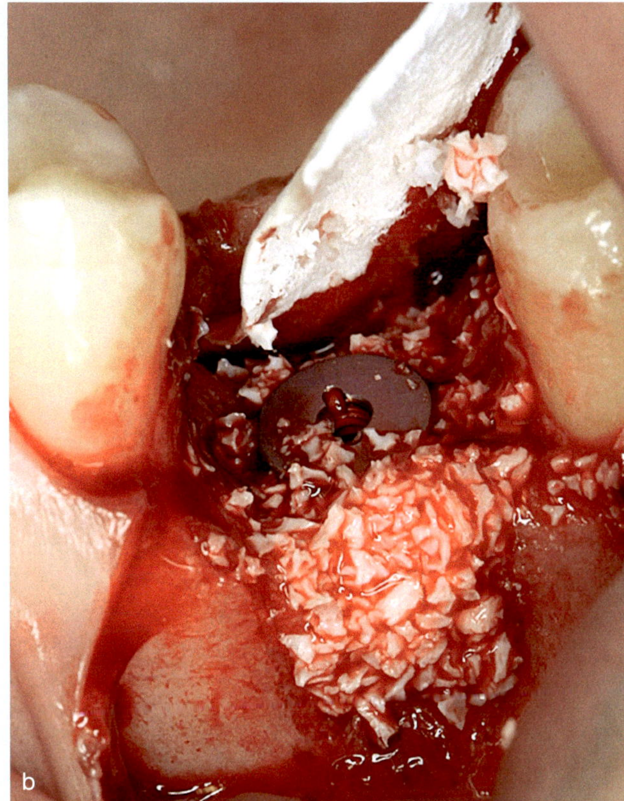

Abb. 9-2 Beispiel für einen Defekt innerhalb der Kieferkammkontur, der mit einem xenogenen Ersatzmaterial und einer Kollagenmembran behandelt werden kann.

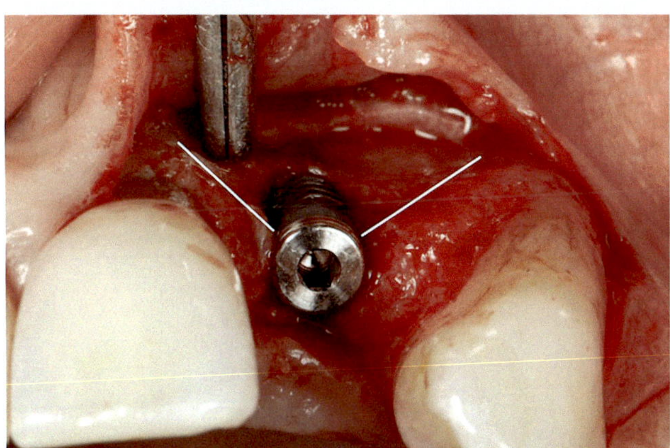

Abb. 9-3 Moderater lateraler Defekt. Das Implantat liegt innerhalb der Kieferkontur.

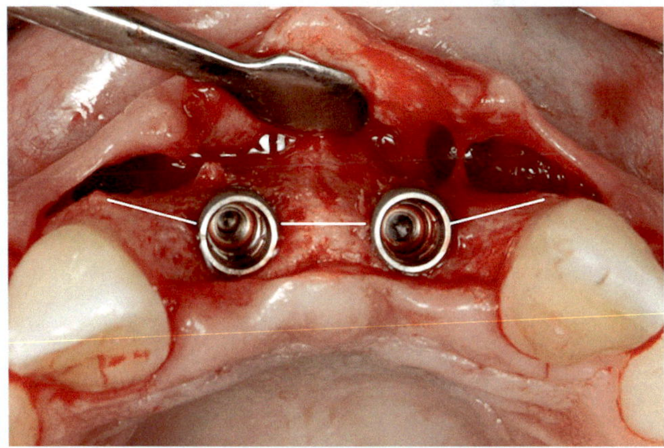

Abb. 9-4 Anspruchsvoller lateraler Defekt mit Implantaten, die zum Teil außerhalb der Kieferkontur liegen.

REKONSTRUKTION KNÖCHERNER KAMMDEFEKTE

In den letzten Jahrzehnten wurde eine Vielzahl von Behandlungsoptionen für Kammdefekte beschrieben und klinisch getestet[3,5], darunter die gesteuerte Knochenregeneration (GBR), autogene Knochentransplantate, die Knochenspreizung und die Distraktionsosteogenese. Andere Verfahren, wie die Gewebezüchtung (Tissue Engeneering) und die Anwendung knochenmorphogenetischer Proteine und Wachstumsfaktoren, befinden sich immer noch im Experimentalstadium und haben bislang keine breite Akzeptanz hinsichtlich ihrer klinischen oder gar einer routinemäßigen Verwendung gefunden.

Autogene Knochentransplantate

Die Verwendung autogener Knochentransplantate für die Behandlung intraoraler Knochendefekte gilt nach wie vor als „Goldstandard" bei der horizontalen Knochenregeneration[6]. Diese Transplantate werden üblicherweise als Knochenblöcke aus der retromolaren Region oder der Symphyse des Unterkiefers entnommen[7–10]. Die entnommenen Blöcke können als laterale oder Auflagerungstransplantate am ortsständigen Knochen verschraubt werden. Kochenblocktransplantate zeigen nachweislich eine gute knöcherne Integration[3,5,11] (Abb. 9-5), sie können allerdings je nach verwendeter Technik zu einer mehr oder weniger umfangreichen Resorption tendieren[5,12]. In der Literatur wird eine durchschnittliche Resorption von bis zu 20 % angegeben[5] (Abb. 9-6).

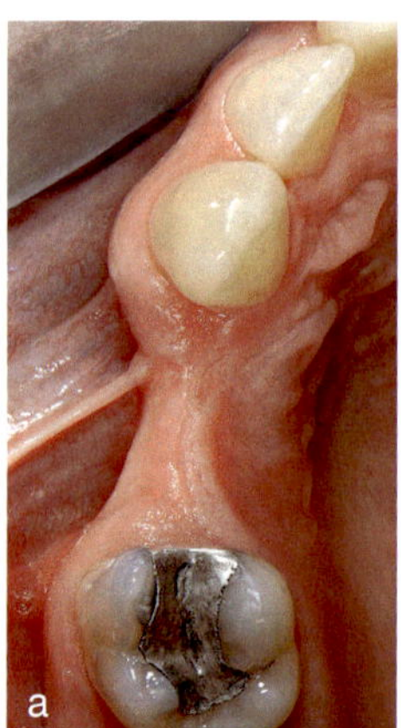

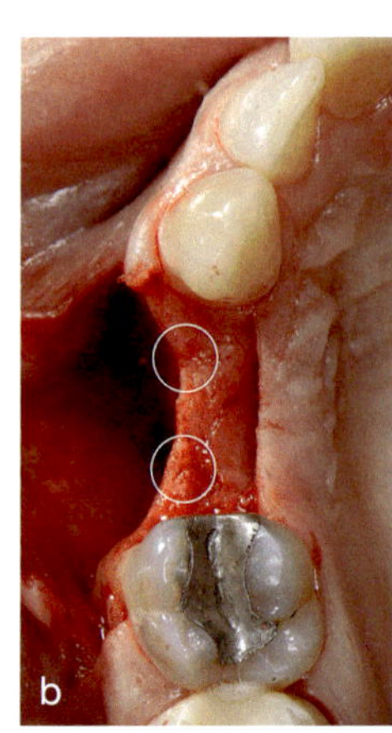

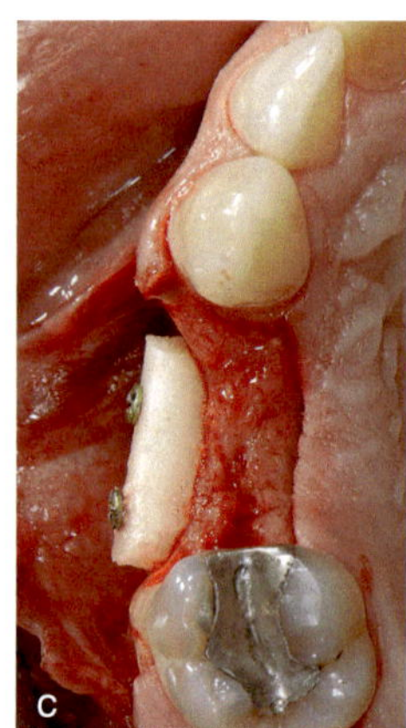

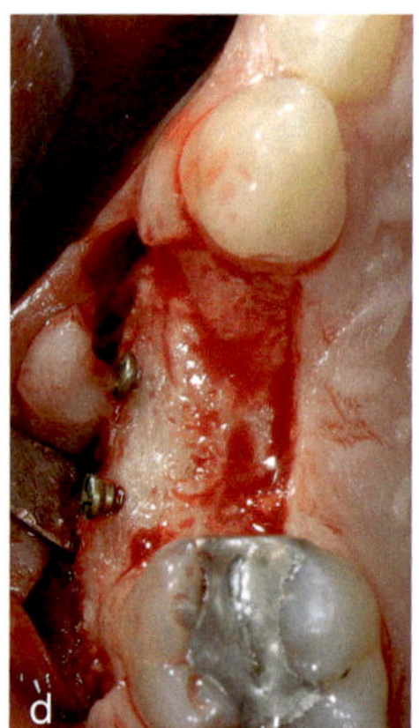

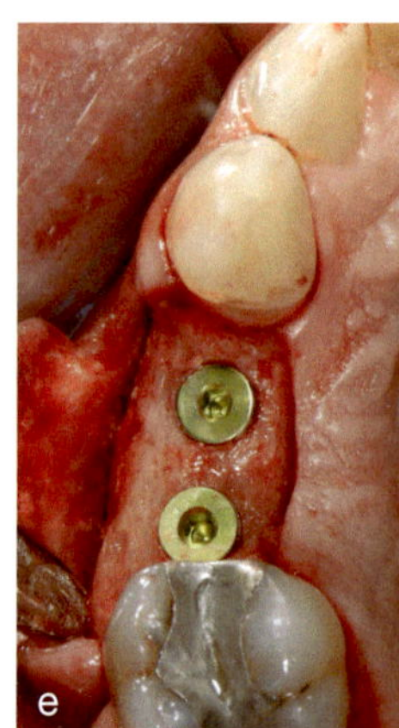

Abb. 9-5 Horizontaler Kammdefekt in Regio 14, 15 (a); der Knochendefekt nach Präparation eines Mukoperiostlappens (b, weiße Kreise: geplante Implantatpositionen); monokortikales autogenes Knochentransplantat vom Ramus mandibulae, fixiert mit Osteosyntheseschrauben (Durchmesser 1,2 mm) (c); Integration des Transplantats nach 4-monatiger Einheilung (d); die geplanten Implantatpositionen konnten problemlos realisiert werden (e).

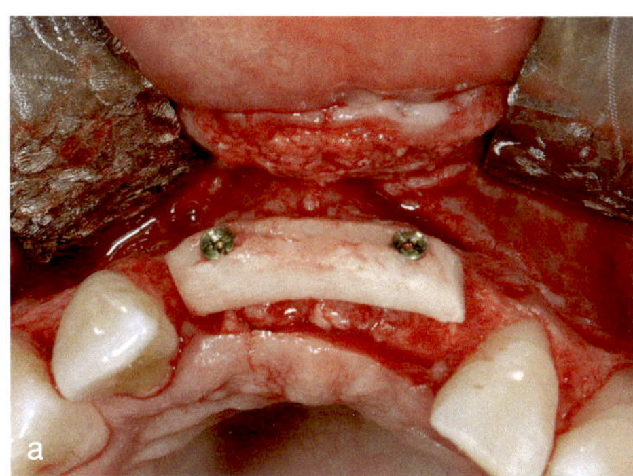

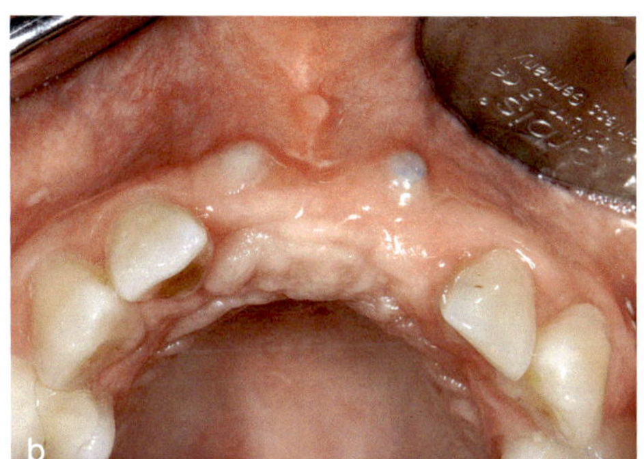

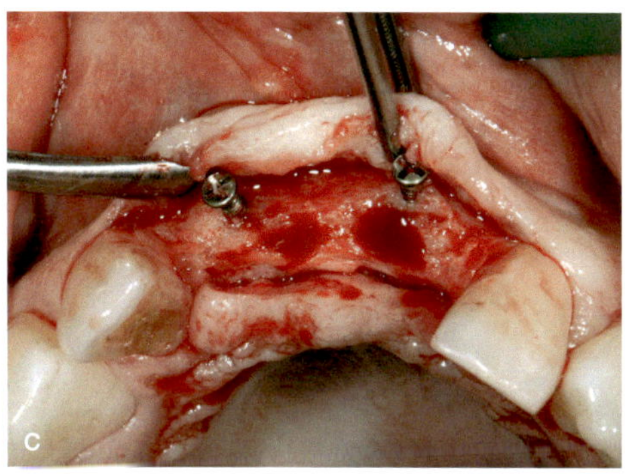

Abb. 9-6 Monokortikales Transplantat in Regio 11, 21 (a); klinisches Bild 3 Monate nach der Augmentation: Mehr als 50 % des Transplantats sind resorbiert worden (b, c).

Um den Volumenverlust des augmentierten Knochens zu reduzieren, wurde vorgeschlagen, das autogene, monokortikale Blocktransplantat mit einem xenogenen Material und einer Kollagenmembran abzudecken[13]. Die Autoren gaben für diese Technik eine Reduktion der durchschnittlichen Gesamtvolumenveränderung auf durchschnittlich 7 % an.

Monokortikale Knochenblöcke bergen allerdings das Risiko einer langsamen, zum Zeitpunkt der Implantation evtl. noch unzureichenden Remodellierung (Abb. 9-7 und 9-8). Demgegenüber zeigt partikulierter Knochen eine höhere Remodellierungs- und Revaskularisierungsrate[14,15].

Khoury inaugurierte eine Technik, bei der eine dünne autogene kortikale Knochenplatte als Schild verwendet wird, um die Kortikalis des defekten Knochens zu rekonstruieren. Diese Platte schafft zwischen sich und dem ortsständigen Knochen einen Raum, der mit Knochenchips gefüllt wird (Abb. 9-9 bis 9-30). Die Technik dient der dreidimensionalen Rekonstruktion größerer Knochendefekte mithilfe von autogenem Knochen, der rasch revaskularisiert und remodelliert wird[15]. Im Kern ahmt das Verfahren die Biologie nach, indem es eine kortikale Platte für die mechanische Stabilität mit einer quasi-spöngiösen internen Komponente kombiniert, die ein gutes Einwachsen der Gefäße ermöglicht. Für die Augmentation im Bereich dreidimensionaler Knochendefekte werden bevorzugt vom Ramus, seltener Corpus mandibulae ein oder mehrere Knochenblöcke entnommen. Die Kortikalis wird so vom Block separiert, dass eine nur relativ dünne Platte (1 bis 2 mm)

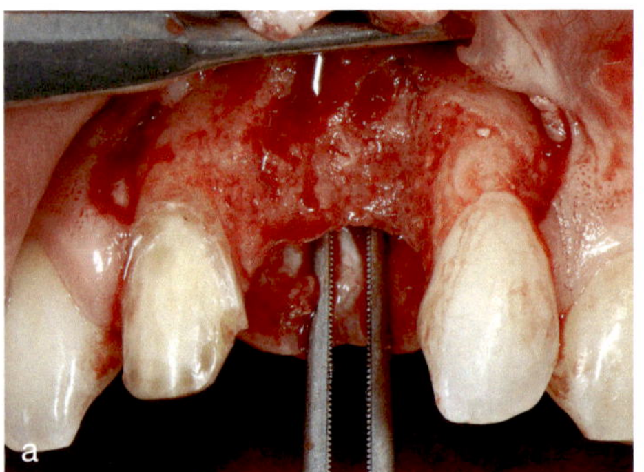

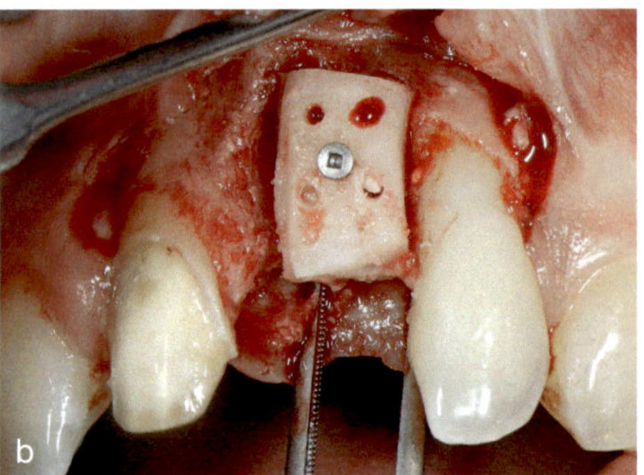

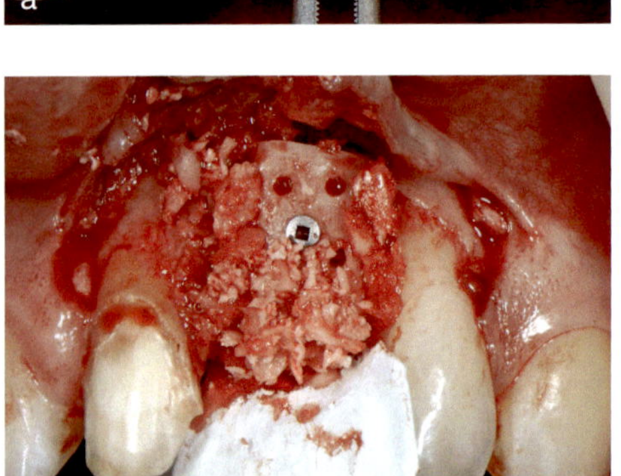

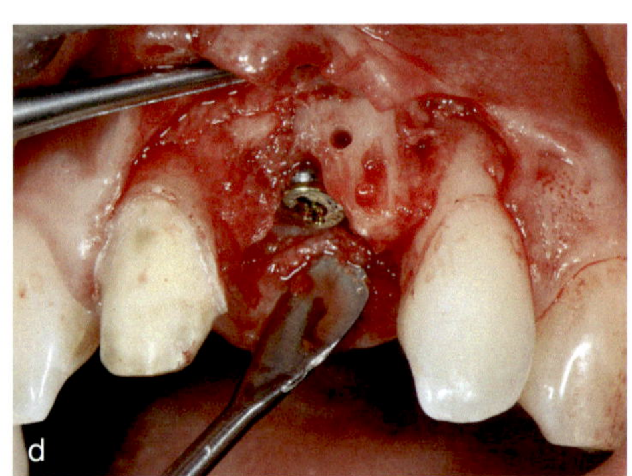

Abb. 9-7 Anspruchsvoller Defekt in Regio 21 mit Attachmentverlust mesial an Zahn 22 (a); über dem Defekt fixierter monokortikaler Block mit Perforationen zur Unterstützung der Revaskularisation (b); Abdecken des Transplantats mit xenogenem Ersatzmaterial und einer Kollagenmembran (Technik nach von Arx und Buser) (c); klinische Integration des Transplantats bei unzureichender Remodellierung (d).

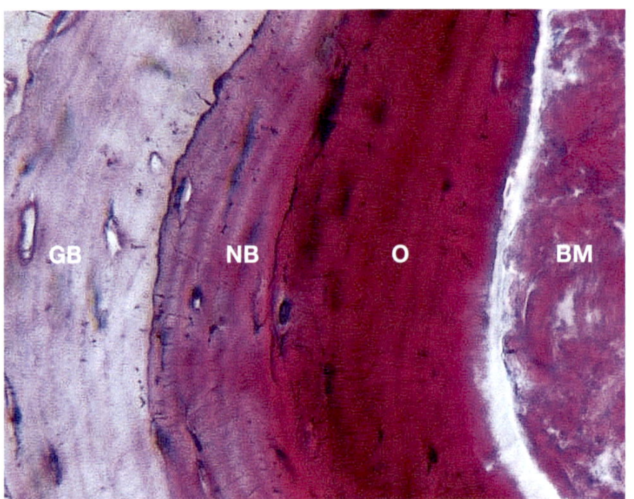

Abb. 9-8 Typisches histologisches Bild eines Knochenblocktransplantats aus der Retromolarregion: Deutlich zu erkennen sind devitale Anteile mit leeren Lakunen (GB: transplantierter Knochen; NB: neu gebildeter Knochen; O: Osteoid; BM: Knochenmark; Bild von A. Ponte, Histologie von A. Piatelli).

gewonnen wird. Abhängig von der Größe der Platte werden aus ihr eine oder mehrere Knochenplatten geschnitten und so in Form gebracht, dass sie auf den Defekt passen und die fehlende Kortikalis ersetzen. Der Hohlraum wird mit dem zerkleinerten Rest des Blocks gefüllt. Wir verzichten darauf, diese Technik im Detail zu beschreiben, da hierzu ein hervorragendes Lehrbuch[16] verfügbar ist.

Da das Schneiden der Platten aus den Blöcken schwierig ist und eine gewisse Verletzungsgefahr für den Chirurgen besteht, empfehlen einige

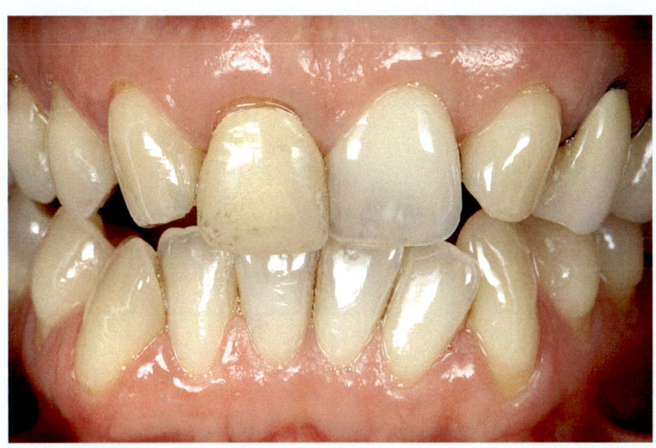

Abb. 9-9 Zahn 11 mit Längsfraktur.

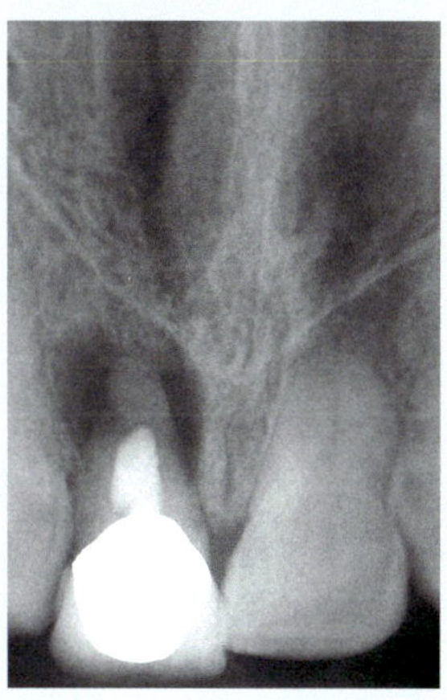

Abb. 9-10 Zahnfilm Zahn 11 mit Längsfraktur.

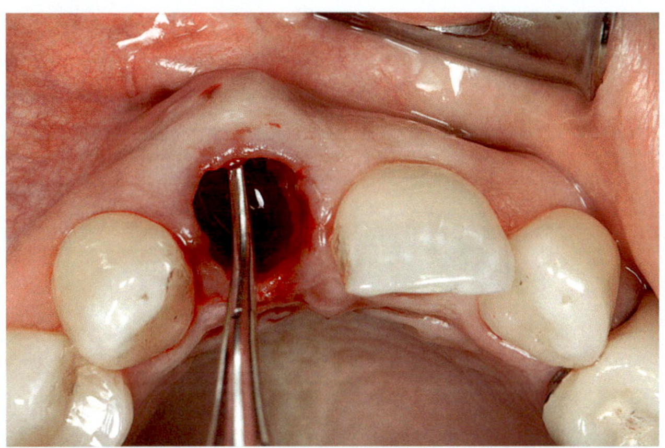

Abb. 9-11 Situation nach Extraktion mit Verlust der bukkalen und auch der palatinalen Knochenwand.

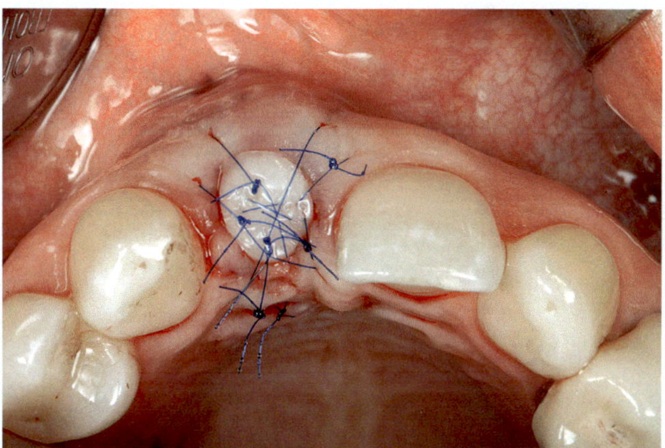

Abb. 9-12 Freies Schleimhauttransplantat zur Ridge-Preservation. Der Hohlraum wurde mit Kollagenvlies gefüllt.

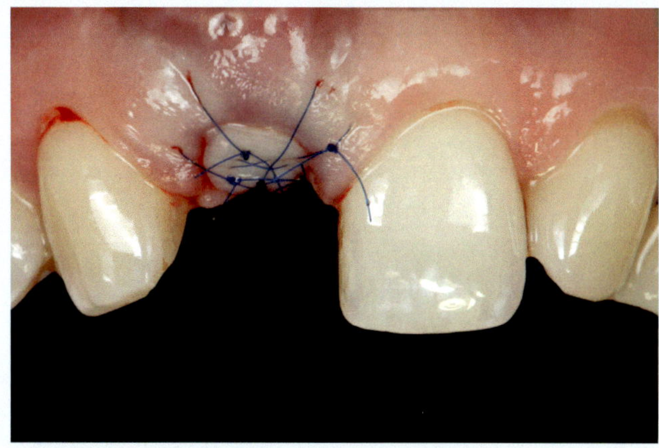

Abb. 9-13 Bukkale Ansicht der Ridge-Preservation.

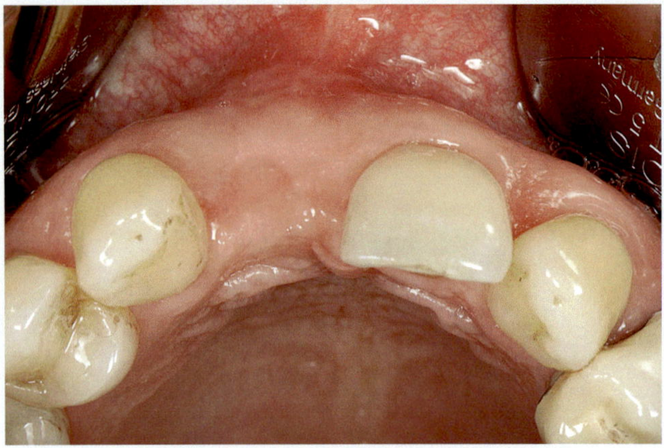

Abb. 9-14 Situation nach Einheilung 6 Wochen nach Extration und Ridge-Preservation.

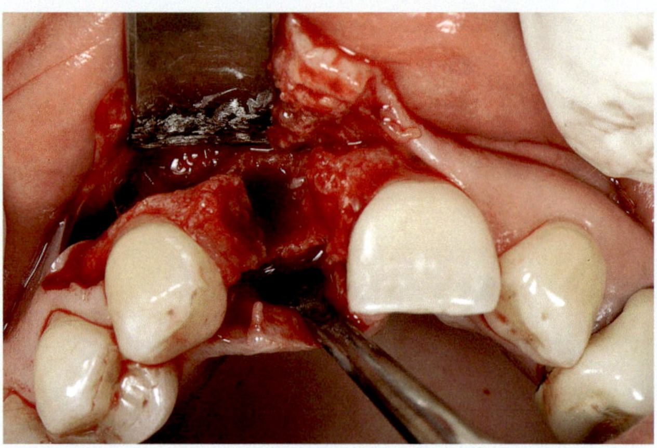

Abb. 9-15 Knochendefekt mit Totalverlust der labialen und palatinalen Kortikalislamelle.

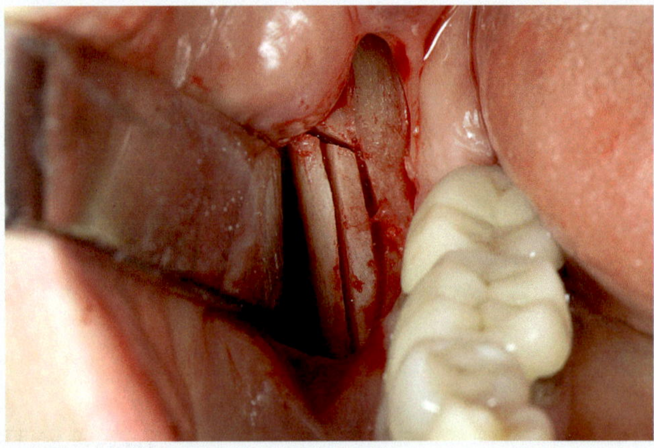

Abb. 9-16 Darstellung des Ramus mandibulae, 2 Knochenscheiben wurden mittels Piezochirurgie geschnitten.

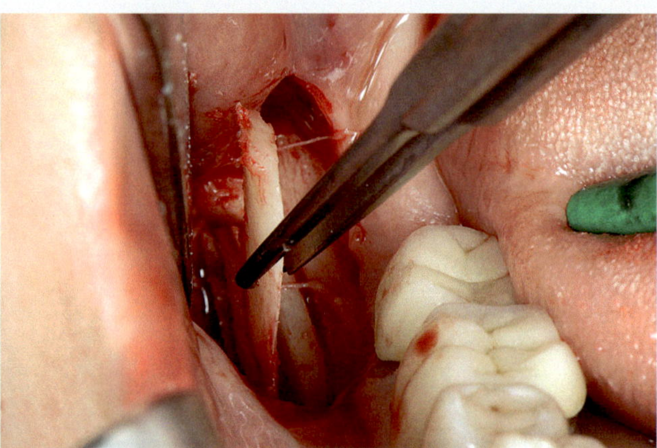

Abb. 9-17 Mit dieser Technik können dünne kortikale Knochenscheiben einfach vom Ramus gewonnen werden.

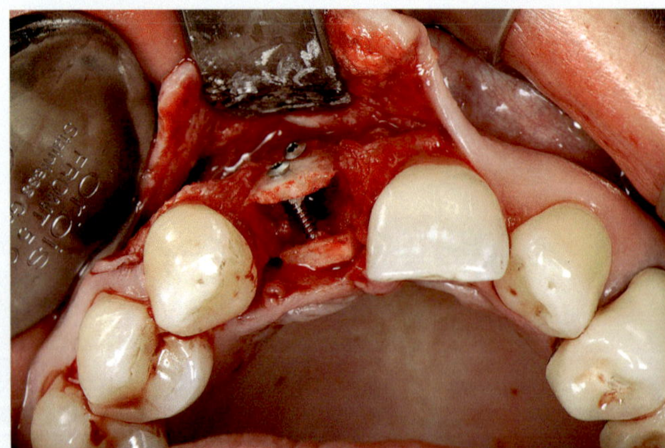

Abb. 9-18 Rekonstruktion der labialen und palatinalen Kortikalis.

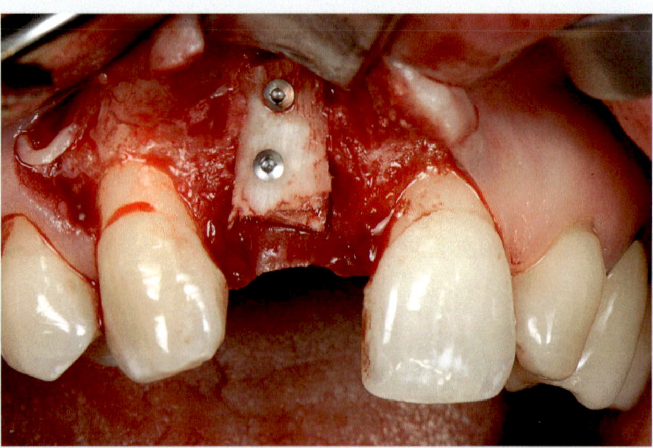

Abb. 9-19 Vertikale Höhe der transplantierten labialen Knochenplatte.

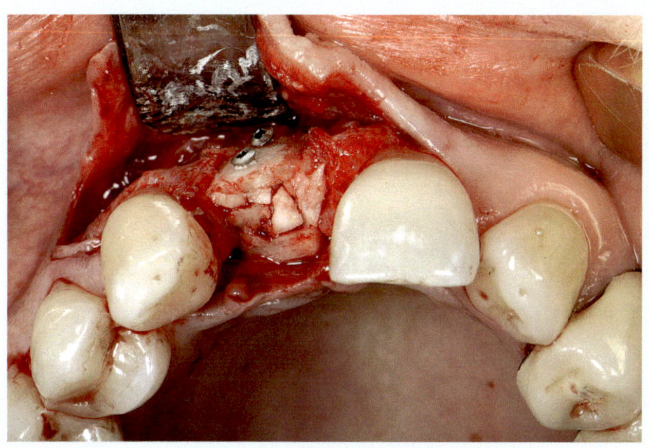

Abb. 9-20 Der Raum zwischen beiden Knochenplatten wird mit Knochenchips gefüllt.

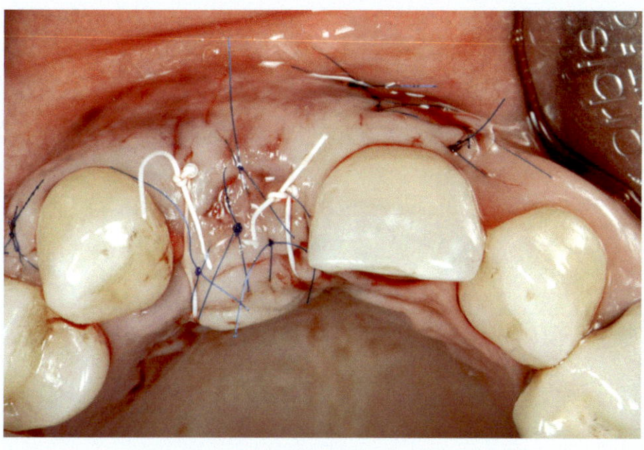

Abb. 9-21 Lappenverschluss mit mikrochirurgischen Nähten.

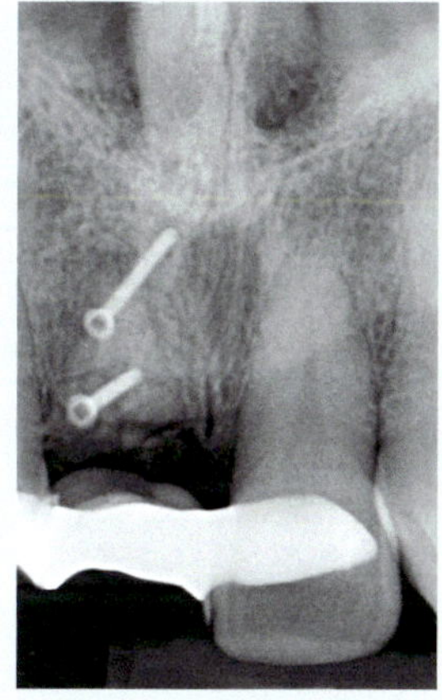

Abb. 9-22 Röntgenbild nach der Augmentation.

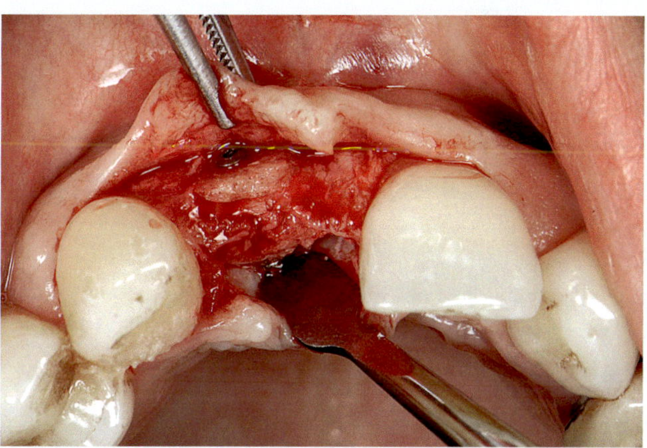

Abb. 9-23 Situation nach 3-monatiger Transplantateinheilung.

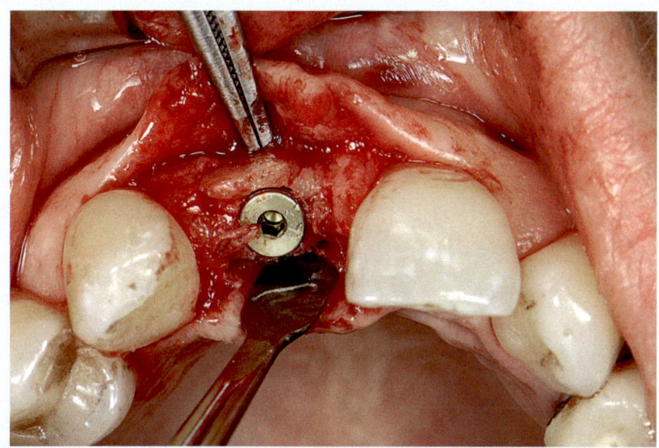

Abb. 9-24 Das eingesetzte Implantat.

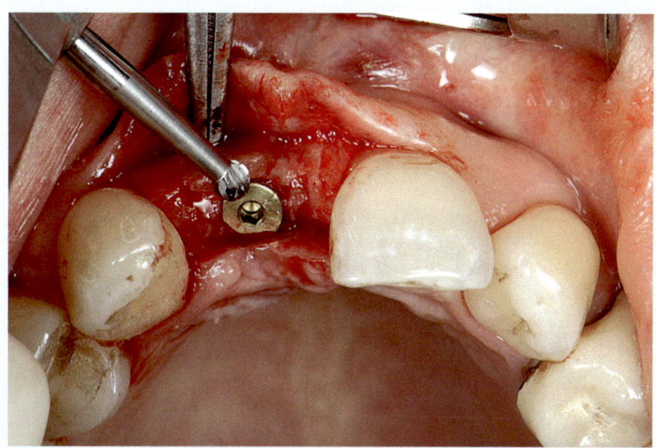

Abb. 9-25 Rekonturierung des krestalen Knochens.

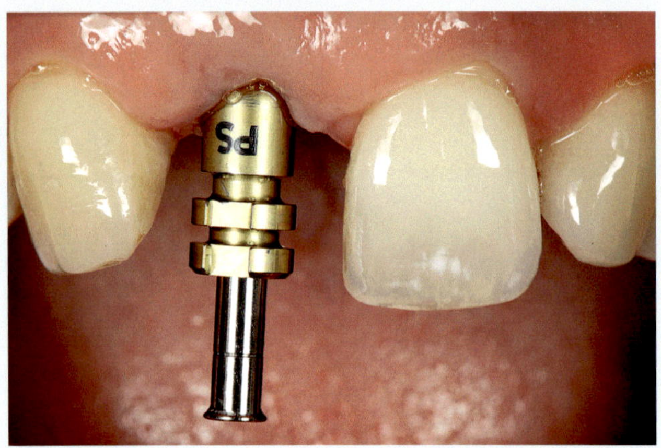

Abb. 9-26 Abformung nach Einheilung des Implantats.

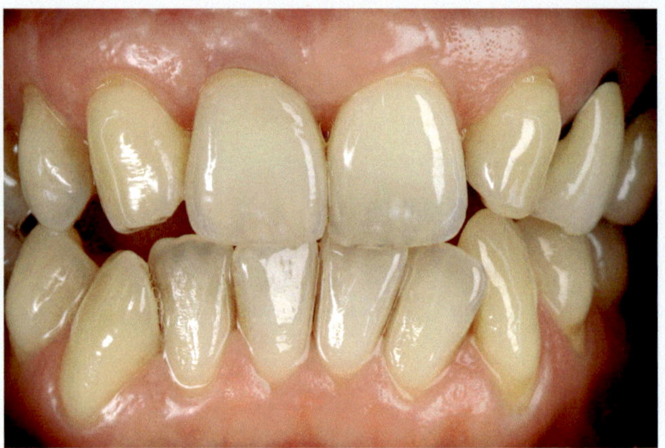

Abb. 9-27 Frontalansicht ...

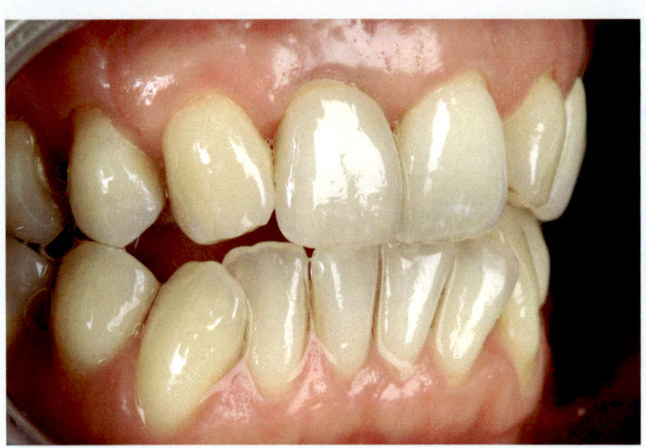

Abb. 9-28 ... und Lateralansicht der definitiven Restauration (Chirurgie und Prothetik: A. Happe; Zahntechnik: P. Holthaus).

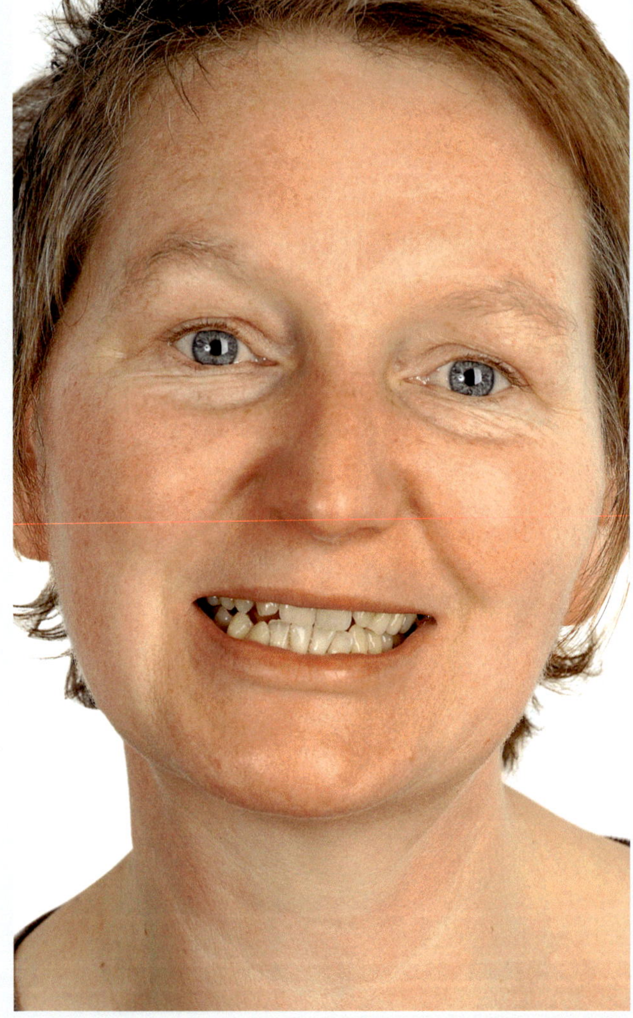

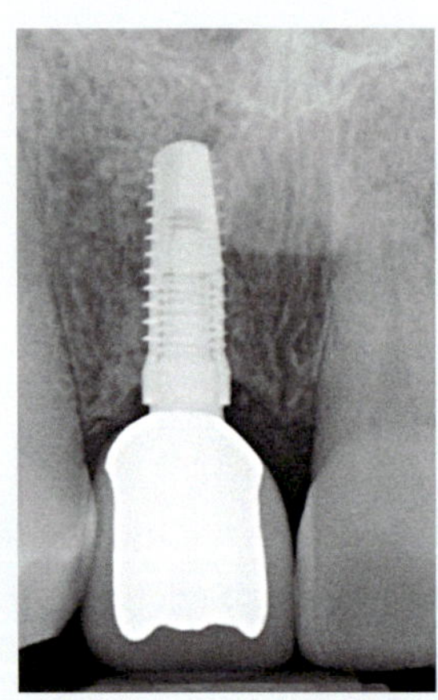

Abb. 9-29 Röntgenbild der definitiven Restauration.

Abb. 9-30 Portraitbild der Patientin nach der Behandlung.

Autoren die Verwendung einer Knochenmühle, um dünne Knochenblenden herzustellen. Diese haben überdies den Vorteil, bereits so gebogen zu sein, dass sie sich an die Krümmung des Alveolarkamms fügen[17]. Die Platten können aber auch mithilfe von Piezochirurgie direkt vom Ramus mandibulae geschnitten werden (s. Abb. 9-16 und 9-17). Allerdings geht die Entnahme von Knochentransplantaten an intraoralen Spenderstellen tendenziell mit einer erhöhten Komplikationsrate und Patientenmorbidität einher[18,19].

Eine Alternative besteht darin, die autogene Kortikalisblende durch eine xenogene kortikale Platte, bspw. eine partiell demineralisierte porcine Knochenplatte (Soft Cortical Lamella, Tecnoss, Italien) zu ersetzen (Abb. 9-31 bis 9-49). Diese modifizierte Khoury-Technik war Ausgangspunkt für die Entwicklung der weiter unten in diesem Kapitel beschriebenen „Knochenlamina-Technik".

Die teilentmineralisierte xenogene Kortikalislamelle ist nach Rehydrierung formbar und lässt sich an die Defektmorphologie anpassen. Sie dient als raumbildende biologische Membran, die resorbierbar ist. So kann sie bei präimplantologischen Augmentationen (Abb. 9-31 bis 9-49) oder bei der Augmentation in Verbindung mit Implantation (Abb. 9-50) zum Einsatz kommen.

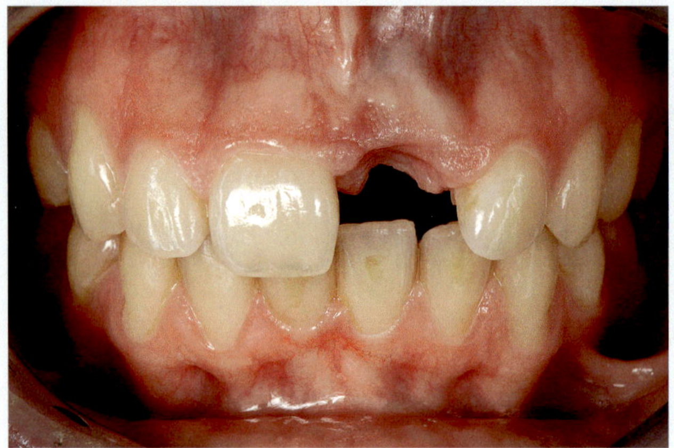

Abb. 9-31 Schaltlücke Regio 21.

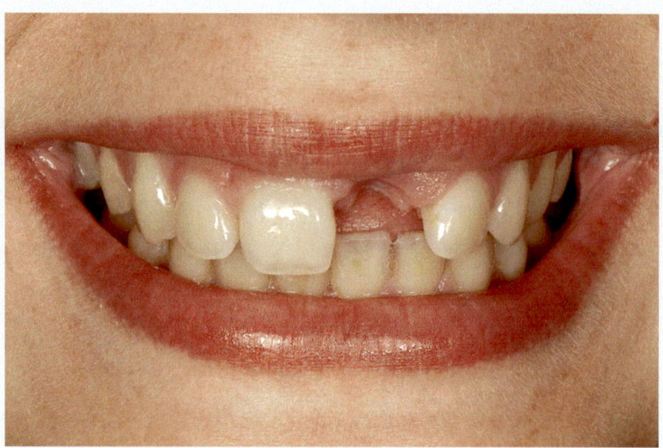

Abb. 9-32 Das Lippenbild der Patientin zeigt eine hohe Lachlinie.

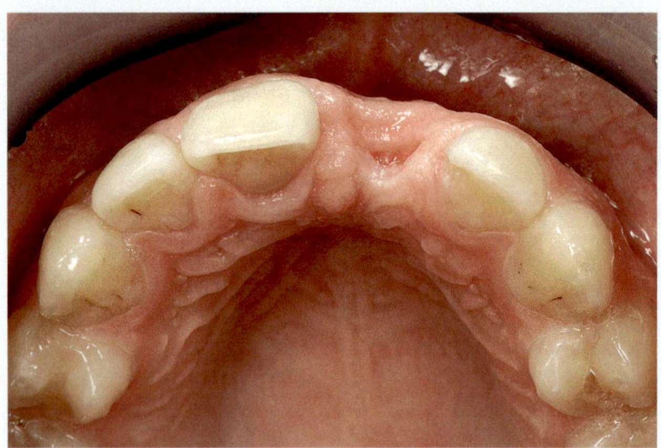

Abb. 9-33 Deutlich sichtbarer Kammdefekt.

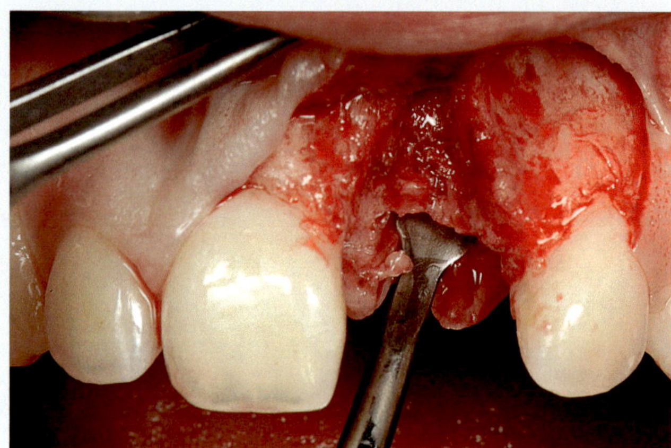

Abb. 9-34 Der Knochendefekt in der Frontalansicht.

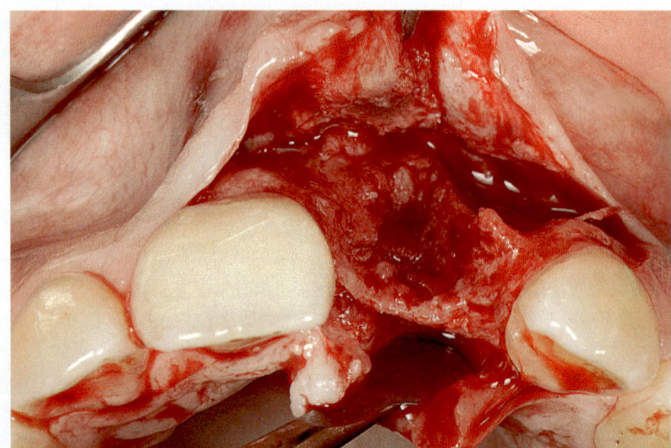

Abb. 9-35 Der Knochendefekt in der Okklusalansicht.

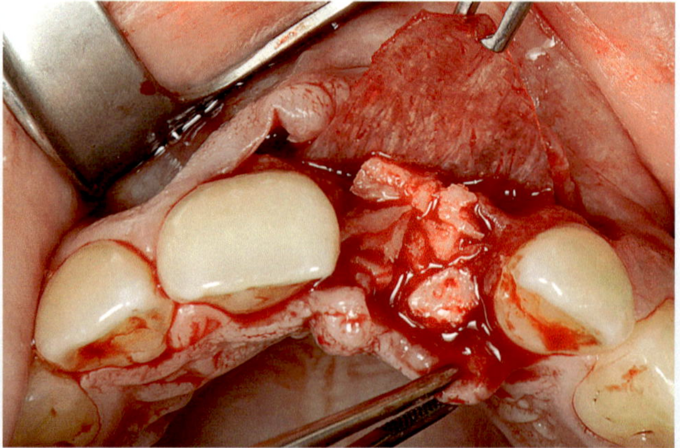

Abb. 9-36 Augmentation mit autogenen Knochentransplantaten.

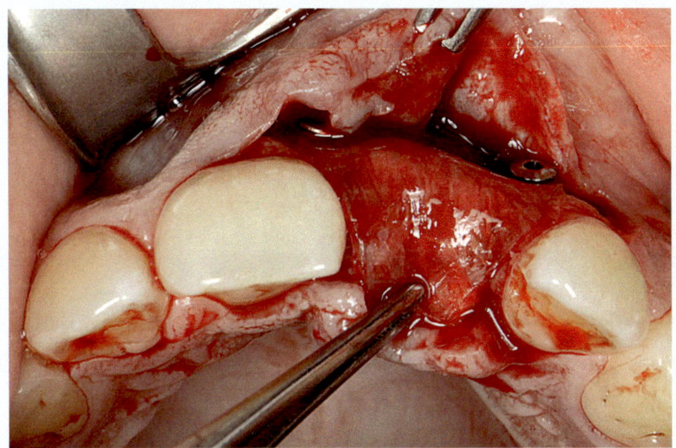

Abb. 9-37 Abdecken des Defekts mit einer Knochenlamina.

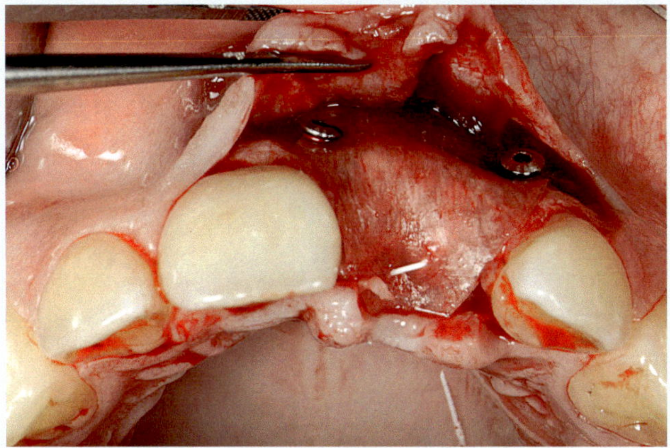

Abb. 9-38 Die Lamina wird vestibulär mit Titanpins fixiert und palatinal mit einer Naht stabilisiert.

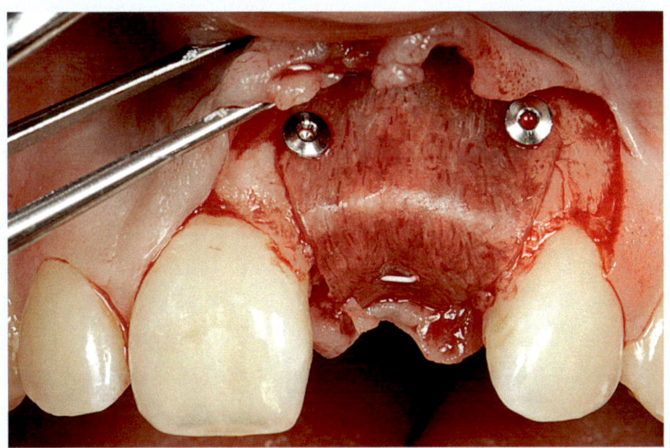

Abb. 9-39 Situation unmittelbar nach der Augmentation.

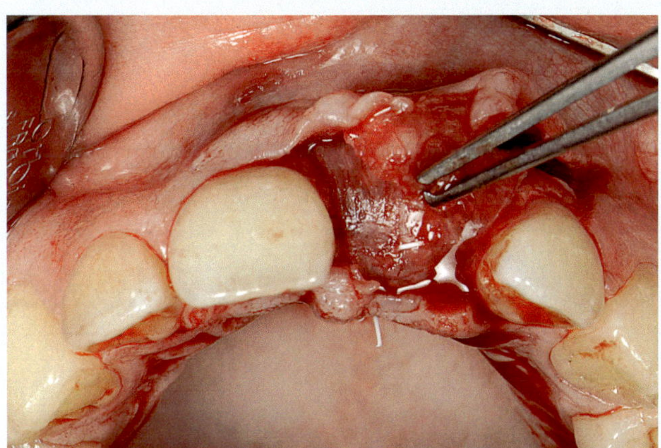

Abb. 9-40 Bei der Lappenpräparation wurde aus dem Lappen Bindegewebe mobilisiert.

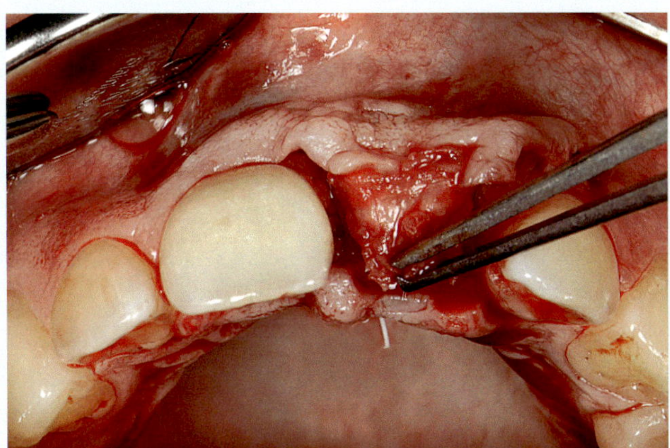

Abb. 9-41 Das mobilisierte Bindegewebe ermöglicht einen doppellagigen weichgewebigen Wundverschluss.

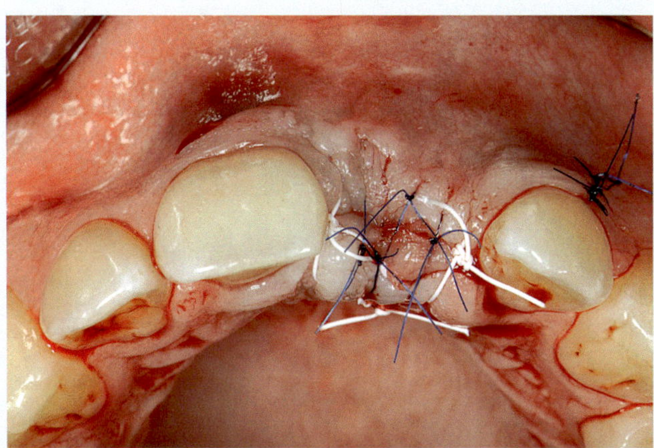

Abb. 9-42 Mikrochirurgischer Nahtverschluss, Okklusalansicht.

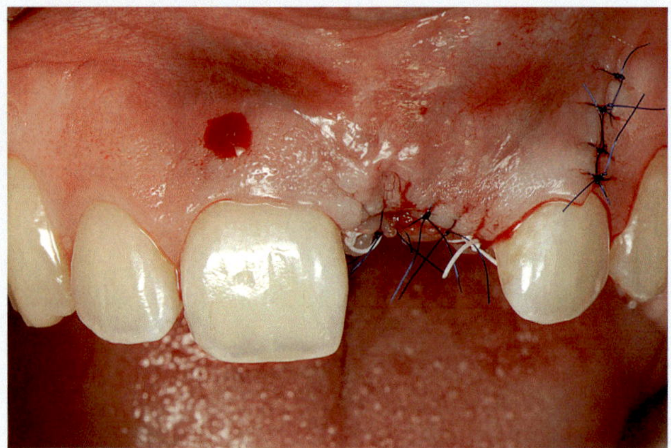

Abb. 9-43 Mikrochirurgischer Nahtverschluss, Frontalansicht.

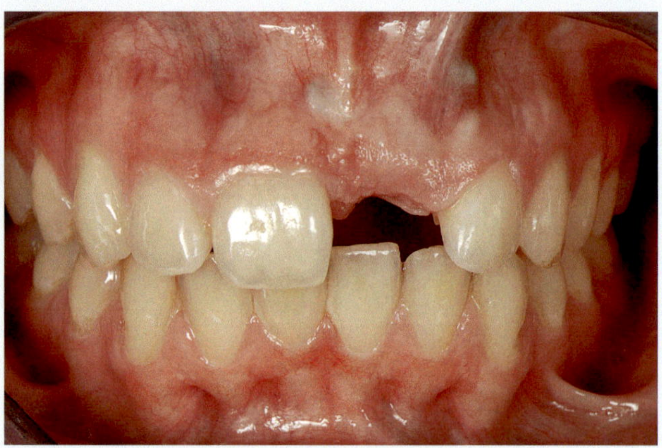

Abb. 9-44 Die abgeheilte Situation in Frontalansicht und ...

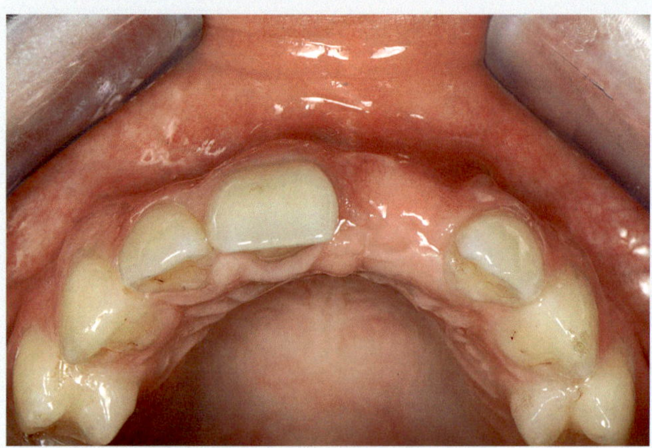

Abb. 9-45 ... Okklusalansicht.

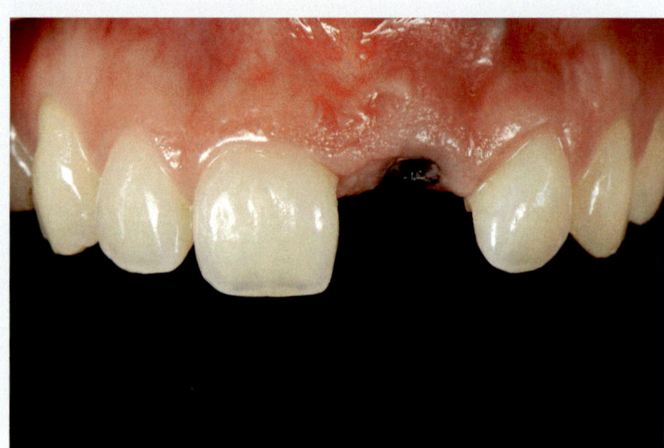

Abb. 9-46 Zustand nach Abheilung 2 Wochen nach Freilegungs-OP.

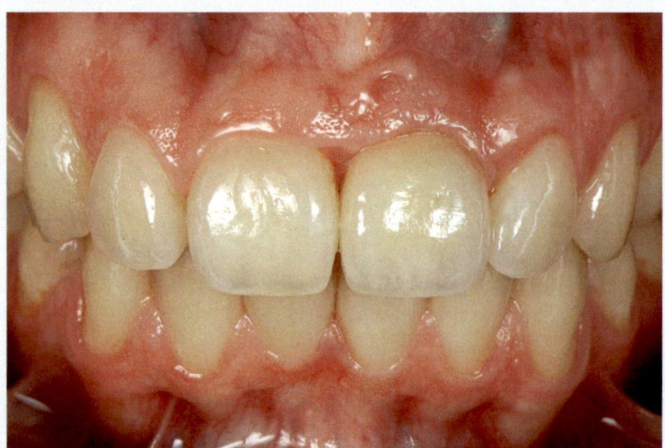

Abb. 9-47 Definitive Restauration (Chirurgie und Prothetik: A. Happe; Zahntechnik: P. Holthaus).

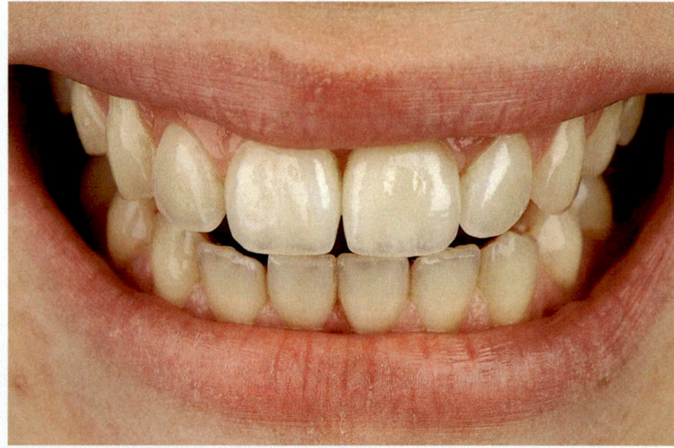

Abb. 9-48 Lächeln der Patientin nach Abschluss der Behandlung.

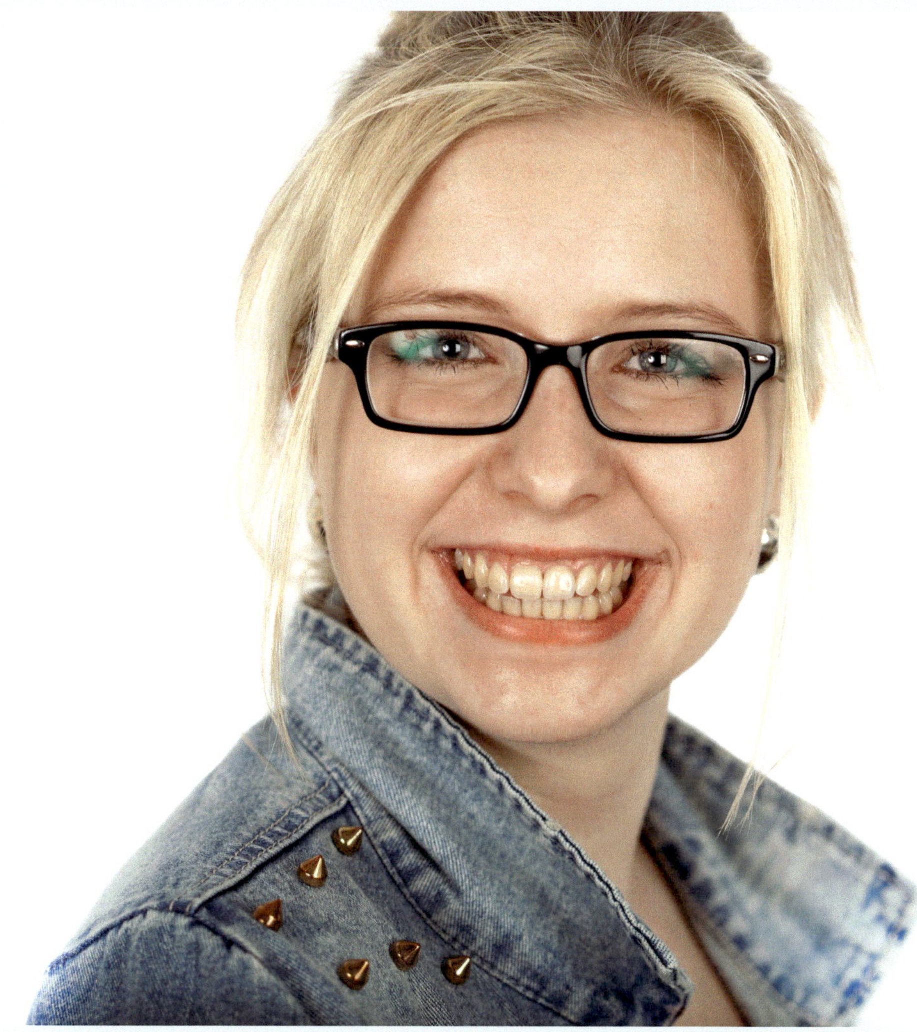

Abb. 9-49a Portraitaufnahme nach Abschluss der Behandlung.

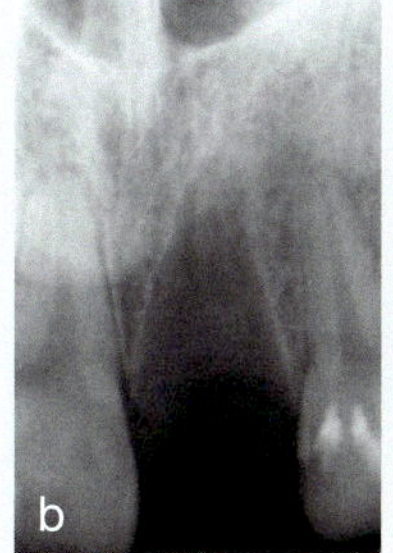
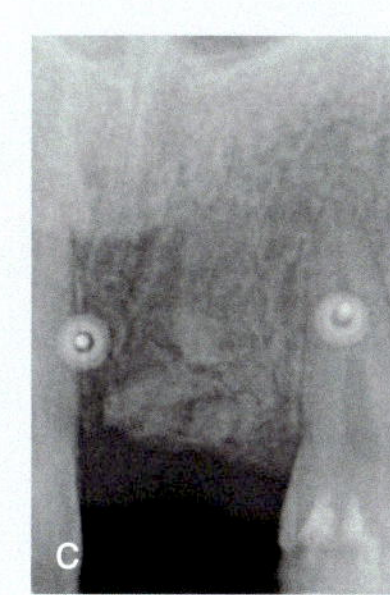
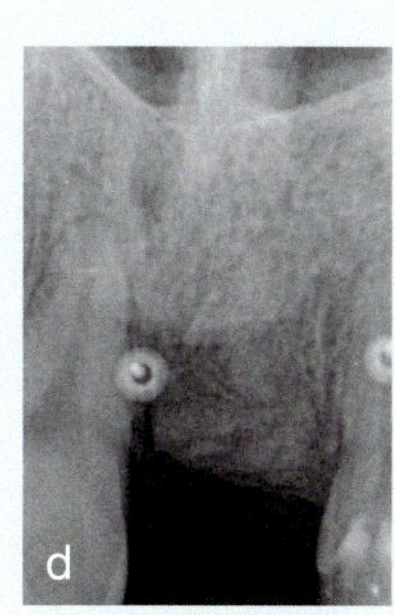
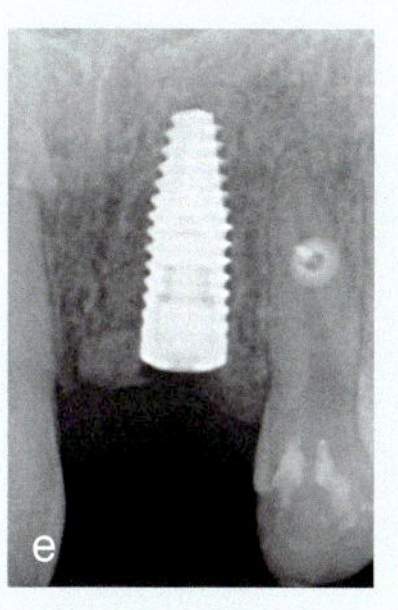
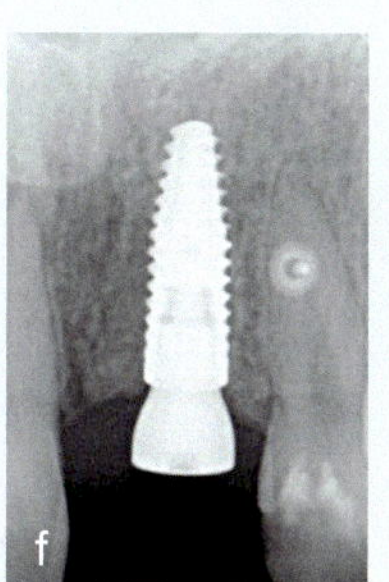
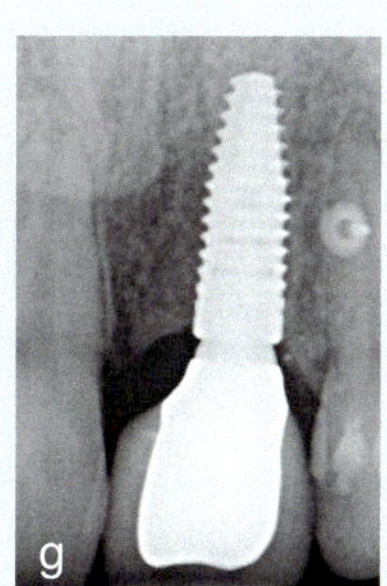

Abb. 9-49b bis g Röntgenbilder der einzelnen Behandlungsschritte.

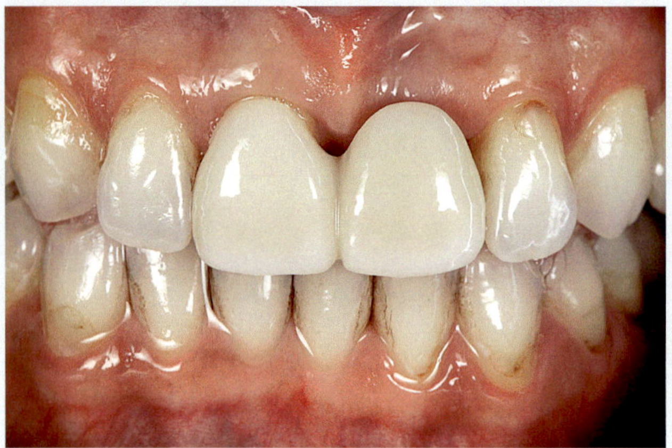

Abb. 9-50a Ausgangssituation.

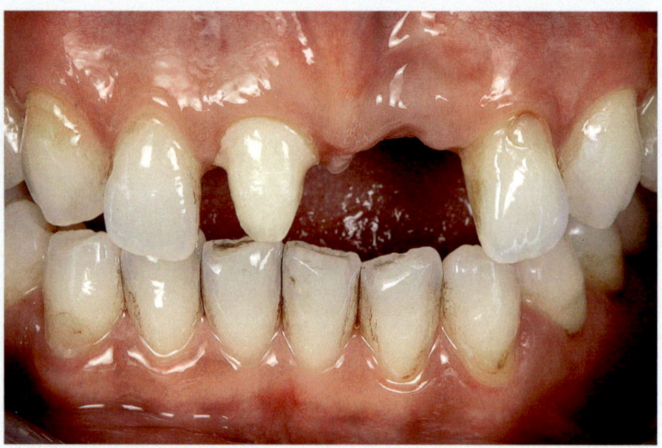

Abb. 9-50b Ausgangssituation mit Einzelzahnschaltlücke und bereits in der Vergangenheit präpariertem Nachbarzahn.

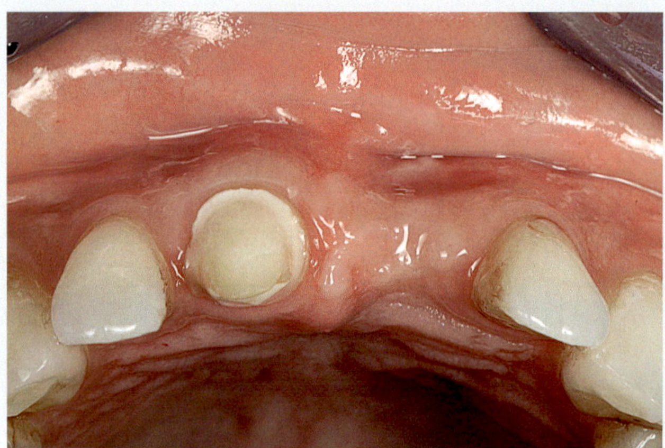

Abb. 9-50c Die Aufsicht zeigt den lokalisierten horizontalen Alveolarkammdefekt.

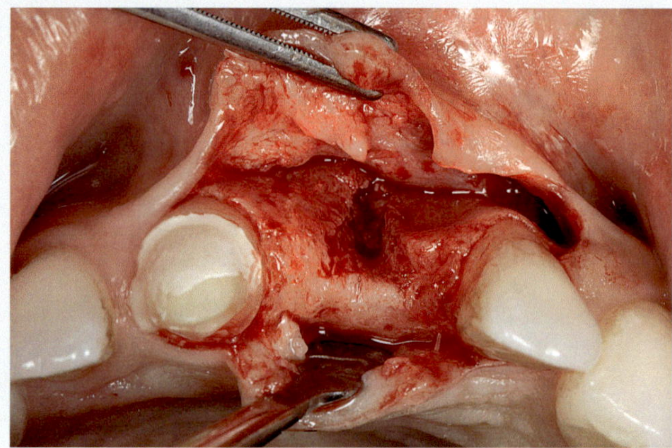

Abb. 9-50d Zustand nach Lappenbildung mit distaler Entlastung.

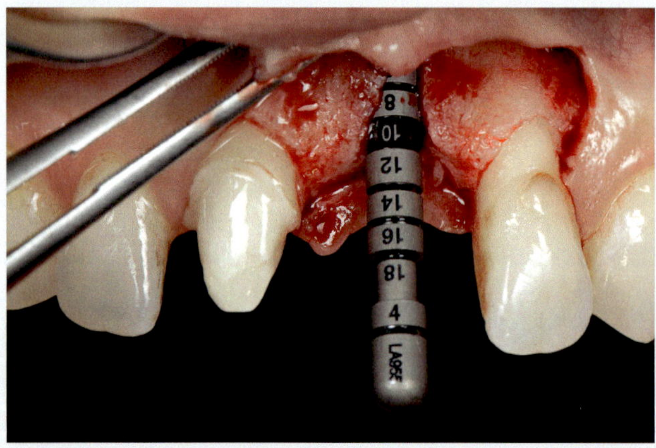

Abb. 9-50e Zustand nach Präparation des Implantatstollens; Überprüfung der Tiefe.

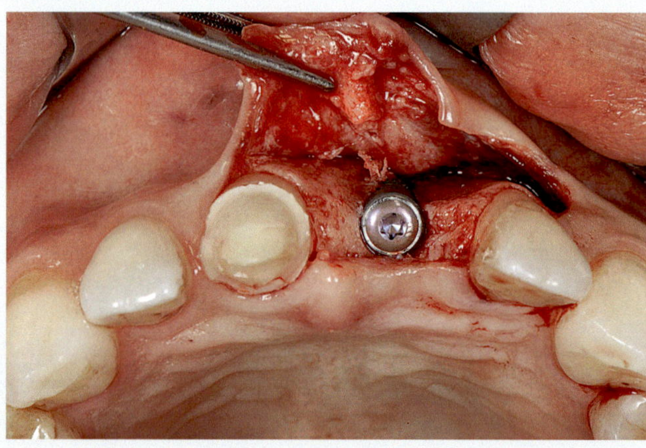

Abb. 9-50f Ein Implantat (4,1 mm) wurde nach prothetischen Gesichtspunkten inseriert.

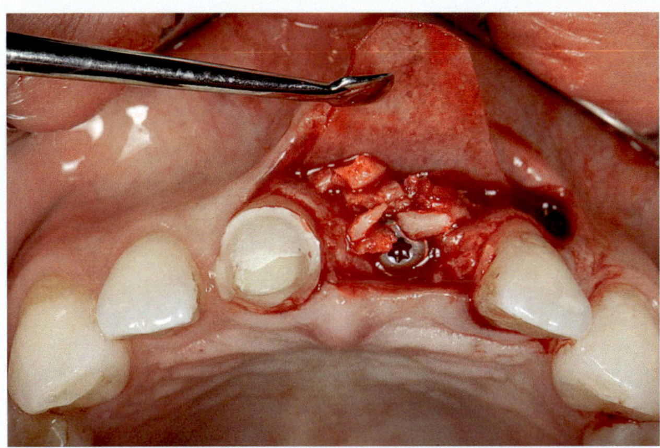

Abb. 9-50g Augmentation mit autologen Knochenchips; die Bone lamina (soft) wurde mit 2 Pins fixiert.

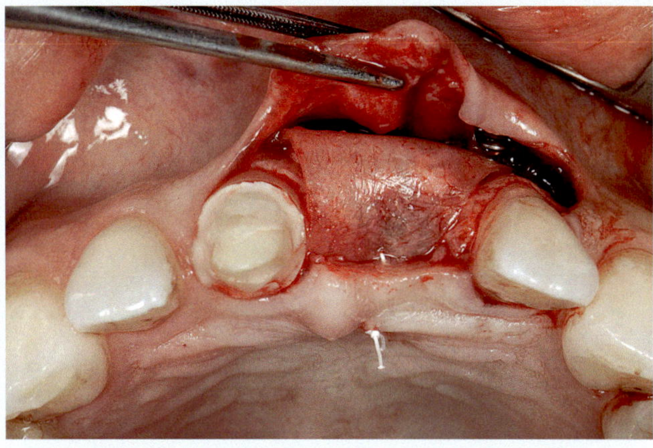

Abb. 9-50h Die Bone lamina wurde nach palatinal unter den Lappen gezogen und mit Naht fixiert.

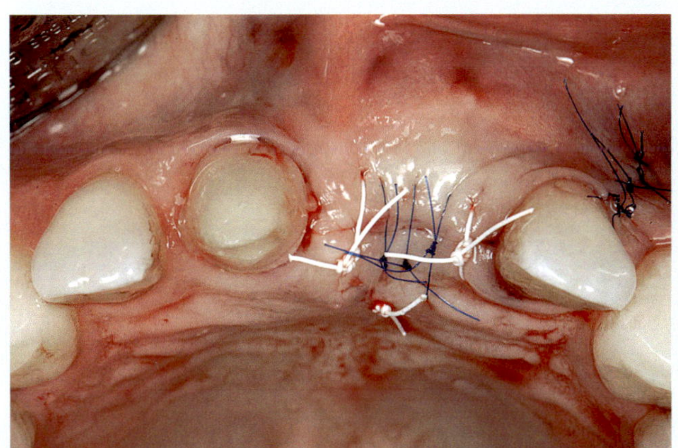

Abb. 9-50i Nachtverschluss.

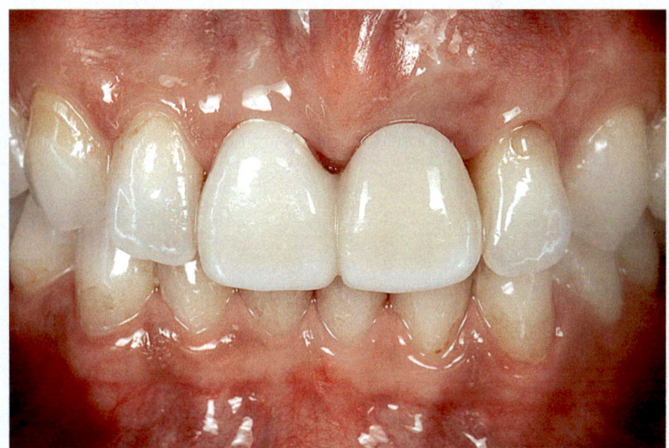

Abb. 9-50j Zustand 3 Monate nach OP von vestibulär. Ausreichendes Volumen konnte regeneriert werden.

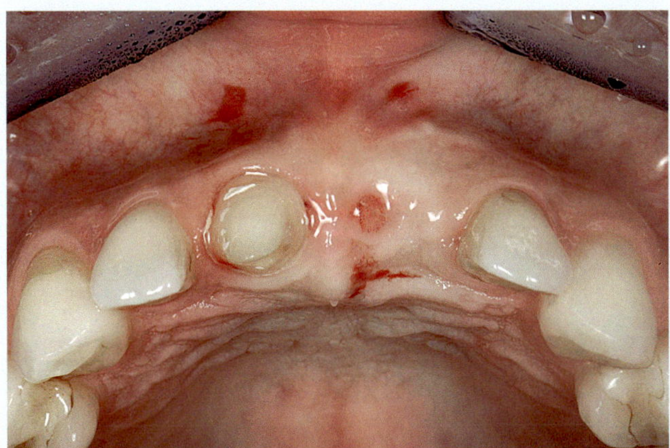

Abb. 9-50k Zustand 3 Monate nach Implantation und Augmentation.

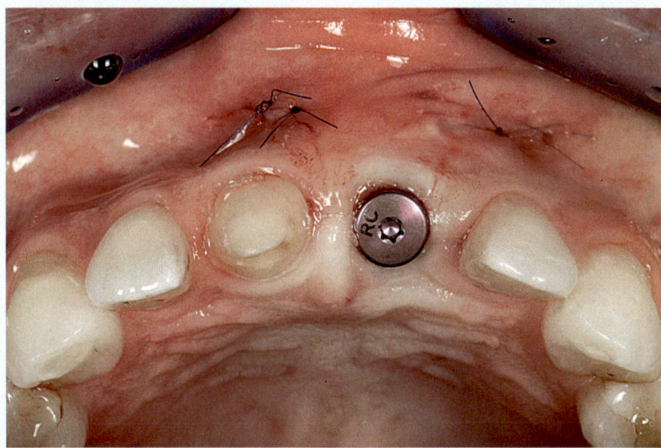

Abb. 9-50l Minimalinvasive Freilegung mit Keyhole-Access-Technik und Entfernung der Pins.

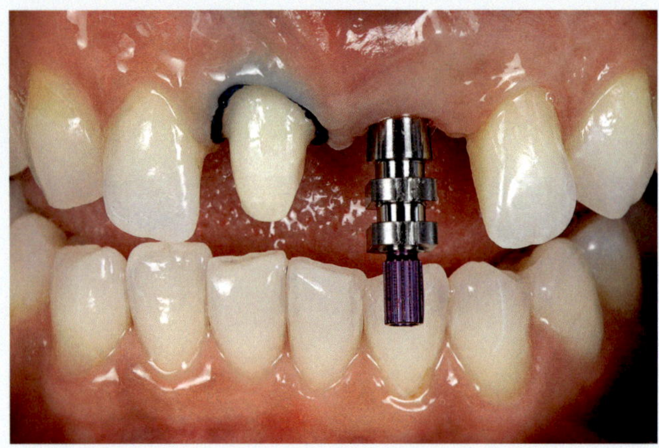

Abb. 9-50m Abformung für temporäre Versorgung auf Zahn und Implantat.

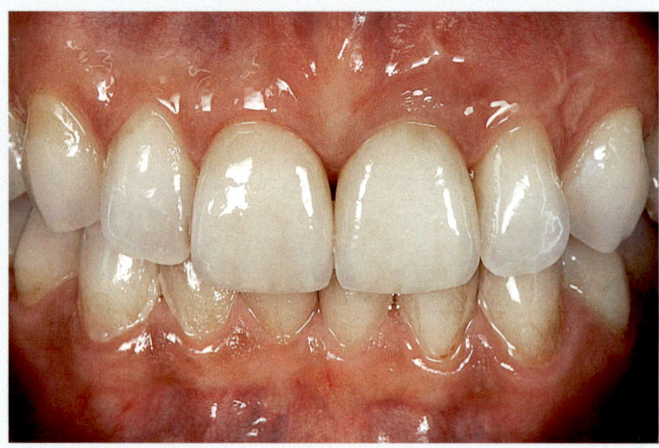

Abb. 9-50n Provisorische Versorgung zur Ausformung des Emergenzprofils und Konsolidierung des augmentierten Bereichs.

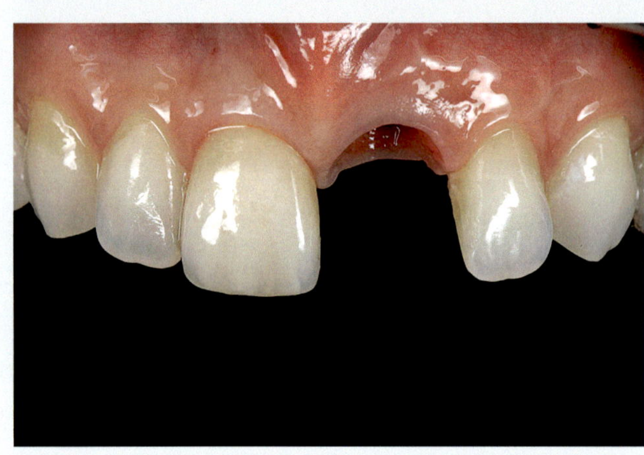

Abb. 9-50o Ausgeformtes Emergenzprofil 3 Monate nach Eingliederung der provisorischen Versorgung.

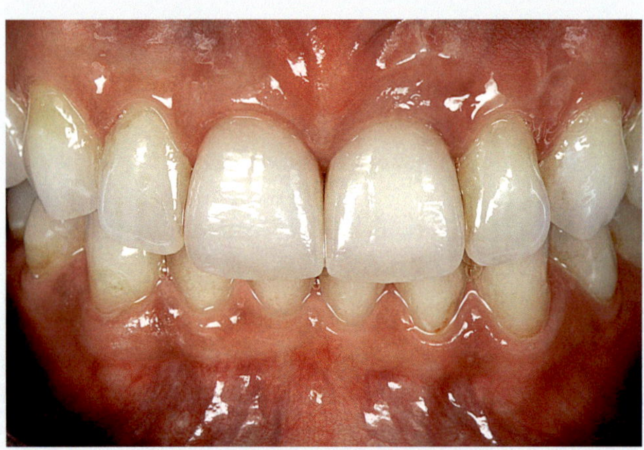

Abb. 9-50p Finale Versorgung 6 Monate nach OP.

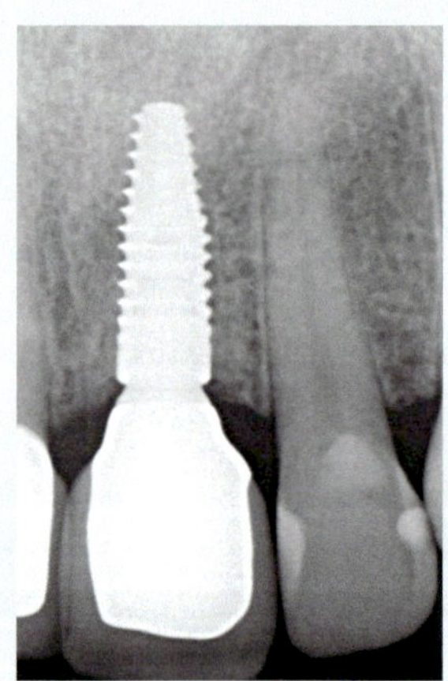

Abb. 9-50q Röntgenbild der Versorgung.

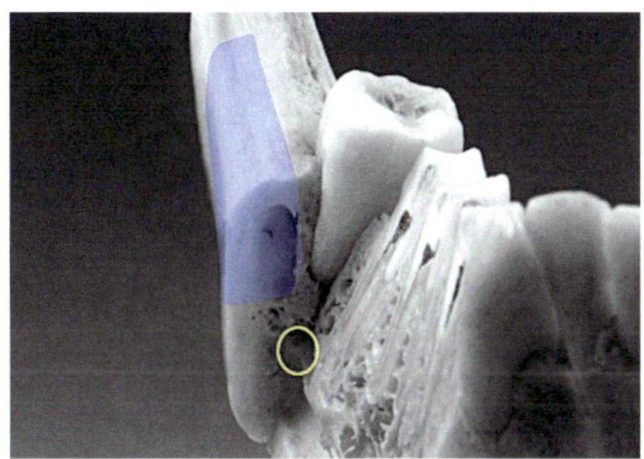

Abb. 9-51 Anatomisches Unterkieferpräparat mit Markierung der Retromolarregion, wo routinemäßig Transplantate entnommen werden.

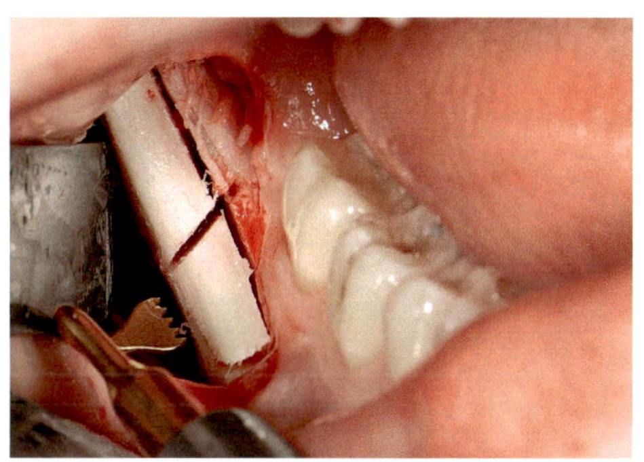

Abb. 9-52 Zur Transplantatentnahme aus einer Retromolarregion werden mit einem piezochirurgischen Instrument (Piezosurgery) Osteotomielinien gezogen.

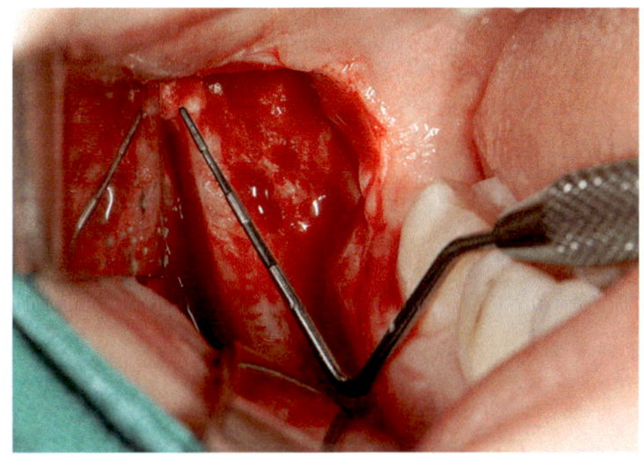

Abb. 9-53 Situation nach der Transplantatentnahme.

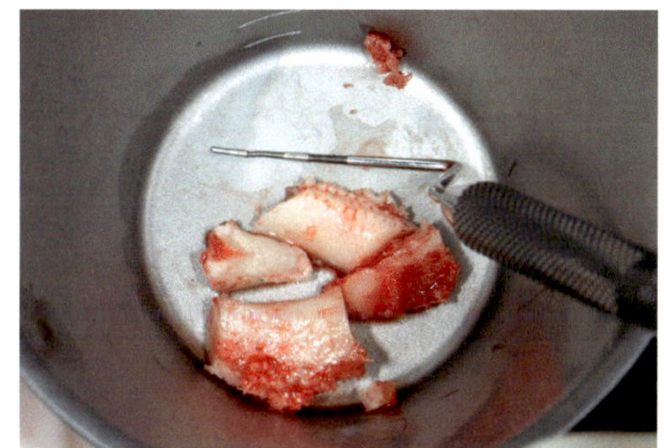

Abb. 9-54 Die auf einer Kieferseite gewonnenen Knochenblöcke bzw. Knochentransplantate.

Intraorale Entnahmestellen für Knochentransplantate

Die am häufigsten gewählte Region für die intraorale Entnahme von Knochentransplantaten ist die retromolare Region des Unterkiefers (Abb. 9-51). Die Entnahme erfolgt mit Fissurenbohrern, Diamantscheiben oder Ultraschallinstrumenten[9,20,21] (Abb. 9-52 bis 9-54).

Einer der Vorteile dieser Entnahmeregion besteht darin, dass relativ lange Transplantate gewonnen werden können (während Transplantate aus dem Symphysenbereich normalerweise dicker sind). Routinemäßig lassen sich Transplantate von 40 mm Länge und 10 bis 15 mm Höhe entnehmen[20]. Die Dicke dieser Blöcke wird durch die Größe der anatomischen Strukturen des Unterkiefers und den Abstand zum Nervus mandibularis klar vorgegeben. Der Abstand zum Nerv beträgt in der Regel etwa 4 mm, die Dicke der Kortikalisplatte etwa 3,5 mm[22,23]. Die Volumina der gewonnenen Transplantate wurden nur von wenigen Autoren bestimmt, wobei für das Volumen von Transplantaten aus der Retromolarregion des Unterkiefers 0,9 bis 1,7 cm^3 angegeben werden[9,20,21].

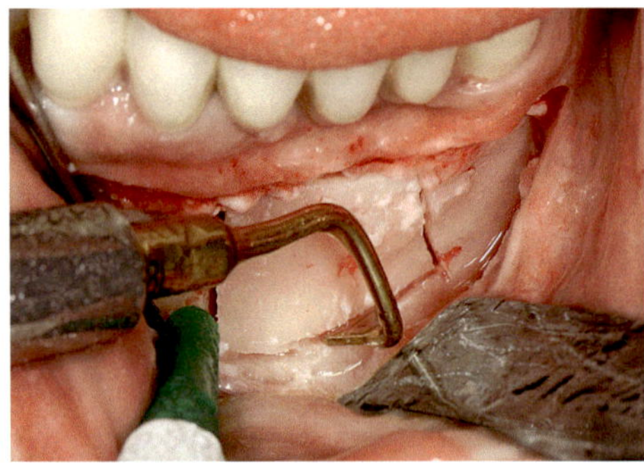

Abb. 9-55 Piezochirurgische Osteotomie in der Kinnregion (in diesem Fall: Brücke 33–43).

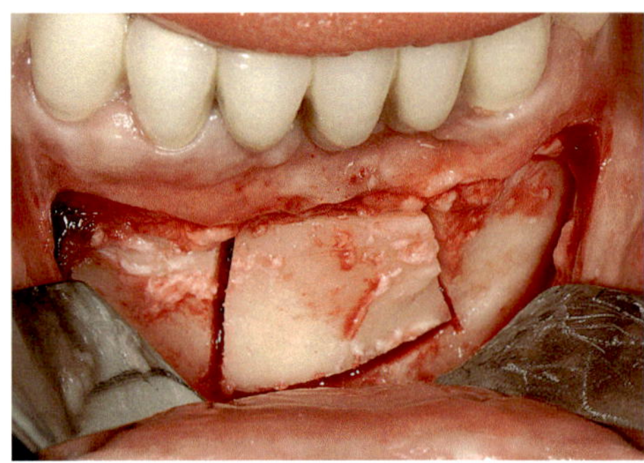

Abb. 9-56 Das Transplantat wird vollständig umschnitten.

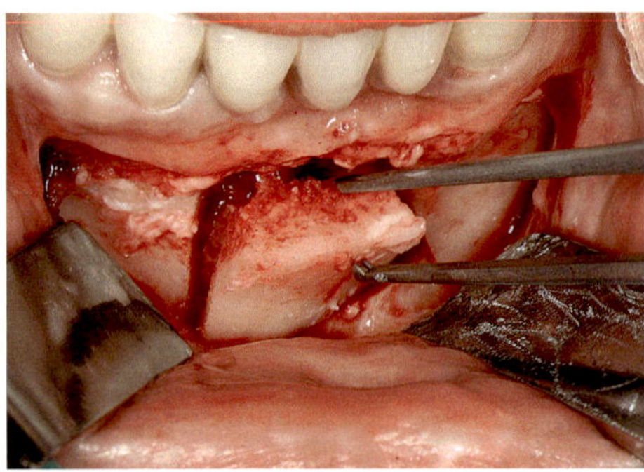

Abb. 9-57 Nach der Luxation mit Knochenmeißeln kann es entnommen werden.

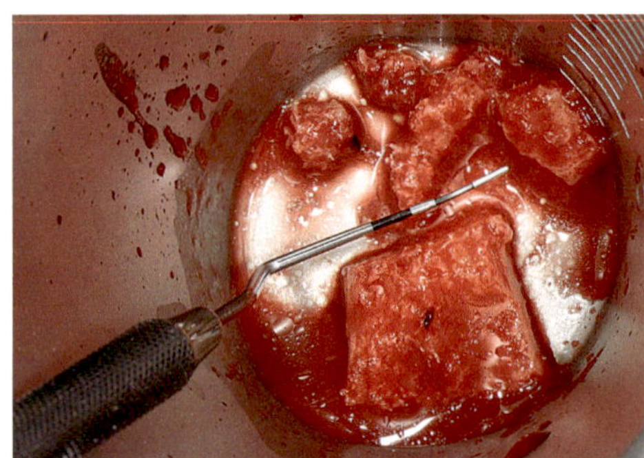

Abb. 9-58 Die vom Kinn gewonnenen Knochentransplantate.

Transplantate von der Symphyse sind dagegen dicker, haben aber wegen der begrenzenden anatomischen Strukturen eine geringere Länge[20]. Die limitierenden Strukturen sind die Apizes der Frontzähne und die Foramina mentalia. Auch die vertikale Dimension ist im Symphysenbereich deutlich kleiner als in der Retromolarregion, denn ein minimaler Sicherheitsabstand von 5 mm zu den Zahnwurzeln und zum Unterrand des Unterkiefers sowie zu den Gefäß-Nerven-Bündeln sollte unbedingt eingehalten werden. Hieraus ergeben sich maximale Transplantatgrößen von ca. 25 x 15 mm[24]. Trotz der anatomischen Einschränkungen lassen sich in der Symphysenregion größere Transplantatvolumina entnehmen, die im Bereich von durchschnittlich 2,6 cm^3 liegen[9] (Abb. 9-55 bis 9-58).

Neben den typischen chirurgischen Komplikationen, die im Rahmen von implantatchirurgischen Eingriffen und Transplantationstechniken in der Mundhöhle auftreten, wie Blutungen, Infektionen usw.[25], zeigen die einzelnen Entnahmestellen entsprechend ihrer Anatomie ein spezifisches Komplikationspotenzial. Die Patienten müssen über diese potenziellen Risiken, bspw. für temporäre oder permanente neurosensorische Störungen der Lippen, der Zähne oder des Kinns, aufgeklärt werden[26,27]. Bei Kinnentnahmen verlieren die unteren Schneidezähne in 12 % der Fälle ihre Sensibiltät[23]. Die Entnahme retromolar kann kurzfristig zu einer schmerzhaften Mundöffnungseinschränkung führen, was langfristig allerdings keine klinische Relevanz zu haben scheint[23]. Wichtigste Komplikation bei der Entnahme von Knochenblöcken aus der Retromolarregion ist die Verletzung des N. mandibularis mit vorübergehenden oder permanenten neurosensorischen Störungen. Einige Autoren geben für diese schwerwiegende Komplikation eine Häufigkeit von 4 % an. Dagegen führt die Mehrzahl der Autoren keine derartigen Störungen an, wenn über Spätkomplikationen berichtet wird[15,20–23].

Die Transplantatentnahme an der Symphyse geht häufig mit neurosensorischen Störungen der unteren Frontzähne, der Unterlippe und des Kinns einher. Einige Autoren berichten im Zusammenhang mit sensorischen Störungen von einer Komplikationsrate von 52 % nach 18 Monaten[28]. Häufiger jedoch werden zu dieser Komplikation Raten von 7 bis 29 % nach 3 Monaten angegeben[9,15,27].

Wenn größere Knochentransplantate benötigt werden, muss auf extraorale Spenderstellen zurückgegriffen werden. Eine solche Stelle, die häufig für die Entnahme größerer Mengen an autogenem Knochen verwendet wird, ist der Beckenkamm[29]. Die Entnahme kann normalerweise nicht ambulant durchgeführt werden und geht mit hoher postoperativer Morbidität und Beschwerden für den Patienten einher.

Der Umstand, dass bei größeren Augmentationen ein zusätzlicher Operationssitus erforderlich ist, der die postoperative Morbidität vergrößert und ein zusätzliches Risiko für schwere Komplikationen bedeutet, hat die Entwicklung alternativer chirurgischer Techniken veranlasst, die nicht von autogenen Knochentransplantaten abhängig sind. Biomaterialien, wie xenogene und allogene Transplantate, haben ihre hervorragende klinische Bewährung in wissenschaftlichen Studien bewiesen und machen die Entnahme autogener Transplantate häufig überflüssig[30,31].

Kollagenmembranen

In der Vergangenheit wurden verschiedene GBR-Techniken für die Rekonstruktion von Kammdefekten entwickelt. Dabei werden partikulierte Knochenersatzmaterialien verwendet, mit denen sich die Kieferkammkonturen leicht rekonstruieren lassen. Allerdings bedarf es dabei einer Membran, die das Ersatzmaterial an Ort und Stelle stabilisiert und das Einwachsen von unerwünschten Weichgewebezellen verhindert[32]. Zu diesem Zweck wurden in den letzten Jahrzehnten diverse Titanfolien, ePTFE-Membranen mit und ohne Titanverstärkung sowie resorbierbare Kollagen- und Polylactidmembranen eingeführt.

Die Verwendung partikulierter Ersatzmaterialien mit unverstärkten Membranen ist technisch anspruchsvoll, und im Gegensatz zu Knochenblocktechniken lässt sich Transplantatstabilität als Voraussetzung einer raschen Inkorporation schwerer erreichen. Nichtresorbierbare Membranen müssen außerdem vor der Implantation entfernt werden und bergen die Gefahr einer Exposition mit anschließender Wundinfektion[33,34].

Kollagenmembranen hingegen unterstützen nach dem Abdecken des Operationssitus mit ihrer Kollagenmatrix den Sekundärverschluss der Weichgewebe, wenn es zur Dehiszenz und Exposition des Transplantats gegenüber der Mundhöhle gekommen ist[34]. Bei lateralen Augmentationen mit einem anorganischen bovinen Knochenersatzmaterial führte die Verwendung von Kollagenmembranen über einen Beobachtungszeitraum von 12 bis 14 Jahren zu stabilen Langzeitresultaten, die sich nicht mehr signifikant von den Ergebnissen von Implantaten in ortsständigem Knochen unterschieden[35].

Da mit resorbierbaren Membranen insbesondere bei vertikalen Augmentationen keine adäquate Standzeit erreicht werden konnte[36], wurden neue Techniken entwickelt, um die Standzeit der Kollagenmatrix zu verbessern bzw. ihre Resorptionszeit zu verlängern. Chemische Quervernetzung führte zu längeren Resorptionszeiten, aber auch zu stärkeren Entzündungsreaktionen der umgebenden Gewebe[37] und höheren Komplikationsraten[38]. Dasselbe gilt für die enzymatische Modifikation mit eingefügten Ribosemolekülen[39]. Heute sind die verbreiteten Techniken zur Verbesserung der Barrierefunktion die doppellagige Verwendung nativer Kollagenmembranen[40] oder die Verwendung nativer Membranen aus porcinem Perikard[35,41]. Im Vergleich mit ePTFE-Membranen, Polylactidmembranen und Titanmembranen zeigen Kollagenmembranen die besten Ergebnisse bezüglich Defektfüllung vertikal und horizontal und die geringsten Komplikationsraten[41a].

Die Knochenlamina-Technik

Der folgende Abschnitt beschreibt Techniken, mit denen, abhängig vom Defekt, die Menge des erforderlichen autogenen Knochens reduziert oder die Verwendung von autogenem Knochen ganz vermieden wird. Ziel ist die Regeneration defekter Kammstellen durch Knochenersatzmaterialien mit oder ohne autogenen Knochen in Kombination mit einer Barriere, die den Raum über eine ausreichende Zeitspanne sichert.

Die grundlegende Idee besteht darin, die Natur nachzuahmen, indem die kortikale Knochenplatte durch eine xenogene Kortikalislamelle rekonstruiert wird, die teilentmineralisiert ist und damit eine besondere native Kollagenmembran darstellt, die starr genug ist, um den Raum für die Regeneration zu sichern, aber zugleich so flexibel ist, dass sie an den Defekt adaptiert werden kann. Diese sogenannte „Lamina" wird wie eine GBR-Barrieremembran eingesetzt, um das Einwachsen von Epithel- oder Bindegewebszellen in den Defekt zu unterbinden. Zugleich sichert sie dank ihrer mechanischen Eigenschaften den Raum und stabilisiert das Augmentationsmaterial. Als biologisches Produkt kann die Lamina resorbiert werden, wobei sie aber ihre Barrierefunktion über 5 bis 6 Monate aufrecht erhält. Neben der Lamina „soft" (0,5 mm Dicke) steht für nicht volumenstabile Defekte eine dickere Lamina zur Verfügung (Lamina „hart"; 1 mm Dicke), die starrer ist und geschraubt werden kann (OsteoBiol, Tecnoss). Sie kann trotzdem durch Biegen dem Defekt angepasst werden.

BESCHREIBUNG DER TECHNIK

Nachdem der Defekt mit dem Knochentransplantat gefüllt wurde, wird er mit der kortikalen Lamina (OsteoBiol, Tecnoss) abgedeckt, einer zu 100 % aus kortikalem Knochen bestehenden steifen, getrockneten Lamina, die nach ihrer Rehydrierung biegbar wird. Defekte mit vertikaler Komponente erfordern stets ein autogenes Transplantat (Abb. 9-59 bis 9-73), während die meisten horizontalen Defekte mit Xeno- oder Allotransplantaten rekonstruiert werden können (Abb. 9-74 bis 9-91).

Als Augmentationsmaterial zur Füllung des Defekts wird ein xenogenes kortikospongiöses Ersatzmaterial (hier exemplarisch mp3, Tecnoss) verwendet. Dieses wird entweder allein oder in Verbindung mit autogenem Knochen verwendet, je nach Regenerationspotenzial des Defekts[42,43]. Dieses Biomaterial, das zu 90 % aus kollagenhaltigen kortikalen und spongiösen porcinen Knochenpartikeln (collagenated cortico-cancellous porcine bone = CCPB) der Größenordnung von 0,6 bis 1 mm sowie zu 10 % aus Kollagengel besteht, ist für die horizontale Augmentation gedacht. Bei der Herstellung wird ein einzigartiges biotechnologisches Verfahren angewendet, dass die Keramisierung des natürlichen Knochens verhindert und das gewebeeigene Kollagen erhält. Kollagen gilt als einer der Schlüsselfaktoren für die Knochenregeneration, da es wirksam Blutplättchen aktivieren und zur Aggregation veranlassen kann. Blutplättchen sind die Schlüsselfaktoren während der initialen Phase des Heilungsprozesses, der durch eine erhöhte Aktivierung chemischer Signalketten gekennzeichnet ist, die über Zytokine und Wachstumsfaktoren vermittelt werden. Hierzu zählen PDGF, IGF 1, IGF 2 und VEGF, deren aktivierende Wirkung auf Osteoblasten und Osteoklasen bekannt ist[44].

Zudem lockt Kollagen für die zweite Heilungsphase im Knochenmark befindliche Stammzellen an und wirkt bei ihrer Differenzierung mit[45]. Es steigert die Proliferationsrate der Osteoblasten um zwei Drittel[44] und stimuliert die Aktivierung von Blutplättchen, Osteoblasten und Osteoklasten im Prozess der Gewebeheilung. Kollagen ist ein unlösliches Substrat, dass sich als Träger für osteoinduktive Botenstoffe eignet und die Knochenneubildung unterstützen und leiten kann.

Die Biokompatibilität porciner Knochenersatzmaterialien wurde bereits 2007 von Trubiani und Kollegen in einem In-vitro-Test unter Verwendung von mesenchymalen Stammzellen des parodontalen Ligaments untersucht[46]. Diese Stammzellen zeigten eine große Affinität zu den dreidimensionalen Biomaterialien. Die Zellen waren in der Lage, in vitro zu Osteoblasten zu differenzieren. Nach 30-tägiger Induktion wurden die Zellen vom Substrat getrennt und konnten sich selbst organisieren.

Die kortikospongiöse Zusammensetzung ermöglicht eine progressive Resorption osteoklastischen Typs mit einer ähnlichen Rate paralleler Knochenneubildung[43].

KLINISCHE ANWENDUNG

Nach 5- bis 10-minütiger Wässerung (Rehydrierung) in steriler isotonischer Kochsalzlösung sollte die Lamina auf die passende Größe und Form gebracht werden. Sie hat nun die gewünschte Plastizität erreicht und kann an den Knochendefekt adaptiert werden. Die Form der Lamina muss einen Raum zwischen dem ortsständigen Knochen und der neuen durch sie selbst repräsentierten vestibulären Platte freihalten (Abb. 9-79). Die Lamina sollte mit Titanpins fixiert werden.

Das CCPB kann direkt in den Knochendefekt oder den von der Lamina umschlossenen Raum gefüllt werden (Abb. 9-80). Dank des enthaltenen Kollagengels ist eine hervorragende Standfestigkeit des Transplantats gewährleistet, während seine Hydrophilie zur raschen Blutabsorption und damit zur erforderlichen Transplantatvaskularisation führt. Das Augmentationsmaterial muss mit der Lamina abgedeckt werden, um das Einwachsen von Weichgewebe zu verhindern (Abb. 9-81). Bei dünner Mukosa empfiehlt es sich, das Augmentat samt Lamina abschließend mit einer Kollagenmembran abzudecken (Evolution, OsteoBiol, Tecnoss) (Abb. 9-82); diese ermöglicht eine schnelle Weichgewebsintegration. Am Ende des Eingriffs erfolgt ein sorgfältiger, spannungsfreier Nahtverschluss des Weichgewebes mit mikrochirurgischen Techniken[47] (Abb. 9-83). Das mikrochirurgische Vorgehen ist den makrochirurgischen Techniken bezüglich der Blutversorgung und Revaskularisation der Weichgewebslappen, die für die Ernährung und Heilung der Gewebe entscheidende Bedeutung haben, überlegen[48]. Zur antibiotischen Prophylaxe werden Clindamycin 600 mg (2-mal täglich) oder Amoxicillin 500 mg (3-mal täglich) perioperativ und anschließend für eine Woche per os verabreicht. Zusätzlich werden ein nichtsteroidales Antiphlogistikum (Ibuprufen 600 mg) und eine Mundspülung (Chlorhexidin 0,2 %) verschrieben.

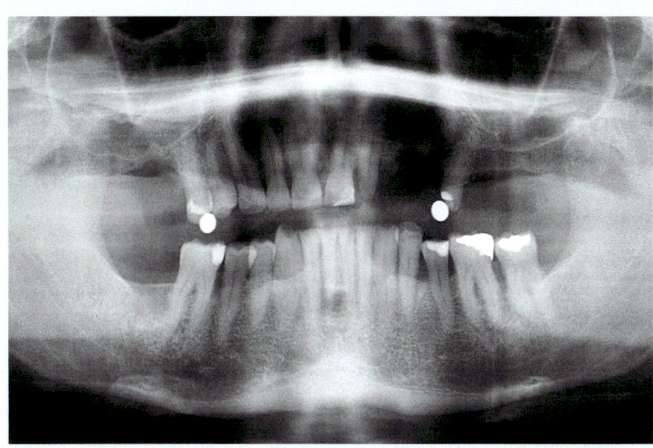

Abb. 9-59 Panoramaschichtaufnahme eines teilbezahnten Patienten mit vertikalem Kammdefekt in Regio 23, 24.

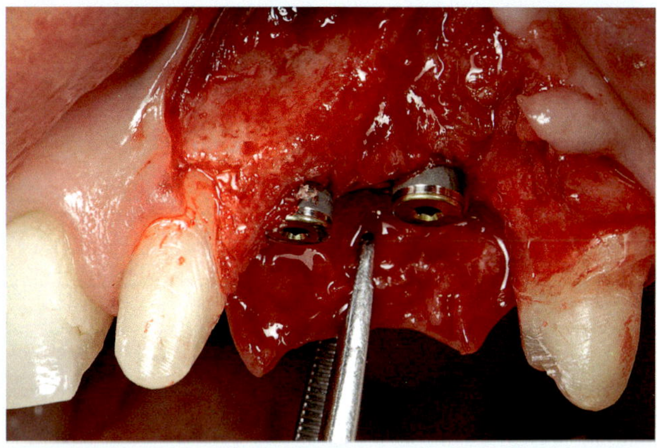

Abb. 9-60 Situation nach Einsetzen der Implantate. Der vertikale Defekt ist deutlich zu erkennen.

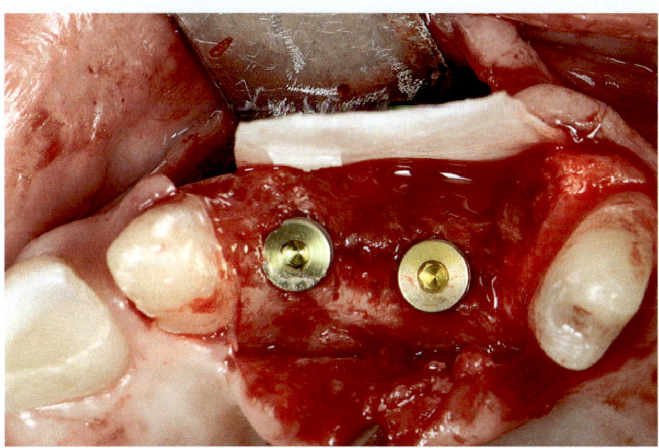

Abb. 9-61 Die Knochenlamina in Position für die Rekonstruktion der vestibulären Platte.

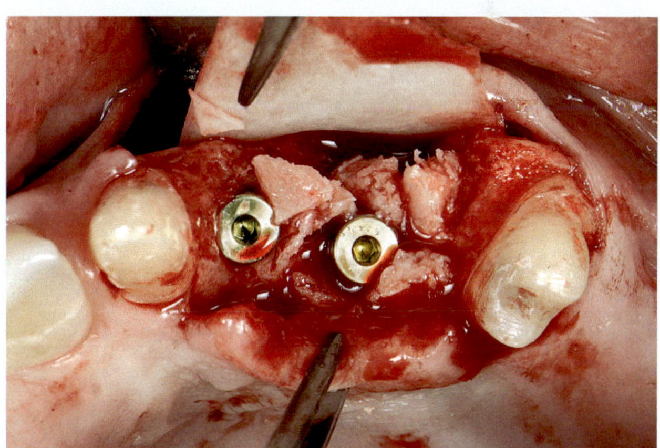

Abb. 9-62 Augmentation mit autogenen Knochenchips.

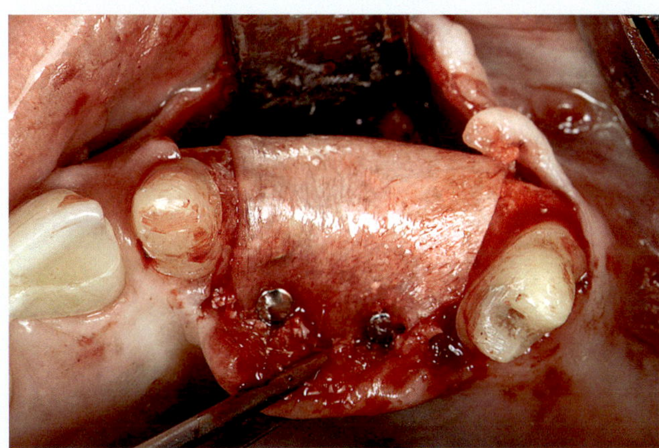

Abb. 9-63 Die auf dem Augmentat adaptierte Knochenlamina wird mit Titanpins fixiert.

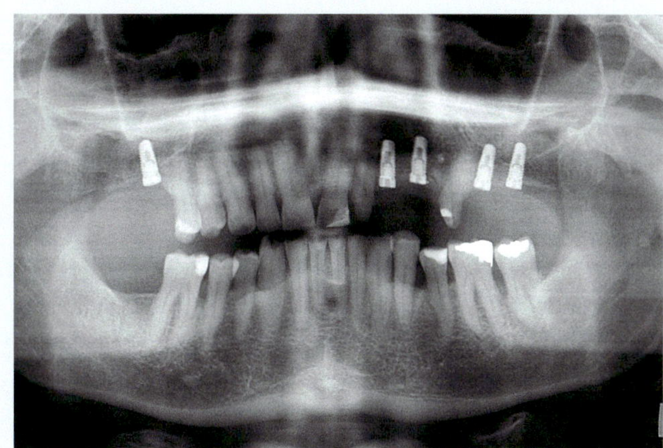

Abb. 9-64 Postoperative Panoramaschichtaufnahme.

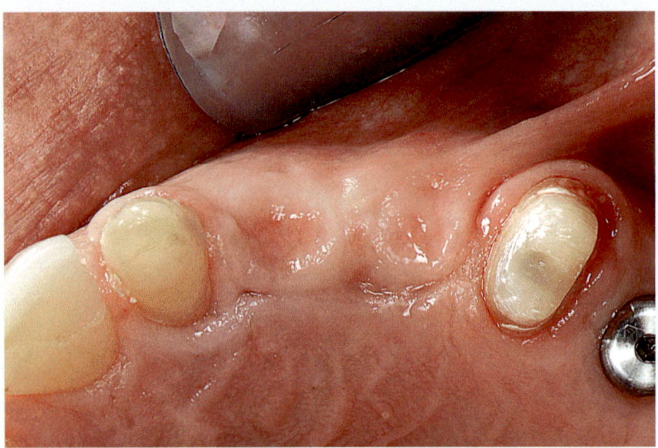

Abb. 9-65 Die verheilte Region 23, 24.

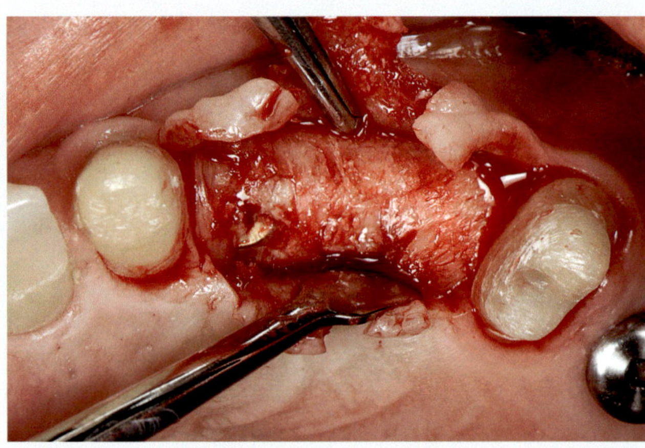

Abb. 9-66 Ausreichende Knochenregeneration zum Zeitpunkt der Implantatfreilegung 3 Monate später.

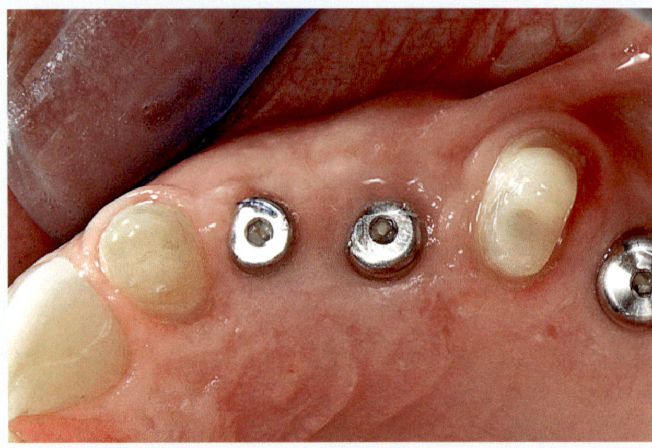

Abb. 9-67 Situation nach der Freilegungsoperation und Weichgewebsheilung.

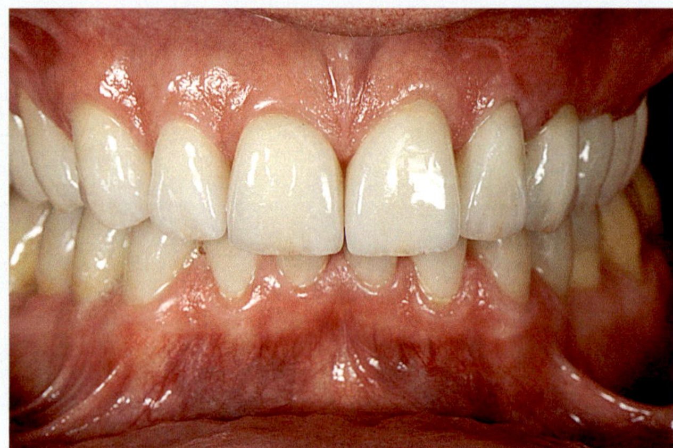

Abb. 9-68 Frontalansicht nach der implantatprothetischen Versorgung (Chirurgie und Prothetik: A. Happe; Zahntechnik: D. Meyer).

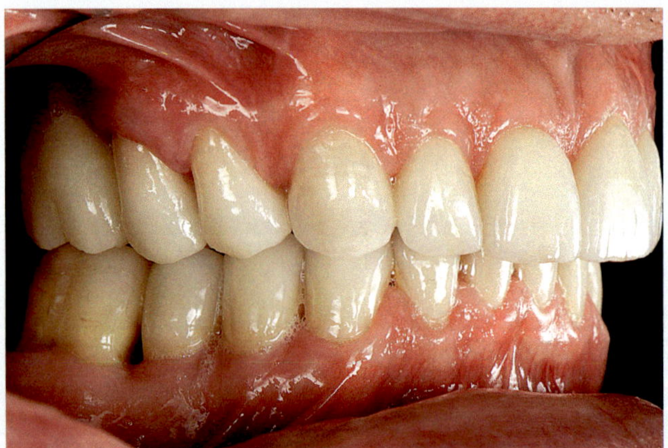

Abb. 9-69 Situation bei Behandlungsabschluss Ansicht von rechtslateral.

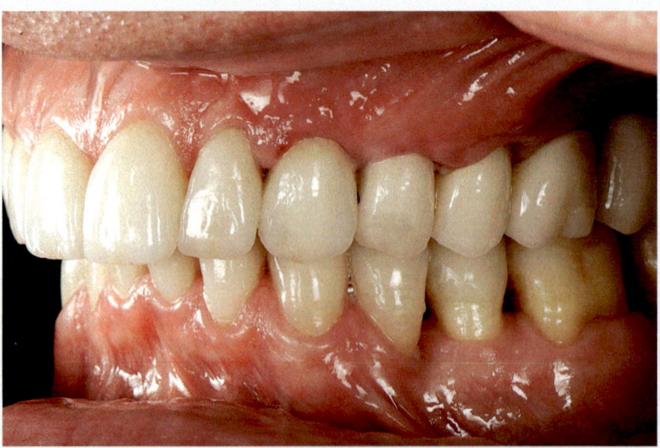

Abb. 9-70 Situation bei Behandlungsabschluss Ansicht von linkslateral.

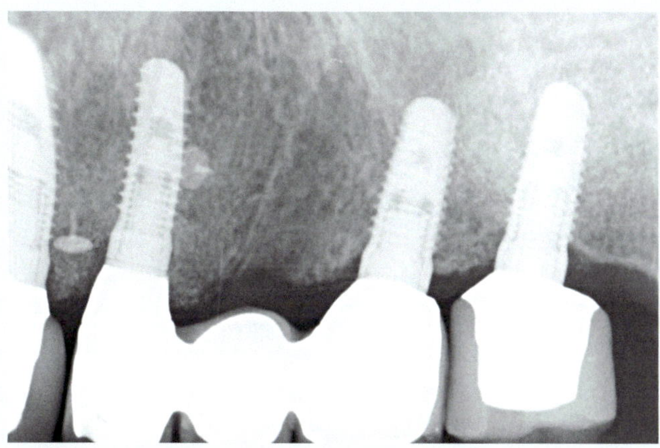

Abb. 9-71 Zahnfilm 1 Jahr nach der Augmentation.

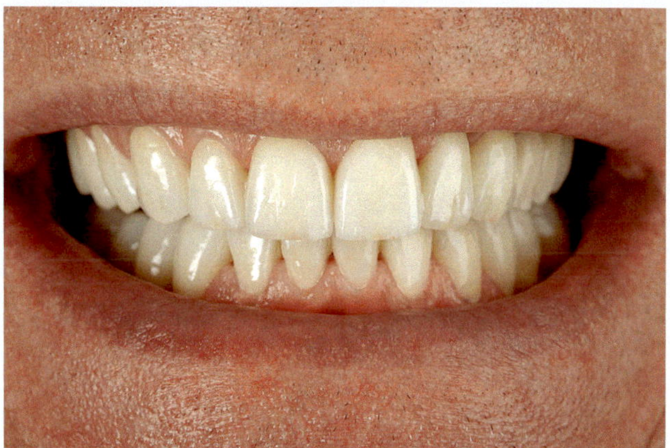

Abb. 9-72 Lächeln des Patienten.

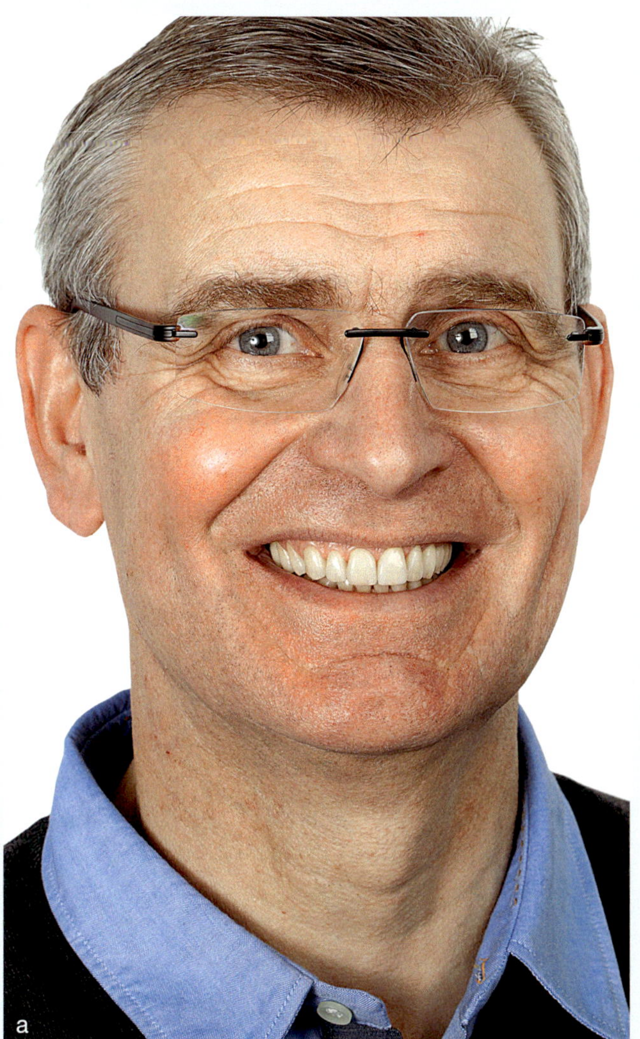

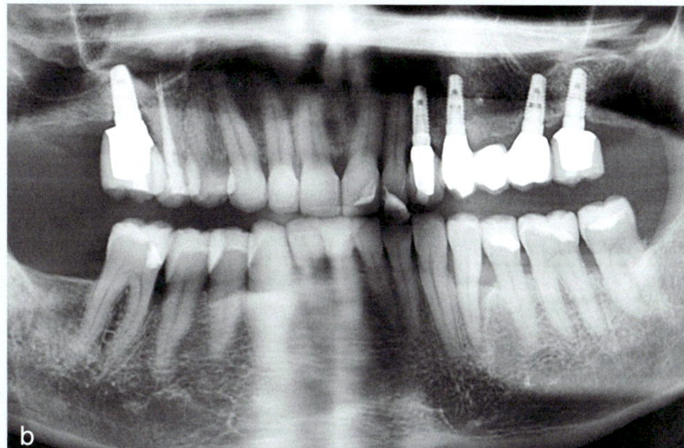

Abb. 9-73 Portraitbild des Patienten (a); Panoramaschichtaufnahme 3 Jahre nach Augmentation (b).

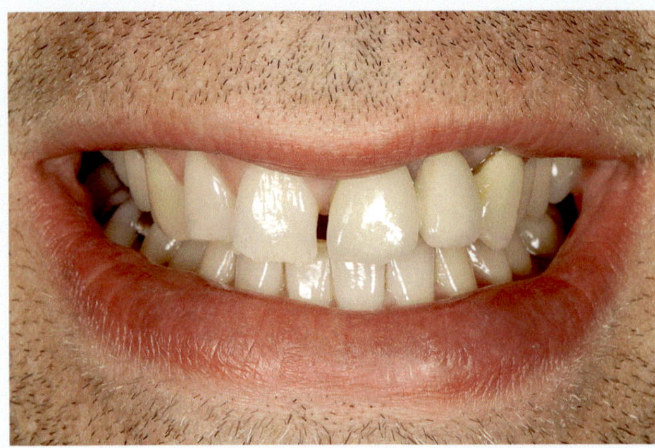

Abb. 9-74 Lippenbild einer Brückenkonstruktion von 21 bis 23.

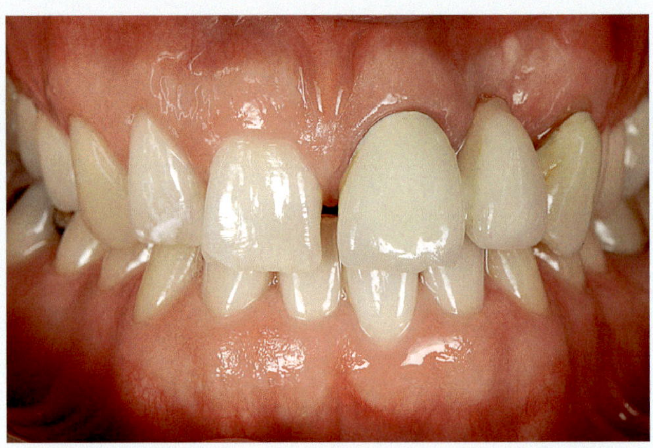

Abb. 9-75 Intraorale Situation. Der Behandlungsplan sieht die Entfernung der Brücke, die Regeneration des Defekts in Regio 22 und eine Implantation in dieser Region vor.

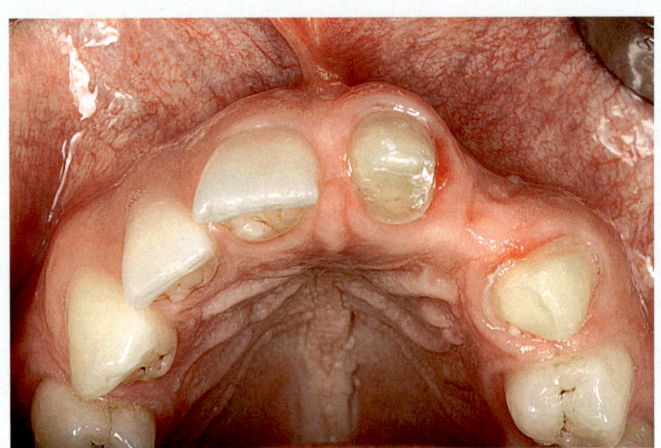

Abb. 9-76 Okklusales Bild des Kammdefekts.

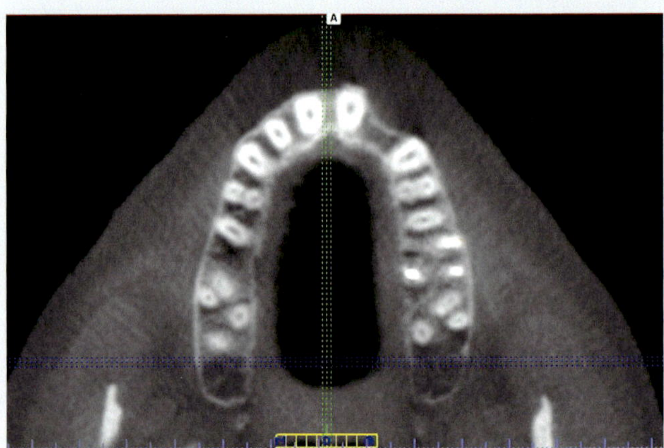

Abb. 9-77 Digitale Volumentomografie (DVT), in der sich die Breite des Restknochens mit 5,66 mm bestimmen lässt.

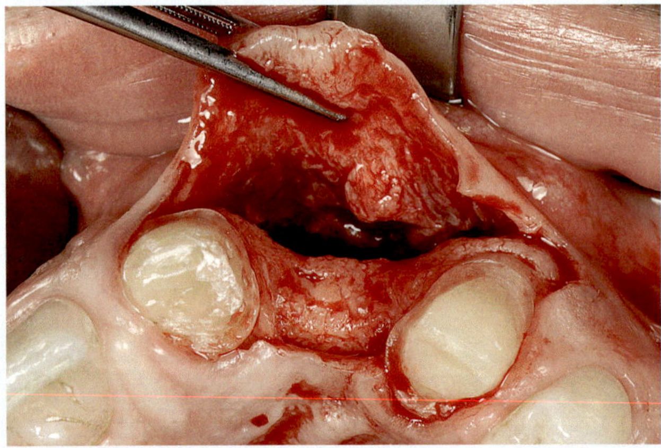

Abb. 9-78 Ansicht des Knochendefekts nach Hebung eines Volllappens.

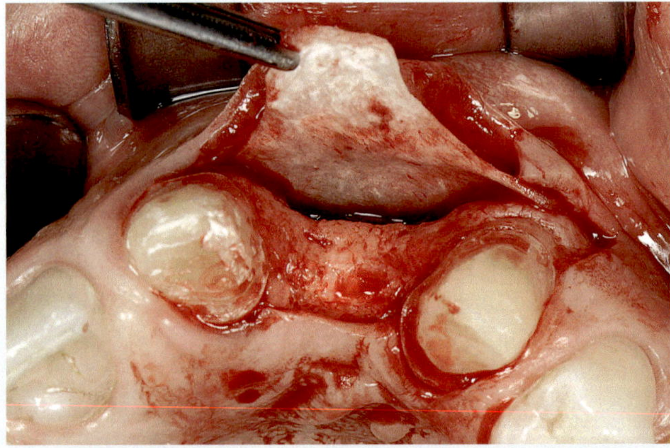

Abb. 9-79 Die Knochenlamina wird zugeschnitten und an den Defekt adaptiert. Die vestibuläre Fixierung erfolgt mit 2 Titanpins.

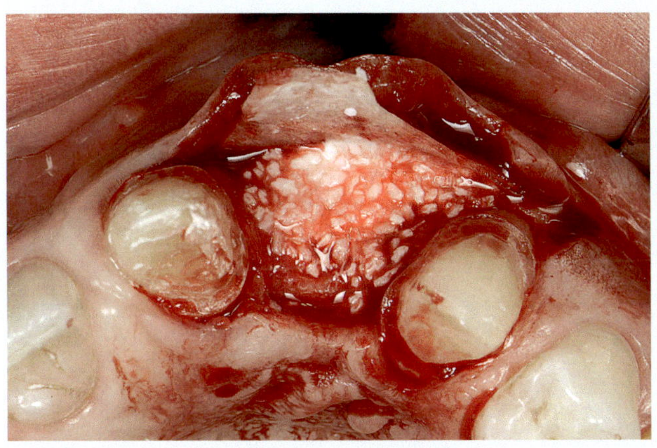

Abb. 9-80 Der Raum zwischen der Lamina und dem ortsständigen Knochen wird mit mp3 (Tecnoss) gefüllt.

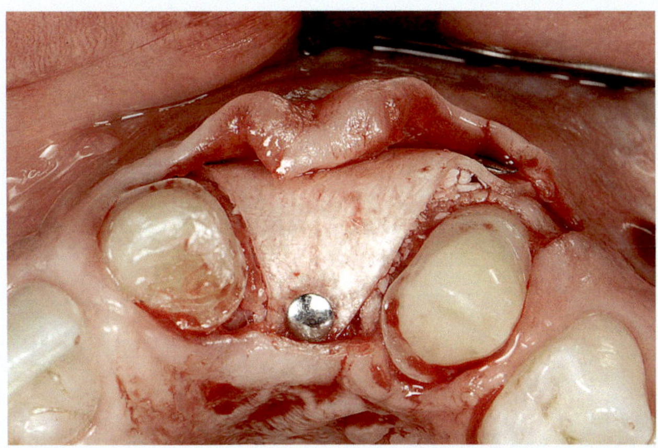

Abb. 9-81 Die Lamina wird über das Augmentat geklappt, um die mp3-Partikel okklusal abzudecken.

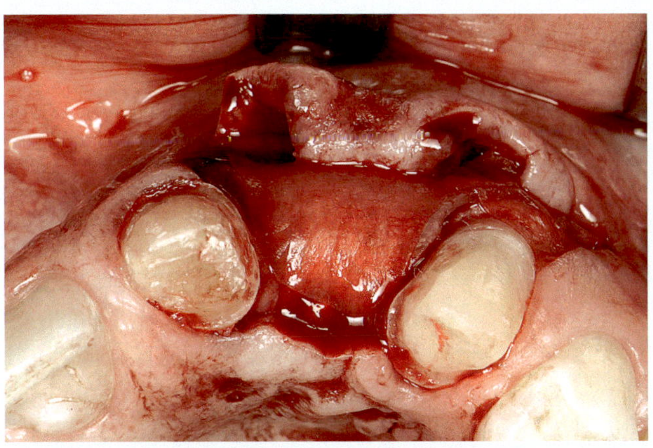

Abb. 9-82 Anschließend wird die Lamina ihrerseits mit einer Kollagenmembran (Evolution) bedeckt, die eine rasche Weichgewebeintegration garantiert.

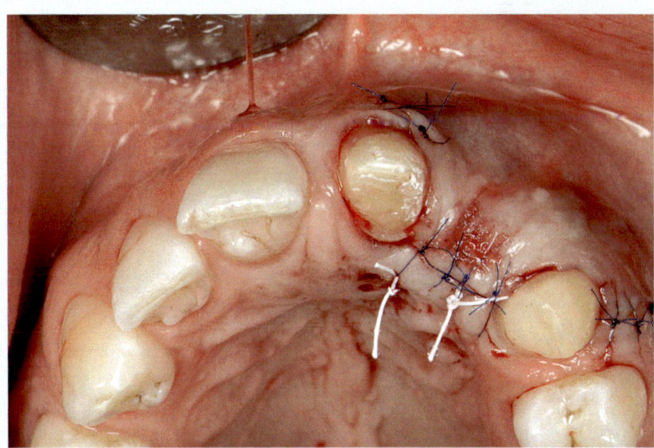

Abb. 9-83 Sorgfältiger spannungsfreier Weichgewebeverschluss.

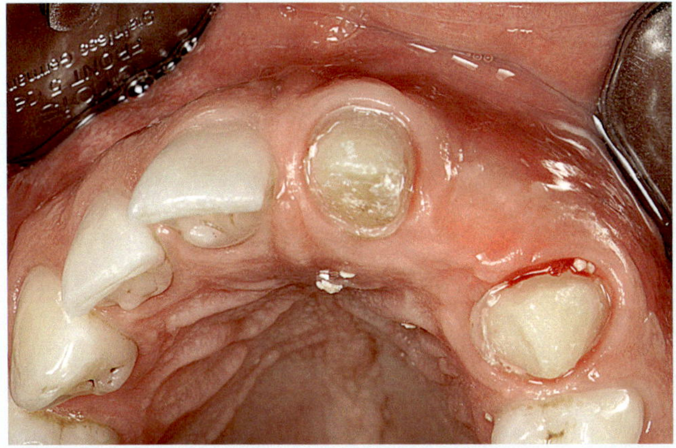

Abb. 9-84 Weichgewebeheilung 4 Wochen postoperativ.

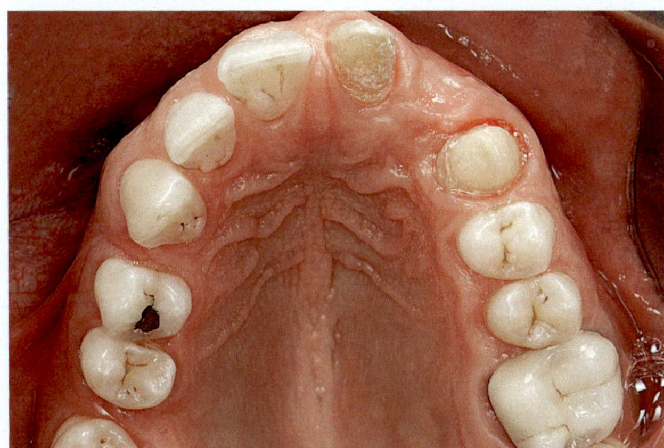

Abb. 9-85 Klinisches Bild des verheilten Kamms nach 6 Monaten.

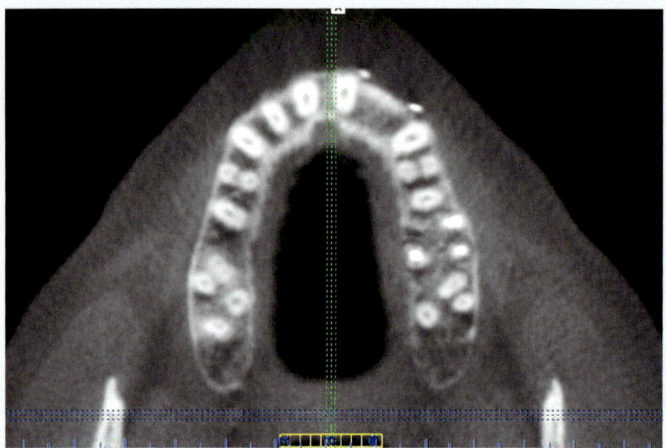

Abb. 9-86 Die 6 Monate postoperativ aufgenommene DVT zeigt eine neue Kammbreite von 10,34 mm. Deutlich zu erkennen ist die natürliche Knochenmorphologie mit vestibulärer kortikaler Platte und internem spongiösem Kompartiment.

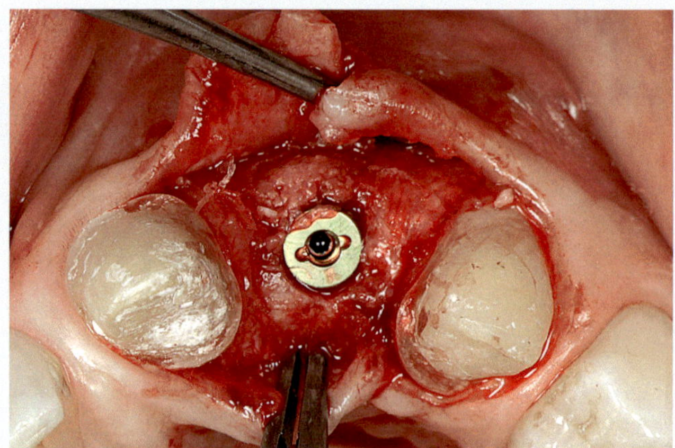

Abb. 9-87 Das adäquat dimensionierte Implantat kann in der geplanten Position inseriert werden.

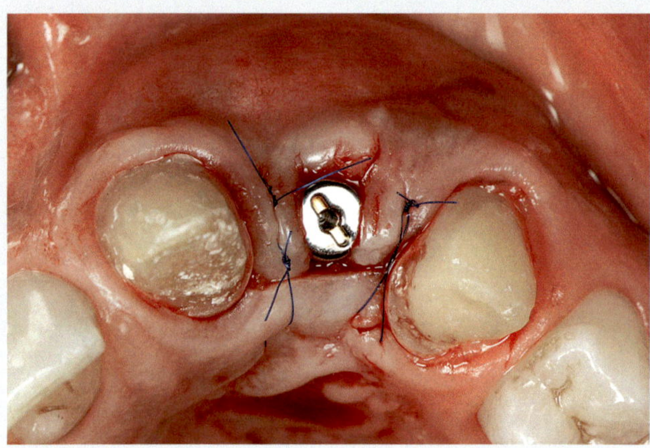

Abb. 9-88 Das Weichgewebe wird im Sinne einer transmukosalen Einheilung um den Gingivaformer vernäht.

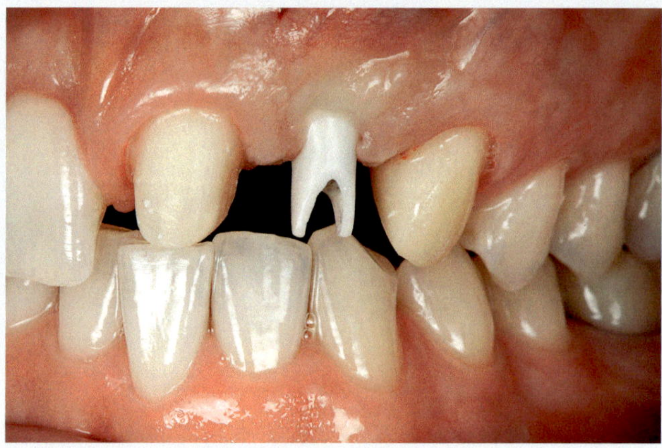

Abb. 9-89 Nach einer Heilungsphase von 3 Monaten erfolgt die implantatprothetische Versorgung mit einem Zirkonoxidabutment …

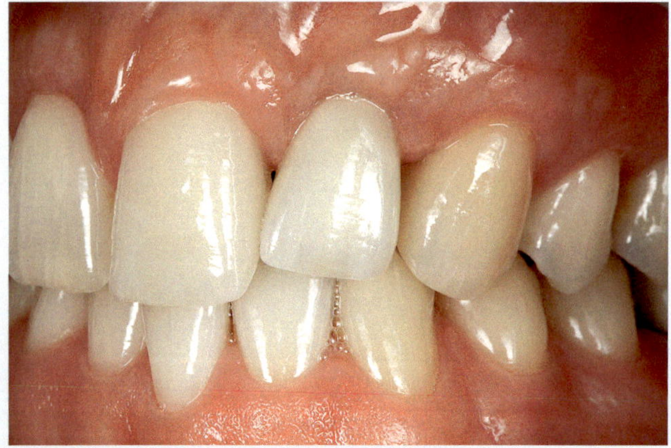

Abb. 9-90 … und einer vollkeramischen Lithiumdisilikatkrone (Chirurgie und Prothetik: A. Happe; Zahntechnik: D. Meyer).

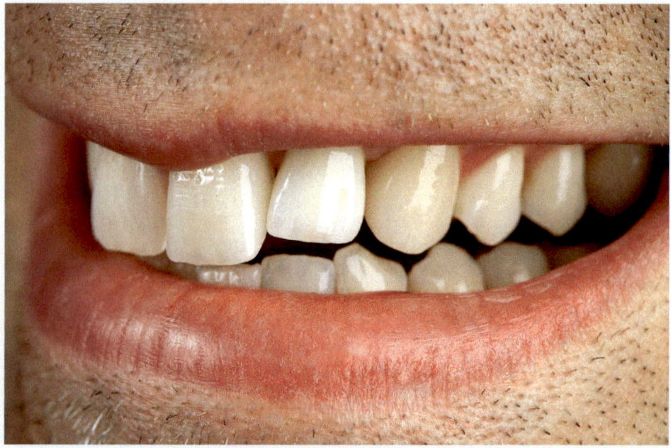

Abb. 9-91 Lippenbild der definitiven Restauration.

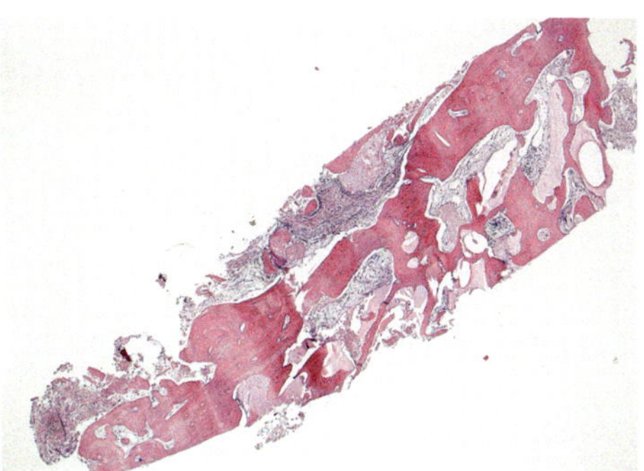

Abb. 9-92 Histologisches Bild des neu gebildeten Knochens mit eingelagerten Partikeln des Ersatzmaterials.

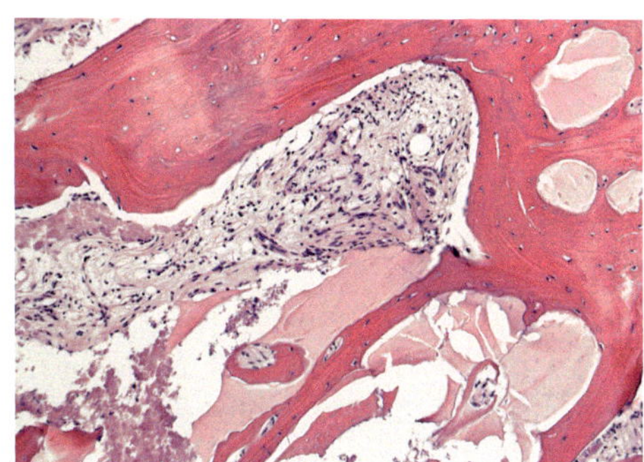

Abb. 9-93 Histologisches Bild (stärkere Vergrößerung).

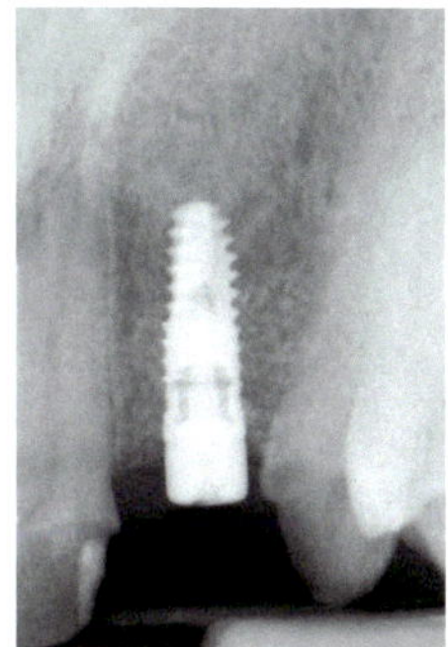

Abb. 9-94 Zahnfilm nach der Implantation.

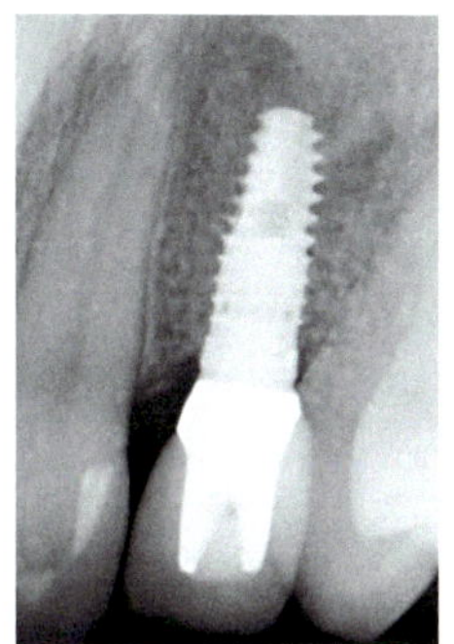

Abb. 9-95 Zahnfilm nach dem Einsetzen der definitiven Restauration.

Nach etwa 5 Monaten sind die CCPB-Partikel gut integriert und bilden eine Einheit mit den neu gebildeten Knochengewebsanteilen[43]. Crespi et al. bestätigten 2011 die hohe Ostekonduktivität von CCPB in einer Split-mouth-Studie zur Alveolarkammregeneration[42].

Die Abbildungen 9-92 und 9-93 zeigen das typische histologische Bild einer großen Menge neu gebildeten Knochens und gut integrierte Partikel des Xenotransplantats mit Zeichen von Resorption. Mithilfe dieser Technik lassen sich moderate laterale Defekte vollständig ohne autogene Knochentransplantate regenerieren (Abb. 9-96 bis 9-117).

Für Defekte, die nicht volumenstabil sind, wie etwa Defekte der Klasse 3, aber vor allem der Klassen 4–5 nach Benic und Hämmerle, steht eine harte, 1 mm dicke Lamina zur Verfügung. Diese ist so steif, dass sie sich schrauben lässt, aber dennoch so biegsam, dass man sie an den Defekt anpassen kann. Der Fall auf den Abbildungen 9-118 zeigt eine solche Situation. Nach dem Verlust der Zähne 11, 12 mit einem 3-D-Defekt musste zunächst eine Augmentation durchgeführt werden, bevor 3 Monate später zwei Implantate mit den Durchmessern 3,3 mm und 2,9 mm (Straumann BLT) eingesetzt werden konnten.

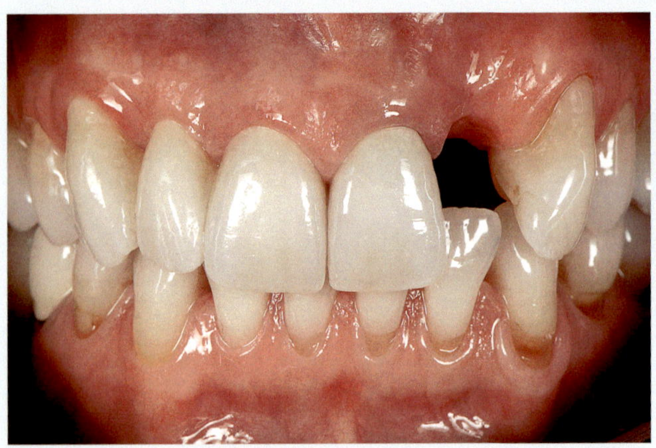

Abb. 9-96 Klinische Ausgangssituation: fehlender Zahn 22.

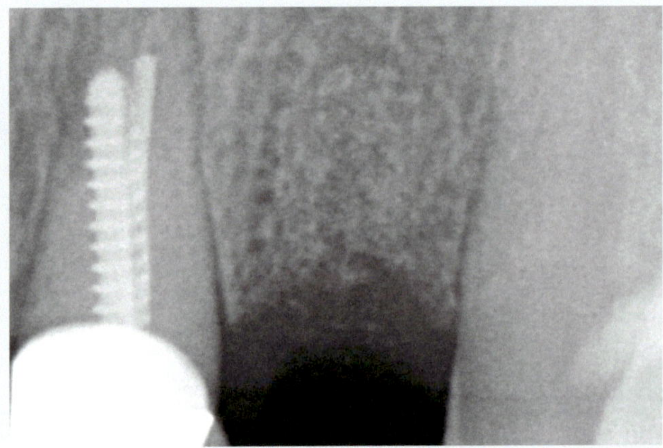

Abb. 9-97 Röntgenbild der Schaltlücke.

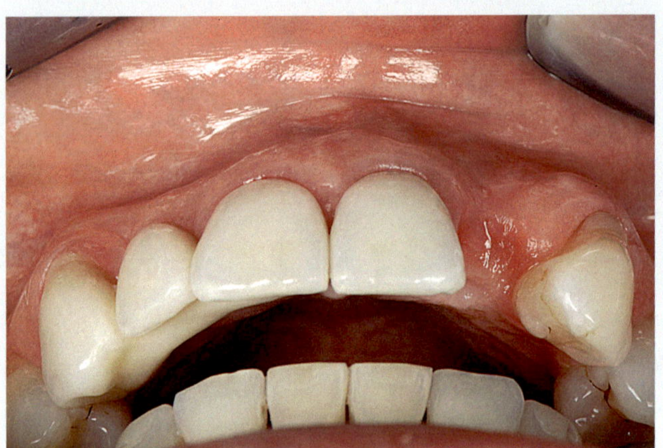

Abb. 9-98 Klinisches Bild des Kammdefekts.

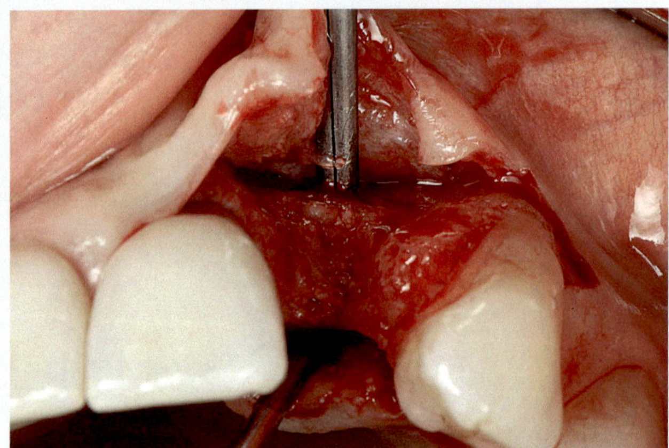

Abb. 9-99 Klinisches Bild des Knochendefekts nach Lappenbildung.

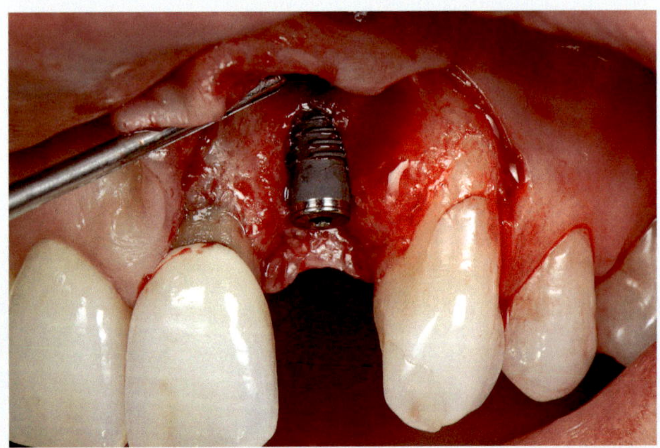

Abb. 9-100 Implantat in situ im defizitären Knochen mit exponierter Titanoberfläche.

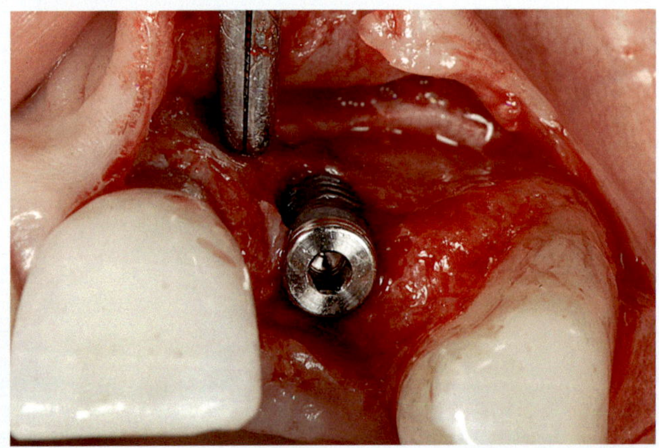

Abb. 9-101 Okklusale Ansicht der intraoperativen Situation.

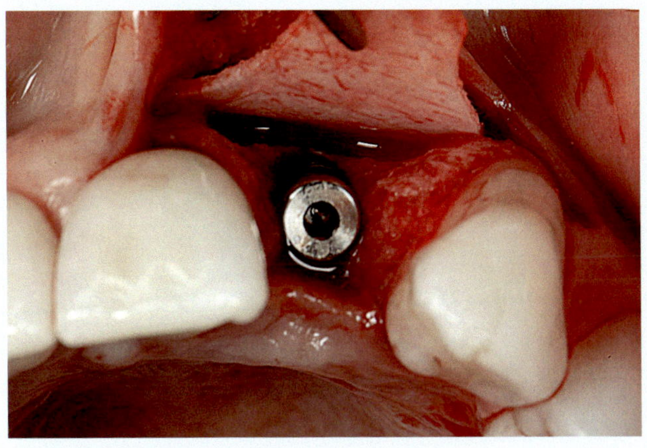

Abb. 9-102 Rekonstruktion der bukkalen Knochenlamelle mit der Bone Lamina.

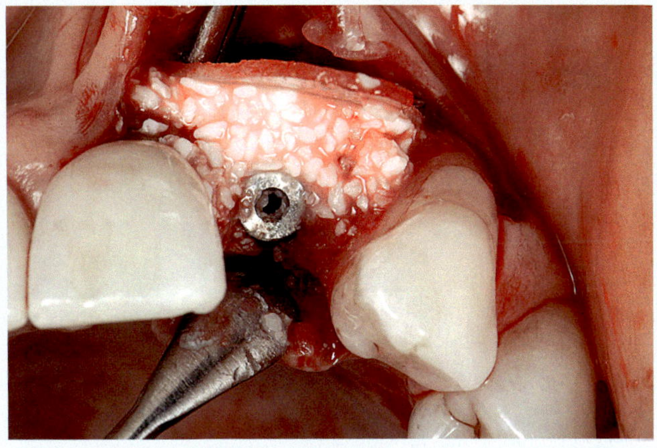

Abb. 9-103 Der Raum zwischen der Lamina und dem ortständigen Knochen wurde mit Ersatzmaterial gefüllt.

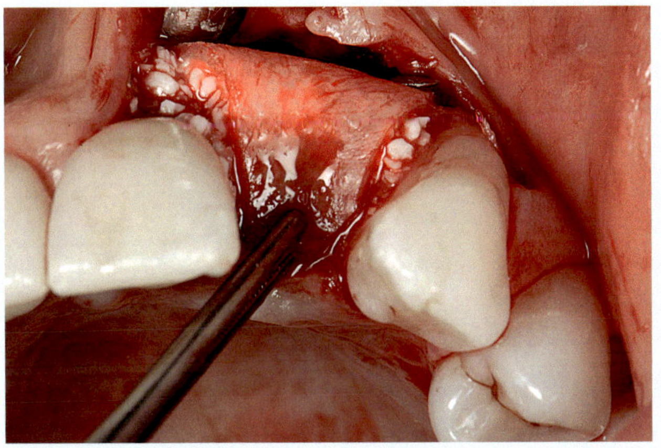

Abb. 9-104 Die Lamina wurde über das Material geklappt, um den Bereich vollständig abzudecken.

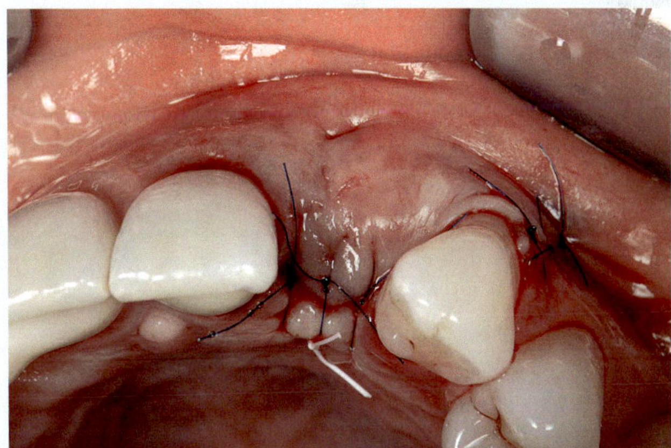

Abb. 9-105 Der Wundverschluss wurde mit mikrochirurgischer Technik durchgeführt (okklusale Ansicht).

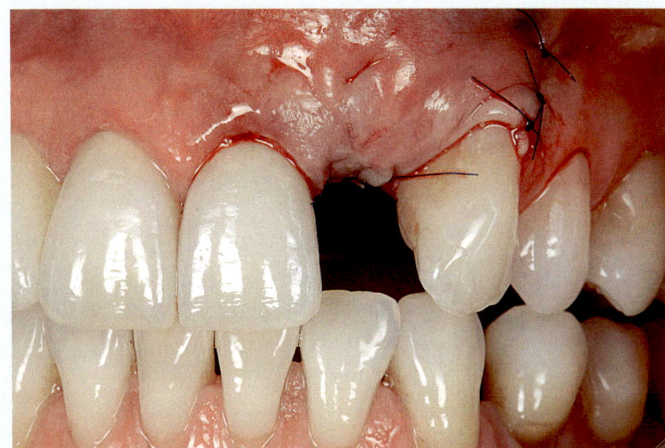

Abb. 9-106 Bukkale Ansicht post-OP.

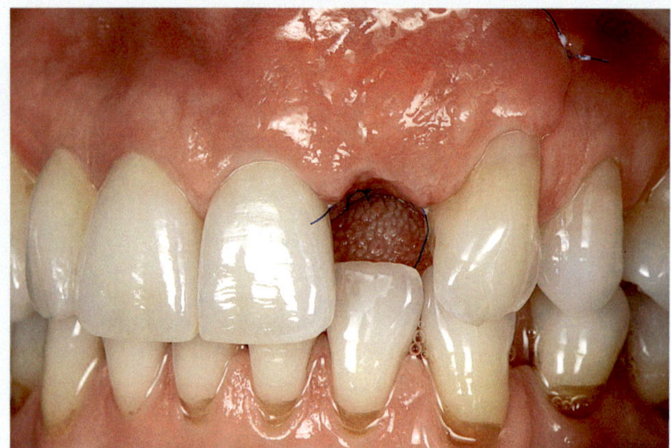

Abb. 9-107 Heilung nach 1 Woche von frontal ...

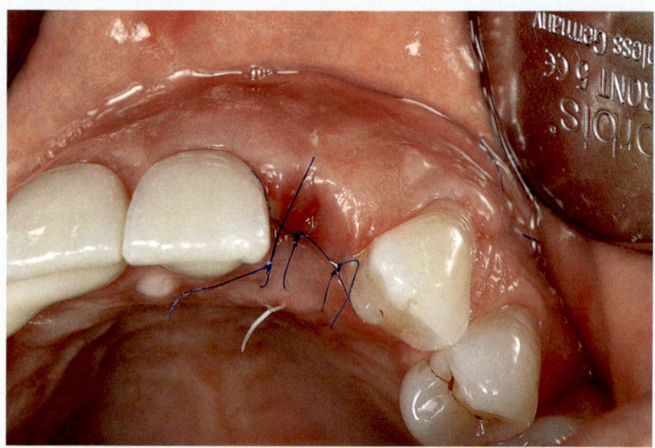

Abb. 9-108 ... und okklusal.

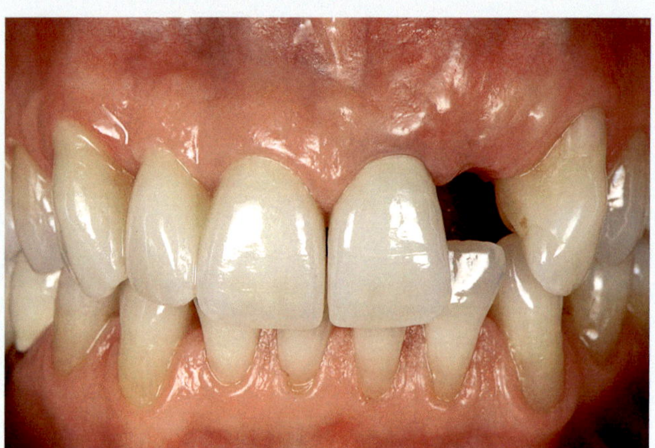

Abb. 9-109 Ausgeheilter Bereich 4 Monate nach Implantation und Augmentation.

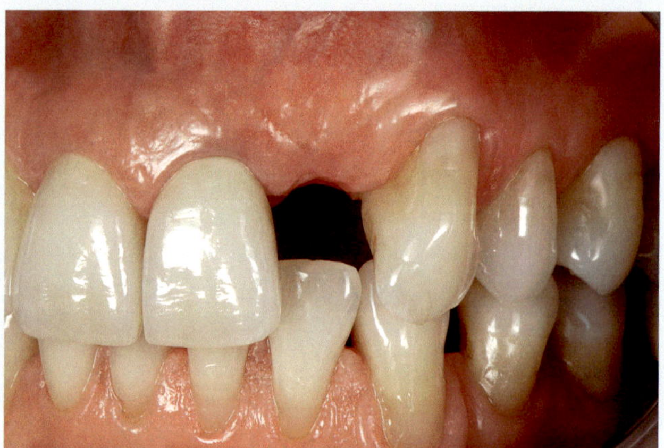

Abb. 9-110 Die klinische Situation bedarf keiner weiteren Weichgewebsaugmentation.

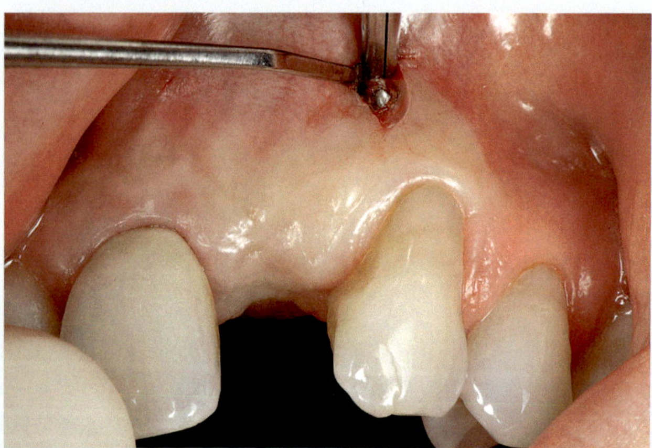

Abb. 9-111 Mikroinvasive Entfernung der Titanpins.

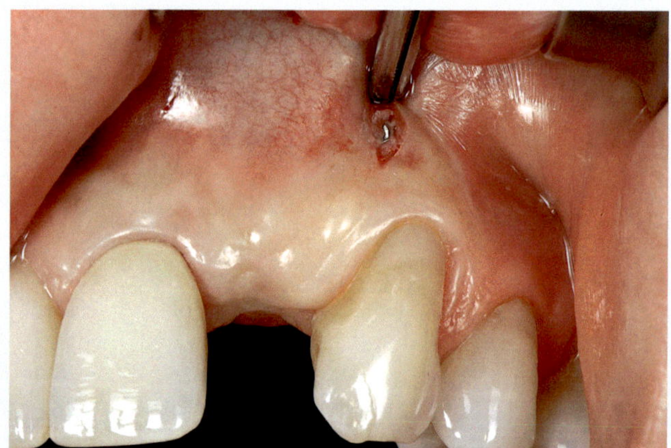

Abb. 9-112 Der Pin ist durch die Mikroinzision sichtbar.

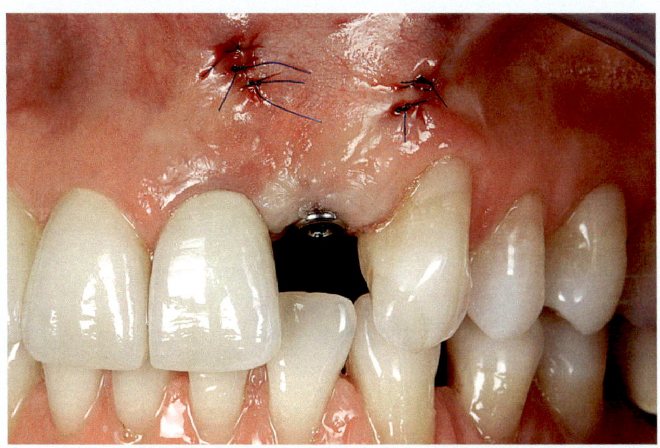

Abb. 9-113 Nähte nach Entfernung der Pins und mikroinvasiver Implantatfreilegung. Der Gingivaformer wurde aufgeschraubt.

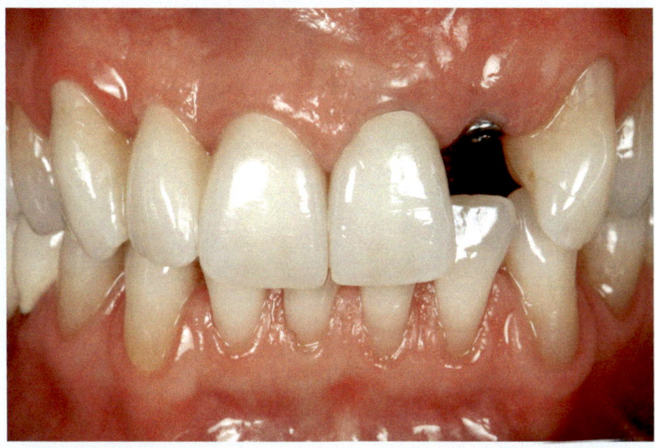

Abb. 9-114 Die verheilte Lücke vor der implantatprothetischen Versorgung.

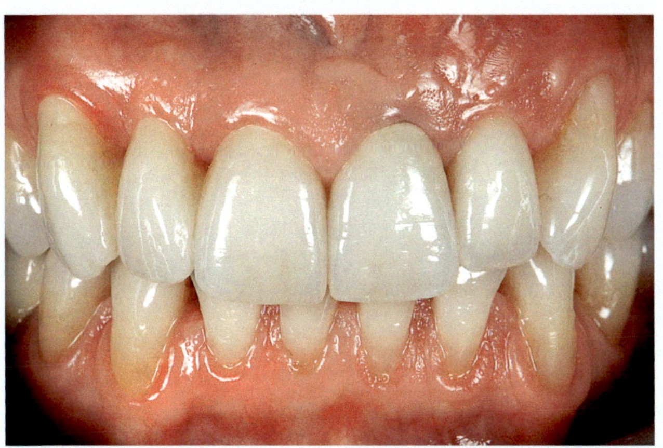

Abb. 9-115 Situation nach Abschluss der Behandlung (Chirurgie und Prothetik: A. Happe; Zahntechnik: A. Nolte).

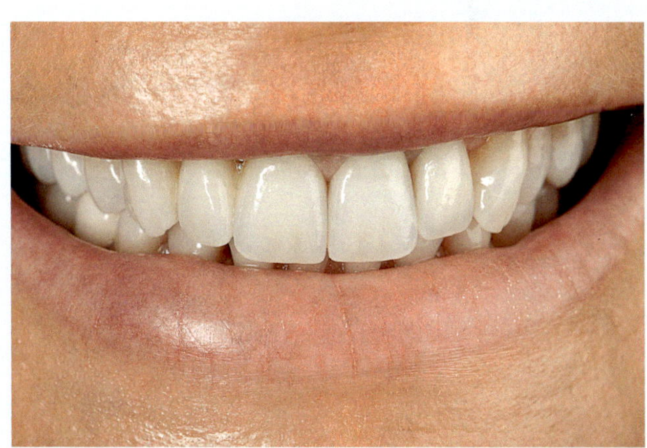

Abb. 9-116 Lächeln nach der Behandlung.

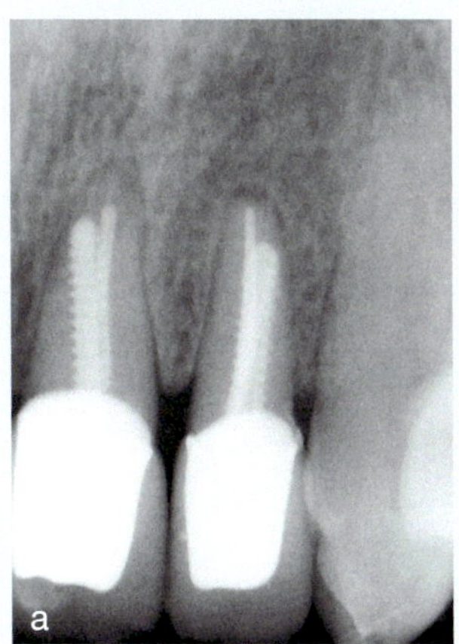

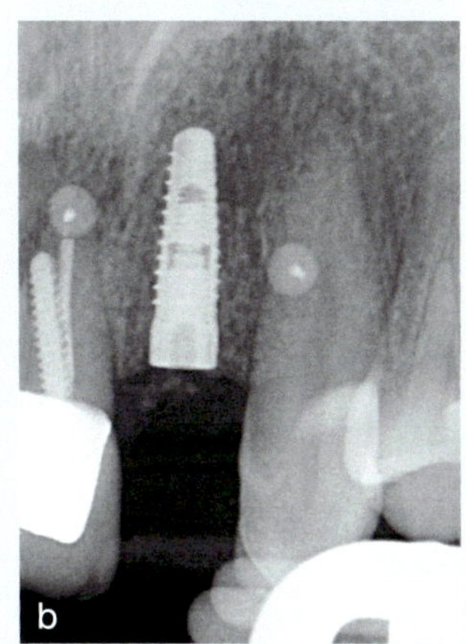

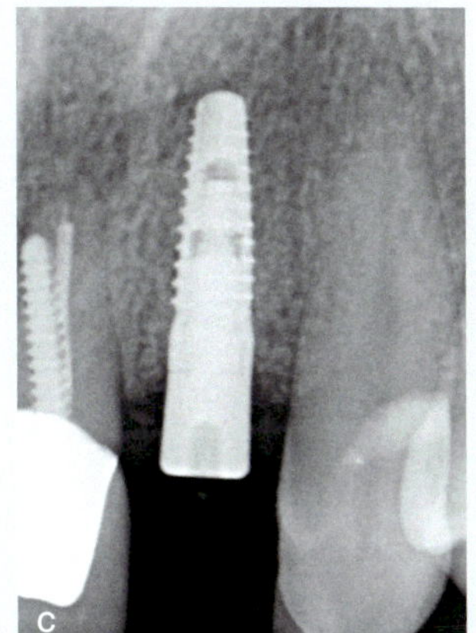

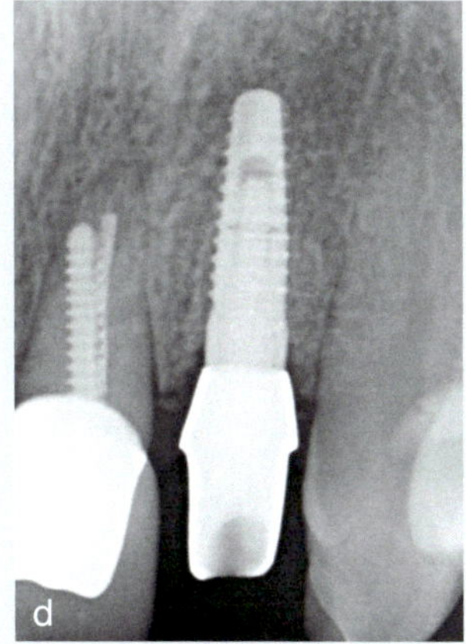

Abb. 9-117 Röntgenbilder: nicht erhaltungswürdiger Zahn 22 (a), Implantatsetzung, Titanpins zur Befestigung der Knochenlamina (b), nach der Freilegungsoperation (c), während der implantatprothetischen Behandlungsphase (d).

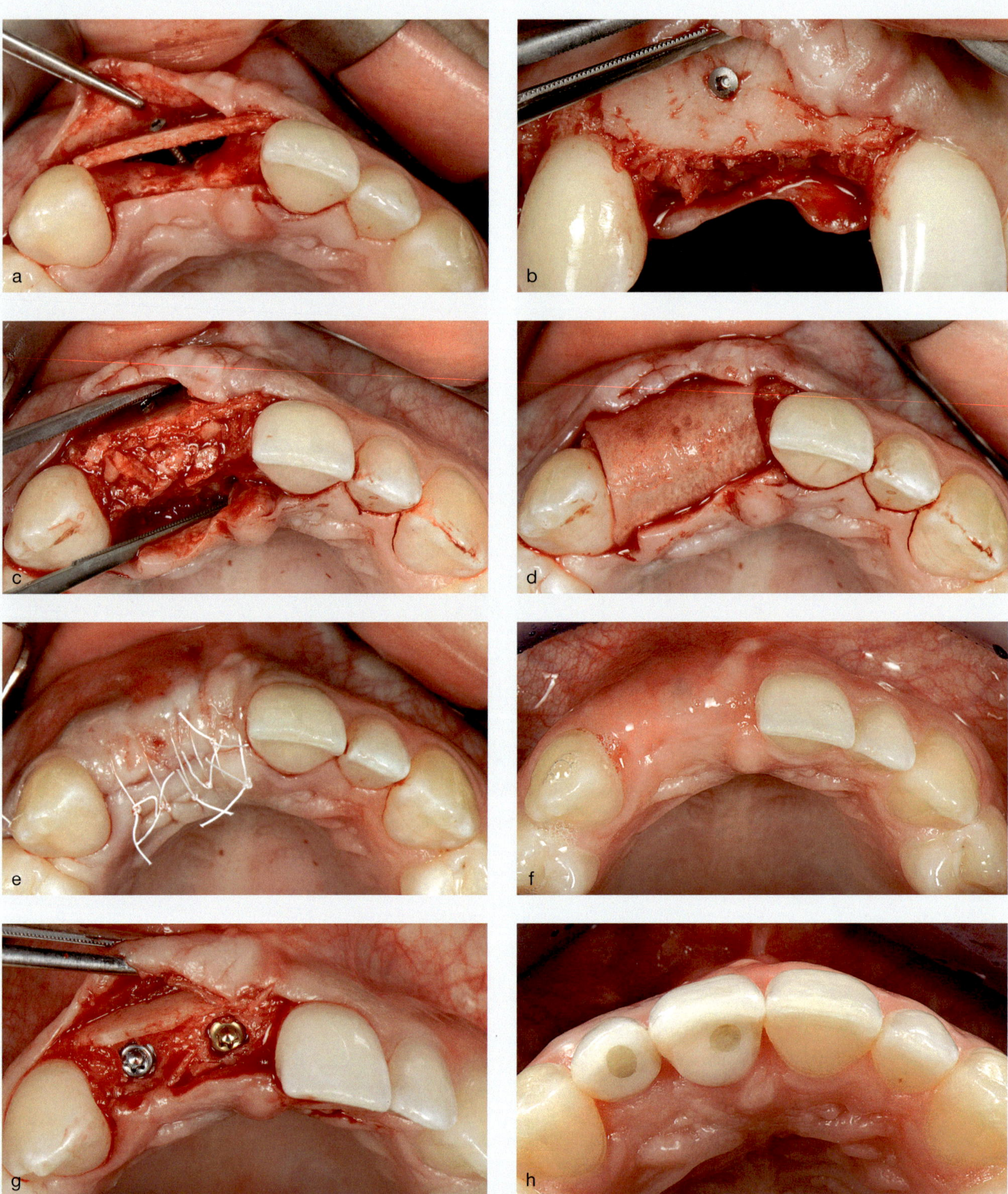

Abb. 9-118 Eine 1 mm dicke Cortical Lamina „hart“ wurde auf Abstand geschraubt (a); Ansicht von bukkal, die Lamina wurde auf Höhe der krestalen Knochenspitzen der Nachbarzähne befestigt und die Kanten abgerundet (b); der Spalt wurde mit autologen Knochenchips gefüllt (c); der Bereich wurde mit einer soft Cortical lamina abgedeckt (d); Nahtverschluss mit PTFe-Naht direkt post-OP (e); Zustand nach 3 Monaten Einheilung (f); in den ausgeheilten augmentierten Knochen wurden 2 Implantate eingesetzt (g); Abschlussbild mit 2 verschraubten Einzelkronen (h) (Chirurgie: A. Happe).

Allogene Knochentransplantate

Allogene Knochentransplantate sind in partikulierter Form oder als Knochenblöcke verfügbar. Partikulierte Allotransplantate bedürfen der Stabilisierung durch eine GBR-Membran oder Knochenlamina (Abb. 9-119 bis 9-139).

Im Gegensatz zu partikulierten Materialien haben Blocktransplantate den Vorteil, dass sie sich mit Osteosyntheseschrauben einfach und stabil fixieren lassen[49]. Mit Zugschrauben können kortikospongiöse Transplantate zudem durch Presspassung immobilisiert werden.

Allogene Knochenblocktransplantate haben in den letzten Jahren an Popularität gewonnen. Als Alternative zu autogenen Transplantaten wurden verschiedene allogene Transplantatmaterialien entwickelt. Teildeproteinisierte allogene Knochenblöcke zeigen gegenüber demineralisiertem, gefriergetrocknetem allogenem Knochen (DFDBA) und deproteinisierten xenogenen Knochenblöcken eine bessere Transplantatstabilität und lassen sich besser mit Osteosyntheseschrauben fixieren[49].

In einer kleinen Fallserie von 5 Kammdefekten bei 3 Patienten wurde ein gefriergetrockneter allogener spongiöser Onlay-Block mit zufriedenstellendem Ergebnis verwendet[47,50]. Eine Fallserie mit 82 Blöcken zeigte für kortikospongiöse, lösungsmittelgetrocknete allogene Knochenblöcke bei 73 Patienten eine vorhersagbare Knochenregeneration von Alveolarkammdefekten[49]. Allerdings zeigten sich an Blöcken, die nicht perfekt an die Defektkontur angepasst waren, leichte Resorptionen im Bereich der Kontaktflächen zwischen Knochenblock und Empfängerbett. Obwohl keine Spenderstelle für autogene Knochenblöcke mit möglichen Komplikationen nötig war, kam es nicht zu einer signifikanten Verkürzung der Operationszeit, da die Blöcke exakt an die Defekte angepasst werden mussten.

Um die Behandlungszeit und Belastung für den Patienten zu verkürzen, kann man vor dem chirurgischen Eingriff die allogenen Knochenblöcke mithilfe stereolithografischer Modelle des Kiefers vorformen[51]. Diese Technik verkürzt die Behandlungszeit, nicht jedoch die Arbeitszeit des Chirurgen. Außerdem gelten stereolithografische Modelle zwar als aseptisch, aber nicht als steril, und für die Aufbewahrung der vorgeformten Blöcke bis zum Eingriff gibt es kein validiertes Verfahren. Da auch die Größe dieser Blöcke limitiert ist, sind zudem für größere Augmentationen mehrere Blöcke erforderlich, was die Vorbereitung zusätzlich erschwert[51]. Im Zeitalter der dreidimensionalen Implantattherapie werden die computergestützte Planung und CAD-Verarbeitung von allogenen Knochenblöcken immer populärer, um sowohl die Transplantatadaption an das Empfängerlager zu verbessern als auch die OP-Zeit zu verkürzen[52] (Abb. 9-140 bis 9-157).

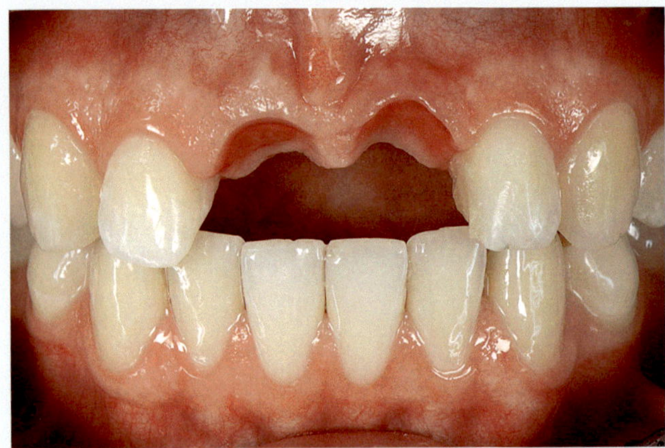

Abb. 9-119 Ausgangssituation mit Schaltlücke 11, 21.

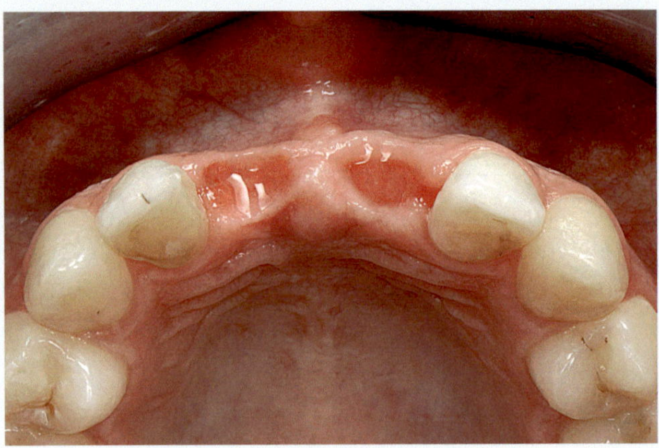

Abb. 9-120 Die Okklusalansicht zeigt den horizontalen Kammdefekt.

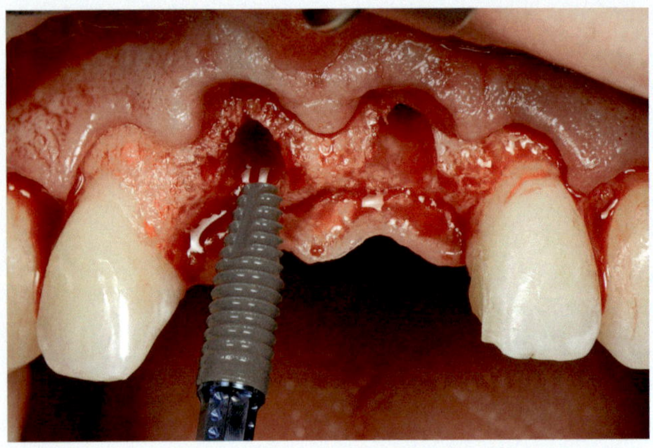

Abb. 9-121 Lappendesign ohne vertikale Entlastungsschnitte, Insertion des ersten Implantats.

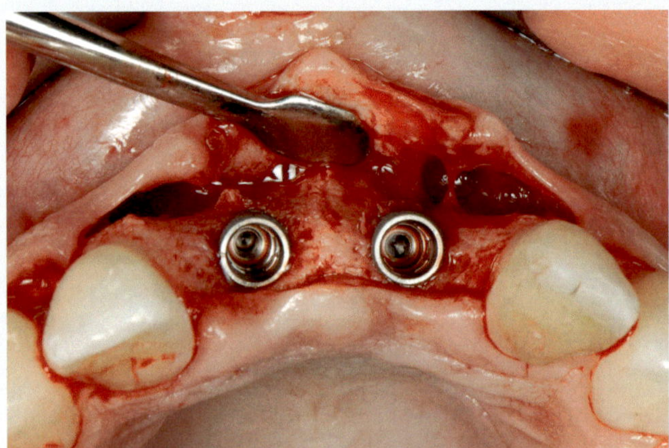

Abb. 9-122 Beide Implantate wurden nach prothetischen Gesichtpunkten inseriert.

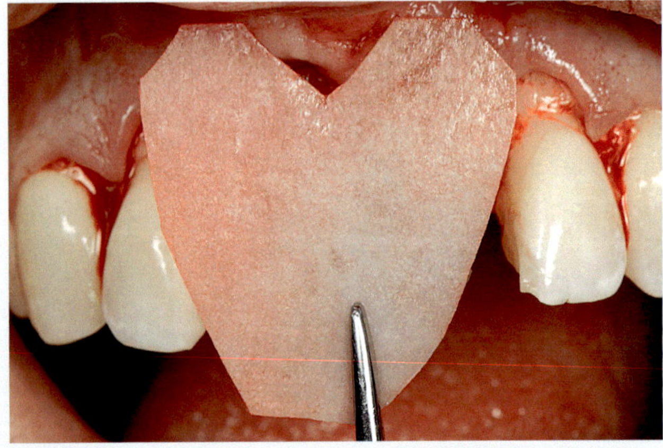

Abb. 9-123 Zugeschnittene Lamina mit Aussparung für die Spina nasalis.

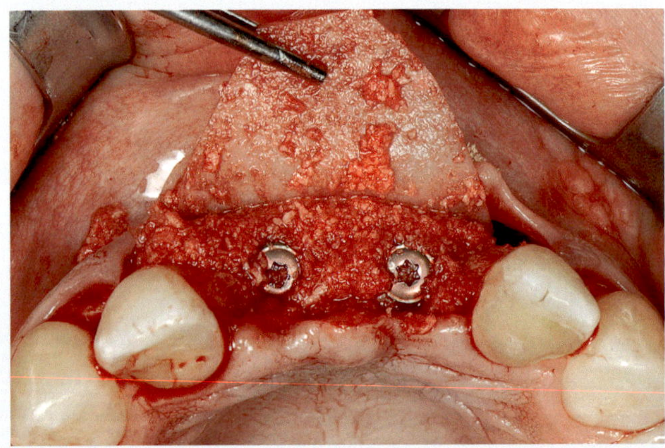

Abb. 9-124 Die Lamina in situ. Der Defekt wird mit allogenen Knochenpartikeln augmentiert.

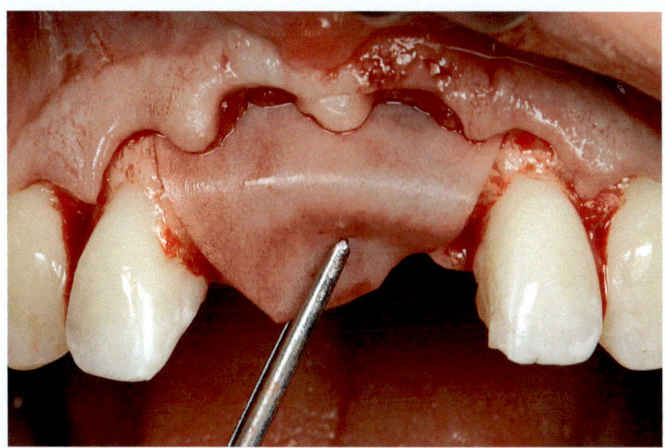

Abb. 9-125 Das Transplantat wird mithilfe der nach Rehydrierung flexiblen kortikalen Lamina zur gewünschten Kammkontur ausgeformt.

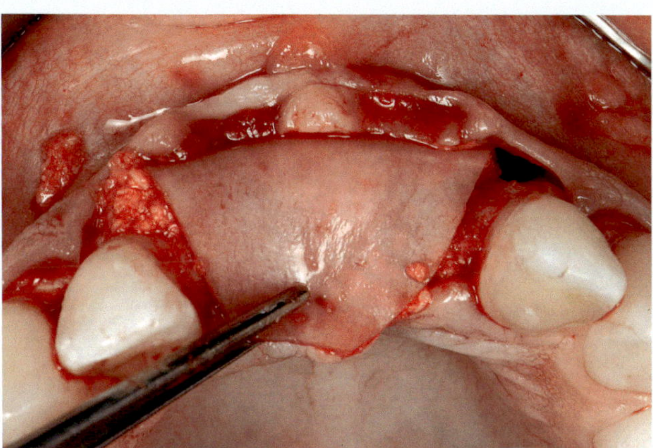

Abb. 9-126 Okklusalansicht des Operationssitus.

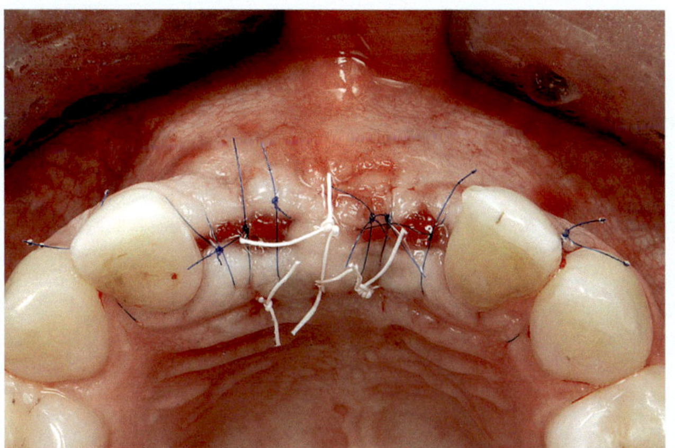

Abb. 9-127 Mikrochirurgischer Wundverschluss (5-0er ePTFE-monofil, 6-0er PVDF-monofil [Seralene]).

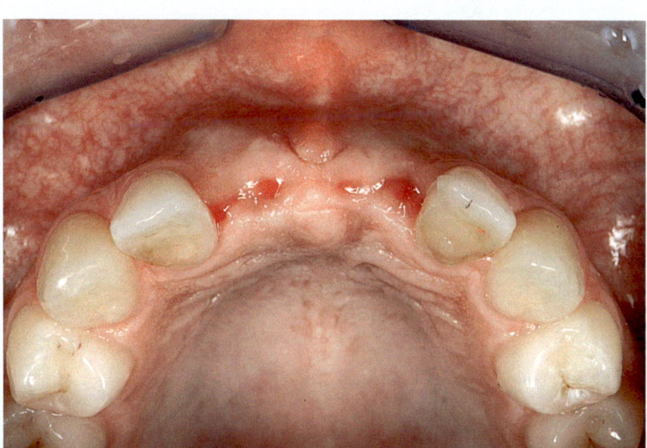

Abb. 9-128 Situation nach 3-monatiger Heilung, Okklusalansicht.

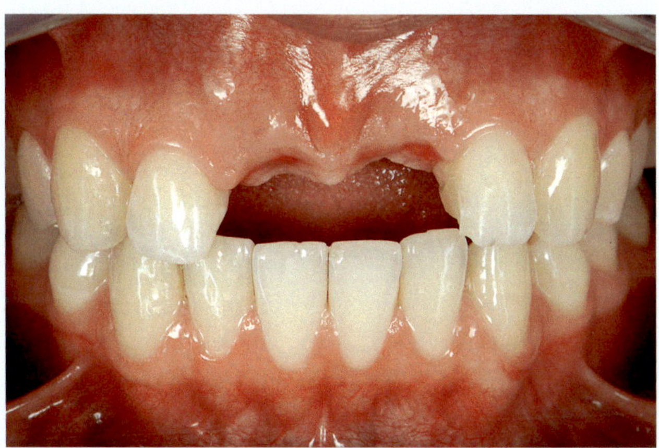

Abb. 9-129 Situation nach 3-monatiger Heilung, Frontalansicht.

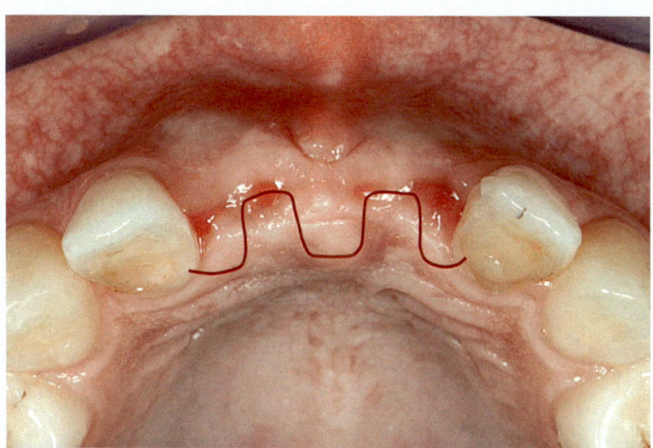

Abb. 9-130 Schnittführung für die Freilegungsoperation (Split-Finger-Technik).

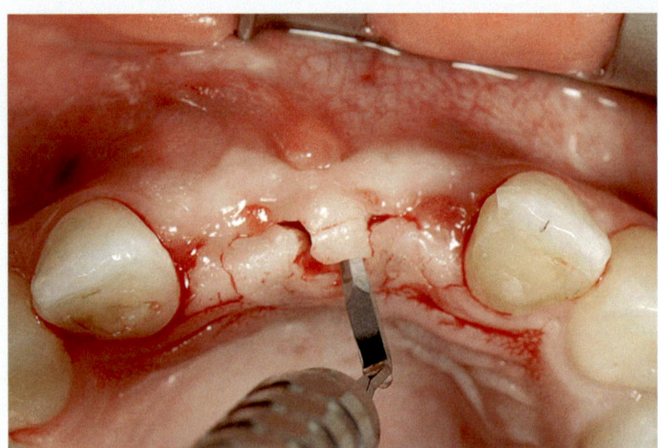

Abb. 9-131 Mikrochirurgische Lappenpräparation mit einem gewinkelten Mikroskalpell.

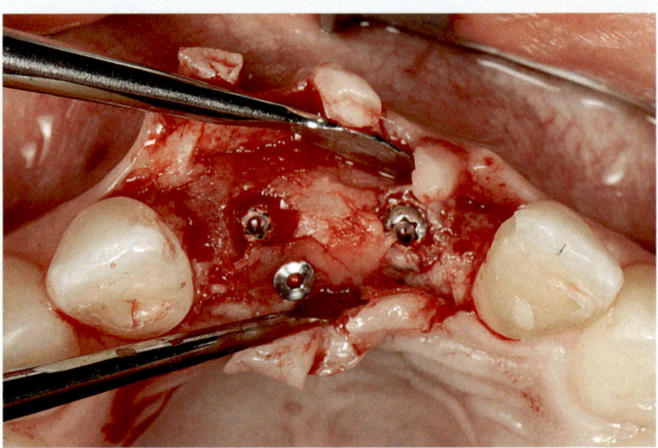

Abb. 9-132 Supraperiostaler Lappen (Spaltlappen), unter dem der ausreichend regenerierte Kamm und ein Titanpin sichtbar werden.

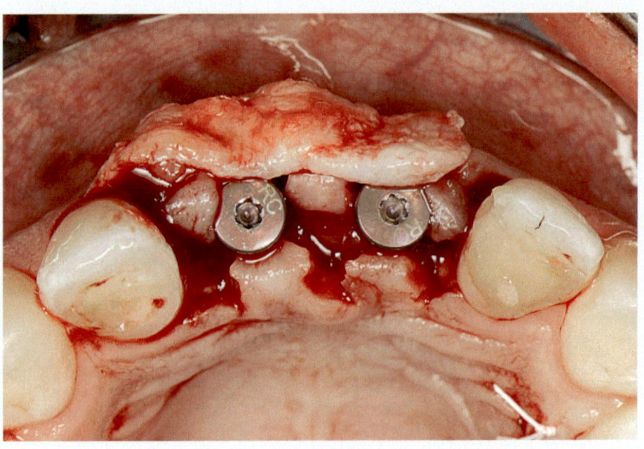

Abb. 9-133 Am Gaumen (Regio 24–26) entnommenes Bindegewebstransplantat zur vestibulären Weichgewebsaugmentation.

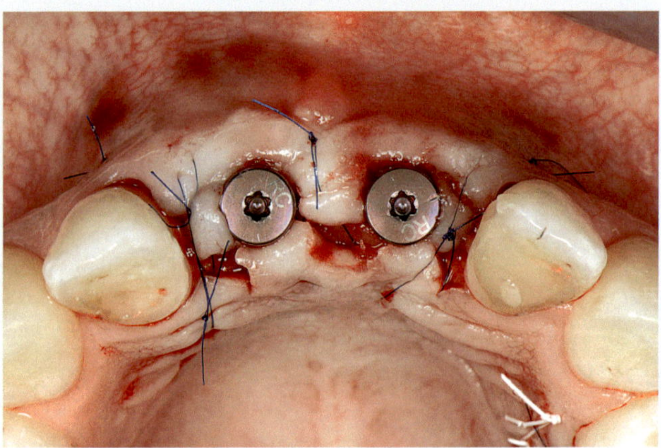

Abb. 9-134 Mikrochirurgische Adaption des Weichgewebes um die Gingivaformer.

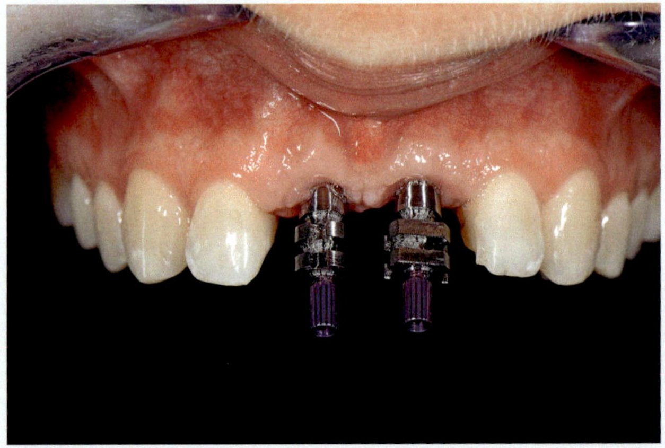

Abb. 9-135 Die eingesetzten Abformpfosten.

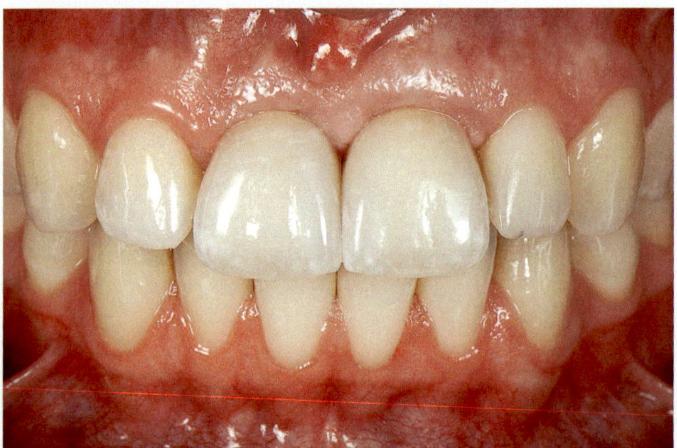

Abb. 9-136 Intraorales Bild mit den definitiven Restaurationen in situ.

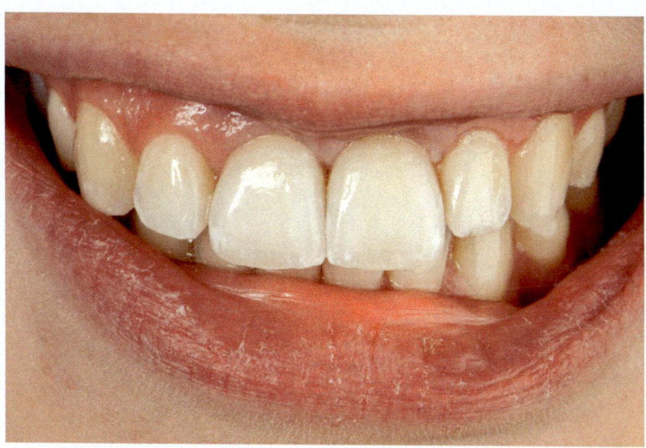

Abb. 9-137 Lippenbild der Patientin nach Abschluss der Behandlung.

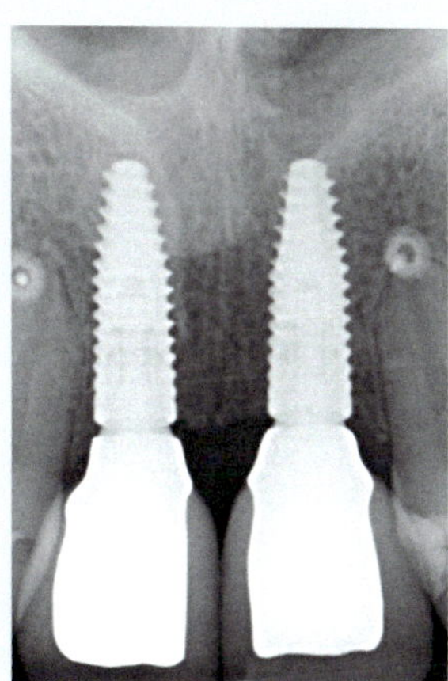

Abb. 9-138 Röntgenkontrolle nach der implantatprothetischen Versorgung.

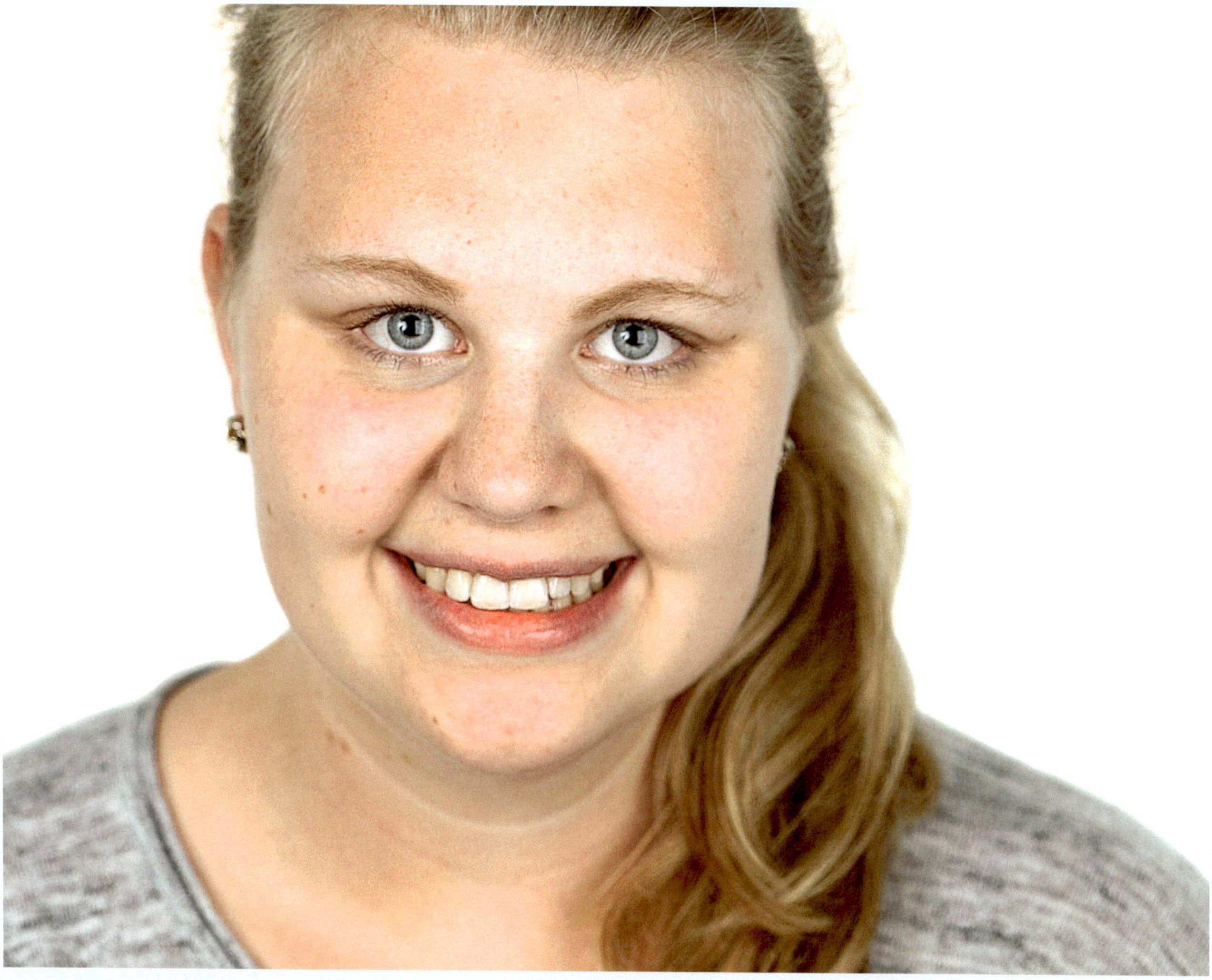

Abb. 9-139 Portrait der Patientin nach Behandlungsabschluss (Chirurgie: A. Happe; Prothetik: B. v. d. Bosch; Zahntechnik: P. Holthaus).

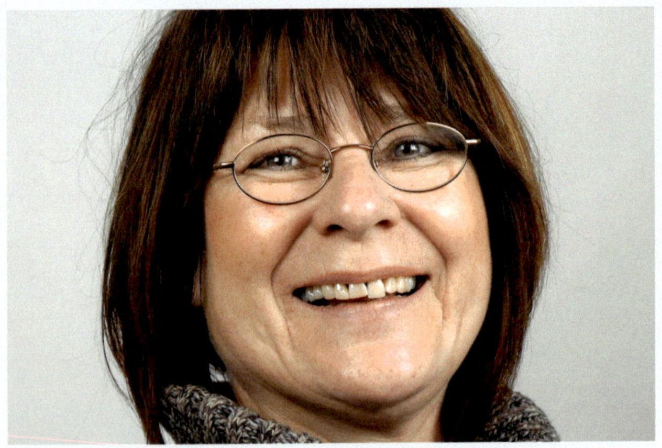

Abb. 9-140 Portraitbild vor der Behandlung.

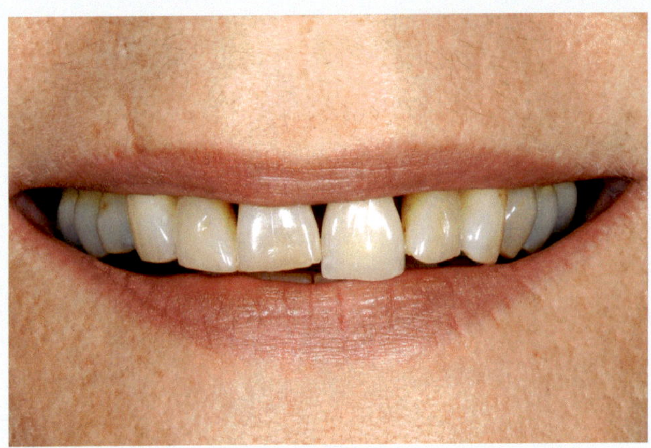

Abb. 9-141 Lächeln vor der Behandlung.

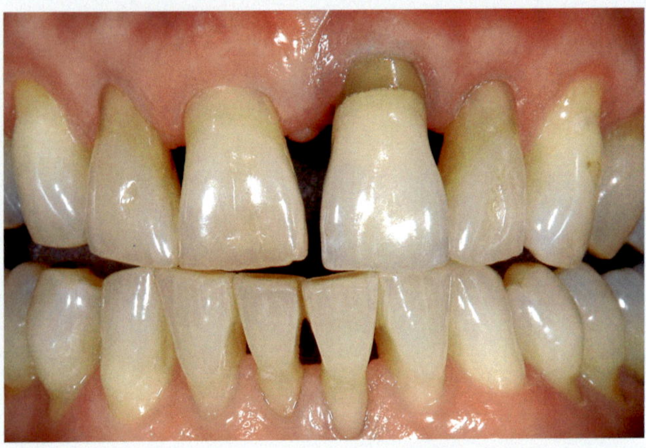

Abb. 9-142 Situation nach abgeschlossener Parodontitisbehandlung mit nicht erhaltungswürdigem Zahn 21.

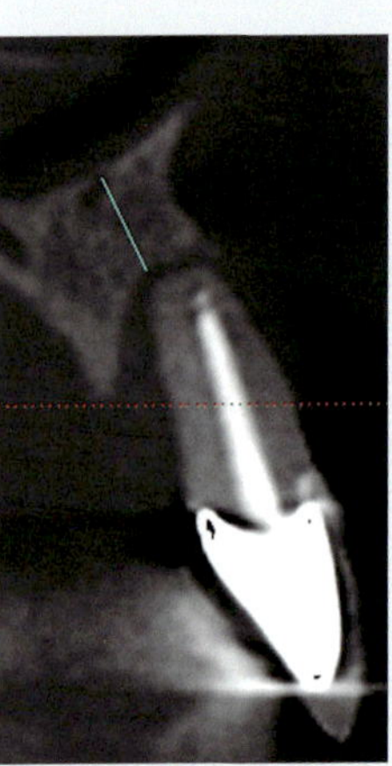

Abb. 9-143 DVT-Sagittalschnitt des Zahns 21: extremer Attachmentverlust.

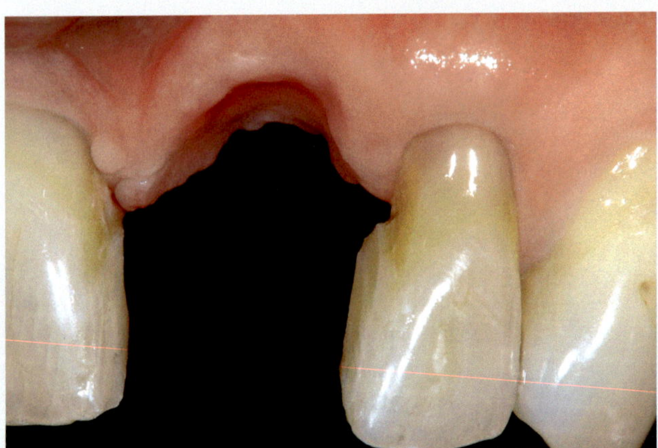

Abb. 9-144 Regio 21 nach der Extraktion.

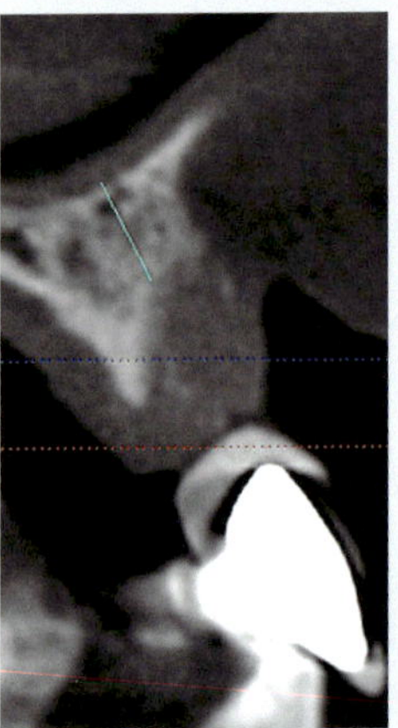

Abb. 9-145 DVT-Sagittalschnitt des defekten Kamms in Regio 21.

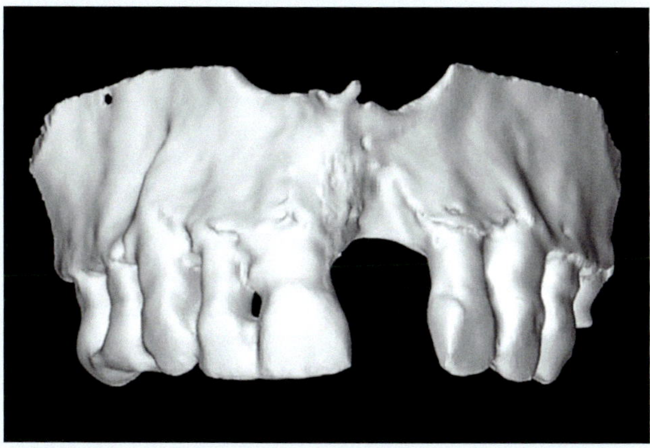

Abb. 9-146 Anhand des DVT-Scans wurde ein allogener Knochenblock (Bone Builder, Botiss, Berlin) individuell gefräst.

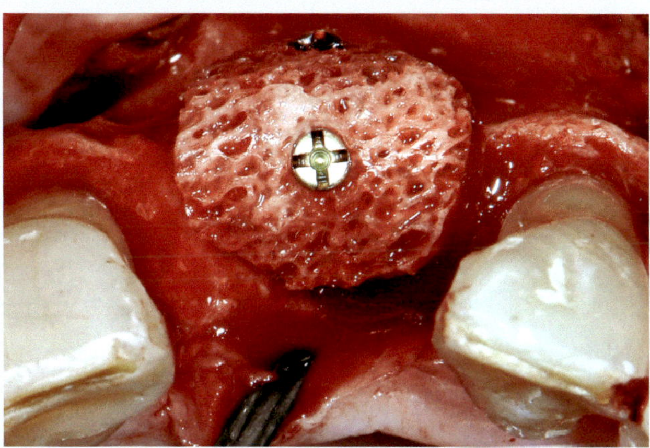

Abb. 9-147 Der individualisierte allogene Knochenblock in situ.

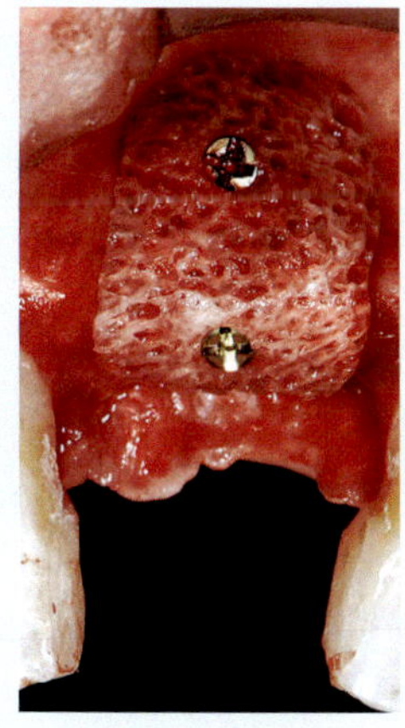

Abb. 9-148 Frontalansicht des im Defekt fixierten Blocks.

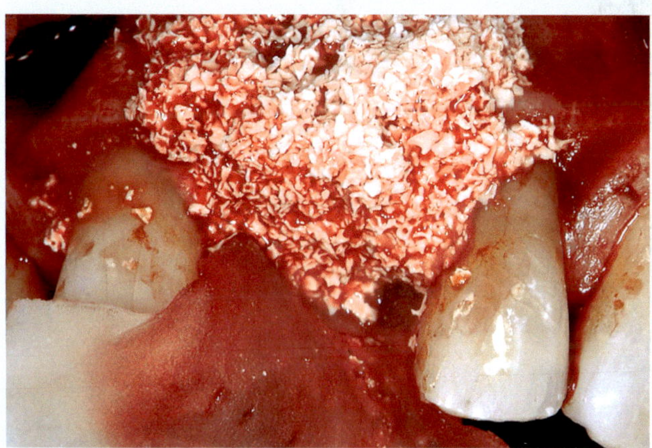

Abb. 9-149 Der Block wird mit einem Xenotransplantat und einer Kollagenmembran abgedeckt.

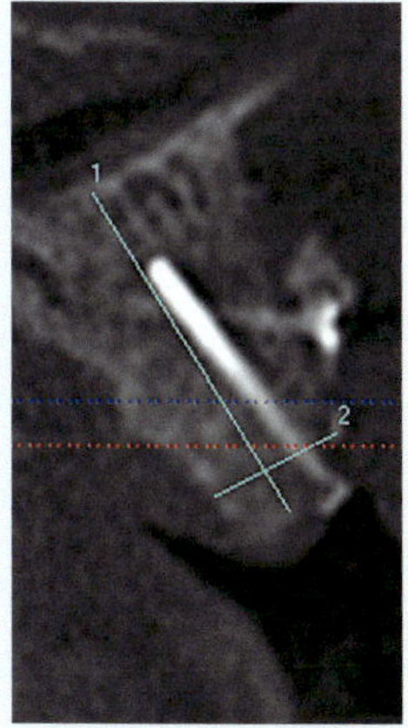

Abb. 9-150 DVT-Sagittalschnitt nach 4-monatiger Transplantateinheilung.

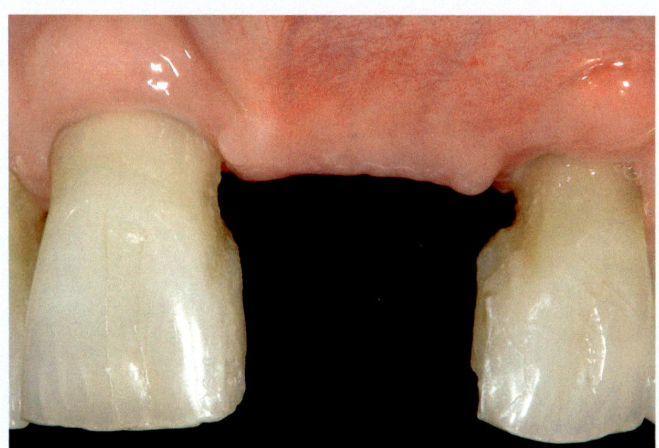

Abb. 9-151 Klinisches Bild der abgeheilten Stelle.

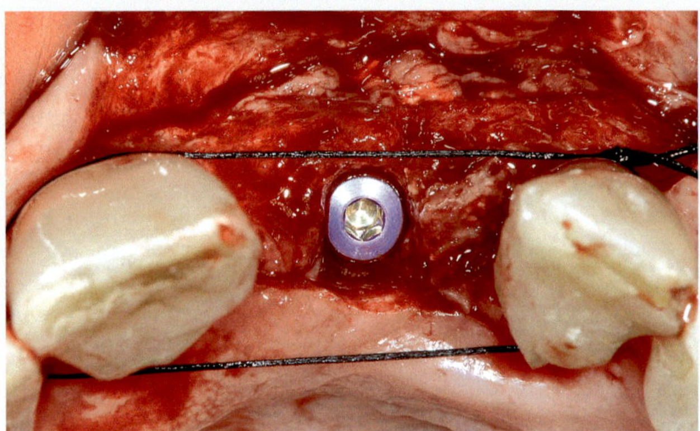

Abb. 9-152 Implantatsetzung. Die Naht verdeutlicht die „rote Linie“ für die labiale Implantatposition.

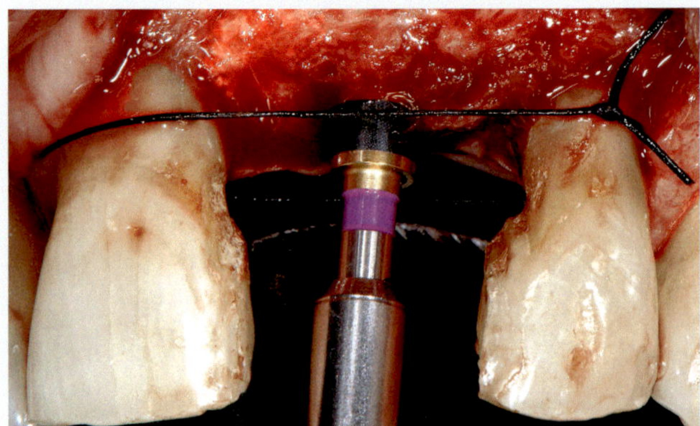

Abb. 9-153 Frontalansicht der Implantatsetzung.

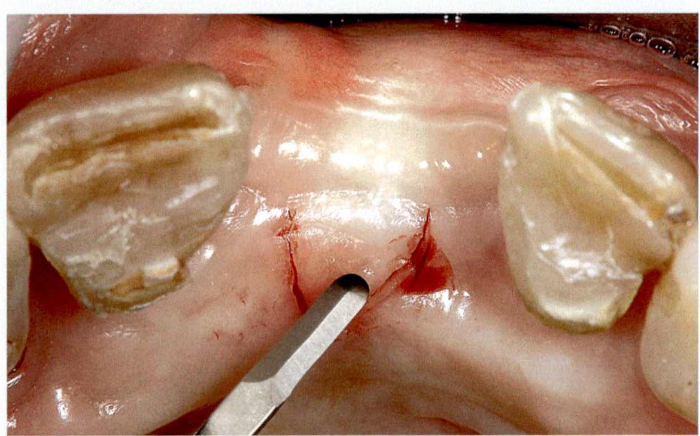

Abb. 9-154 Minimalinvasive Freilegung mit Rolllappentechnik.

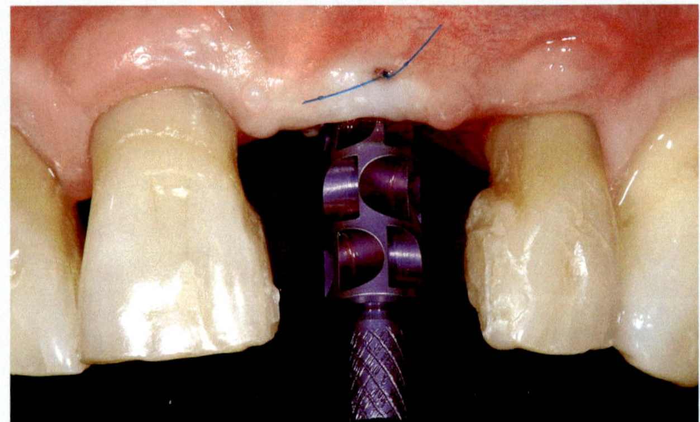

Abb. 9-155 Prothetische Phase. Der Abformpfosten ist aufgesetzt.

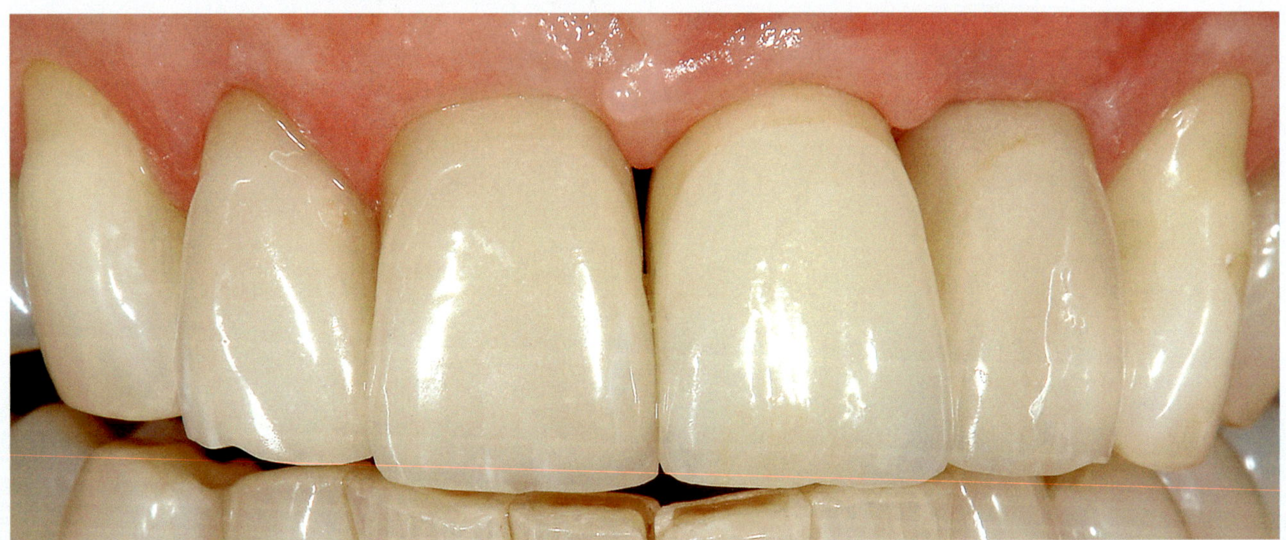

Abb. 9-156 Intraorale Ansicht nach der prothetischen Behandlung mit Implantatkrone 21 und Keramikveneers auf den benachbarten Zähnen (Chirurgie und Prothetik: G. Körner; Zahntechnik: K. Müterthies).

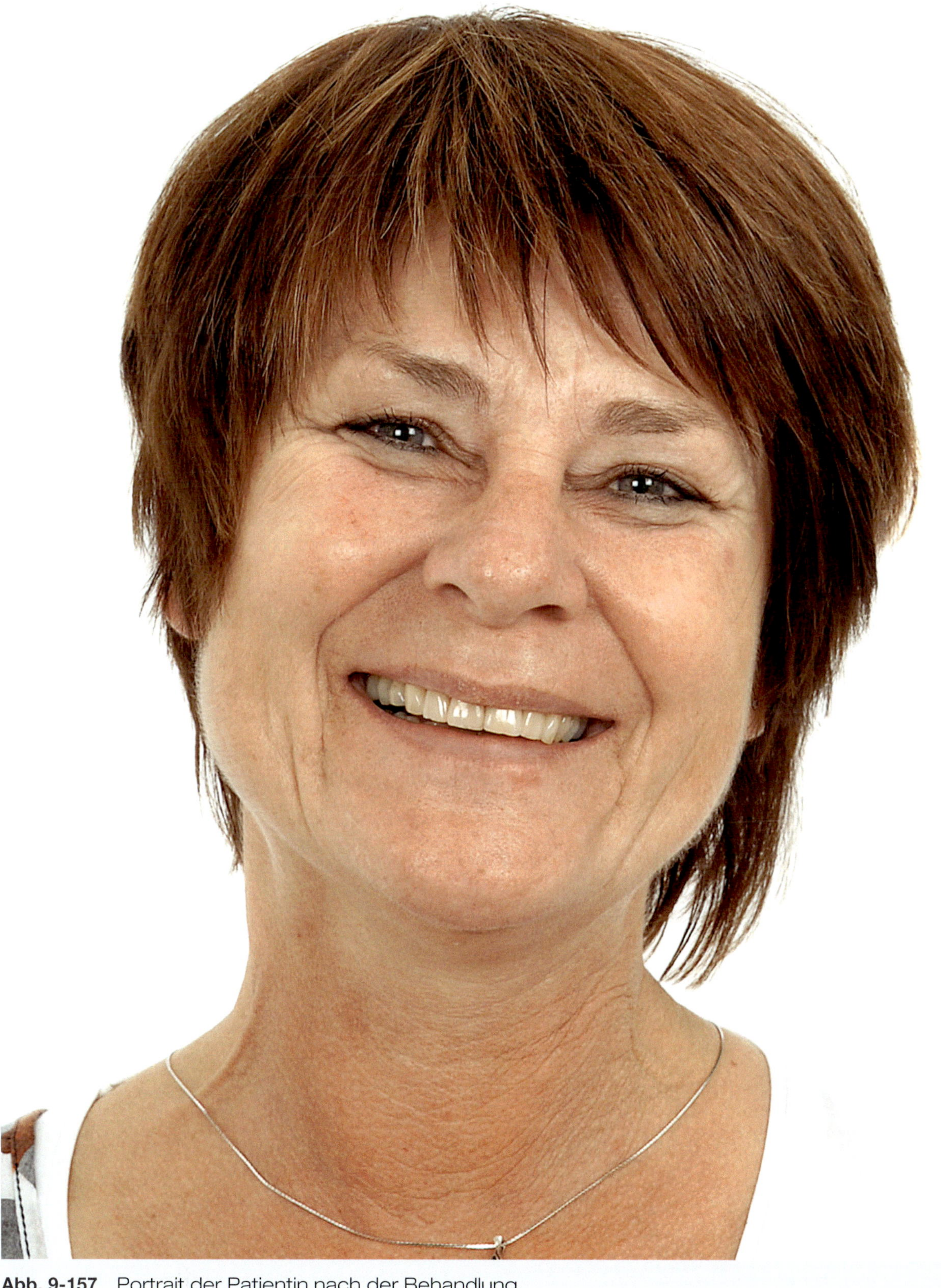

Abb. 9-157 Portrait der Patientin nach der Behandlung.

Distraktionsosteogenese

Die auch unter dem Namen Kallusdistraktion bekannte Distraktionsosteogenese wurde von Gavriil Ilizarov entwickelt, um untere Gliedmaßen mithilfe einer externen Fixierung zu verlängern[53]. Seit vielen Jahren wird die Technik auch in der Oral- und MKG-Chirurgie eingesetzt[54–56]. Vom ortsständigen Knochen wird ein Knochensegment getrennt und mit einer externen Distraktionsapparatur verbunden. Nach einwöchiger Heilung (Weichgewebeheilung und Kallusbildung) wird das Segment durch Drehen der Distraktionsschraube in die gewünschte Richtung bewegt. Je nach Distraktionsgerät entspricht eine Umdrehung der Schraube bspw. 0,3 mm Bewegung des Segments. Das Distraktionsprotokoll sieht 3-mal 0,3 mm, also insgesamt 0,9 mm pro Tag vor. Sobald das Segment die gewünschte Position erreicht hat, beginnt eine 2-wöchige Retentionsphase, in der keine weitere Bewegung erfolgt und der Kallus reifen kann. Um den Patientenkomfort zu verbessern, kann nach diesen 2 Wochen die Distraktionsschraube vom Distraktor abgetrennt werden. Es folgt eine Heilungsphase von weiteren 12 Wochen, bevor Implantate gesetzt werden können. Diese Technik ist besonders zur Augmentation bei vertikalen Defekten geeignet. Ihr Vorteil liegt darin, dass nach Installation des Distraktors das Weichgewebe verschlossen werden kann, ohne dass es gedehnt werden muss, was normalerweise Komplikationen wie Dehiszenz oder Nekrose verursacht. Das Weichgewebe wird simultan mit dem Kallus gedehnt. Außerdem wird ein vitales Knochensegment in einer intakten Weichgewebehülle bewegt. Deshalb ist die Komplikationsrate geringer und die Überlebensrate von Implantaten höher, wenn der Vergleich mit konventionellen Augmentationstechniken, wie GBR oder Blocktransplantaten, gezogen wird[54,57]. Allerdings kann während der vertikalen Distraktion nicht auch die Kammbreite erhöht werden. Aus diesem Grund ist nach einer Distraktionsosteogenese nicht selten eine horizontale Knochenaugmentation erforderlich.

Mechanische Irritationen des Distraktors oder Knochensegments können zu unzureichender Knochenheilung führen und müssen, wie bei allen anderen Augmentationstechniken auch, vermieden werden (Abb. 9-158 bis 9-188).

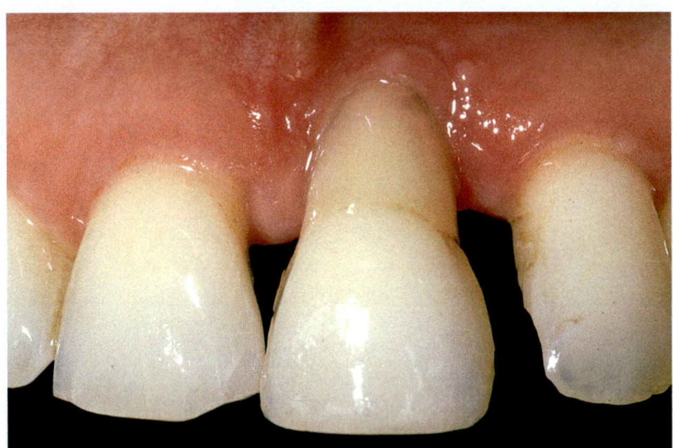

Abb. 9-158 Nicht erhaltungswürdiger Zahn 21 mit extremem Attachmentverlust.

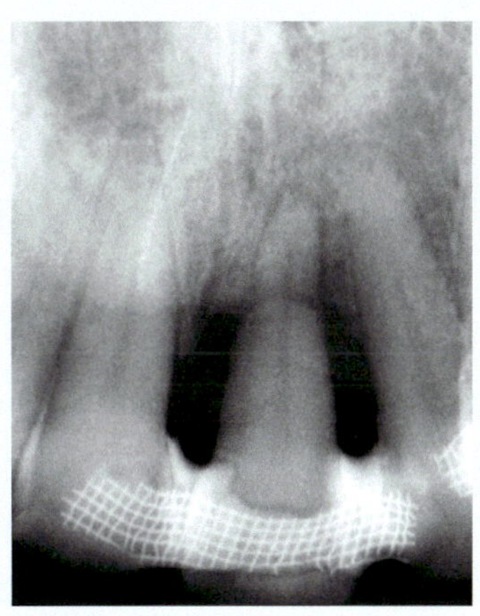

Abb. 9-159 Das Röntgenbild zeigt den vertikalen Gewebeverlust.

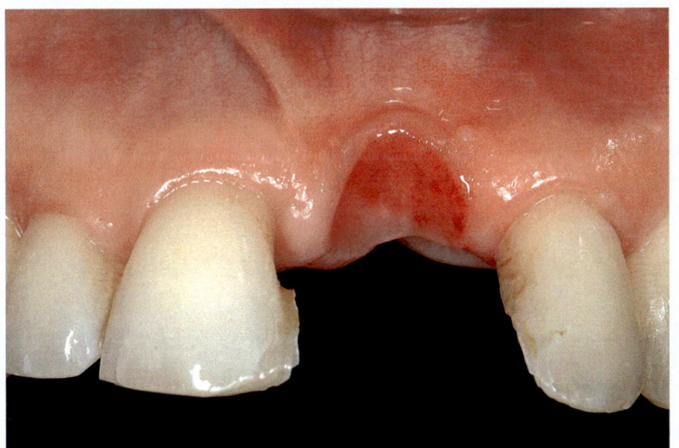

Abb. 9-160 Der abgeheilte Kamm nach Extraktion des Zahns 21.

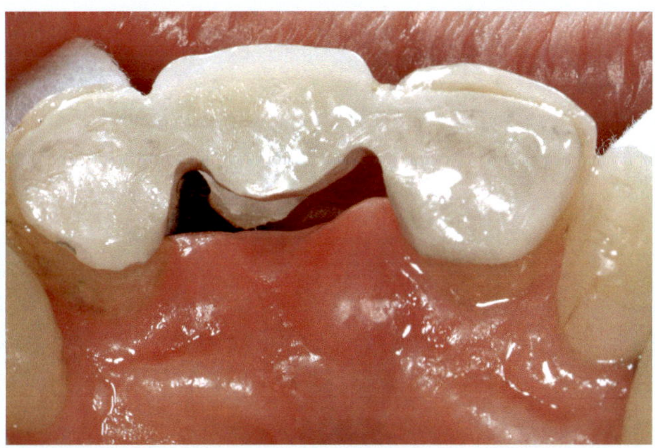

Abb. 9-161 Provisorische Adhäsivbrücke aus Zirkonoxid in situ.

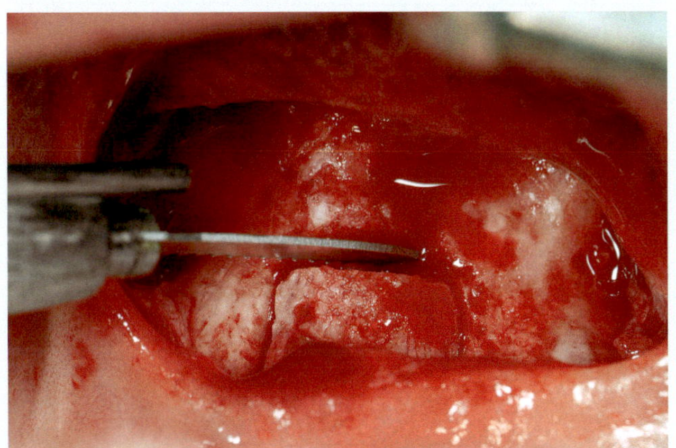

Abb. 9-162 Über eine paramarginale Inzision 4 mm apikal zum Weichgeweberand wurde der Zugang zum Alveolarknochen geschaffen. Das Segment wurde mit einer oszillierenden Knochensäge umschnitten.

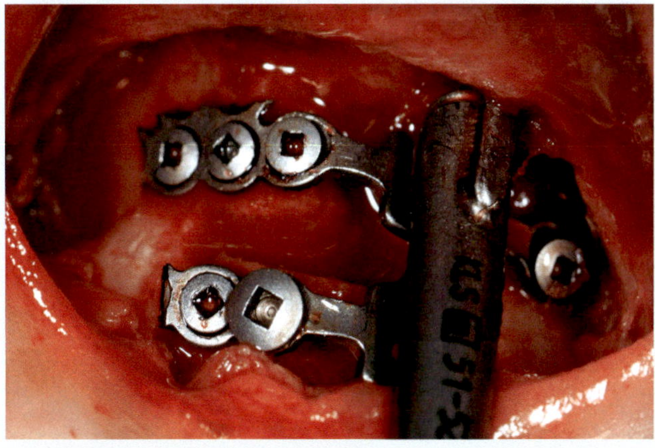

Abb. 9-163 Der in situ mit Schrauben fixierte Distraktor.

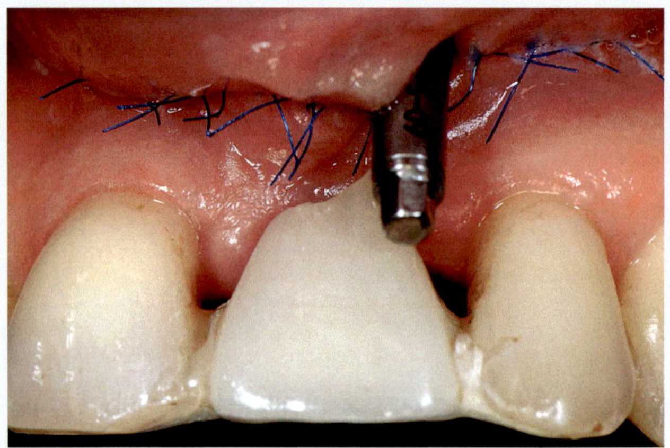

Abb. 9-164 Situation nach dem Eingriff. Das Weichgewebe um das Distraktionselement ist mit Nähten verschlossen.

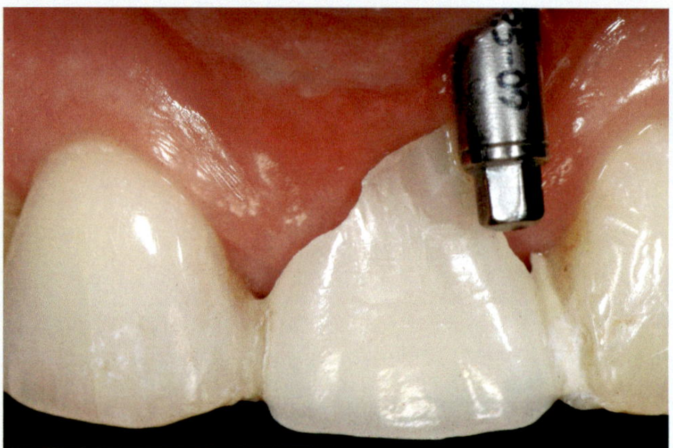

Abb. 9-165 Situation nach Abschluss der Distraktionsphase: Frontalansicht …

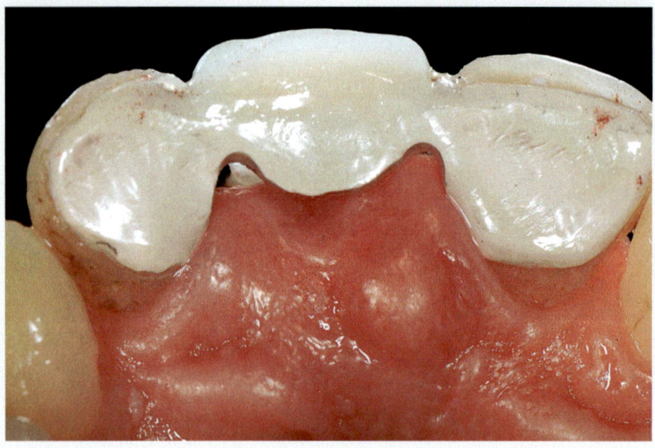

Abb. 9-166 … und Okklusalansicht mit Provisorium.

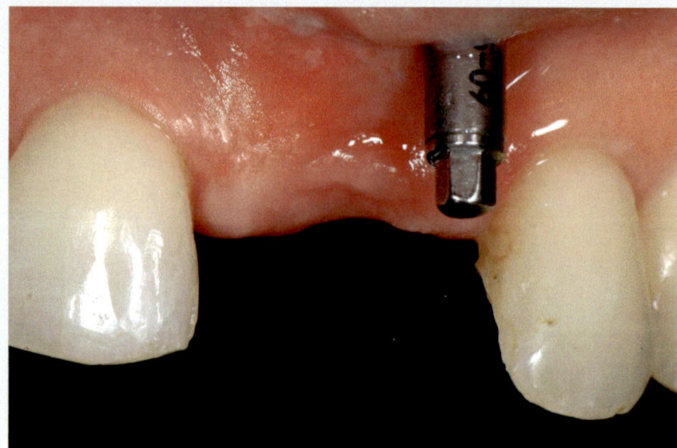

Abb. 9-167 Frontalansicht ohne Provisorium. Der vertikale Defekt ist überkompensiert.

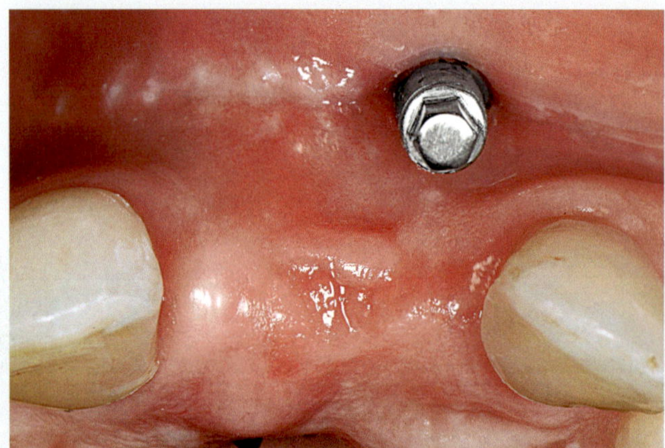

Abb. 9-168 Okklusalansicht nach der Distraktionsphase.

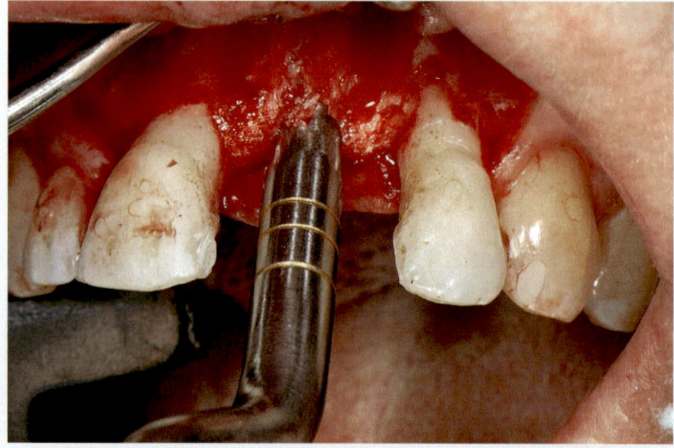

Abb. 9-169 Horizontale Kammaugmentation mittels Knochenspreizung.

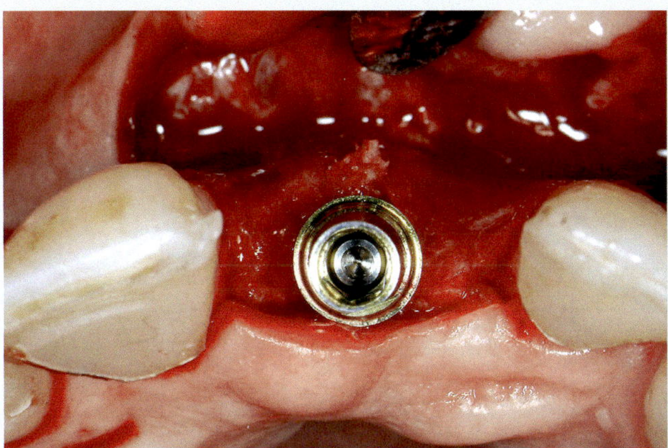

Abb. 9-170 Das Implantat in situ.

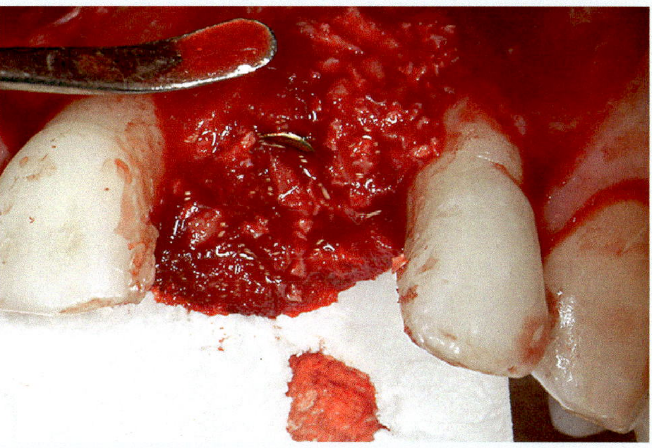

Abb. 9-171 Augmentation mit beim Bohren gewonnenen Knochenchips und einem Xenotransplantat.

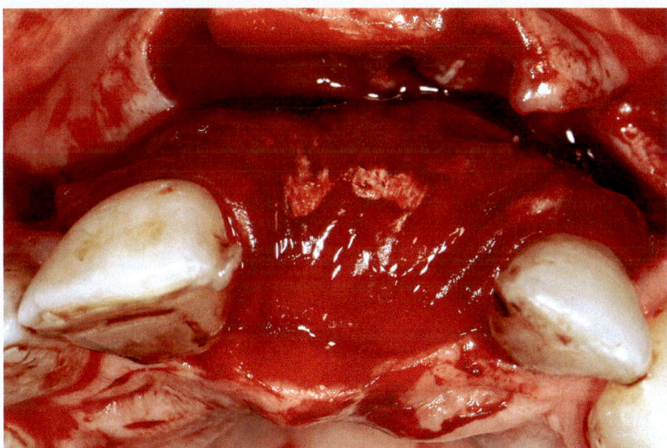

Abb. 9-172 Im Sinne einer GBR-Technik wird eine Kollagenmembran zur Abdeckung des Transplantatmaterials verwendet.

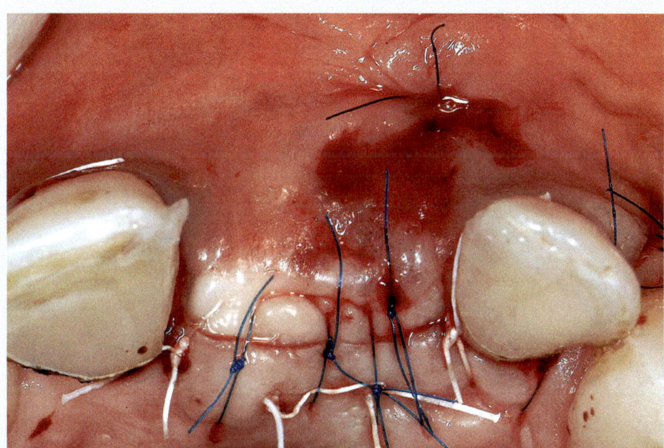

Abb. 9-173 Weichgewebeverschluss nach der Knochentransplantation.

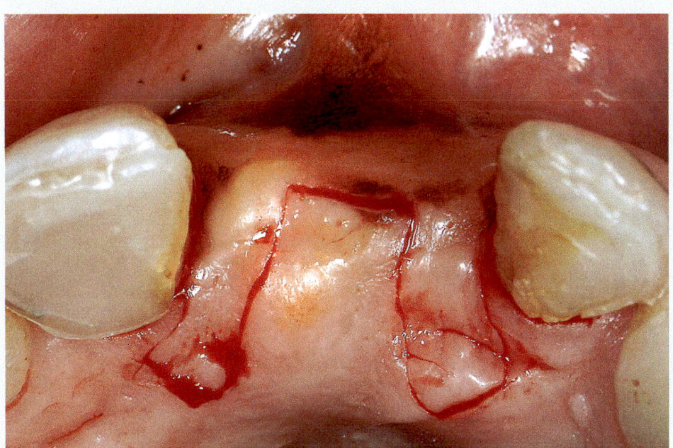

Abb. 9-174 3 Monate später erfolgt die Freilegungsoperation mit Schnittführung im Split-Finger-Design.

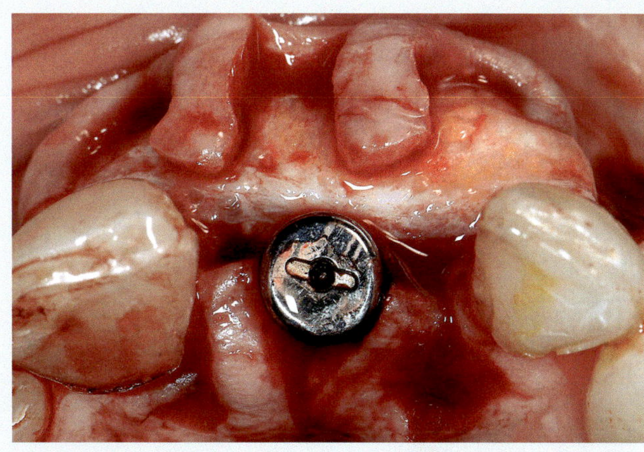

Abb. 9-175 Okklusalansicht auf die Freilegungsoperation mit dem Bindegewebstransplantat.

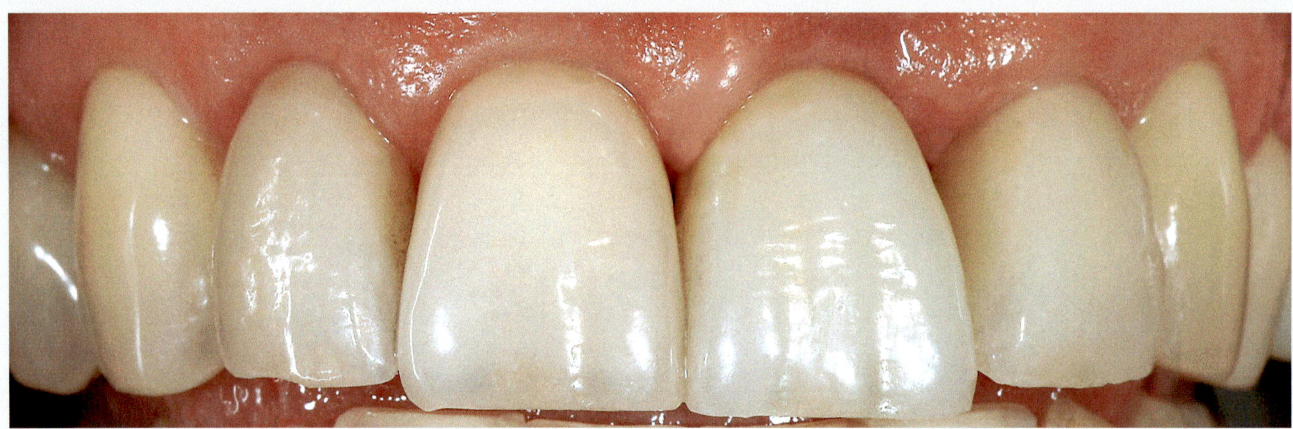

Abb. 9-176 Definitive Restaurationen: Implantatkrone 21 und Veneers auf den Zähnen 12, 11 und 22 (Chirurgie und Prothetik: G. Körner; Zahntechnik: K. Müterthies).

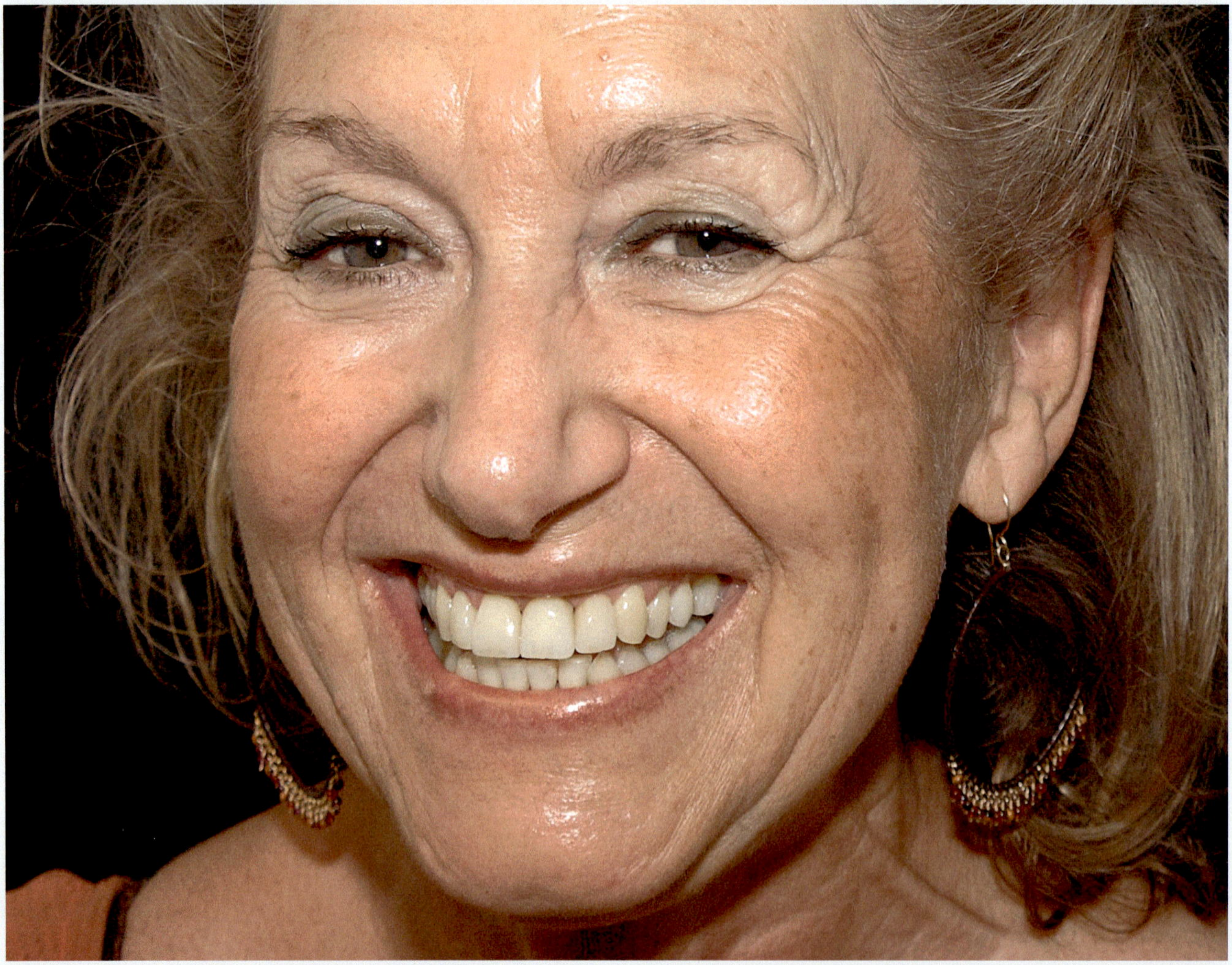

Abb. 9-177 Portraitbild der Patientin nach der Behandlung.

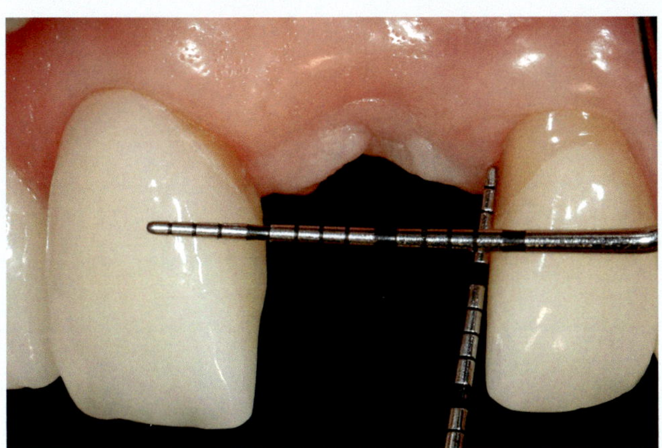

Abb. 9-178 Zahnlücke 21 mit Attachmentverlust mesial am Zahn 22.

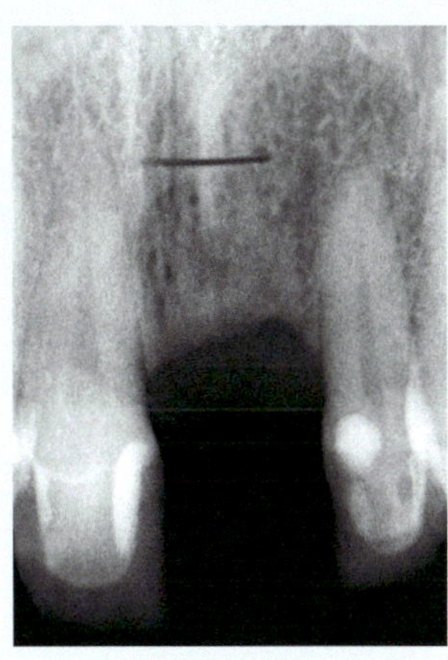

Abb. 9-179 Röntgenbild der Situation.

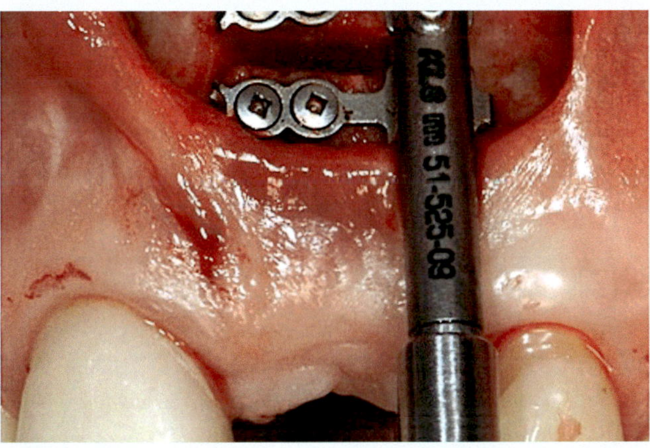

Abb. 9-180 Der Distraktor für die vertikale Knochenaugmentation in situ.

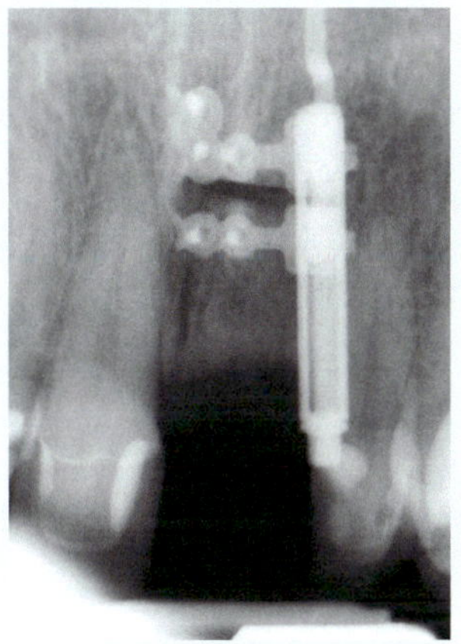

Abb. 9-181 Röntgenaufnahme nach Installation des Distraktors. Zwischen dem ortsständigen Knochen und dem gelösten Segment muss ein Spalt verbleiben, in dem sich der Kallus formieren kann.

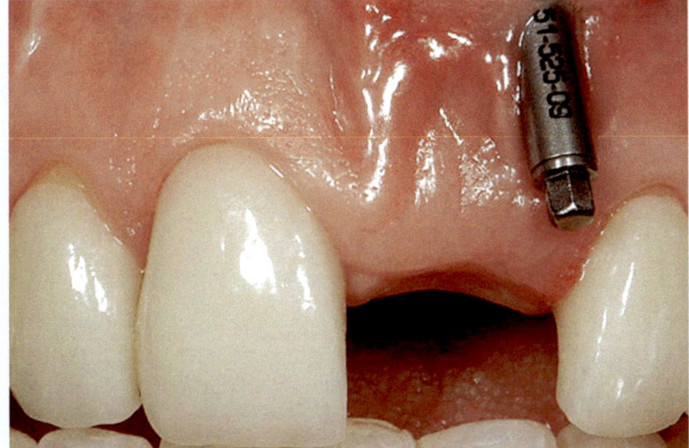

Abb. 9-182 Situation nach der Distraktionsphase. Der Defekt ist gut kompensiert.

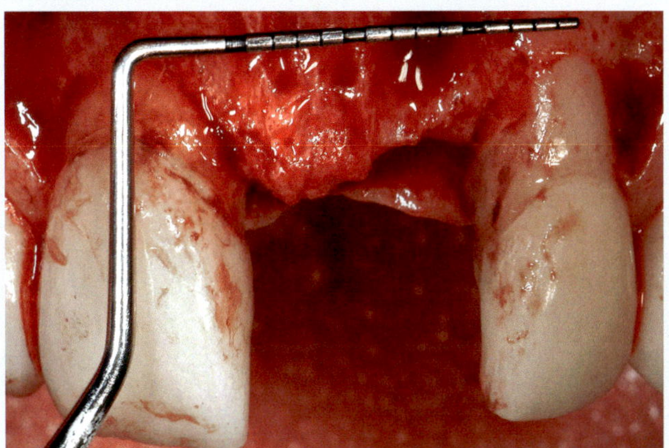

Abb. 9-183 Klinisches Bild nach dem Entfernen des Distraktors. Das Segment wurde absichtlich übermäßig elongiert, eine horizontale Augmentation ist zusätzlich erforderlich.

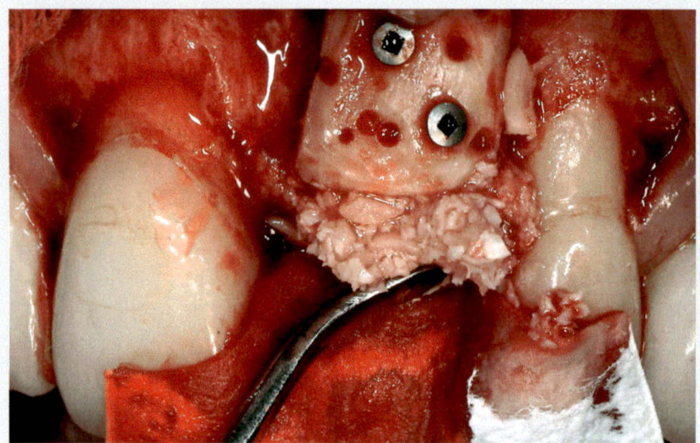

Abb. 9-184 Horizontale Knochenaugmentation mit einem Knochenblock, partikuliertem Knochen und xenogenem Material. Kollagenmembran vor der endgültigen Adaption.

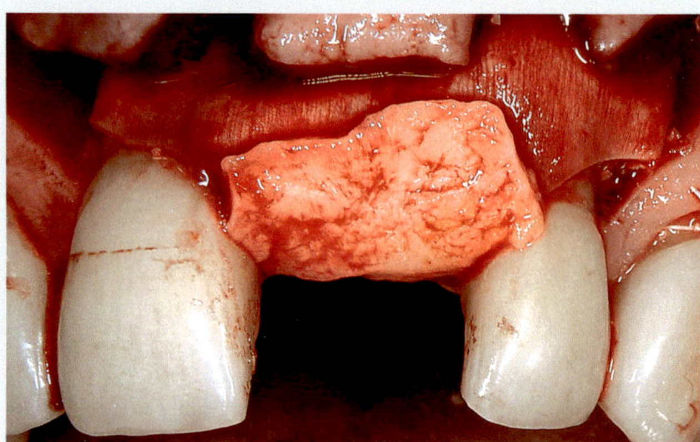

Abb. 9-185 Über der Kollagenmembran wurde zusätzlich ein Weichgewebstransplantat platziert.

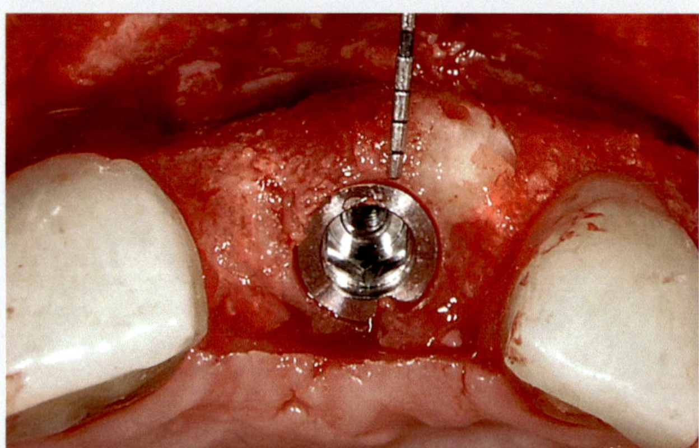

Abb. 9-186 Nach 3-monatiger Heilung wurde ein Implantat mit einem Durchmesser von 4,5 mm inseriert.

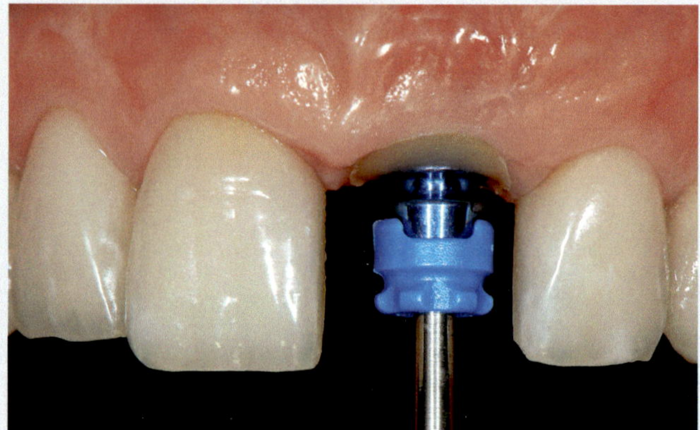

Abb. 9-187 Implantatprothetische Versorgung: Die Abformung erfolgt mit einem individuellen Abformpfosten, mit dessen Hilfe das Emergenzprofil der provisorischen Implantatkrone transferiert wird.

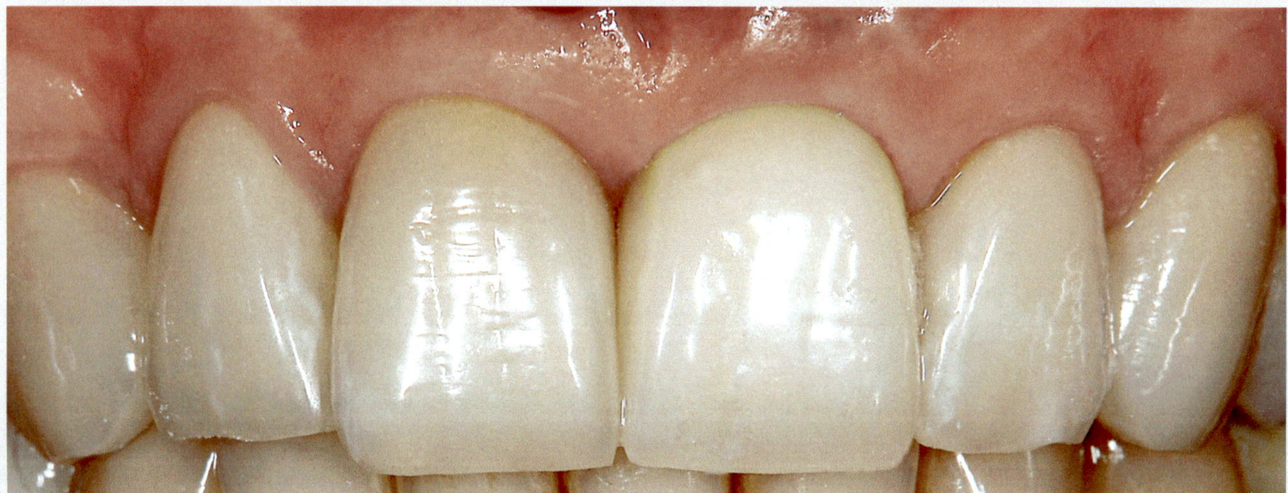

Abb. 9-188 Definitive Versorgung mit vollkeramischen Restaurationen von Eckzahn zu Eckzahn (Chirurgie und Prothetik: G. Körner; Zahntechnik: K. Müterthies).

LITERATUR

1. Herford AS, Nguyen K. Complex bone augmentation in alveolar ridge defects. Oral Maxillofac Surg Clin North Am. 2015;27(2):227-44.

2. Kuchler U, von Arx T. Horizontal ridge augmentation in conjunction with or prior to implant placement in the anterior maxilla: a systematic review. Int J Oral Maxillofac Implants. 2014;29 Suppl:14-24.

3. Rocchietta I, Fontana F, Simion M. Clinical outcomes of vertical bone augmentation to enable dental implant placement: a systematic review. J Clin Periodontol. 2008;35(8 Suppl):203-15.

4. Al-Nawas B, Schiegnitz E. Augmentation procedures using bone substitute materials or autogenous bone - a systematic review and meta-analysis. Eur J Oral Implantol. 2014;7 Suppl 2:S219-34.

4a. Benic GI, Hämmerle CH. Horizontal bone augmentation by means of guided bone regeneration. Periodontol 2000 2014;66(1):13-40.

5. Esposito M, Grusovin MG, Coulthard P, Worthington HV. The efficacy of various bone augmentation procedures for dental implants: a Cochrane systematic review of randomized controlled clinical trials. Int J Oral Maxillofac Implants. 2006;21(5):696-710.

6. Schliephake H, Neukam FW, Wichmann M. Survival analysis of endosseous implants in bone grafts used for the treatment of severe alveolar ridge atrophy. J Oral Maxillofac Surg. 1997;55(11):1227-33; discussion 33-4.

7. Garg AK. The use of a bone harvest system for autogenous bone grafts during implant procedures. Dent Implantol Update. 1998;9(11):81-3.

8. Garg AK, Morales MJ, Navarro I, Duarte F. Autogenous mandibular bone grafts in the treatment of the resorbed maxillary anterior alveolar ridge: rationale and approach. Implant Dent. 1998;7(3):169-76.

9. Khoury F, Happe A. Zur Diagnostik und Methodik von intraoralen Knochenentnahmen. Zeitschrift für Zahnärztliche Implantologie. 1999(3):167-76.

10. Proussaefs P. Clinical and histologic evaluation of the use of mandibular tori as donor site for mandibular block autografts: report of three cases. Int J Periodontics Restorative Dent. 2006;26(1):43-51.

11. Chiapasco M, Abati S, Romeo E, Vogel G. Clinical outcome of autogenous bone blocks or guided bone regeneration with e-PTFE membranes for the reconstruction of narrow edentulous ridges. Clin Oral Implants Res. 1999;10(4):278-88.

12. Tinti C, Parma-Benfenati S, Polizzi G. Vertical ridge augmentation: what is the limit? Int J Periodontics Restorative Dent. 1996;16(3):220-9.

13. von Arx T, Buser D. Horizontal ridge augmentation using autogenous block grafts and the guided bone regeneration technique with collagen membranes: a clinical study with 42 patients. Clin Oral Implants Res. 2006;17(4):359-66.

14. Kon K, Shiota M, Ozeki M, Yamashita Y, Kasugai S. Bone augmentation ability of autogenous bone graft particles with different sizes: a histological and micro-computed tomography study. Clin Oral Implants Res. 2009;20(11):1240-6.

15. Khoury F, Khoury C. Mandibular bone block grafts: diagnosis instrumentation, harvesting techniques and surgical procedures. In: Khoury F, Antoun H, Missika P, editors. Bone Augmentation In Oral Implantology. Chicago: Quitessence; 2007:115-212.

16. Khoury FA, H.; Missika, P Bone Augmentation in Oral Implantology. Chicago: Quintessence; 2007.

17. Stimmelmayr M, Edelhoff D, Güth JF, Happe A, Beuer F. Two-Stage Horizontal Bone Grafting with the Modified Shell Technique for Subsequent Implant Placement: A Case Series. Int J Periodontics Restorative Dent. 2014(34):269-76.

18. Cricchio G, Lundgren S. Donor site morbidity in two different approaches to anterior iliac crest bone harvesting. Clin Implant Dent Relat Res. 2003;5(3):161-9.

19. Silva FM, Cortez AL, Moreira RW, Mazzonetto R. Complications of intraoral donor site for bone grafting prior to implant placement. Implant Dent. 2006;15(4):420-6.

20. Misch CM. Comparison of intraoral donor sites for onlay grafting prior to implant placement. Int J Oral Maxillofac Implants. 1997;12(6):767-76.

21. Happe A. Use of a piezoelectric surgical device to harvest bone grafts from the mandibular ramus: report of 40 cases. Int J Periodontics Restorative Dent. 2007;27(3):241-9.

22. Rajchel J, Ellis E, 3rd, Fonseca RJ. The anatomical location of the mandibular canal: its relationship to the sagittal ramus osteotomy. Int J Adult Orthodon Orthognath Surg. 1986;1(1):37-47.

23. Nkenke E, Radespiel-Troger M, Wiltfang J, Schultze-Mosgau S, Winkler G, Neukam FW. Morbidity of harvesting of retromolar bone grafts: a prospective study. Clin Oral Implants Res. 2002;13(5):514-21.

24. Montazem A, Valauri DV, St-Hilaire H, Buchbinder D. The mandibular symphysis as a donor site in maxillofacial bone grafting: a quantitative anatomic study. J Oral Maxillofac Surg. 2000;58(12):1368-71.

25. Happe A, Khoury F. Complications and risk factors in bone grafting procedures. In: Khoury F, Antoun H, Missika P (eds.). Bone Augmentation in Oral Implantology. Chicago: Quintessenz; 2007:405-29.

26. Raghoebar GM, Louwerse C, Kalk WW, Vissink A. Morbidity of chin bone harvesting. Clin Oral Implants Res. 2001;12(5):503-7.

27. Joshi A. An investigation of post-operative morbidity following chin graft surgery. Br Dent J. 2004;196(4):215-8; discussion 1.

28. Clavero J, Lundgren S. Ramus or chin grafts for maxillary sinus inlay and local onlay augmentation: comparison of donor site morbidity and complications. Clin Implant Dent Relat Res. 2003;5(3):154-60.

29. Kessler P, Thorwarth M, Bloch-Birkholz A, Nkenke E, Neukam FW. Harvesting of bone from the iliac crest--comparison of the anterior and posterior sites. Br J Oral Maxillofac Surg. 2005;43(1):51-6.

30. Wallace SS, Froum SJ. Effect of maxillary sinus augmentation on the survival of endosseous dental implants. A systematic review. Ann Periodontol. 2003;8(1):328-43.

31. Esposito M, Grusovin MG, Rees J, Karasoulos D, Felice P, Alissa R, et al. Interventions for replacing missing teeth: augmentation procedures of the maxillary sinus. Cochrane Database Syst Rev. 2010(3):CD008397.

32. Dahlin C, Linde A, Gottlow J, Nyman S. Healing of bone defects by guided tissue regeneration. Plastic and reconstructive surgery. 1988;81(5):672-6.

33. Jovanovic SA, Nevins M. Bone formation utilizing titanium-reinforced barrier membranes. Int J Periodontics Restorative Dent. 1995;15(1):56-69.

34. Zitzmann NU, Naef R, Scharer P. Resorbable versus nonresorbable membranes in combination with Bio-Oss for guided bone regeneration. Int J Oral Maxillofac Implants. 1997;12(6):844-52.

35. Jung RE, Fenner N, Hammerle CH, Zitzmann NU. Long-term outcome of implants placed with guided bone regeneration (GBR) using resorbable and non-resorbable membranes after 12-14 years. Clin Oral Implants Res. 2013;24(10):1065-73.

36. Canullo L, Trisi P, Simion M. Vertical ridge augmentation around implants using e-PTFE titanium-reinforced membrane and deproteinized bovine bone mineral (bio-oss): A case report. Int J Periodontics Restorative Dent. 2006;26(4):355-61.

37. Rothamel D, Schwarz F, Sager M, Herten M, Sculean A, Becker J. Biodegradation of differently cross-linked collagen membranes: an experimental study in the rat. Clin Oral Implants Res. 2005;16(3):369-78.

38. Becker J, Al-Nawas B, Klein MO, Schliephake H, Terheyden H, Schwarz F. Use of a new cross-linked collagen membrane for the treatment of dehiscence-type defects at titanium implants: a prospective, randomized-controlled double-blinded clinical multicenter study. Clin Oral Implants Res. 2009;20(7):742-9.

39. Friedmann A, Strietzel FP, Maretzki B, Pitaru S, Bernimoulin JP. Observations on a new collagen barrier membrane in 16 consecutively treated patients. Clinical and histological findings. J Periodontol. 2001;72(11):1616-23.

40. Kozlovsky A, Aboodi G, Moses O, Tal H, Artzi Z, Weinreb M, et al. Bio-degradation of a resorbable collagen membrane (Bio-Gide) applied in a double-layer technique in rats. Clin Oral Implants Res. 2009;20(10):1116-23.

41. Rothamel D, Schwarz F, Fienitz T, Smeets R, Dreiseidler T, Ritter L, Happe A, Zöller J. Biocompatibility and biodegradation of a native porcine pericardium membrande: results of in vitro and in vivo examinations. Int J Oral Maxillofac Implants. 2012;27(1):146-54.

41a. Troeltzsch M, Troeltzsch M, Kauffmann P, Gruber R, Brockmeyer P, Moser N, Rau A, Schliephake H. Clinical efficacy of grafting materials in alveolar ridge augmentation: A systematic review. J Craniomaxillofac Surg 2016;44(10):1618-1629.

42. Crespi R, Cappare P, Romanos GE, Mariani E, Benasciutti E, Gherlone E. Corticocancellous porcine bone in the healing of human extraction sockets: combining histomorphometry with osteoblast gene expression profiles in vivo. Int J Oral Maxillofac Implants. 2011;26(4):866-72.

43. Barone A, Crespi R, Aldini NN, Fini M, Giardino R, Covani U. Maxillary sinus augmentation: histologic and histomorphometric analysis. Int J Oral Maxillofac Implants. 2005;20(4):519-25.

44. Hsu FY, Chueh SC, Wang YJ. Microspheres of hydroxyapatite/reconstituted collagen as supports for osteoblast cell growth. Biomaterials. 1999;20(20):1931-6.

45. Salasznyk RM, Williams WA, Boskey A, Batorsky A, Plopper GE. Adhesion to Vitronectin and Collagen I Promotes Osteogenic Differentiation of Human Mesenchymal Stem Cells. J Biomed Biotechnol. 2004;2004(1):24-34.

46. Trubiani O, Scarano A, Orsini G, Di Iorio D, D'Arcangelo C, Piccirilli M, et al. The performance of human periodontal ligament mesenchymal stem cells on xenogenic biomaterials. Int J Immunopathol Pharmacol. 2007;20(1 Suppl 1):87-91.

47. Wachtel H, Fickl S, Zuhr O, Hurzeler MB. The double-sling suture: a modified technique for primary wound closure. Eur J Esthet Dent. 2006;1(4):314-24.

48. Burkhardt R, Lang NP. Coverage of localized gingival recessions: comparison of micro- and macrosurgical techniques. J Clin Periodontol. 2005;32(3):287-93.

49. Keith JD Jr, Petrungaro P, Leonetti JA, Elwell CW, Zeren KJ, Caputo C, et al. Clinical and histologic evaluation of a mineralized block allograft: results from the developmental period (2001-2004). Int J Periodontics Restorative Dent. 2006;26(4):321-7.

50. Lyford RH, Mills MP, Knapp CI, Scheyer ET, Mellonig JT. Clinical evaluation of freeze-dried block allografts for alveolar ridge augmentation: a case series. Int J Periodontics Restorative Dent. 2003;23(5):417-25.

51. Jacotti M. Simplified onlay grafting with a 3-dimensional block technique: a technical note. Int J Oral Maxillofac Implants. 2006;21(4):635-9.

52. Schlee M, Rothamel D. Ridge augmentation using customized allogenic bone blocks: proof of concept and histological findings. Implant dentistry. 2013;22(3):212-8.

53. Ilizarov G. Basic principles of transosseous compression and distraction ostheosythesis. Osnovny printsipy chreskostnogo kompressionnogo i distraktsionnogo osteosinteza. Orthop Travmatol Protez. 1971;32:7-15.

54. Aghaloo TL, Moy PK. Which hard tissue augmentation techniques are the most successful in furnishing bony support for implant placement? Int J Oral Maxillofac Implants. 2007;22(Suppl):49-70.

55. Chiapasco M, Consolo U, Bianchi A, Ronchi P. Alveolar distraction osteogenesis for the correction of vertically deficient edentulous ridges: a multicenter prospective study on humans. Int J Oral Maxillofac Implants. 2004;19(3):399-407.

56. Zöller JL, F; Neugebauer, J. Clinical and sicientific background of tissue regeneration by alveoalr callus distraction. In: Khoury FA, H; Missika, P, editor. Bone Augmentation in oral Implantology. London, Berlin , Chicago: Quintessence; 2006:279-98.

57. Chiapasco M, Romeo E, Casentini P, Rimondini L. Alveolar distraction osteogenesis vs. vertical guided bone regeneration for the correction of vertically deficient edentulous ridges: a 1-3-year prospective study on humans. Clin Oral Implants Res. 2004;15(1):82-95.

»Es gibt Wichtigeres im Leben, als beständig dessen Geschwindigkeit zu erhöhen.«

Mahatma Gandhi

/10

FREILEGUNGS-TECHNIKEN

Arndt Happe, Gerd Körner

Je nach Zeitpunkt der Implantation oder der anatomischen Situation kommen häufig augmentative Maßnahmen in Zusammenhang mit Implantaten in der ästhetischen Zone zum Einsatz[1,2]. Diese Techniken erfordern häufig eine primäre Schleimhautdeckung und somit einen Zweiteingriff zur Freilegung des Implantats.

Die Entscheidung, welche Technik zur Freilegung des Implantats gewählt werden sollte, hängt von der konkreten anatomischen Situation vor der Freilegung und der chirurgischen Zielsetzung ab. Soll das Gewebe nur geöffnet werden, um Zugang zum Implantat zu bekommen, oder müssen evtl. noch Korrekturen am Gewebe vorgenommen werden? Die Freilegung darf als implantatchirurgischer Eingriff nicht unterschätzt werden. Hier können noch entscheidende Korrekturen durchgeführt werden. Bei Augmentationen muss der Weichgewebslappen häufig mobilisiert werden, um das Augmentat suffizient zu decken. Dabei kommt es manchmal zur Verschiebung der mukogingivalen Grenze, was zu ästhetischen und funktionellen Kompromissen führen kann. Diese können bei der Freilegung durch apikale Verschiebung des Gewebes wieder korrigiert werden. Die Bedeutung von ausreichend keratinisierter Mukosa um Implantate wurde in verschiedenen klinischen Studien betont[3] .

Auch Gewebeverdickungen mit Bindegewebe oder Bindegewebsersatzmaterialien können noch bei der Freilegung durchgeführt werden. Dieses Kapitel soll kurz die relevanten Techniken für die Freilegung von Implantaten im ästhetischen Bereich vorstellen. Zugleich sind auch in den anderen Kapiteln mit klinischen Fallbeispielen diese konkreten Freilegungsmethoden abgebildet.

Grundsätzlich sollten keine destruktiven Techniken wie etwa Elektrotom oder Laser zur Anwendung kommen.

SPLIT-FINGER-TECHNIK

Diese Technik eignet sich für die Freilegung von einem oder mehreren Implantaten mit gleichzeitiger Papillenrekonstruktion. Die Schnittführung verläuft intrasulkulär im Bereich der Nachbarzähne und geht dann im Bereich der späteren „Interdentalräume“ nach palatinal. Sie verläuft direkt zentral auf dem Implantat oder palatinal versetzt am palatinalen Rand der Implantatschulter – je nachdem, wie stark das Gewebe nach bukkal verschoben werden soll. Dadurch entsteht der typische W-förmige Verlauf der Inzision (Abb. 10-1 bis 10-4).

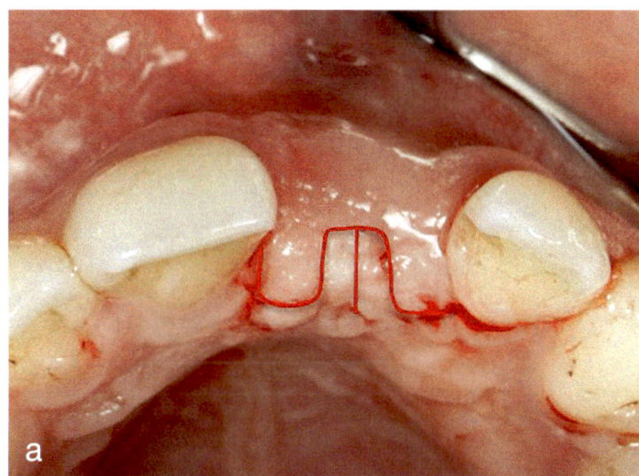

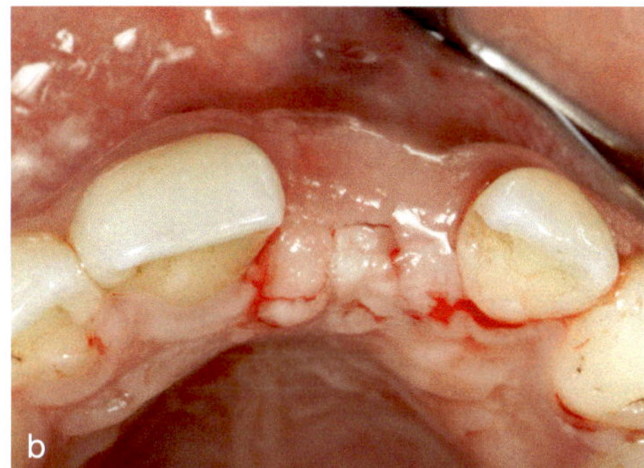

Abb. 10-1 Schnittführung für die Split-Finger-Technik (a und b).

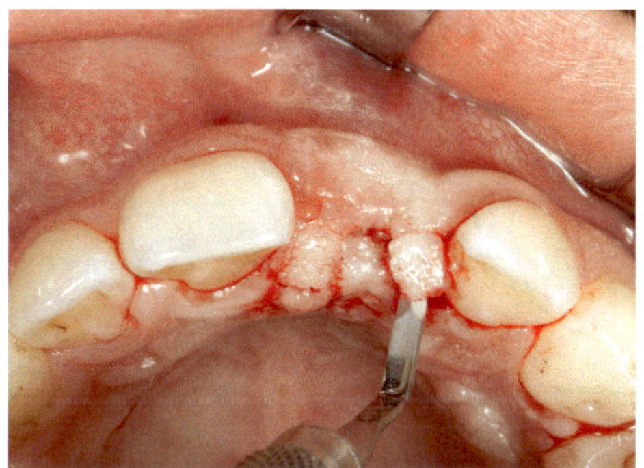

Abb. 10-2 Mit einem abgewinkelten Mikroskalpell (Microblade) können die Papillenläppchen besonders gut freipräpariert werden.

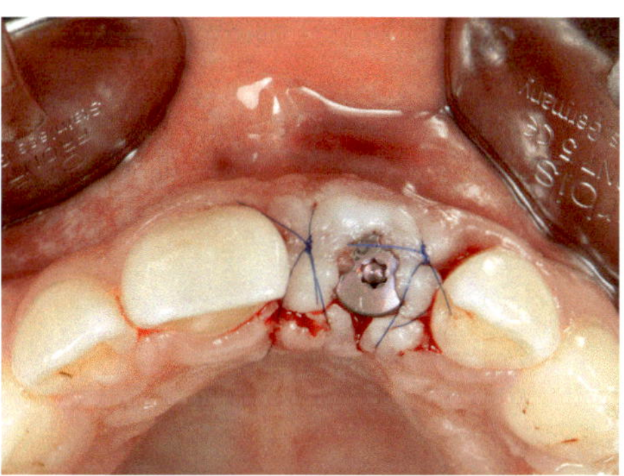

Abb. 10-3 Adaption des Gewebes um den Gingivaformer.

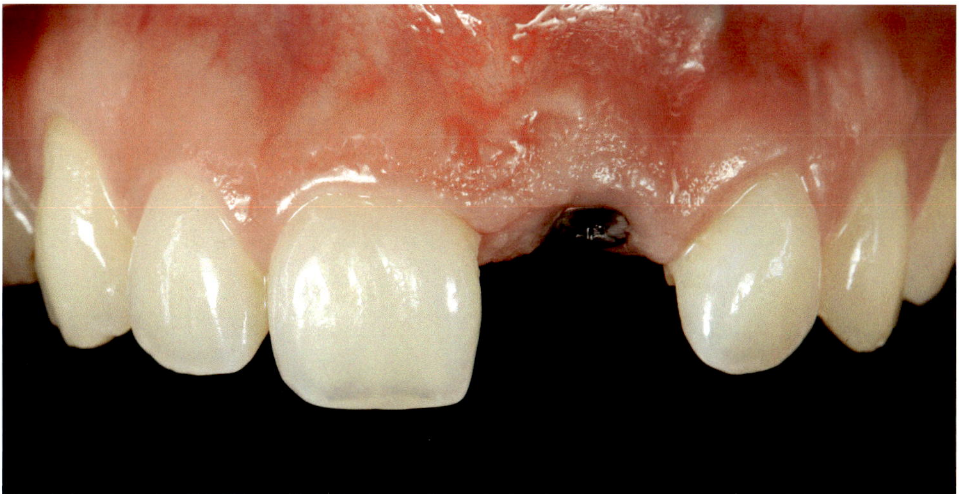

Abb. 10-4 Zustand nach Abheilung, 2 Wochen post-OP.

Die Technik eignet sich insbesondere auch für benachbarte Implantate (Abb. 10-5 bis 10-10). Durch die spezielle Inzisionstechnik und das Teilen des Gewebeüberschusses palatinal der Implantate kann das Gewebe so um die Gingivaformer verteilt werden, dass kein Knochen exponiert ist und überall um die Implantate eine ausreichende Gewebedicke bleibt. Gleichzeitig wird das Gewebe leicht nach bukkal verschoben, sodass dort eine Konvexität im Sinne eines Jugum alveolare entsteht.

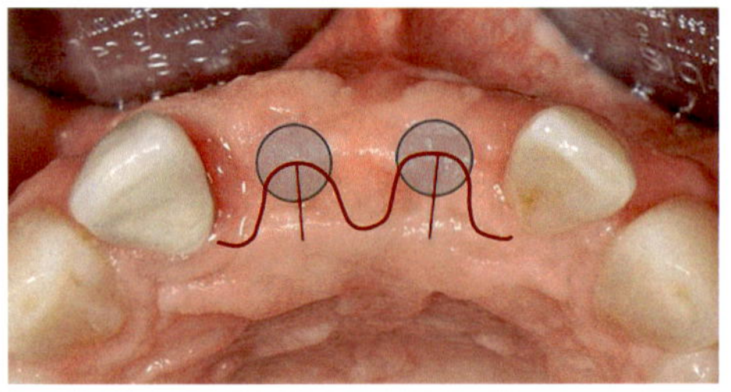

Abb. 10-5 Lokalisation der benachbarten Implantate 11, 21 und Schnittführung.

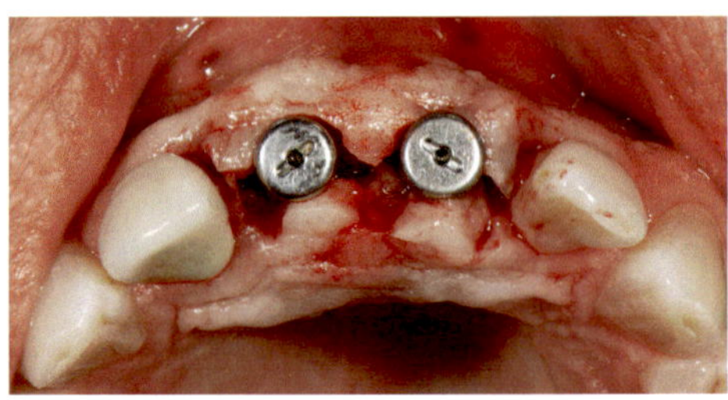

Abb. 10-6 Nach Einsetzen der Gingivaformer ist das Gewebe nach bukkal verdrängt worden.

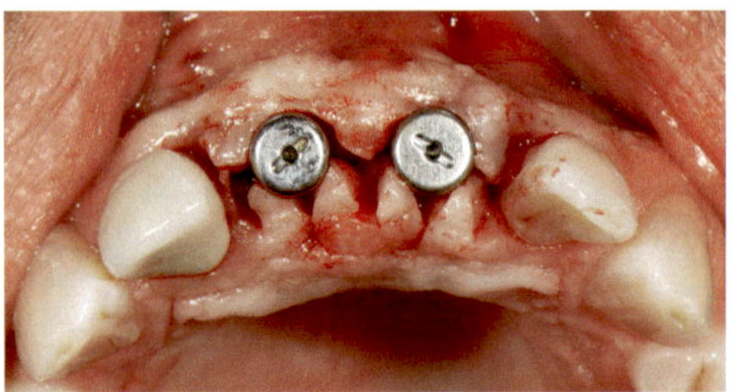

Abb. 10-7 Die palatinalen Gewebeüberschüsse wurden geteilt.

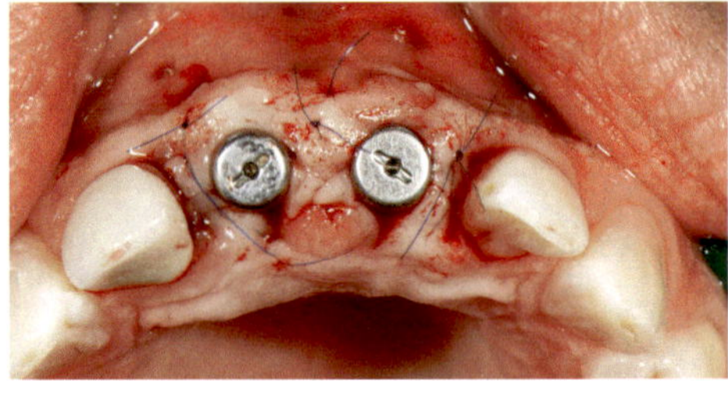

Abb. 10-8 Adaption des Weichgewebes mit 7-0 Naht.

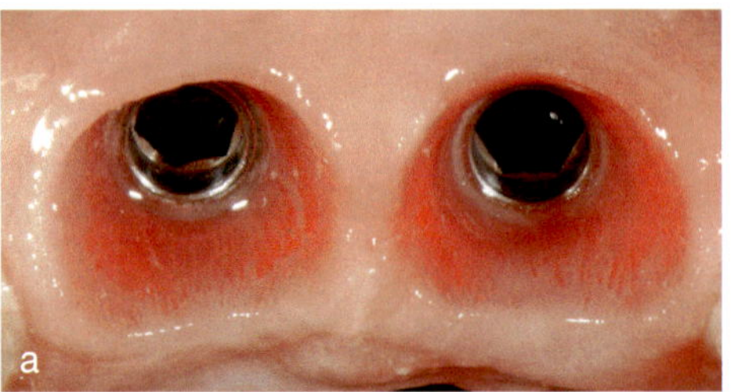

Abb. 10-9 Ausgeheiltes Gewebe nach Ausformung mit Provisorien.

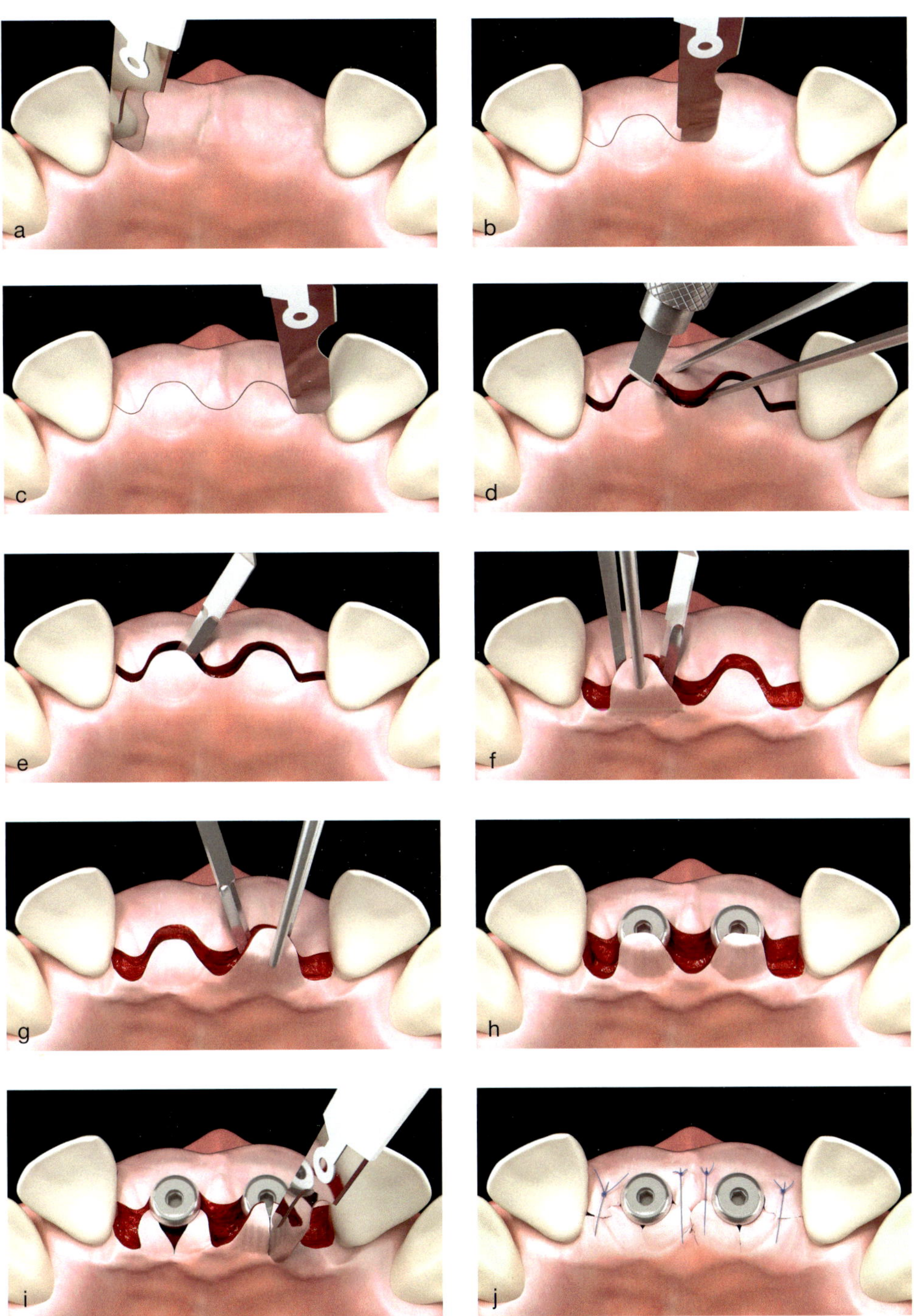

Abb. 10-10 Die Abbildungen sollen die Technik veranschaulichen. Die Inzision beginnt am Nachbarzahn deutlich palatinal der zukünftigen Papille (a); die Inzision verläuft dann wellenförmig zentral über das Implantat (b), um wieder weit palatinal am anderen Nachbarzahn zu enden (c). Mit einem abgewinkelten Microblade werden die Läppchen vom Knochen abpräpariert (Split-flap) (d bis g). Durch das Einsetzen der Gingivaformer wird der bukkale Lappen nach bukkal geschoben, die palatinalen Läppchen stellen sich auf (h). Die palatinalen Läppchen werden geteilt (i). Die Läppchen werden mit 6-0 oder 7-0 Naht adaptiert (j).

Split-Finger mit BGT

Nach mehreren chirurgischen Interventionen kann die Weichgewebssituation kompromittiert sein und bedarf einer Verbesserung durch den Einsatz eines Bindegewebstransplantats. Die Abbildungen 10-11 bis 10-18 zeigen einen solchen Fall. Nachdem beim Versuch einer mikrochirurgischen Endochirurgie sichtbar wurde, dass eine vertikale Fraktur der Wurzel an 12 vorliegt, wurde der Zahn zunächst extrahiert. 6 Wochen später erfolgte die knöcherne Augmentation des Bereichs, weitere 4 Monate später dann die Implantation. Diese verschiedenen Interventionen haben zu einer defizitären Weichgewebssituation im Bereich der Papillen geführt (Abb. 10-11). Die Papillenhöhe ist deutlich reduziert, insbesondere im vestibulären sichtbaren Bereich. Mithilfe eines Bindegewebstransplantats in Kombination mit einer Split-Finger-Technik nach Misch[4] wird approximal Gewebe von palatinal nach bukkal transferiert und der Scheitelpunkt der Papillen, der palatinal liegt, somit nach bukkal verschoben (s. in Kap. 8: Bindegewebstransplantat bei der Freilegung).

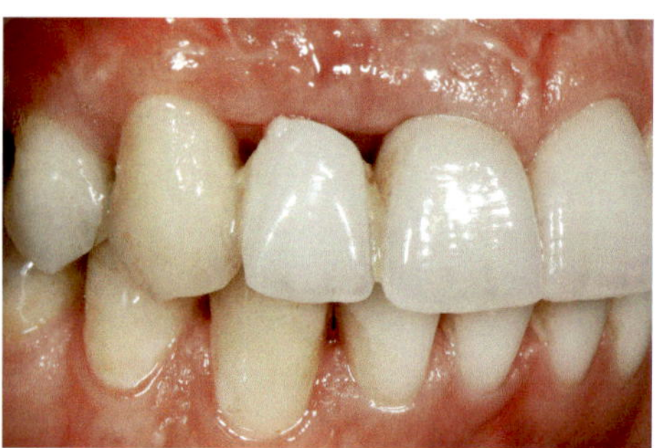

Abb. 10-11 Verlust der Papillen nach verschiedenen chirurgischen Interventionen 12, Klebebrücke in situ.

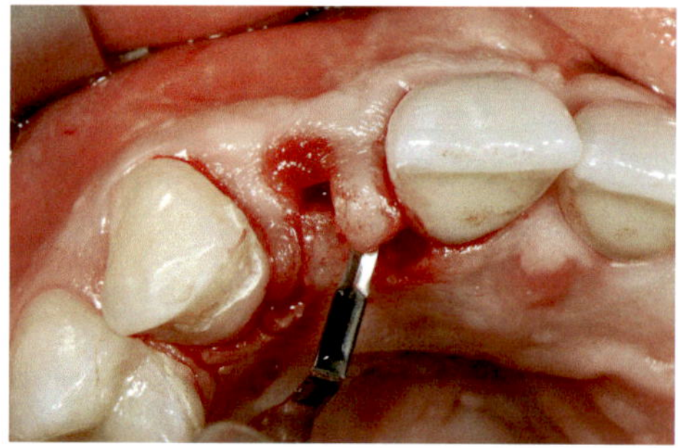

Abb. 10-12 Präparation der Papillen mit Microblade oder Mikroskalpell.

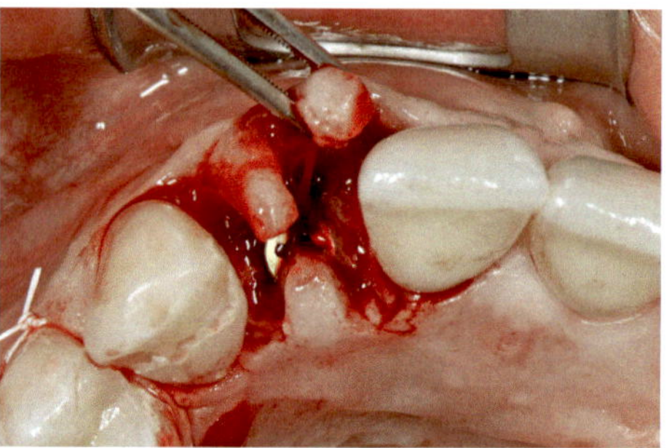

Abb. 10-13 Fertig präparierte Läppchen nach Split-Finger-Design.

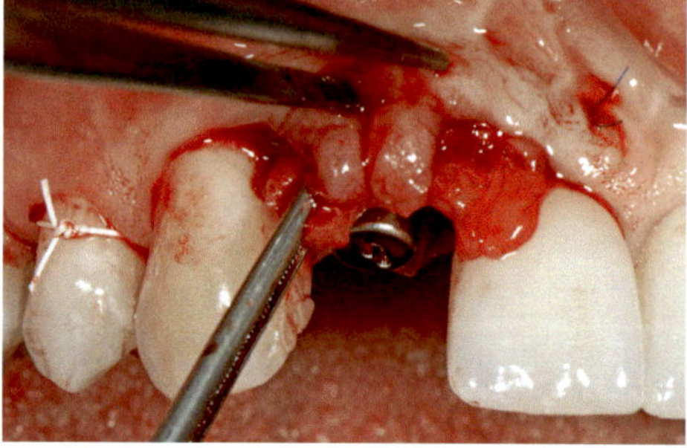

Abb. 10-14 Einbringen eines BGT zur Unterfütterung.

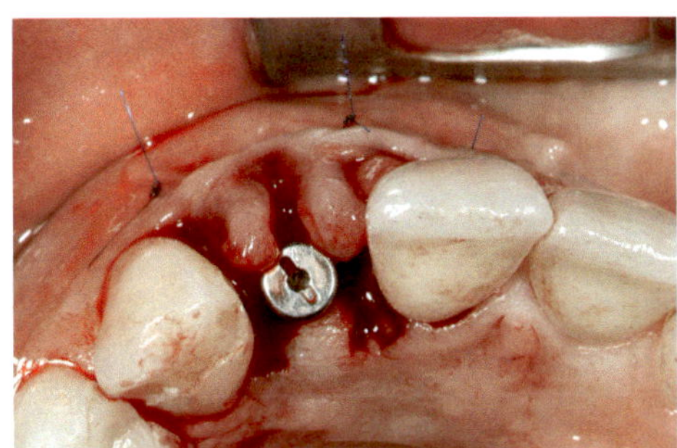

Abb. 10-15 Das BGT wurde mit 7-0 Nähten fixiert.

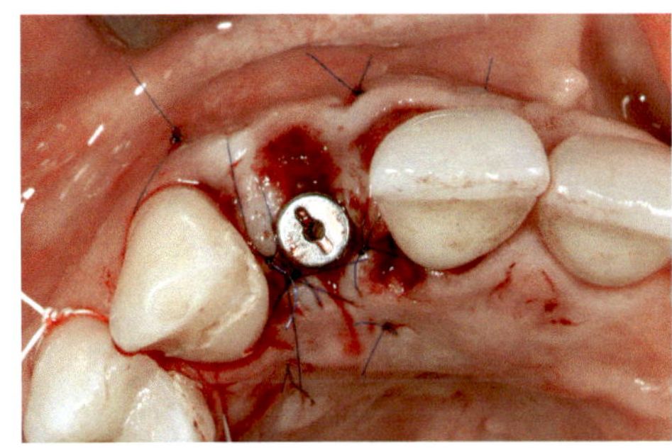

Abb. 10-16 Adaption des Weichgewebes mit 7-0 Nähten.

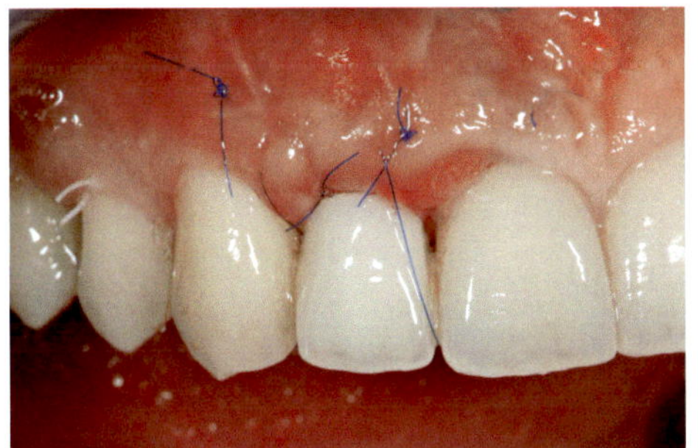

Abb. 10-17 Situation 1 Woche post-OP: Das Gewebe wurde mittels Haltenaht über die provisorische Adhäsivbrücke nach koronal fixiert.

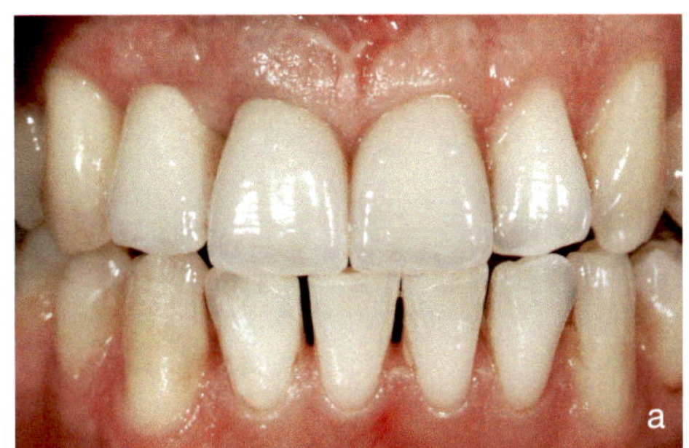

Abb. 10-18 Abschlussbild: Das interproximale Gewebe Regio 12 ist jetzt nach bukkal transferiert und somit sichtbar.

ROLLLAPPEN-TECHNIK

Bei der Rolllappen-Technik werden die Papillen nicht abgelöst. Man deepithelisiert die Mukosa über dem Implantat, sodass nach Inzision und Lappenpräparation ein Bindegewebsläppchen entsteht, an dem palatinal ein kleines BGT gestielt ist. Dieses wird nach bukkal eingeschlagen und in eine dafür präparierte supraperiostale Tasche eingebracht (Abb. 10-19). Das klinische Beispiel der Abbildung 10-20 zeigt, wie dadurch das bukkale Gewebe soweit verdickt wurde, dass ein Jugum alveolare rekonstruiert worden ist. Der Rolllappen kann auch mit der Split-Finger-Technik kombiniert werden, wenn man auch im Bereich der Papillen Einfluss nehmen möchte (Abb 10-21).

Die Technik kann auch gut im Prämolaren- und Molarenbereich bei mehreren Implantaten zum Einsatz kommen. Dabei wird palatinal der Implantate geschnitten, und zwar nicht rechtwinklig auf den Knochen, sondern unterminierend, sodass man Bindegewebsanteile von palatinal am Lappen gestielt hat (Abb. 10-22). Das Beispiel auf den Abbildungen 10-23 bis 10-26 zeigt, dass auf diese Weise keratinisiertes Gewebe von palatinal nach bukkal verschoben werden kann. Außerdem wird Bindegewebe von palatinal nach bukkal transferiert. So kann die Freilegung zur zusätzlichen Rekonstruktion des Alveolarfortsatzes beitragen. Die interimplantären Bereiche können mit kleinen Schwenkläppchen von palatinal (modifizierte Palaccitechnik[5]) oder mit freien Weichgewebstransplantaten von retromolar (Inlay-Grafts[6]) gedeckt werden.

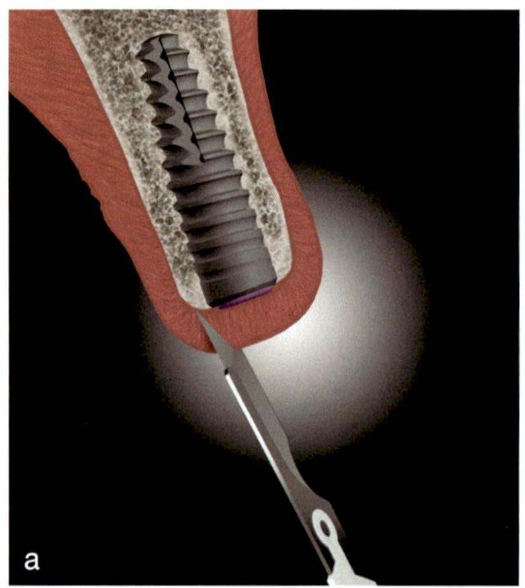

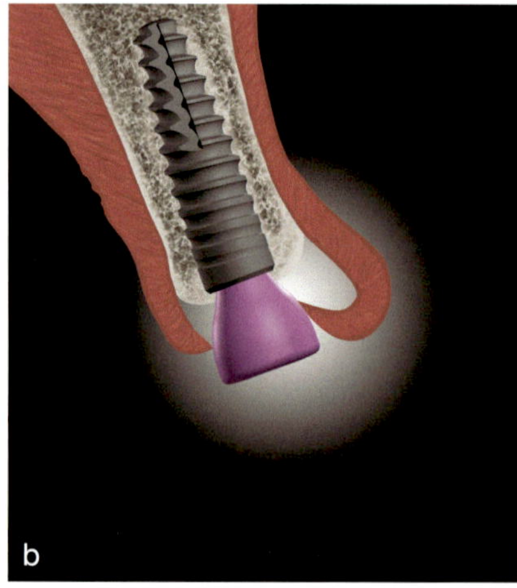

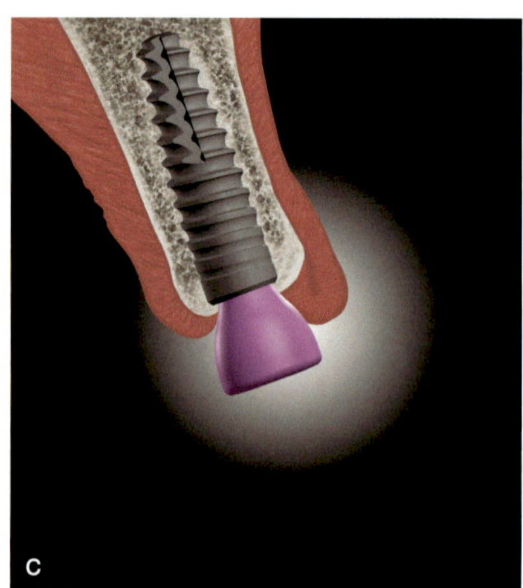

Abb. 10-19 Schematische Darstellung des Rolllappenprinzips: Inzision palatinal vom Implantat. Das Gewebe über dem Implantat wurde deepithelisiert (a); nach Freilegung des Implantats wird das deepithelisierte Gewebe nach bukkal transferiert (b); das transferierte Gewebe wird bukkal vom Gingivaformer eingerollt und führt so zur Weichgewebsverdickung (c).

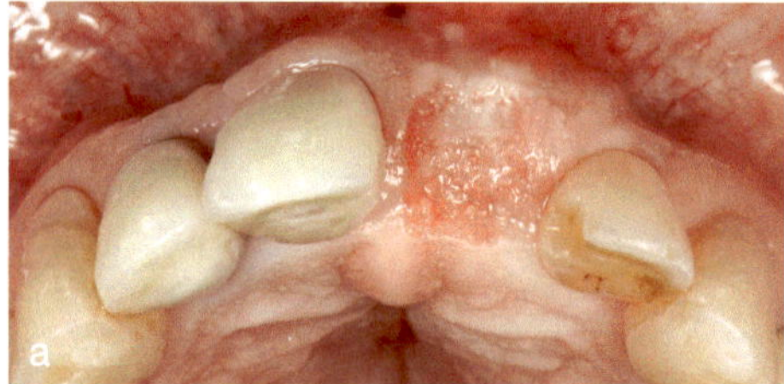

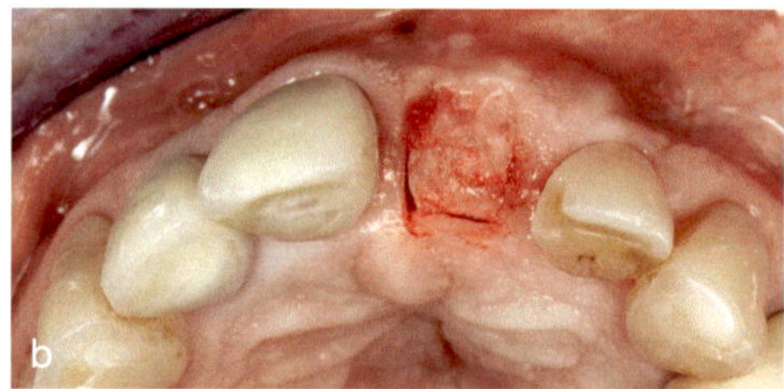

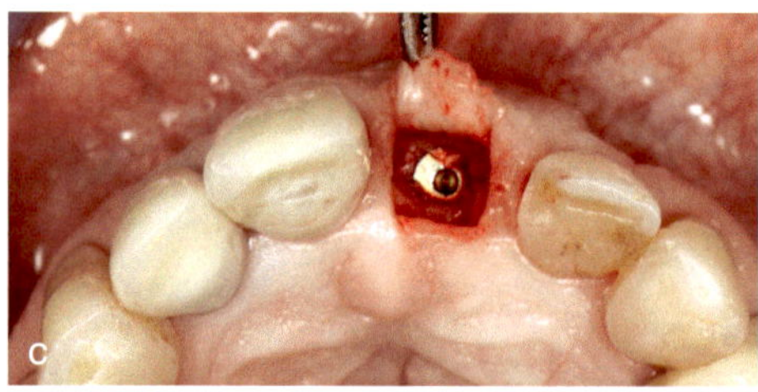

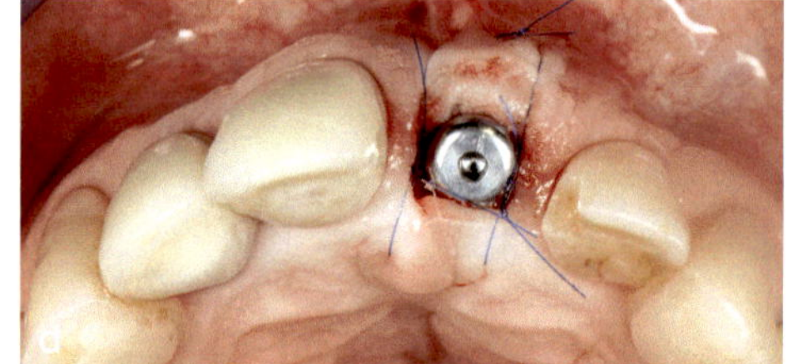

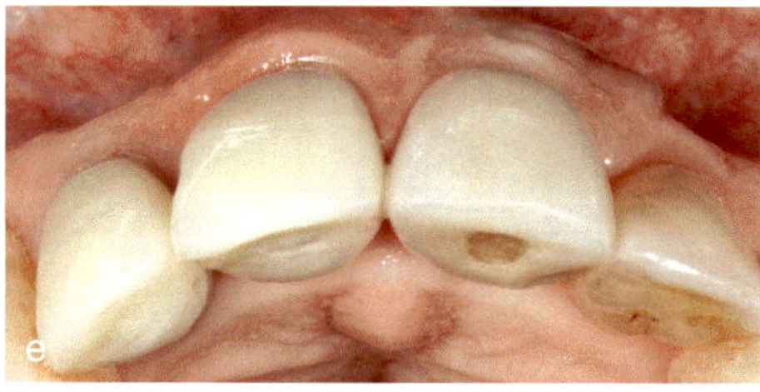

Abb. 10-20 Klinisches Beispiel für Rolllappen: Das Gewebe über dem Implantat wurde mit einem rotierenden Diamanten deepithelisiert (a); u-förmige Inzision (b); Freilegung des Implantats nach Abhebung des Läppchens (c); eingerolltes Läppchen bukkal vom Gingivaformer, das mit 6-0 Fäden fixiert wurde (d); harmonisches bukkales Volumen 12 Monate nach der prothetischen Versorgung (e).

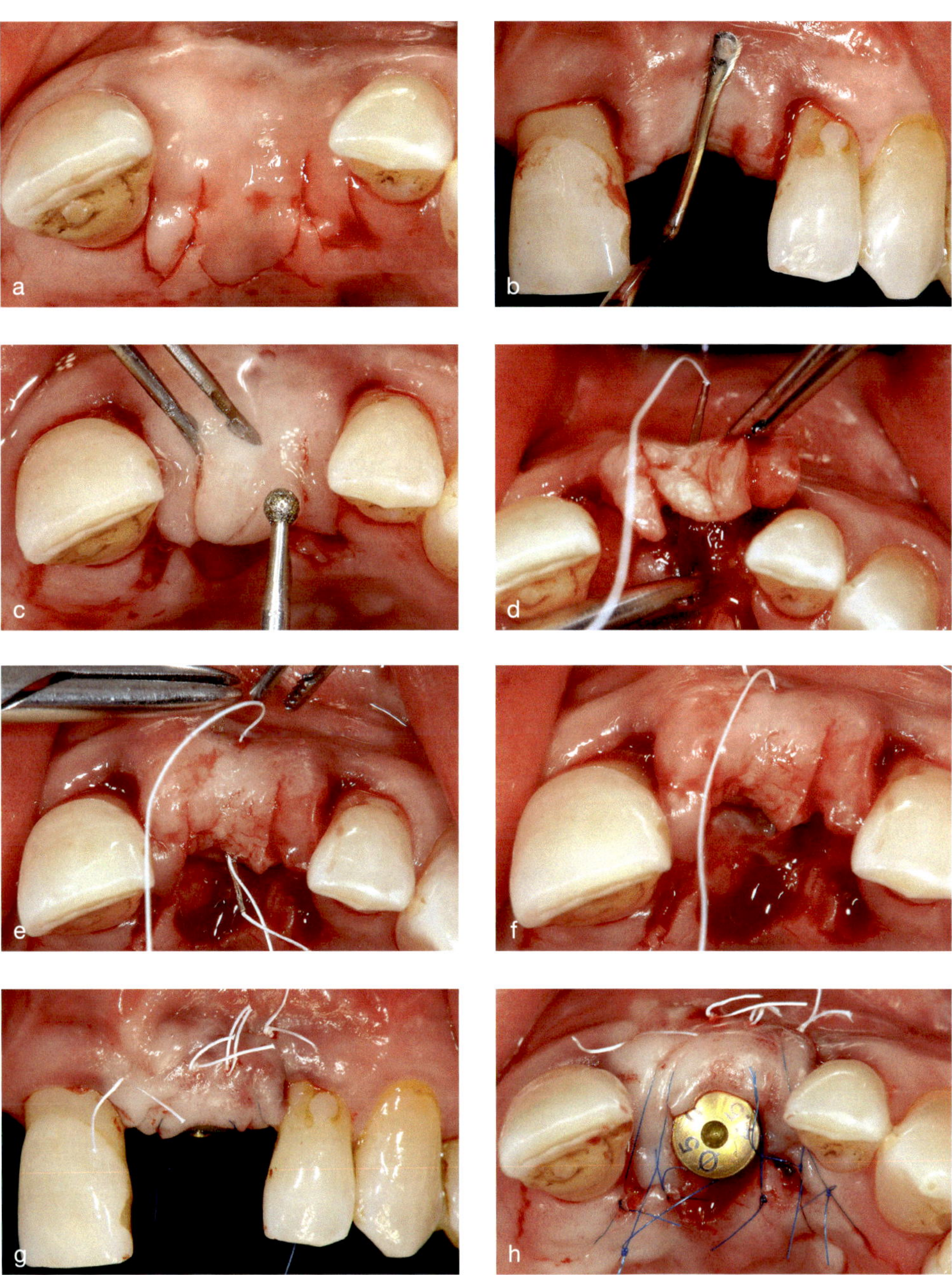

Abb. 10-21 Kombination von Split-Finger-Technik und Rolllappen: Kombinierte Schnittführung, die das Prinzip von Split-Finger- und Rolllappentechnik vereint (a); Tunnellierungsinstrument mit dem der Bereich bukkal vom Implantat unterminiert wurde (b); Deepithelisierung des Rolllappenbereichs (c); die Nahttechnik startet von bukkal (d), das Bindegewebsläppchen wird angeschlungen (e) und mittels Rückstichnaht in die bukkale Tasche hineingezogen (f); Abschlussbild von bukkal (g) und okklusal (h).

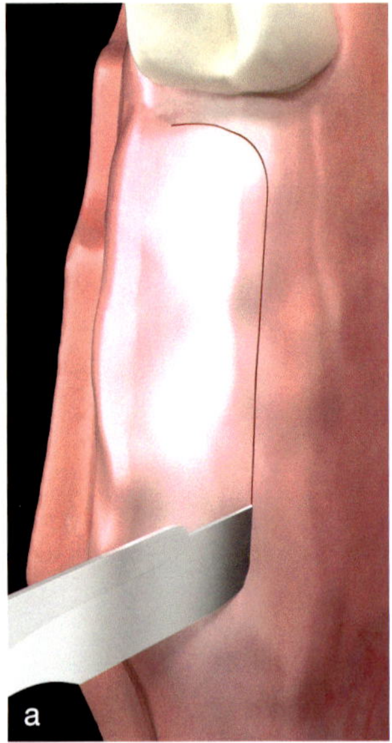

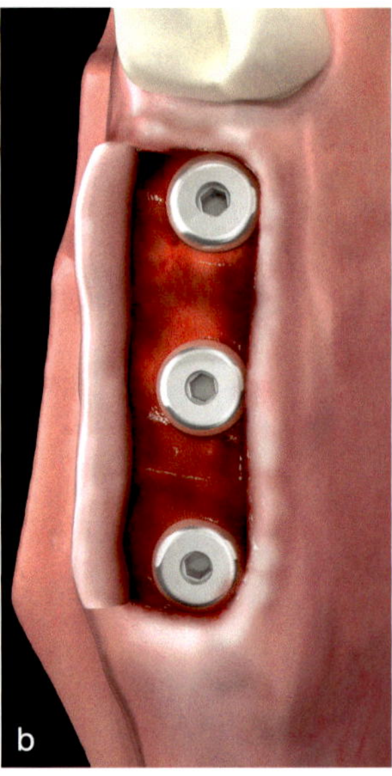

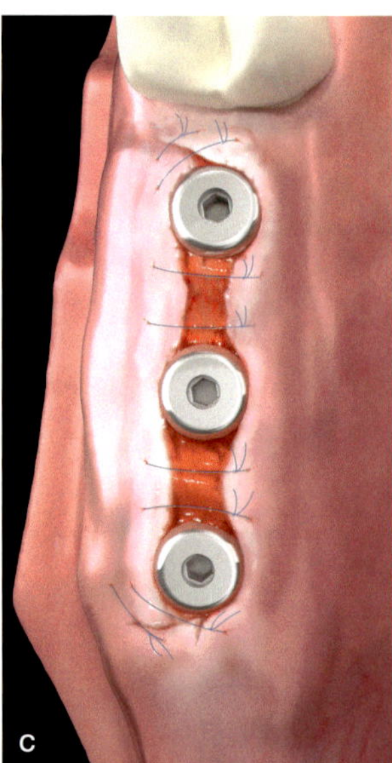

Abb. 10-22 Schematische Darstellung des Rolllappens im Seitenzahnbereich: Palatinale Inzision bei der Freilegung im OK-Seitenzahnbereich unter Erhalt der Papille; die palatinale Inzision erfolgt schräg unterminierend, sodass möglichst viel Bindegewebe vom Gaumen am Lappen verbleibt (a); eingesetzte Gingivaformer, Transfer des Lappens nach bukkal (b); eingerolltes Bindegewebe bukkal; die interimplantären Bereiche werden mit Transplantaten gefüllt (c).

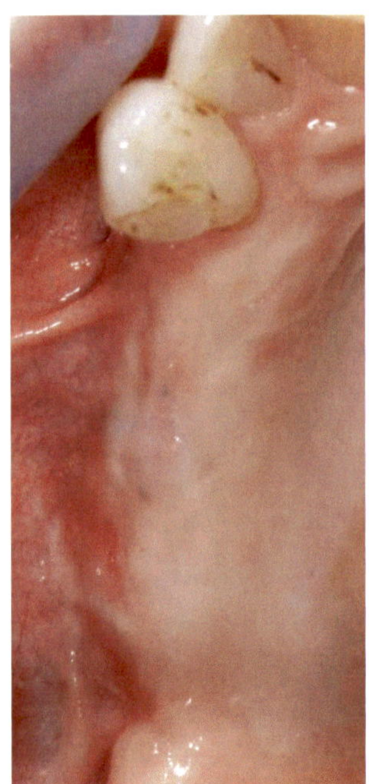

Abb. 10-23 Freiendsituation distal 13.

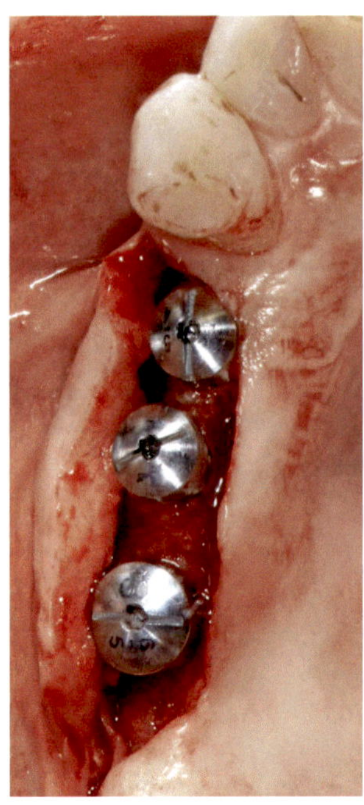

Abb. 10-24 Freilegung der 3 Implantate mittels parakrestaler Schnittführung palatinal der Implantate; Bindegewebsanteile am Lappen sind sichtbar.

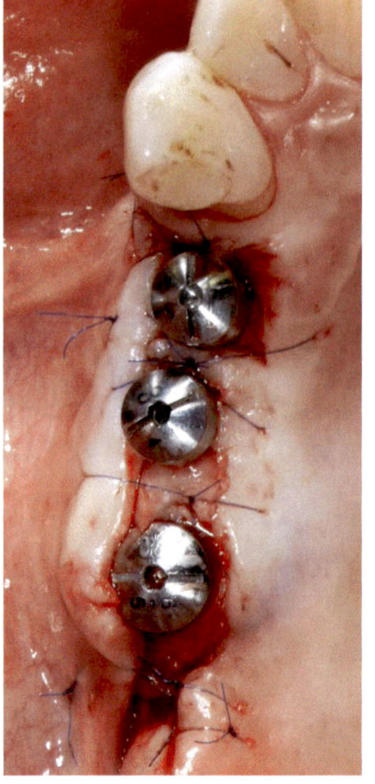

Abb. 10-25 Eingerolltes Bindegewebe nach Transfer nach bukkal. Zwischen 14 und 15 wurde ein Läppchen von palatinal eingeschlagen. Zwischen 15 und 16 freies BGT.

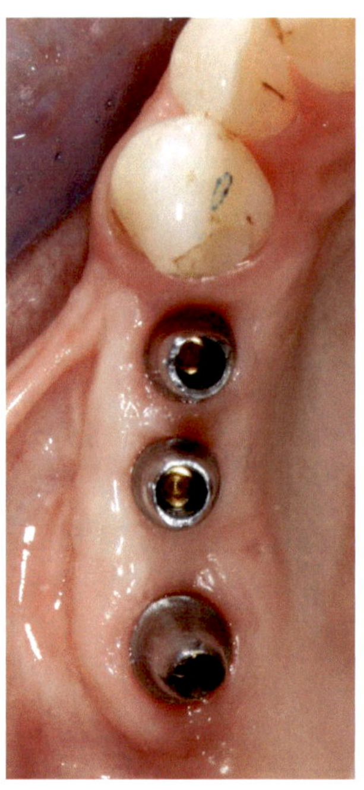

Abb. 10-26 Ausgeheilter Alveolarfortsatz, Aufbauteile in situ.

INLAY-GRAFTS

Es ist ein Grundprinzip bei der Freilegung im Oberkiefer, dass man keratinisiertes Gewebe von palatinal nach bukkal transferiert. Dies führt jedoch zu Defiziten zwischen Implantaten. Werden mehrere Implantate mit einem krestalen oder parakrestalen Schnitt freigelegt, wie man es bei einer apikalen Verschiebung machen würde, resultieren interimplantär Gewebedefekte. Diese können mit Vollschleimhauttransplantaten oder auch Bindgewebstransplantaten gefüllt werden[6] (Abb. 10-27 bis 10-30). Würde man die Bereiche nicht decken, sondern frei granulieren lassen, könnten Defekte zwischen Implantaten bleiben, die im Sinne von negativen Papillen zu ästhetischen und funktionellen Problemen führen. Außerdem wird dadurch das krestale Knochenremodeling negativ beeinflusst, was zu verstärkter periimplantärer Knochenresorption führt[7]. Ausreichendes Weichgewebe zwischen Implantaten bzw. in Ponticbereichen ist für eine suffiziente Weichgewebsausformung notwendig.

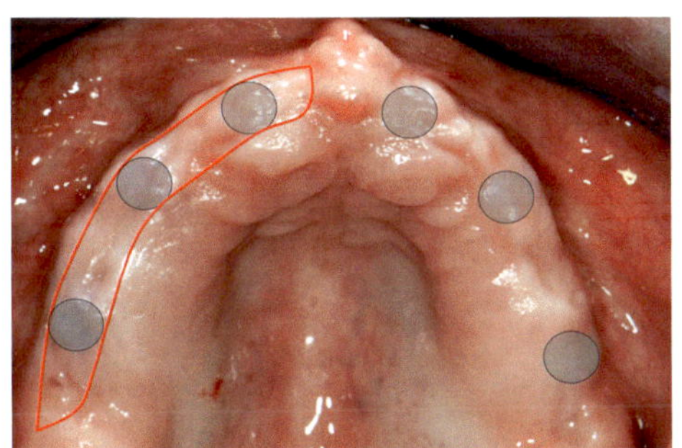

Abb. 10-27 Implantatlokalisation im Oberkiefer, Schnittführung für 1. Quadranten eingezeichnet: Die Schnittführung läuft palatinal und wird zur 2. roten Linie nach bukkal verschoben.

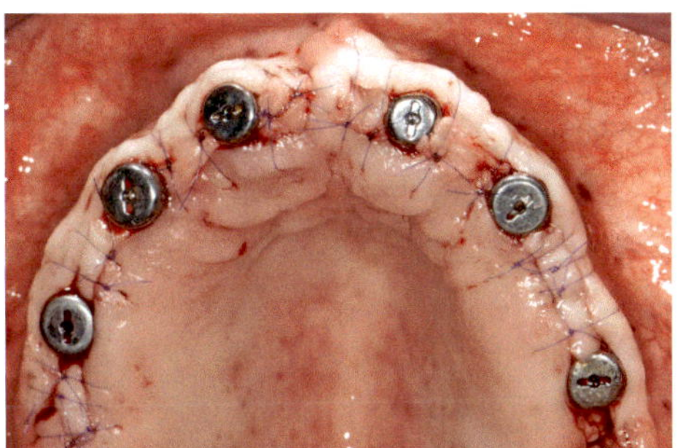

Abb. 10-28 Situation nach Abschluss der Freilegungs-OP mit Inlay-Grafts.

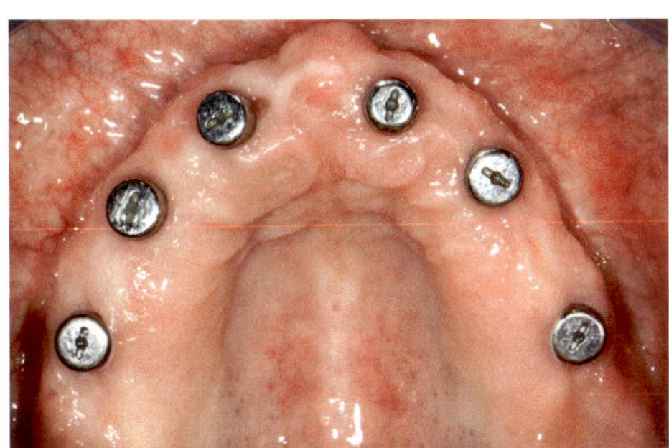

Abb. 10-29 Ausgeheilter Oberkiefer mit Gingivaformern ...

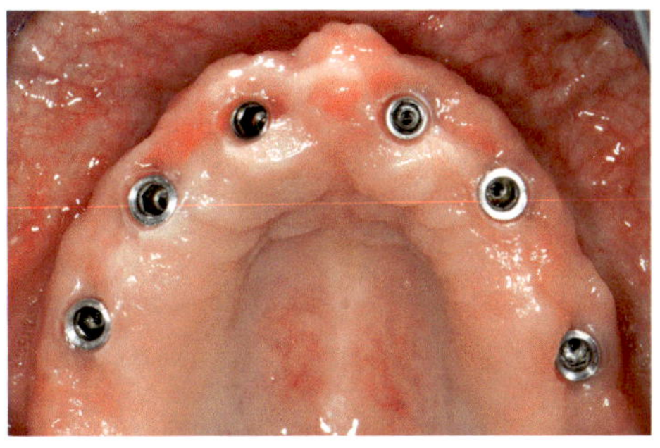

Abb. 10-30 ... und ohne Gingivaformer.

MÄANDER-TECHNIK

Um das Problem des Gewebedefizits zwischen den Implantaten bei der Verschiebung des Lappens von palatinal nach bukkal zu lösen, kann auch die Mäander-Technik zur Anwendung kommen. Dabei wird ein Mukosalappen präpariert, der palatinal in parallele Mukosaläppchen übergeht, die nach der Verschiebung nach bukkal in den interproximalen Bereichen zu liegen kommen (Abb. 10-31 und 10-32). Die Technik ist anspruchsvoll und sollte unbedingt zunächst an einem geeigneten Modell (Tiermodell) geübt werden. Ein klinischer Fall ist in den Abbildungen 10-33 bis 10-35 zu sehen.

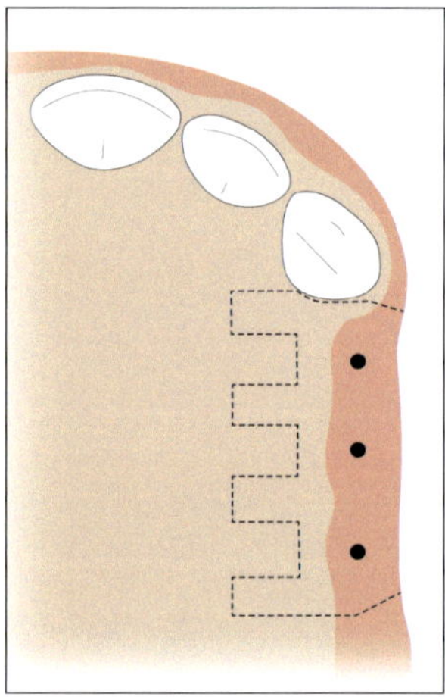

Abb. 10-31 Schnittführung für Mäander-Technik.

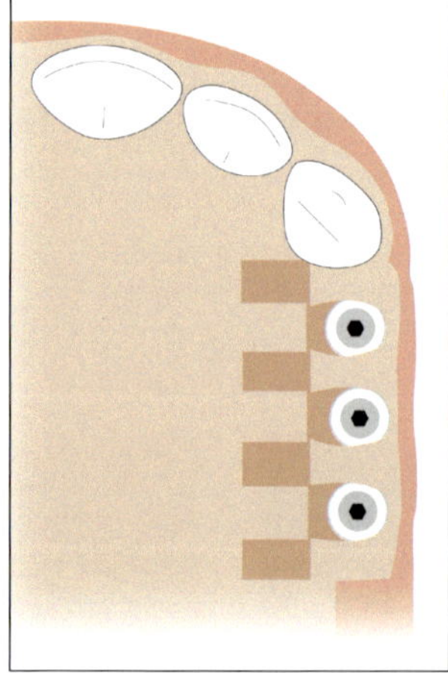

Abb. 10-32 Verschiebung des Mukosalappens nach bukkal, die fingerförmigen Läppchen gleiten dabei aneinander vorbei, die braunen Bereiche granulieren.

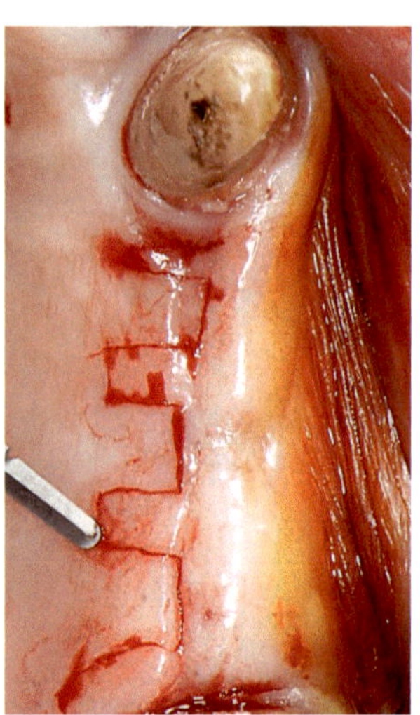

Abb. 10-33 Freilegung der Implantate 24–26 nach Meander-Technik nach Körner (Wachtel et al.)[57]. Beachte Verschiebung keratinisierter Mukosa zur gleichzeitigen Verbreiterung der entsprechenden Strukturen bukkal und approximal der Implantate bzw. 23.

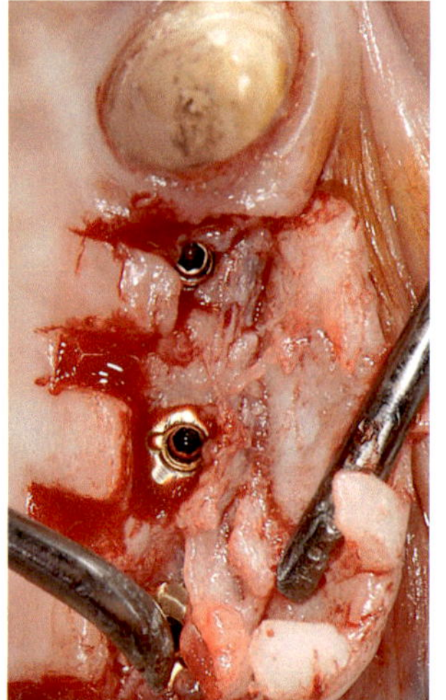

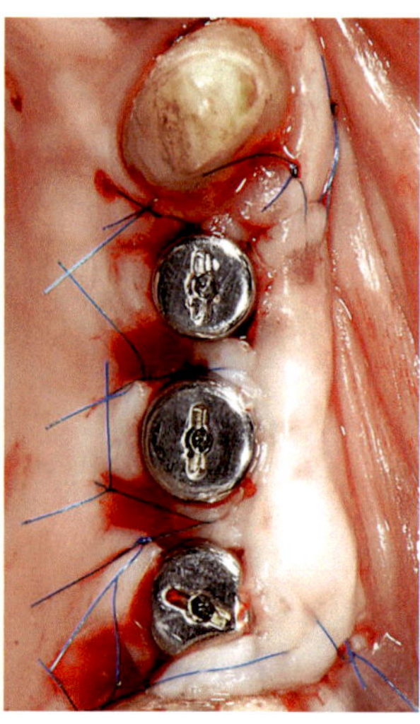

Abb. 10-34 und 10-35 Präparation eines Spalthautlappens nach Meander-Technik zur Freilegung der Implantate und apikaler Verschiebung keratinisierter Mukosa zur Verbesserung der bukkalen und aproximalen periimplantären Situation (OP: G. Körner).

KEYHOLE-ACCESS-EXPANSION-TECHNIK

Wenn der Alveolarfortsatz bereits anatomisch ausgeformt ist und es lediglich um die Eröffnung des Implantats geht, kann man die Freilegung auch minimalinvasiv mittels Stichinzision und Dilatation des Gewebes durchführen. Diese auch als „Keyhole Access Expansion Technique" (KEYEX) bekannte Technik[8] arbeitet also verdrängend (Abb. 10-36 bis 10-40). Weil man nur eine kleine Öffnung über dem Implantat schafft und eine durchmesserreduzierte Öffnung hat, übt

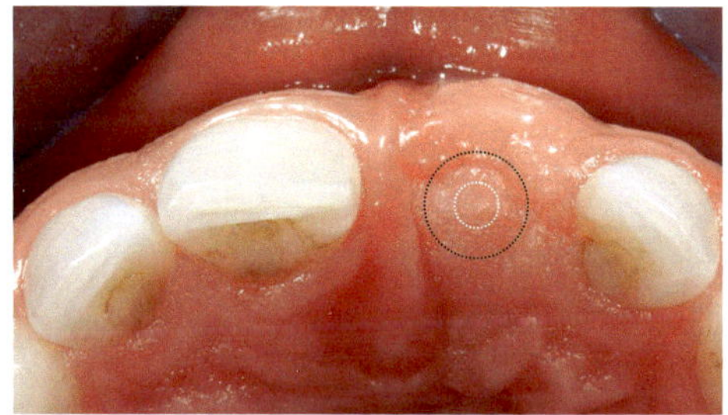

Abb. 10-36 Ausgangssituation nach Implantation und Augmentation (schwarze Linie = Implantatposition und Durchmesser, weiße Linie = Zugangsexzision).

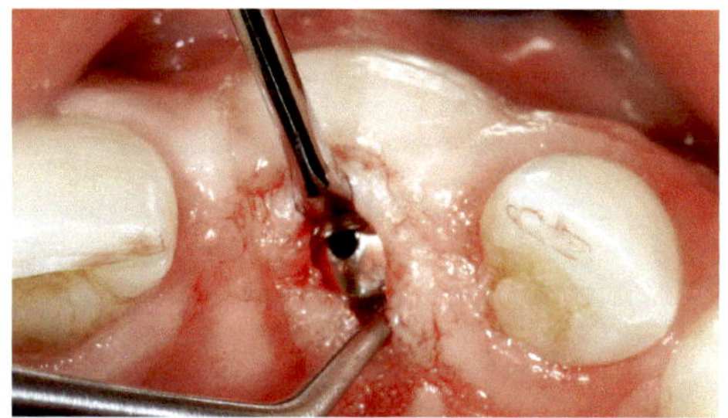

Abb. 10-37 Dilatation der Zugangsöffnung mit Papillenpräparator oder Tunnelierungsmesser.

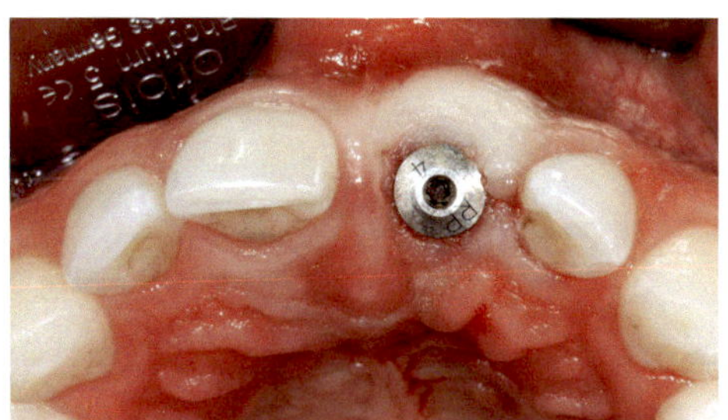

Abb. 10-38 Nach Einsetzen des Gingivaformers imponiert eine Ischämie des Gewebes.

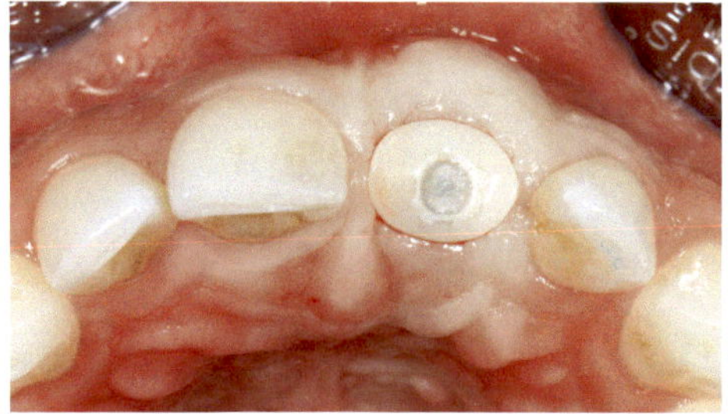

Abb. 10-39 Nach einigen Tagen kann eine weitere Dilatation und Ausformung mittels individuellem Gingivaformer vorgenommen werden.

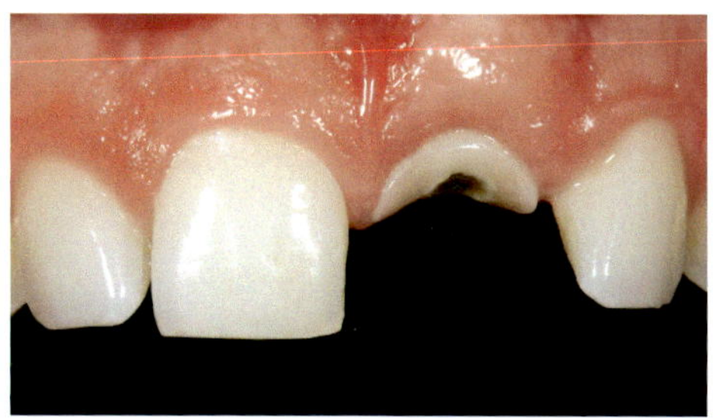

Abb. 10-40 Ausgeformtes periimplantäres Weichgewebe.

der konfektionierte Gingivaformer sofort Druck auf das interproximale Gewebe aus, das sich dadurch im Idealfall etwas auftürmt. Das Gewebe kann dann mit Provisorien weiter ausgeformt werden. Die Technik hat den Vorteil, dass der periimplantäre Knochen nicht exponiert wird und keine Narben entstehen. Außerdem wird kein Gewebe verschenkt. Allerdings hat man keine weiteren Einflussmöglichkeiten auf die Gestaltung des periimplantären Gewebes (s. auch in Kap. 8 Abb. 8-36 bis 8-41).

LITERATUR

1. Grunder U, Wenz B, Schupbach P. Guided bone regeneration around single-tooth implants in the esthetic zone: a case series. Int J Periodontics Restorative Dent. 2011;31(6):613-20.
2. Buser D, Wittneben J, Bornstein MM, Grutter L, Chappuis V, Belser UC. Stability of contour augmentation and esthetic outcomes of implant-supported single crowns in the esthetic zone: 3-year results of a prospective study with early implant placement postextraction. J Periodontol. 2011;82(3):342-9.
3. Brito C, Tenenbaum HC, Wong BK, Schmitt C, Nogueira-Filho G. Is keratinized mucosa indispensable to maintain peri-implant health? A systematic review of the literature. Journal of biomedical materials research Part B, Applied biomaterials. 2014;102(3):643-50.
4. Misch CE, Al-Shammari KF, Wang HL. Creation of interimplant papillae through a split-finger technique. Implant Dent. 2004;13(1):20-7.
5. Palacci P. Aesthetic treatment of the anterior maxilla: soft and hard tissue considerations. Oral Maxillofac Surg Clin North Am. 2004;16(1):127-37, vii.
6. Grunder U. The inlay-graft technique to create papillae between implants. J Esthet Dent. 1997;9(4):165-8.
7. Berglundh T, Lindhe J. Dimension of the periimplant mucosa. Biological width revisited. J Clin Periodontol. 1996;23(10):971-3.
8. Happe A, Korner G, Nolte A. The keyhole access expansion technique for flapless implant stage-two surgery: technical note. Int J Periodontics Restorative Dent. 2010;30(1):97-101.

»Je stärker unser Wissen wächst, umso deutlicher wird unsere Ignoranz erkennbar.«

John F. Kennedy

/11

IMPLANTATABUTMENTS

Anja Zembic, Arndt Happe

ALLGEMEINE ASPEKTE

Werden fehlende Zähne durch Implantatrekonstruktionen ersetzt, besteht das Hauptziel darin, die natürlichen Zähne nachzuahmen und ein ästhetisches Erscheinungsbild zu kreieren (Abb. 11-1 und 11-2). Neben der Ästhetik sollten auch die biologische Integration und mechanische Bewährung über einen Zeitraum von mindestens 5 Jahren erfolgreich sein. Die Implantatbehandlung ist eine Therapie mit guter und erfolgreicher Vorhersagbarkeit und hohen Überlebensraten. Dennoch sind mechanische und biologische Komplikationen nicht selten und nur ungefähr 66,4 % der Patienten sind nach 5 Jahren völlig frei von Komplikationen[1]. Für langfristigen Erfolg müssen die periimplantären Gewebe gesund erhalten werden und die Implantat-Abutment-Verbindung sollte biologisch und mechanisch stabil sein.

IMPLANTAT-ABUTMENT-VERBINDUNG

Das Implantatabutment verbindet das Implantat mit der Mundhöhle und spielt eine Schlüsselrolle im Übergangsbereich vom Knochen zum Weichgewebe. Aus diesem Grund ist auch die Biokompatibilität des Abutments von so großer Bedeutung. Heute sind viele verschiedene Implantattypen verfügbar, die aber alle zwei grundsätzliche Typen von Implantat-Abutment-Verbindungen verwenden. Je nach Implantatkonfiguration werden die Abutments entweder über eine externe Stoßverbindung (horizontale Fügeflächen, „Butt-joint"-Verbindung) (Abb. 11-3) oder eine interne konische „Morse-taper"-Verbindung (Abb. 11-4) oder eine interne nicht konische „Tube-in-tube"-Verbindung mit dem Implantat verbunden. Die Ergebnisse von In-vitro-Experimenten belegen für interne konische und nicht konische Verbindungen einen signifikant höheren Widerstand gegen Verbiegung als für externe Stoßverbindungen[2,3].

Die Vermutung liegt nahe, dass sich eine interne Implantat-Abutment-Verbindung positiv auf die klinische Bewährung auswirken könnte, im Sinne von weniger häufig auftretenden mechanischen Komplikationen (Komponentenlockerung oder Fraktur). Eine aktuelle systematische Übersichtsarbeit, die 15 Studien zu Implantaten mit externer und 9 Studien zu solchen mit interner Abutmentverbindung inkludiert hat, stützt diese Vermutung zum Teil und berichtet Abutmentschraubenfrakturen (0,2 %) ausschließlich bei extern verankerten Metallabutments[4]. Dagegen fanden sich zwischen extern und intern verankerten Abutments keine signifikanten Unterschiede bezüglich der Inzidenz von Abutmentfrakturen und Abutmentschraubenlockerungen sowie der klinischen Bewährung[4,5]. Andererseits traten biologische Kompli-

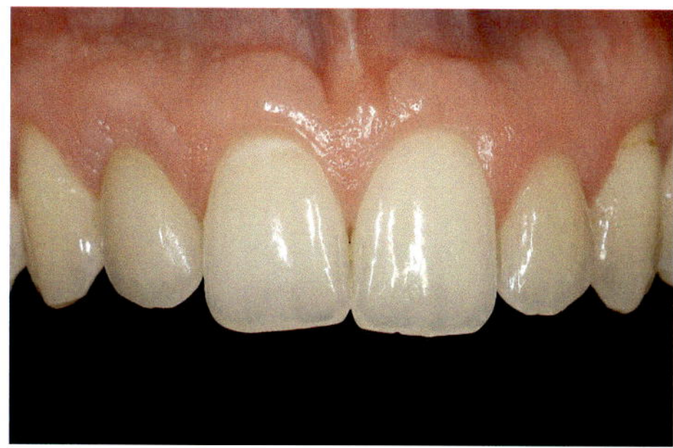

Abb. 11-1 Natürliches Aussehen einer Implantatkrone in Regio 12 5 Jahre nach der Implantation (zementierte Vollkeramikkrone auf einem Zirkonoxidabutment) von frontal ...

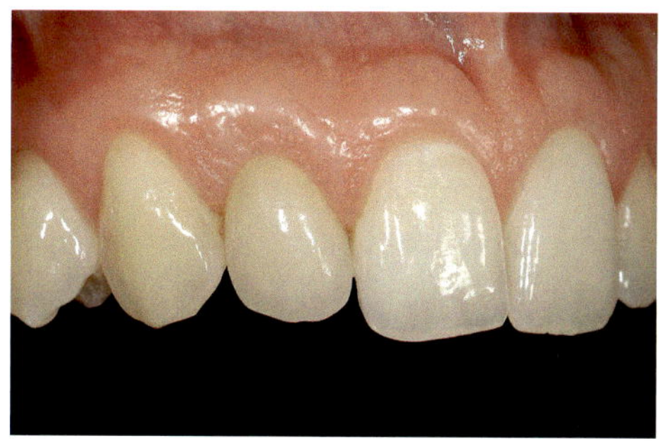

Abb. 11-2 ... und rechtslateral: gesunde und stabile periimplantäre Mukosa.

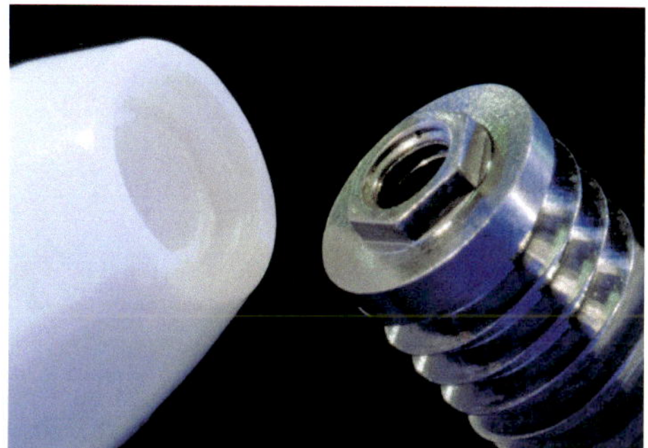

Abb. 11-3a Extern verbundenes Zirkonoxidabutment mit Stoßverbindung und Implantat mit Außensechskant (Bild von Dr. Brodbeck, Zürich).

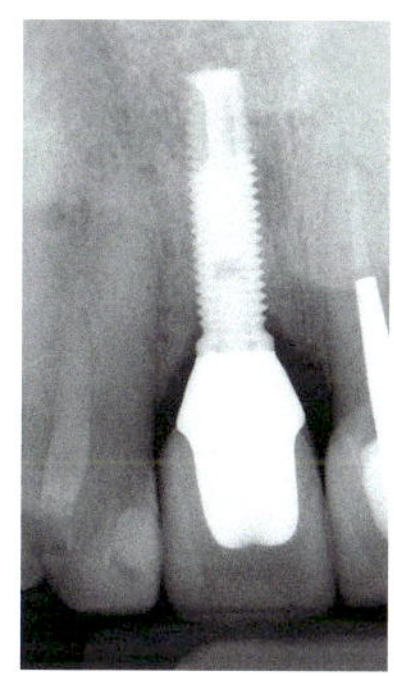

Abb. 11-3b Extern verbundenes Zirkonoxidabutment mit horizontalen Fügeflächen im Röntgenbild.

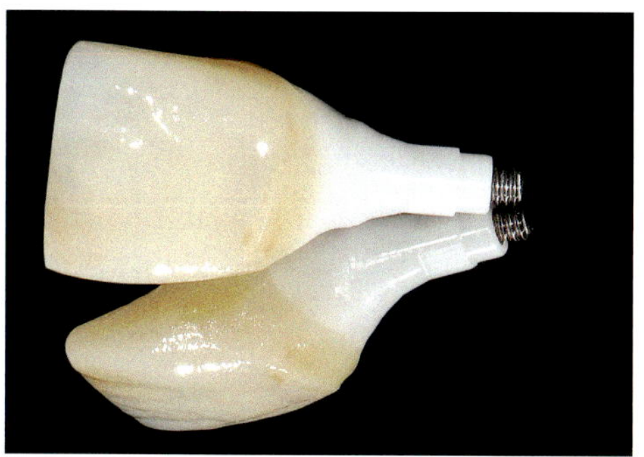

Abb. 11-4a Implantatgetragene Vollkeramikkrone, befestigt auf einem einteiligen Zirkonoxidabutment mit Innenkonusverbindung.

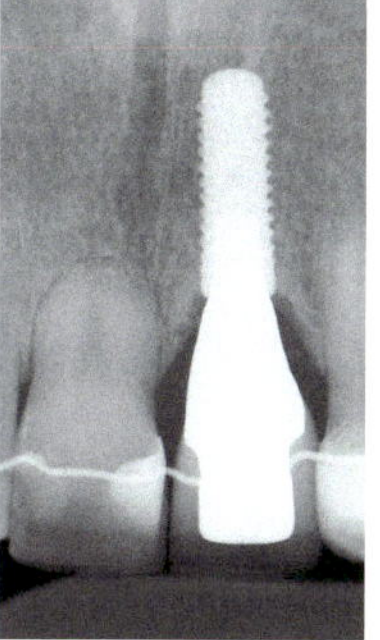

Abb. 11-4b Intern verbundenes Zirkonoxidabutment mit Konusverbindung im Röntgenbild.

kationen an Implantaten mit externer Abutmentverbindung doppelt so häufig auf wie bei Implantaten mit interner Verbindung[4].

Eine Untersuchung intern verbundener einteiliger Zirkonoxidabutments mit und ohne horizontales Matching (d. h. Platform-Switching) ergab signifikant höhere Biegemomente bei intern verbundenen Zirkonoxid-

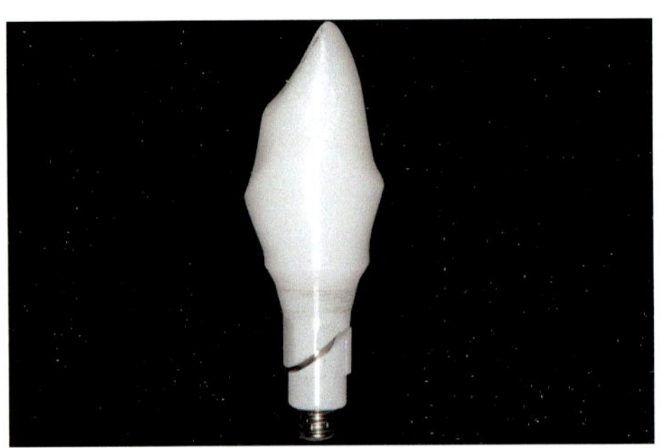

Abb. 11-5 Frakturmuster eines einteiligen Zirkonoxidabutments mit Innenkonusverbindung.

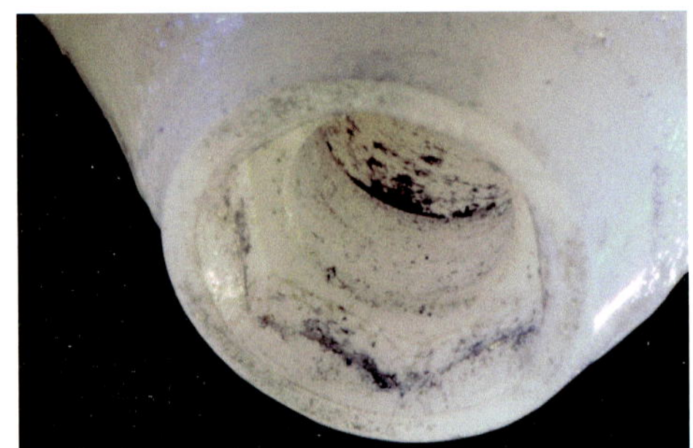

Abb. 11-6 Metallpartikel (abrasiver Verschleiß) am Innenteil eines extern verbundenen Zirkonoxidabutments mit Stoßverbindung (Bild von Dr. Brodbeck, Zürich).

abutments mit Platform-Switching[6]. Trotzdem ist zu berücksichtigen, dass im Fall einer Fraktur des Zirkonoxidabutments mit Platform-Switching die Fraktur sehr tief im Implantat auftritt (Abb. 11-5), was die Entfernung des Abutments zu einem schwierigen Unterfangen macht, bei dem das Innengewinde des Implantats beschädigt werden kann.

Intern verbundene Zirkonoxidabutments mit Metallbasis zeigten in vitro die höchste Bruchbelastung im Vergleich zu intern verbundenen einteiligen sowie extern verbundenen Zirkonoxidabutments[7]. Zirkonoxid ist ein spröderes Material als Titan. Wenn Zirkonoxidabutments in Kontakt mit Titanimplantaten stehen und Mikrobewegungen im Bereich der Fügeflächen auftreten, kommt es zum abrasiven Verschleiß des Titans, und die abradierten Titanpartikel werden als leichte schwärzliche Verfärbung des Zirkonoxidabutments sichtbar (sogenanntes „fretting wear") (Abb. 11-6)[8]. Zirkonoxidabutments mit inkorporierter Metallbasis bringen Metall anstelle von Zirkonoxid in direkten Kontakt mit Titanimplantaten (Abb. 11-7). Auf diese Weise lässt sich der Verschleiß des Titans im Bereich der Abutmentverbindung reduzieren. Die Folgen des Verschleißes auf die klinische Bewährung sind nicht bekannt. Zu vermuten ist, dass Verschleiß im Bereich der Fügeflächen von Implantat und Abutment zu größerer Rotationsfreiheit beiträgt. Dies könnte bei implantatgetragenen Rekonstruktionen, die bereits mehrere Jahre in Funktion sind, zu mechanischen Komplikationen (z. B. Schraubenlockerung oder Komponentenbruch) führen. Labordaten bestätigen diese Vermutung und zeigen weniger Rotationsfehlpassung bei Vollkeramikabutments mit Metallbasis als bei solchen ohne Metallbasis[9]. Ferner führten intern verbundene einteilige Zirkonoxidabutments zu einem größeren Verschleiß der Titanimplantate als intern verbundene einteilige Titanabutments[8,10]. Klinische Studien zu Zirkonoxidabutments mit integriertem Metallteil fehlen bislang. Der klinische Wert von Metalleinsätzen ist also nicht bekannt. Mit Rücksicht auf die besseren

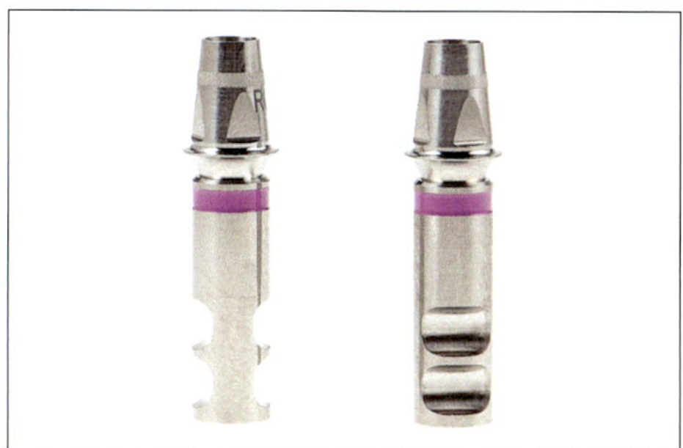

Abb. 11-7a Metallkomponente, die als Basis eines Zirkonoxidabutments dient, auf einem Laborimplantat.

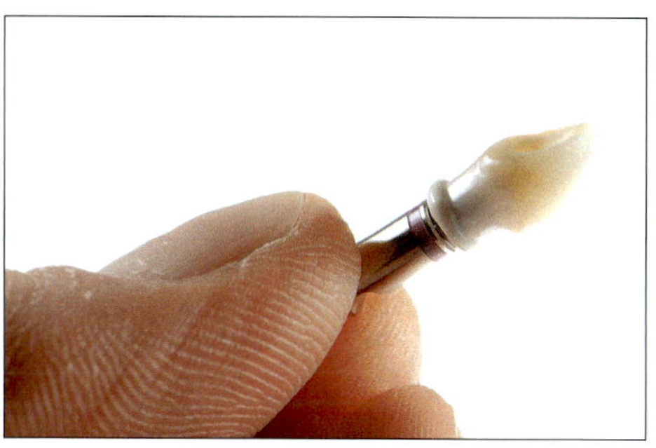

Abb. 11-7b Verkleben einer verschraubten Krone mit ihrer Titanbasis.

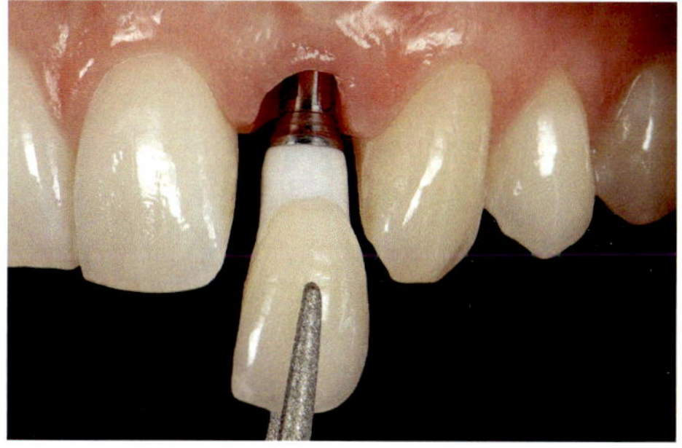

Abb. 11-7c Einprobe der Suprastruktur.

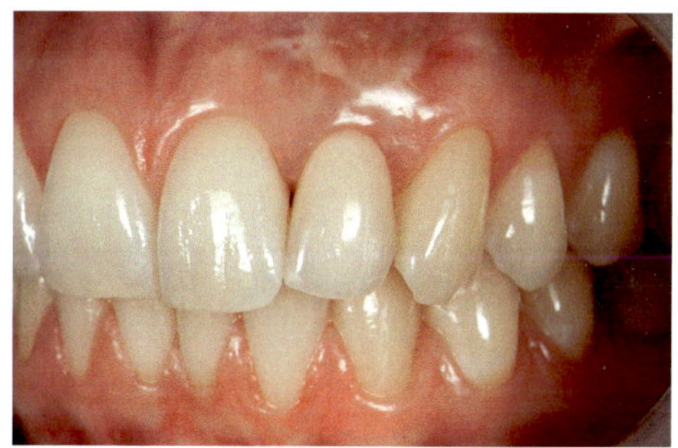

Abb. 11-7d Ansicht nach Eingliederung.

In-vitro-Resultate sollten trotzdem intern verbundene Zirkonoxidabutments mit Metallkomponente einteiligen intern verbundenen Zirkonoxidabutments vorgezogen werden. Außerdem lassen sich Abutmentfrakturen in der Praxis leichter handhaben, wenn das Zirkonoxid nicht in das Implantat hineingreift.

Zwischen den Fügeflächen von Implantat und Abutment kommt es zur bakteriellen Leckage, die sich durch eine erhöhte Zahl von Entzündungszellen sowie eine Immunreaktion äußert, durch die eine Resorption des Alveolarknochens angeregt wird[11,12,13]. Diese Mikroleckage tritt bei jedem Typ der Implantat-Abutment-Verbindung auf[14,15]. Bei intern verbundenen Abutments ist der Bereich der Mikroleckage weiter vom Knochen entfernt als bei externer Verbindung. Auf die Stabilität des periimplantären Knochens könnte sich dies vorteilhaft auswirken. Hieraus könnten sich die oben erwähnten weniger häufigen biologischen Komplikationen intern verbundener Abutments erklären.

Abhängig von der Abutmentkonfiguration können die Durchmesser von Implantat und Abutment bei intern verbundenen Implantaten verschieden gewählt werden, sodass das Abutment im Bereich der Verbindung schmaler ist. Dieses sogenannte Platform-Switching-Konzept ist in der Implantattherapie relativ populär geworden. Dieses Konzept wurde empfohlen, um das Problem der ungünstigen Knochensituation zwischen benachbarten Implantaten in der ästhetischen Zone zu beheben[16,17]. Durch das Platform-Switching verschiebt sich der Mikrospalt hin zum Zentrum des Implantats und weg vom Knochen. Tatsächlich zeigt sich klinisch ein positiver Effekt, wie eine aktuelle systematische Übersichtsarbeit zeigt: An Implantaten mit Platform-Switching zum Abutment ist die Knochenresorption geringer als an solchen ohne Platform-Switching, d. h. mit bündiger Implantat-Abutment-Verbindung[18]. Aus biologischer Sicht ist die Anwendung des Platform-Switching-Konzepts deshalb zu empfehlen (s. Abb. 1-5b).

Der Umfang der bakteriellen Infiltration zwischen Implantaten und Abutments hängt auch von der Passgenauigkeit der Komponenten ab. Mit abnehmender Passgenauigkeit nehmen die Mikrobewegungen zu, womit auch das Risiko für Komplikationen durch erhöhten Verschleiß der Komponenten wächst. Abutments sollten mit dem vom Hersteller empfohlenen Drehmoment verschraubt werden. Werden die Abutmentschrauben mit einem geringeren Drehmoment verschraubt als empfohlen, kommt es zu signifikant größeren Mikrobewegungen an den Fügeflächen von Implantat und Abutment[19]. Als Konsequenz könnte die klinische Bewährung langfristig aufgrund von mechanischen Komplikationen beeinträchtigt werden.

Aus ökonomischen Gründen sind Fremdabutments, d. h. Abutments, die nicht vom selben Hersteller stammen wie das Implantat, entwickelt worden. Wegen ihres gegenüber den Originalkomponenten geringeren Preises finden sie breite Verwendung. Allerdings ist bei diesen „generischen" Abutments die Passgenauigkeit der Kontaktflächen infolge von Unterschieden beim Design und Material reduziert. Eine In-vitro-Studie zeigte für Fremdabutments Abstriche bei der praktischen Handhabung sowie eine höhere Rotationsfehlpassung im Vergleich mit originalen Abutments[20]. Die Autoren diskutieren mechanisches Versagen als mögliche Konsequenz.

Fehlpassungen der Verbindung von Abutment und Implantat können auch dann auftreten, wenn originale Zirkonoxidabutments eines Implantatherstellers (Procera, Nobel Biocare, Kloten, Schweiz) mit Implantaten anderer Hersteller verwendet werden[21]. Die Verwendung von originalen Komponenten, die zu den Implantaten des jeweiligen Herstellers passen, ist also unabdingbar für die erfolgreiche biologische und mechanische Bewährung einer Implantatrekonstruktion.

MAKROSTRUKTUR DES ABUTMENTS

Der Zahnarzt kann zwischen industriell vorgefertigten Standardabutments und vom Zahntechniker gefertigten individuellen Abutments wählen. Durchmesser und Länge vorgefertigter Abutments sind genormt, sodass die Krone mit ihrer Form die fehlende anatomische Form und damit die inadäquate Weichgewebeunterstützung ausgleichen muss.

Individuelle Abutments können an die jeweilige Situation angepasst werden. Vor allem in Situationen mit großer Diskrepanz zwischen Implantat- und Kronendurchmesser sind sie deshalb eine ideale Wahl. Zudem kann die Position des Kronenrandes gesteuert werden, was bei zementierten Rekonstruktionen wichtig ist. Schließlich kann die Form des natürlichen Zahns im Bereich des Weichgewebedurchtritts nachgeahmt werden. Hauptindikation für individuelle Abutments ist die Unterstützung eines bogenförmigen Verlaufs (Scalloping) der periimplantären Mukosa und Schaffung eines natürlichen Emergenzprofils im ästhetischen Bereich (Abb. 11-8). Daneben lässt sich eine ungünstige Implantatposition mithilfe eines individuellen Abutments und einer zementierten Rekonstruktion kompensieren. Unabhängig davon, ob ein vorgefertigtes oder ein individuelles Abutment gewählt wird, sollte die Form der Implantatrekonstruktion den zu ersetzenden Zahn nachbilden und die Reinigungsfähigkeit durch den Patienten gewährleistet sein.

Bei der Gestaltung des Abutments ist normalerweise eine konvexe Form zu bevorzugen, die eine adäquate Weichgewebeunterstützung und eine optimale Hygienefähigkeit bietet. Labial kann aber auch eine unterkonturierte, also konkave Abutmentform vorteilhaft sein, um dem Weichgewebe Raum zu bieten und den Druck auf die marginale Mukosa möglichst gering zu halten (Abb. 11-9). Das Emergenzprofil ist nicht nur für das ästhetische Erscheinungsbild wichtig, sondern auch für die Entwicklung einer gesunden vertikalen und horizontalen biologischen Breite.

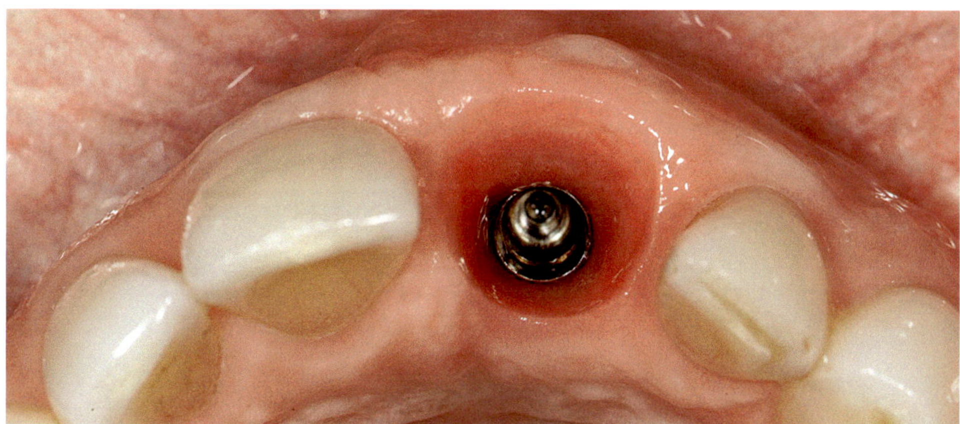

Abb. 11-8 Entsprechend der Dreiecksform eines zentralen Schneidezahns gestaltetes Emergenzprofil, das der implantatgetragenen Krone ein natürliches Aussehen verleiht.

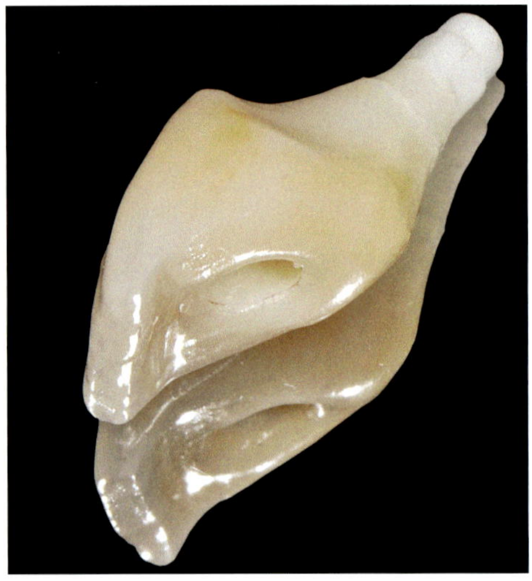

Abb. 11-9 Labial kann eine unterkonturierte, also konkave Abutmentform vorteilhaft sein, um dem Weichgewebe Raum zu bieten und den Druck auf die marginale Mukosa möglichst gering zu halten.

Abutments haben engen Kontakt zur Mukosa. Um eine Weichgewebsadhäsion etablieren zu können, muss das Abutmentmaterial biokompatibel sein und darf keine nachteiligen Auswirkungen auf die periimplantären Hart- und Weichgewebe verursachen. Unter gesunden Verhältnissen formiert sich eine mukosale Abdichtung, die aus einem mit Hemidesmosomen an der Titanoberfläche haftenden Barriereepithel und darunterliegendem Bindegewebe mit parallel zum Implantat verlaufenden Fasern zusammengesetzt ist[22]. Das Bindegewebe der Mukosa ist ärmer an Blutgefäßen und Fibroblasten, aber reicher an Kollagenfasern als das Bindegewebe um Zähne. Daher ähnelt das mukosale Attachment Narbengewebe mit einer möglicherweise reduzierten Immunantwort[23]. Sobald die Abutments der Mundhöhle exponiert sind, werden sie mit Bakterien kontaminiert. Innerhalb weniger Wochen etabliert sich eine den Zähnen ähnliche submukosale Mikroflora[24].

Verschiedene präklinische und klinische Studien haben die Ausbildung des Weichgewebsattachments an verschiedenen Abutmentmaterialien untersucht. Das Weichgewebe um Titanabutments setzt sich aus einem Saumepithel und darunter liegendem Bindegewebe zusammen, das fest an der Abutmentoberfläche haftet[25]. Ein vergleichbares Attachment ist um Aluminiumoxid- und Zirkonoxidabutments zu beobachten[25,26]. Dagegen zeigten ältere Tierstudien mit Goldabutments eine erhöhte periimplantäre Weichgewebeentzündung und Knochenresorption, wobei das Attachment apikal der Implantat-Abutment-Verbindung lag[25,27]. Jüngere Humanstudien stützen diese Ergebnisse nicht, sondern geben vergleichbare klinische Resultate für Titan- und Goldabutments an[28,29].

Der klinische Vergleich von Zirkonoxid- und Titanabutments nach 5 Jahren zeigte etwas bessere biologische Resultate bezüglich periimplantärem Knochenverlust, Sondierungstiefen, Bluten auf Sondieren und Plaqueakkumulation bei Zirkonoxidabutments[30].

MIKROSTRUKTUR DES ABUTMENTS

Oberflächenrauigkeit, freie Oberflächenenergie

Die bakterielle Adhäsion hängt von der Biokompatibilität, der freien Oberflächenenergie und der Oberflächenrauigkeit eines Materials ab[31]. Mit zunehmender freier Oberflächenenergie und Oberflächenrauigkeit wird die Biofilmbildung gefördert. Eine Humanstudie fand an Zirkonoxidabutments eine signifikant geringere freie Oberflächenenergie als an Titanabutments[32]. Dies erklärt die weniger ausgeprägte Plaqueadhäsion an Zirkonoxidproben im Vergleich zu Titanproben mit vergleichbarer Oberflächenrauigkeit[33].

Trotzdem ist die Oberflächenrauigkeit beim Abutmentdesign für die Plaqueanlagerung der wichtigere Faktor als die freie Oberflächenenergie. Die Rauigkeit wird durch die Art der Oberflächenbehandlung bestimmt.

Als optimale mittlere Abutmentrauigkeit wurde ein R_a-Wert von 200 nm angesetzt, um einerseits die Plaqueadhäsion zu reduzieren und andererseits die Etablierung einer mukosalen Abdichtung zu ermöglichen[34]. Es gab keinen positiven Effekt auf die Zusammensetzung der Mikroflora, wenn der R_a-Wert von 200 nm (0,2 µm) verringert wurde.

Im Gegensatz dazu führte eine hochglanzpolierte Zirkonoxidoberfläche sogar zu erhöhten Sondierungstiefen und induzierte eine Weichgeweberezession[35]. Auf Hochglanz polierte Zirkonoxidabutments sind daher nicht vorteilhaft (Abb. 11-10). Eine Studie zur langfristigen klinischen Bewährung von Zirkonoxidabutments berichtete von einigen wenigen Rezessionen um Implantatkronen[36]. Die Abutments wurden vor der Verwendung in der Mundhöhle poliert, um die Festigkeit des Materials nicht zu beeinflussen (eine raue Zirkonoxidoberfläche erhöht langfristig die Wahrscheinlichkeit einer Abutmentfraktur[37]). Generell fand man eine höhere Inzidenz von Rezessionen um Keramikabutments als um Metallabutments[38].

Offenkundig beeinflusst auch die Herstellungstechnik die Rauigkeit eines Abutments: Die Rauigkeit gefräster Abutments (29 µm) liegt unter der von gegossenen (98 µm) und gesinterten (115 µm) Abutments[39]. Heute werden die meisten Abutments dank CAD/CAM-Techniken gefräst (Abb. 11-11).

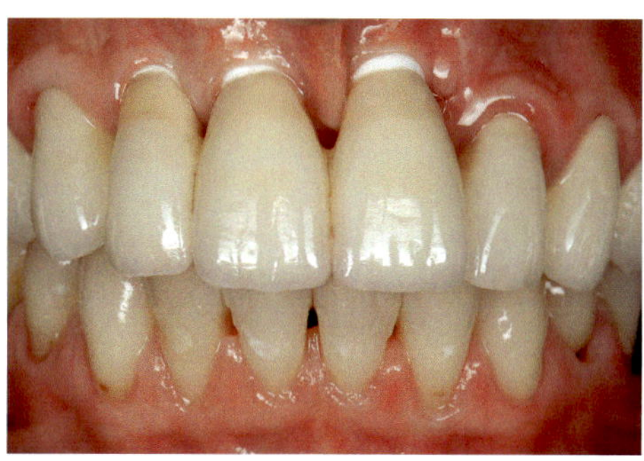

Abb. 11-10 Vestibuläre Rezessionen an Zirkonoxidabutments.

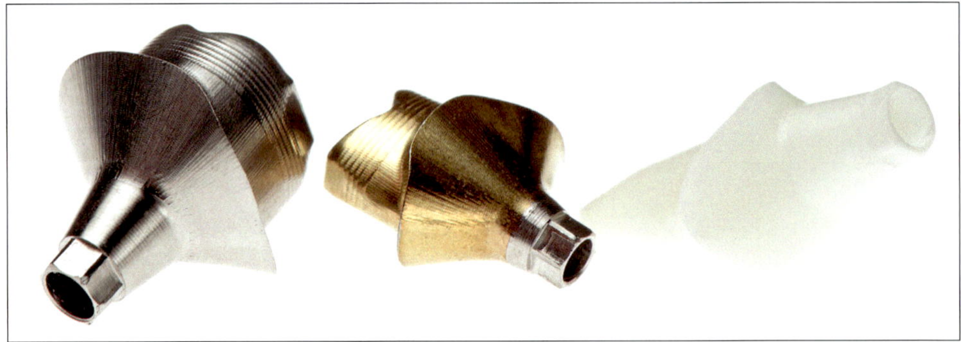

Abb. 11-11 CAD/CAM-gefertigte individuelle Abutments aus Titan, einer hochgoldhaltigen Legierung und Zirkonoxid.

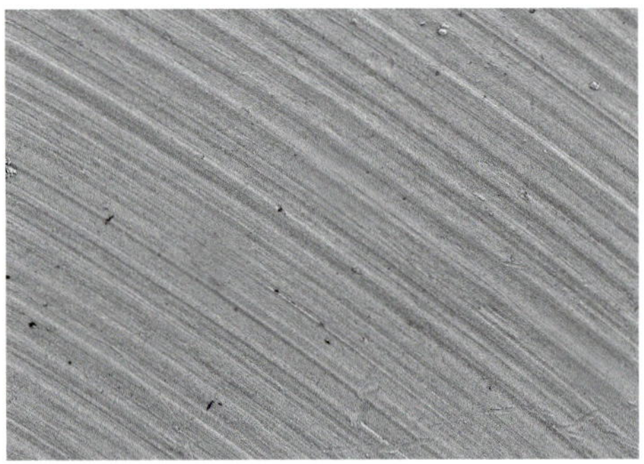

Abb. 11-12 Maschinierte Titanoberfläche (REM, 333-fache Vergrößerung; Abb. 11-12 bis 11-15 von Dr. Andreas Schäfer, NanoAnalytics, Münster).

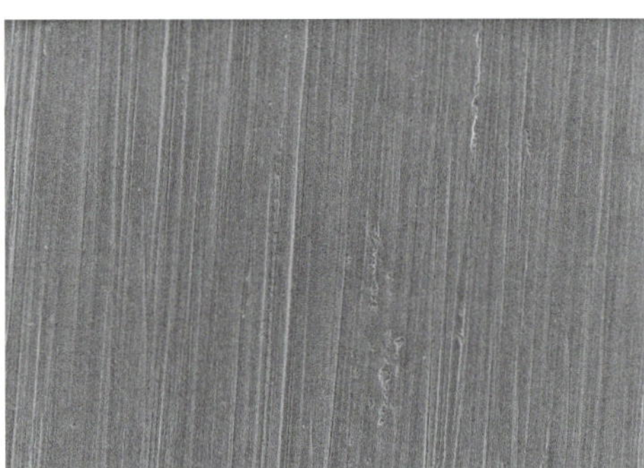

Abb. 11-13 Zirkonoxidoberfläche, poliert mit einem Gummipolierer mit Diamantkörnung (REM, 333-fache Vergrößerung) (Polierprotokoll s. Kap. 12).

Abb. 11-14 Hochglanzpolierte Zirkonoxidoberfläche (REM, 333-fache Vergrößerung).

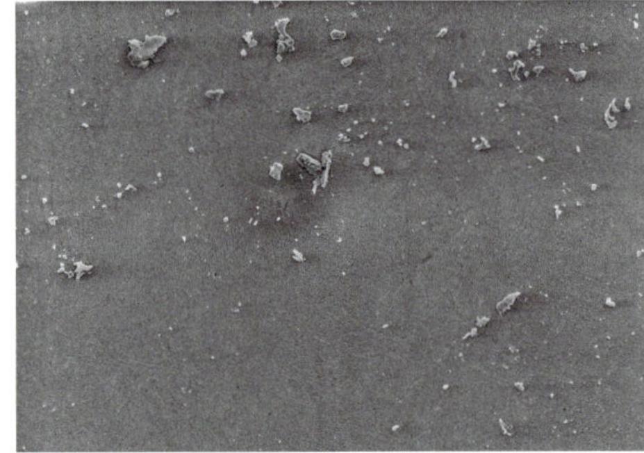

Abb. 11-15 Schmierschicht nach Politur von Zirkonoxid mit abrasiven Gummis (REM, 333-fache Vergrößerung).

Eine aktuelle In-vitro-Studie zeigt, dass das Polieren von Zirkonoxid mit abrasiven Standardgummis zur gewünschten Rauigkeit von 200 nm (R_a-Wert von 0,2 µm, vergleichbar mit gefrästem Titan) führt, während die Oberflächen durch eine Hochglanzpolitur zu glatt werden (Rauigkeit 70 nm) (Abb. 11-12 bis 11-14)[40]. Die polierten Oberflächen müssen akribisch gereinigt werden, um möglichst vollständig von Rückständen der Polierkörper u. Ä. frei zu sein (Abb. 11-15). Leider wird die Rauigkeit vorgefertigter Abutments von den verschiedenen Implantatherstellern oft nicht angegeben.

FARBE UND ÄSTHETIK

Heutzutage sind die ästhetischen Ansprüche und das ästhetische Bewusstsein der Patienten hoch, und für ein zufriedenstellendes ästhetisches Resultat ist nicht nur die Implantatkrone, die sogenannte „weiße Ästhetik“, wichtig. Auch das Erscheinungsbild der periimplantären Weichgewebe, die „rosa Ästhetik“, ist ein entscheidendes Kriterium. Faktoren mit Einfluss auf die Farbe des periimplantären Weichgewebes sind das Abutmentmaterial, die Weichgewebedicke und das Restaurationsmaterial (Transluzenz und Helligkeit)[41]. Während Metallabutments in Kombination mit VMK-Kronen eine graue Verfärbung der Mukosa verursachen können (Abb. 11-16), haben Keramikabutments mit Vollkeramikkronen den ästhetischen Vorteil, dass sie eine signifikant geringere Mukosaverfärbung hervorrufen als Metallabutments[42]. Eine randomisierte, kontrollierte klinische Studie verglich den Einfluss der Abutmentmaterialien Titan und Zirkonoxid auf die Verfärbung der periimplantären Mukosa[43]. Mit beiden Materialien war eine klinisch sichtbare Farbveränderung der periimplantären Mukosa zu beobachten. Diese Resultate stimmen mit denen einer Studie überein, in der Titan-, Gold- und Zirkonoxidabutments in Kombination mit Vollkeramikkronen einen vergleichbaren sichtbaren Farbunterschied hervorriefen[44]. Die Mukosadicke betrug in diesen Studien ungefähr 2 mm. Mit zunehmender Mukosadicke (> 2 mm) sinkt der Einfluss des Abutmentmaterials auf das ästhetische Resultat. Der ästhetische Vorteil von Keramikabutments kommt also in Situationen mit dünner Mukosa stärker zum Tragen.

Bei einem Test der Wirkung verschiedener Farbstreifen auf die periimplantäre Mukosa wurde für die Testfarben Hellrosa und Hellorange, die den Farben von Weichgewebe und Dentin entsprechen, kein Farbunterschied beobachtet[45]. Dennoch zeigten die Ergebnisse einer klinischen Studie keinen Effekt von mit rosa Keramik verblendeten Zirkonoxidabutments auf die periimplantäre Mukosafarbe im Vergleich zu unverblendeten, weißen Zirkonoxidabutments[41].

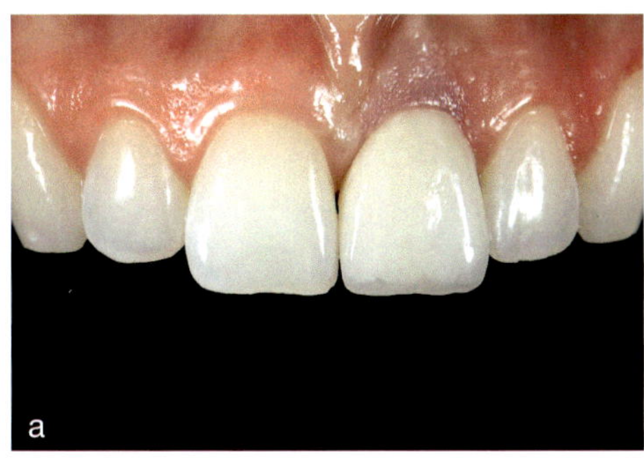

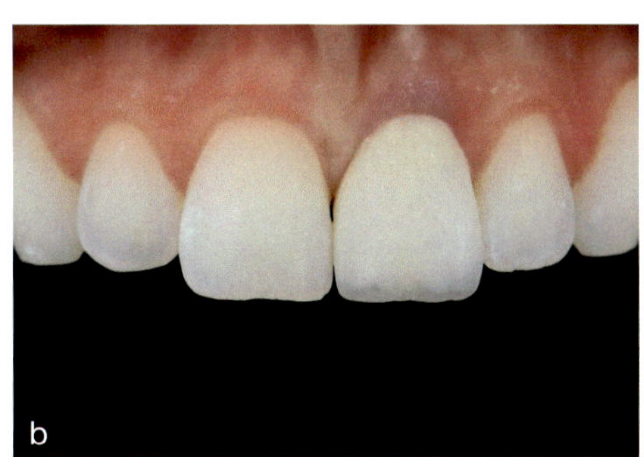

Abb. 11-16 Implantat 21 mit typischer grauer Verfärbung des Weichgewebes (a); mit Polarisationsfilter fotografiert (b).

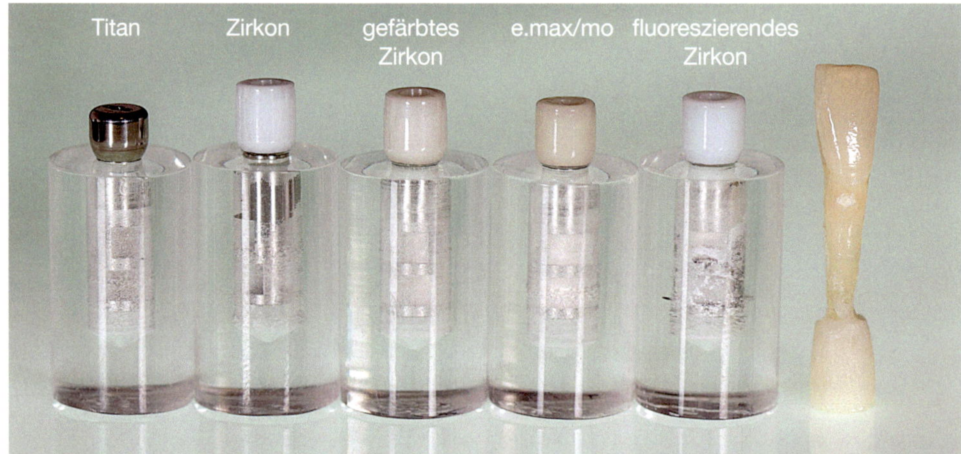

Abb. 11-17a Verschiedene Abutmentmaterialien mit unterschiedlichen Farben.

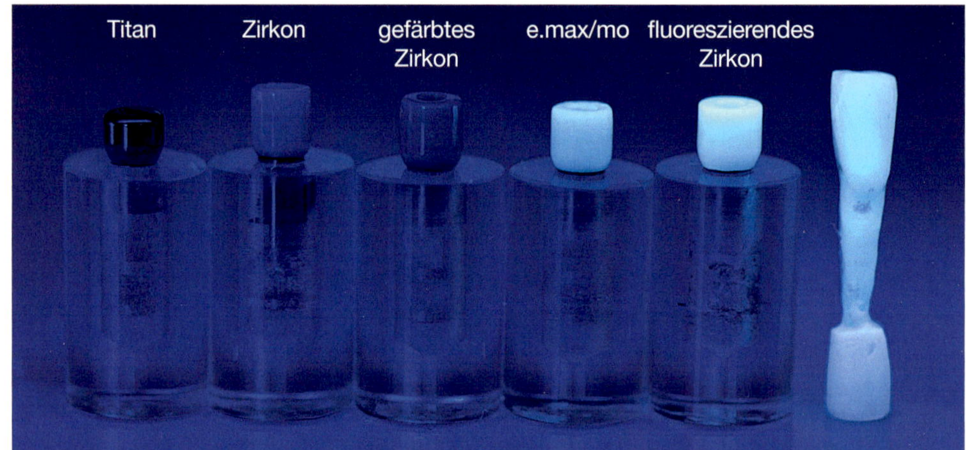

Abb. 11-17b Optisches Erscheinungsbild der Materialien unter ultraviolettem Licht. Nur das fluoreszierend eingefärbte Zirkonoxid und Lithiumdisilikat (e.max/mo) zeigen fluoreszierende Eigenschaften.

Das menschliche Auge nimmt Unterschiede der Farbhelligkeit feiner wahr als die des Farbtons. Eine Studie untersuchte die Wirkung fluoreszierend verblendeter Zirkonoxidabutments auf die Farbe der periimplantären Mukosa, wobei eine hellorange Verblendkeramik zum Einsatz kam[46]. Die Ergebnisse zeigten bei 42 % der Patienten keinen Farbunterschied des Weichgewebes zu den natürlichen Referenzzähnen und deutlich geringere Farbabweichungen als in Studien mit konventionellen Zirkonoxidabutments. Inzwischen stehen für die Abutmentherstellung monolithische Hochleistungskeramiken mit verschiedenen optischen Eigenschaften zur Verfügung (Abb. 11-17).

Alle genannten Studien vergleichen die periimplantäre Mukosa mit der Gingiva natürlicher Zähne. Dabei ist jedoch zu berücksichtigen, dass die Vaskularisation des Weichgewebes entscheidenden Einfluss auf dessen Farbe hat[47]. Periimplantäre Mukosa ähnelt Narbengewebe und enthält mehr Kollagenfasern, aber weniger Blutgefäße als Gingiva. Die Auswirkung der unterschiedlichen Zusammensetzung von Mukosa und Gingiva auf die Weichgewebefarbe könnte daher die aufgeführten Unterschiede erklären.

KERAMISCHE IMPLANTATABUTMENTS

Die erste Generation keramischer Abutments wurde aus Aluminiumoxid hergestellt. Klinische Studien dokumentierten Frakturraten im Bereich von 1,9 bis 7 % nach 1 bis 5 Jahren[48–50]. Nachfolgend wurde im Jahr 1995 das Zirkonoxid, eine weitere Hochleistungskeramik, mit der höchsten Bruchzähigkeit und Biegefestigkeit als Abutmentmaterial eingeführt. Das Zirkonoxid entwickelte sich rasch zum keramischen Abutmentmaterial der ersten Wahl. Eine besondere Eigenschaft von Zirkonoxid ist seine Widerstandsfähigkeit gegen Rissausbreitung, die sogenannte Transformationsverfestigung, die zu einer besseren Bruchzähigkeit des Materials führt[51]. Diese besondere Eigenschaft kann mit zunehmender Alterung des Materials schwächer werden. Labordaten demonstrierten eine Abnahme der Bruchzähigkeit von 50 %, wenn Zirkonoxid einem simulierten 10-jährigen Alterungsprozess in feuchtem Milieu unterzogen wurde[52]. In-vitro-Daten lassen sich nur schwer auf die klinische Situation übertragen, und eine aktuelle prospektive Studie zeigt eine hervorragende Bewährung und Überlebensrate für Zirkonoxidabutments nach mehr als 10 Jahren in Funktion[36]. Andere prospektive Studien zu verschiedenen Arten von Zirkonoxidabutments belegen Überlebensraten von 100 % nach bis zu 5 Jahren funktioneller Belastung[30,53–56].

Die Alterung von Zirkonoxidabutments im Milieu der Mundhöhle muss demnach nicht zwangsläufig zum Totalversagen führen. Andererseits wurden in zwei prospektiven Studien bei 18 % intern verbundener einteiliger Zirkonoxidabutments Frakturen nach 1 und 3 Jahren klinischer Funktion beobachtet[57,58]. Eine andere, retrospektive Studie gab 10 % Zirkonoxidabutmentfrakturen nach 12 Jahren an[59]. In dieser Studie wurden verschiedene Abutmenttypen und Implantatsysteme verwendet. Extern verbundene Abutments mit horizontaler Butt-joint-Verbindung zeigten über einen Zeitraum von bis zu 5 Jahren höhere Überlebensraten als Abutments mit interner Verbindung. Dies unterstreicht das Frakturrisiko intern verbundener einteiliger Abutments und spricht für die Verwendung von Zirkonoxidabutments mit einer Metallkomponente.

Um die Auswirkung der Alterung auf das Überleben verschiedener Arten von Zirkonoxidabutments genauer analysieren zu können, werden mehr Langzeitdaten benötigt. Ein Vergleich von Zirkonoxid- und Titanabutments ergab nach 5 Jahren vergleichbare Ergebnisse bezüglich der Überlebensraten sowie der technischen und biologischen Komplikationen[30]. Zirkonoxidabutments zeigten jedoch nach 1 Jahr tendenziell bessere ästhetische Resultate als Titanabutments[57]. Es ist gut untersucht, dass die Stabilität von Zirkonoxidabutments von Parametern wie der Herstellungstechnik oder der Wandstärke des Abutments beeinflusst wird. Damit sich ein Abutment erfolgreich klinisch bewähren kann, sollte seine Wandstärke nicht unter 0,5 mm fallen. Bislang fehlt ein einheitliches Protokoll zur Handhabung von Zirkonoxidabutments im Labor und in der Praxis. Künftige Studien sollten deshalb die Herstellungstechnik, die Oberflächenrauigkeit und die Wandstärke von Zirkonoxidabutments detaillierter angeben.

PRAKTISCHE EMPFEHLUNGEN

Für die Wahl des Abutmenttyps gilt, dass intern und extern verbundene Abutments sich gleich gut bewähren, auch wenn bislang mehr wissenschaftliche Daten zu externen Abutmentverbindungen vorliegen. In ästhetisch sensiblen Bereichen sind Bone-Level-Implantate und damit auch intern verbundene Abutments empfehlenswert für ein ästhetisch ansprechendes Resultat.

Wird in diesen Fällen ein Zirkonoxidabutment verwendet, empfiehlt es sich, auf Zirkonoxidabutments mit integrierter Metallkomponente zurückzugreifen, um einen direkten Kontakt des Zirkonoxids mit dem Implantat zu vermeiden. Der Zahnarzt sollte bei seiner Wahl bedenken, dass einteilige, intern verbundene Zirkonoxidabutments das Risiko von Frakturen bergen, die schwierig zu beheben sind und Schäden am Innengewinde des Implantats verursachen können. Unabhängig vom Verbindungstyp sollten alle Abutments mit dem vom jeweiligen Hersteller empfohlenen vordefinierten Drehmoment angezogen werden.

Um unvorhergesehene mechanische Komplikationen zu vermeiden, ist die Verwendung von Originalabutments und -komponenten nachdrücklich zu empfehlen.

Individuelle Abutments sind im ästhetischen Bereich, bei zementierten Rekonstruktionen, in Fällen mit großer Diskrepanz zwischen Implantat- und Kronendurchmesser sowie in Situationen, in denen die Lage des Implantats von der geplanten prothetischen Idealposition abweicht, die bevorzugte Wahl. Ansonsten können auch Standardabutments zum Einsatz kommen.

Die Wandstärke von Zirkonoxidabutments sollte nicht unter 0,5 mm liegen. Die Fertigung der Abutments sollte nach einem standardisierten Protokoll erfolgen. Die Oberfläche sollte nicht auf Hochglanz poliert werden. Die ideale Rauigkeit der Abutmentoberfläche liegt bei ca. 200 nm (R_a 0,2 µm).

In ästhetisch sensiblen und sichtbaren Bereichen mit dünner Mukosa ist Zirkonoxid das Abutmentmaterial der Wahl, um Mukosaverfärbungen zu vermeiden. In ästhetisch irrelevanten Bereichen und bei dicken Weichgewebebiotypen können Metallabutments verwendet werden.

LITERATUR

1. Pjetursson BE, Thoma D, Jung R, Zwahlen M, Zembic A. A systematic review of the survival and complication rates of implant supported fixed dental prostheses (FDPs) after a mean observation period of at least 5 years. Clin Oral Implants Res. 2012;23(Suppl 6): 22-38.
2. Norton MR. An in vitro evaluation of the strength of an internal conical interface compared to a butt joint interface in implant design. Clin Oral Implants Res. 1997;8:290-298.
3. Truninger TC, Stawarczyk B, Leutert CR, Sailer TR, Hammerle CH, Sailer I. Bending moments of zirconia and titanium abutments with internal and external implant-abutment connections after aging and chewing simulation. Clin Oral Implants Res. 2012;23:12-18.
4. Zembic A, Kim S, Zwahlen M, Kelly JR. Systematic review of the survival rate and incidence of biologic, technical, and esthetic complications of single implant abutments supporting fixed prostheses. Int J Oral Maxillofac Implants 2014;29(Suppl):99-116.
5. Theoharidou A, Petridis HP, Tzannas K, Garefis P. Abutment screw loosening in single-implant restorations: a systematic review. Int J Oral Maxillofac Implants. 2008;23:681-690.
6. Leutert CR, Stawarczyk B, Truninger TC, Hämmerle CH, Sailer I. Bending moments and types of failure of zirconia and titanium abutments with internal implant-abutment connections: a laboratory study. Int J Oral Maxillofac Implants. 2012;27:505-512.
7. Sailer I, Sailer T, Stawarczyk B, Jung RE, Hämmerle CHF. In vitro study of the influence of the type of connection on the fracture load of zirconia abutments with internal and external implant-abutment connections. Int J Oral Maxillofac Implants. 2009;24:850-858.
8. Stimmelmayr M, Edelhoff D, Güth JF, Erdelt K, Happe A, Beyer F. Wear at the titanium-titanium and the titanium-zirconia implant-abutment interface: a comparative in vitro study. Dent Materials. 2012;28:1215-1220.
9. Garine WN, Funkenbusch PD, Ercoli C, Wodenscheck J, Murphy WC. Measurement of the rotational misfit and implant-abutment gap of all-ceramic abutments. Int J Oral Maxillofac Implants. 2007;22:928-938.
10. Klotz MW, Taylor TD, Goldberg AJ. Wear at the titanium-zirconia implant-abutment interface: a pilot study. Int J Oral Maxillofac Implants. 2011;26:970-975.
11. Ericsson I, Persson LG, Berglundh T, Marinello CP, Lindhe J, Klinge B. Different types of inflammatory reactions in peri-implant soft tissues. J Clin Periodontol. 1995;22:255-261.
12. Herrmann JS, Buser D, Schenk RK, Higginbottom FL, Cochran DL. Biologic width around titanium implants. A physiologically formed and stable dimension over time. Clin Oral Implants Res. 2000;11:1-11.
13. Broggini N, McManus LM, Hermann JS et al. Persistent acute inflammation at the implant-abutment interface. J Dent Res. 2003;82:232-237.
14. Harder S, Dimaczek B, Acil Y, Terheyden H, Freitag-Wolf S, Kern M. Molecular leakage at implant-abutment connection-in vitro investigation of tightness of internal conical implant-abutment connections against endotoxin penetration. Clin Oral Investig. 2010;14:427-432.
15. Romanos GE, Biltucci MT, Kokaras A, Paster BJ. Bacterial Composition at the Implant-Abutment Connection under Loading in vivo. Clin Implant Dent Relat Res. 2016;18:138-145.
16. Lazzara RJ, Porter SS. Platform switching: a new concept in implant dentistry for controlling postrestorative crestal bone levels. International Int J Periodontics Restorative Dent. 2006;26:9-17.
17. Grunder U, Gracis S, Capelli M. Influence of the 3-D bone-to-implant relationship on esthetics. International Int J Periodontics Restorative Dent. 2005;25:113-119.
18. Chrcanovic BR, Albrektsson T, Wennerberg A. Platform switch and dental implants: A meta-analysis. J Dent. 2015;43:629-646.
19. Gratton DG, Aquilino SA, Stanford CM. Micromotion and dynamic fatigue properties of the dental implant-abutment interface. J Prosthet Dent. 201;85:47-52.

20. Gigandet M, Bigolin G, Faoro F, Bürgin W, Brägger U. Implants with original and non-original abutment connections. Clin Implant Dent Relat Res. 2014;16:303-311.

21. de Morais Alves da Cunha T, de Araújo RP, da Rocha PV, Amoedo RM. Comparison of fit accuracy between Procera® custom abutments and three implant systems. Clin Implant Dent Relat Res. 2012;14:890-895.

22. Berglundh T, Lindhe J, Ericsson I, Marinello CP, Liljenberg B, Thomsen P. The soft tissue barrier at implants and teeth. Clin Oral Implants Res. 1991;2:81-90.

23. Berglundh T, Lindhe J, Jonsson K, Ericsson I. The topography of the vascular systems in the periodontal and peri-implant tissues in the dog. J Clin Periodontol. 1994;21:189-193.

24. Salvi GE, Furst MM, Lang NP, Persson GR. One-year bacterial colonization patterns of Staphylococcus aureus and other bacteria at implants and adjacent teeth. Clin Oral Implants Res. 2008;19:242-248.

25. Abrahamsson I, Berglundh T, Glantz PO, Lindhe J. The mucosal attachment at different abutments. An experimental study in dogs. J Clin Periodontol. 1998;25:721-727.

26. Nakamura K, Kanno T, Milleding P, Örtengren U. Zirconia as a Dental Implant Abutment Material: A Systematic Review. Int J Prosthodont. 2010;23:299-309.

27. Welander M, Abrahamsson I, Berglundh T. The mucosal barrier at implant abutments of different materials. Clin Oral Implants Res. 2008;19:635-641.

28. Linkevicius T, Apse P. Influence of abutment material on stability of peri-implant tissues: a systematic review. Int J Oral Maxillofac Implants. 2008;26:449-456.

29. Vigolo P, Givani A, Majzoub Z, & Cordioli G. A 4-year prospective study to assess peri-implant hard and soft tissues adjacent to titanium versus gold-alloy abutments in cemented single implant crowns. Int J Prosthodont. 2006;15:250-256.

30. Zembic A, Bösch A, Jung RE, Hämmerle CHF, Sailer I. Five-year results of a randomized controlled clinical trial comparing zirconia and titanium abutments supporting single-implant crowns in canine and posterior regions. Clin Oral Implants Res. 2013;24:384-390.

31. Teughels W, Van Assche N, Sliepen I, Quirynen M. Effect of material characteristics and/or surface topography on biofilm development. Clin Oral Implants Res. 2006;17(Suppl):68-81.

32. Salihoglu U, Boynuegri D, Engin D, Duman AN, Gökalp P, Balos K. Bacterial Adhesion and Colonization Differences Between Zirconium Oxide and Titanium Alloys: An In Vivo Human Study. Int J Oral Maxillofac Implants. 2011;26:101-107.

33. Rimondini L, Cerroni L, Carrassi A, Torricelli P. Bacterial colonization of zirconia ceramic surfaces: an in vitro and in vivo study. Int J Oral Maxillofac Implants. 2002;17:793-798.

34. Quirynen M, Bollen CM, Papaioannou W, van Eldere J, van Steenberghe D. The influence of titanium abutment surface roughness on plaque accumulation and gingivitis: short-term observations. Int J Oral Maxillofac Implants. 1996;11:169-178.

35. Bollen CM, Papaioanno W, Van Eldere J, Schepers E, Quirynen M, van Steenberghe D. The influence of abutment surface roughness on plaque accumulation and peri-implant mucositis. Clin Oral Implants Res. 1994;7:201-211.

36. Zembic A, Philipp AOH, Hämmerle CHF, Wohlwend A, Sailer I. Eleven-Year Follow-Up of a Prospective Study of Zirconia Implant Abutments Supporting Single All-Ceramic Crowns in Anterior and Premolar Regions. Clin Implant Dent Relat Res. 2015;17(Suppl 2):e417-426.

37. Luthardt RG, Holzhuter MS, Rudolph H, Herold V, Walter MH. CAD/CAM-machining effects on Y-TZP zirconia. Dental Materials. 2004;20:655-662.

38. Sailer I, Philipp A, Zembic A, Pjetursson BE, Hammerle CH, Zwahlen M. A systematic review of the performance of ceramic and metal implant abutments supporting fixed implant reconstructions. Clin Oral Implants Res. 2009;20(Suppl 4):4-31.

39. Fernandez M, Delgado L, Molmeneu M, Garcia D, Rodriguez D. Analysis of the misfit of dental implant-supported prostheses made with three manufacturing processes. J Prosthet Dent. 2014;111:116-123.

40. Happe A, Röling N, Schäfer A, Rothamel D. Effects of different polishing protocols on the surface roughness of Y-TZP surfaces used for custom-made implant abutments: a controlled morphologic SEM and profilometric pilot study. J Prosthet Dent. 2015;113:440-447.

41. Büchi DLE, Sailer I, Fehmer V, Hämmerle CHF, Thoma DS. All-ceramic single-tooth implant reconstructions using modified zirconia abutments: a prospective randomized controlled clinical trial of the effect of pink veneering ceramic on the esthetic outcomes. Int J Periodontics Restorative Dent. 2014;34:29-37.

42. Jung RE, Holderegger C, Sailer I, Khraisat A, Suter A, Hämmerle CHF. The effect of all-ceramic and porcelain-fused-to-metal restorations on marginal peri-implant soft tissue color: a randomized controlled clinical trial. International Int J Periodontics Restorative Dent. 2008;28:357-365.

43. Zembic A, Sailer I, Jung RE, Hammerle CH. Randomized-controlled clinical trial of custo- mized zirconia and titanium implant abutments for single-tooth implants in canine and posterior regions: 3-year results. Clin Oral Implants Res. 2009;20:802-808.

44. Bressan E, Paniz G, Lops D, Corazza B, Romeo E, Favero G. Influence of abutment material on the gingival color of implant-supported all-ceramic restorations: a prospective multicenter study. Clin Oral Implants Res. 2001;22:631-637.

45. Ishikawa-Nagai S, Da Silva JD, Weber HP, Park SE. Optical phenomenon of peri implant soft tissue. Part II. Preferred implant neck color to improve soft tissue esthetics. Clin Oral Implants Res. 2007;18:575-580.

46. Happe A, Schulte-Mattler V, Fickl S, Naumann M, Zöller JE, Rothamel D. Spectrophotometric assessment of peri-implant mucosa after resoration with zirconia abutments veneered with fluorescent ceramic: a controlled, retrospective clinical study. Clin Oral Implants Res. 2013;24:28-33.

47. Kleinheinz J, Buchter A, Fillies T, Joos U. Vascular basis of mucosal color. Head and Face Medicine. 2005;1:4.

48. Andersson B, Glauser R, Maglione M, Taylor A. Ceramic implant abutments for short-span FPDs: a prospective 5-year multicenter study. Int J Prosthodont. 2003;16:640-646.

49. Andersson B, Taylor A, Lang BR et al. Alumina ceramic implant abutments used for single-tooth replacement: a prospective 1- to 3- year multicenter study. Int J Prosthodont. 2001;14:432-438.

50. Henriksson K, Jemt T. Evaluation of Custom-Made Procera Ceramic Abutments for Single-Implant Tooth Replacement: A Prospective 1-Year Follow-up Study. Int J Prosthodont. 2003;16:626-630.

51. Piconi C, Maccauro G. Zirconia as a ceramic biomaterial. Biomaterials. 1999;20:1-25.

52. Studart AR, Filser F, Kocher P, Gauckler LJ. Fatigue of zirconia under cyclic loading in water and its implications for the design of dental bridges. Dent Materials. 2007;23:106-114.

53. Canullo L. Clinical outcome study of customized zirconia abutments for single-implant restorations. Int J Prosthodont. 2007;20:489-493.

54. Hosseini M, Worsaae N, Schiødt M, Gotfredsen K. A 3-year prospective study of implant- supported, single-tooth restorations of all-ceramic and metal-ceramic materials in patients with tooth agenesis. Clin Oral Implants Res. 2012;24:1-10.

55. Lops D, Bressan E, Chiapasco M, Rossi A, Romeo E. Zirconia and Titanium Implant Abutments for Single-Tooth Implant Prostheses After 5 Years of Function in Posterior Regions. Int J Oral Maxillofac Implants. 2013;28:281-287.

56. Cooper LF, Stanford C, Feine J, McGuire M. Prospective assessment of CAD/CAM zirconia abutment and lithium disilicate crown restorations: 2.4 year results. J Prosthet Dent. 2016;116:33-39

57. Carrillo de Albornoz A, Vignoletti F, Ferrantino L, Cardenas E, De Sanctis M, Sanz M. A randomized trial on the aesthetic outcomes of implant-supported restorations with zirconia or titanium abutments. J Clin Periodontol. 2014;41:1161-1169.

58. Ferrari F, Tricarico MG, Cagidiaco MC et al. 3-Year Randomized controlled prospective clinical trial on different CAD-CAM implant abutments. Clin Implant Dent Relat Res. 2016;18(6):1134-1141.

59. Passos SP, Linke B, Larjava H, French D. Performance of zirconia abutments for implant-supported single-tooth crowns in esthetic areas: a retrospective study up to 12-year follow-up. Clin Oral Implants Res. 2016;27:47-54.

»Ein Lächeln ist das Schönste, was du tragen kannst.«

Coco Chanel

/12

SUPRAKONSTRUKTION UND PERIIMPLANTÄR-RESTAURATIVES INTERFACE

Arndt Happe, Pascal Holthaus

EINLEITUNG

Um in Funktion zu sein, müssen Dentalimplantate die orale Mukosa durchdringen und Kontakt zur Mundhöhle haben. Dadurch entsteht eine transmukosale Verbindung zwischen der äußeren Umgebung und den inneren Bereichen des Implantats.

Um dem Eindringen von Bakterien vorzubeugen, die entweder die initiale Einheilungsphase oder den langfristigen Erfolg der Implantate gefährden könnten, ist die Bildung einer frühzeitigen und langfristigen effektiven Barriere ein entscheidender Bestandteil der Gewebeintegration. So entsteht ein effektiver Verbund zwischen vitalem Gewebe und dem „Fremdkörper". Neben der Osseointegration ist daher die Weichgewebeintegration ein Schlüsselfaktor für den Implantaterfolg (Abb. 12-1).

Für diese Weichgewebeintegration ist das periimplantär-restaurative Interface von großer Bedeutung. Das ist der Bereich der Implantatversorgung, an dem bei zweiteiligen „Bone-Level"-Implantaten das Abutment mit dem Implantat verbunden ist und verschiedene Implantatteile, Materialien, Oberflächen und Gewebe aufeinandertreffen. Die Gestaltung dieses Interfaces ist von sehr großer Bedeutung für den langfristigen Erhalt von Implantatrestaurationen und für eine nachhaltige Ästhetik. Auch bei perfekter Implantatposition und akribischer chirurgischer Vorbereitung kann eine ungünstige Gestaltung der Suprakonstruktion das Ergebnis gefährden. So zeigt das Beispiel in der Abbildung 12-2a die typische Vergrauung des Gewebes bei dünnem Weichgewebe und radiologisch ein supoptimales Abutmentdesign (Abb. 12-2b).

Es wurden unterschiedliche Faktoren identifiziert, die mit dem periimplantären Gewebe interagieren bzw. die vertikale Position des krestalen Knochens und die Dimension und Position der periimplantären Weichgewebe beeinflussen: der individuelle Morphotyp[1], die Qualität des periimplantären Gewebes[2], die restaurative Umgebung[3] und die Eigenschaften des Abutments[4] einschließlich der Abutmentverbindung[5]. Einige dieser Faktoren wurden bereits im vorherigen Kapitel im Detail behandelt. Nachdem sich das vorherige Kapitel dem Abutment widmete, beschäftigt sich dieses Kapitel konkret mit der Herstellung der Suprastuktur.

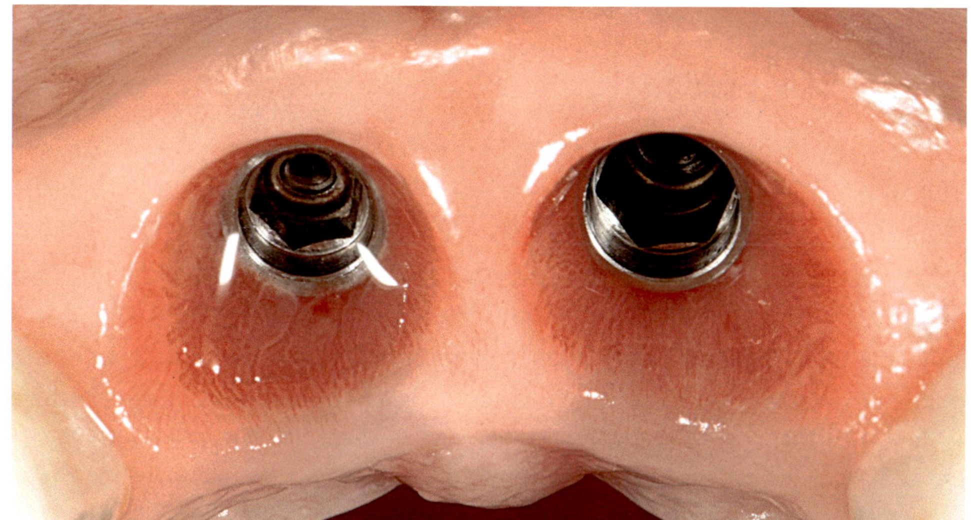

Abb. 12-1 Reizlose periimplantäre Gewebe.

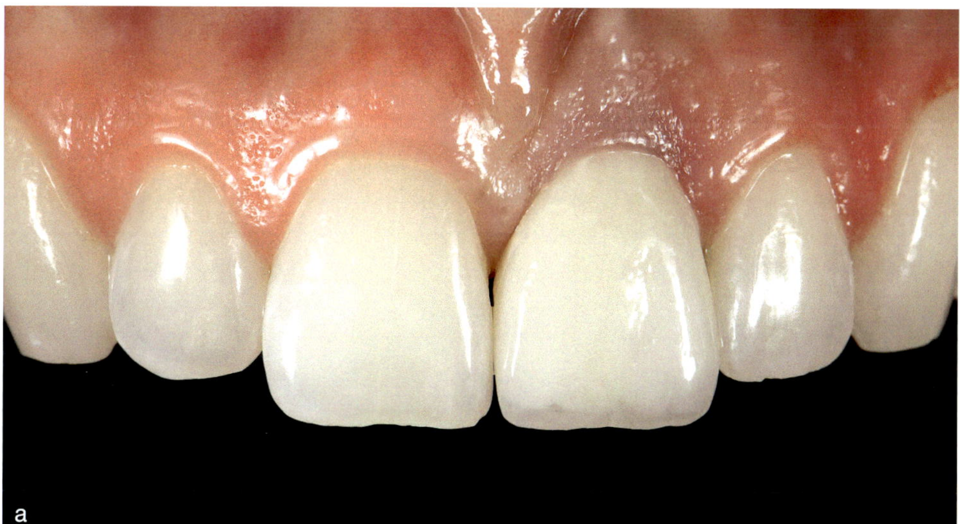

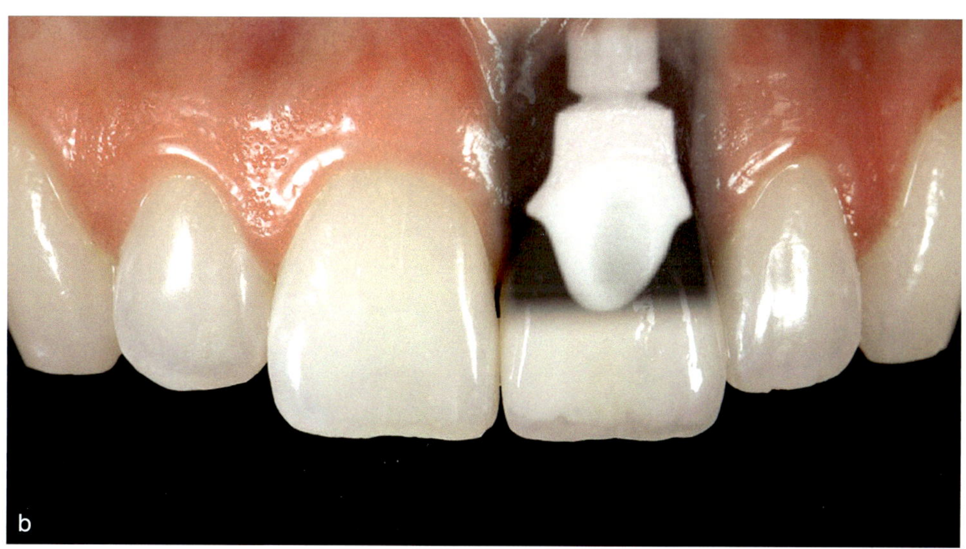

Abb. 12-2 Typische Vergrauung des Gewebes an Implantat 21 (a); die Überprojektion des Röntgenbildes zeigt außerdem ein sehr kantiges Abutmentdesign (b).

METALLKERAMIK VERSUS VOLLKERAMIK

Vollkeramische Versorgungen sind heute Standard bei Zahnersatzbehandlungen im ästhetischen Bereich und die vollkeramischen Abutments aus Zirkonoxid haben ihre klinische Bewährungsprobe bestanden (s. Kap. 11). Trotzdem greifen viele Behandler immer noch gerne auf die seit vielen Jahrzehnten bewährte Metallkeramik zurück. Das ist bei dickeren Gewebetypen auch kein Problem. Eine klinische Studie von Bressan konnte zeigen, dass im Grunde alle Abutmentmaterialien (Gold, Titan, Zirkon) sichtbare Verfärbungen des Weichgewebes verursachen, wobei diese bei den Metallen stärker ausgeprägt sind[5a].

In einer prospektiven randomisierten kontrollierten Studie der Universität Zürich mit 30 Patienten wurden VMK-Versorgungen direkt mit vollkeramischen Versorgungen auf Implantaten verglichen[6]. Die Ergebnisse zeigten, dass beide Materialien Farbveränderungen hervorrufen. Jedoch schneiden die vollkeramischen Versorgungen deutlich besser ab. Eigene Forschungsergebnisse mit fluoreszierend eingefärbtem Zirkon oder mit Zirkonoxidabutments, die mit fluoreszierender Keramik verblendet waren, zeigen, dass diese Maßnahmen zu einer weiteren Verbesserung der optischen Eigenschaften des Abutments führen[7,8] (Abb. 12-3).

Bezüglich der biologischen Reaktion kommt eine systematische Übersichtsarbeit zu dem Schluss, dass Titan und Zirkonoxid ähnliche Gewebereaktionen verursachen und sogar Goldangussabutments zur Anwendung kommen können, da diese kein Risiko für krestalen Knochenabbau oder negative Gewebereaktionen darstellen[4].

Heute kombiniert man die Festigkeit des Metalls mit der Ästhetik des Zirkonoxids, indem man eine Metallbasis mit dem individuellen Zirkonoxidabutment verklebt (s. Kap. 11).

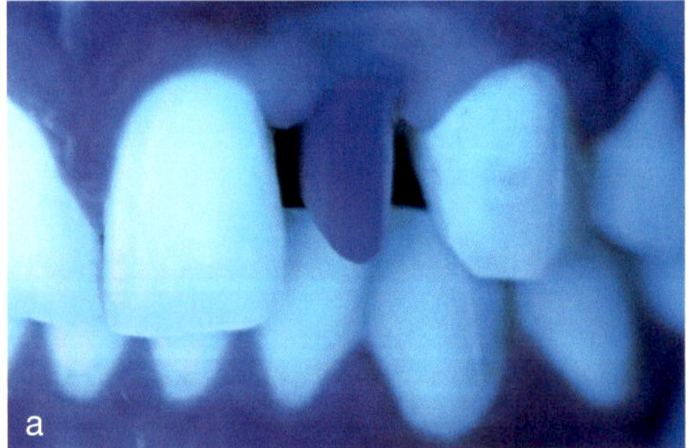

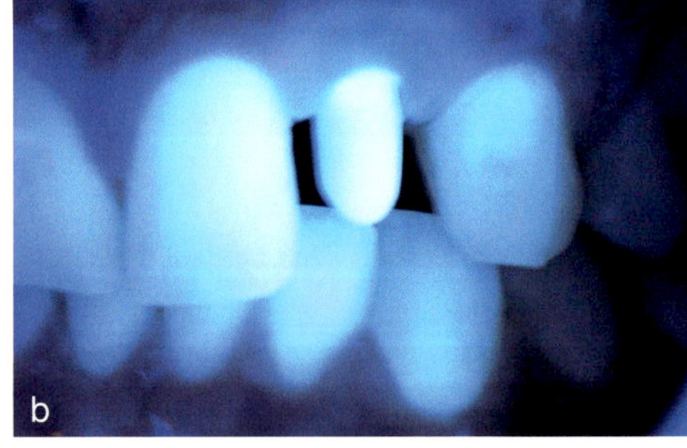

Abb. 12-3 Nicht fluoreszierendes Zirkonoxidabutment 22 unter UV-Licht (a); am fluoreszierenden Abutment ist das Gewebe im UV-Licht aufgehellt (b).

VERSCHRAUBT VERSUS ZEMENTIERT

Verschiedene Autoren haben über den Zusammenhang zwischen Zementresten, die sich beim Zementieren in das submuköse periimplantäre Gewebe verpressen, und periimplantären Entzündungen berichtet[9,10]. Eine systematische Übersichtsarbeit zu der Frage, ob implantologische Suprakonstruktionen zemeniert oder verschraubt werden sollten, kommt zu dem Schluss, dass verschraubte Versorgungen mehr technische Komplikationen aufweisen, während die zementierten Versorgungen mehr zum Teil schwere biologische Komplikationen zeigen, die bis zum Verlust des Implantats führen können[11]. Dazu muss gesagt werden, dass es sich bei den untersuchten Versorgungen meist um Kronen handelte, die auf konfektionierten Abutments zementiert wurden. Bei der Verwendung von individuellen, anatomisch gestalteten Abutments kann der Zementspalt so platziert werden, dass Zementreste gut erreicht werden können und das Risiko deutlich verringert wird[10].

Die Autoren geben heute wenn möglich einer verschraubten Krone den Vorzug (Abb. 12-4) bzw. arbeiten bei zementierten Kronen immer mit individuellen Abutments und legen akribisch Wert auf eine vollständige submuköse Entfernung des Befestigungszements.

Bei verschraubten Versorgungen kann als Alternative zu geschichteten Kronen auch eine Kombination aus Zirkonoxidabutment und einer vollanatomischen Krone aus Lithiumdisilikat zur Anwendung kommen. Dies kann aus wirtschaftlichen oder im noch sichtbaren Prämolarenbereich aus ästhetischen Gründen sinnvoll sein. Statt eine konventionelle Krone intraoral auf das Abutment zu zementieren, kann eine Krone mit okklusalem Schraubenzugang zum Einsatz kommen. Die Krone kann schon im Labor gefügt werden, sodass das intraorale Zementieren mit der Problematik des Überpres-

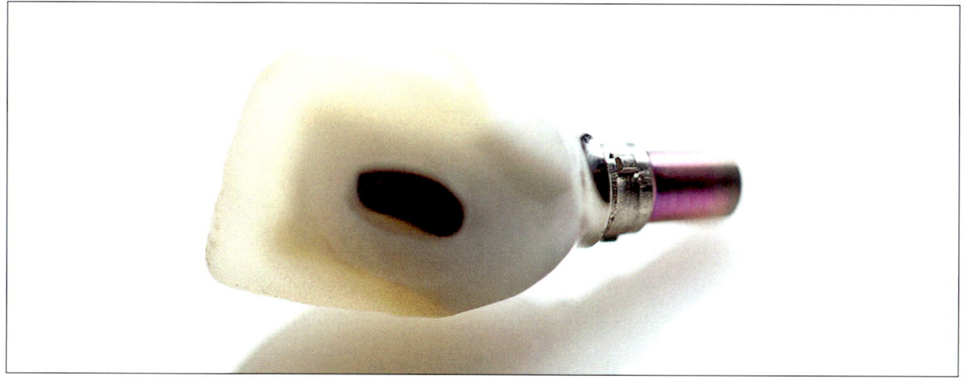

Abb. 12-4 Durchverschraubte Einserkrone mit verblendetem Zirkongerüst, das auf eine Titanbasis geklebt wurde.

sens von Zementresten in submuköse Bereiche vermieden werden kann. Die Verwendung einer vollanatomisch gepressten oder gefrästen Lithiumdisilikatversorgung hat den Vorteil, dass sie einerseits bessere lichtoptische Eigenschaften hat als das Zirkonoxid und andererseits eine deutlich höhere Bruchfestigkeit bietet als die Aufbrennkeramiken konventionell verblendeter Kronen. Alternativ könnte auch eine vollanatomische Krone direkt auf der Klebebasis gefertigt und gefügt werden, sodass kein Zirkonoxid zum Einsatz kommt. Ein Nachteil dieser Variante könnte die geringe optische Dichte des Materials sein, die zu Durchscheineffekten führen könnte. Zudem existieren noch keine klinischen Studien zur Biokompatibilität des Materials im Bereich der periimplantären Gewebe und zur klinischen Langzeitbewährung solcher Konstruktionen.

EMERGENZPROFIL

Als Emergenzprofil bezeichnet man das Durchtrittsprofil der Implantatrekonstruktion. Das Abutment dient als dreidimensionaler Übergang vom geometrischen Implantatdurchmesser zum anatomischen Austrittsprofil der Krone. Da der Durchmesser des Implantats normalerweise kleiner ist als der Austrittsbereich der Versorgung, muss sich das Abutment zunehmend konisch erweitern, um eine korrekte Morphologie der Krone zu gewährleisten. Darüber hinaus kann das zur Verfügung stehende Weichgewebe mittels Emergenzprofil beeinflusst, also konditioniert werden. Dazu wird das Weichgewebe mit Druck durch die Restauration so verdrängt, dass es anatomisch ausgeformt wird (Abb. 12-5).

Da mit modernem Workflow jede beliebige Abutmentform zu realisieren ist, stellt sich die Frage, was das ideale Emergenzprofil des Abutments ist. Wenn man unterstellt, dass es nur eine korrekte Position für die klinische Krone gibt, die man im besten Fall zuvor per ästhetischer Analyse oder Wax-up ermittelt hat, so ist die dreidimensionale Position der Implantatschulter ausschlaggebend für die Makrogeometrie des Abutments. Die Form des Abutments resultiert aus der gewünschten Position der Krone und der Position der Implantatschulter. Die Abbildungen 12-6 bis 12-8 verdeutlichen das.

Die Insertionstiefe bzw. die Weichgewebedicke spielt eine große Rolle. Ist das Weichgewebe sehr dünn bzw. sitzt das Implantat nicht besonders tief, steht wenig vertikaler Raum zur Verfügung, um überhaupt ein Durchtrittsprofil zu gestalten. Sitzt das Implantat sehr tief, steht zwar viel Bauhöhe für das Emergenzprofil zur Verfügung, aber dafür sitzt der biologisch eher schädliche Mikrospalt sehr tief und führt zu Gewebedestruktion durch Resorptionsprozesse und somit zu einer Rezession. Mit der Insertionstiefe

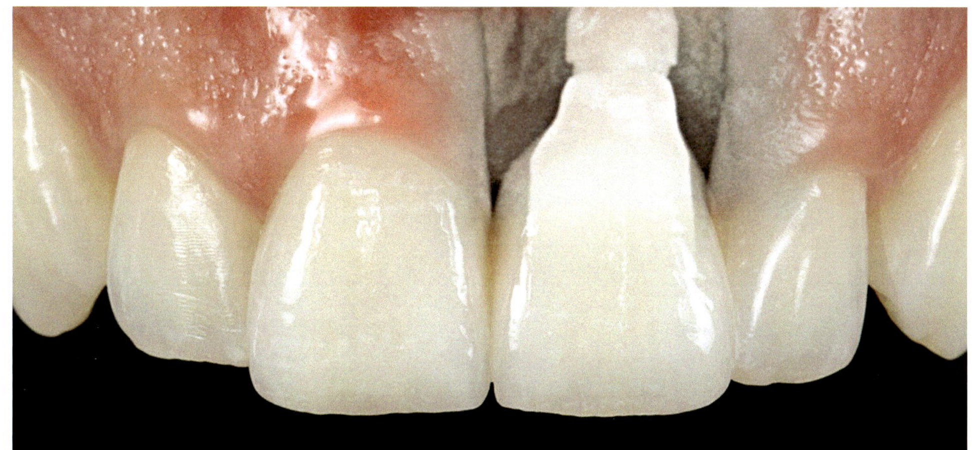

Abb. 12-5 Die Überprojektion von klinischer Situation und Röntgenbild zeigt ein harmonisches Abutmentdesign, das im tiefen Bindegewebsanteil schlank gestaltet ist.

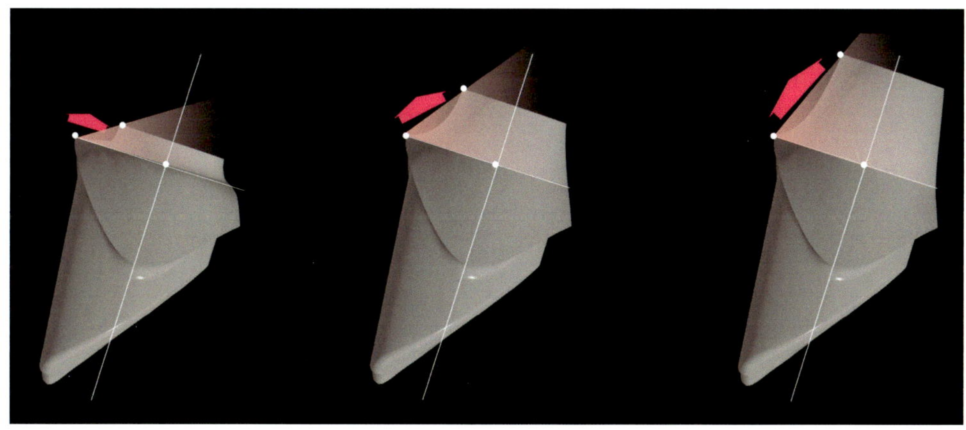

Abb. 12-6 Unterschiedliche Insertionstiefen des Implantats führen bei gleicher Position der Krone zu unterschiedlichem Abutmentdesign und unterschiedlichen Druckvektoren auf das Weichgewebe.

ändert sich meist auch der Kraftvektor, der auf das periimplantäre Weichgewebe wirkt (Abb. 12-6).

Steht das Implantat weit bukkal, so kann das Gewebe bukkal kaum noch konditioniert werden, es kann also mittels der Restauration kein Einfluss mehr auf das Weichgewebe genommen werden. Steht es weit palatinal, kann sich daraus eine balkonartige bukkale Gestaltung ergeben, die das Gewebe bukkal nur noch nach apikal drückt und ggf. eine Plaqueretentionsstelle darstellt. Dieser Effekt ist um so größer, je weniger tief das Implantat inseriert wurde (Abb. 12-7).

Approximal kann es sinnvoll sein, mit dem Abutment Druck auszuüben, um das approximale Weichgewebe zu stützen oder sogar zu einer papillenartigen Struktur hochzudrücken. Bukkal sieht dies in der Regel anders aus. Hier kann eine konkave Gestaltung von Vorteil sein, um das bukkale Weichgewebe nicht zusätzlich zu pressen und damit auszudünnen oder nach apikal zu verschieben (Abb. 12-8)[12].

Es ist sinnvoll, im Bereich des Bindegewebes schlank zu starten und das Abutment erst nach 2 mm konisch zu erweitern, um den Druck auf die Bindegewebszone im Speziellen und das Weichgewebe im Allgemeinen

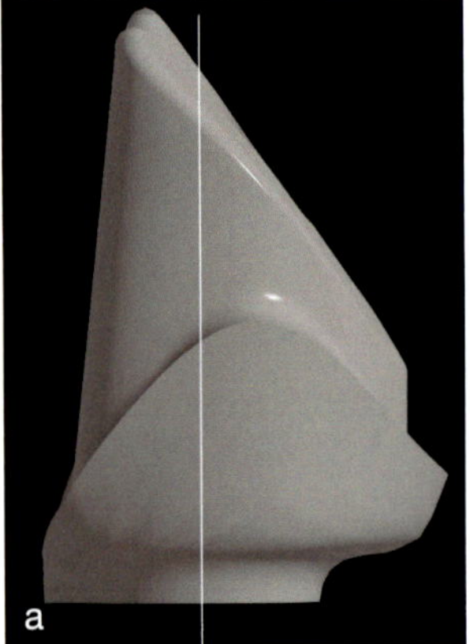

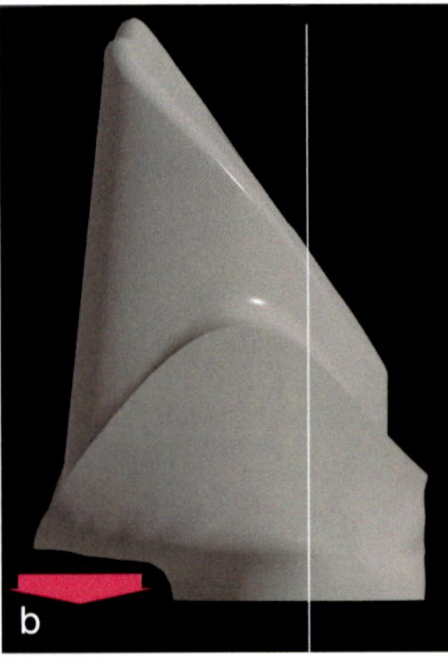

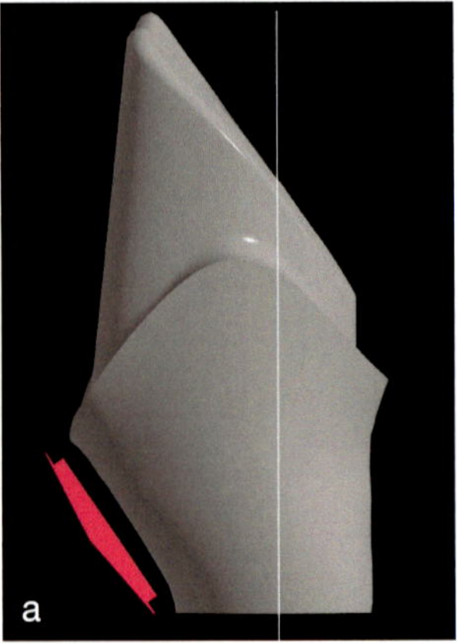

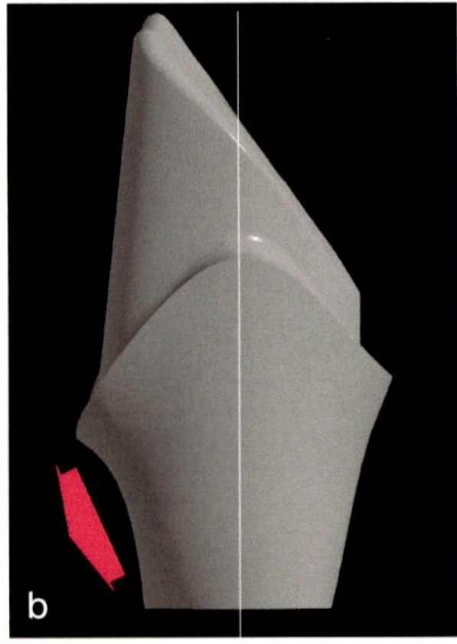

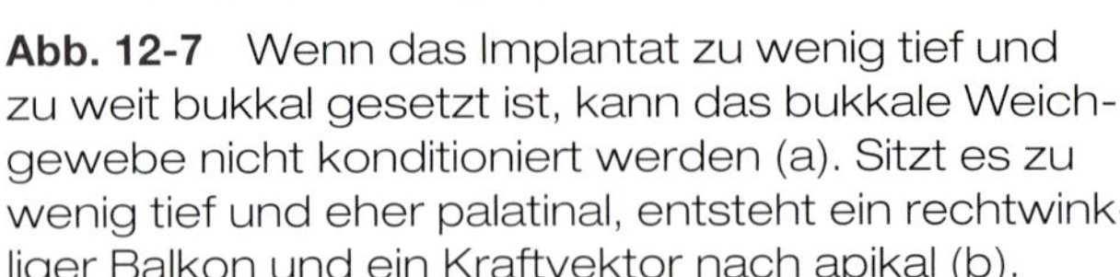
Abb. 12-7 Wenn das Implantat zu wenig tief und zu weit bukkal gesetzt ist, kann das bukkale Weichgewebe nicht konditioniert werden (a). Sitzt es zu wenig tief und eher palatinal, entsteht ein rechtwinkliger Balkon und ein Kraftvektor nach apikal (b).

Abb. 12-8 Bukkal eher konvex gestaltetes Abutment (a); bukkal konkav gestaltetes Abutment, das mehr Platz für Weichgewebe lässt (b).

Abb. 12-9 Modell mit radiertem Emergenzprofil. Nahe der Implantatschulter startet das Emergenzprofil schmal und erweitert sich erst weit marginal zu dem anatomischen Austrittsprofil.

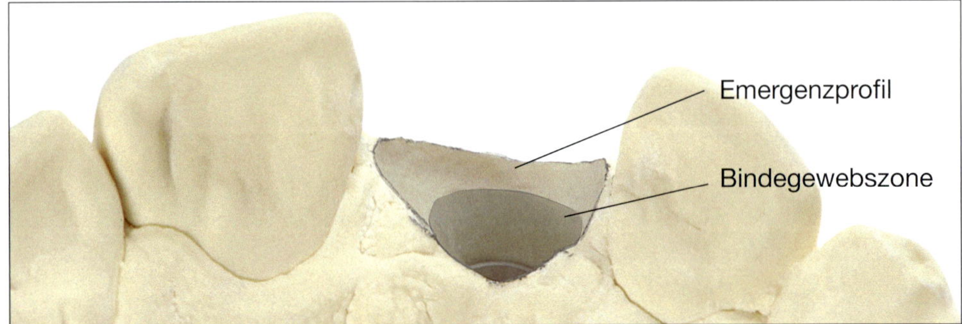

Abb. 12-10 Emergenzprofil mit Titanklebebasis (hier für Straumann-Bone-Level-Implantat).

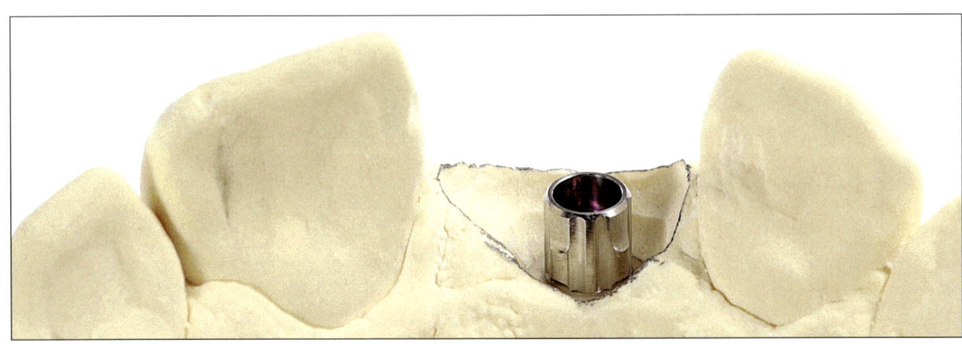

Abb. 12-11 Durchverschraubte Implantatkrone auf Titanbasis (hier für Camlog-Screwline-Implantat) (a); auch hier ist das Abutment im schulternahen Bereich schmal gestaltet, um sich erst marginal anatomisch zu erweitern.

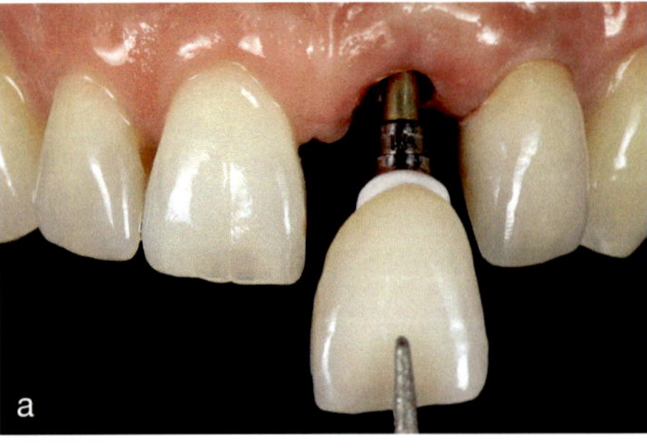

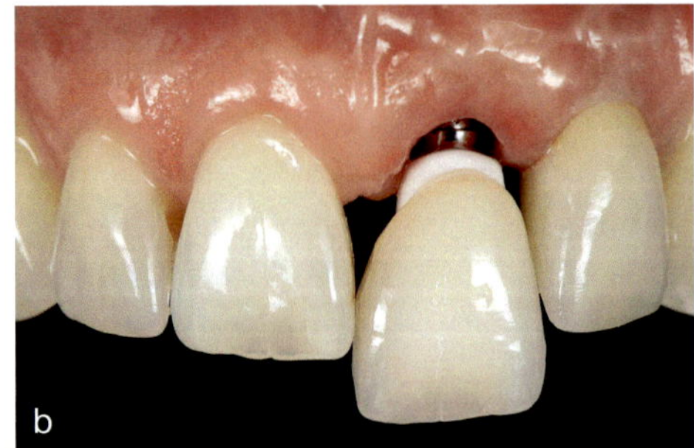

beim Einsetzen zu reduzieren und Raum für Gewebe und Gefäße zu lassen[12] (Abb. 12-9 bis 12-11). Ein sogenanntes „O-Ring"-Profil, also eine zirkuläre Rille bzw. Einziehung am Abutment hat in klinischen Studien keinen Einfluss auf das periimplantäre Weichgewebe gezeigt[13,14].

Erarbeitung des Emergenzprofils und Herstellung individueller Abutments

Fast alle Implantatsysteme bieten heute Metallkomponenten an, die als Klebebasis für ein Zirkonoxidabutment verwendet werden können. Verschiedene adhäsive Verbundkleber stehen zur Verfügung, die auch klinisch getestet wurden. Exemplarisch sollen hier die Systeme Panavia 21 von Kuraray (mit den Haftvermittlern Alloy Primer und Clearfil Ceramic Primer) und Multilink Implant oder Multilink Hybridabutment von Ivoclar Vivadent (mit dem Haftvermittler Monobond Plus) genannt werden, weil die Autoren damit langjährige Erfahrung gesammelt haben. Eine gute Passung der Teile und das Korundstrahlen der Klebeflächen erhöht den Verbund zwischen den Teilen signifikant[15] (Abb. 12-12).

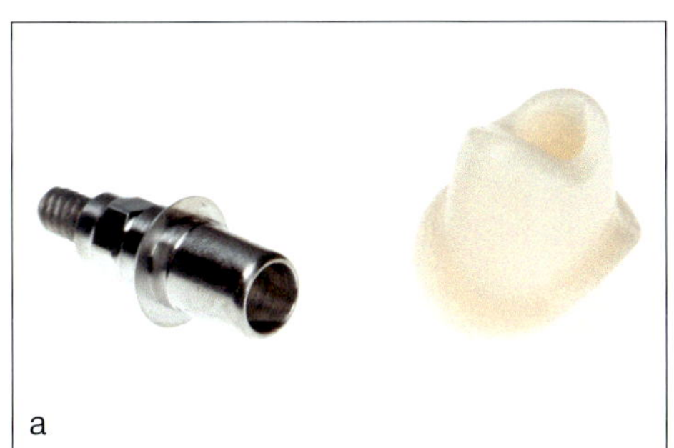
a

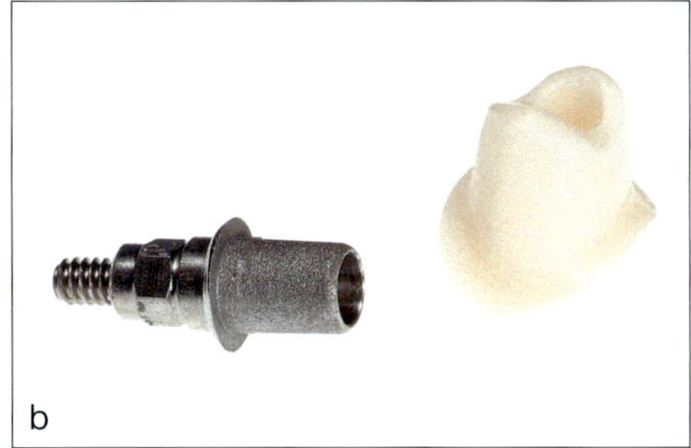
b

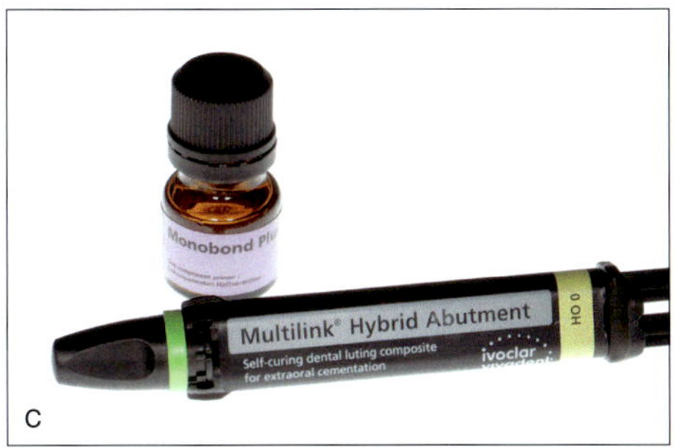

c

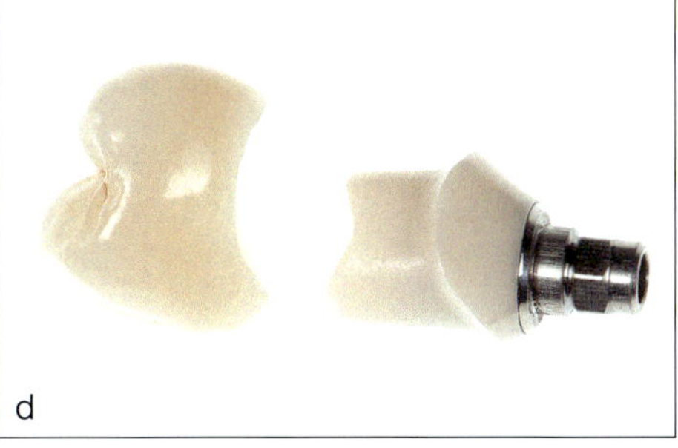
d

Abb. 12-12 Titanklebebasis und CAD/CAM-gefertigtes Zirkonoxidabutment (hier für XIVE-Implantat) (a); die Klebeflächen an der Titanbasis und auch am Zirkonteil sind korundgestrahlt, um eine optimale Klebung zu ermöglichen (b); adhäsives Befestigungsmaterial (Multilink Implant, Ivoclar Vivadent) mit Haftvermittler (Monobond Plus, Ivoclar Vivadent) (c); fertiges Hybridabutment mit Krone aus Lithiumdisilikat (d).

Fall 1: Verschraubte Einzelkrone 21
(Abb. 12-13 bis 12-28) (Zahntechnik: P. Holthaus)

Wenn ein Implantat mit dem konfektionierten Abformpfosten abgeformt wird, wird der geometrische kreisrunde Durchmesser des Abformpfostens auf die Modellsituation übertragen (Abb. 12-13 und 12-14). Um zu einem anatomischen Austrittsprofil zu gelangen, sollte auch bei der Herstellung einer Implantatkrone, wie bei allen restaurativen Maßnahmen, nicht auf ein Wax-up oder Set-up verzichtet werden. Dieses dient sowohl zur Ermittlung der passenden Dimension und Lokalisation als auch als Hilfe zur Gestaltung des passenden Emergenzprofils. Mithilfe eines spitzen Stiftes oder auch mit einer Skalpellklinge kann die anatomische Form des zu ersetzenden Zahns auf das Modell übertragen werden (Abb. 12-15 bis 12-18). Innerhalb dieser Kontur wird dann der Trichter zur Implantatschulter so mit einer Fräse erweitert, dass ein anatomisch passendes Profil entsteht (Abb. 12-19). Die metallene Klebebasis wird eingesetzt, und es wird ein Zirkonoxidabutment konstruiert, das die verkleinerte Zahnform repräsentiert (Abb. 12-20 und 12-26). Anhand verschiedener Silikonschlüssel kann das gewählte Abutmentdesign und Emergenzprofil überprüft werden (Abb. 12-23 und 12-24).

Erst nachdem das Abutment (hier durchverschraubt) verblendet und einprobiert wurde, wird die Konstruktion mit der Metallbasis verklebt (Abb. 12-27 und 12-28). Bei der Zwischenbrand- und der Rohbrandanprobe werden die Abutmentkomponenten nur mit provisorischem Zement gefügt, um die Konstruktion im Mund einprobieren zu können. Die finale Fügung erfolgt mit Multilink Hybrid Abutment (Ivoclar Vivadent). So erhält man eine mechanisch belastbare, hochästhetische und verschraubte Implantatkrone. Zementreste spielen keine Rolle und stellen daher keine Gefahr für die Lanzeitprognose dar.

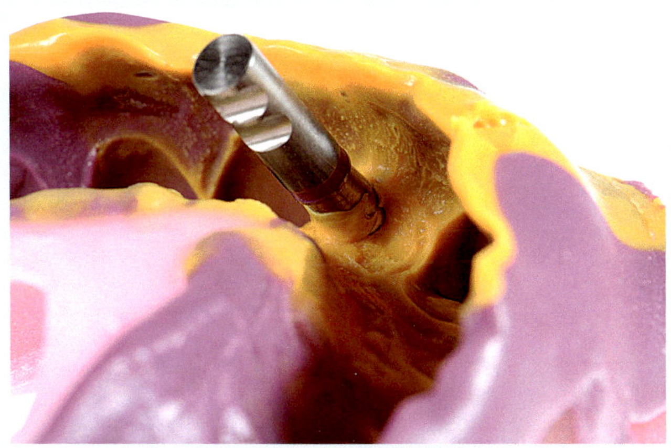

Abb. 12-13 Abformung mit Silikon, das Laborimplantat ist bereits auf den Abformpfosten geschraubt worden.

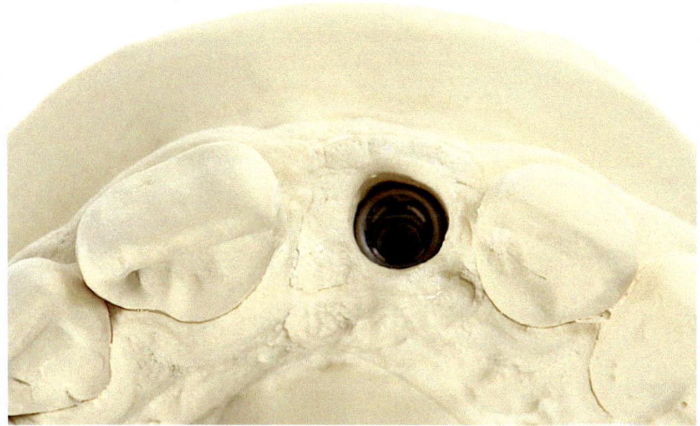

Abb. 12-14 Die klinische Implantatposition ist auf das Modell übertragen, das Durchtrittsprofil ist geometrisch und nicht anatomisch.

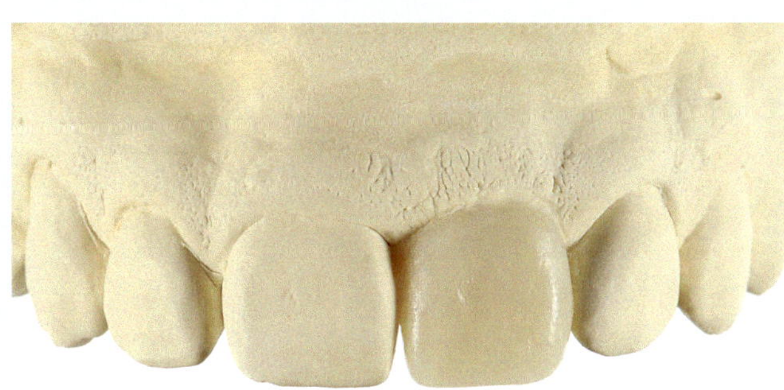

Abb. 12-15 Wax-up des Zahns 21 von frontal.

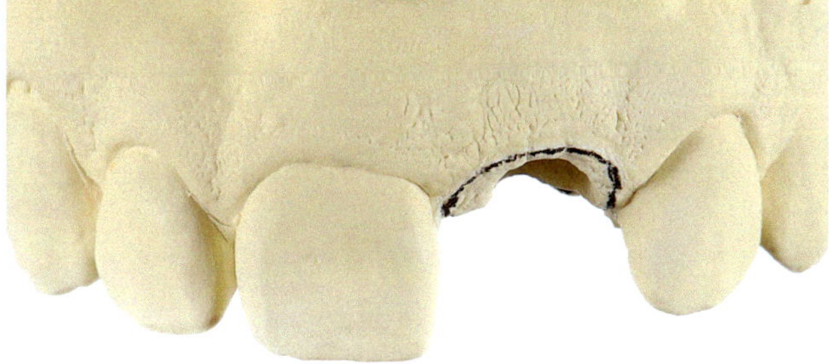

Abb. 12-16 Mit Bleistift übertragenes Durchtrittsprofil auf dem Modell.

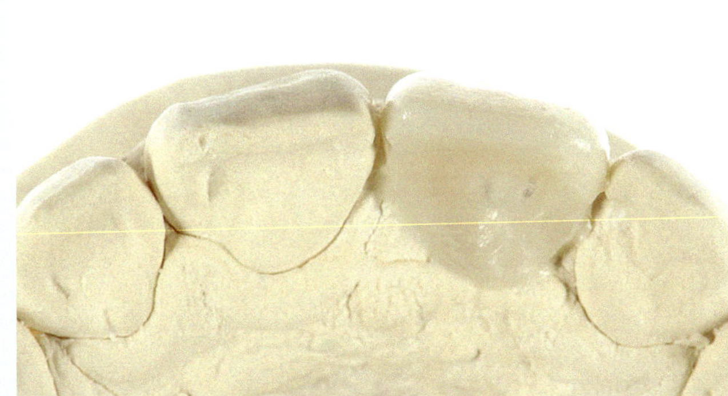

Abb. 12-17 Wax-up von okklusal.

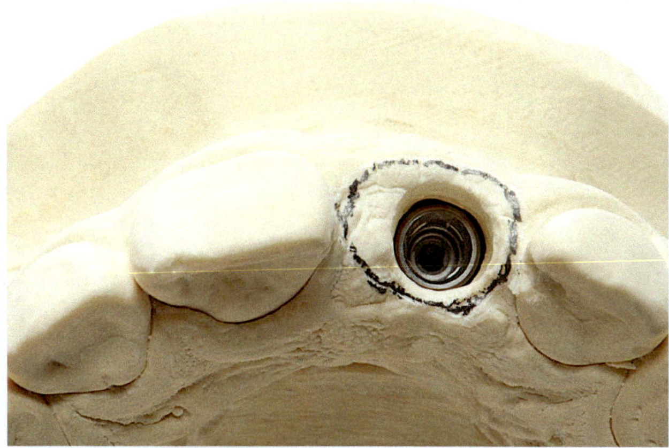

Abb. 12-18 Übertragenes Profil von okklusal.

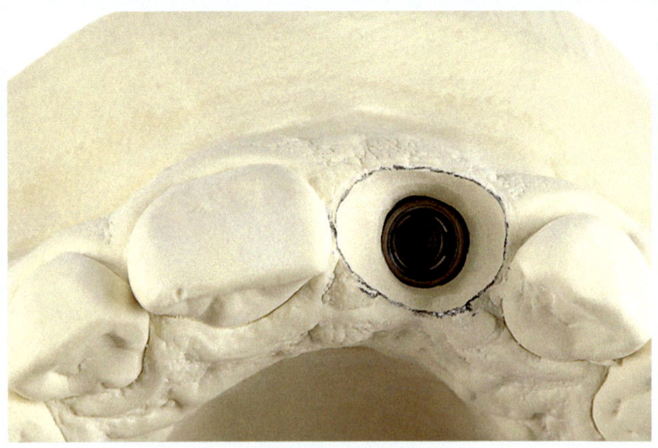

Abb. 12-19 Radiertes Emergenzprofil.

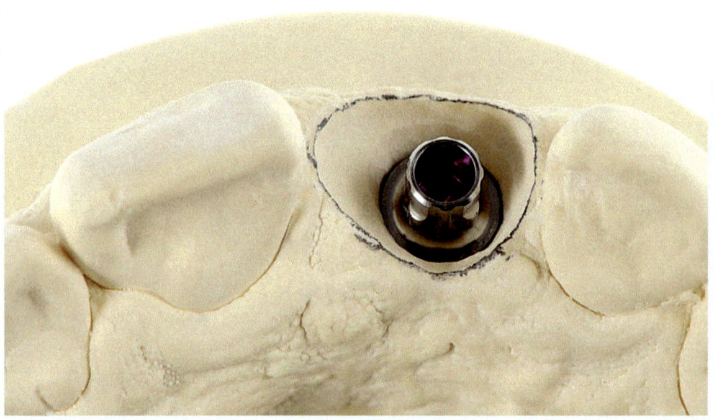

Abb. 12-20 Klebebasis im radierten Emergenzprofil.

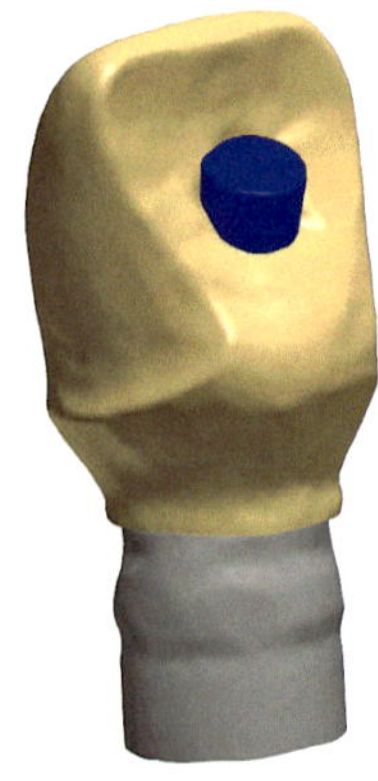

Abb. 12-21 und 12-22 Screenshots aus dem digitalen Gestaltungsprozess des Abutments.

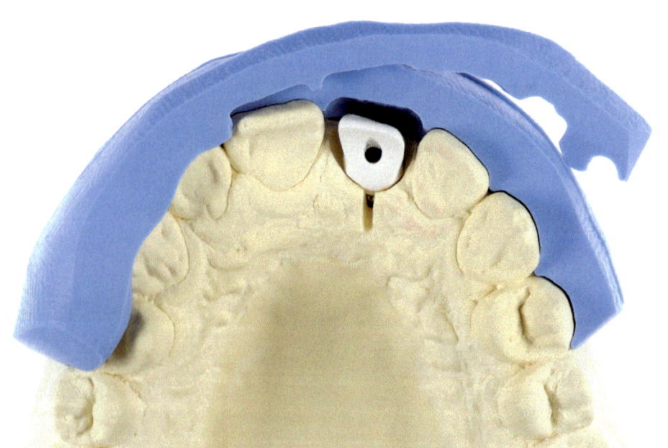

Abb. 12-23 Überprüfung der Dimension des Zirkonoxidabutments mit Silikonvorwall von okklusal ...

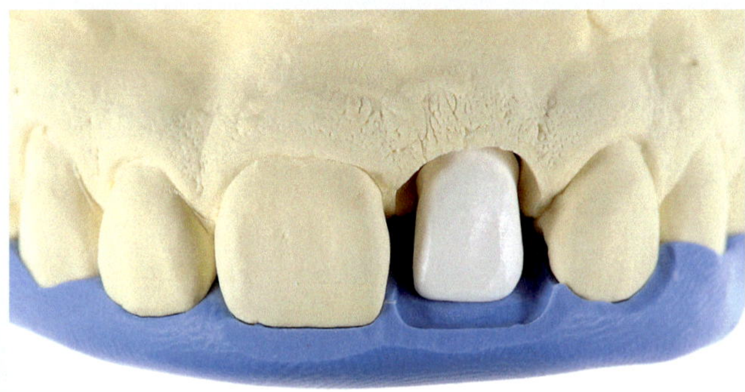

Abb. 12-24 ... und von frontal. (Der Silikonvorwall wurde vom anatomischen Wax-up genommen.)

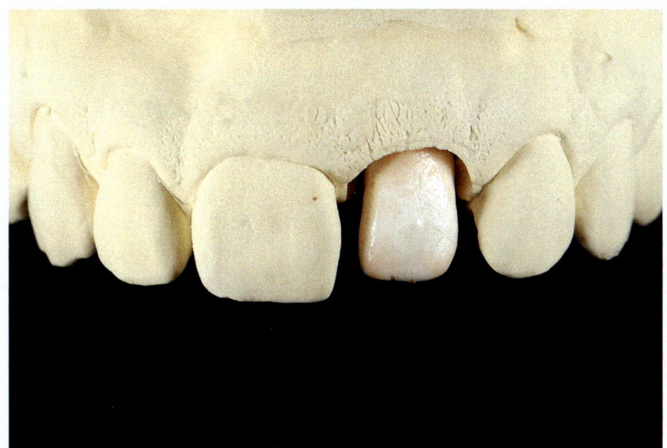

Abb. 12-25 Eingefärbtes Zirkonoxidabutment.

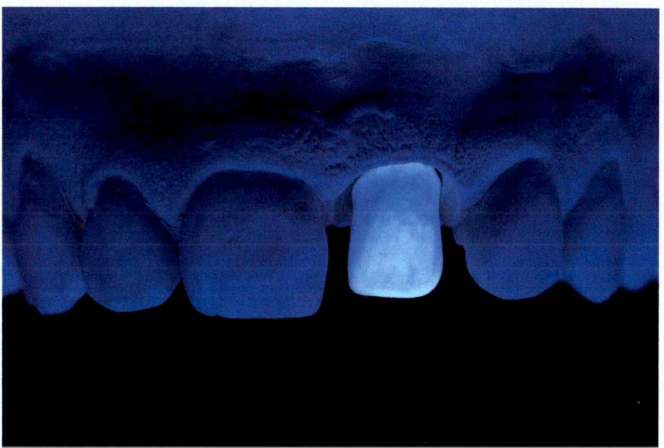

Abb. 12-26 Das Abutment zeigt fluoreszierende Eigenschaften, die hier im UV-Licht sichtbar gemacht wurden.

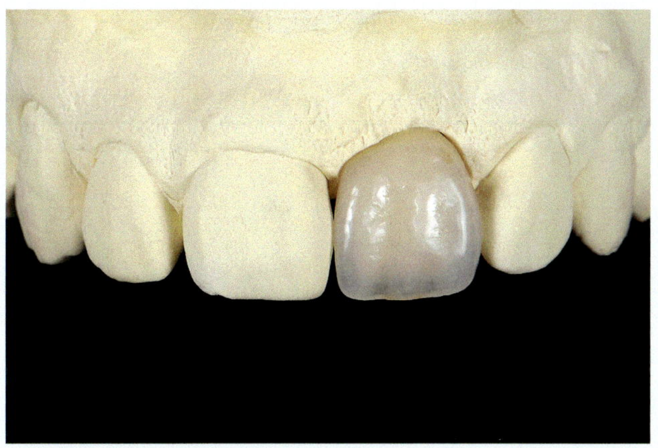

Abb. 12-27 Finale Restauration (Zahntechnik: P. Holthaus). Durch das Einradieren des Emergenzprofils entsteht auf dem Modell zwar eine Rezession bukkal, klinisch wird das Gewebe aber leicht nach bukkal gedrängt.

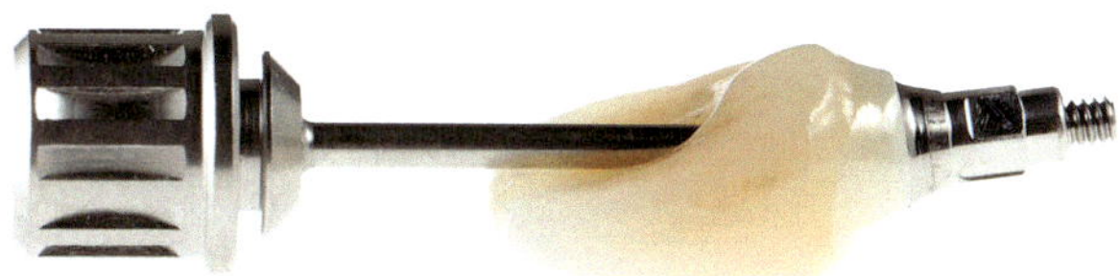

Abb. 12-28 Durchverschraubte Krone auf der Metallbasis verklebt mit Schraubendreher.

Fall 2: Verschraubte Einzelkronen 11, 21
(Abb. 12-29 bis 12-42) (Zahntechnik: P. Holthaus)
Das Vorgehen gleicht den Arbeitschritten in Fall 1, allerdings sollte interimplantär mit nur ca. 3,5 bis 4 mm Weichgewebshöhe, von der Implantatschulter gemessen, gerechnet werden. Das heißt, in der Regel wird die approximale Kontaktfläche der Zähne bis auf diese Höhe im Bereich des approximalen Weichgewebes verschlossen. Hier kann es sinnvoll sein, zunächst mit Provisorien zu arbeiten, um nach ca. 6 Monaten mit dem maturierten Gewebe zu arbeiten, das dann in der Regel kaum noch Veränderungen unterworfen ist.

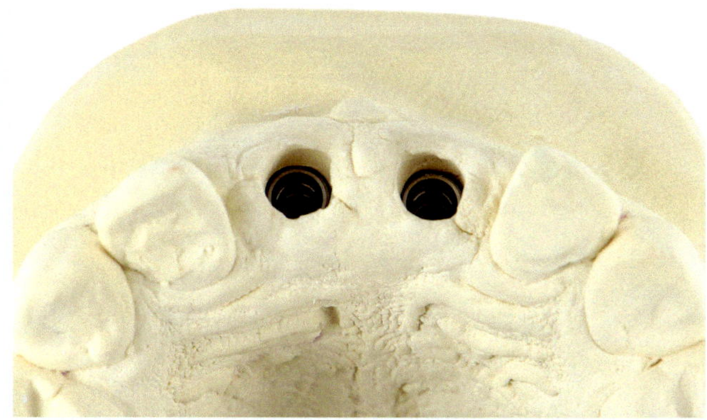

Abb. 12-29 Modell mit Modellimplantaten Regio 11, 21.

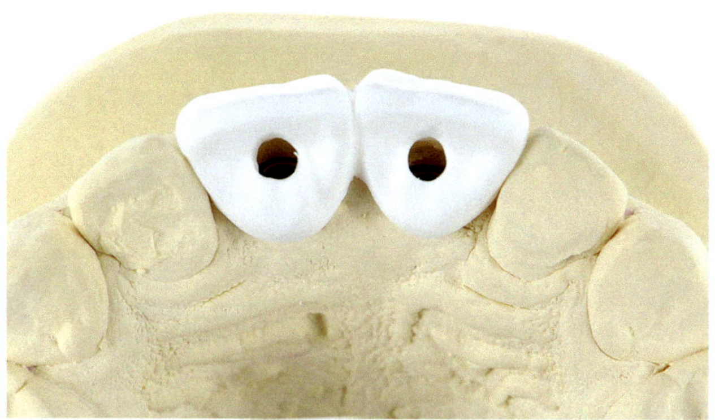

Abb. 12-30 Gefrästes Set-up von okklusal ...

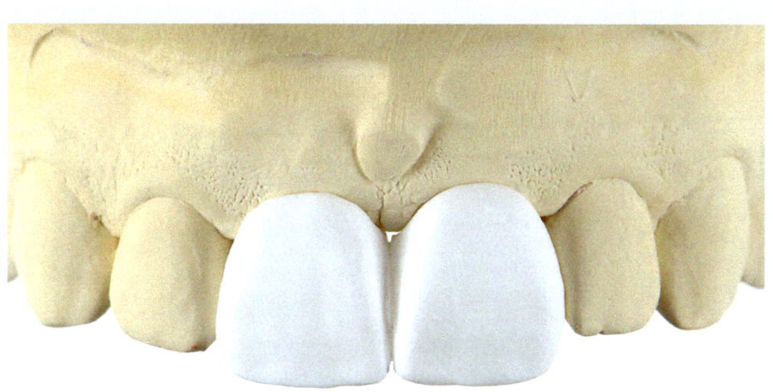

Abb. 12-31 ... und frontal.

Abb. 12-32 Übertragenes Druchtrittsprofil von frontal ...

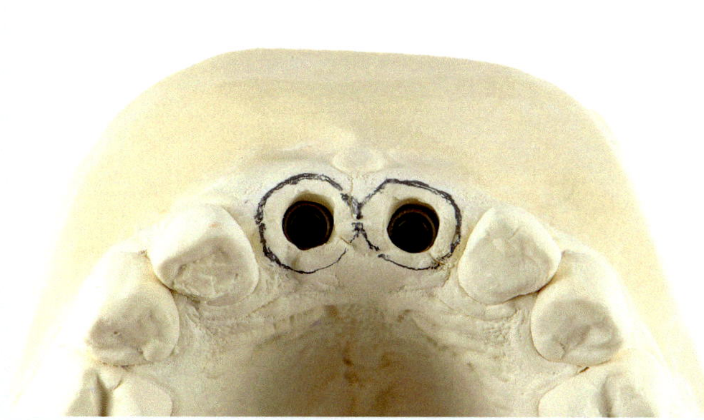

Abb. 12-33 ... und okklusal.

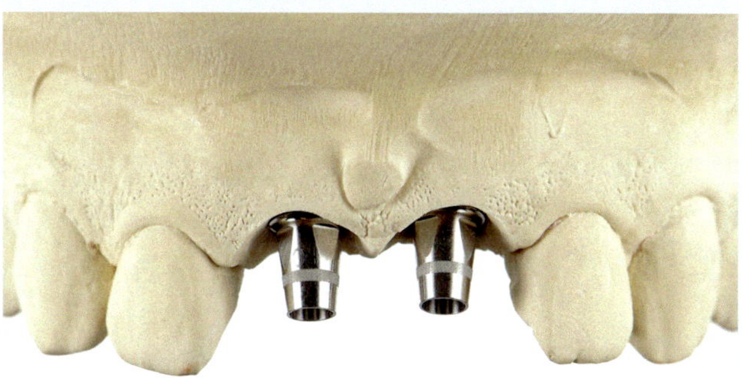

Abb. 12-34 Titanklebebasen auf dem Modell.

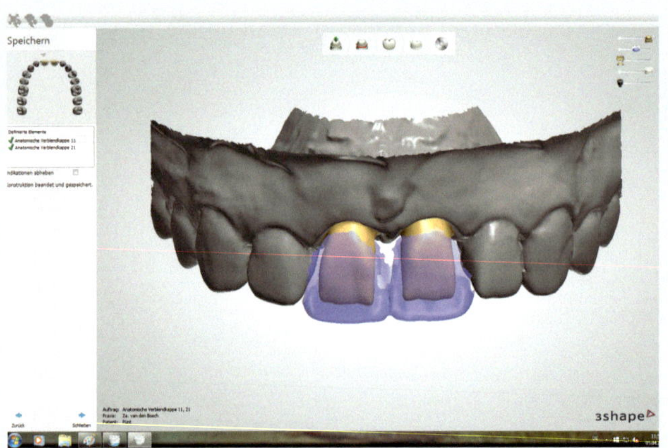

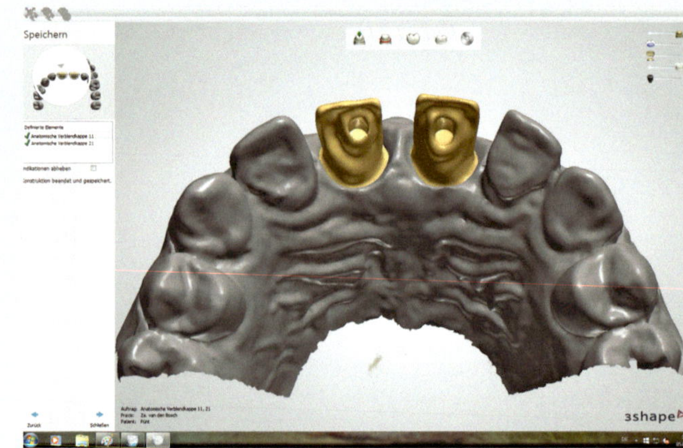

Abb. 12-35 und 12-36 Screenshots aus dem digitalen Gestaltungsprozess des Abutments.

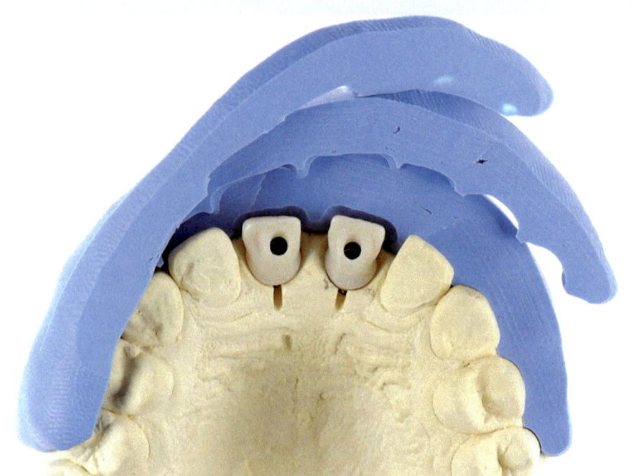

Abb. 12-37 Überprüfung der Dimension der Abutments mittels Silikonvorwall (Übertrag des Wax-ups).

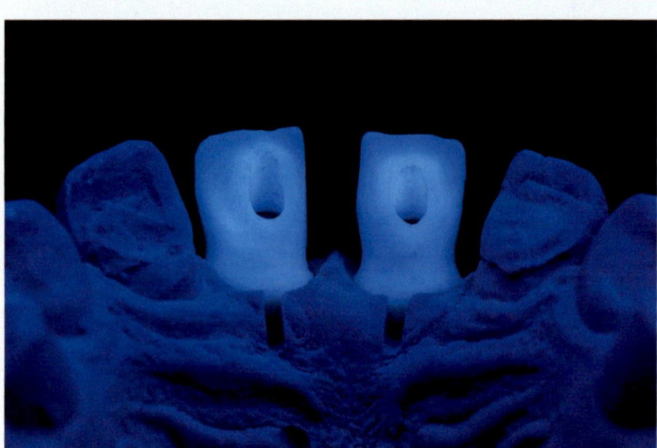

Abb. 12-38 Fluoreszierende Abutments im UV-Licht.

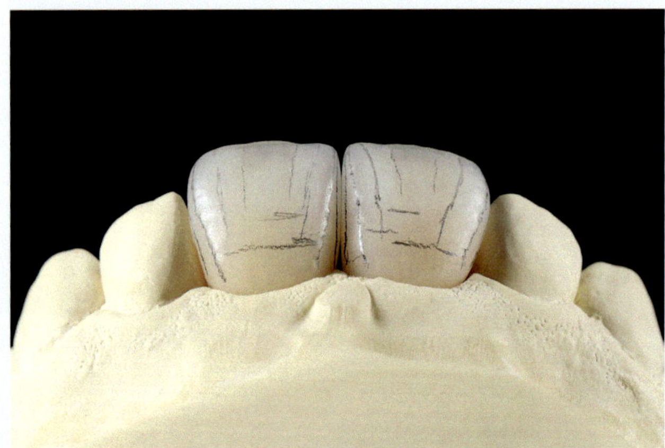

Abb. 12-39 Einzeichnen der Oberflächenmorphologie.

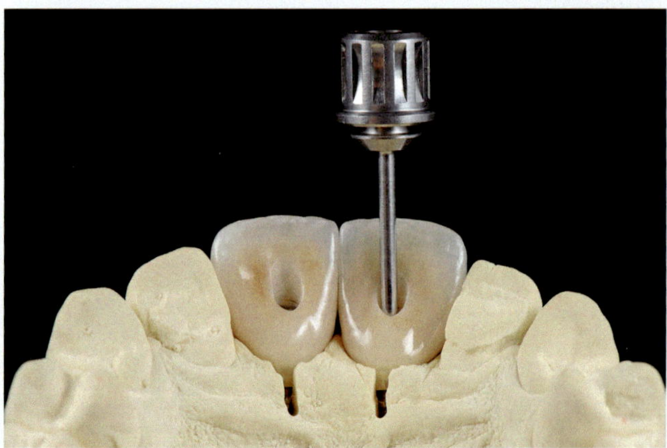

Abb. 12-40 Schraubenzugänge von palatinal mit Schraubendreher.

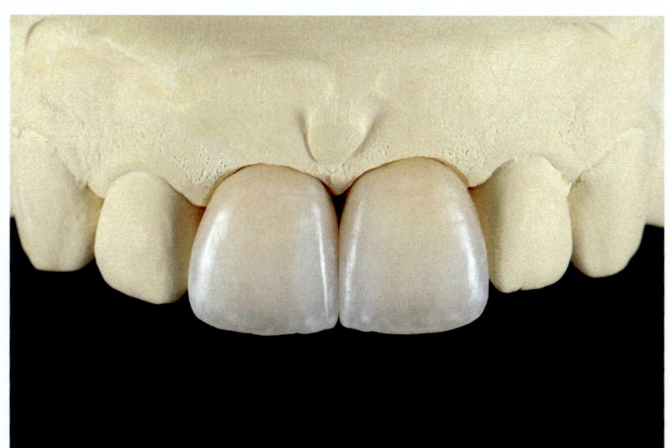

Abb. 12-41 Finale Suprakonstruktion auf dem Modell.

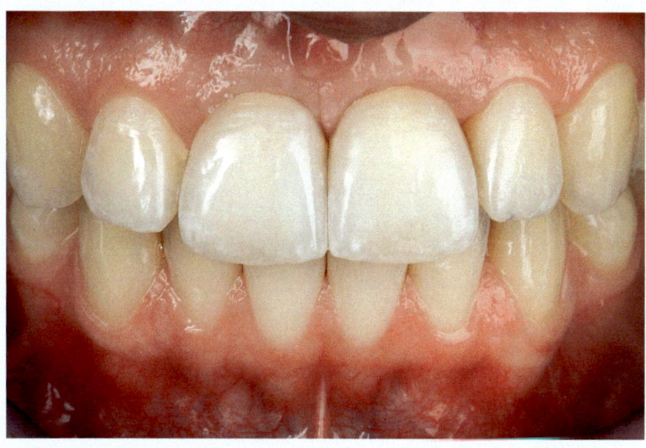

Abb. 12-42 Implantatkronen 11, 21 wenige Tage nach dem Einsetzen (Chirurgie: A. Happe; Prothetik: B. v. d. Bosch; Zahntechnik P. Holthaus).

Fall 3: Einzelzahnimplantat 21, Veneer 11 (Abb. 12-43 bis 12-63) (Zahntechnik: P. Holthaus)

Die Kombination von vollkeramischen Versorgungen auf natürlichen Pfeilern und Implantaten ist immer eine Herausforderung, weil die Dentalkeramik auf den unterschiedlichen Substraten (Zahnstumpf einerseits und Abutmentmaterial andererseits) unterschiedliche optische Ergebnisse liefert. Es kann von Vorteil sein, zunächst das Veneer einzusetzen und erst dann die Farbnahme für die Implantatkrone zu machen.

In diesem Fall wurde keine konfektionierte Klebebasis verwendet, sondern ein konfektionierter Titanaufbau, der soweit individualisiert wurde, dass er als Klebebasis dienen konnte (Abb. 12-49 und 12-50). Vorteil dieser Herangehensweise ist eine deutlich vergrößerte Retentionsfläche gegenüber den konfektionierten CAD/CAM-Klebebasen. Bei dieser Vorgehensweise ist aber eine alleinige Konstruktion über eine Abutment-Designer-Software ausgeschlossen, da kein Import der individuellen Klebebasen in die Software möglich ist. Es sind ausschließlich die Ergonomiedaten der CAD/CAM-Klebebasen der Implantathersteller hinterlegt. Das Abutmentdesign wird anhand der Wax-up-/Set-up-Informationen auf die modifizierte Klebebasis mit Modellierkunststoff übertragen und bei einer durchverschraubten Frontzahnkrone von vestibulär, ähnlich wie bei einer Veneerpräparation, konstruiert, um ein anatomisches Abutmentdesign zu erzielen. Nach Möglichkeit sollte der Schraubenzugang nicht von Aufbrennkeramik gefasst sein, sondern in Zirkonoxid gestaltet werden, da dies Abplatzungen beim Verkannten des Schraubendrehers vermeidet. Bei einer zementierten Kronenversorgung wird mit Modellierkunststoff eine klassische Stumpfsituation als Abutmentdesign geschaffen.

Die digitale Konstruktion wird anhand eines Doppelscans abgegriffen. Dabei wird lediglich die individuelle Klebebasis eingescannt und die in Kunststoff modellierte Zirkonoxidstruktur darüber platziert, um deren Form als Zirkonoxidteil zu übernehmen (Abb. 12-51 und 12-52). Der Vorteil einer Mischung aus analoger und digitaler Konstruktion besteht darin, dass gerade beim anatomischen Design das Emergenzprofil sowie die anatomische Struktur besser am Gipsmodell zu kontrollieren sind.

Vor dem Sinterprozess wird die Zirkonoxidstruktur fluoreszierend und zahnfarben eingefärbt. Die fluoreszierende Abutmentbasis dient gerade bei dünnen Gewebetypen als Stütze, um die Gingivafarbe im Helligkeitswert zu stärken.

Bei der Einprobe im Mund hat es sich bewährt, zuerst die Implantatkrone einzuschrauben und dann die vollkeramische Versorgung des Nachbarzahns einzuprobieren, um das Einstellen der Kontaktflächen zu vereinfachen. Beim definitiven Einsetzen ist es dann genau umgekehrt, da man die Zementreste von der Restauration auf dem natürlichen Pfeiler besser entfernen kann, solange die Implantatrekonstruktion noch nicht eingesetzt ist.

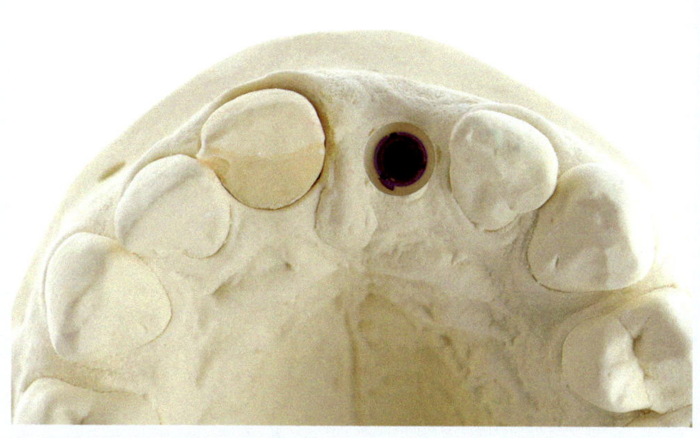

Abb. 12-43 Modell mit Veneerpräparation 11 und Implantat 21 von okklusal ...

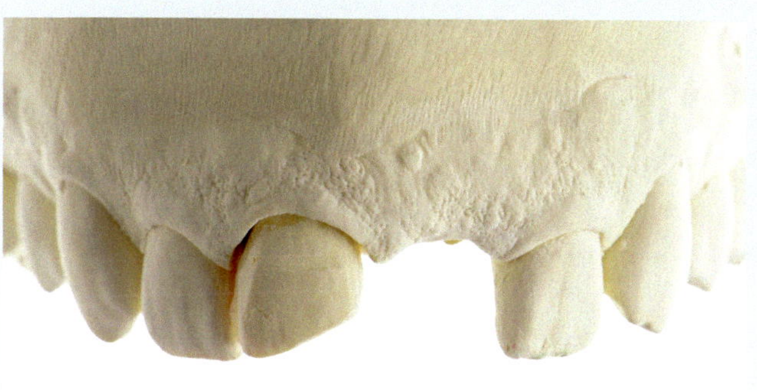

Abb. 12-44 ... und frontal.

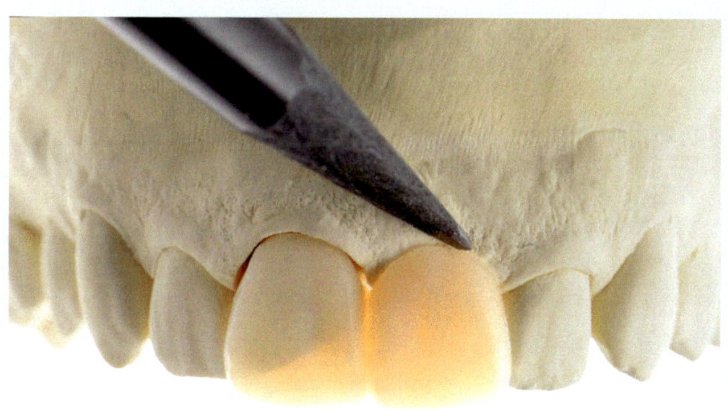

Abb. 12-45 Übertragung des Emergenzprofils anhand des Wax-ups.

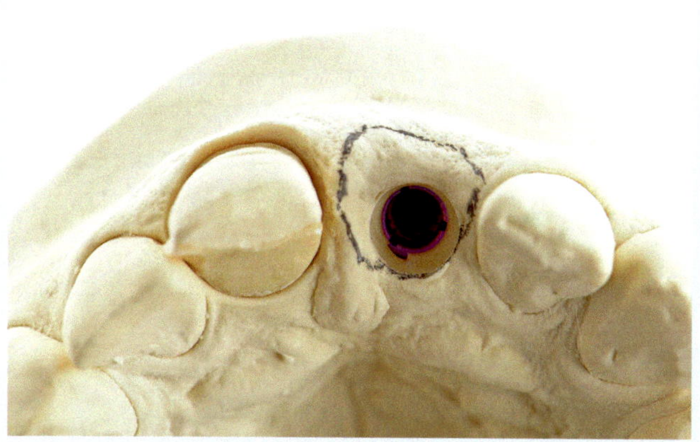

Abb. 12-46 Anatomische Kontur auf dem Modell.

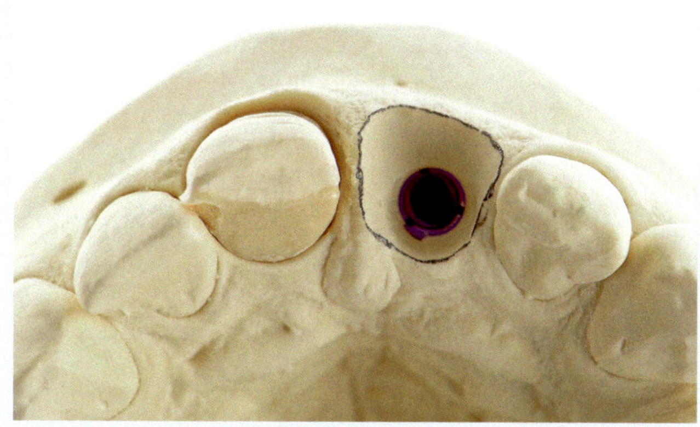

Abb. 12-47 Radiertes Emergenzprofil von okklusal ...

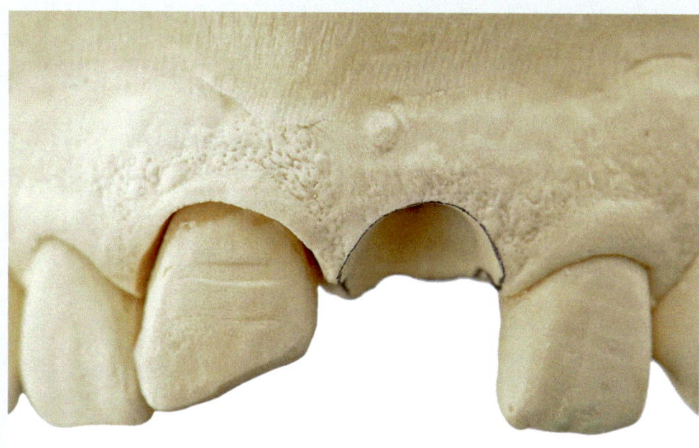

Abb. 12-48 ... und von frontal. Der Stumpf 11 ist herausnehmbar (Technik nach W. Geller).

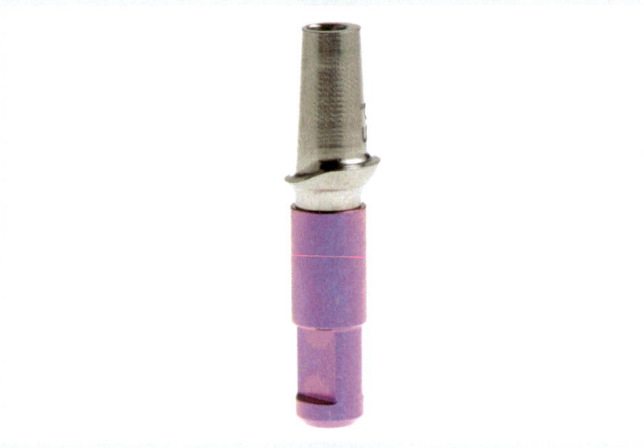

Abb. 12-49 Konfektioniertes Titanabumtent auf Modellanalog.

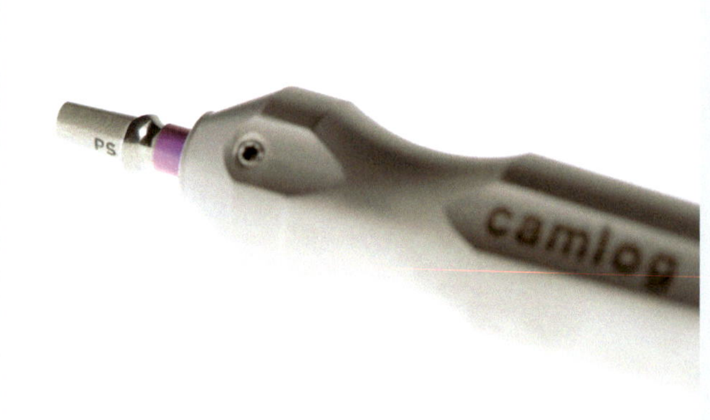

Abb. 12-50 Griff zur Bearbeitung des Abumtents.

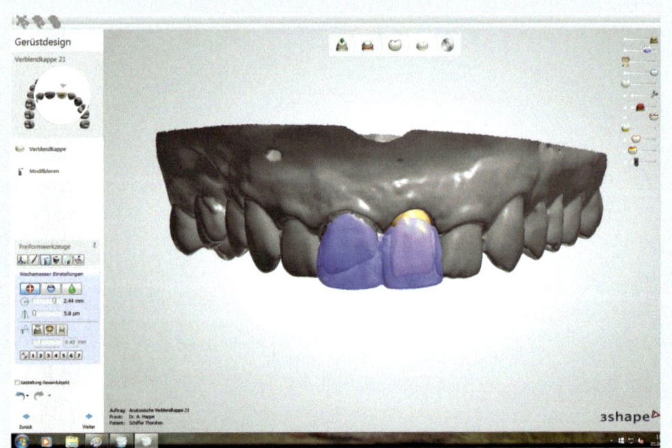

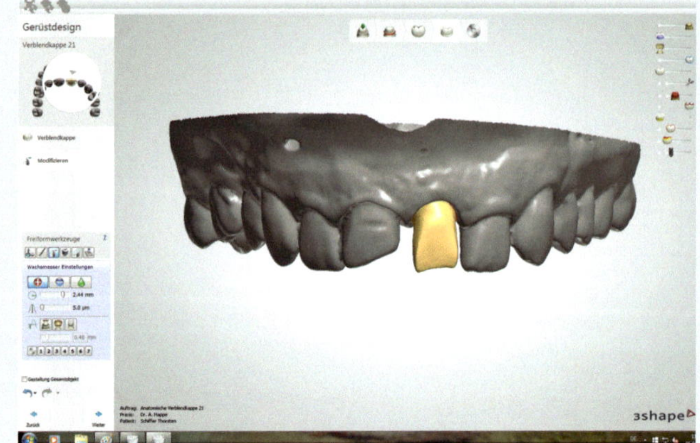

Abb. 12-51 und 12-52 Screenshot aus dem digitalen Gestaltungsprozess des Abutments.

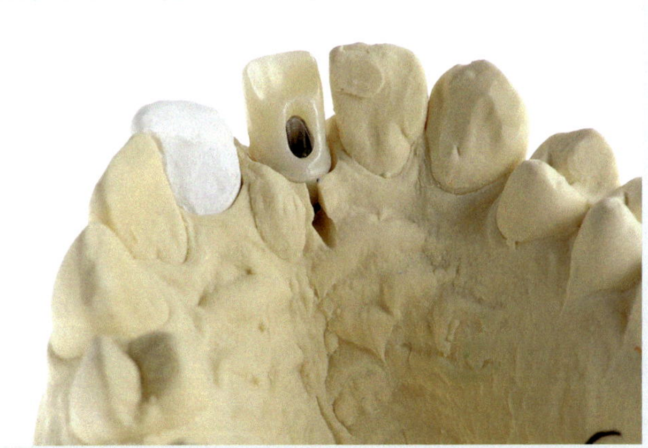

Abb. 12-53 Fertiges Zirkonoxidabutment auf adaptiertem Titanabutment auf dem Modell.

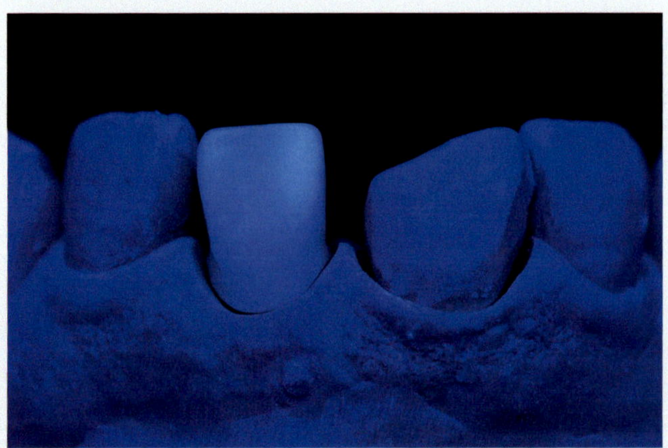

Abb. 12-54 Fluoreszierendes Abutment im UV-Licht.

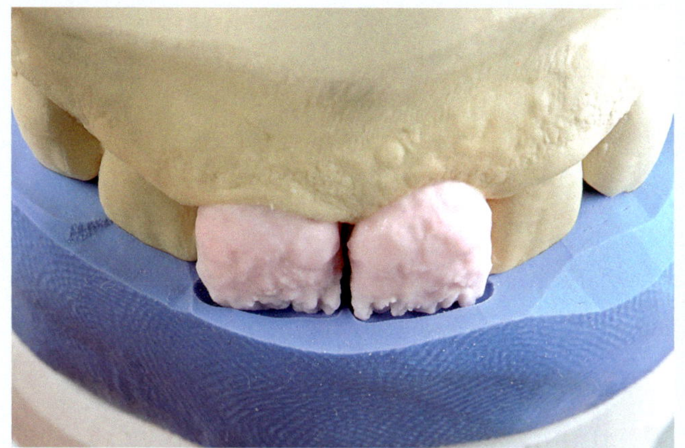

Abb. 12-55 Auch das Schichten der Keramik erfolgt unter ständiger Kontrolle der Morphologie mittels Silikonvorwall vom Wax-up.

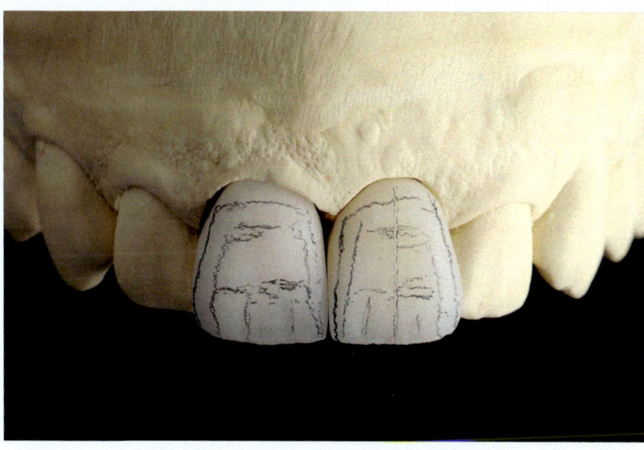

Abb. 12-56 Einzeichnen der Oberflächenmorphologie.

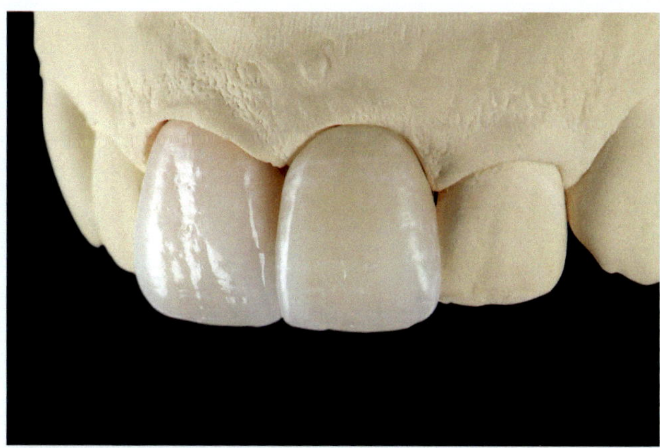

Abb. 12-57 Die Oberflächen von Veneer und Implantatkrone wurden auf seidenmatten Hochglanz poliert.

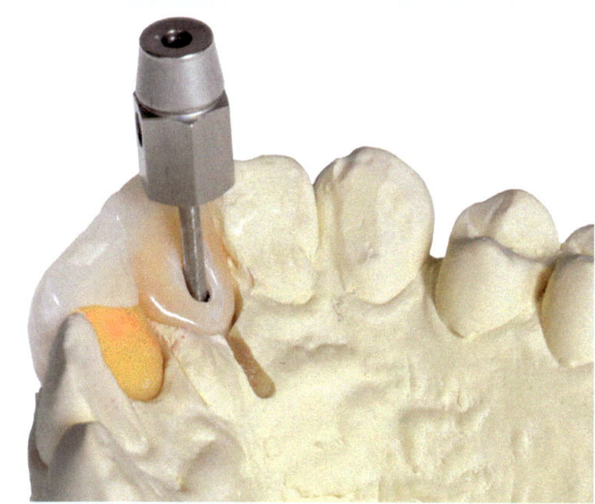

Abb. 12-58 Finale Arbeit auf dem Modell mit Schraubendreher im Schraubenzugang palatinal.

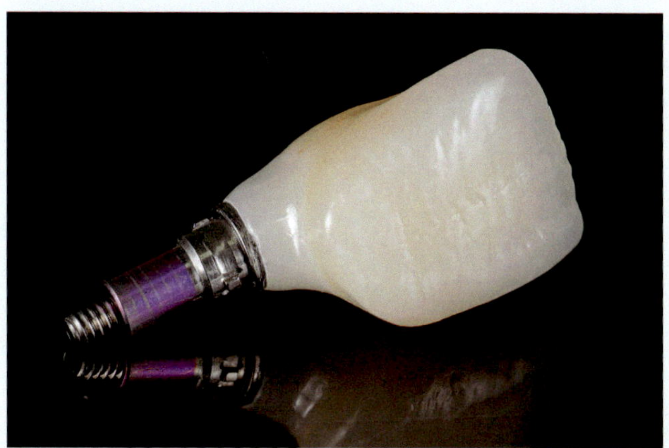

Abb. 12-59 Implantatkrone auf Titanaufbau geklebt.

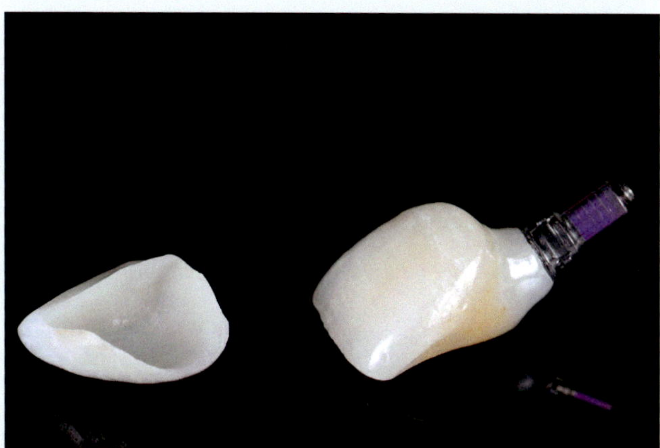

Abb. 12-60 Veneer und Implantatkrone.

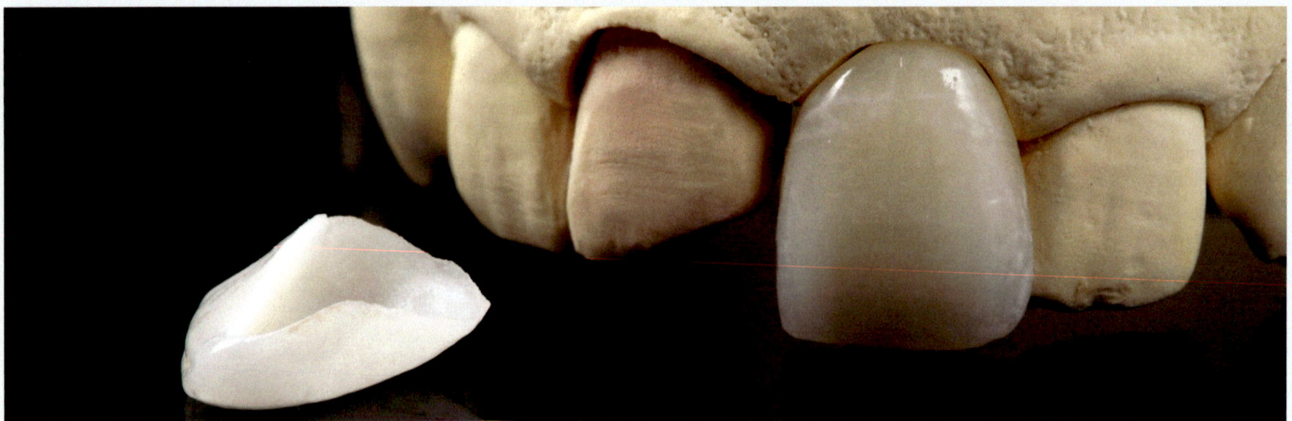

Abb. 12-61 Implantatkrone auf dem Modell.

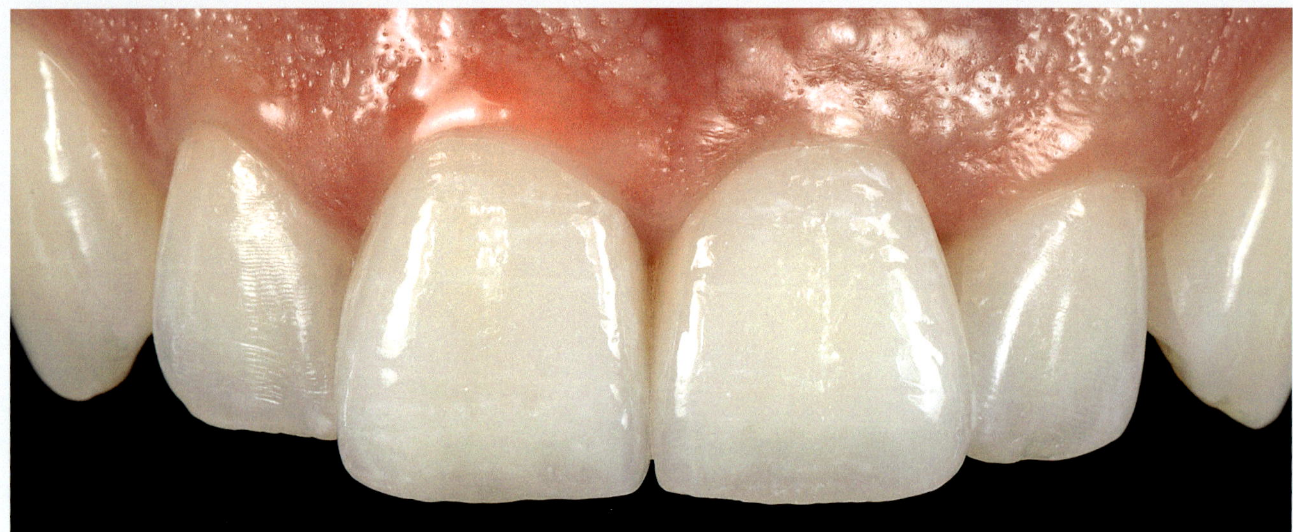

Abb. 12-62 Finale Arbeit im Mund (Chirurgie und Prothetik: A. Happe; Zahntechnik P. Holthaus).

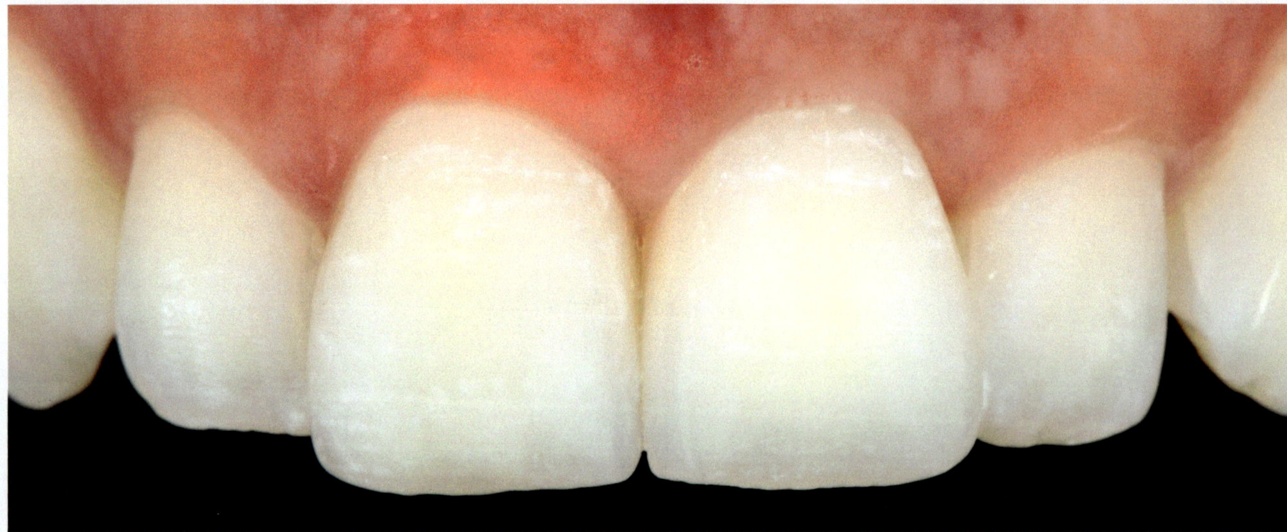

Abb. 12-63 Finale Arbeit mit Polarisationsfilter fotografiert, um die internen Charakteristiken sichtbar zu machen.

Fall 4: Supragingival zementierte Implantatrekonstruktion 41 (Abb. 12-64 bis 12-71) (Zahntechnik: A. Nolte)

Gerade kleine Implantatdurchmesser sind häufig schwierig vollkeramisch zu versorgen, weil die Systeme meist keine konfektionierten vollkeramischen Abutments zur Verfügung stellen. In dem gezeigten klinischen Beispiel wurde daher mit einem konfektionierten Titanaufbau gearbeitet, der so modifiziert wurde, dass er als Klebebasis für ein massives Zirkonoxidaufbauteil dienen konnte. Da die Materialstärken (vor allem approximal) bei der Herstellung eines konventionellen Zirkonoxidabutments mit Titanbasis plus Vollkeramikkrone nicht mehr hätten eingehalten werden können, wurde ein massives Zirkonoxidaufbauteil hergestellt, das nur vestibulär im Bereich des Schraubenzugangs mit einem Veneer verschlossen wurde. Nach dem Sinterprozess wurde dieses massive Zirkonoxidabutment zusätzlich mit einer dünnen Schicht stark fluoreszierender Keramikmasse verblendet (Abb. 12-68). Dies dient der zusätzlichen Steuerung der Grundfarbe des Abutments und einem besseren adhäsiven Haftverbund beim Einsetzen, da die Glasphase der aufgebrannten Keramik im Gegensatz zum Zirkonoxid anätzbar ist. Durch diese Art der Konstruktion konnte das Implantat einerseits vollkeramisch versorgt werden und andererseits liegt der Zementspalt komplett supragingival, was ein Verpressen von Befestigungszement in submuköse Bereiche zuverlässig verhindert.

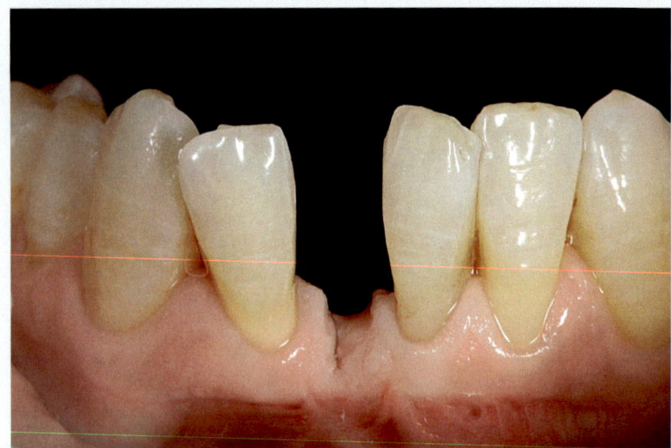

Abb. 12-64 Einzelzahnschaltlücke 41.

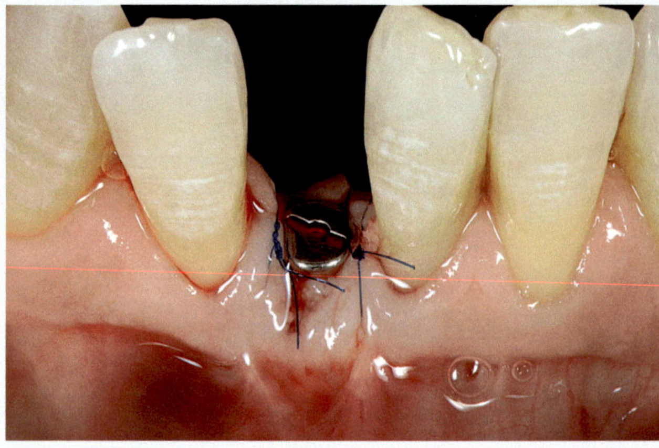

Abb. 12-65 Implantat 41 nach der Freilegung mit Gingivaformer in situ.

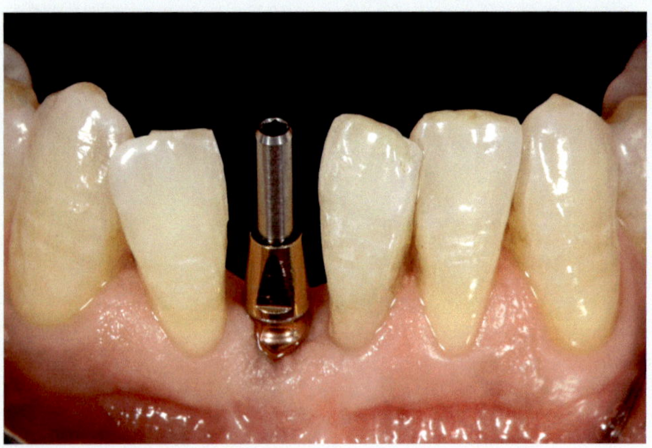

Abb. 12-66 Abformpfosten in situ.

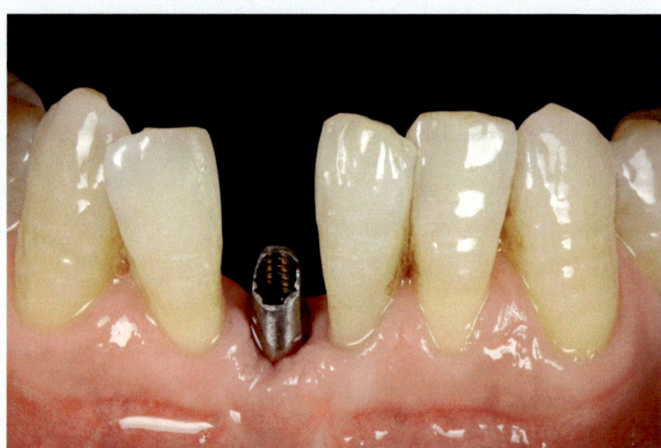

Abb. 12-67 Individualisierter Titanaufbau in situ.

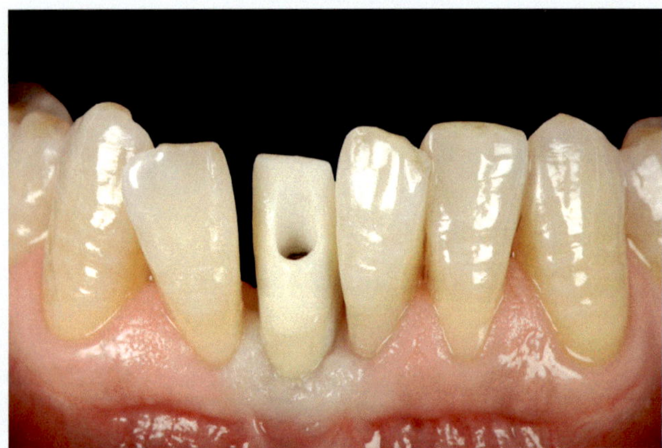

Abb. 12-68 Zirkonoxidabutment mit vestibulärer Verschraubung; das Abutment wurde extraoral laborseitig mit dem Titanteil verklebt.

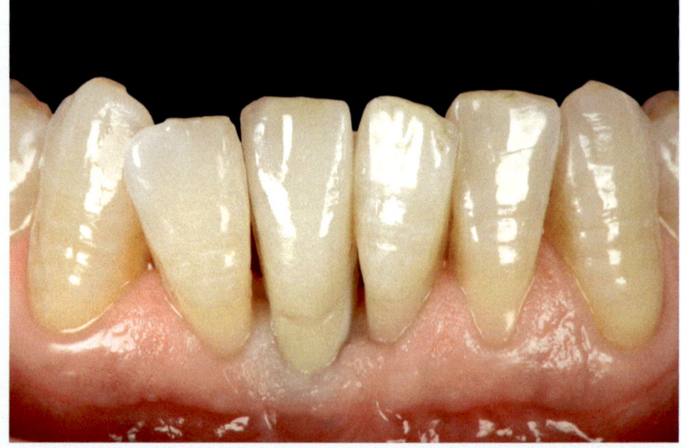

Abb. 12-69 Eingesetztes Veneer, das den Schraubenzugang verschließt. Alle Ränder des Veneers liegen supragingival (Chirurgie und Prothetik: A. Happe; Zahntechnik A. Nolte).

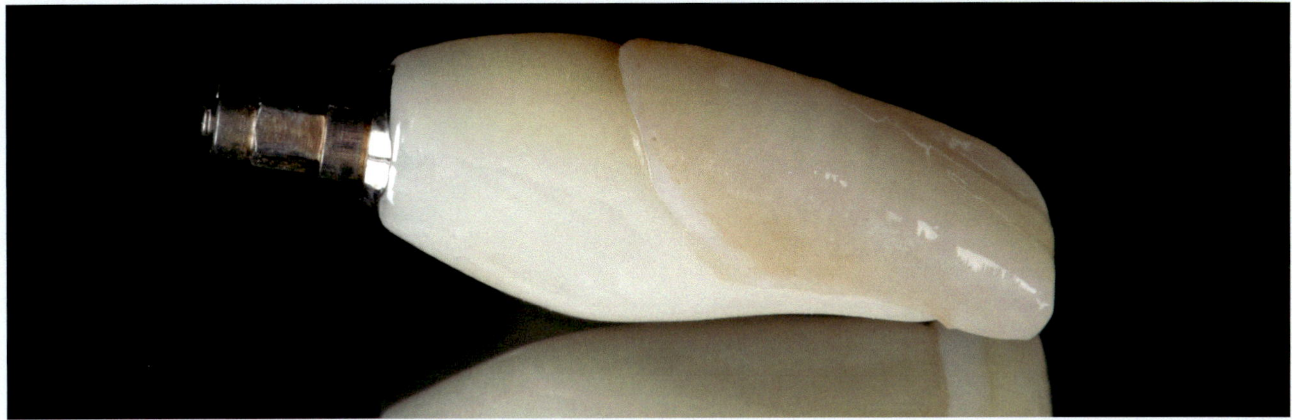

Abb. 12-70 Suprakonstruktion vor Eingliederung.

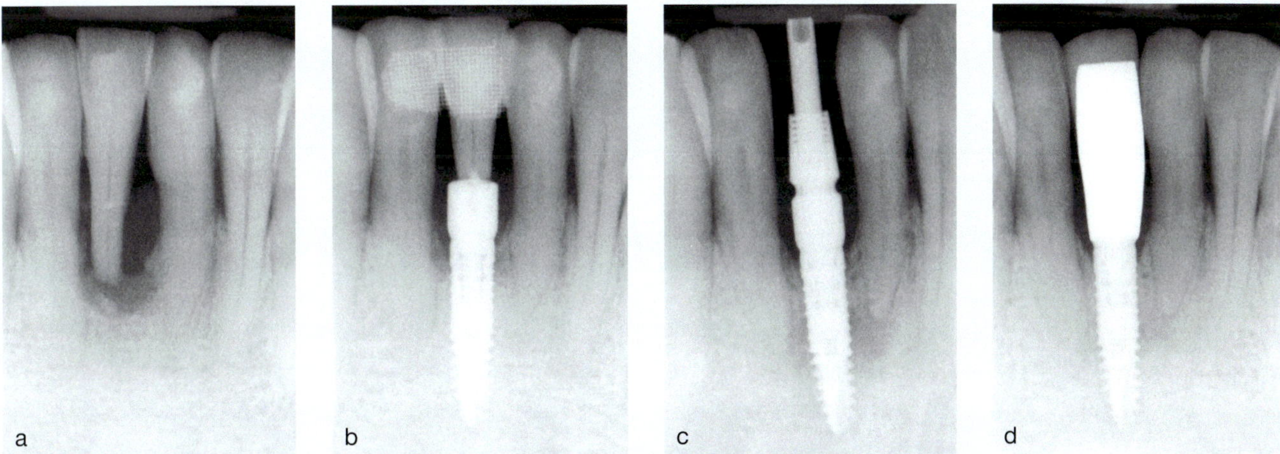

Abb. 12-71 Röntgenverlauf: nicht erhaltungswürdiger Zahn 41 mit Knochendefekt (a), Implantat in situ (b), Abformpfosten in situ (c), Suprakonstruktion in situ (d).

Abb. 12-72 Polierset für die Bearbeitung von Zirkonoxidabutments (a); Polierset mit Gummipolierern für das Handstück (b).

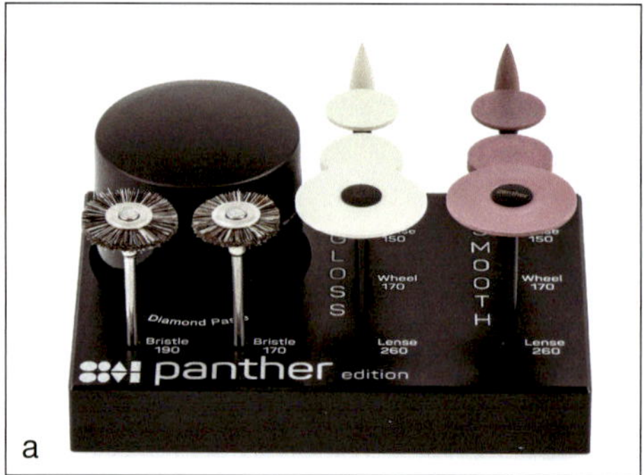

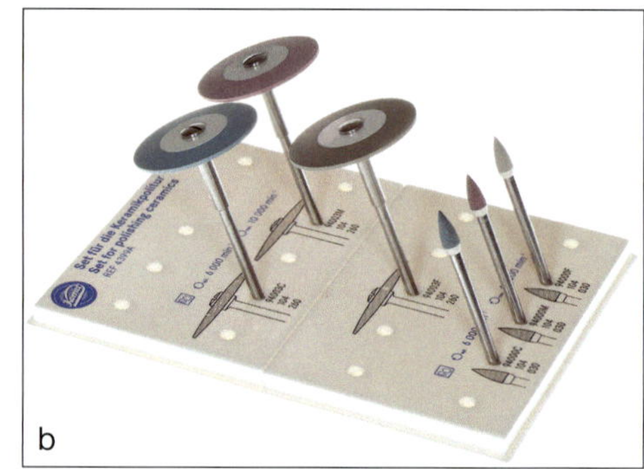

Abb. 12-73 Alle subgingivalen Bereiche des Abutments werden lediglich bis zum grauen Polierer bearbeitet und nicht mit Bürsten und Pasten auf Hochglanz gebracht.

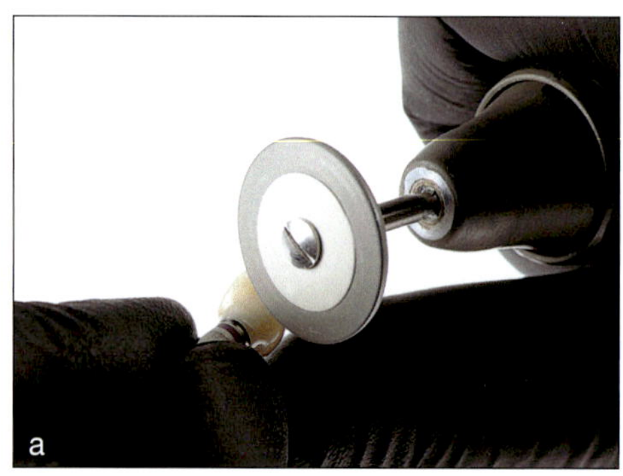

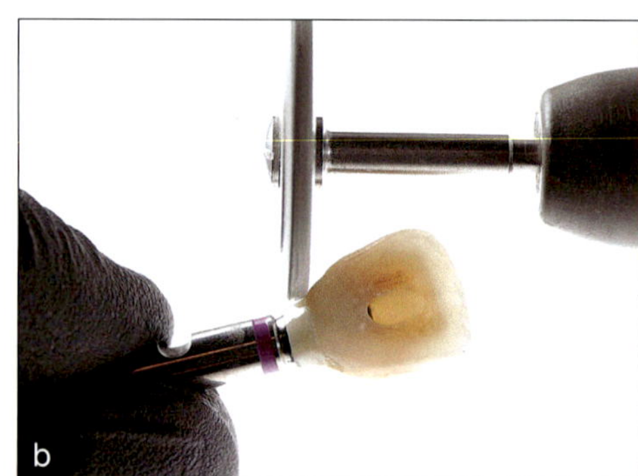

OBERFLÄCHENBEHANDLUNG

Ein wichtiger Punkt bei CAD/CAM-gefertigten Abutments aus Zirkon ist die Oberflächenbeschaffenheit im subgingivalen Bereich. Auch Weichgewebe braucht eine gewisse Rauigkeit, um eine ausreichende Adhäsion an der Oberfläche zu erreichen. Hochglanzpolierte Oberflächen begünstigen das Tiefenwachstum von Epithel, aber nicht die Adhäsion von Bindegewebe[16,17]. Klinisch zeigen hochglanzpolierte Zirkonoxidabutments höhere Sondierungstiefen und mehr Blutung auf Sondierung als maschinierte Titanabutments[18]. Um eine Oberfläche zu schaffen, die einer maschinierten Titanoberfläche bezüglich Morphologie und Rauigkeit ähnelt, werden verschiedene Gummierer mit unterschiedlichen Rauigkeiten verwendet. Mittlerweile sind spezielle Poliersets für Abutments erhältlich, die eine ideale Oberflächenbearbeitung ermöglichen sollen (Abb. 12-72a). Die Autoren verwenden das Keramikpolierset von Komet mit diamantkorndurchsetzten Gummierern (Set zur Keramikpolitur 4326A.104, Brasseler, Lemgo) (Abb. 12-72b und 12-73). Verwendet man die Polierer hintereinander (blau, rot, grau), so erhält man nach der Politur mit dem grauen Polierer eine Oberfläche, die zwar hochglänzend aussieht, jedoch eine Rauigkeit von ca. 0,2 µm besitzt, was in etwa der Rauigkeit von maschiniertem Titan entspricht. Dabei sollte eine Umdrehungszahl von 13.000 $Umin^{-1}$ und ein Druck von ca. 1 N (entspricht ca. 100 g) angewendet werden[19].

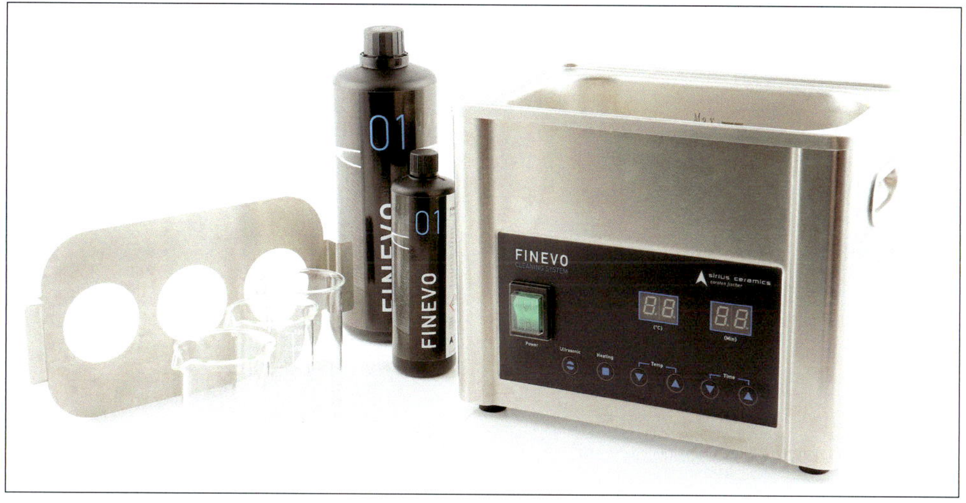

Abb. 12-74 Kommerziell erhältliches System zur Abutmentreinigung (Finevo Cleaning System, Frankfurt).

Nach dem Poliervorgang muss das Abutment von der Schmierschicht und den Verunreinigungen des Polierers befreit werden. Dazu wird das Abutment für 5 Minuten im Ultraschallbad und anschließend mit dem Dampfstrahler (Abstand ca. 5 cm) bei ca. 600 kPa (entspricht 6 Bar) für 10 Sekunden gereinigt[19]. Erste kommerzielle Systeme stehen für die Reinigung von Abutments zur Verfügung (Abb. 12-74).

LITERATUR

1. Kan JY, Rungcharassaeng K, Umezu K, Kois JC. Dimensions of peri-implant mucosa: an evaluation of maxillary anterior single implants in humans. J Periodontol. 2003;74(4):557-62.
2. Bühler-Frey C, Burkhardt R. Evidenz für die Bedeutung mastikatorischer Mukosa um enossale Implantate – eine kritische Literaturübersicht. Implantologie. 2008;16:155-9.
3. Salama H, Salama MA, Garber D, Adar P. The interproximal height of bone: a guidepost to predictable aesthetic strategies and soft tissue contours in anterior tooth replacement. Pract Periodontics Aesthet Dent. 1998;10(9):1131-41;quiz 42.
4. Linkevicius T, Apse P. Influence of abutment material on stability of peri-implant tissues: a systematic review. Int J Oral Maxillofac Implants. 2008;23(3):449-56.
5. Steinebrunner L, Wolfart S, Bossmann K, Kern M. In vitro evaluation of bacterial leakage along the implant-abutment interface of different implant systems. Int J Oral Maxillofac Implants. 2005;20(6):875-81.

5a. Bressan E, Paniz G, Lops D, Corazza B, Romeo E, Favero G. Influence of abutment material on the gingival color of implant-supported all-ceramic restorations: a prospective multicenter study. Clin Oral Implants Res. 2001;22:631-637.

6. Jung RE, Holderegger C, Sailer I, Khraisat A, Suter A, Hammerle CH. The effect of all-ceramic and porcelain-fused-to-metal restorations on marginal peri-implant soft tissue color: a randomized controlled clinical trial. Int J Periodontics Restorative Dent. 2008;28(4):357-65.

7. Happe A, Schulte-Mattler V, Fickl S, Naumann M, Zoller JE, Rothamel D. Spectrophotometric assessment of peri-implant mucosa after restoration with zirconia abutments veneered with fluorescent ceramic: a controlled, retrospective clinical study. Clin Oral Implants Res. 2013;24 Suppl A100:28-33.

8. Happe A, Schulte-Mattler V, Strassert C, Naumann M, Stimmelmayr M, Zoller JE, et al. In vitro color changes of soft tissues caused by dyed fluorescent zirconia and nondyed, nonfluorescent zirconia in thin mucosa. Int J Periodontics Restorative Dent. 2013;33(1):e1-8.

9. Wilson TG, Jr. The positive relationship between excess cement and peri-implant disease: a prospective clinical endoscopic study. J Periodontol. 2009;80(9):1388-92.

10. Linkevicius T, Vindasiute E, Puisys A, Peciuliene V. The influence of margin location on the amount of undetected cement excess after delivery of cement-retained implant restorations. Clin Oral Implants Res. 2011;22(12):1379-84.

11. Sailer I, Mühlemann S, Zwahlen M, Hämmerle C, Schneider D. Cemented and scew-retained implant reconstructions: a systematic review of the survival and complication rates. Clin Oral Implants Res. 2012;23(suppl.6):163-201.

12. Rompen E, Raepsaet N, Domken O, Touati B, Van Dooren E. Soft tissue stability at the facial aspect of gingivally converging abutments in the esthetic zone: a pilot clinical study. J Prosthet Dent. 2007;97(6 Suppl):S119-25.

13. Patil R, van Brakel R, Iyer K, Huddleston Slater J, de Putter C, Cune M. A comparative study to evaluate the effect of two different abutment designs on soft tissue healing and stability of mucosal margins. Clin Oral Implants Res. 2013;24(3):336-41.

14. Weinlander M, Lekovic V, Spadijer-Gostovic S, Milicic B, Wegscheider WA, Piehslinger E. Soft tissue development around abutments with a circular macro-groove in healed sites of partially edentulous posterior maxillae and mandibles: a clinical pilot study. Clin Oral Implants Res. 2011;22(7):743-52.

15. Ebert A, Hedderich J, Kern M. Retention of zirconia ceramic copings bonded to titanium abutments. Int J Oral Maxillofac Implants. 2007;22(6):921-7.

16. Lindhe J, Berglundh T. The interface between the mucosa and the implant. Periodontol 2000. 1998;17:47-54.

17. Meyle J. Cell adhesion and spreading on different implant surfaces. In: N.P. L, Karring T, editors. Proceedings of the 3rd European Workshop on Periodontology: Implant Dentistry. Berlin: Quintessence; 1999:55-72.

18. Bollen CM, Papaioanno W, Van Eldere J, Schepers E, Quirynen M, van Steenberghe D. The influence of abutment surface roughness on plaque accumulation and peri-implant mucositis. Clin Oral Implants Res. 1996;7(3):201-11.

19. Happe AR, N.; Beuer, F.; Schäfer, A.; Nickenig H-J.; Rothamel, D. How to estabilich a suitable surface roughness for zirconia implant abutments under laboratory conditions. Clin Oral Implants Res. 2012;23(Supple 7):44.

»Im Leben kommt
es nicht darauf an,
ein gutes Blatt zu
bekommen, sondern
auch mit schlechten
Karten gut zu spielen.«

Robert Louis Stevenson

/13

KOMPLEXE FÄLLE

Tomohiro Ishikawa, Gerd Körner, Arndt Happe

EINLEITUNG

Manche Patienten werden mit komplexen Problemen vorstellig, die einen umfassenden Therapieansatz erfordern. Dieses Kapitel ist Fällen gewidmet, die sich nur durch einen solchen umfassenden Ansatz lösen lassen: Patienten mit hochproblematischer Anatomie in der ästhetischen Zone oder weiteren komplizierten dentalen Voraussetzungen. Der Prozess der Entscheidungsfindung und die Schlüsselfaktoren für den Erfolg werden in den entsprechenden Fällen detailliert erläutert.

Ein typisches Problem komplexer Fälle ist ein ausgeprägter Gewebeverlust durch eine fortgeschrittene Parodontalerkrankung, Trauma oder eine Infektion endodontischen Ursprungs. In komplexen Fällen behandelt der Zahnarzt häufig nicht nur biologische Probleme wie die Infektion oder das Trauma. Weil Gewebe- oder Zahnverlust auch zu einer Wanderung der Restzähne führen kann, ist er häufig auch mit Platzproblemen konfrontiert. Auch können Patienten angeborene Zahnstellungsanomalien, Zahnnichtanlagen oder fehlgebildete Zähne aufweisen. In Anbetracht solcher Zusatzkomplikationen kommt dem „Space Management“, also dem Umgang mit dem zur Verfügung stehenden Platz, für dauerhafte ästhetische und funktionelle Ergebnisse eine noch wichtigere Rolle bei der Behandlungsplanung zu.

Im folgenden Kapitel werden die beiden schwierigsten Aspekte komplexer Fälle, das Management des zur Verfügung stehenden Platzes (Space Management) und die Geweberekonstruktion bei stark zerstörten Kieferkämmen (Hart- und Weichgeweberegeneration), diskutiert.

Schlüsselfaktoren für den Erfolg bei komplexen Fällen sind:

- ein interdisziplinärer Ansatz mit Behandlung durch Spezialisten,
- ein adäquates Management des vorhandenen Platzes (Space Management),
- die Rekonstruktion defizitärer Kammabschnitte (Hart- und Weichgeweberegeneration),
- ideale dreidimensionale Implantatposition nach prothetischen Gesichtspunkten.

KIEFERORTHOPÄDISCHE FÄLLE UND „SPACE MANAGEMENT“

Der vielleicht schwierigste Aspekt beim Lücken- oder Platzmanagement (Space Management) ist die exakte Bewertung der Implantat- und Zahnpositionen. Normalerweise werden die Entscheidungen hierüber anhand eines kieferorthopädischen Set-ups und eines diagnostischen Wax-ups in Zusammenarbeit von Kieferorthopäde, Prothetiker und Chirurg getroffen[1,2].

Der zeitliche Ablauf der kieferorthopädischen und der Implantattherapie kann in drei grundlegende Schemata eingeteilt werden. Möglich ist der Ablauf Kieferorthopädie – Implantattherapie – Restauration (KI), der Ablauf Implantattherapie – Kieferorthopädie – Restauration (IK) oder eine komplexere Kombination kieferorthopädischer und implantologischer Abläufe, bei denen ein oder mehrere Schritte wiederholt werden (KIK, IKI usw.) (Tabelle 13-1).

Tabelle 13-1 zeigt Ablaufpläne mit definitiven Implantaten. Eine weitere Möglichkeit ist die Verwendung von temporären Implantaten als Ankerpunkte. Mit diesen temporären Verankerungselementen (temporary anchorage devices, TADs) lassen sich die nötigen Räume schaffen, um vor der definitiven Implantation eine optimale Implantatposition zu ermöglichen.

In der klinischen Realität folgen die Zahnbewegungen nicht immer dem kieferorthopädischen Set-up. Manchmal wird im Laufe der kieferorthopädischen Behandlung eine zweite oder dritte Korrektur (Set-up-Modell) nötig. Deshalb ist es sicherer, die Implantate erst nach Abschluss der Kieferorthopädie oder so spät wie möglich innerhalb der kieferorthopädischen Behandlungsphase zu setzen.

Wenn die Behandlung ein oder mehrere Implantate als vertikalen Stopp voraussetzt oder ein Verankerungspunkt benötigt wird, dann folgt der bevor-

Tab. 13-1 Zeitlicher Ablauf von Kieferorthopädie und Implantattherapie.

Schema	Erklärung
KI	Kieferorthopädie – Implantatchirurgie (– provisorische Restauration) – vorhandene Zähne bieten reziproke Verankerung und einen vertikalen Stopp – normalerweise bei geringem Zahnverlust verwendet
IK	Implantatchirurgie – (provisorische Restauration –) Kieferorthopädie – fehlende reziproke Verankerung, fehlender vertikaler Stopp
IKI, KIK	Kombinationsschema – indiziert bei schwer vorhersagbaren Zahnbewegungen (temporäre Verankerungsgeräte können verwendet werden) – Insertion des zweiten Implantats in die Lücke, die kieferorthopädisch mit dem ersten Implantat als Verankerung geschaffen wurde

Tab. 13-2 Drei Grundregeln für die Implantation in komplexen Fällen.

1) Kleine Zähne (z. B. die seitlichen Schneidezähne) oder Zähne in ästhetisch sensibleren Bereichen sollten durch Pontics und ohne Verwendung von Implantaten ersetzt werden. Dies ist besonders bei Versorgungen vor Abschluss der kieferorthopädischen Behandlung relevant.
2) Zwischen natürlichen Restzähnen und Implantaten sollte, falls möglich, ein Pontic liegen.
3) Um Gewebe zu erhalten und Platz zu gewinnen, sollte ein Platform-Switching angewendet werden.

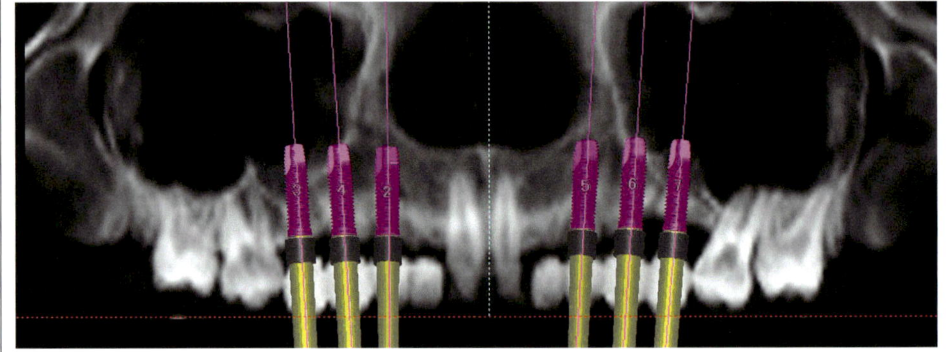

Beispiel für die Anwendung dieser drei Regeln.

zugte Behandlungsablauf dem Schema Implantatchirurgie – Kieferorthopädie (IK). Bei diesem Schema besteht die Gefahr, dass Implantate falsch positioniert werden oder die Kieferorthopädie dazu führt, dass die Implantatpositionen nicht mehr korrekt sind. Das Befolgen der drei in Tabelle 13-2 gelisteten Regeln hilft dabei, diese Gefahr zu minimieren.

Während des Behandlungsprozesses muss das Team kontinuierlich zusammenarbeiten, um ein erfolgreiches Lückenmanagement sicherzustellen, eine stabile Seitenzahnokklusion zu etablieren und eine zufriedenstellende Ästhetik mit adäquater Frontzahnführung zu erreichen. Der Aufbau einer kooperativen Zusammenarbeit im Behandlungs- und Planungsteam für die kieferorthopädische und implantologische Behandlung kann mühsam sein, aber die Ergebnisse, die aus einer guten Kommunikation zwischen Zahnärzten mit Bewusstsein für die biologischen und klinischen Grenzen des individuellen Falls resultieren, sind zweifellos diesen Aufwand wert.

Jedes Teammitglied sollte die Verantwortung für seinen Bereich, aber auch für dessen Funktion im Gesamtbehandlungsplan (IK, KI und Kombinationen) tragen. Außerdem muss die langfristige Nachbeobachtung und -betreuung im Hinblick auf ein lebenslanges kraniofaziales Wachstum geplant und eingerichtet werden. Dies gilt insbesondere bei sehr jungen Patienten (vgl. Fall 2)[3].

Fall 1 (Abb. 13-1 bis 13-15)
Schlüsselfaktoren für den Behandlungserfolg in diesem Fall:

/ Space Management
/ Reihenfolge Kieferorthopädie – Implantatchirurgie (KI)
/ Kieferorthopädie bei parodontal geschädigten Patienten
/ Ästhetische Implantattherapie bei parodontal geschädigten Patienten

Eine 38-jährige Patientin stellte sich mit einer schweren generalisierten chronischen Parodontitis in Kombination mit einer Angle-Klasse-II/2-Beziehung mit Tiefbiss vor. Außerdem störten pathologische Zahnbewegungen mehrerer Zähne die Okklusion. Geplant wurde eine kieferorthopädische Korrektur mit reziproker Verankerung auf den vorhandenen Zähnen.

Die Röntgenuntersuchung bestätigte eine moderate bis schwere chronische Parodontitis und pathologische Zahnbewegungen[4]. Die Zähne 36 und 46 waren bereits extrahiert worden und auch für die Zähne 12, 11, 21, 22 und 28 wurde wegen fortgeschrittener Karies und Knochenresorption die Extraktion geplant. Bevor die kieferorthopädische und/oder implantatchirurgische Behandlung beginnen konnte, mussten alle Entzündungen vollständig abgeheilt sein[5,6]. In diesem Fall wurde die Kieferorthopädie vor Beginn der Implantattherapie zum Abschluss gebracht. Obwohl die Entzündung an den Zähnen 21 und 22 schwer zu beherrschen war, wurden diese Zähne als Platzhalter und Anker für den KFO-Draht erhalten. Nach der kieferorthopädischen Behandlung wurden die Zähne 21 und 22 extrahiert. 4 Monate später zeigten die zwei- und die dreidimensionale Röntgenuntersuchung horizontale und vertikale Knochendefekte, die das ästhetische Resultat beeinträchtigt hätten. Im Rahmen der präoperativen Planung wurde auch die Position der zukünftigen Inzisalkanten und die Sichtbarkeit der Schneidezähne mithilfe der Röntgenschablone getestet. Die Schablone diente hier quasi auch als Mock-up. Als Implantatregionen wurden 11 und 22 gewählt. Die Implantate wurden mit Pontics abgewechselt, um ästhetische Probleme durch benachbarte Implantate zu vermeiden. Nach Abheilung der Extraktionswunden resultierte ein stark ausgeprägter dreidimensionaler Kammdefekt. Dieser konnte mittels GBR-Technik mit Titannetz und Kollagenmembran erfolgreich rekonstruiert werden. Zwei Implantate mit Platform-Switching wurden in prothetisch idealer dreidimensionaler Position in den Regionen 11 und 22 inseriert. Um die Implantatpositionen sowie das Volumen und die Form des regenerierten Gewebes zu kontrollieren, wurde die chirurgische Schablone auch intraoperativ bei der Augmentation eingesetzt[7,8].

Weichgewebekonditionierung (I): Typischerweise wird die Ponticbasis zu Beginn der Konditionierung bis tief in das Weichgewebe und bis zum palatinalen Rand des Gingivaformers oder der Deckschraube aufgebaut. Dann wird schrittweise nach vestibulär Material angetragen[9].

Weichgewebekonditionierung (II): Die Anpassung durch weiteres Antragen von Kunststoff wurde für 1 bis 2 Monate fortgesetzt, bis das nur noch sehr dünne deckende Weichgewebe durch einen einfachen nichtinvasiven Eingriff entfernt wurde. Anschließend erfolgte die Anfertigung der Suprastruktur, in diesem Fall eine CAD/CAM-gefertigte durchverschraubte Brücke. Verschraubte Restaurationen vermeiden das Risiko einer Periimplantitis durch Zementüberschüsse. Zudem ist im Falle von Problemen das Implantat leicht zugänglich[10–13].

Der interdisziplinäre Ansatz mit Parodontalbehandlung, kieferorthopädischer Korrektur und Implantattherapie ermöglichte ein zufriedenstellendes ästhetisches Ergebnis. Nach der Behandlung war ein Lächeln mit natürlicher dentofazialer Ästhetik wiederhergestellt. Dieses Ergebnis wäre ohne eine dreidimensionale Geweberegeneration und -modellierung anhand einer diagnostischen Schablone nicht möglich gewesen. Es soll an dieser Stelle noch einmal darauf hingewiesen werden, dass jeder Patient nach der Behandlung eine auf sein Parodontitisrisiko abgestimmte Mundhygieneinstruktion und regelmäßiges Recall in der Mundhygiene erhalten sollte. Diese Patientin erschien einmal im Monat zur unterstützenden Parodontaltherapie (UPT) mit professioneller Zahnreinigung und Pflege der Restaurationen.

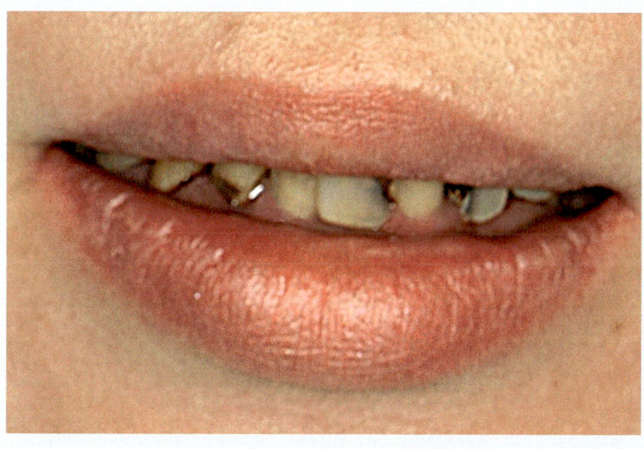

Abb. 13-1 Lippenbild bei Erstvorstellung: Die Patientin konnte sich bei der Vorstellung in der Praxis nicht dazu überwinden zu lächeln.

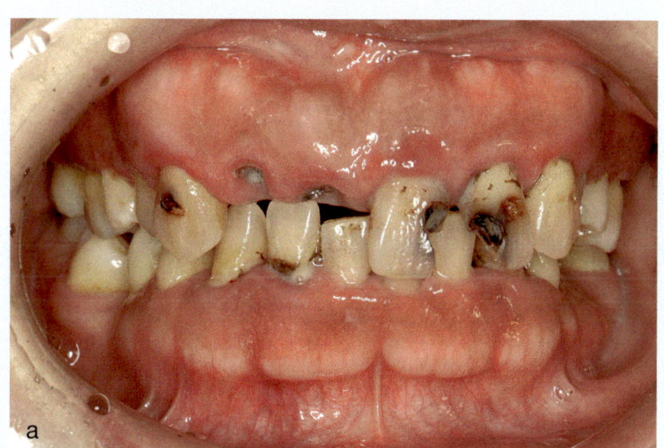

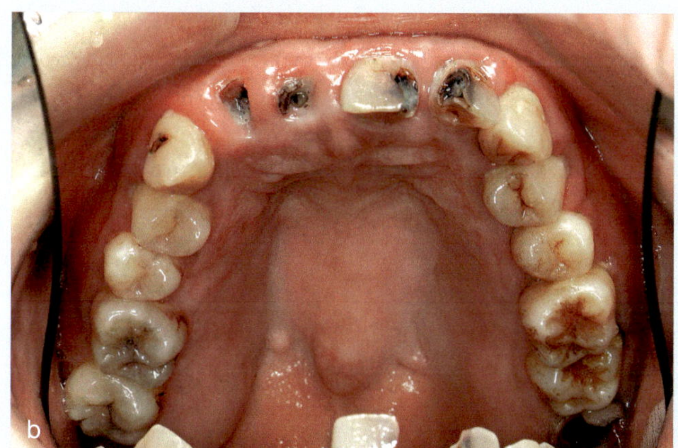

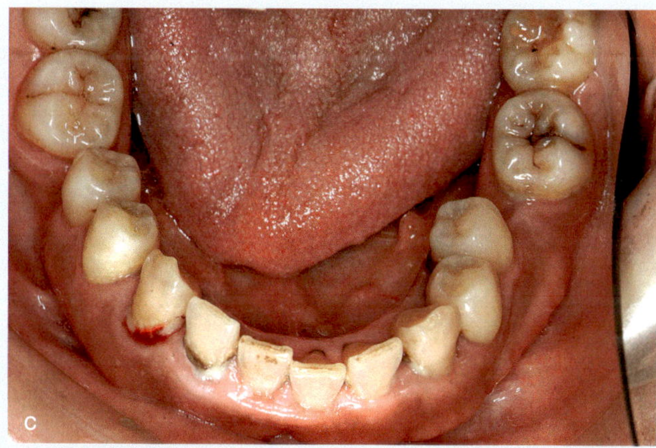

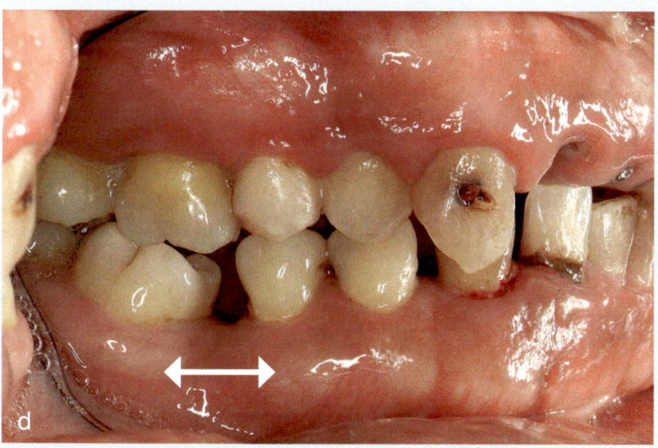

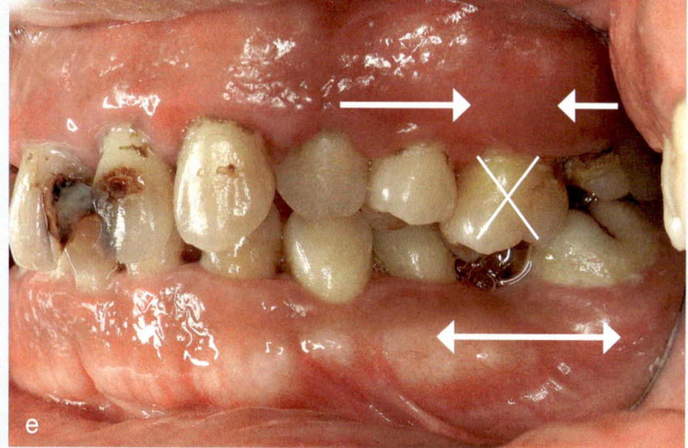

Abb. 13-2 Klinische Situation bei der Erstvorstellung mit deutlich sichtbaren schweren Entzündungen.

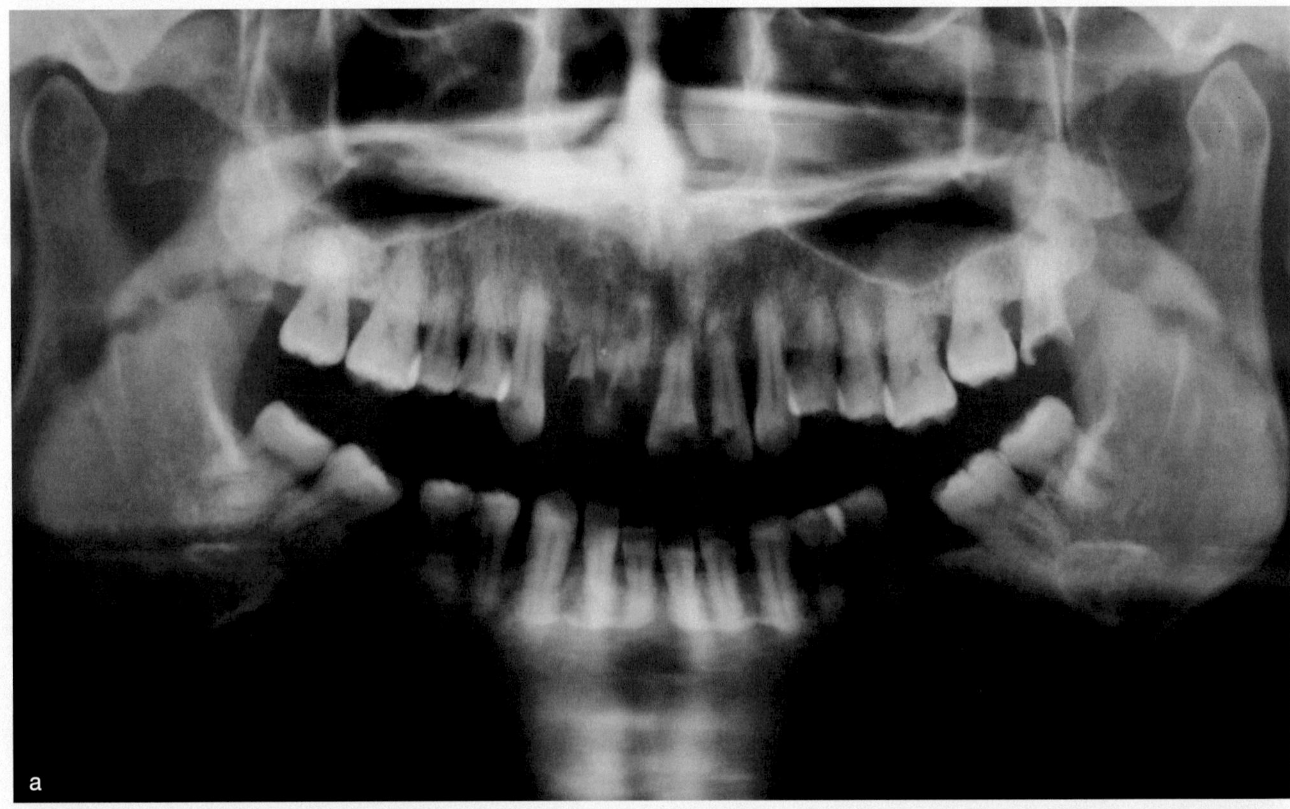

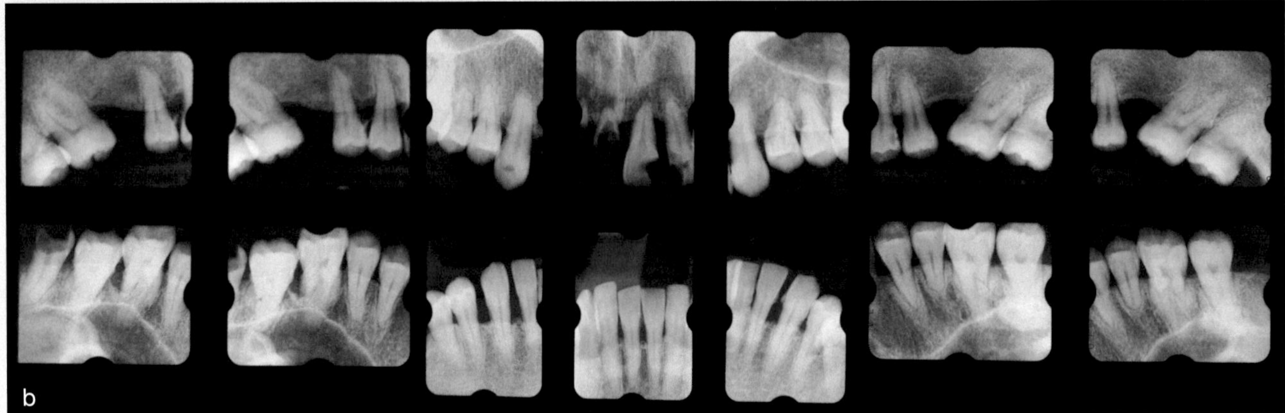

Abb. 13-3 Panoramaschichtaufnahme und Röntgenstatus bei der Erstvorstellung.

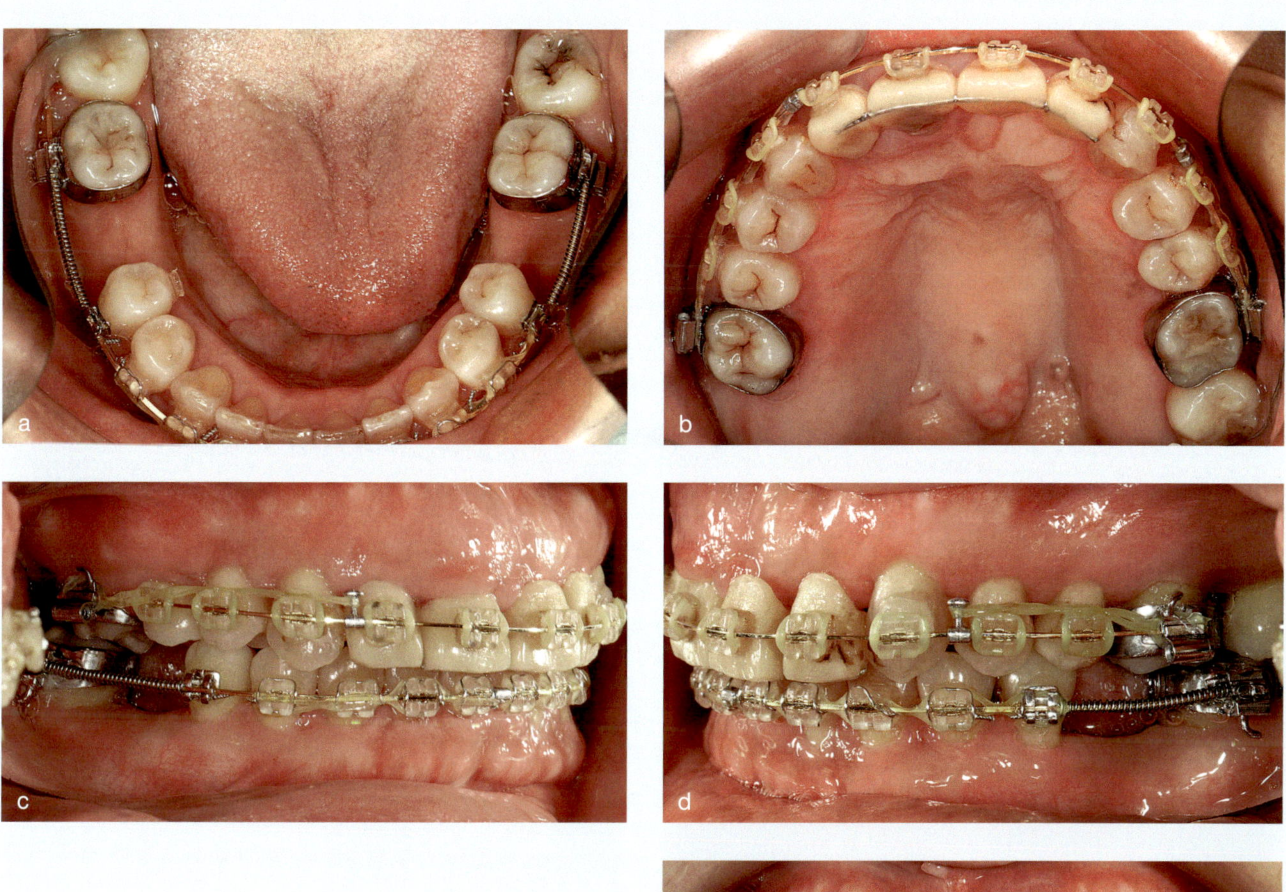

Abb. 13-4 Situation 1 Monat vor Abschluss der kieferorthopädischen Behandlung.

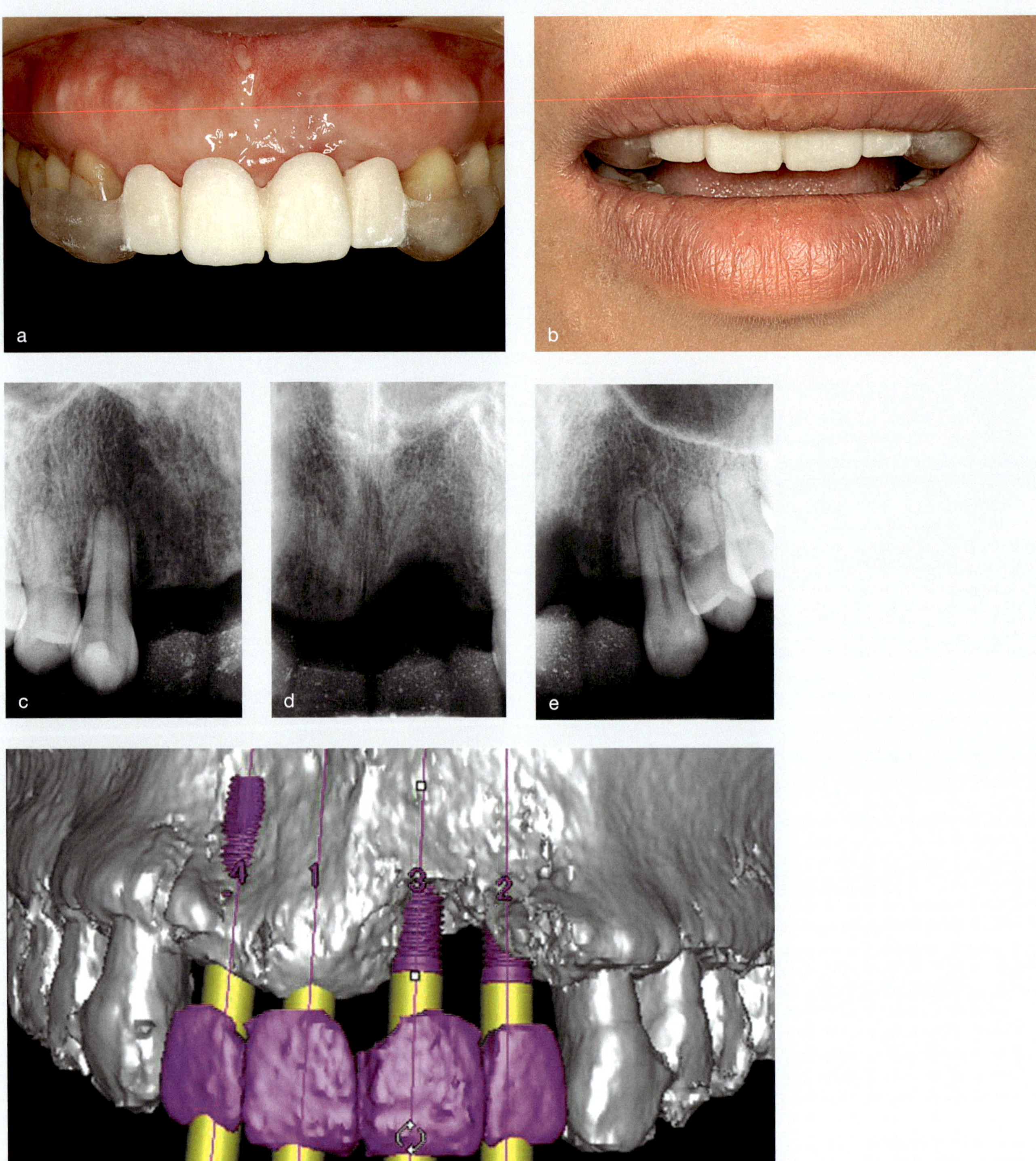

Abb. 13-5 Röntgenuntersuchung und diagnostische Schablone. Die Sichtbarkeit der Schneidezähne wurde mithilfe einer diagnostischen Schablone (Mock-up) getestet.

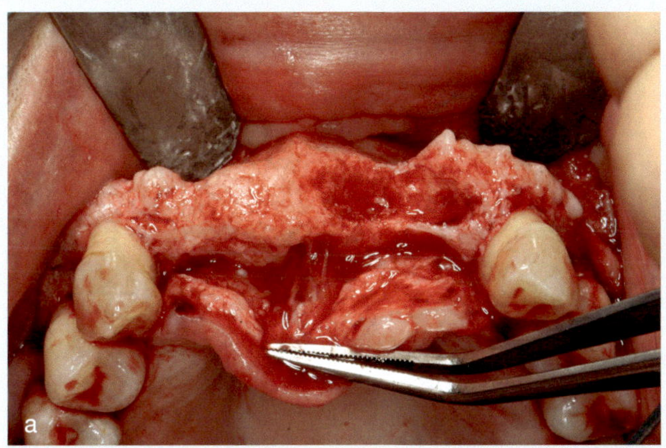

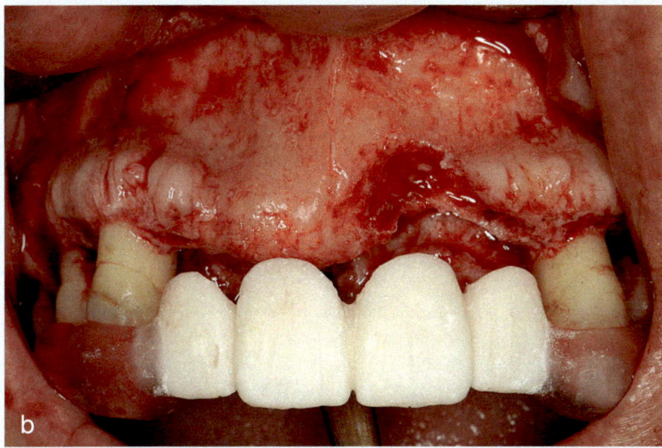

Abb. 13-6 Die Ansicht von okklusal und frontal auf den Knochendefekt zeigt, dass die interdentale Knochenhöhe unzureichend war.

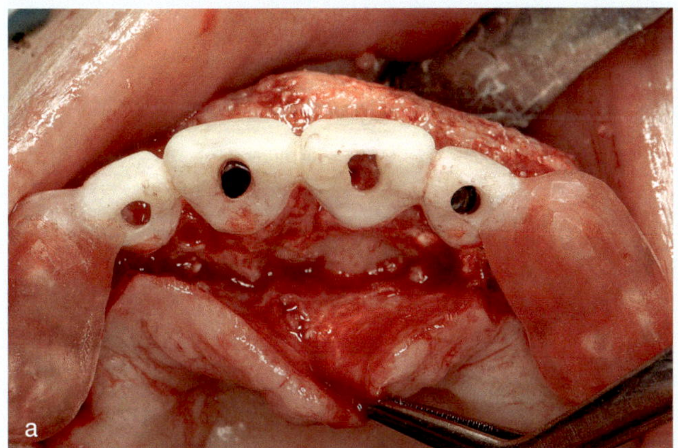

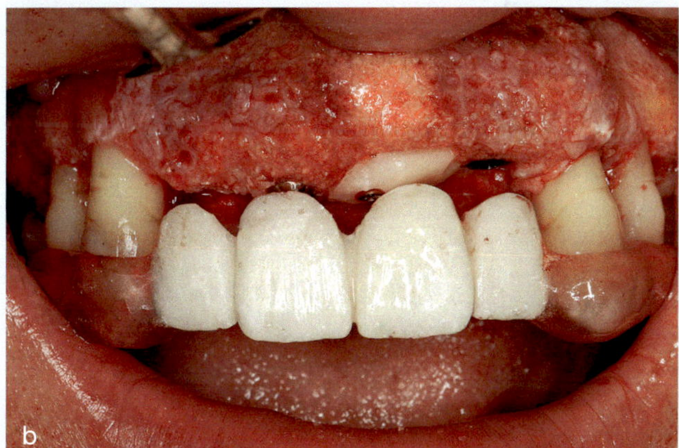

Abb. 13-7 Die Ansicht von okklusal und frontal auf den augmentierten Kamm, Implantate Regio 11 und 22 in situ.

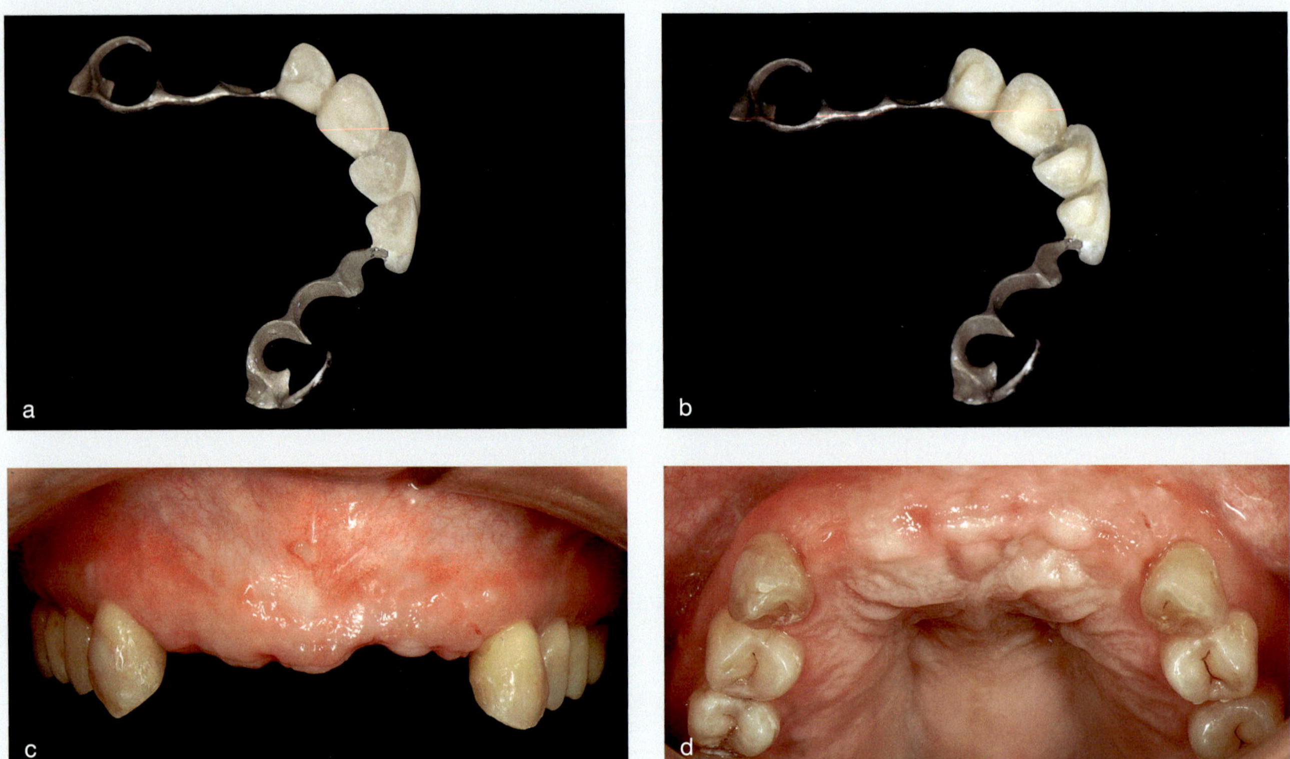

Abb. 13-8 Weichgewebekonditionierung (I): Ponticbasis wird zu Beginn der Konditionierung bis tief in das Weichgewebe und bis zum palatinalen Rand des Gingivaformers oder der Deckschraube aufgebaut.

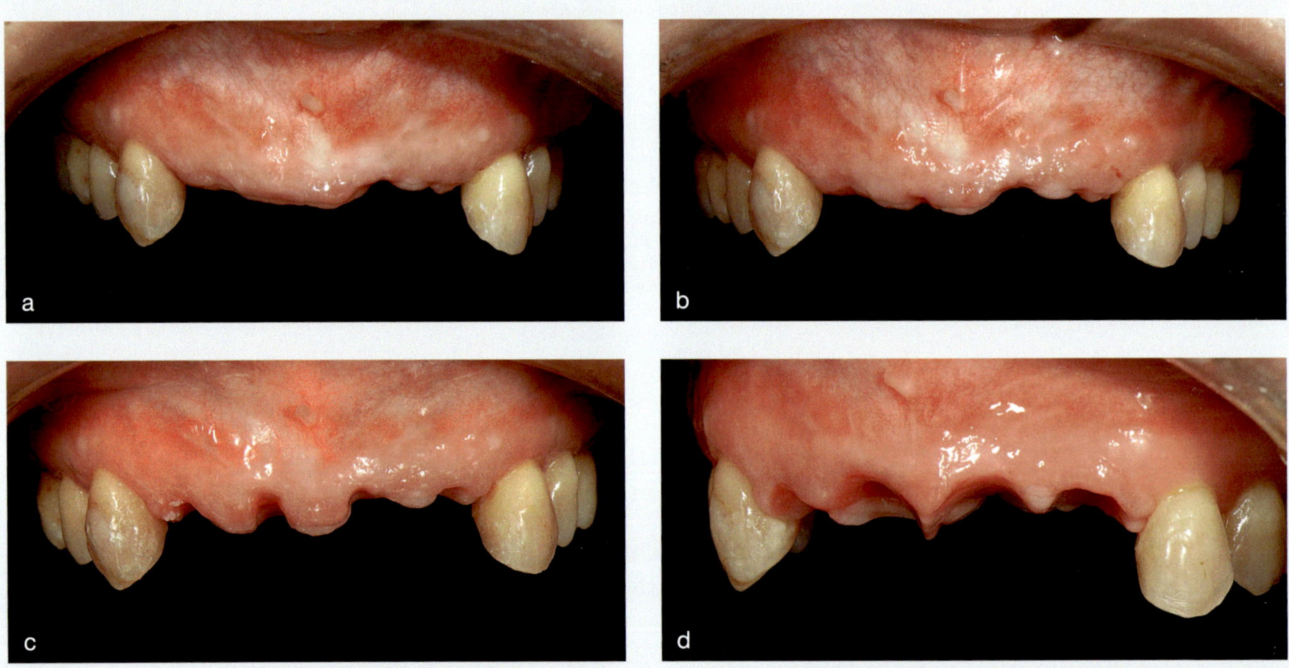

Abb. 13-9 Weichgewebekonditionierung (II): Die Anpassung durch weitere Inkremente wurde für 1 bis 2 Monate fortgesetzt.

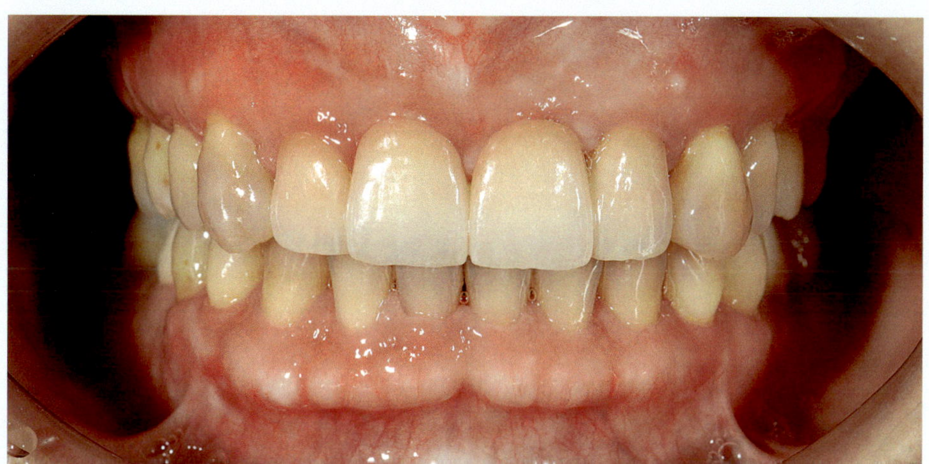

Abb. 13-10 Abschlussbild von frontal.

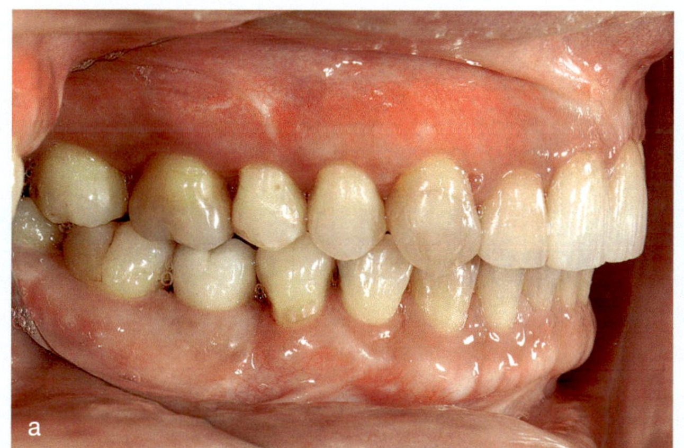

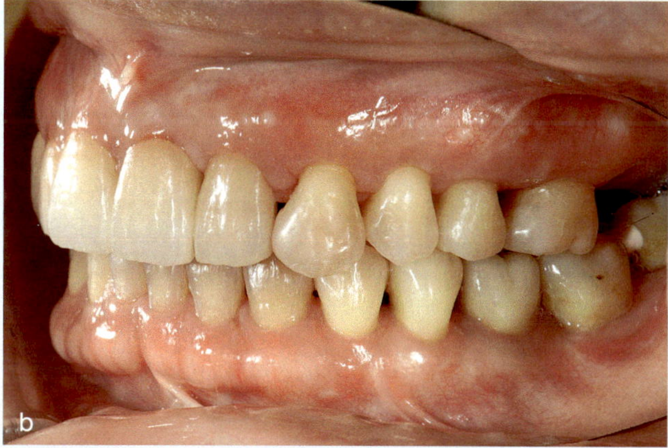

Abb. 13-11 Laterale Ansichten der Abschlusssituation. Mit der Behandlung wurde eine korrekte Eckzahnbeziehung und stabile Okklusion hergestellt, wodurch auch die Pflege und Erhaltung erleichtert und der langfristige Erfolg gesichert wurde.

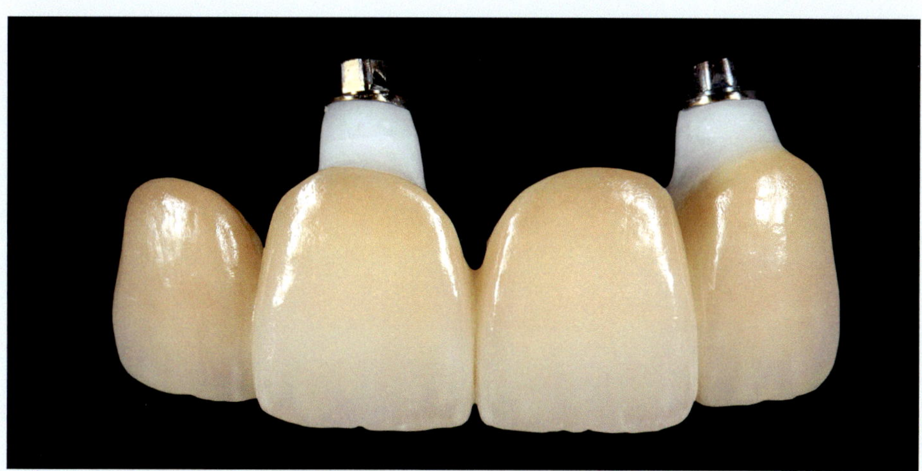

Abb. 13-12 Die CAD/CAM-gefertigte verschraubte definitive Restauration.

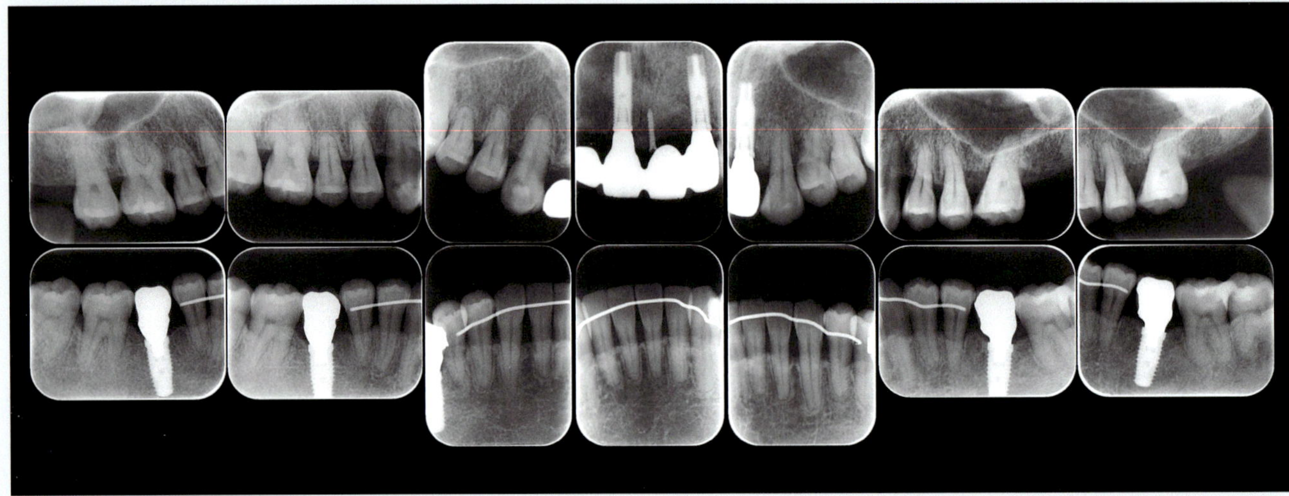

Abb. 13-13 Röntgenstatus nach Abschluss der Behandlung.

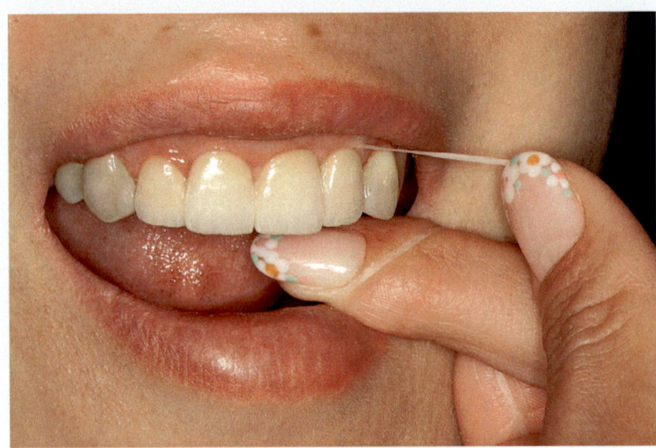

Abb. 13-14 Die Patientin wurde bezüglich der häuslichen Verwendung von Zahnseide instruiert.

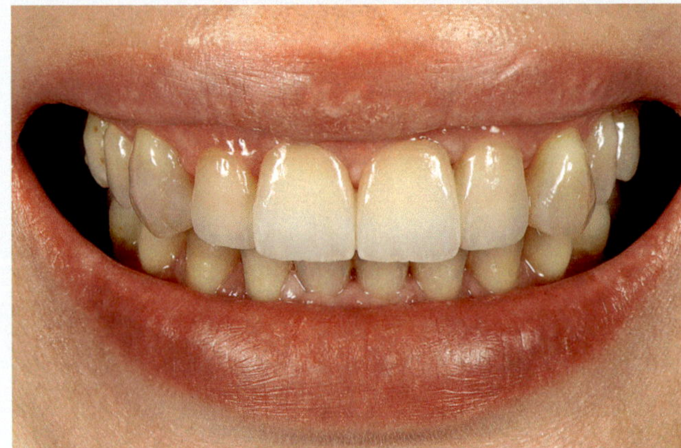

Abb. 13-15 Lächeln der Patientin mit den neuen definitiven Restaurationen (Chirurgie und Prothetik: Tomohiro Ishikawa; Kieferorthopädie: Kenji Kida, Zahntechnik: Kiyoshi Nakajima).

Fall 2 (Abb. 13-16 bis 13-33)

Schlüsselfaktoren für den Behandlungserfolg in diesem Fall:

/ Lückenmanagement
/ Schema Implantatchirurgie – Kieferorthopädie (IK)
/ Kombinationsschema (IKI, KIK)
/ Antizipieren der Implantatposition

Eine 19-jährige Patientin mit multiplen Nichtanlagen von 13 Zähnen und verschiedenen Hypoplasien wurde vom Kieferorthopäden überwiesen. Nicht angelegt waren die Zähne 15–12, 22–25, 32, 34, 35, 44 und 45. Die Zähne 11 und 21 sowie 33 und 43 waren fehlgebildet. Die persistierenden Milchzähne waren ankylosiert bei ausgeprägter Infraokklusion. Die Patientin zeigt eine hohe Lachlinie. Von Seiten der KFO wurde bereits ein Set-up entwickelt. Generell neigen Kieferorthopäden dazu, Molarenbewegungen zu vermeiden, man sollte jedoch die Möglichkeit der Verankerung auf Implantaten in Betracht ziehen. Diese gibt uns die Möglichkeit, die gesamte Okklusion zu rekonstruieren. Mittels Silikonschlüsseln wurde das kieferorthopädische Set-up in eine Röntgenschablone aus röntgenopakem Kunststoff transferiert, mit der auch eine klinische Einprobe möglich war. So konnte der kieferorthopädische Vorschlag an der Patientin auf Plausibilität getestet und die anatomischen Gegebenheiten im DVT analysiert werden.

Als Implantatpositionen wurden die Regionen 13, 14, 15, 23, 24, 25 im Oberkiefer nach strategischen Gesichtpunkten ausgewählt (vgl. Tab. 13-2). Besonders in Fällen, die auch eine kieferorthopädische Behandlung erforderlich machen, ist eine strategisch günstige Wahl der Implantatpositionen wichtig.

Die kieferorthopädische Behandlung begann, sobald die Implantate in Funktion genommen wurden. Im Oberkiefer folgte der Behandlungsablauf dem Schema Implantatchirurgie – Kieferorthopädie (IK).

Nach ersten kieferorthopädischen Behandlungserfolgen wurde ein zweites kieferorthopädisches Set-up angefertigt. Im Verlauf der kieferorthopädischen Behandlung können sich die geplanten definitiven Zahnpositionen ändern. In diesem Fall sollte ein zweites Set-up-Modell hergestellt und die Veränderungen berücksichtigt werden[18]. Dank der mesialen Extensionen an den Positionen der lateralen Schneidezähne konnten wir auf die aus der kieferorthopädischen Behandlung resultierenden Veränderungen durch Anpassen der Ponticform reagieren.

Im Unterkiefer folgte die Behandlung dem Schema Implantatchirurgie – Kieferorthopädie – Implantatchirurgie (IKI). Der Platz in der Lücke 45 und 46 wurde als zu klein für zwei benachbarte Implantate eingeschätzt, weshalb der Eckzahn 43 von der Implantatposition wegbewegt werden sollte. Erster

Schritt war eine Implantation in Regio 45 (Implantatchirurgie). Unter Verwendung dieses Implantats als Anker erfolgte dann die kieferorthopädische Bewegung von Zahn 43 aus der geplanten Implantatposition 44 (Kieferorthopädie). Nach ausreichender Lückenöffnung 44 sollte dann das Implantat 44 gesetzt werden (Implantatchirurgie).

Nachdem der Prämolar (7 mm breite Krone) durch ein Implantat mit 4 mm Durchmesser restauriert wurde, war nach der KFO kein Platz vorhanden, um bei der Implantation Regio 44 die nötigen 3 mm Abstand zum Nachbarimplantat und 1,5 mm zum angrenzenden Zahn einzuhalten. Das Behandlungsteam (Kieferorthopäde, Zahntechniker, Chirurg und Prothetiker) muss diese Regeln verinnerlichen und stets berücksichtigen, dass sie auf beiden Seiten des Implantats gelten. Alle Teammitglieder müssen vom Beginn der Behandlung an beachten, dass bei einem IKI-Schema die einzelnen Schritte nicht als individuelle Ereignisse, sondern im Kontext des Gesamtkonzepts geplant werden.

Das erreichte Endresultat war ästhetisch und funktional zufriedenstellend. Allerdings hätte noch eine bessere Okklusionsbeziehung hergestellt werden können, wenn geplant worden wäre, unter Verwendung der Implantatanker auch die Molaren zu bewegen.

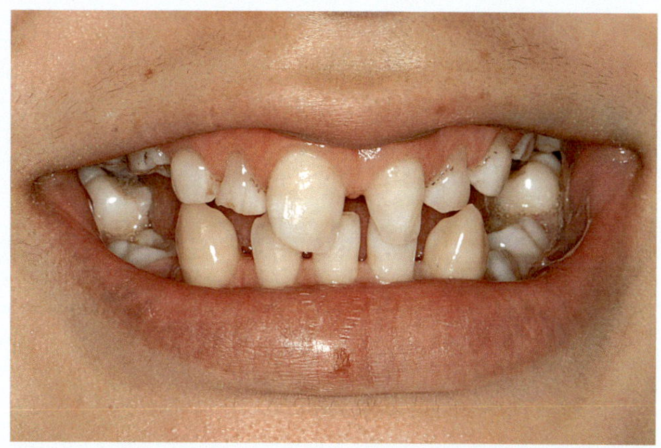

Abb. 13-16 Patientin mit hoher Lachlinie.

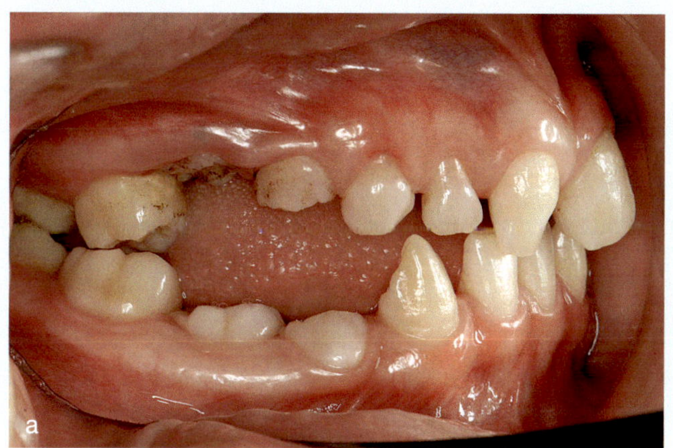

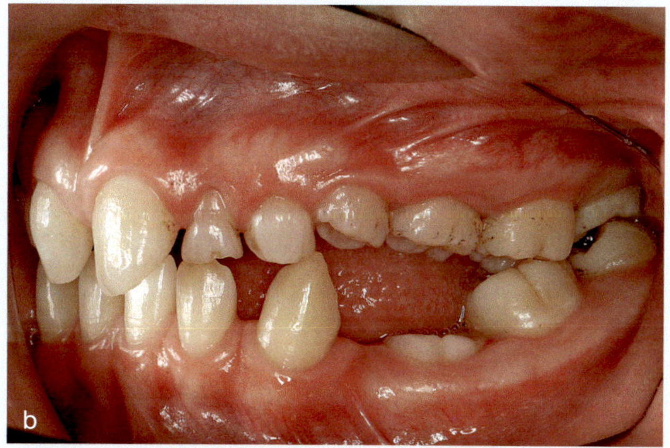

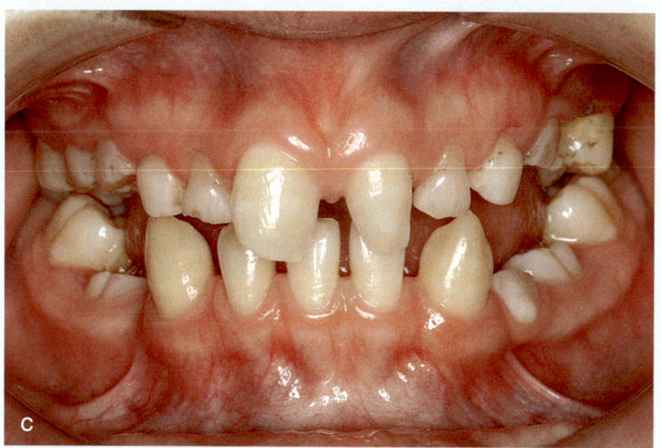

Abb. 13-17 Insgesamt waren 13 Zähne nicht angelegt. Die bleibenden Frontzähne waren fehlgebildet und mehrere Seitenzähne standen in Infraokklusion.

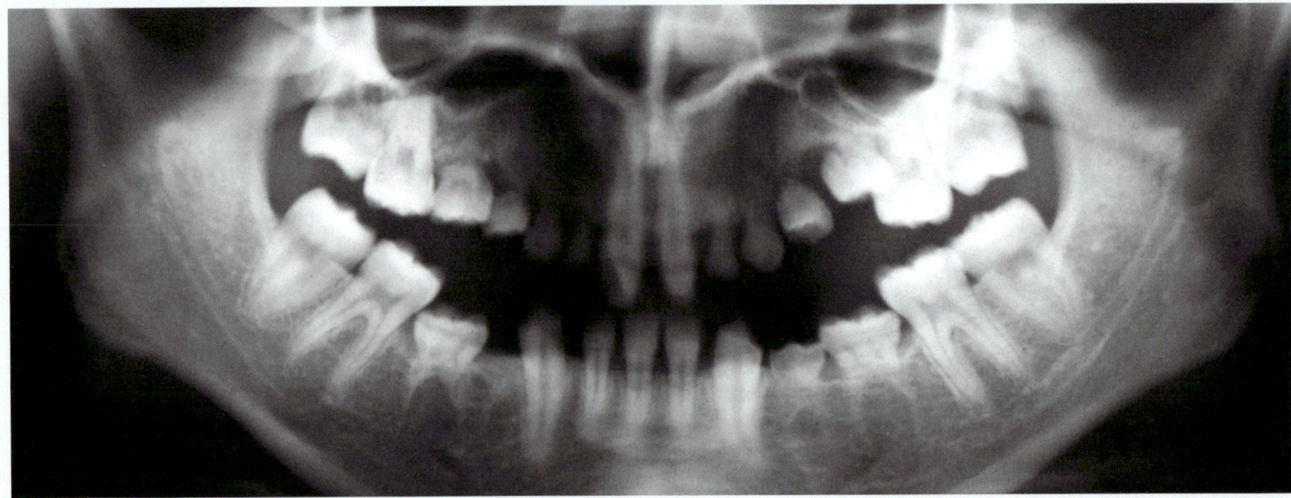

Abb. 13-18 Panoramaschichtaufnahme vor Behandlungsbeginn.

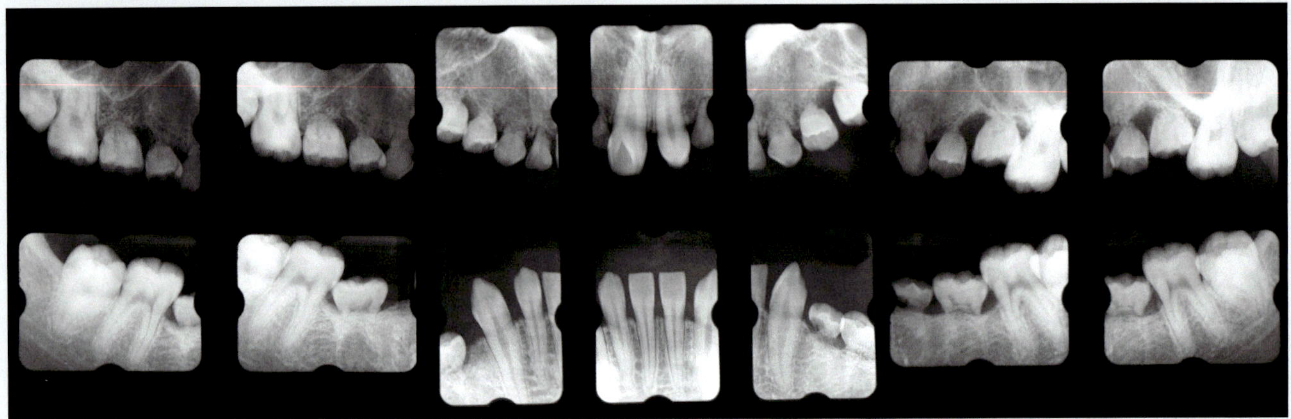

Abb. 13-19 Röntgenstatus der Ausgangssituation.

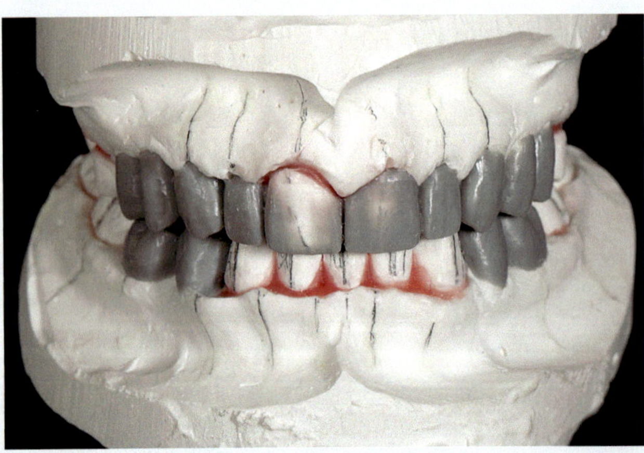

Abb. 13-20 Das vom Kieferorthopäden entwickelte erste Set-up-Modell.

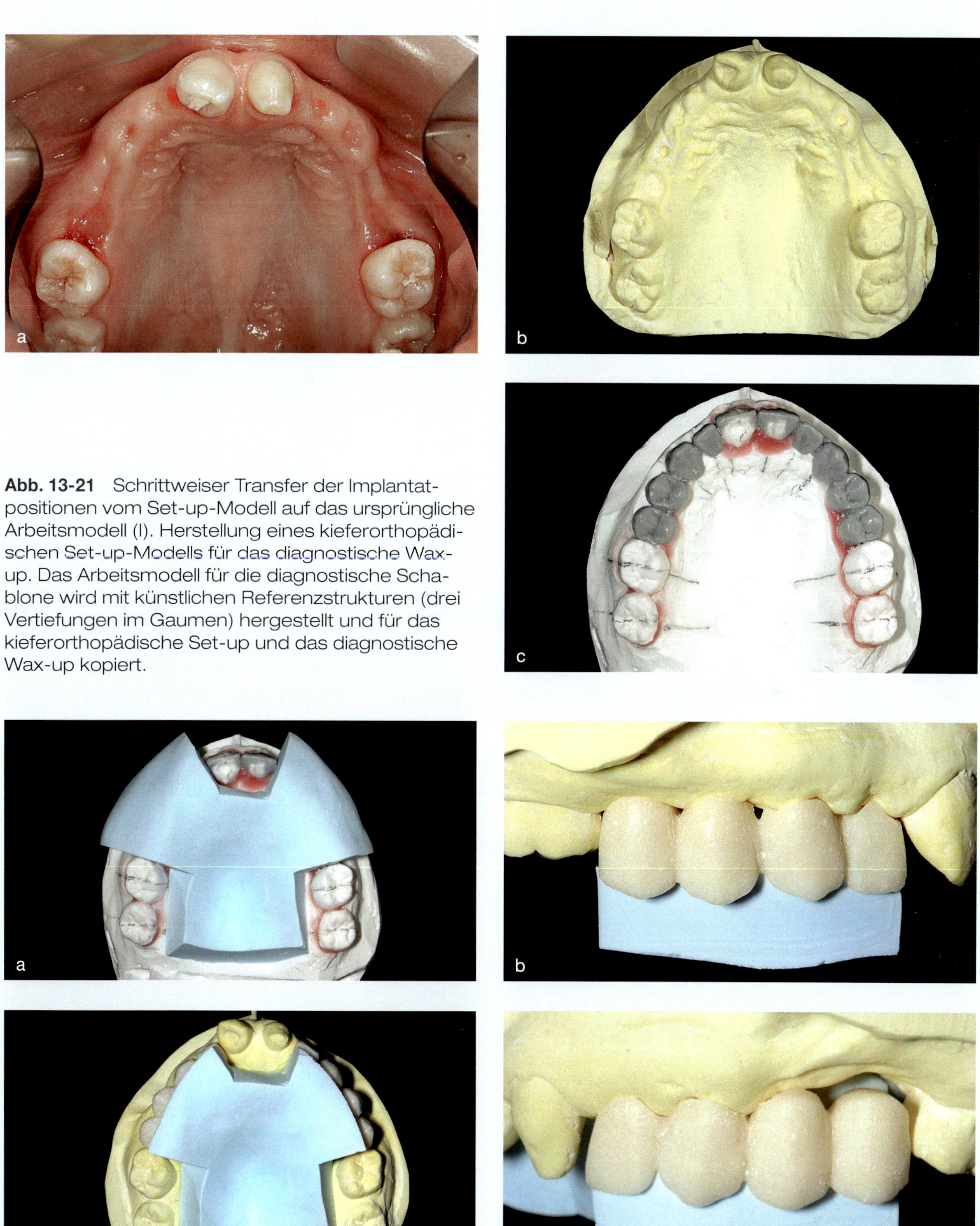

Abb. 13-21 Schrittweiser Transfer der Implantatpositionen vom Set-up-Modell auf das ursprüngliche Arbeitsmodell (I). Herstellung eines kieferorthopädischen Set-up-Modells für das diagnostische Wax-up. Das Arbeitsmodell für die diagnostische Schablone wird mit künstlichen Referenzstrukturen (drei Vertiefungen im Gaumen) hergestellt und für das kieferorthopädische Set-up und das diagnostische Wax-up kopiert.

Abb. 13-22 Schrittweiser Transfer der Implantatpositionen vom Set-up-Modell auf das ursprüngliche Arbeitsmodell (II). Transfer der Positionen des Wax-ups.

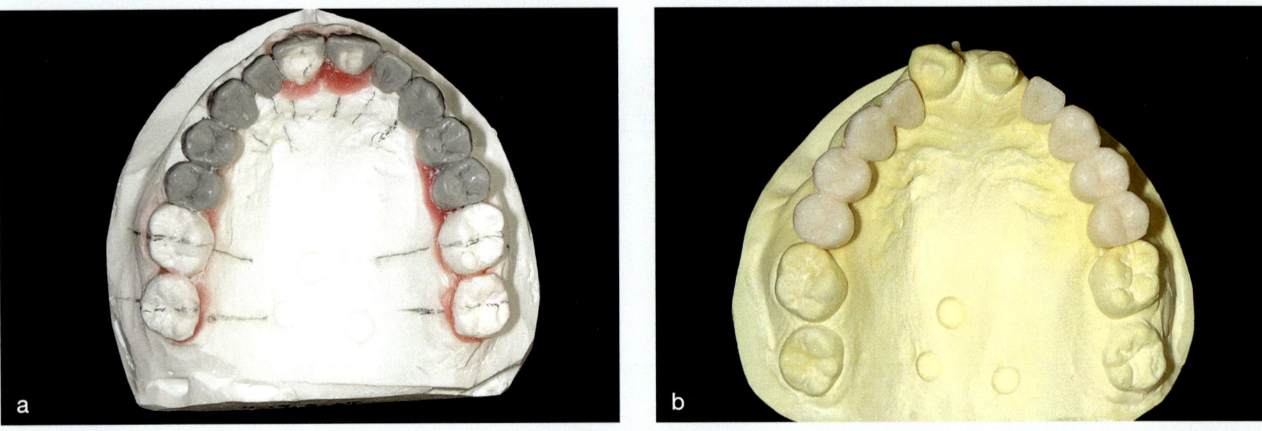

Abb. 13-23 Schrittweiser Transfer der Implantatpositionen vom Set-up-Modell auf das ursprüngliche Arbeitsmodell (III). Antizipieren der künftigen Implantatpositionen. Die geplanten Positionen werden auf das Arbeitsmodell übertragen[14–17].

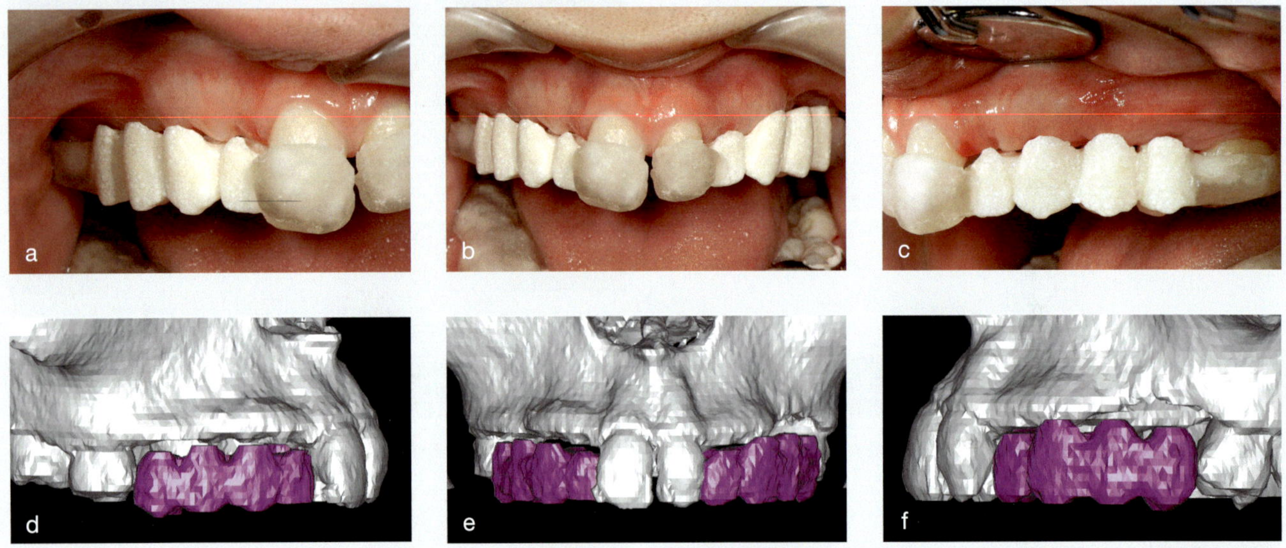

Abb. 13-24 Analyse der Größenverhältnisse. Die nach dem kieferorthopädischen Set-up-Modell hergestellte diagnostische Schablone vermittelt eine Vorstellung von der idealen künftigen Form des Alveolarkamms.

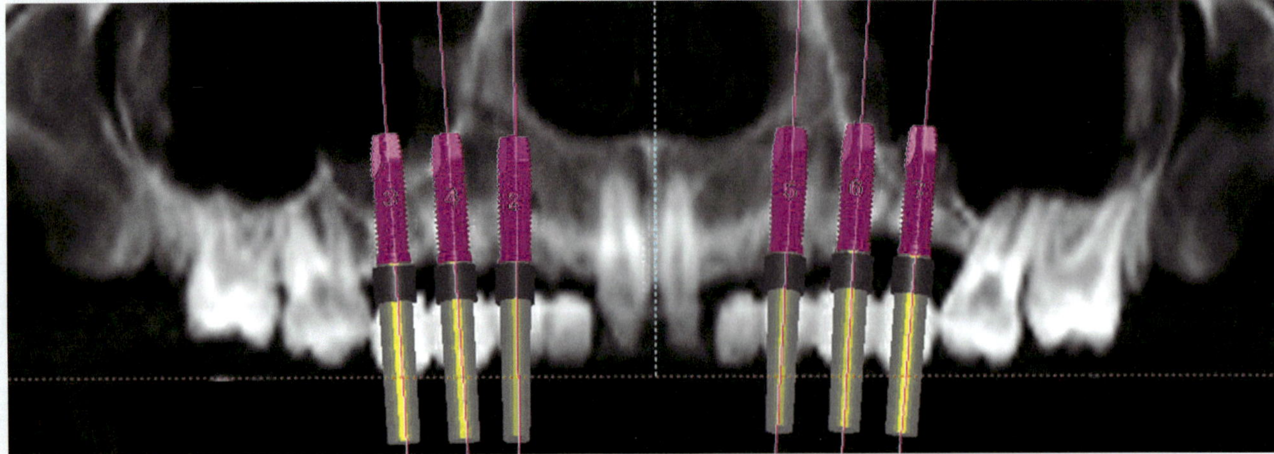

Abb. 13-25 Strategische Wahl der Implantatregionen (vgl. Tab. 13-2).

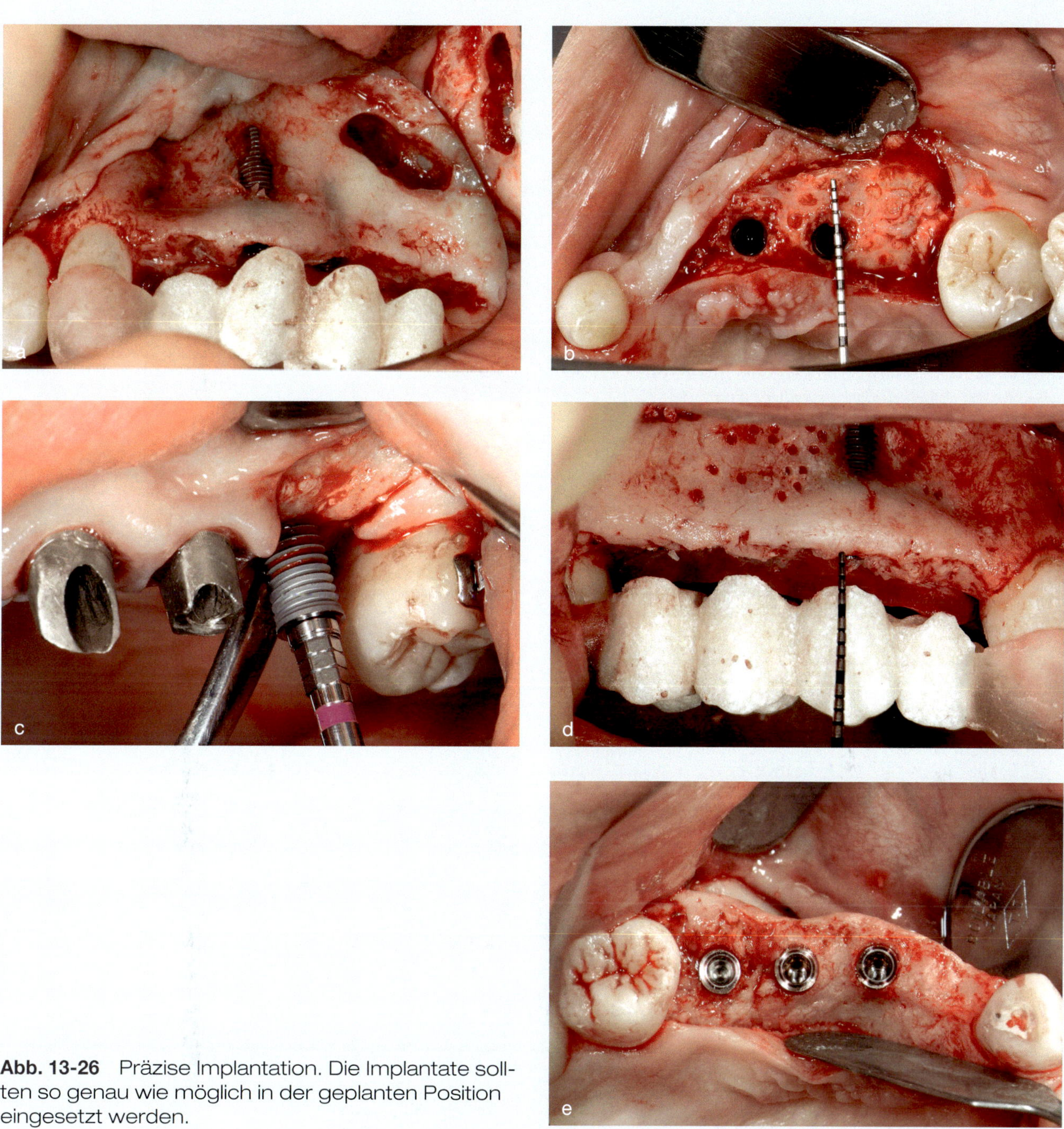

Abb. 13-26 Präzise Implantation. Die Implantate sollten so genau wie möglich in der geplanten Position eingesetzt werden.

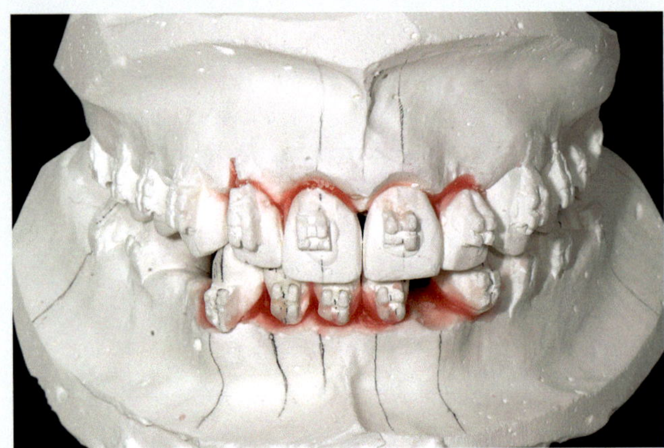

Abb. 13-27 Zweites kieferorthopädisches Set-up-Modell.

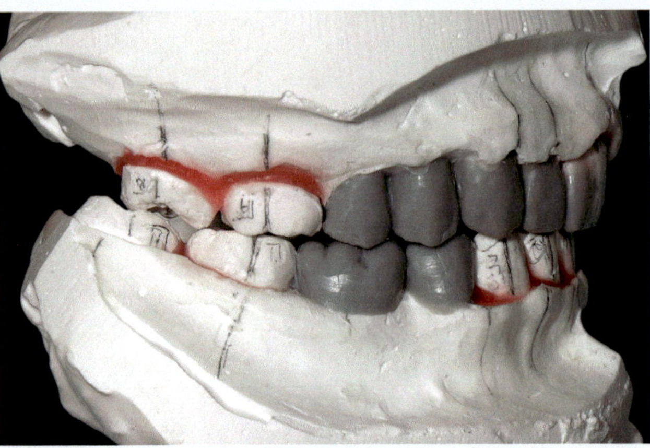

Abb. 13-28 Planung für den Unterkiefer: Problem war der Platz für 2 Implantate und die Position von Zahn 43.

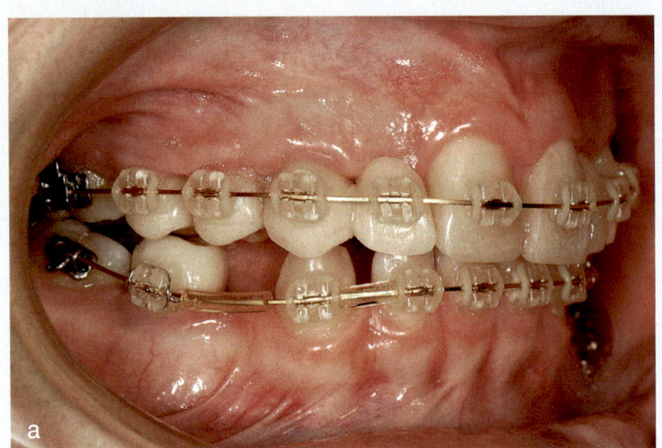

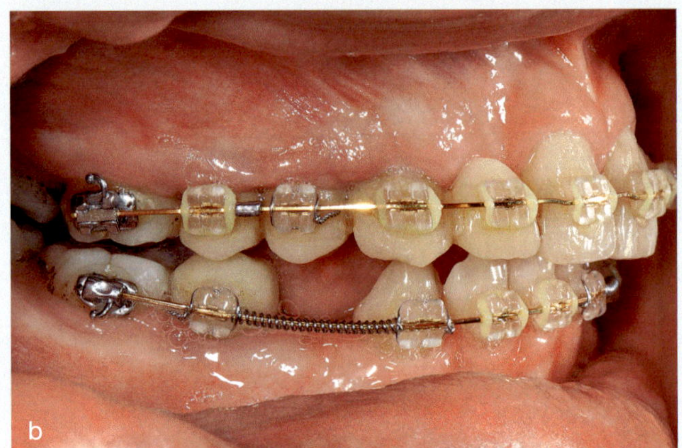

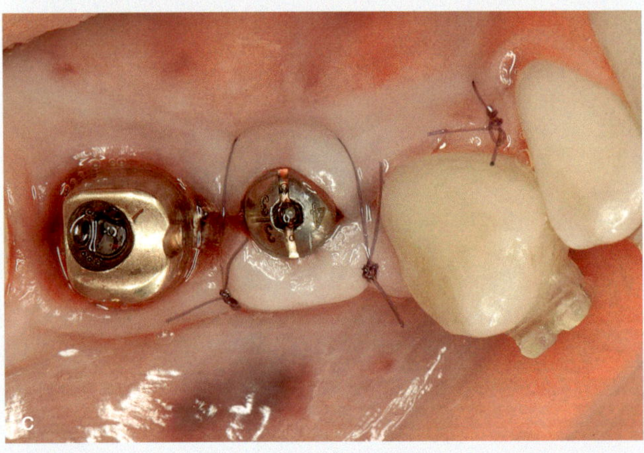

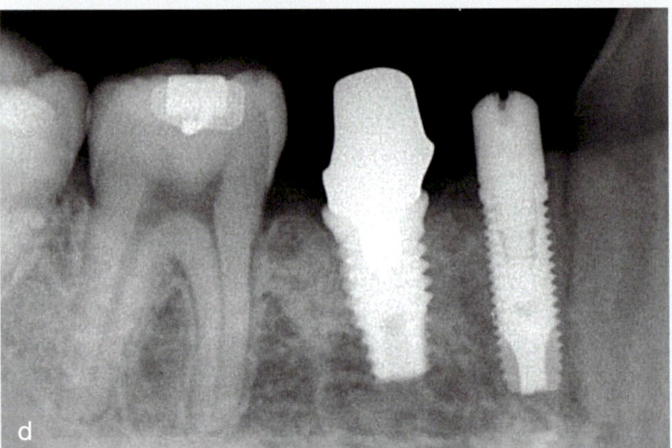

Abb. 13-29 IKI-Schema im Unterkiefer. Nach KFO war kein Platz vorhanden, um bei der Implantation die nötigen 3 mm Abstand zum Nachbarimplantat und 1,5 mm zum angrenzenden Zahn einzuhalten.

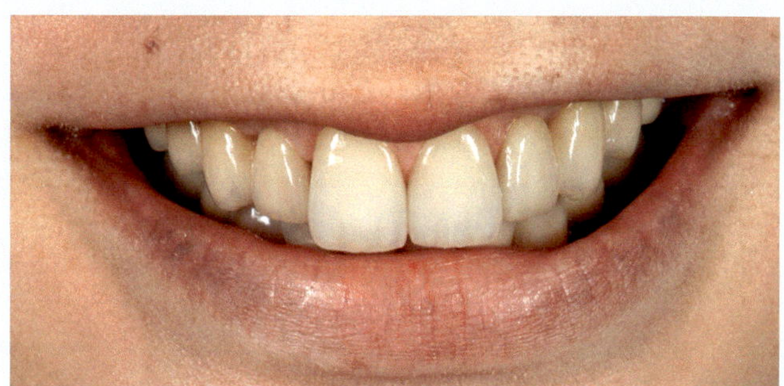

Abb. 13-30 Lächeln der Patientin nach Abschluss der Behandlung (Chirurgie und Prothetik: Tomohiro Ishikawa; Kieferorthopädie: Kenji Kida, Zahntechnik: Kiyoshi Nakajima).

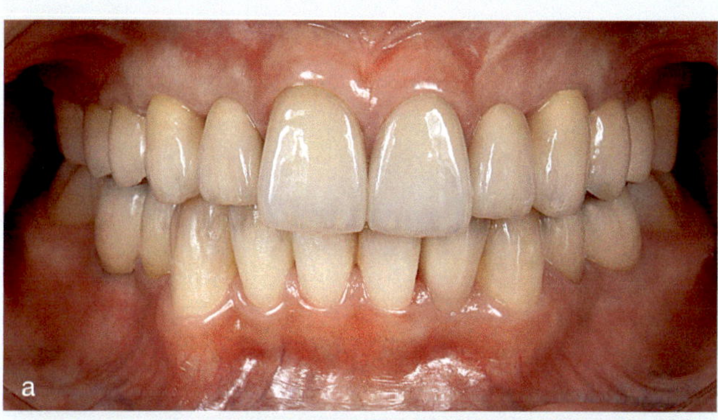

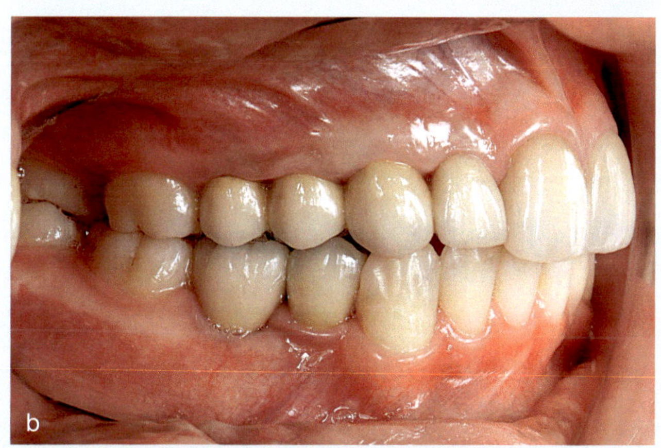

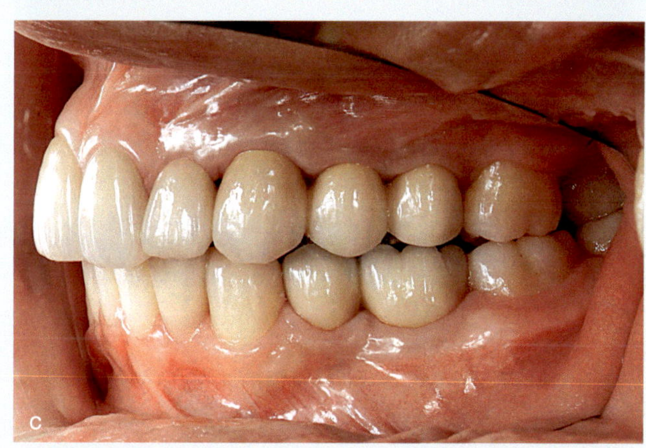

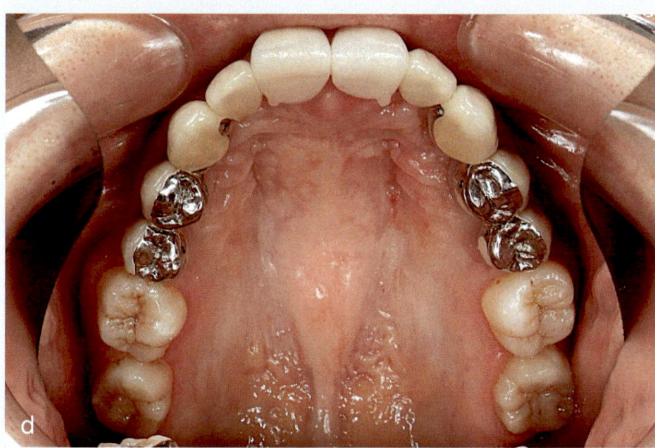

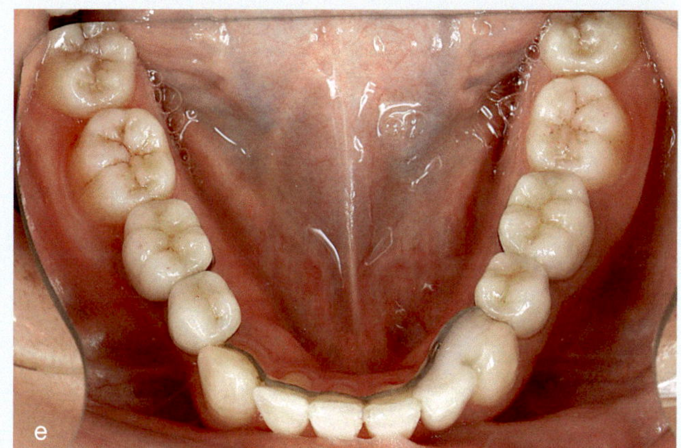

Abb. 13-31 Frontal-, Lateral- und Okklusalansichten des Endergebnisses.

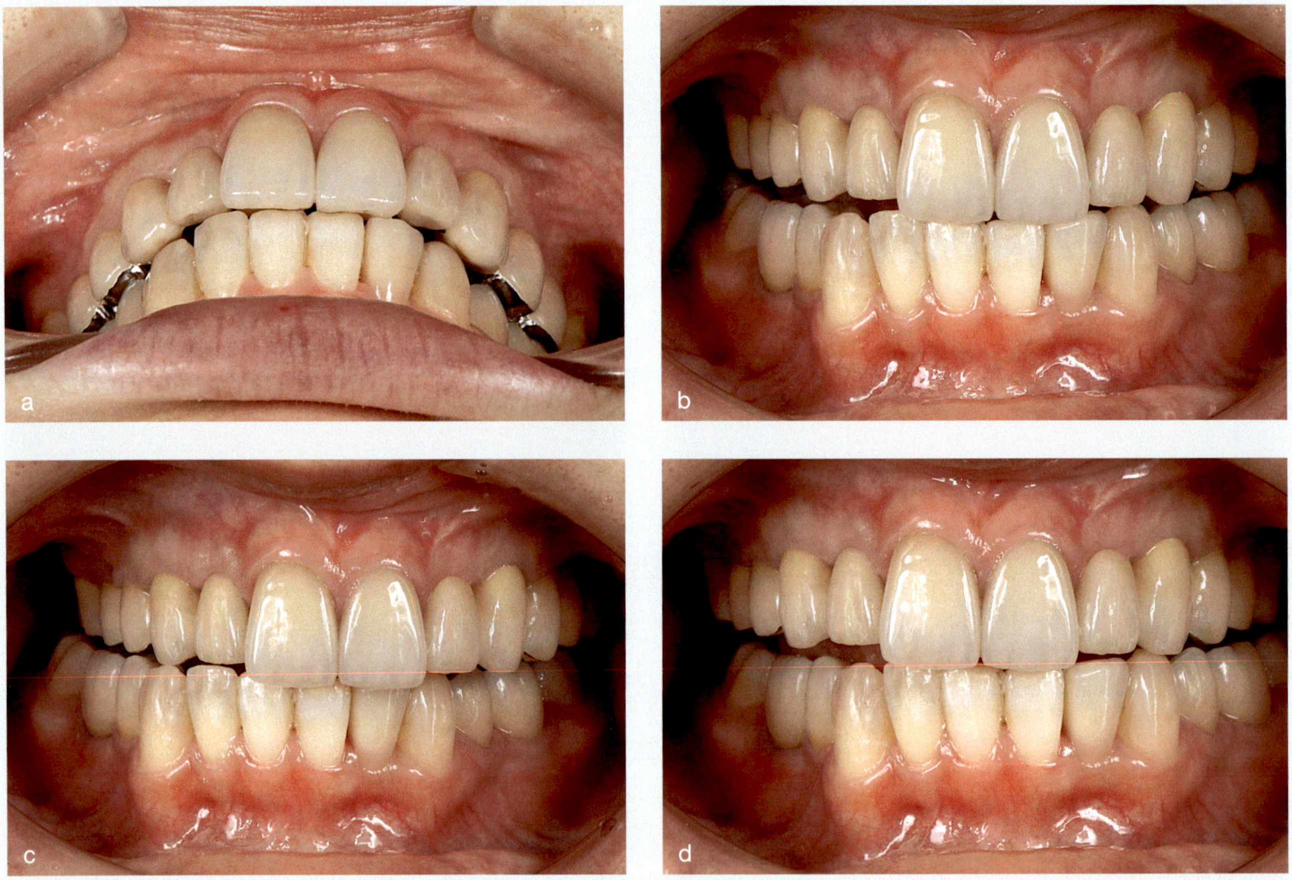

Abb. 13-32 Akzeptable Frontzahnführung. Die Form der unteren Frontzähne wurde mit direkten Kompositrestaurationen im Sinne einer korrekten Frontzahnführung angepasst.

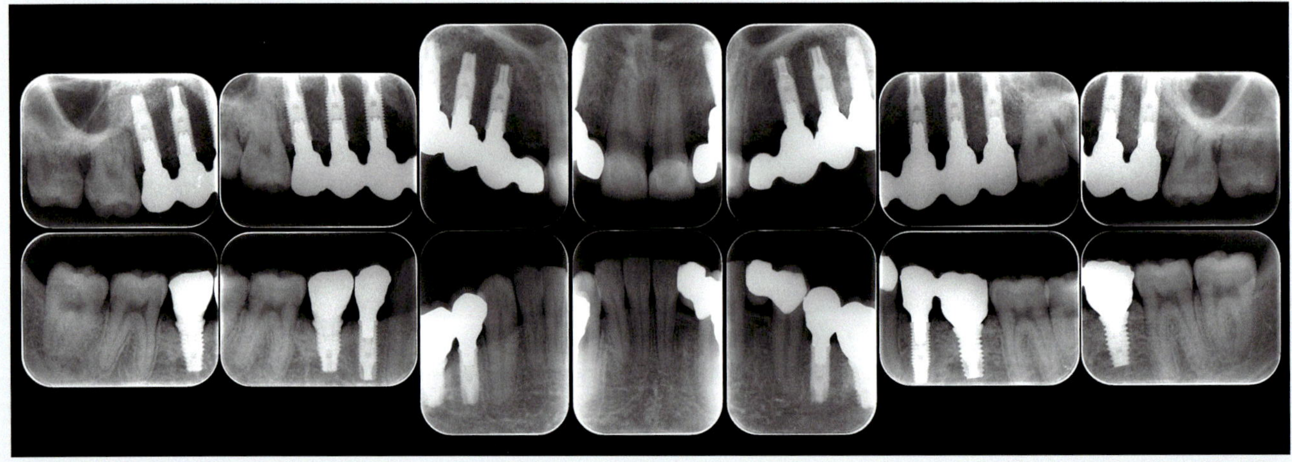

Abb. 13-33 Röntgenstatus nach Abschluss der Behandlung.

UMFANGREICHE GEWEBEREKONSTRUKTION

Zu den wichtigsten Gründen für die Entstehung schwerer Alveolarkammdefekte zählen die folgenden pathologischen Veränderungen:

/ Traumata,
/ fortgeschrittene Parodontalerkrankungen,
/ große endodontisch bedingte Läsionen,
/ Infektionen nach Wurzelfraktur,
/ Neoplasien, Malignome.

Umfangreiche Gewebeverluste erschweren die ästhetische Implantattherapie. Die Gestaltung der definitiven Restauration wird durch mehrere Einflussfaktoren bestimmt. Zu diesen Einflüssen gehören die funktionellen und ästhetischen Ansprüche und finanziellen Vorstellungen der Patienten, die Lachlinie und Sichtbarkeit der Interdentalpapillen, der Schwierigkeitsgrad der Geweberekonstruktion und die Mundhygiene. Der Patient muss sich ebenso wie der Zahnarzt der biologischen Grenzen bewusst sein, denen die Implantattherapie unterliegt, und realistische Zielvorstellungen für die individuelle Situation entwickeln.

In der Literatur finden sich Berichte zur Verwendung verschiedenster Techniken (GBR, laterale und Onlay-Transplantate, Distraktionsosteogenese) für vertikale und horizontale Augmentation des Knochenkamms (s. Kap. 9). Dabei bleibt auch mit fortgeschrittenen Methoden die vertikale Augmentation stets das größere Problem als die horizontale[19,20], und die Notwendigkeit einer vertikalen Augmentation ist eines der Merkmale, die einen komplexen Fall kennzeichnen.

Eine Technik mit sehr guter Vorhersagbarkeit für die vertikale Augmentation des Hart- und Weichgewebes ist die forcierte kieferorthopädische Extrusion[21,22]. In komplexen Fällen, bei denen häufig ein echter vertikaler Gewebeverlust mit generalisierter Knochenresorption infolge einer fortgeschrittenen Parodontalerkrankung vorliegt, kann sich die kieferorthopädische Extrusion deshalb als sehr nützliche Maßnahme erweisen[23].

Besonderes Potenzial für ästhetische und funktionelle Resultate bei parodontal stark vorgeschädigten Patienten hat die Kombination der kieferorthopädischen Extrusion mit der Root-submergence-Technik. Mit vergleichsweise wenig invasiven Maßnahmen lassen sich hier vorhersagbarere Ergebnisse erzielen als mit den typischen Augmentationstechniken. Deshalb sollte während der Behandlungsplanung stets die Erhaltung auch stärker geschädigter Zähne erwogen werden, auch wenn sie ggf. zu weniger guten ästhetischen Resultaten führt.

Wenn man mit einem gravierenden Gewebeverlust konfrontiert ist, müssen alle Beteiligten im Team zusammenarbeiten, um die bestmögliche Behandlungsoption für den jeweiligen Fall definieren und umsetzen zu können. Dabei kommt es nicht nur auf die Wahl der chirurgischen Techniken und prothetischen Versorgung an, sondern vor allem auch auf den zeitlichen Ablauf und die Reihenfolge der Behandlungsschritte.

Fall 3 (Abb. 13-34 bis 13-53)

Klinisches Problem:

/ Fortgeschrittene generalisierte Parodontalerkrankung mit schwerem Knochenverlust

Schlüsselfaktoren für den Behandlungserfolg in diesem Fall:

/ Implantate fungieren als Verankerungselemente für die kieferorthopädische Behandlung, kieferorthopädische Implantate
/ Kieferorthopädische Extrusion zur vertikalen Gewebeaugmentation in der ästhetischen Zone
/ Root-submergence-Technik zur Erhaltung und Stabilisierung des augmentierten Gewebes

Eine 56-jährige Patientin wurde mit dem Wunsch nach Rehabilitation ihres Gebisses in der Praxis vorstellig. Die meisten Zähne waren gelockert und pathologisch verschoben, da der fortgeschrittene Alveolarknochenverlust bereits mehr als zwei Drittel der Wurzellänge betraf. Das Weichgewebe hatte sein ursprüngliches Niveau gehalten. Aber die meisten Restzähne wiesen aufgrund des umfangreichen Knochenverlustes einen fortgeschrittenen Attachmentverlust mit tiefen Taschen auf. Mit Rücksicht auf alle Variablen dieses Falls entschieden wir, den gesamten Oberkiefer mit Implantaten zu versorgen.

Bei Betrachtung der Sichtbarkeit der Zähne bei Ruhelage der Oberlippe wurde deutlich, dass trotz des Labialstandes der Schneidezähne und des stark zurückgegangenen Alveolarknochenniveaus die Vertikaldimension unter ästhetischen Aspekten akzeptabel war. Im Fall einer Extraktion der Frontzähne würde sich das Weichgewebe zurückziehen und die Kronenßlänge der definitiven Versorgung wäre für ein ästhetisches Resultat zu groß. Der ideale Ansatz wäre eine vertikale Regeneration des Alveolarknochens um 3 bis 5 mm ohne Weichgewebekollaps. Deshalb wurde eine kieferorthopädische Behandlung geplant, um die Zahnposition zu korrigieren und die für die Implantation vorgesehenen Kieferabschnitte zu entwickeln.

Im Seitenzahnbereich wurden die hoffnungslosen Molaren extrahiert und Implantate eingesetzt, die auch als Anker für die kieferorthopädische Behandlung fungierten[24–26]. Die diagnostische Schablone zeigt die Implantatpositionen an, die nach Extraktion der nicht erhaltungswürdigen Molaren geplant wurden. Die Implantatpositionen wurden am kieferorthopädischen Set-up-Modell geplant.

Die Implantation im posterioren Bereich erfolgte mit simultaner Augmentation. Dabei wurden die Implantate in die am kieferorthopädischen Set-up geplanten Positionen gesetzt. Das Vorgehen entspricht dem oben erläuterten Schema Implantatchirurgie – Kieferorthopädie (IK). Im IK-Schema ist die exakte Abschätzung der Implantatpositionen entscheidend für das ästhetische Resultat. Da nach der prothetischen Versorgung der Molarenimplantate die Okklusion abgestützt war und Verankerungselemente zur Verfügung standen, wurde die kieferorthopädische Behandlung begonnen, um die Lücken horizontal zu schließen und die Frontzähne zu extrudieren. Zur Wahrung adäquater Platzverhältnisse wurden die Zahnformen während der Extrusion mit Komposit an die veränderten Anforderungen angepasst. Alveolarknochen und Weichgewebe wurden mittels Extrusion über 10 Monate augmentiert (Extrusionsphase). Anschließend wurde die Situation 6 Monate stabilisiert (Retentionsphase). Die Frontzähne mussten bis zur jeweils idealen ästhetischen Position extrudiert werden. Die unterschiedlichen apikokoronalen Wurzelpositionen nach der Extrusion zeigen, dass jeder Frontzahn abhängig von seinem Attachmentniveau soweit extrudiert wurde, bis die erforderliche interdentale Knochenhöhe erreicht war. Nach einer Retentionsphase von 6 Monaten wurden die Implantate minimalinvasiv in die frischen Extraktionsalveolen der zuvor extrudierten Zähne 14, 12, 22 und 24 gesetzt. Die Implantate wurden in idealer Position eingesetzt, die der palatinalsten Position innerhalb der Alveolen entsprach. Die restlichen Zähne waren nach der Extrusion zwar in der Lage, den Weichgeweberahmen aufrechtzuerhalten, aber ihr Attachmentverlust war zu groß, um Kronen oder Brücken zu tragen. Eine Extraktion dieser Zähne hätte selbst mit Alveolenerhaltungstechniken zur Verschlechterung der bereits optimierten Hart- und Weichgewebsarchitektur geführt. Diese Situation ist deshalb eine gute Indikation für die Root-submergence-Technik[27]. Um Rezidive mit vertikalen Problemen zu vermeiden, empfiehlt es sich, die extrudierten Zähne so lange wie möglich, vorzugsweise mindestens 6 Monate vor der Root-submergence-Technik, zu retinieren. Für die Root-submergence-Technik wurden die Kronen der Zähne abgetrennt und die Pulpa jeweils mit MTA direkt überkappt. Um eine Weichgewebeentnahme vom Gaumen zu vermeiden, wurden die Kronen auf Knochenkammniveau (d. h. apikaler als ideal) abgetrennt und die Wurzeln mit in wachstumsfaktorenreichem Plasma (Plasma Rich in Growth Factors – PRGF) getränktem Kollagenvlies abgedeckt[28,29]. Gelingt der vollständige Verschluss der Alveole nicht, ist ein kleines Bindegewebstransplantat erforderlich. Hätte die Patientin in eine Bindegewebstransplantation eingewilligt, hätten die Kronen etwa 1 mm oberhalb des Knochenkamms gekappt werden können, sodass supraalveoläre Fasern der Wurzeloberfläche erhalten geblieben wären.

Durch eine günstige strategische Wahl der Ponticpositionen und die Verwendung der Root-submergence-Technik ließen sich die Umbauprozesse nach Extraktion vermeiden und das Gewebe erhalten. In der definitiven Versorgung spiegelt sich dies durch die verbesserte interdentale Knochenhöhe mit idealem vertikalem Niveau, bedingt durch die submukös erhaltenen Wurzeln, wider.

Nach Abschluss der Behandlung muss immer eine auf das individuelle Parodontitisrisiko des Patienten abgestimmte professionelle Erhaltungstherapie beginnen. Für diese Patientin wurden monatliche UPT-Sitzungen bei ihrer Dentalhygienikerin eingeplant.

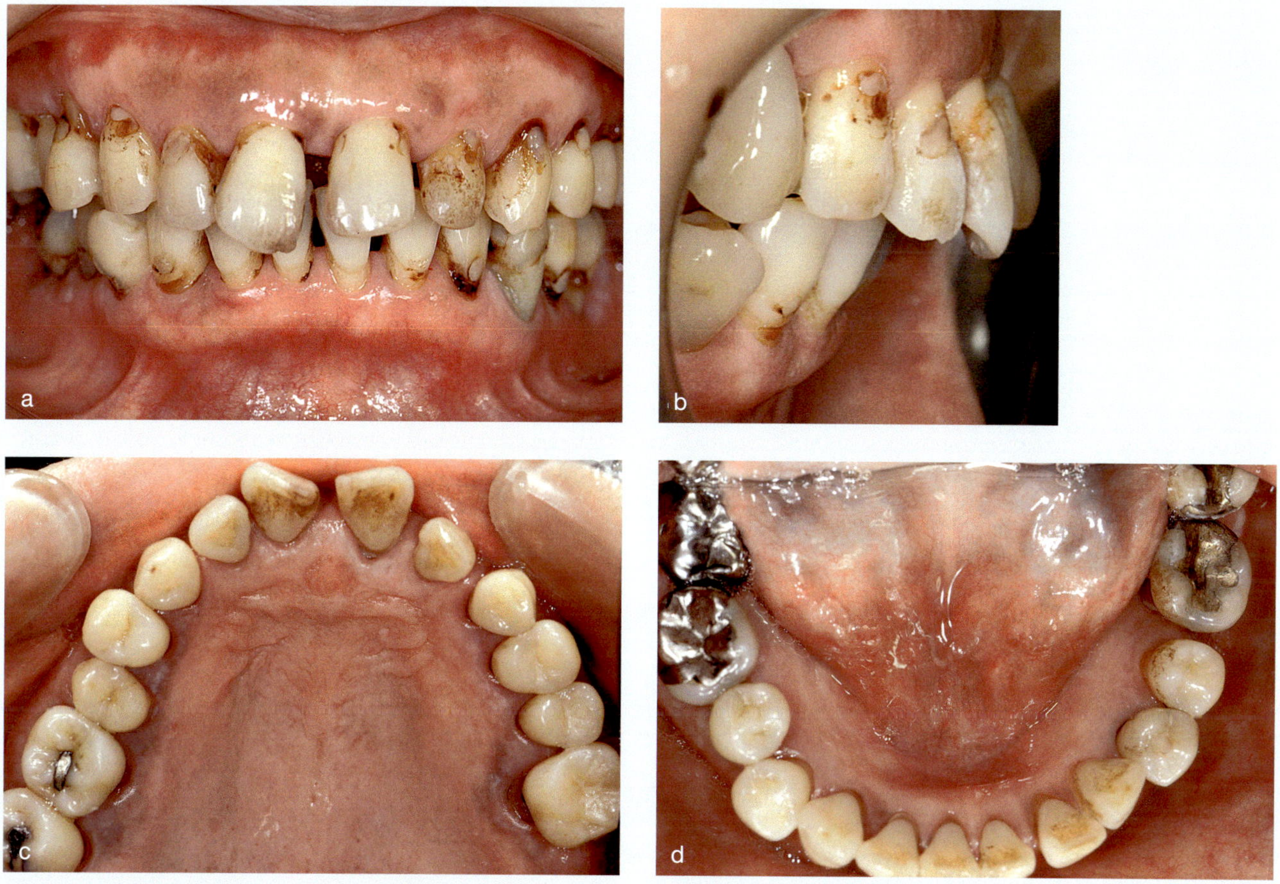

Abb. 13-34 Intraorale Ausgangssituation.

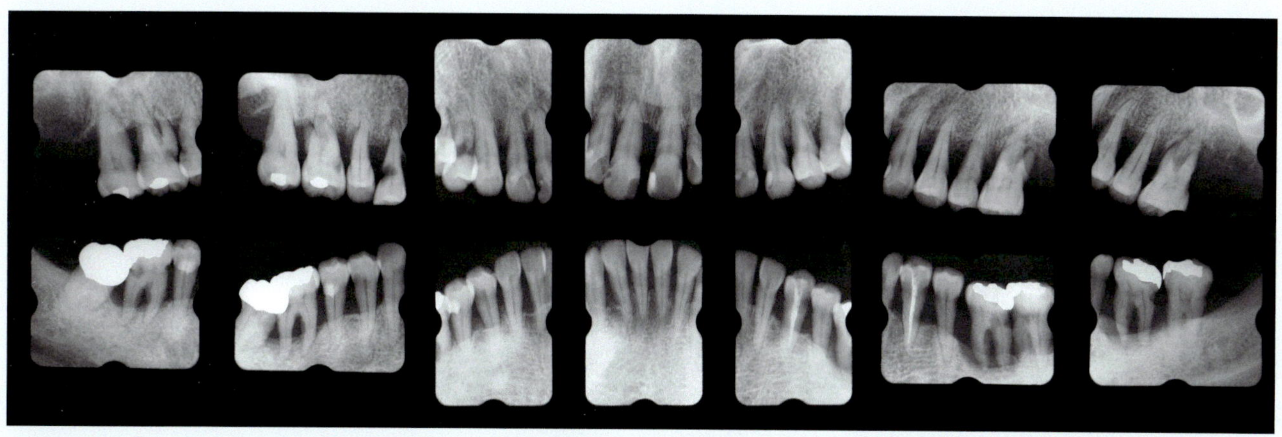

Abb. 13-35 Röntgenstatus vor Behandlungsbeginn.

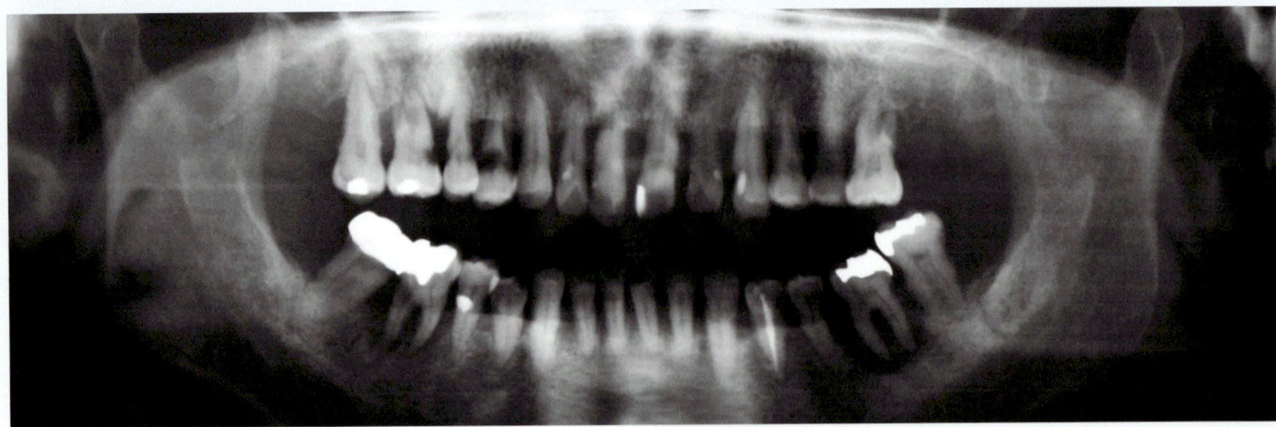

Abb. 13-36 Panoramaschichtaufnahme vor Behandlungsbeginn.

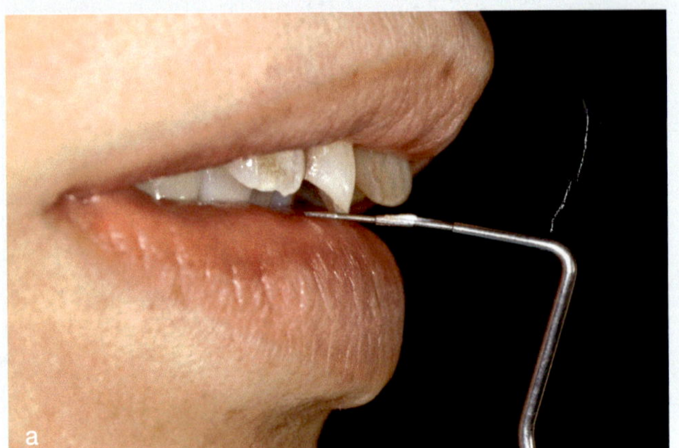

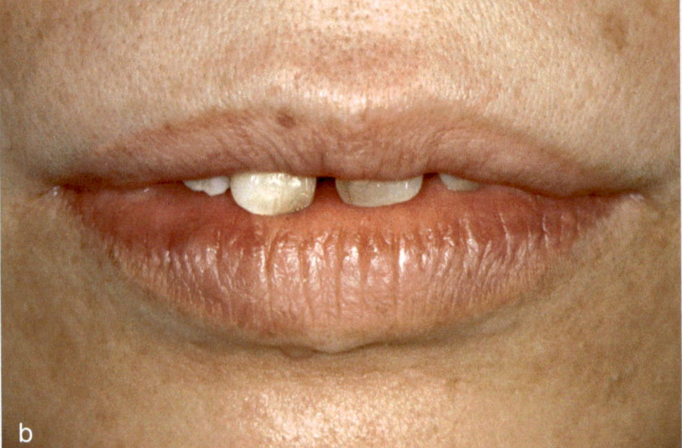

Abb. 13-37 Sagittale Frontzahnstufe und Position der Inzisalkanten vor Behandlung.

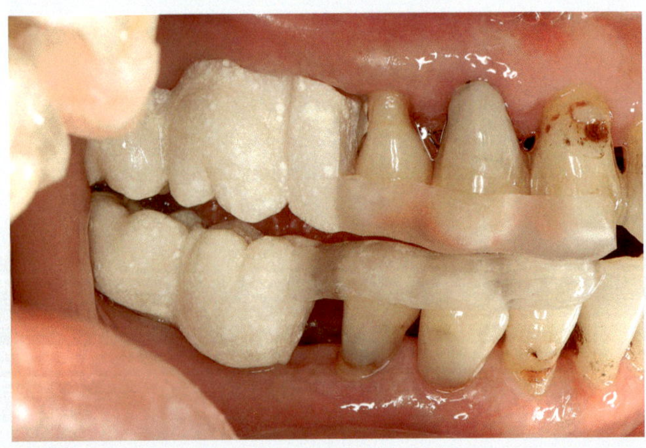

Abb. 13-38 Die diagnostische Schablone zeigt die Implantatpositionen an, die nach Extraktion der nicht erhaltungswürdigen Molaren geplant wurden.

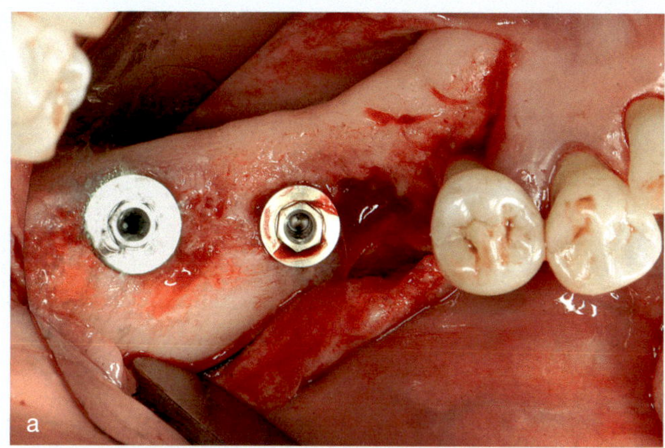

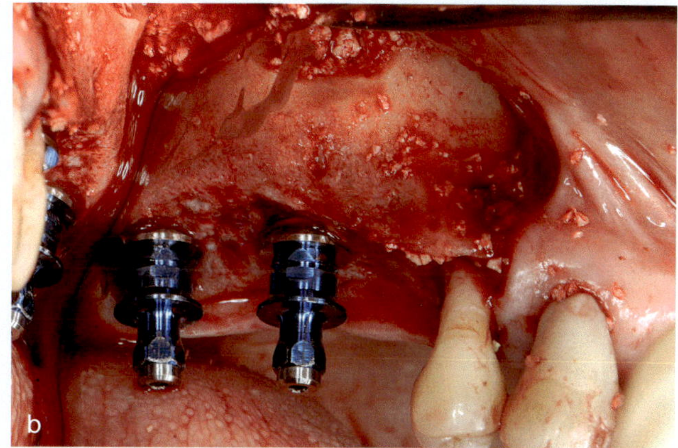

Abb. 13-39 Die Implantation im Seitenzahnbereich. Dabei wurden die Implantate in die am kieferorthopädischen Set-up geplanten Positionen gesetzt.

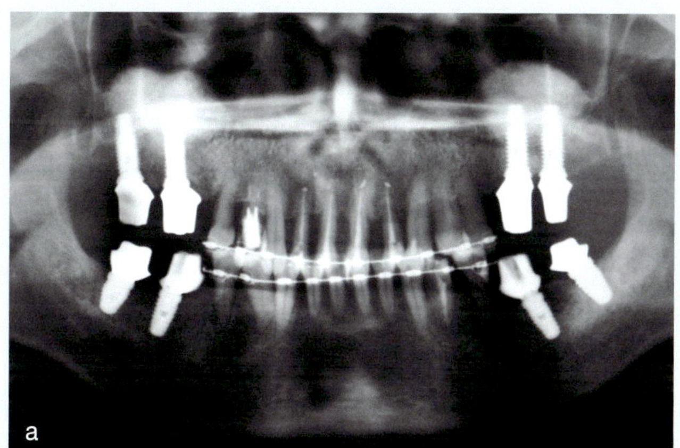

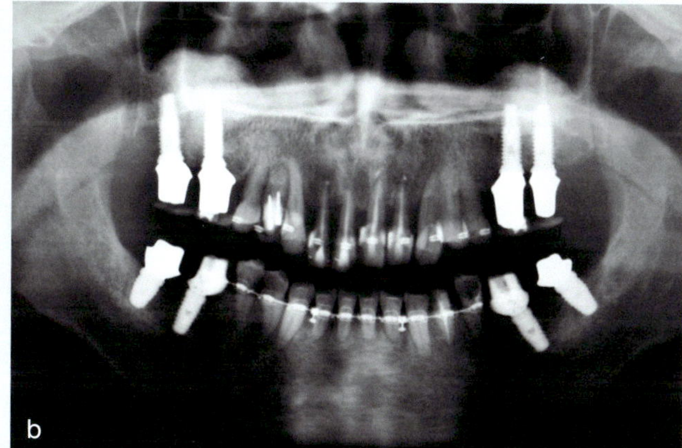

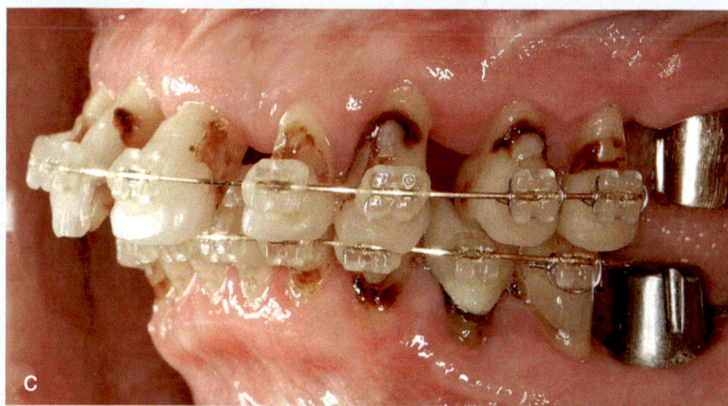

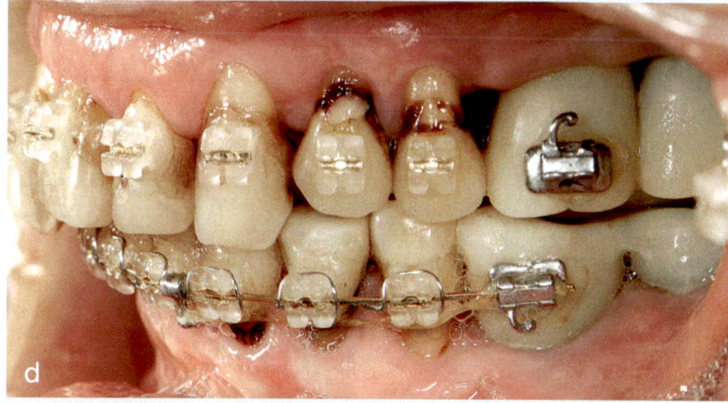

Abb. 13-40 Vergleich der Panoramaschichtaufnahmen und Lateralansichten vor (links) und nach der kieferorthopädischen Extrusion (rechts).

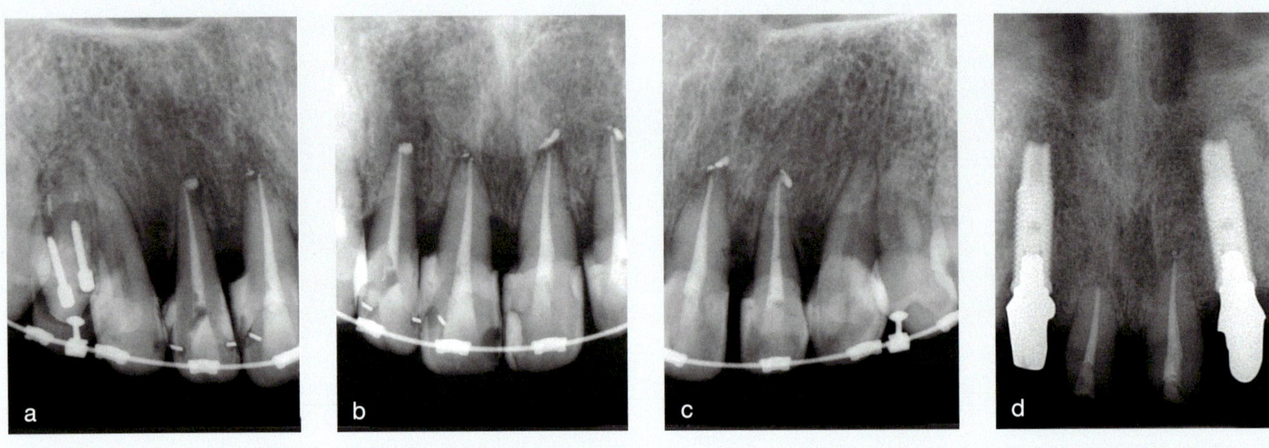

Abb. 13-41 Zahnfilmaufnahmen vor der kieferorthopädischen Extrusion und vor der Root-submergence-Technik.

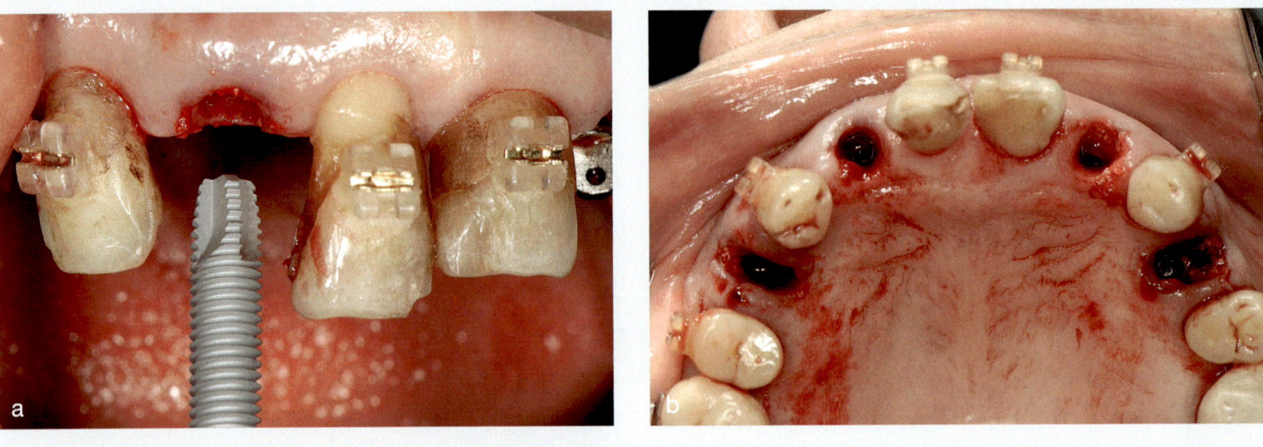

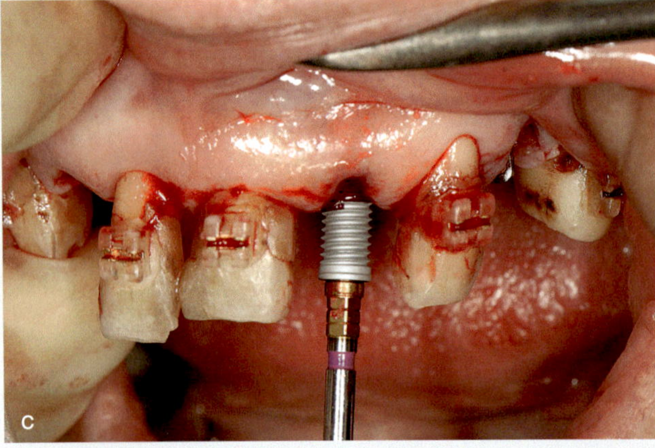

Abb. 13-42 Minimalinvasive Sofortimplantation.

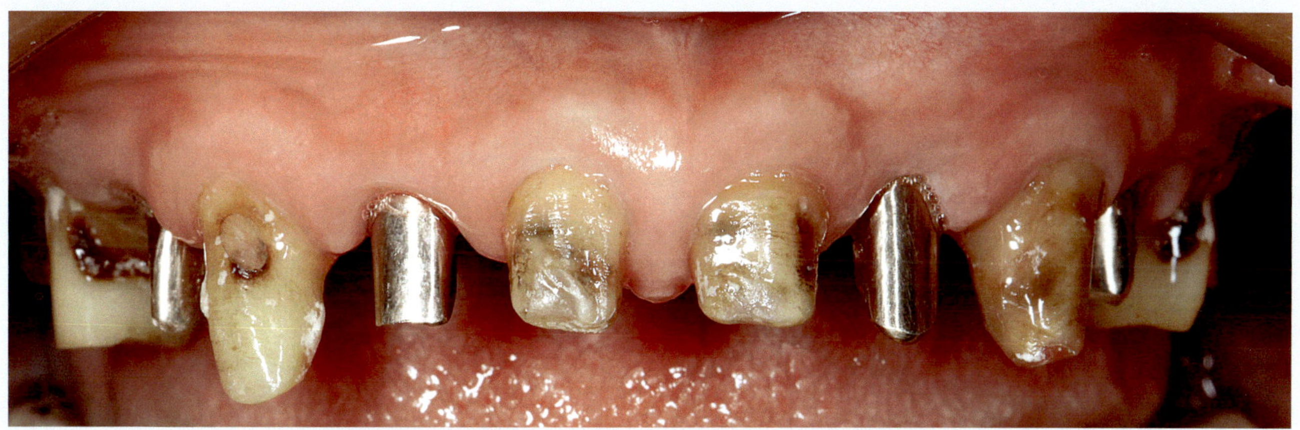

Abb. 13-43 Weichgewebesituation nach Einheilung der Implantate.

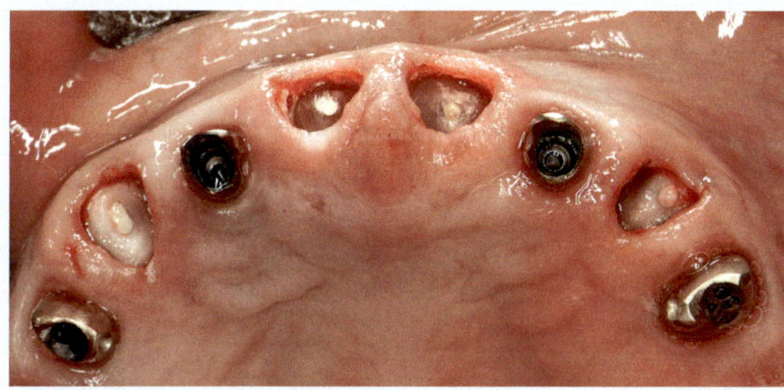

Abb. 13-44 Die vitalen Zähne wurden auf Knochenniveau abgetrennt und die Pulpen mit Mineral Trioxid Aggregat (MTA) direkt überkappt.

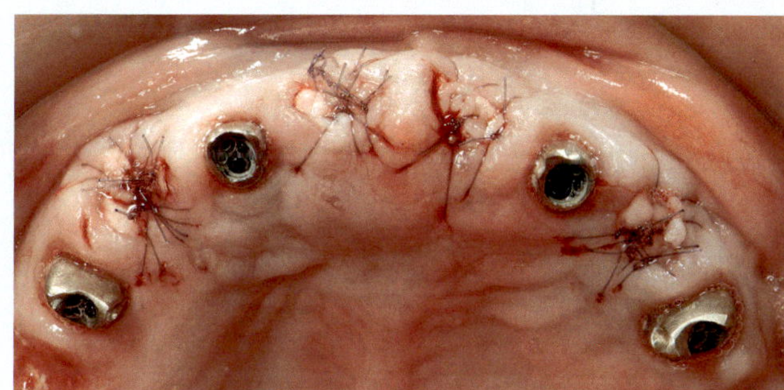

Abb. 13-45 Verschluss der Wurzeln mit Kollagen.

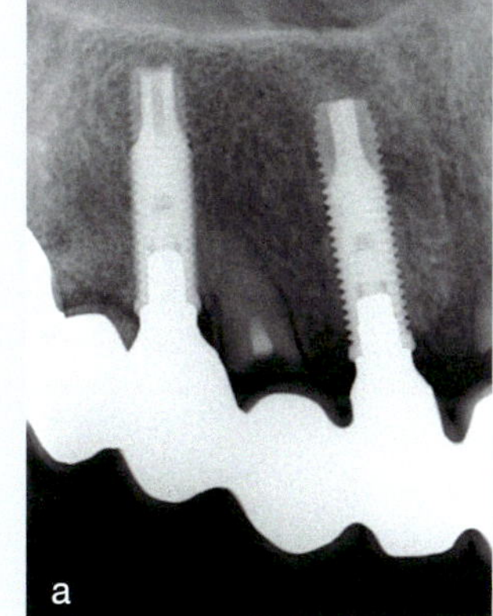

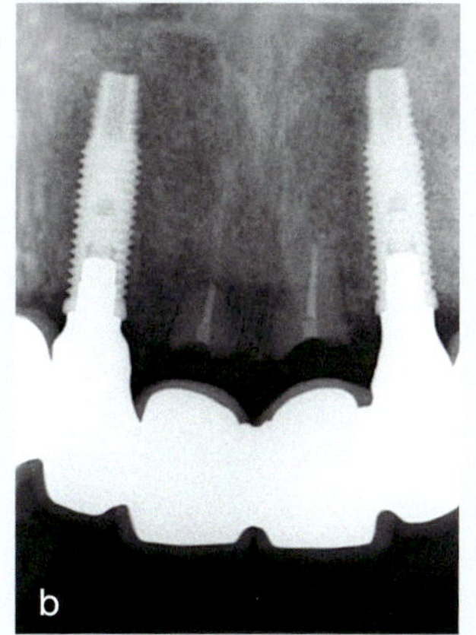

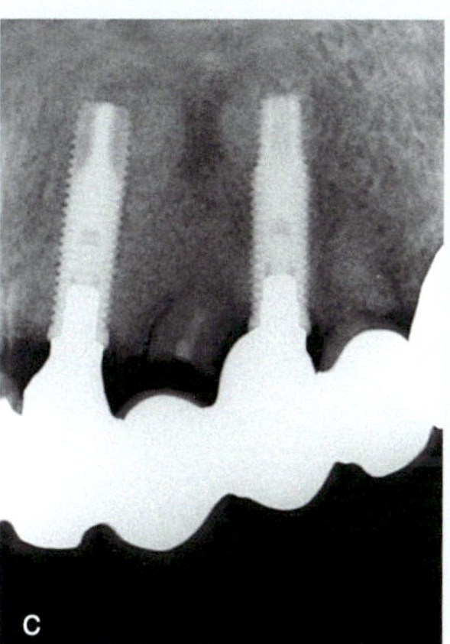

Abb. 13-46 Die Root-submergence-Technik konserviert das Knochenniveau (Zahnfilmaufnahmen 16 bis 26).

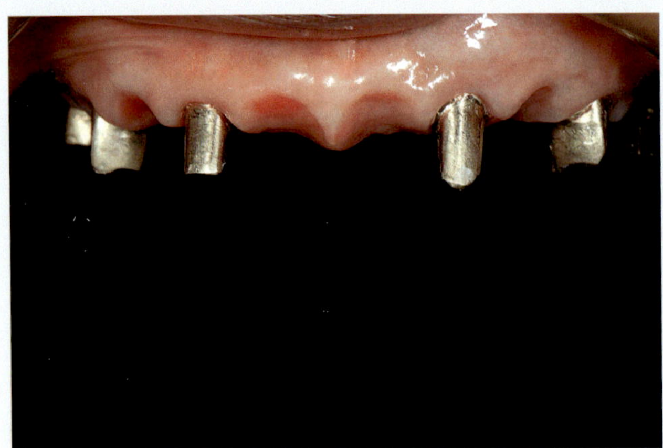

Abb. 13-47 Verlauf des von den versenkten Wurzeln unterstützten Weichgewebes.

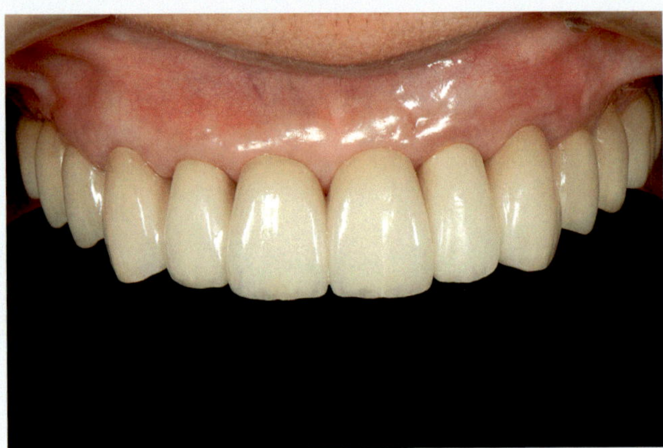

Abb. 13-48 Die definitive implantatgetragene Restauration (Chirurgie und Prothetik: Tomohiro Ishikawa; Kieferorthopädie: Kenji Kida, Zahntechnik: Kiyoshi Nakajima).

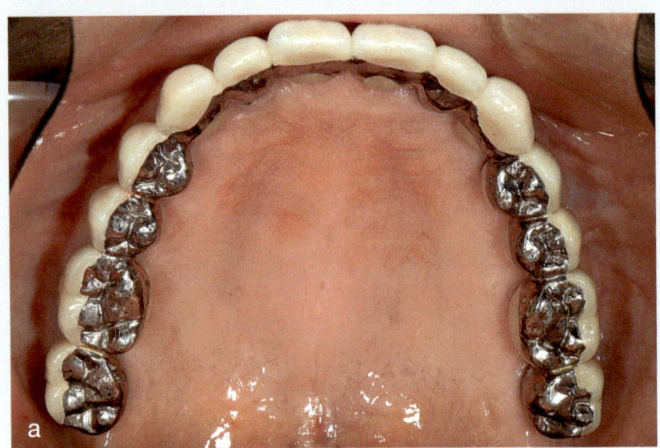

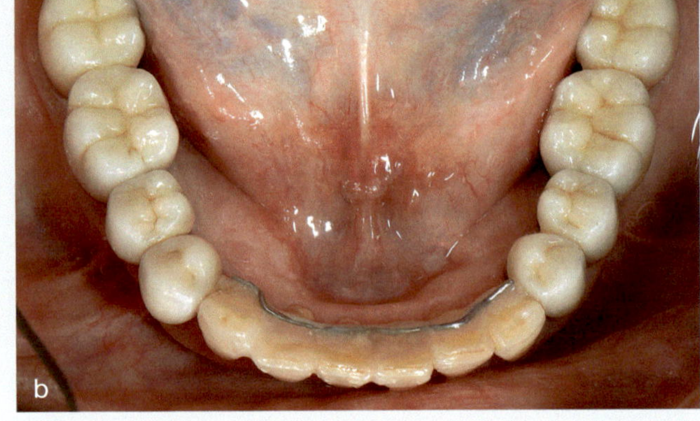

Abb. 13-49 Okklusalansichten der definitiven Versorgung.

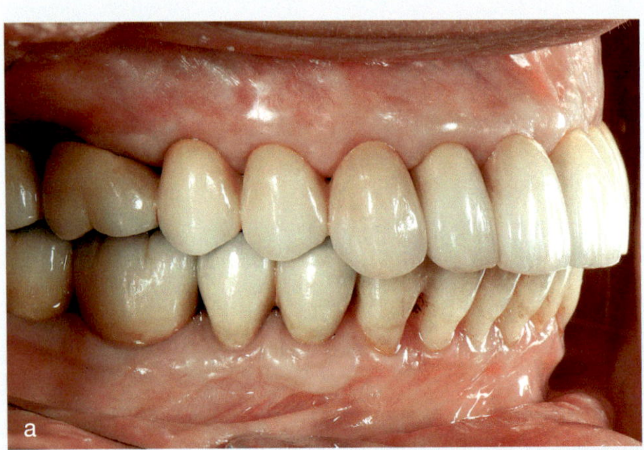

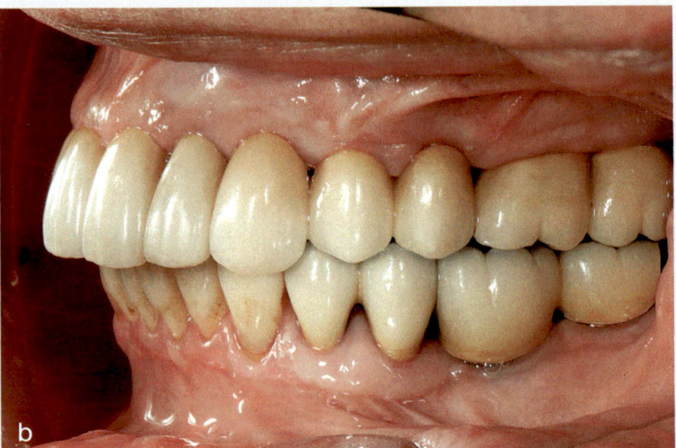

Abb. 13-50 Lateralansichten der definitiven Versorgung.

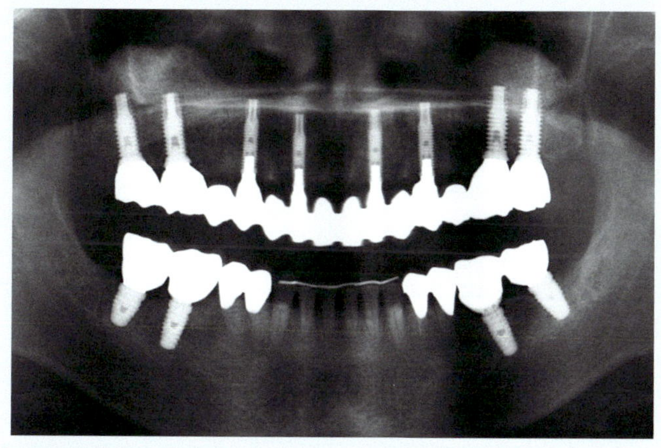

Abb. 13-51 Panoramaschichtaufnahme nach Abschluss der Behandlung.

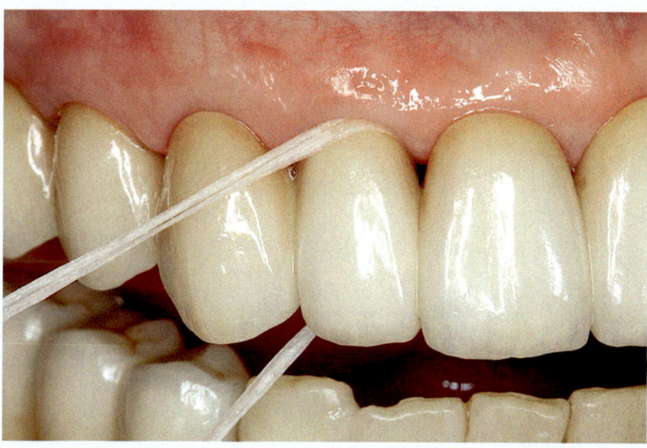

Abb. 13-52 Reinigung mit Zahnseide im Rahmen der parodontalen Erhaltungstherapie.

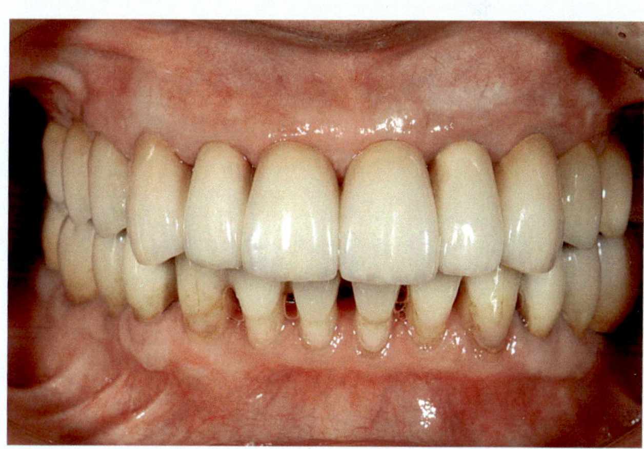

Abb. 13-53 Zustand 2 Jahre nach Abschluss der Behandlung.

Fall 4 (Abb. 13-54 bis 13-82)
Klinisches Problem:
/ Schwerer, traumatisch verursachter vertikaler Gewebeverlust

Schlüsselfaktoren für den Behandlungserfolg in diesem Fall:
/ Space Management durch Verringerung der Anzahl zu ersetzender Zähne
/ Zweistufige GBR-Augmentation
/ Weichgewebsaugmentation

Der 25-jährige Patient hatte 10 Jahre zuvor bei einem Autounfall ein Trauma in der ästhetischen Zone erlitten. Der Zahnverlust wurde mit einer Brücke behandelt. Mit fortschreitendem Alter und Wachstum konnten die behandelten verletzten Pfeilerzähne nicht korrekt durchbrechen, was zu einem umfangreichen vertikalen Knochendefizit und offenem Biss geführt hatte. Wegen der hohen Lachlinie war die Rekonstruktion dieses vertikalen Defekts ästhetisch besonders problematisch. Nach Extraktion der nicht erhaltungswürdigen Zähne 11, 21 zeigte sich der volle Umfang des Gewebedefekts. Es erfolgte ein Wax-up und eine dreidimensionale radiologische Diagnostik mittels Volumentomografie. Das diagnostische Wax-up zeigte die Lösung für den begrenzten mesio-distalen Platz und ungünstigen Gingivaverlauf der verbliebenen Frontzähne: Geplant wurde der Ersatz der vier verlorenen Zähne durch drei Einheiten (Zahn 24 wurde zu 23 umgestaltet). Die diagnostische Schablone und die digitale Volumentomografie machten die genaue Ausdehnung des Defekts deutlich. Es wurde geplant, in einer OP 3 Implantate einzusetzen und simultan eine dreidimensionale Knochenaugmentation durchzuführen.

Die Implantate wurden in der prothetisch idealen Position inseriert. Dabei überragte die Implantatschulter der Implantate den ortständigen Knochen zum Teil bis zu 6 mm vertikal. Das basale knöcherne Fundament für die vertikale Augmentation war gut. Bezüglich der horizontalen Augmentation würde eine vestibuläre Knochendicke von 2 mm auf Höhe der Plattform bukkal für ausreichende Dicke nach der Knochenremodellierung sorgen und Rezessionen und Papillenverlusten vorbeugen[30].

Es gibt drei intraorale vertikale Referenzen für die Knochenaugmentation (s. Abb. 13-64): (1) Das Knochenniveau sollte genau 4 mm apikal zum Approximalkontakt bzw. der Papillenspitzen liegen. (2) Das Knochenniveau sollte auf der gedachten Linie durch die angrenzenden Knochenspitzen liegen. (3) Das approximale Knochenniveau sollte sich genau 2 bis 3 mm koronal der Plattform befinden. Die approximale Knochenhöhe (4 mm) und die Linie zwischen den die Lücke begrenzenden Knochenspitzen (weiße

Linie) zeigen einen vertikalen Augmentationsbedarf von 9 mm. Nach der Implantation gab die dritte Referenz (2 bis 3 mm koronal der Implantatplattform) dasselbe Augmentationsziel (9 mm) wie die beiden anderen Referenzen vor. Dies bestätigte die korrekte Relation zwischen der geplanten Suprastruktur, dem vorhandenen Attachmentniveau an den angrenzenden Zähnen und den Implantatpositionen[8].

Nach der Augmentation mit autologen Knochenchips und anorganischem bovinen Knochenersatzmaterial (anorganic bovine bone mineral = ABBM) wurde das Augmentat mit drei Titannetzen und anschließend mit einer Kollagenmembran abgedeckt. Nach erfolgreicher Einheilung des Augmentats zeigte sich ein deutlicher Zugewinn an Gewebe, sodass bukkal der Implantate nun 4 mm Knochen regeneriert worden war.

Bei Betrachtung der vertikalen Verhältnisse zeigte sich jedoch unter Berücksichtigung aller drei Referenzen, dass immer noch ein Raum von 2 bis 3 mm knöchern zu füllen war, damit die ästhetisch wichtigen Papillen etabliert werden konnten. Es erfolgte eine zweite Augmentation mit Titannetz, dabei dienten Gingivaformer als vertikale Unterstützung. Nach weiteren 7 Monaten Einheilung konnten so insgesamt 9 mm Knochen vertikal augmentiert werden.

Normalerweise betreffen Kammdefekte die Weichgewebe und den Knochen. Eine Knochenaugmentation allein ist deshalb für ein ästhetisches Resultat häufig nicht ausreichend[31–33].

Oft muss viel Weichgewebe mobilisiert werden, um den augmentierten Knochen suffizient zu decken. Es kommt daher zu Verschiebungen der Mukogingivalgrenze, einer Abflachung des Vestibulums und einem Verlust von keratinisiertem Gewebe. Auch in diesem Fall war das Ergebnis nach den knochenaugmentativen Maßnahmen noch nicht ideal. Daher musste zusätzlich noch eine Weichgewebsaugmentation durchgeführt werden. Die Größe des Weichgewebstransplantats wurde entsprechend der Verschiebung nach vestibulär berechnet. Um die Verlagerung der Mukogingivalgrenze zu korrigieren und genügend Weichgewebedicke zu erhalten, wurde ein Kombinationstransplantat mit einem 8 mm breiten keratinisierten Streifen aus der Regio 24–26 entnommen und palatinal im Empfängerbett vernäht. Die Inzision wurde so gewählt, dass ortständiges keratinisiertes Gewebe von palatinal nach labial verschoben wurde, um Dicke zu gewinnen, die Ästhetik zu verbessern und die palatinale Transplantatinsel zu verdecken. Nach Einheilung des Transplantats und Reifung des Gewebes begann die Weichgewebekonditionierung mit den definitiven Abutments und einem Provisorium. Dieses Vorgehen reduziert den Gewebeverlust gegenüber mehrfachem Ab- und Aufschrauben der Abutments und unterstützt zudem die Erhaltung des regenerierten Knochenkamms[34–36].

Der Behandlungsplan wurde im Laufe der Behandlung insofern geändert, dass das mittlere Implantat Regio 21 nun als schlafendes Implantat nicht versorgt werden sollte. Die ästhetische Prognose steigt mit einem strategisch platzierten Pontic anstelle von drei benachbarten Implantaten. Um den Weichgewebeverlauf Regio 12 zu verbessern, erfolgte noch die Extrusion von 12. Die Extrusion begann 2 Monate nach Eingliederung eines implantatgetragenen Provisoriums. Der Zahn wurde innerhalb eines Monats um 2 mm extrudiert und dann 5 Monate retiniert. Vor der definitiven Versorgung wurden 10 Monate für die Weichgewebereifung abgewartet. Mithilfe des Provisoriums wurde der Ponticbereich ausgeformt und die Zeit überbrückt, die zur Reifung und Konsolidierung der Gewebe notwendig war.

Die Röntgenbilder nach Abschluss der Behandlung zeigen, dass der Knochen bis auf das Niveau des krestalen Knochens der Nachbarzähne der Lücke regeneriert werden konnte. Die Höhe des Gewebes konnte durch Verwendung eines strategisch platzierten Pontics anstelle von drei benachbarten Implantaten konserviert werden. Auch das Platform-Switching scheint eine positive Wirkung auf den Knochenerhalt um Implantate in Funktion gehabt zu haben.

Dieser Fall veranschaulicht die lange Behandlungsdauer von komplexen Fällen. Um in Fällen mit schweren Defekten gute Resultate sicherzustellen, muss genug Zeit eingeplant werden. Keine Behandlungsphase darf übereilt werden. Auf diese Weise konnte hier bei einer extremen Ausgangssituation ein sehr gutes ästhetisches Ergebnis erzielt werden, das auch 6 Jahre nach der Behandlung stabil ist.

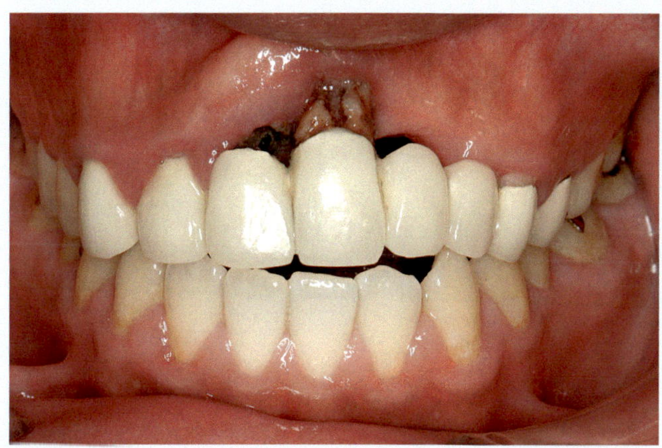

Abb. 13-54 Situation bei der Erstvorstellung mit deutlichem vertikalem Gewebeverlust und offenem Biss.

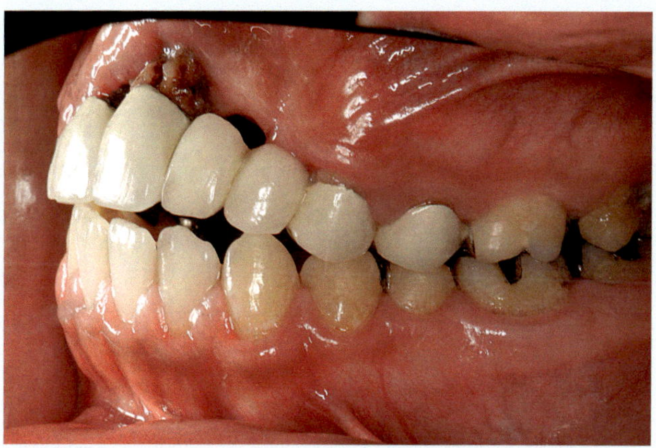

Abb. 13-55 In der Lateralansicht wird der Umfang des vertikalen Gewebeverlustes deutlich.

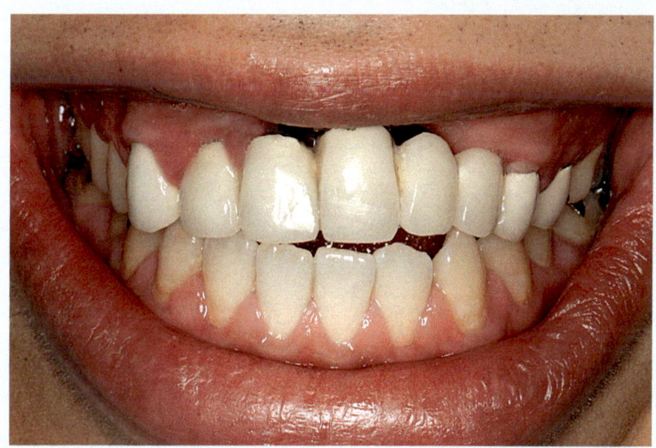

Abb. 13-56 Die sehr hohe Lachlinie exponiert den Defekt und stellt damit eine weitere besondere Herausforderung dar.

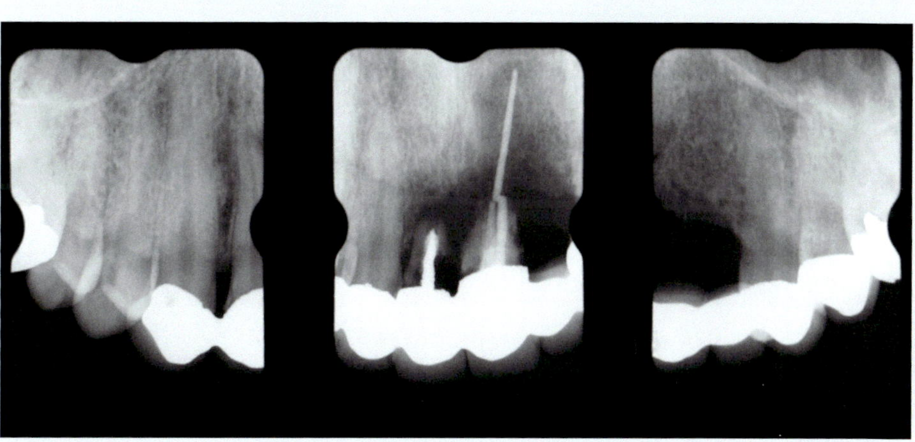

Abb. 13-57 Die Zahnfilmaufnahmen zeigen den exzessiven vertikalen Knochenverlust.

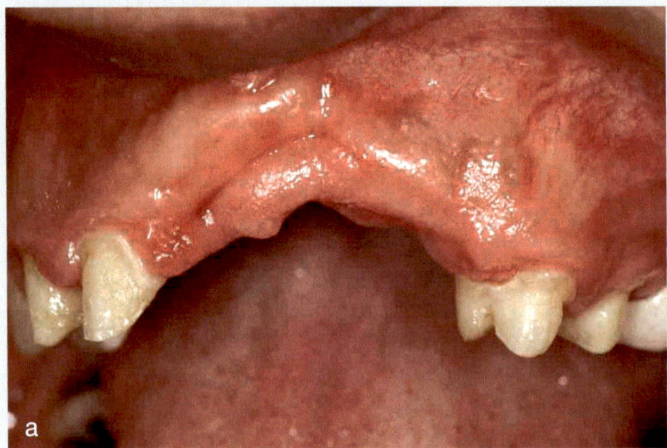

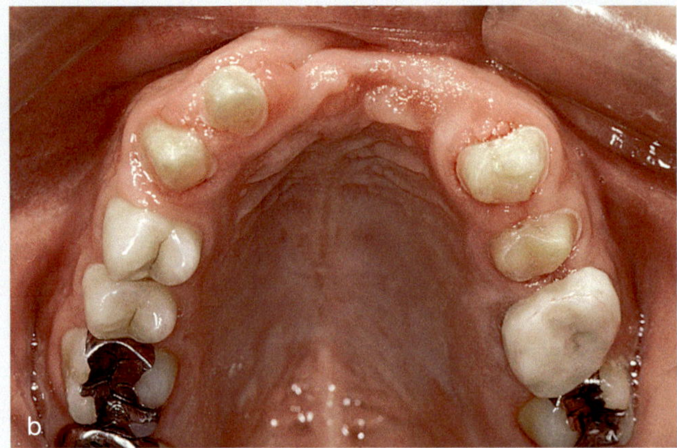

Abb. 13-58 Frontal- und Okklusalansicht des Kamms 3 Monate nach Extraktion der Zähne 11 und 21 mit umfangreichem dreidimensionalem Defekt.

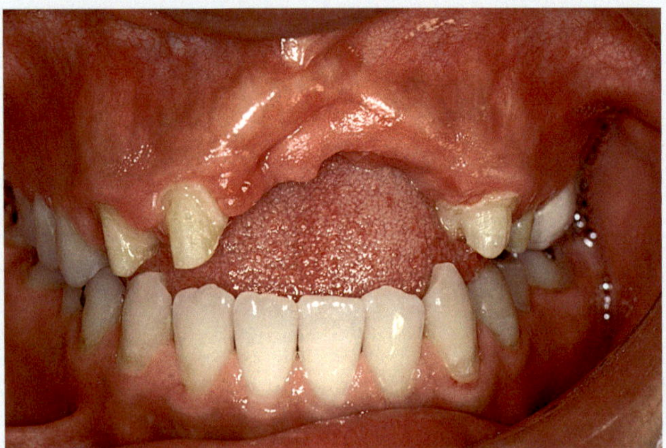

Abb. 13-59 Frontalansicht vor der Knochenaugmentation.

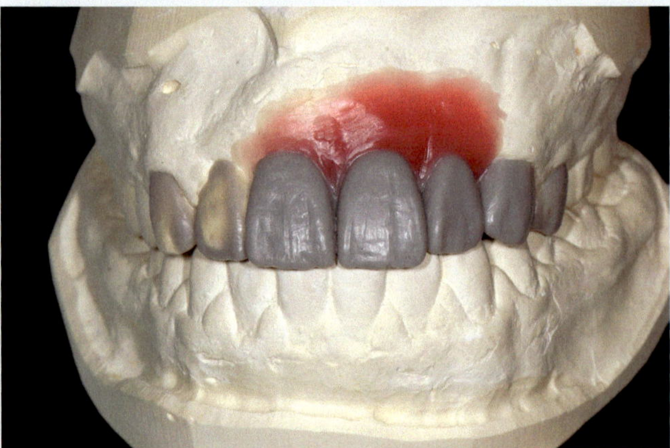

Abb. 13-60 Das diagnostische Wax-up zeigt die Lösung für den begrenzten mesio-distalen Platz und ungünstigen Gingivaverlauf. Der Zahn 24 wurde zu 23 umgestaltet.

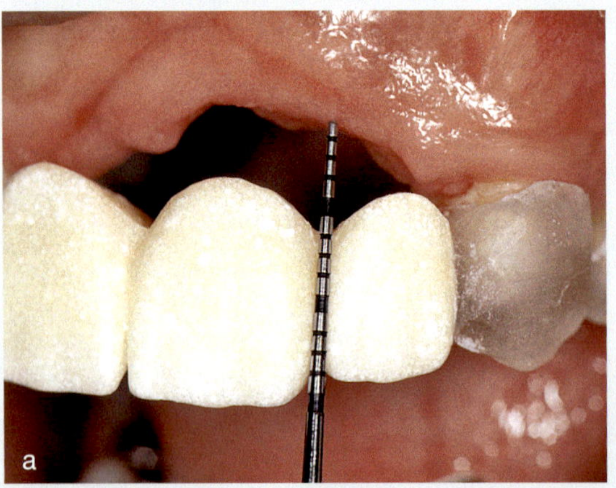

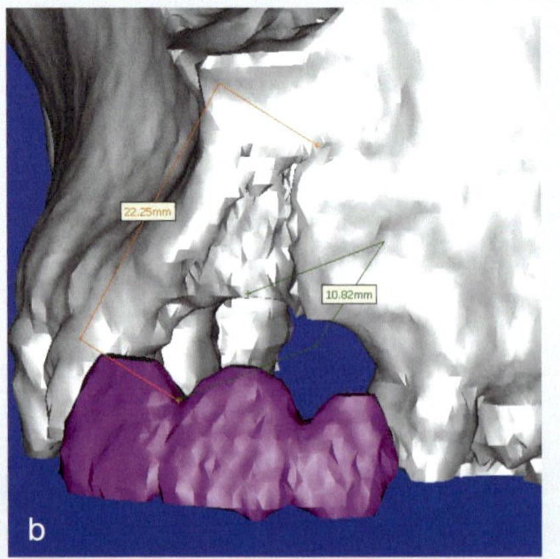

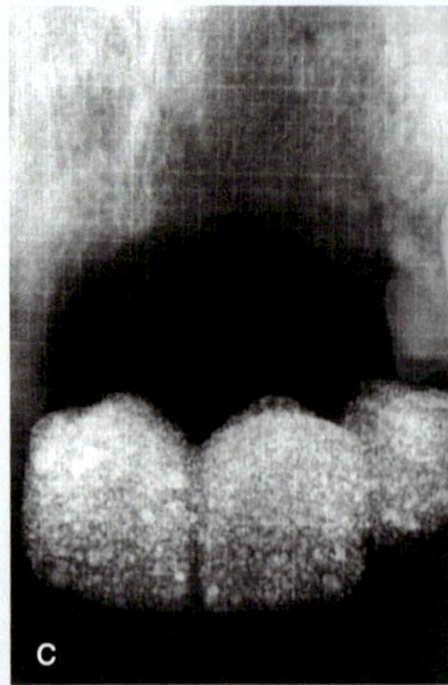

Abb. 13-61 Nach der Extraktion der nicht zu erhaltenden Zähne heilte das Gewebe ab und der Defekt zeigte sich in vollem Umfang. Die diagnostische Schablone und die digitale Volumentomografie machten die genaue Ausdehnung des Defekts deutlich.

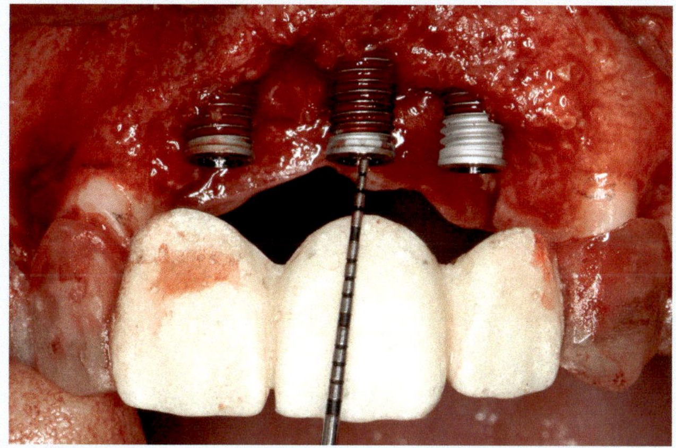

Abb. 13-62 Die Implantate wurden in der prothetisch idealen Position inseriert. Die chirurgische Schablone zeigt die ideale vertikale Position der Implantatschulter und das Ziel für die Knochenaugmentation an.

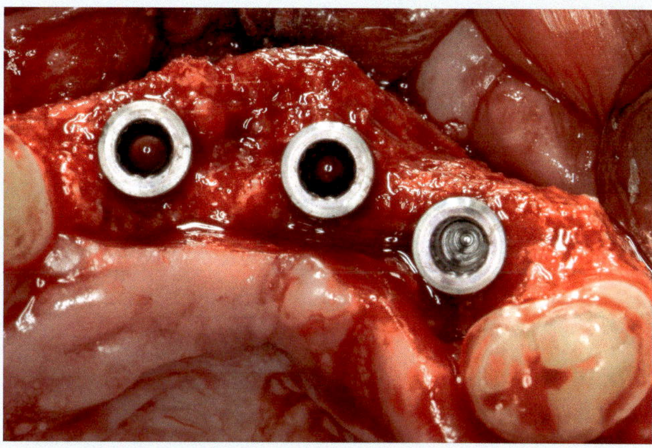

Abb. 13-63 Okklusalansicht nach der Implantation.

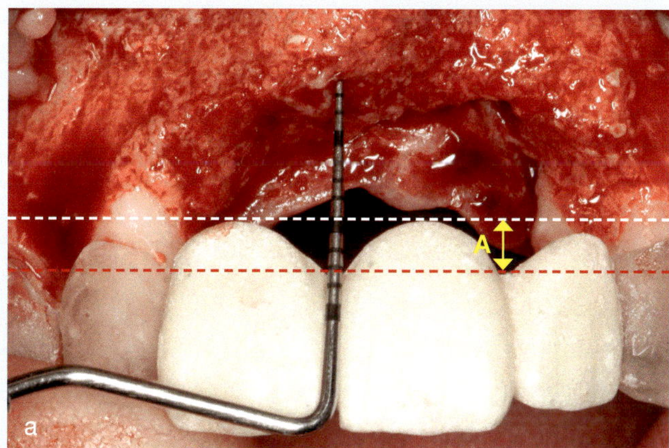

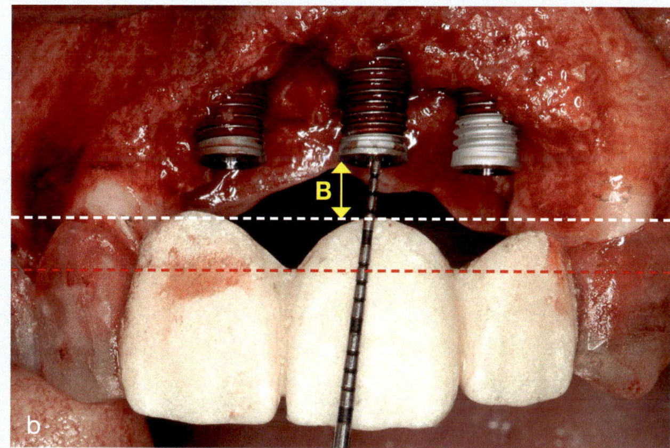

Abb. 13-64 Anwendung der vertikalen Referenzen für die Knochenaugmentation in diesem Fall. Die weiße Linie geht durch die krestalen Knochenspitzen der Nachbarzähne, die rote Linie durch die Papillenspitzen. Der krestale Knochen soll 4 mm apikal der Papillenspitze liegen (A). Die Implantatschulter soll 3 bis 4 mm apikal des künftigen marginalen Weichgewebssaums (bzw. Kronenrandes) liegen (B).

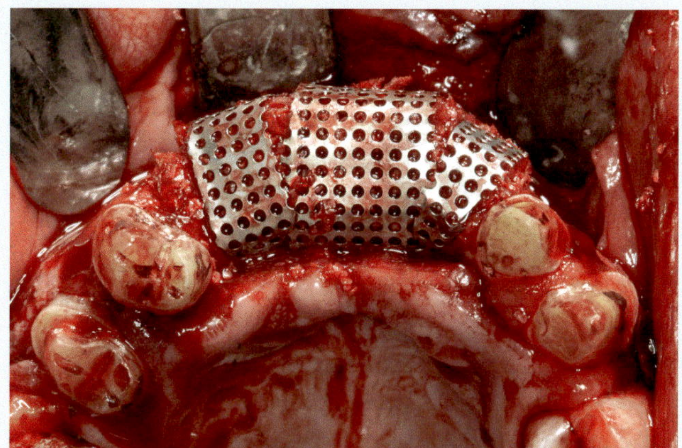

Abb. 13-65 Der Raum für die Knochenregeneration wird mit einfachen Titannetzen gesichert.

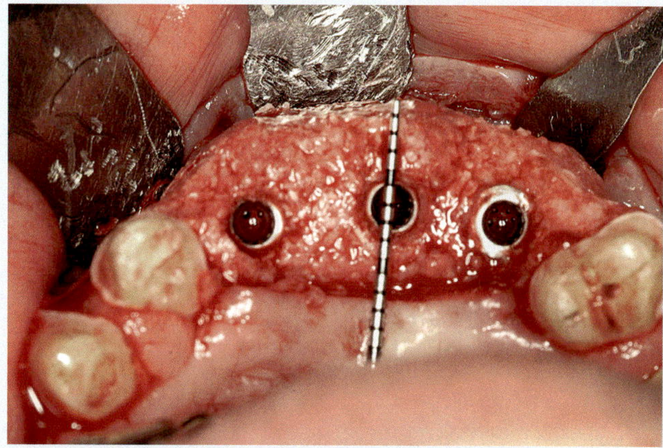

Abb. 13-66 Ansicht nach der ersten GBR. Die Implantate waren vollständig mit regeneriertem Gewebe bedeckt. 7 Monate nach Implantation und erster GBR betrug die vestibuläre Knochendicke mehr als 4 mm.

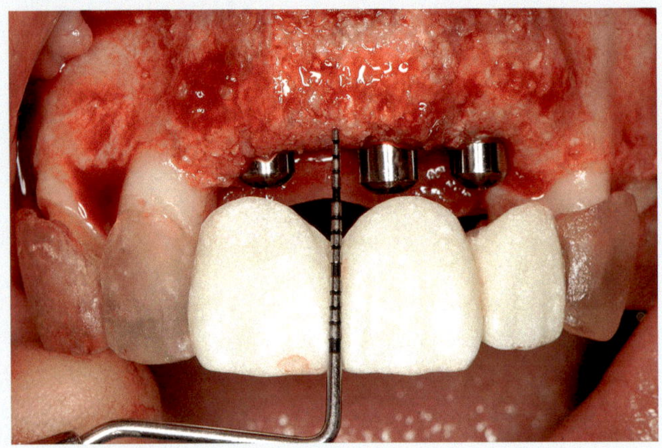

Abb. 13-67 Die 3 mm hohen temporären Abutments gaben das Ziel für die zweite GBR vor. Für die Etablierung von Papillen fehlten noch 2 bis 3 mm Knochen.

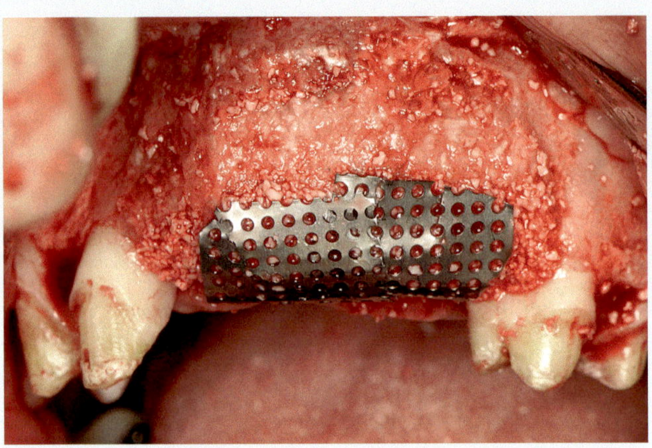

Abb. 13-68 Während der zweiten GBR dienten die temporären Abutments als vertikale Stopps für das Titannetz.

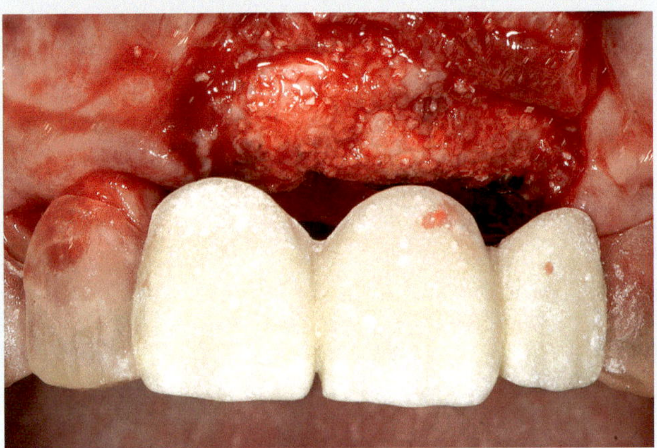

Abb. 13-69 Nach 7 Monaten zeigte die chirurgische Schablone, dass die regenerierte Gewebehöhe den vertikalen Anforderungen vollständig genügte.

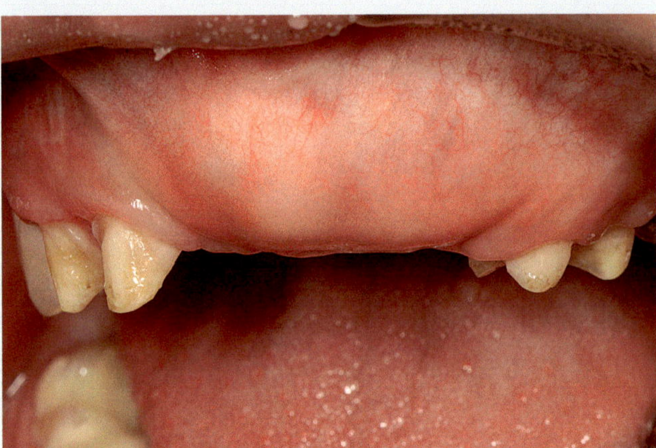

Abb. 13-70 In der Frontalansicht nach der Knochenaugmentation wird deutlich, dass nicht genügend keratinisiertes Gewebe vorhanden ist.

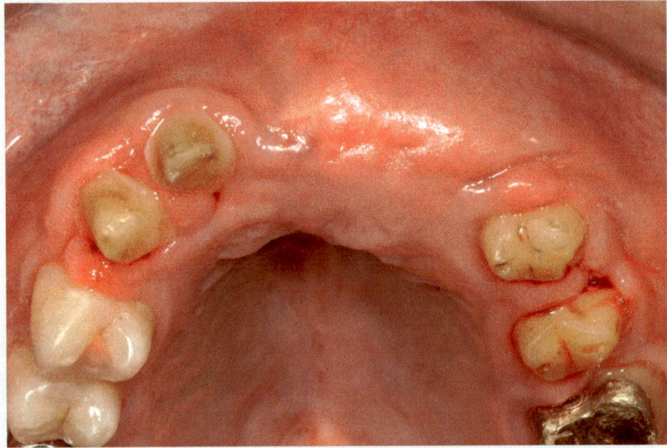

Abb. 13-71 Die Okklusalansicht offenbart eine unzureichende vestibuläre Kammkontur.

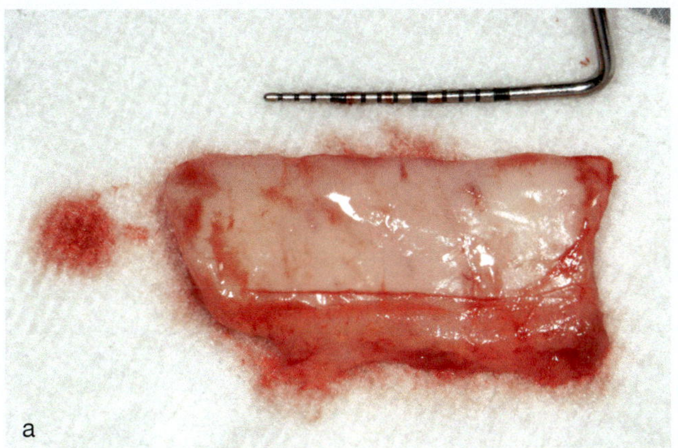

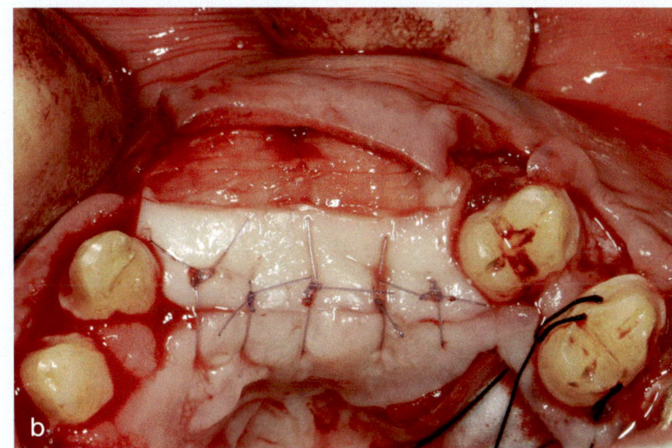

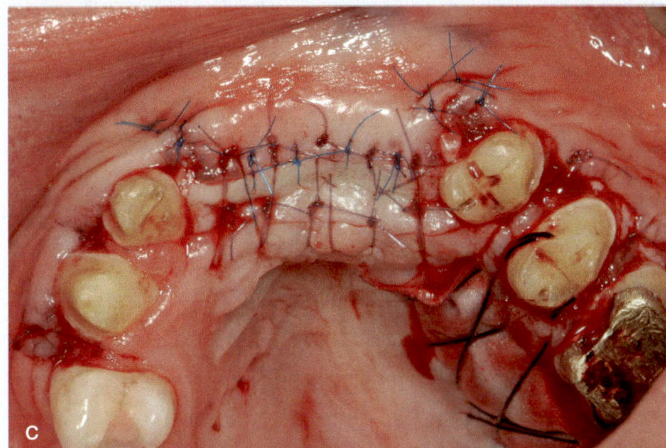

Abb. 13-72 Die Weichgewebsaugmentation mit einem Volltransplantat mit Bindegewebe und einem keratinisierten Streifen.

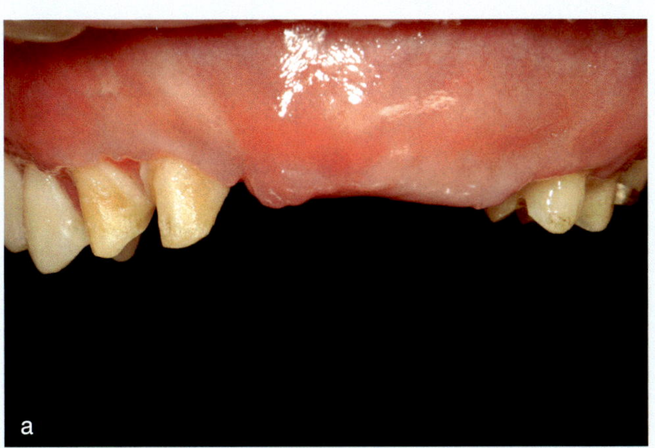

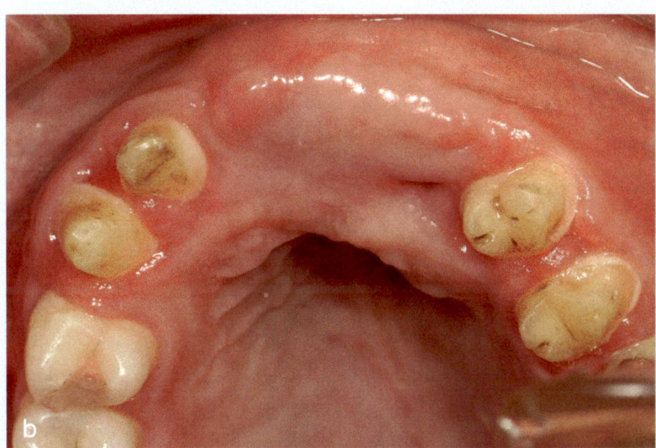

Abb. 13-73 Situation 2 Monate nach der Weichgewebsaugmentation: Die dreidimensionale Kammkontur war verbessert. Diese Veränderung lässt sich mit einer Knochenaugmentation allein nicht herbeiführen.

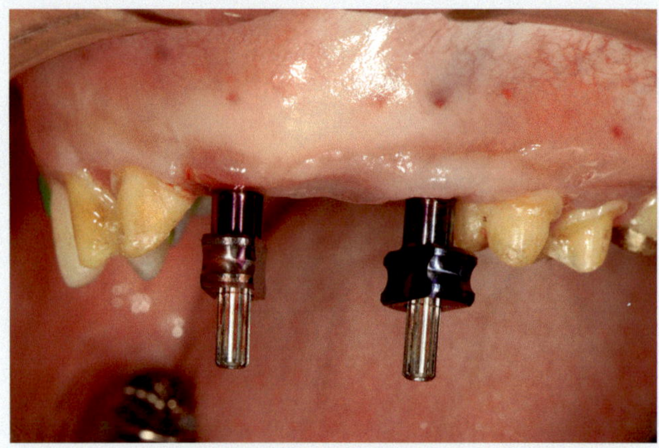

Abb. 13-74 Abformung für die definitiven Abutments nach der Weichgewebeheilung, zum Zeitpunkt der Verbindung der Gingivaformer.

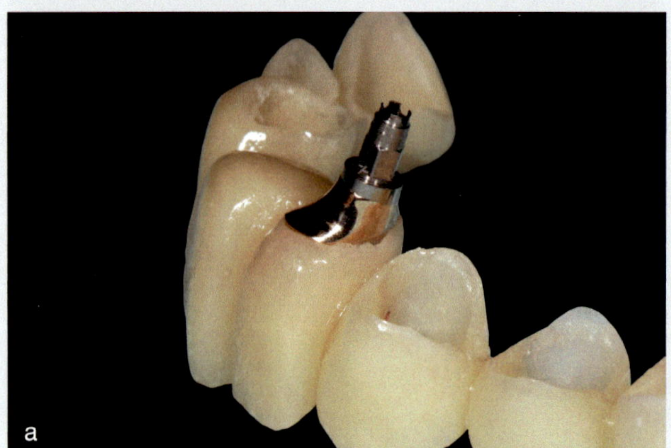

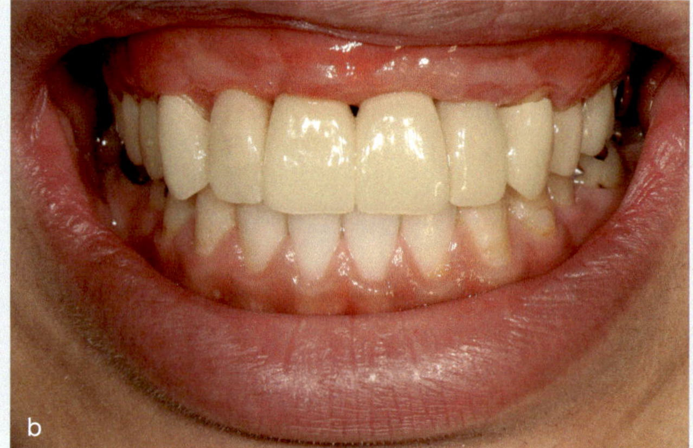

Abb. 13-75 Anschließend begann die Weichgewebekonditionierung mit den definitiven Abutments und einem Provisorium.

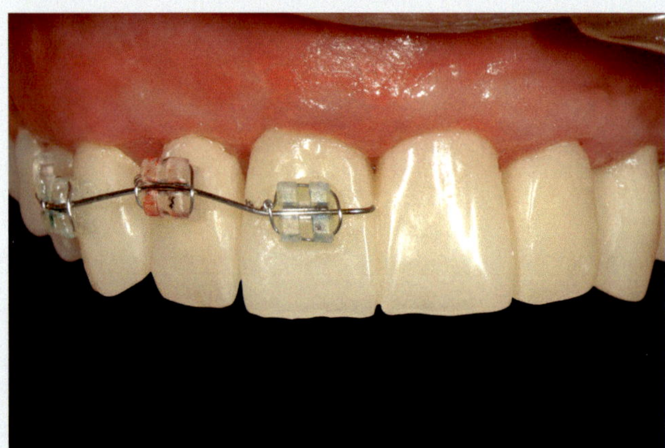

Abb. 13-76 Extrusion des Zahns 12 zur Verbesserung des Weichgewebeniveaus.

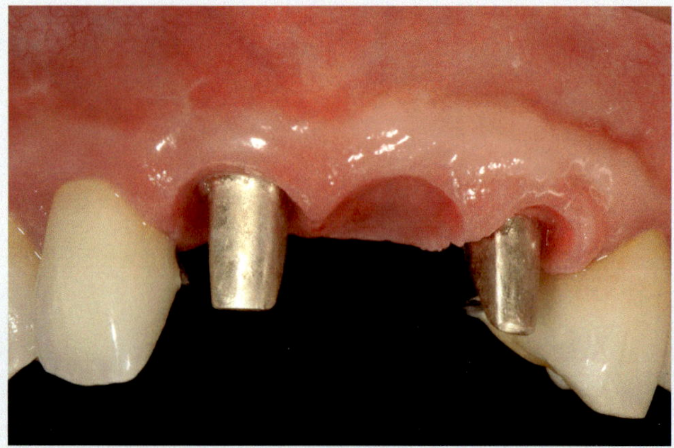

Abb. 13-77 Das ausgeformte Weichgewebe vor der definitiven Versorgung.

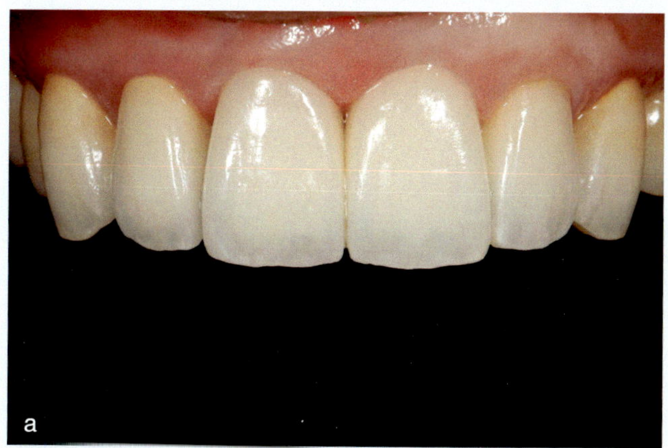
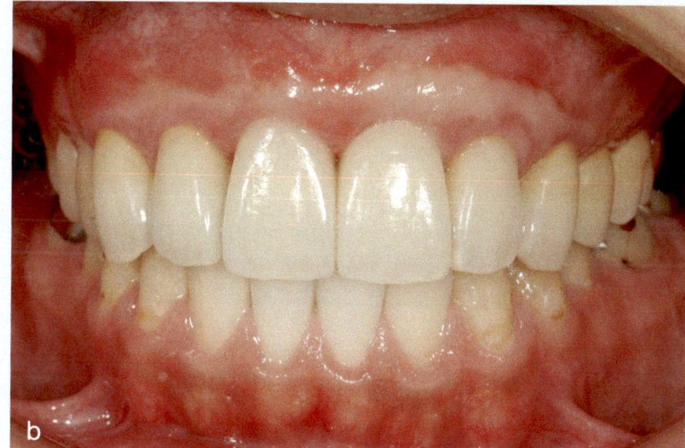

Abb. 13-78 Endergebnis.

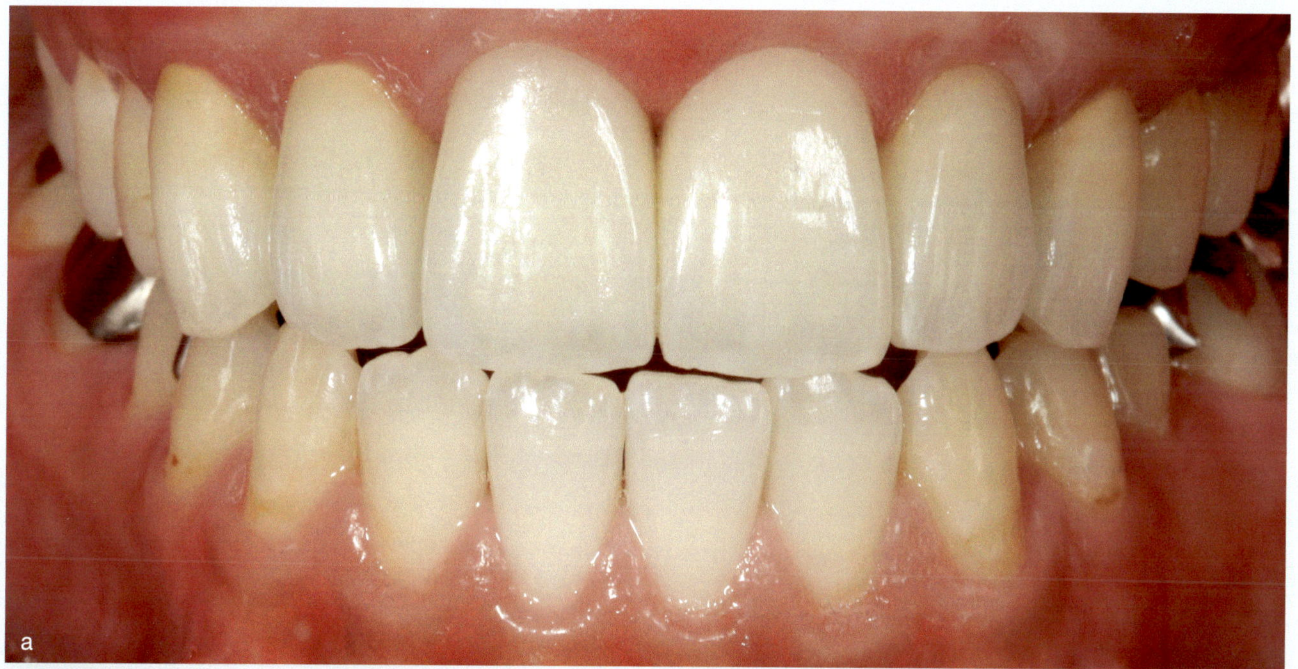
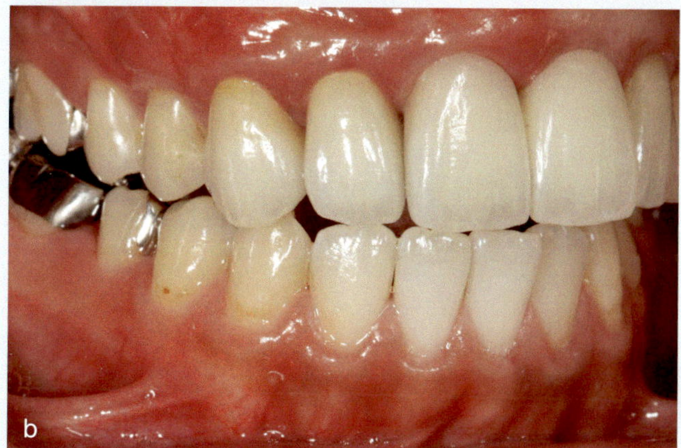
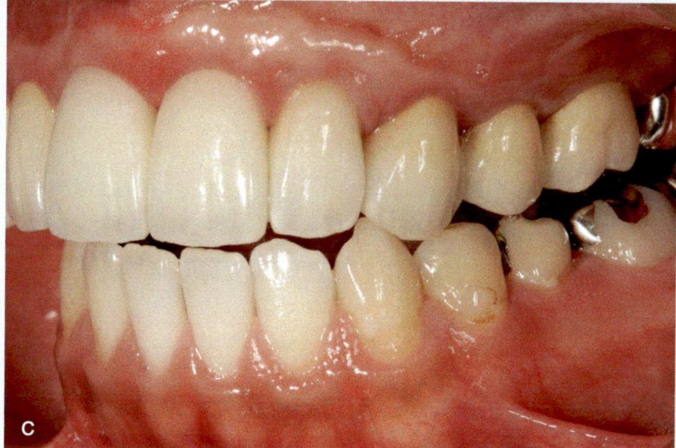

Abb. 13-79 Die Frontzahnführung war korrekt etabliert, wobei der Zahn 24 als linker Eckzahn fungierte.

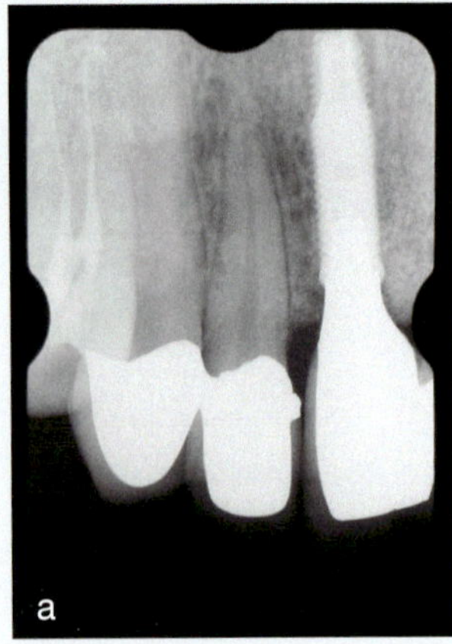

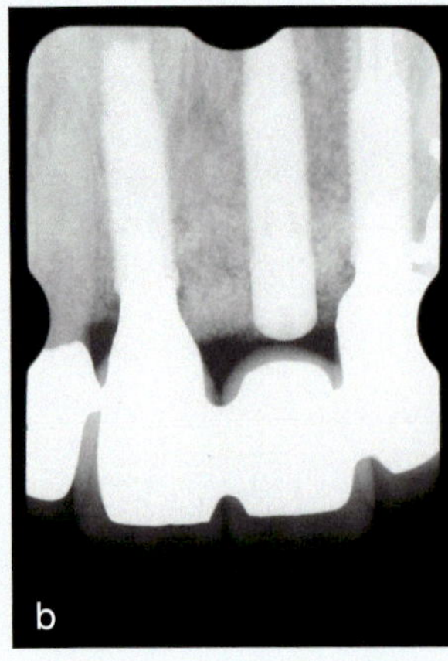

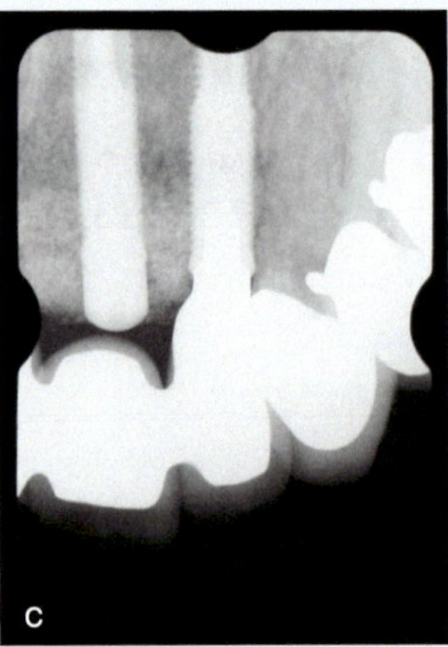

Abb. 13-80 Röntgenbilder nach Abschluss der Behandlung. Der Knochen war bis zur Höhe der Knochenspitzen an den die Lücke begrenzenden Zähnen regeneriert worden. Das Implantat Regio 21 wurde letztlich als „sleeping implant" nicht versorgt, weil benachbarte Implantate hinsichtlich der Papillenhöhe schlechtere Ergebnisse im interproximalen Bereich ergeben.

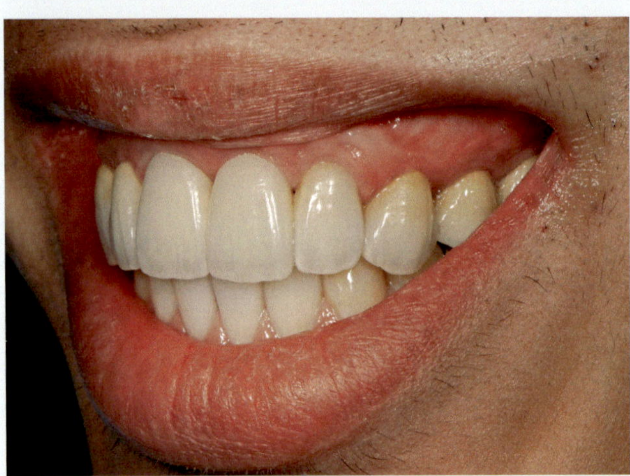

Abb. 13-81 Lateralansicht des Patientenlächelns 3 Jahre nach Behandlungsabschluss.

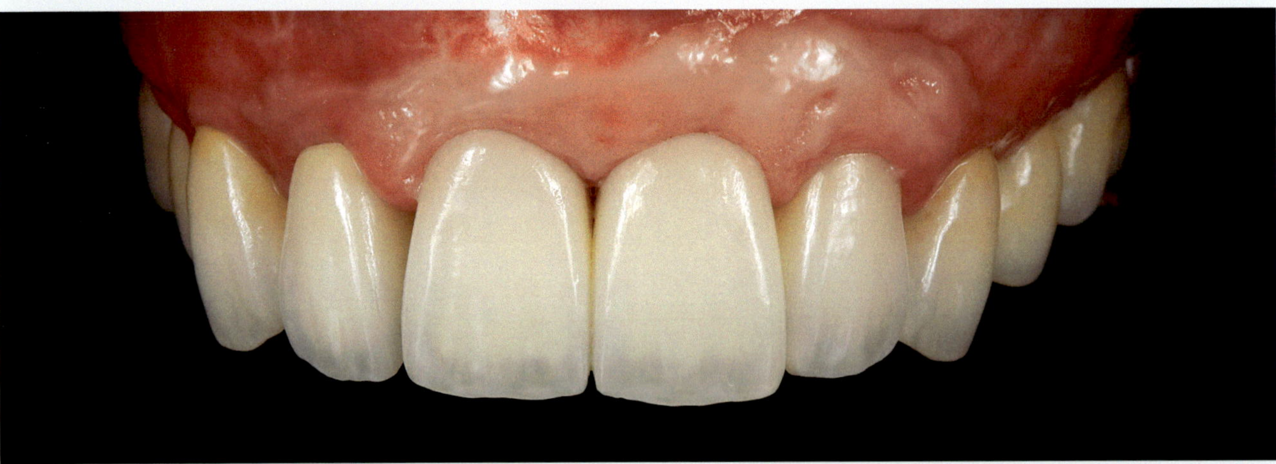

Abb. 13-82 6 Jahre nach der Behandlung bietet das regenerierte Gewebe eine zufriedenstellende Unterstützung und Rahmung der natürlich wirkenden Restauration (Chirurgie und Prothetik: Tomohiro Ishikawa; Kieferorthopädie: Kenji Kida, Zahntechnik: Kiyoshi Nakajima).

Fall 5 (Abb. 13-83 bis 13-98)

Problem:

/ Schwerer vertikaler Gewebeverlust durch Trauma

Schlüsselfaktoren für den Behandlungserfolg in diesem Fall:

/ Vertikale Augmentation mittels Distraktionsosteogenese
/ Horizontale Kammaugmentation durch Knochenspreizung und GBR
/ Weichgewebsaugmentation

Die Patientin Ende fünfzig wünschte eine ästhetische Rehabilitation der Oberkieferfront. Aufgrund fortgeschrittener Parodontitis war es zu einem vertikalen Gewebedefekt gekommen. Die fehlenden Frontzähne 12 bis 22 waren durch eine Brücke ersetzt und das fehlende Gewebe durch eine Gingivaepithese aus Silikon maskiert worden. Solche Epithesen unterliegen raschen Farbveränderungen und beeinträchtigen die Phonetik und den Geschmack des Essens. Die Patientin wünschte dringend eine Verbesserung dieser Situation.

Nach einer systematischen Parodontalbehandlung wurde eine Distraktionsosteogenese vorgenommen, um den Kamm vertikal zu augmentieren (vgl. Kap. 9). Nach dieser Maßnahme war zusätzlich eine horizontale Augmentation erforderlich, die mittels Knochenspreizung und GBR-Technik erfolgte. Als Pfeiler für eine Brückenversorgung wurden zwei Implantate in den Regionen 12 und 22 inseriert. Im Ponticbereich 11 und 21 wurde das Weichgewebe sorgfältig mit einem Brückenprovisorium konditioniert, bevor die definitive Suprastruktur eingegliedert wurde.

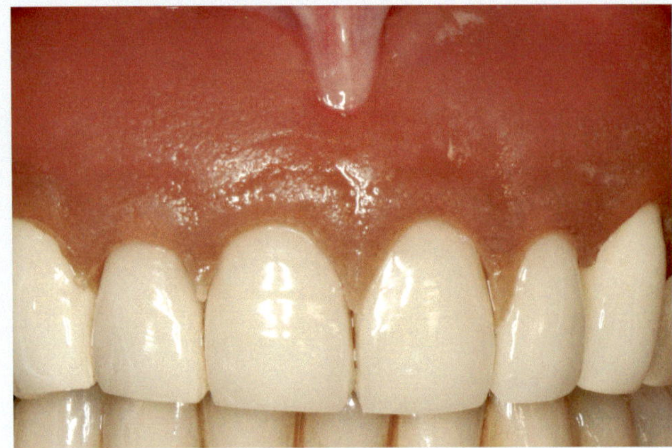

Abb. 13-83 Silikonepithese im oberen Frontzahnbereich.

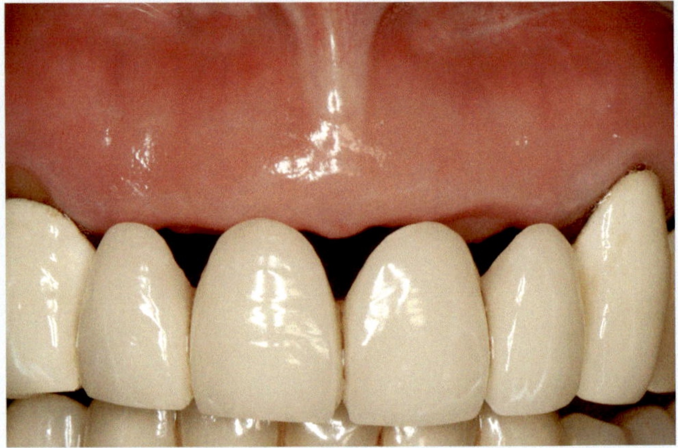

Abb. 13-84 Ohne die Epithese zeigen sich der vertikale Gewebeverlust im Bereich 12 bis 22 und Gingivarezessionen an 13 und 23.

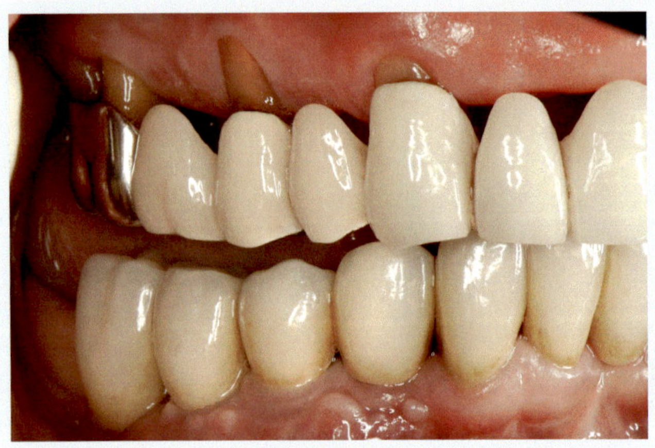

Abb. 13-85 Rechtslaterale Ansicht des Oberkiefers.

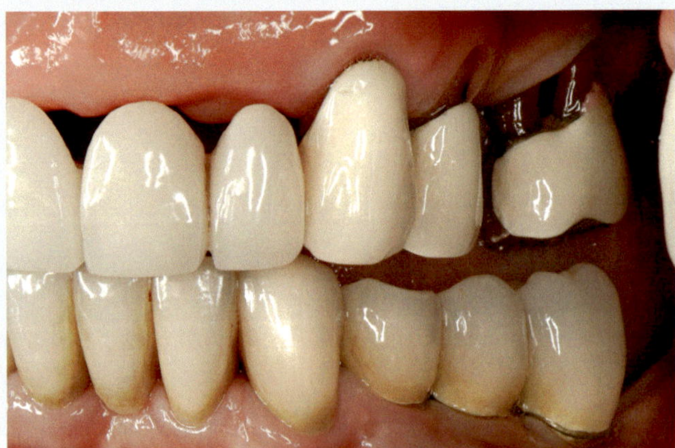

Abb. 13-86 Linkslaterale Ansicht des Oberkiefers.

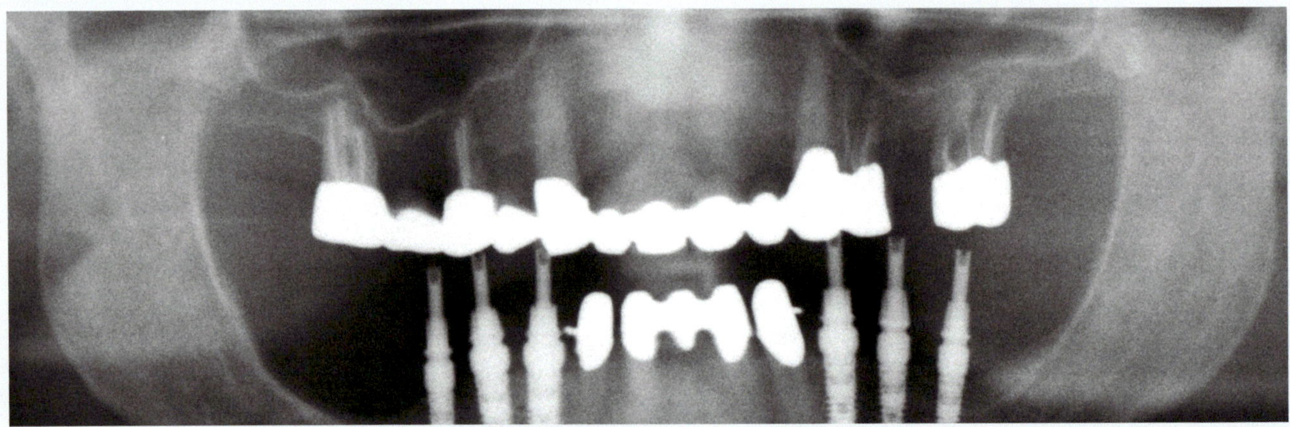

Abb. 13-87 Die Situation im Oberkiefer in der Panoramaschichtaufnahme.

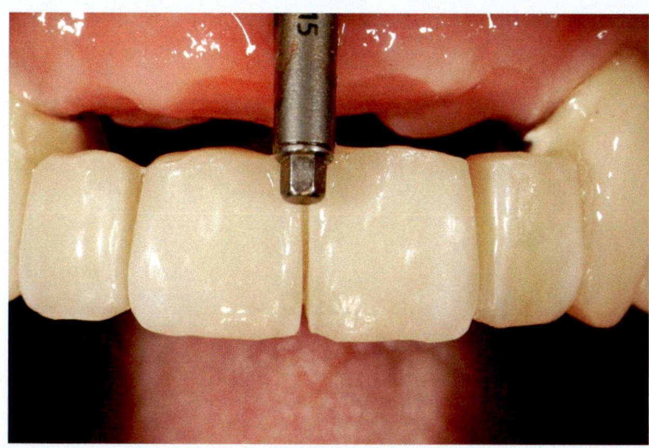

Abb. 13-88 Der eingesetzte Distraktor nach der Heilungsphase.

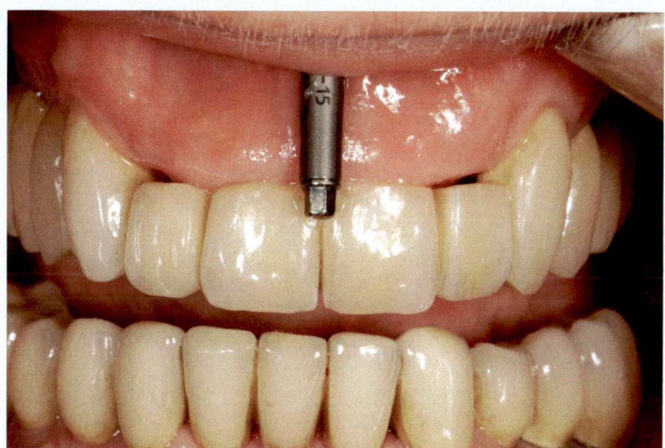

Abb. 13-89 Kammniveau nach der Distraktionsphase. Das Segment wurde deutlich überdistrahiert, um den Rückgang während der Retentionsphase zu kompensieren.

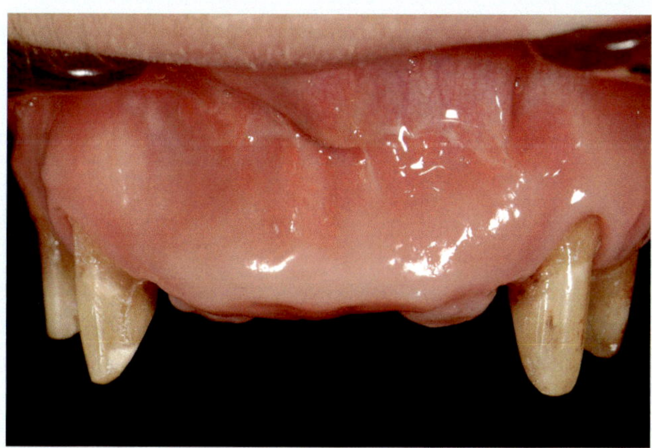

Abb. 13-90 Nach der zweiwöchigen Retentionsphase zeigt sich ein deutlicher Zugewinn an Kammhöhe. Die Distraktorschraube wurde abgetrennt, um die Situation für die Patientin angenehmer zu machen.

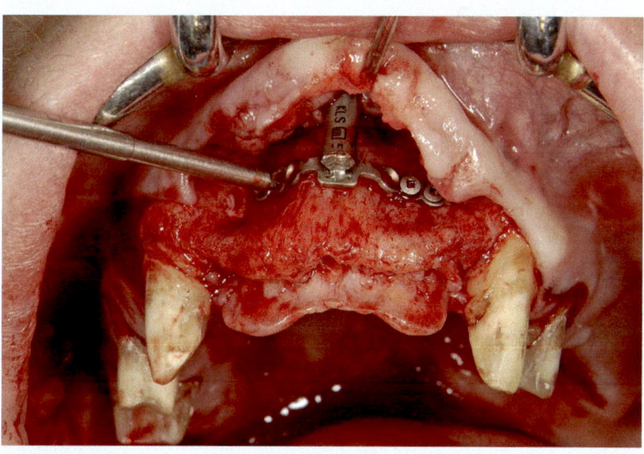

Abb. 13-91 Der Distraktor wurde entfernt. Zu diesem Zeitpunkt war der Kamm vertikal, aber noch nicht horizontal augmentiert.

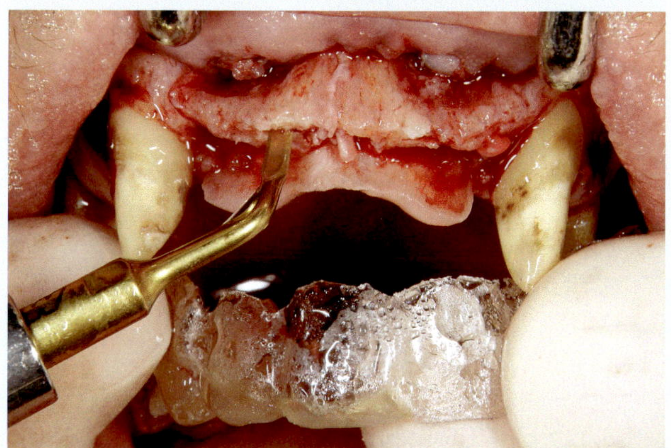

Abb. 13-92 Zur horizontalen Defektkorrektur wurde der Kamm mit einem piezochirurgischen Instrument gespalten, gespreizt und mit GBR-Technik augmentiert.

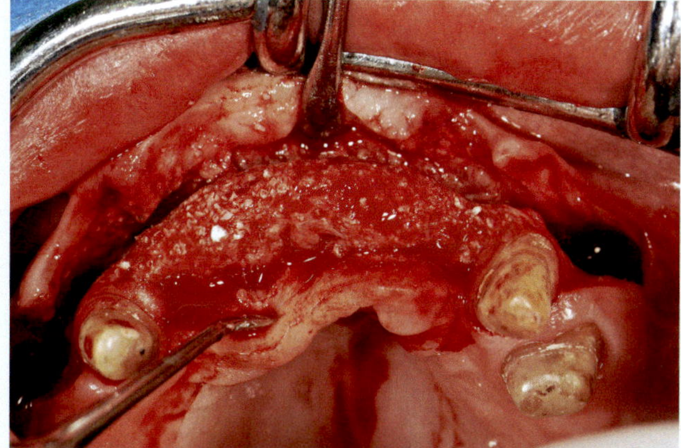

Abb. 13-93 Situation 3 Monate nach der Aufnahme 13-92. Der Kamm war durch das anorganische bovine Knochenmineral ausreichend augmentiert.

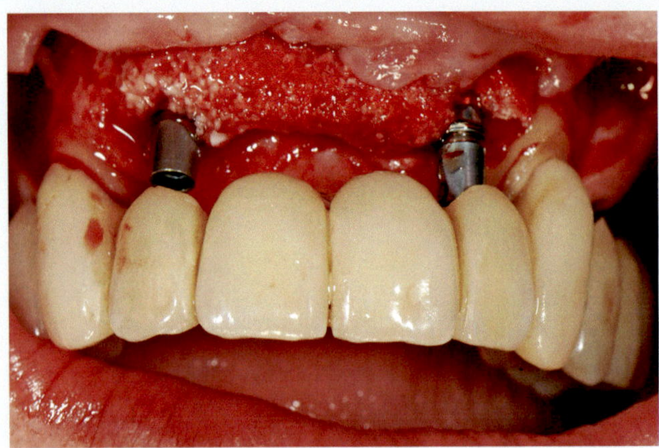

Abb. 13-94 An den Positionen der lateralen Schneidezähne wurden 2 Implantate inseriert.

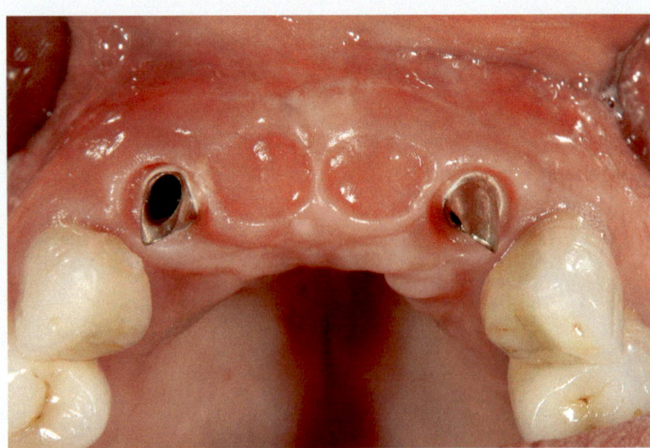

Abb. 13-95 Situation nach Ausreifung der Gewebe (6 Monate). Das Weichgewebe an den Ponticstellen war mithilfe eines Brückenprovisoriums konditioniert worden.

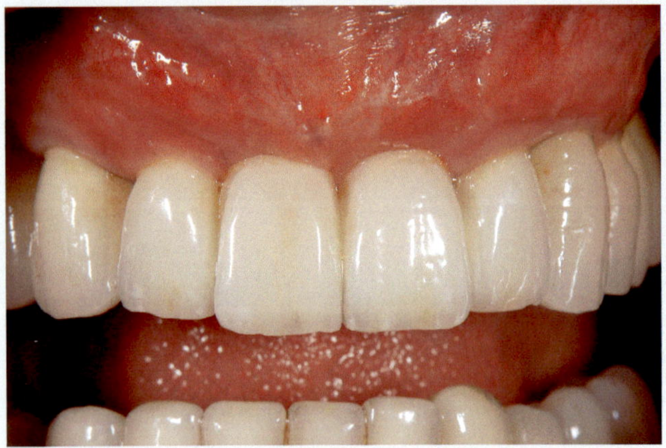

Abb. 13-96 Definitive Versorgung mit einer VMK-Brücke auf den Implantaten 12 und 22.

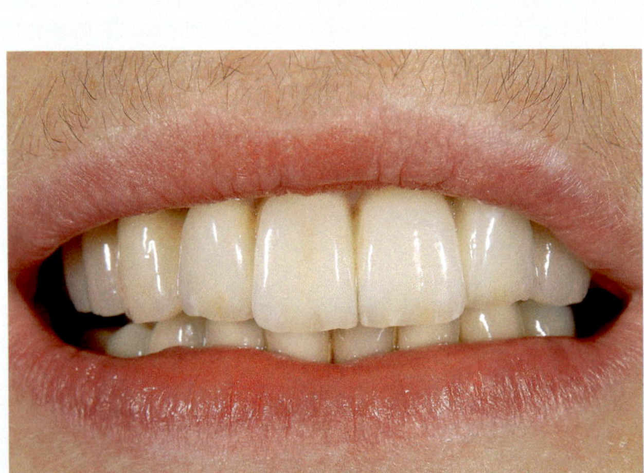

Abb. 13-97 Natürliches ästhetisches Erscheinungsbild (Lippenbild).

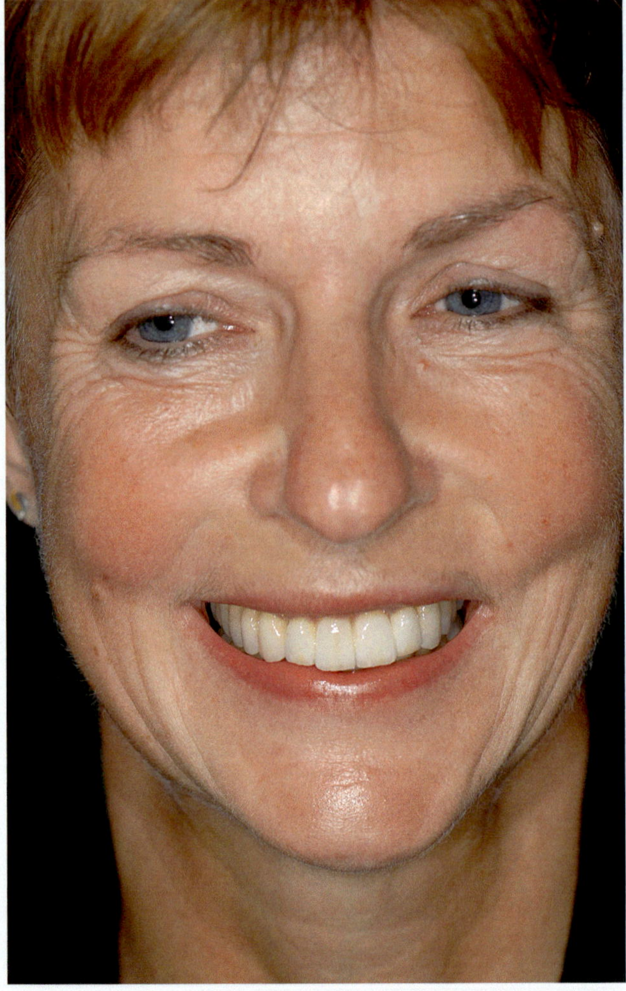

Abb. 13-98 Portrait der Patientin nach Abschluss der Behandlung (Chirurgie und Prothetik: G. Körner; Zahntechnik: K. Müterthies).

ZUSAMMENFASSUNG

Bei komplexen Fällen startet man häufig mit sehr ungünstigen Ausgangssituationen. Diese können bedingt sein durch z. B. Zahnnichtanlagen, Okklusionsanomalien, pathologische Zahnbewegungen, ausgeprägte Attachmentverluste und umfangreiche vertikale Gewebeverluste durch Infektion und/oder Trauma. Daher erfordern komplexe Fälle eine unvoreingenommene interdisziplinäre Herangehensweise, bei der die behandelnden Zahnärzte und Zahntechniker die am besten geeigneten therapeutischen Maßnahmen aus verschiedenen Bereichen auswählen müssen. Durch sorgfältige Planung, offene Kommunikation in einem interdisziplinären Behandlerteam und die Fähigkeit, auf sich verändernde Situationen zu reagieren, lassen sich auch in diesen Fällen gute funktionelle und ästhetische Resultate erzielen.

LITERATUR

1. Keim RG. The art of interdisciplinary teamwork. J Clin Orthod. 2013;47:513–514.
2. Spear FM, Kokich VG. A multidisciplinary approach to esthetic dentistry. Dent Clin North Am. 2007;51:487–505, x-xi.
3. Daftary F, Mahallati R, Bahat O, Sullivan RM. Lifelong craniofacial growth and the implications for osseointegrated implants. Int J Oral Maxillofac Implants. 2013;28:163–169.
4. Brunsvold MA. Pathologic tooth migration. J Periodontol. 2005;76:859–866.
5. Artun J, Urbye KS. The effect of orthodontic treatment on periodontal bone support in patients with advanced loss of marginal periodontium. Am J Orthod Dentofacial Orthop. 1988;93:143–148.
6. Wennstrom JL, Stokland BL, Nyman S, Thilander B. Periodontal tissue response to orthodontic movement of teeth with infrabony pockets. Am J Orthod Dentofacial Orthop. 1993;103:313–319.
7. Funato A, Ishikawa T, Kitajima H, Yamada M, Moroi H. A novel combined surgical approach to vertical alveolar ridge augmentation with titanium mesh, resorbable membrane, and rhPDGF-BB: a retrospective consecutive case series. Int J Periodontics Restorative Dent. 2013;33:437–445.
8. Ishikawa T, Salama M, Funato A et al. Three-dimensional bone and soft tissue requirements for optimizing esthetic results in compromised cases with multiple implants. Int J Periodontics Restorative Dent. 2010;30:503–511.
9. Vela X, Mendez V, Rodriguez X, Segala M, Gil JA. Soft tissue remodeling technique as a non-invasive alternative to second implant surgery. Eur J Esthet Dent. 2012;7: 36–47.
10. Cho-Yan Lee J, Mattheos N, Nixon KC, Ivanovski S. Residual periodontal pockets are a risk indicator for peri-implantitis in patients treated for periodontitis. Clin Oral Implants Res. 2012;23:325–333.
11. Linkevicius T, Puisys A, Vindasiute E, Linkeviciene L, Apse P. Does residual cement around implant-supported restorations cause peri-implant disease? A retrospective case analysis. Clin Oral Implants Res. 2013;24:1179–1184.
12. Pjetursson BE, Helbling C, Weber HP et al. Peri-implantitis susceptibility as it relates to periodontal therapy and supportive care. Clin Oral Implants Res. 2012;23:888–894.

13. Wilson TG, Jr. The positive relationship between excess cement and peri-implant disease: a prospective clinical endoscopic study. J Periodontol. 2009;80: 1388–1392.

14. Blanco Carrion J, Ramos Barbosa I, Perez Lopez J. Osseointegrated implants as orthodontic anchorage and restorative abutments in the treatment of partially edentulous adult patients. Int J Periodontics Restorative Dent. 2009;29:333–340.

15. Huang LH, Shotwell JL, Wang HL. Dental implants for orthodontic anchorage. Am J Orthod Dentofacial Orthop 2005;127:713–722.

16. Kokich VG. Managing complex orthodontic problems: the use of implants for anchorage. Semin Orthod. 1996;2:153–160.

17. Smalley WM. Implants for tooth movement: determining implant location and orientation. J Esthet Dent. 1995;7:62–72.

18. Janakievski J, Kokich VO, Kinzer G. Interdisciplinary collaboration: an approach to optimize outcomes for patients with compromised dental esthetics. Int J Esthet Dent. 2015;10:302–331.

19. Esposito M, Grusovin MG, Felice P, Karatzopoulos G, Worthington HV, Coulthard P. The efficacy of horizontal and vertical bone augmentation procedures for dental implants - a Cochrane systematic review. Eur J Oral Implantol. 2009;2:167–184.

20. Rocchietta I, Fontana F, Simion M. Clinical outcomes of vertical bone augmentation to enable dental implant placement: a systematic review. J Clin Periodontol. 2008;35(8 Suppl):203–215.

21. Korayem M, Flores-Mir C, Nassar U, Olfert K. Implant site development by orthodontic extrusion. A systematic review. Angle Orthod. 2008;78:752–760.

22. Salama H, Salama M. The role of orthodontic extrusive remodeling in the enhancement of soft and hard tissue profiles prior to implant placement: a systematic approach to the management of extraction site defects. Int J Periodontics Restorative Dent. 1993;13:312–333.

23. Mankoo T, Frost L. Rehabilitation of esthetics in advanced periodontal cases using orthodontics for vertical hard and soft tissue regeneration prior to implants - a report of 2 challenging cases treated with an interdisciplinary approach. Eur J Esthet Dent. 2011;6:376–404.

24. Mason WE, Rugani FC. Prosthetically determined implant placement for the partially edentulous ridge: a reality today. J Mich Dent Assoc. 1999;81:28, 30, 32, 34–37.

25. Schneider G, Simmons K, Nason R, Felton D. Occlusal rehabilitation using implants for orthodontic anchorage. J Prosthodont. 1998;7:232–236.

26. Smalley WM, Blanco A. Implants for tooth movement: a fabrication and placement technique for provisional restorations. J Esthet Dent. 1995;7:150–154.

27. Salama M, Ishikawa T, Salama H, Funato A, Garber D. Advantages of the root submergence technique for pontic site development in esthetic implant therapy. Int J Periodontics Restorative Dent. 2007;27:521–527.

28. Anitua E. The use of plasma-rich growth factors (PRGF) in oral surgery. Pract Proced Aesthet Dent. 2001;13:487–493;quiz 87–93.

29. Lopez-Jornet P, Camacho-Alonso F, Molina-Minano F, Vicente-Ortega V. Effects of plasma rich in growth factors on wound healing of the tongue. Experimental study on rabbits. Med Oral Patol Oral Cir Bucal. 2009;14:e425–428.

30. Grunder U, Gracis S, Capelli M. Influence of the 3-D bone-to-implant relationship on esthetics. Int J Periodontics Restorative Dent. 2005;25:113–119.

31. Kan JY, Rungcharassaeng K, Umezu K, Kois JC. Dimensions of peri-implant mucosa: an evaluation of maxillary anterior single implants in humans. J Periodontol. 2003;74:557–562.

32. Lee DW, Park KH, Moon IS. Dimension of keratinized mucosa and the interproximal papilla between adjacent implants. J Periodontol. 2005;76:1856–1860.

33. Linkevicius T, Apse P, Grybauskas S, Puisys A. The influence of soft tissue thickness on crestal bone changes around implants: a 1-year prospective controlled clinical trial. Int J Oral Maxillofac Implants. 2009;24:712–719.

34. Abrahamsson I, Berglundh T, Lindhe J. The mucosal barrier following abutment dis/reconnection. An experimental study in dogs. J Clin Periodontol. 1997;24:568–572.

35. Rodriguez X, Vela X, Mendez V, Segala M, Calvo-Guirado JL, Tarnow DP. The effect of abutment dis/reconnections on peri-implant bone resorption: a radiologic study of platform-switched and non-platform-switched implants placed in animals. Clin Oral Implants Res. 2013;24:305–311.

36. Rompen E. The impact of the type and configuration of abutments and their (repeated) removal on the attachment level and marginal bone. Eur J Oral Implantol. 2012;5 Suppl:S83–90.

»Die wahre Größe im Leben liegt nicht darin, nie zu fallen, sondern jedes Mal wieder aufzustehen.«

Nelson Mandela

/14

MISSERFOLGE UND KOMPLIKATIONEN

Arndt Happe, Gerd Körner

Verschiedene Komplikationen können das ästhetische Ergebnis, aber auch das biologisch-funktionelle Ergebnis einer Implantatversorgung im Frontzahnbereich beeinträchtigen.

Die Schlüsselfaktoren für den Erfolg identifizieren bei Abwesenheit zugleich auch die Ursache für einen möglichen Misserfolg:

1. korrekte dreidimensionale Position des Implantats,
2. adäquate Knochenarchitektur und stabiles Knochenvolumen,
3. adäquate Weichgewebsdicke und -qualität,
4. transmukosale Form, Material und Oberfläche von Abutment und Restauration,
5. Entwicklung und Erhalt der Weichgewebskontur.

Oft sind Probleme gleich mehreren Schlüsselfaktoren zuzurechnen. Im Fall in den Abbildungen 14-1 und 14-2 stimmt z. B. die Position der Implantate nicht, da diese zu weit nach bukkal gesetzt wurden. Der Durchmesser ist mit 5 mm relativ dick und sowohl das Knochenvolumen als auch die Weichgewebsdicke und -qualität sind insuffizient.

Abbildung 14-3 zeigt einen ästhetischen Misserfolg durch ungleichmäßigen Weichgewebsverlauf und Durchscheinen der Implantate. Es kommt

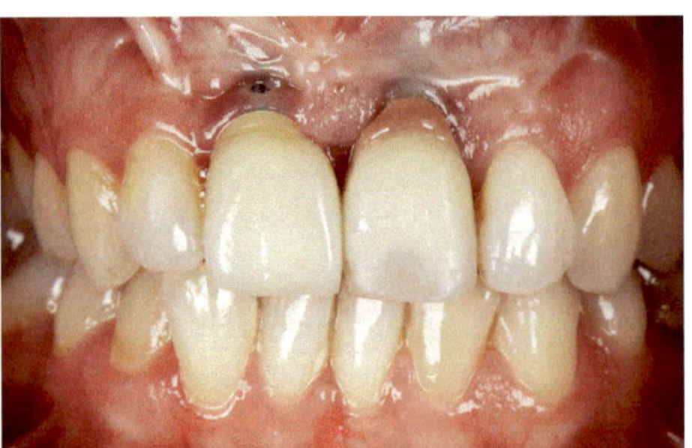

Abb. 14-1 Ästhetischer Misserfolg durch schlechte Weichgewebsqualität, unzureichende Augmentation, suboptimale Implantatposition mit Durchscheinen des Titans. Es wurde versucht, die Implantatschulter Regio 21 prothetisch zu kaschieren.

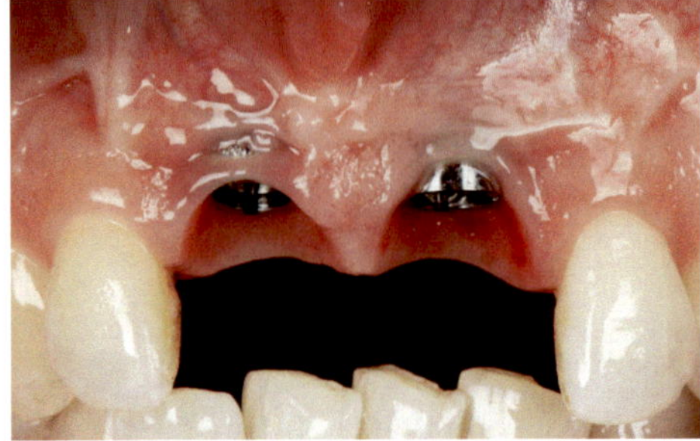

Abb. 14-2 Der Fall aus Abb. 14-1 ohne Suprakonstruktion. Die Implantatschulter Regio 21 ist exponiert, das Weichgewebe Regio 11 perforiert.

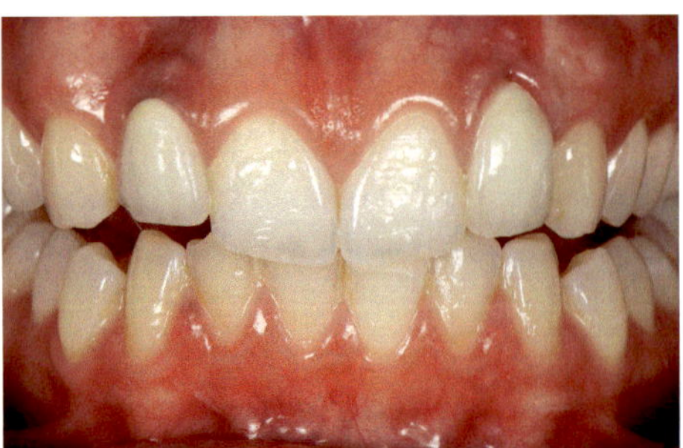

Abb. 14-3 Ästhetischer Misserfolg durch Implantation während der Wachstumsphase.

noch hinzu, dass während der Wachstumsphase implantiert wurde, sodass das folgende Kieferwachstum zu einer vertikalen Diskrepanz geführt hat. Das bukkale Gewebe ist zu dünn, die Implantate stehen auch zu weit labial.

FEHLPOSITIONIERTE IMPLANTATE

Ein typischer Fehler ist eine zu starke Angulation des Implantats nach bukkal oder eine zu weit bukkale Positionierung des Implantats. Der Fall in den Abbildungen 14-4 bis 14-6 veranschaulicht dies. Hier kommt hinzu, dass für den lateralen Schneidezahn ein viel zu großer Implantatdurchmesser von 5 mm verwendet wurde, was das Problem weiter verschärft. Man sieht deutlich, wie sich der Implantatkörper außerhalb der Knochenarchitektur befindet. Oft resultiert eine zu starke Angulation aus einem zu geringen Knochenangebot. Dann wird die Implantatachse dem ortständigen Knochen angepasst und nicht der prothetisch gebotenen Position. Ähnlich verhält es sich mit Implantaten, die mit ihrer Schulter zu „tief", also zu weit apikal gesetzt werden. Auch hier ist ein reduziertes Knochenangebot oft die Ursache (Abb. 14-7 und 14-8).

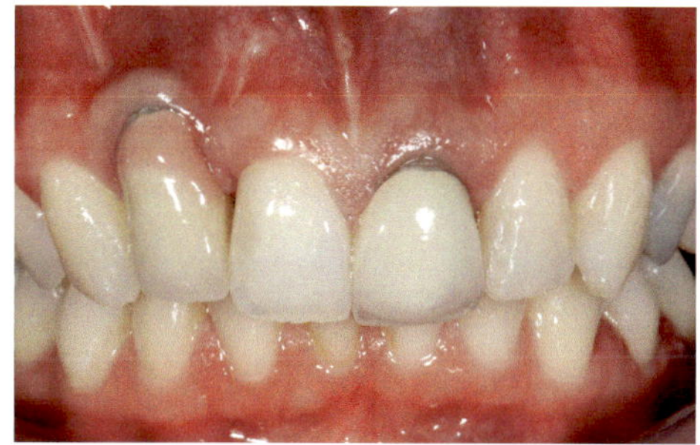

Abb. 14-4 Ästhetischer Misserfolg bei Implantat Regio 12. Therapie: Explantation.

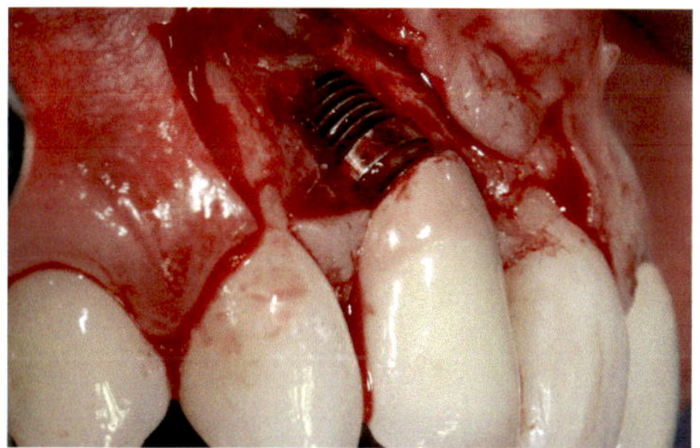

Abb. 14-5 Nach Lappenbildung zeigt sich die extreme Diskrepanz zwischen Kronenflucht und Implantatachse.

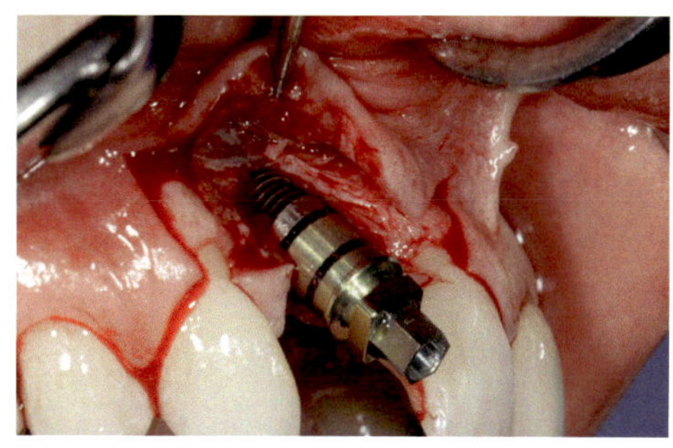

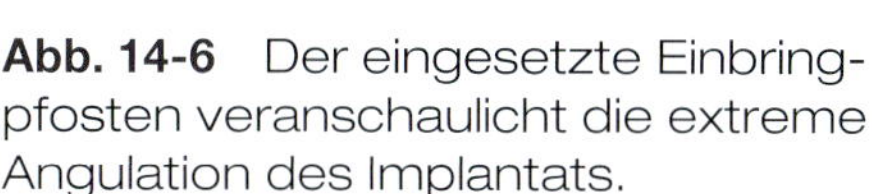

Abb. 14-6 Der eingesetzte Einbringpfosten veranschaulicht die extreme Angulation des Implantats.

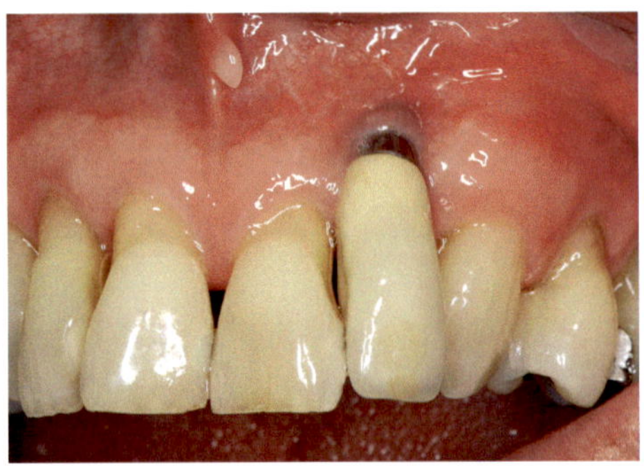

Abb. 14-7 Ästhetischer Misserfolg Regio 22 durch falsche Implantatposition und zu großen Implantatdurchmesser.

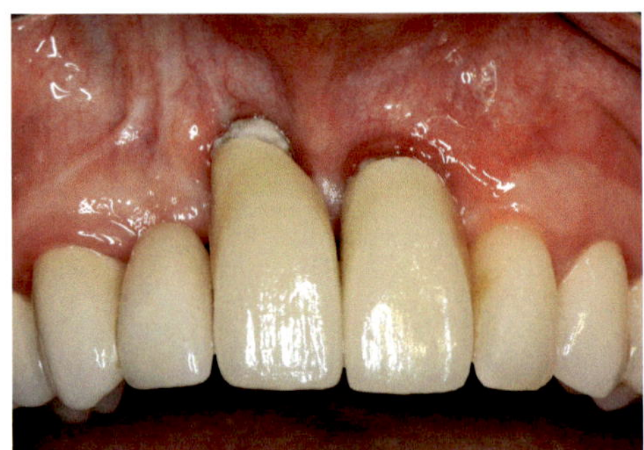

Abb. 14-8 Ästhetischer Misserfolg Regio 11, 21 durch fehlende Kieferkammaugmentation mit daraus resultierender falscher Implantatposition.

Diese desaströsen Ergebnisse verdeutlichen, wie wichtig die Planung der Implantatposition und deren korrekte Umsetzung mithilfe von Schablonen ist. Sie zeigen aber auch, dass eine korrekte Positionierung oft nur mithilfe von Knochenaugmentationen zu realisieren ist. Häufig ist eine Korrektur der Situation nur durch Explantation und erneute Implantation möglich.

Die biologischen Zusammenhänge zwischen biologischer Breite, Weichgewebe und Implantatposition in der ästhetischen Zone sind erstmalig von Grunder et al.[1] beschrieben worden, auch die korrekte Positionierung wird eingehend in seinem Buch erklärt[2]. Wir haben der Implantatpositionierung einen eigenen Abschnitt in Kapitel 5 gewidmet.

Der Fall in den Abbildungen 14-9 bis 14-20 zeigt, wie wichtig eine Gesamtplanung bei der Insertion von Implantaten im Frontzahnbereich ist. Die Patientin erhielt nach einem Fahrradunfall alio loco 3 Implantate in Regio 12, 21, 22. Keine 2 Jahre später stellte sie sich vor, weil sie mit dem ästhetischen Ergebnis sehr unglücklich war. Sie sagte wörtlich, dass sie so nicht weiterleben möchte, was verdeutlicht, wie emotional der Mund besetzt und wie wichtig das ästhetische Erscheinungsbild für Menschen sein kann. Es führt uns auch die enorme Verantwortung vor Augen, die wir bei der Versorgung von Frontzahnsituationen haben.

Bei der ästhetischen Analyse fallen mehrere offensichtliche ästhetische Mängel auf: Der Weichgewebsverlauf ist unnatürlich. Die natürlichen Frontzähne 13, 11, 23 weisen Rezessionen auf. Implantat 12 ist nicht „tief" genug inseriert worden, die Schulter liegt also zu weit koronal. Zwischen den Implantaten 21, 22 fehlt die Interdentalpapille, dort ist auch zu wenig Gewebe zu verzeichnen. Eine Rekonstruktion von Hart- und Weichgewebe wurde hier nicht durchgeführt bzw. war nicht erfolgreich. Die Suprakonstruktion imitiert nicht die natürlichen Zähne, die Implantatschultern der Tissue-Level-

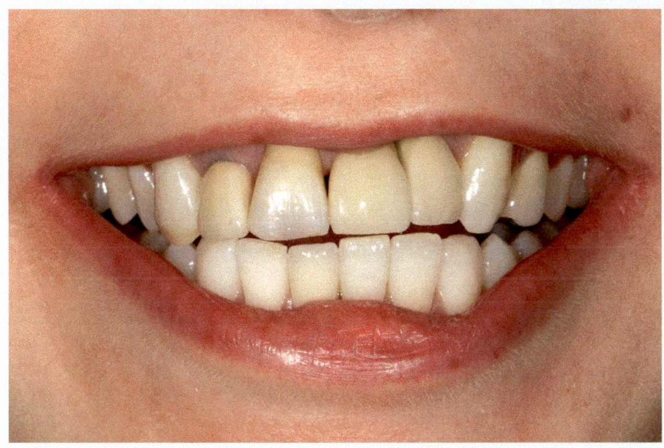

Abb. 14-9 Ästhetischer Misserfolg nach Implantation. Lippenbild der unzufriedenen Patientin.

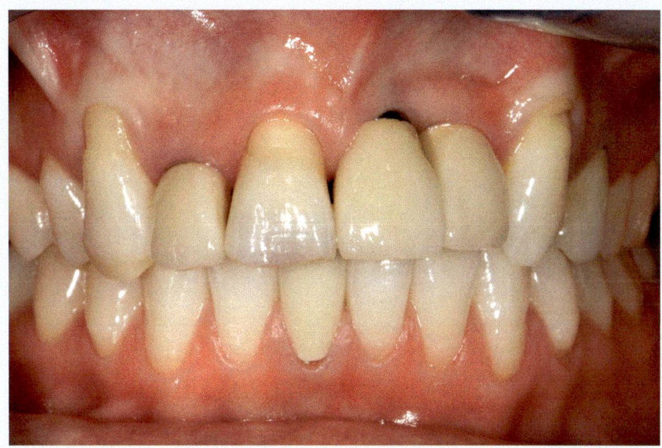

Abb. 14-10 Intraorale Ansicht mit Implantaten Regio 23, 21, 22 und Rezessionen an Zähnen 13 und 23.

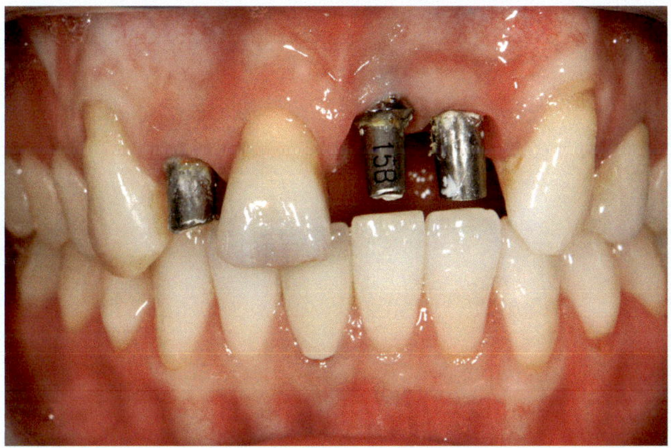

Abb. 14-11 Zustand nach Entfernung der Implantatkronen von frontal ...

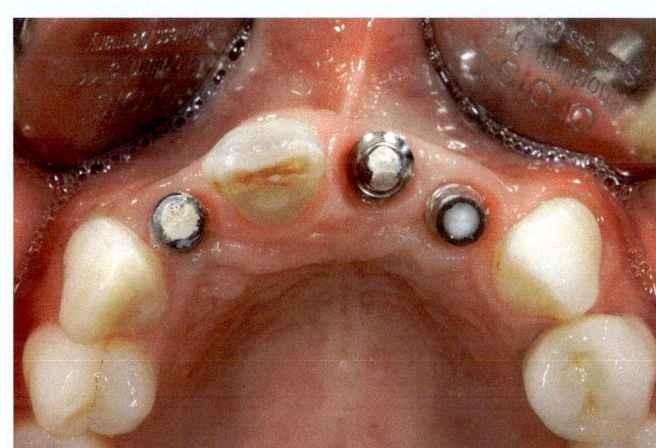

Abb. 14-12 ... und von okklusal.

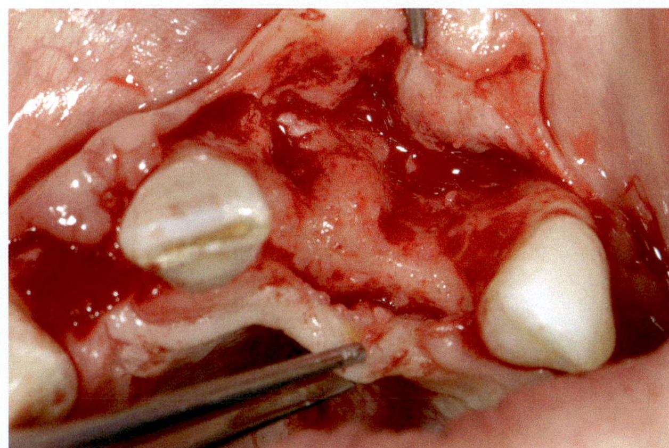

Abb. 14-13 Zustand 6 Wochen nach Explantation. Ein dreidimensionaler Knochendefekt in Regio 21, 22 ist evident.

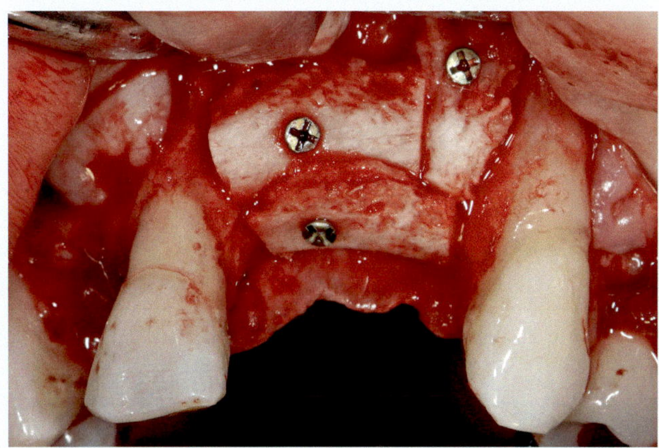

Abb. 14-14 Augmentation Regio 21, 22 mit Knochentransplantaten von retromolar.

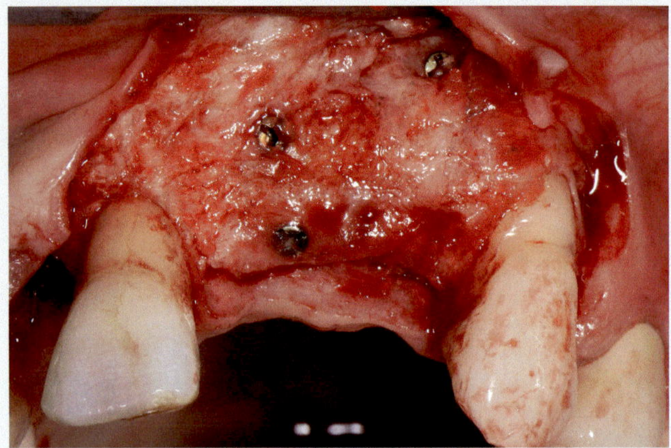

Abb. 14-15 Augmentierter Bereich ca. 4 Monate nach dem Knochenaufbau. Entfernung von Osteosyntheseschrauben.

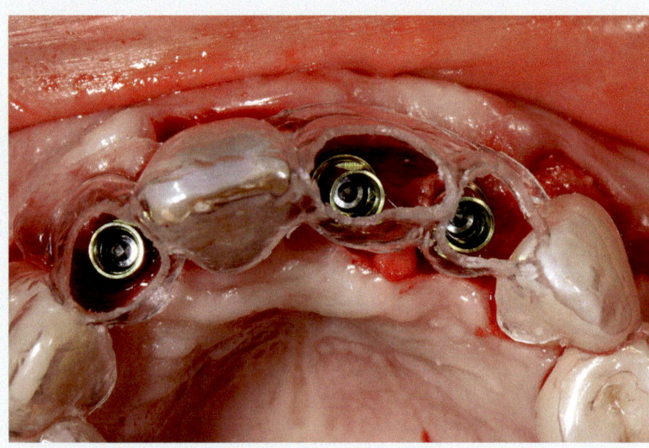

Abb. 14-16 Erneute Implantation nach prothetischen Gesichtspunkten mit Orientierungsschablone.

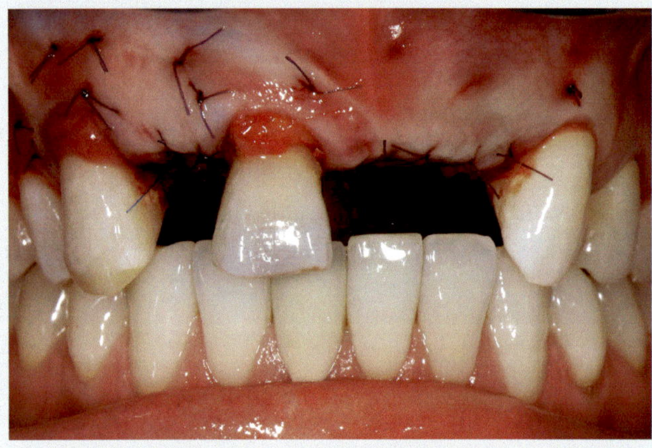

Abb. 14-17 Weichgewebsaugmentation mit subepithelialen Bindegewebstransplantaten in gesonderter Sitzung.

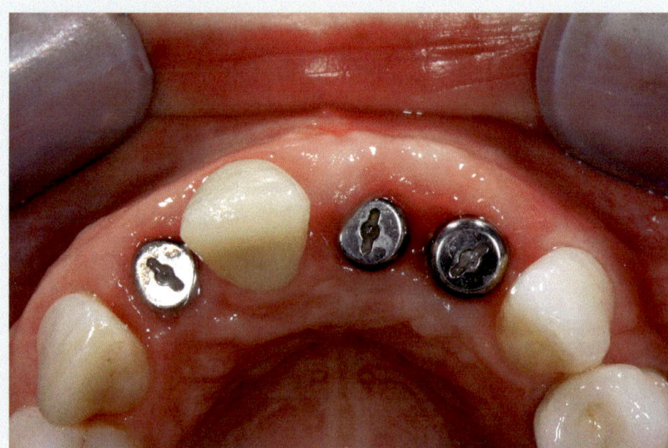

Abb. 14-18 Zustand mehrere Wochen nach Freilegung der Implantate.

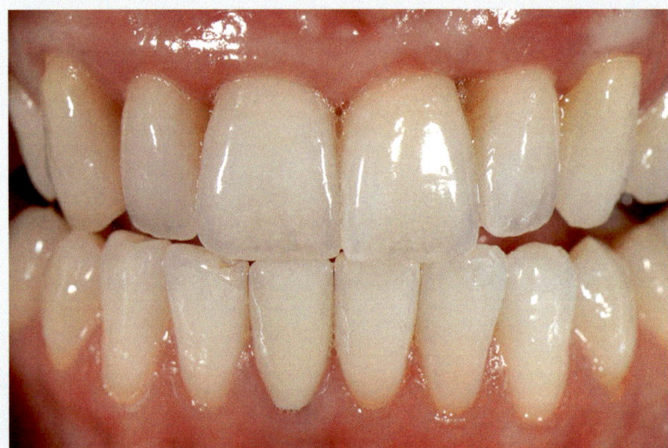

Abb. 14-19 Ergebnis nach prothetischer Versorgung.

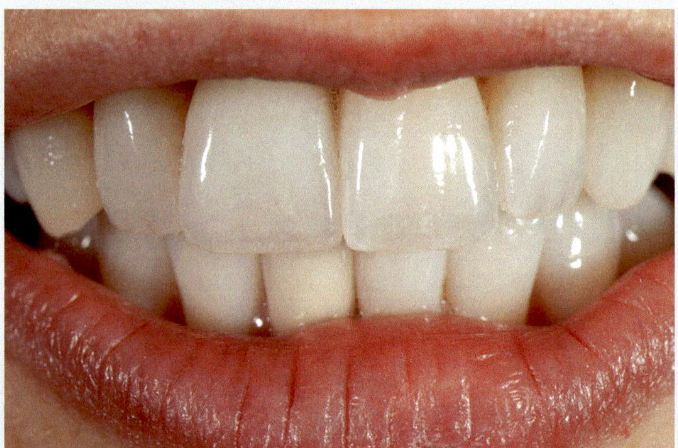

Abb. 14-20 Abschlusslippenbild der Patientin (Chirurgie und Prothetik: A. Happe, Zahntechnik: A. Nolte).

Implantate scheinen durch das zervikale periimplantäre Weichgewebe. Nach intensiver Beratung der Patientin wurde beschlossen, die 3 Implantate zu entfernen und eine neue Behandlung zu beginnen, die Rezessionsdeckungen an den natürlichen Frontzähnen sowie die erneute Implantation mit rekonstruktiven Maßnahmen an Hart- und Weichgewebe vorsah. Als klare Limitation wurde dabei im Vorfeld die interimplantäre Weichgewebssituation zwischen 21 und 22 angesprochen. Da wir wissen, dass die Rekonstruktion einer befriedigenden Papillensituation zwischen 2 Implantaten, in deren Regio eine dreidimensionale Knochenaugmentation durchgeführt werden muss, nicht vorhersehbar durchzuführen ist[3], wurde darüber intensiv aufgeklärt. Nach Abschluss der Revisionsbehandlung ist dieser Bereich auch tatsächlich noch kompromissbehaftet, was die Patientin aufgrund der Verbesserung der Gesamtsituation jedoch toleriert.

HARTGEWEBSKOMPLIKATIONEN

Dehiszenz

Eine typische Komplikation nach knochenaugmentativen Maßnahmen ist die Dehiszenz bzw. die Exposition von Augmentationsmaterial. Da die primäre Deckung von Augmentationsmaterial eine Grundvoraussetzung für den Erfolg der Maßnahme ist, kann dies den Total- oder Teilverlust des Augmentats bedeuten. Die Ursachen können hierbei von zu hoher Spannung auf den Lappen über mechanische Irritation durch Provisorien bis hin zu Zirkulationsstörungen im Lappen reichen[4,5].

Diese Dehiszenzen treten typischerweise in den ersten 1 bis 3 Wochen nach der Augmentation auf, Dehiszenzen durch Druck von Provisorien auch später. Es ist falsch, dann sofort chirurgisch aktiv zu werden. Solange die Wundränder noch nicht maturiert sind, kann man nicht erfolgreich chirurgisch intervenieren. Man sollte den Patienten den Bereich lokal mit Chlorhexidingel touchieren lassen und warten, bis das Weichgewebe soweit maturiert ist, dass man den Bereich erneut chirurgisch decken kann. Dazu entfernt man infizierte Anteile von etwaigen Membranen oder Ersatzmaterial, frischt freiliegenden Knochen an und spült ausgiebig mit Kochsalzlösung. Dann kann in dem dekontaminierten Bereich durch Lappenmobilisation und zusätzliche Bindgewebsläppchen eine erneute Weichgewebsdeckung versucht werden (Abb. 14-21 bis 14-25). Allerdings führen Expositionen von augmentiertem Knochen oder Ersatzmaterial fast immer zu einem Teilverlust des Augmentats und stärkerer Resorption, sodass in der Regel zu wenig Knochenvolumen erreicht wird.

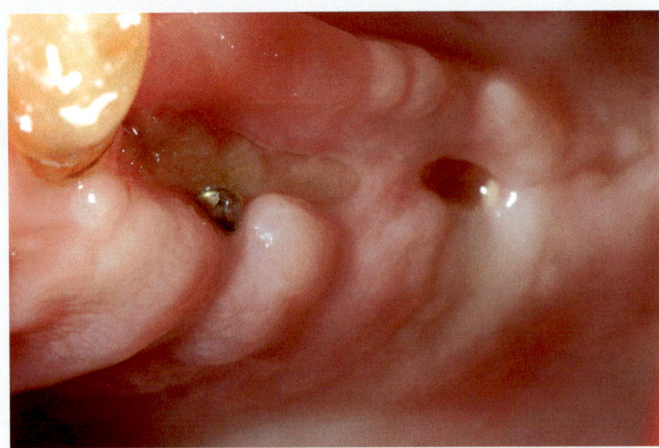

Abb. 14-21 Dehiszenz mehrere Wochen nach Knochenaugmentation mit autogenem Knochentransplantat.

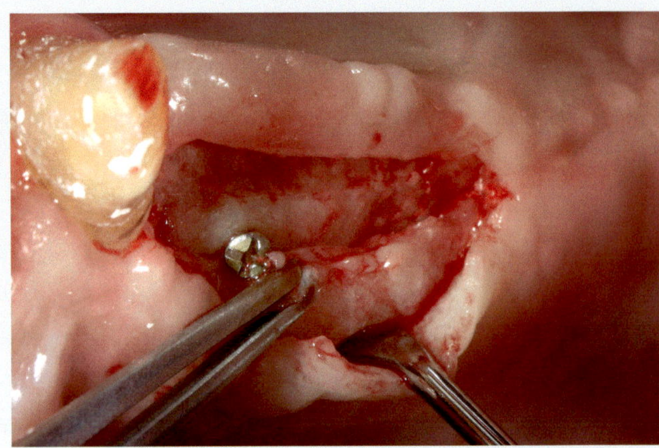

Abb. 14-22 Exzision der Wundränder und Anfrischen des Augmentats. Präparation eines Bindegewebsläppchens von palatinal.

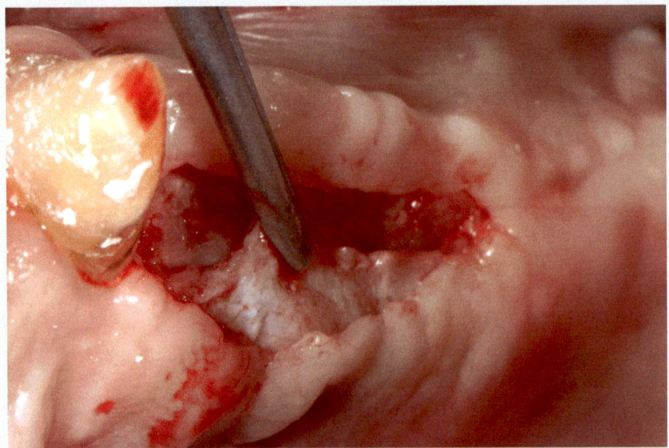

Abb. 14-23 Das Bindegewebsläppchen dient der plastischen Deckung von palatinal.

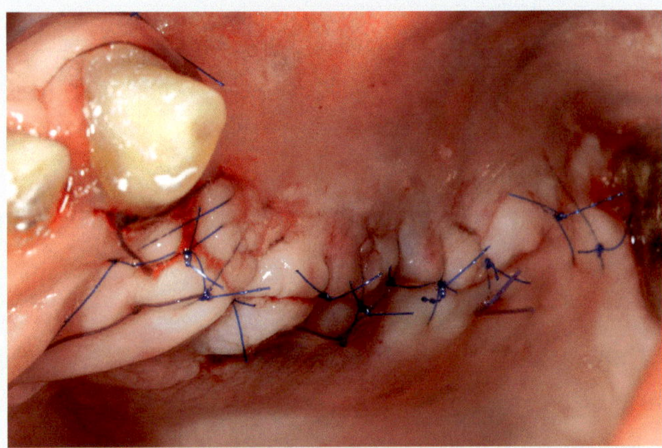

Abb. 14-24 Zusätzlich wurde ein Mukoperiostlappen von bukkal gebildet und der Bereich zweischichtig gedeckt.

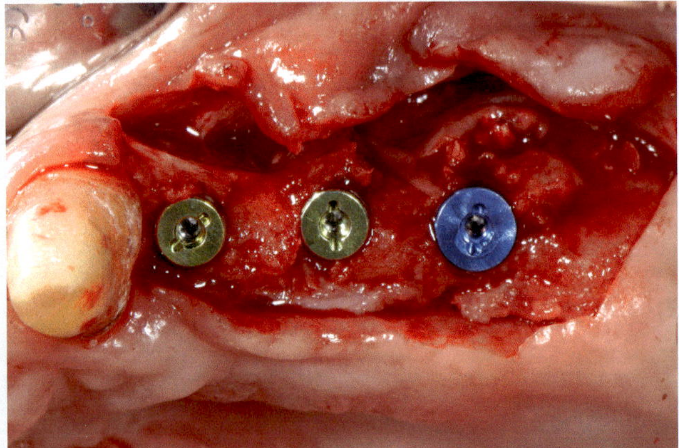

Abb. 14-25 Implantation wie geplant in den eingeheilten Knochen (Chirurgie: A. Happe).

Resorption

Auch wenn die postoperative Heilung des Weichgewebes komplikationslos erfolgt, kann es zu überdurchschnittlichen Resorptionen kommen. Diese können durch mechanische Irritationen, z. B. durch Druck von Provisorien, oder durch entzündliche Prozesse oder andere Gewebereaktionen unklarer Genese ausgelöst werden. Die Abbildungen 14-26 bis 14-42 zeigen einen komplexeren Fall, bei dem es zu einer starken horizontalen Resorption von dreidimensional augmentiertem Knochen gekommen ist. Der Patient erlitt als Kind ein Frontzahntrauma Regio 21, 22, das zunächst eine Ankylose und später eine externe Resorption an diesen Zähnen auslöste. Die Ankylose während des Kieferwachstums führte zur typischen Retention der Zähne, sodass es hier zu einem unregelmäßigen Verlauf des marginalen Weichgewebes mit vertikalem Defizit Regio 21, 22 gekommen war.

Nach Abschluss des Körperwachstums wurde mit der implantologischen Therapie begonnen. Zunächst erfolgte die kieferorthopädische Extrusion von 22, da hier röntgenologisch noch ein Attachment nachweisbar war. Ziel war es, den krestalen Knochen nach apikal zu bewegen. Bei der Extraktion wurde die Socket-Seal-Technik angewendet, um möglichst viel Gewebe zu erhalten. Nach Abheilung des Alveolarfortsatzes wurde eine dreidimensionale Knochenaugmentation nach Khoury durchgeführt. Trotz komplikationsloser Heilung kam es während der Einheilphase zu einer stärkeren Knochenresorption. Da durch die erste präimplantologische Augmentation mit autogenem Knochen aber zumindest eine vertikale Verbesserung des Knochenangebots erreicht wurde, konnten 2 Implantate wie geplant inseriert werden. Allerdings musste eine zusätzliche zweite Augmentation erfolgen, die das horizontale Defizit mithilfe einer GBR-Technik korrigierte. Das Endergebnis ist akzeptabel, zeigt aber auch die typische Situation mit insuffizienter Papille zwischen benachbarten Implantaten.

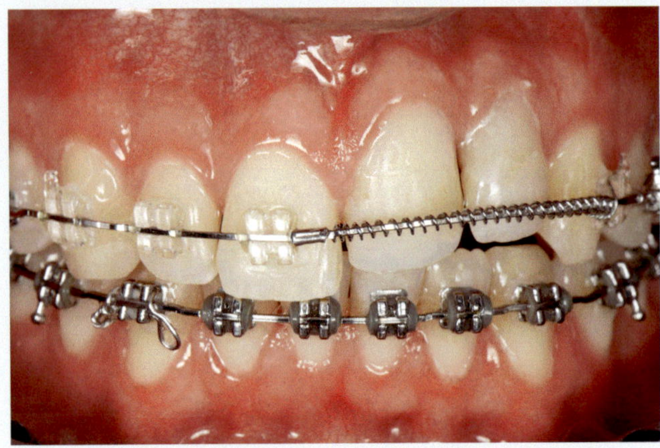

Abb. 14-26 Intraorales Ausgangsbild eines Falls nach Frontzahntrauma mit Ankylose und Retention von 21, 22.

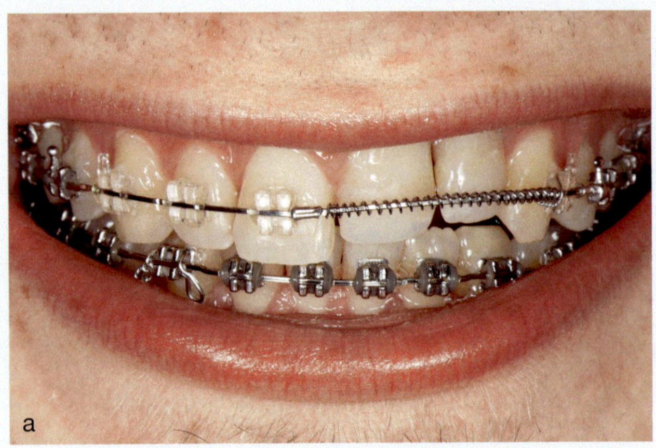

Abb. 14-27 Lippenbild zu Beginn der Behandlung (a). Portrait des Patienten vor Behandlung (b).

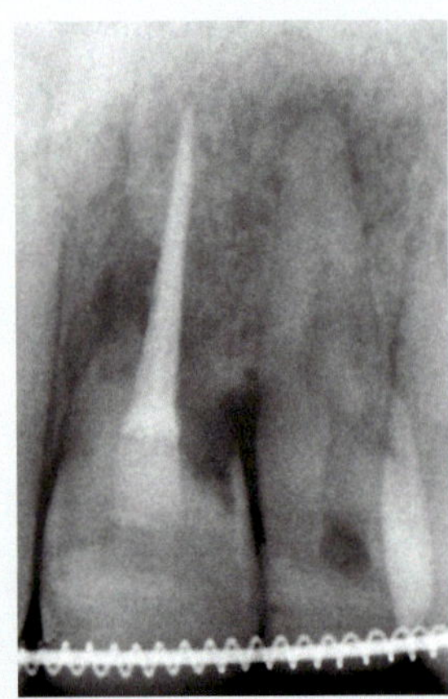

Abb. 14-28 Röntgenbild zu Beginn mit stärkerer externer Resorption 21 und beginnender Resorption bei 22.

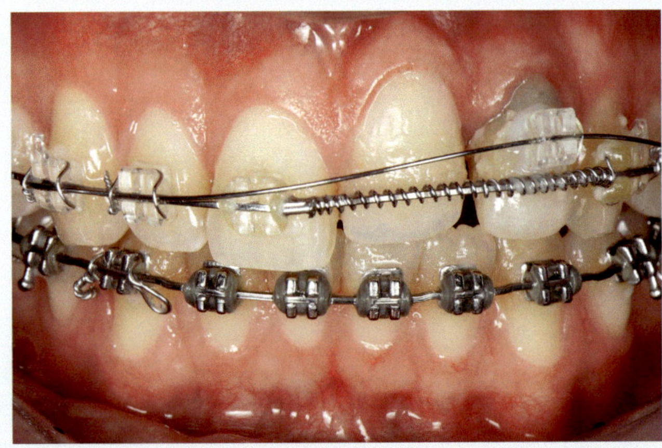

Abb. 14-29 Kieferorthopädische Extrusion 22 zur Verbesserung des vertikalen Gewebeangebotes.

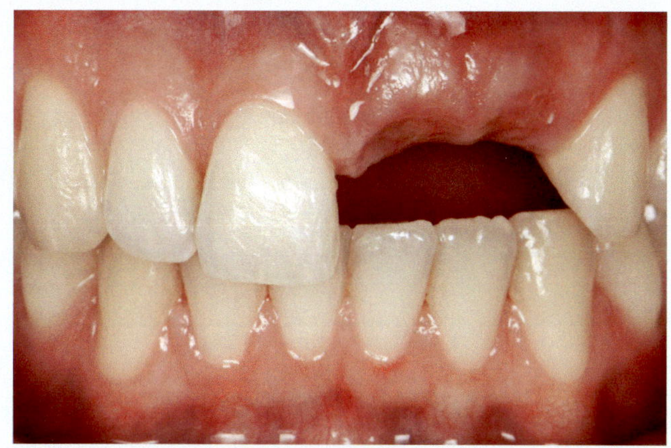

Abb. 14-30 Ausgeheilter Alveolarfortsatz nach Extrusion 22 und Weichgewebsaugmentation bei der Extraktion von 21 und 22. Zustand vor Augmentation.

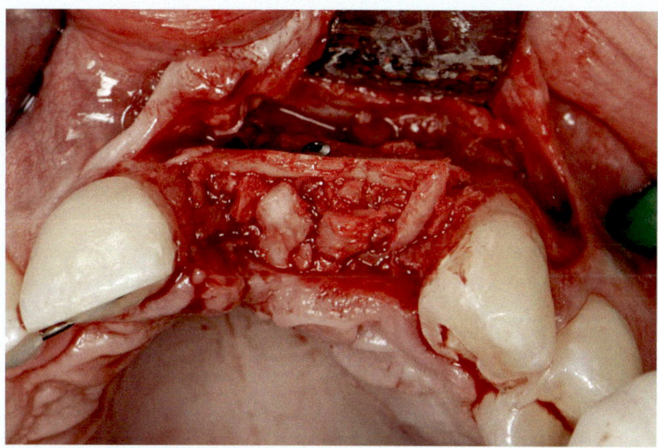

Abb. 14-31 Dreidimensionale Rekonstruktion des Alveolarfortsatzes mit autologen Knochentransplantaten; bukkale Schale und Knochenchips.

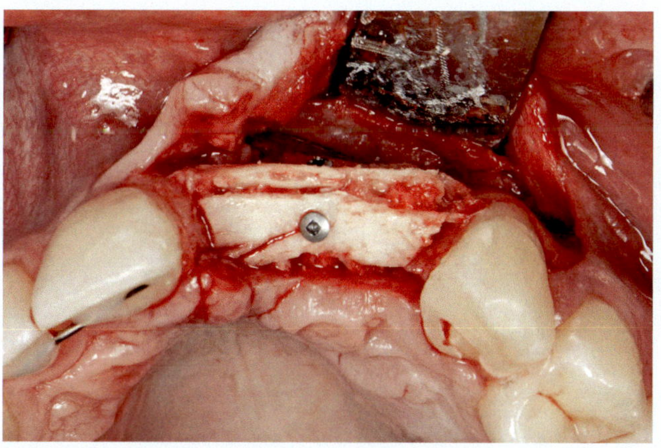

Abb. 14-32 Okklusaler Verschluss mittels dünner Knochenschale und Osteosyntheseschraube.

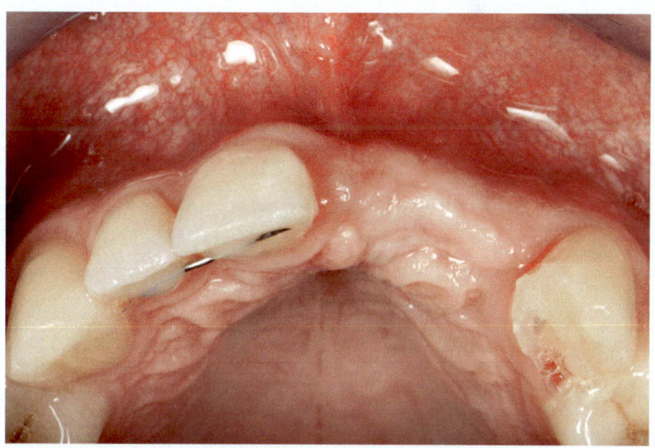

Abb. 14-33 Alveolarfortsatz 3 Monate nach der Augmentation. Deutlicher Volumenverlust horizontal.

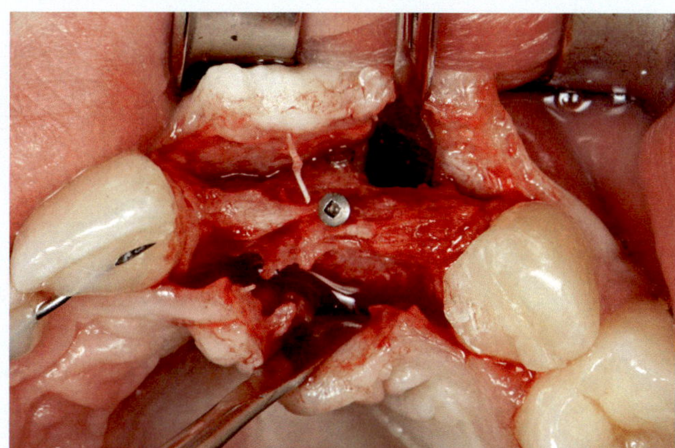

Abb. 14-34 Nach Lappenbildung wird deutlich, dass es zu einer exzessiven horizontalen Resorption gekommen ist.

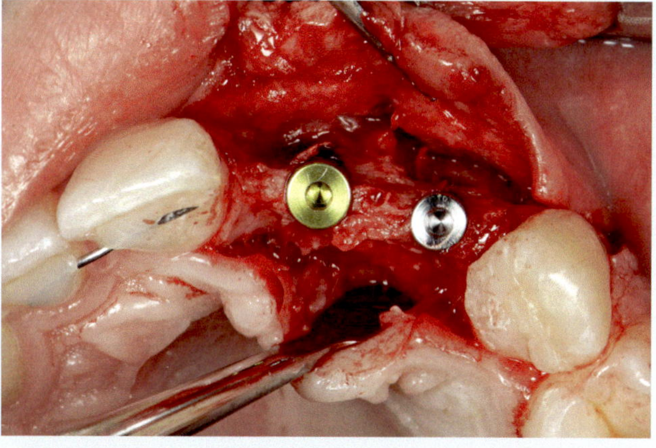

Abb. 14-35 Implantation Regio 21 (3,8 mm) und 22 (3,3 mm).

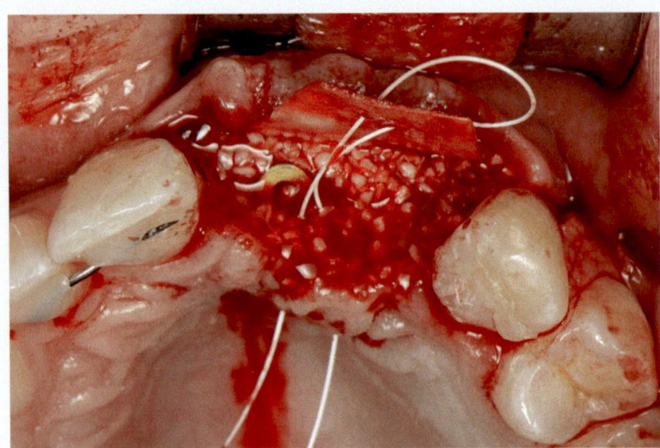

Abb. 14-36 Horizontale Augmentation mit resobierbarer GBR-Membran und Ersatzmaterial.

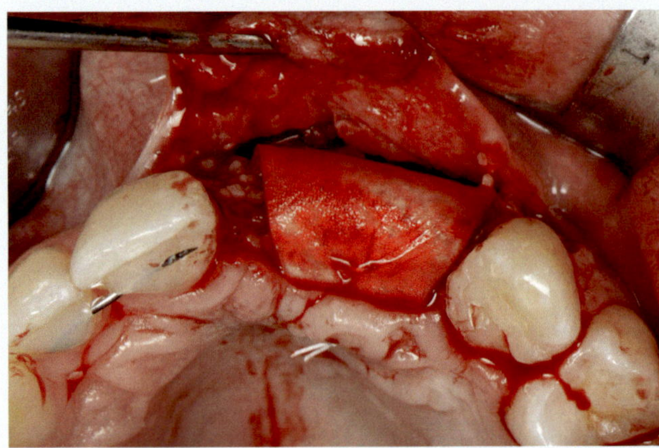

Abb. 14-37 Die Membran wurde bukkal mit 2 Titanpins fixiert und palatinal mit einer Naht stabilisiert.

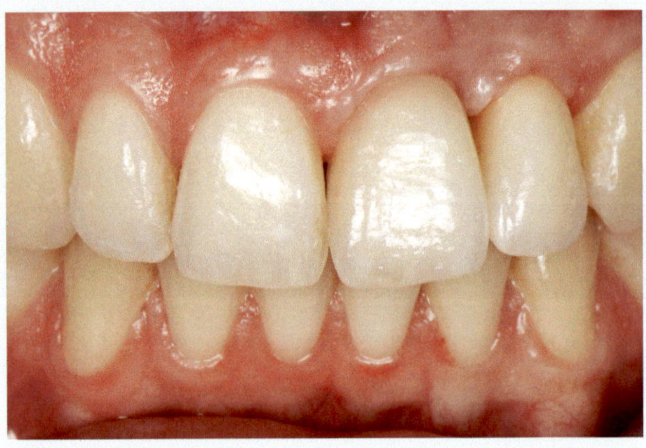

Abb. 14-38 Intraorales Abschlussbild nach Rekonstruktion der Gewebe und finalisierter Suprakonstruktion.

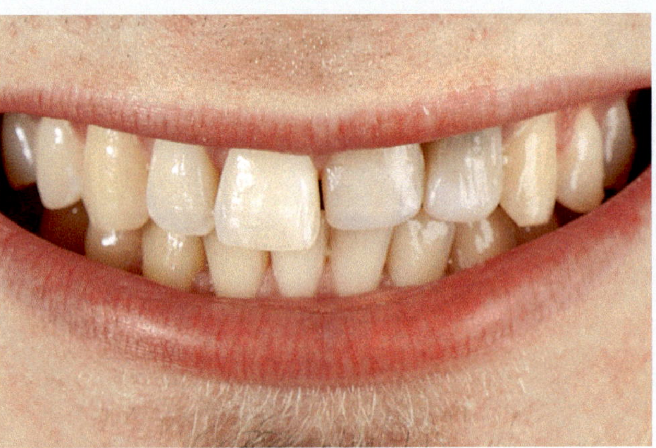

Abb. 14-39 Lippenbild zu Beginn der Behandlung.

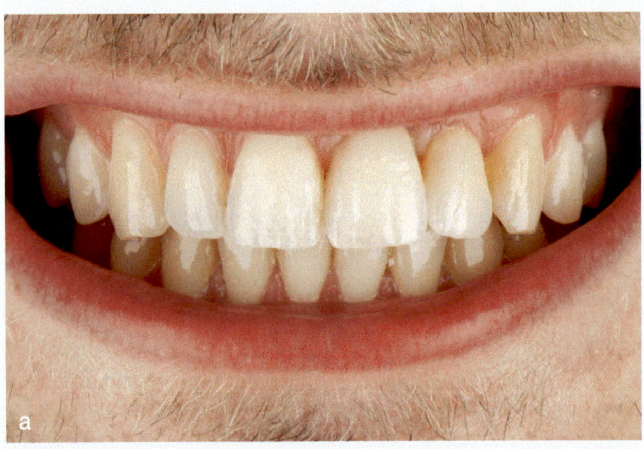

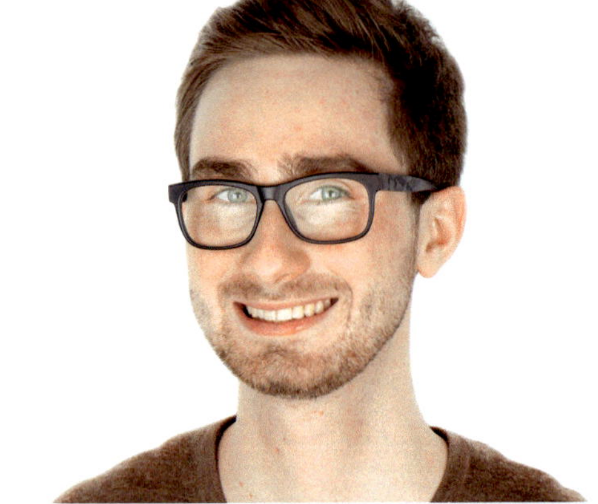

Abb. 14-40 Lippenbild (a) und Halbprofil (b) nach Abschluss der Behandlung.

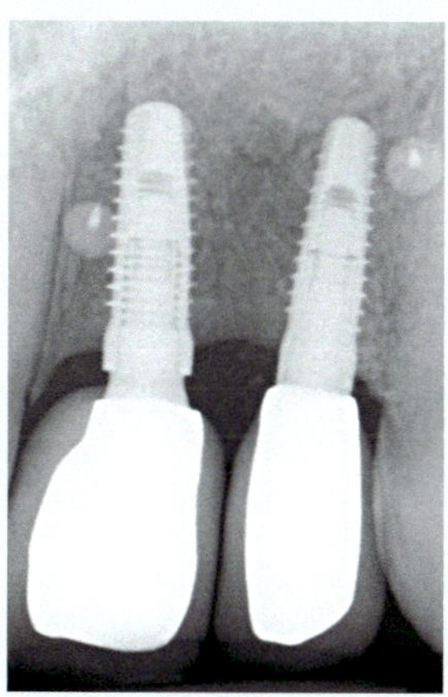

Abb. 14-41 Röntgenbild nach Abschluss der Behandlung (das verwendete Implantatsystem lässt kein Platform-Switching des Implantatdurchmessers 3,3 mm Regio 22 zu).

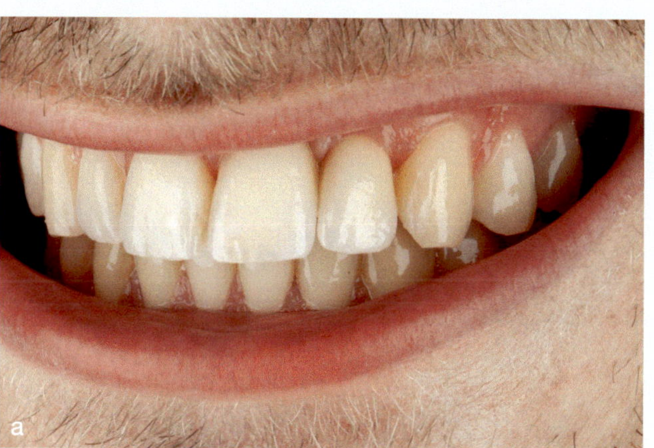

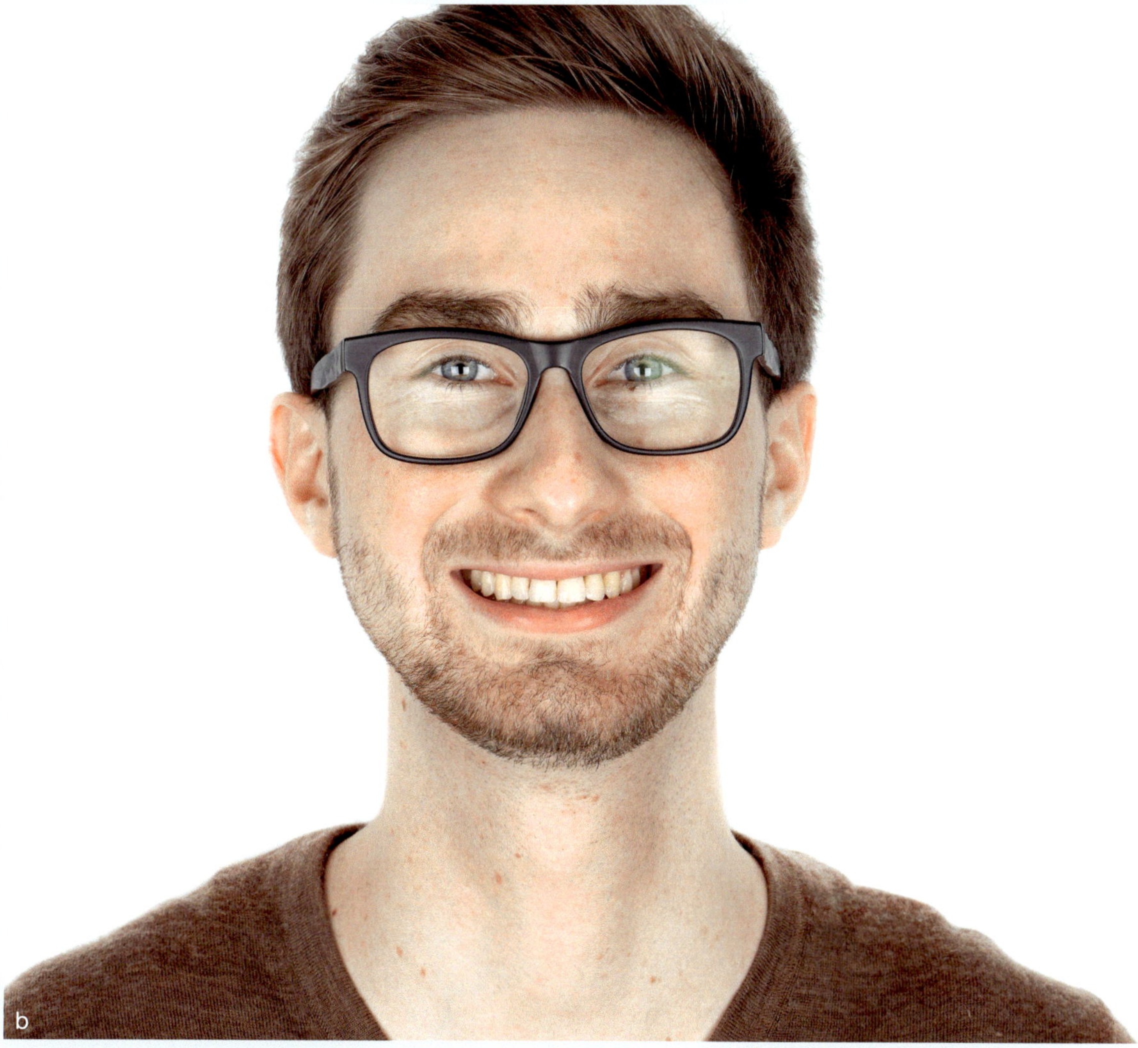

b

Abb. 14-42 Laterale Ansicht des Lächelns (a). Portrait nach Abschluss der Behandlung (b).

Fehlgeschlagene Augmentationsversuche

Fehlgeschlagene Augmentationsversuche können verschiedene Ursachen haben. Neben den genannten Weichgewebskomplikationen und Resorptionen durch Irritation oder Entzündung kommt es häufig vor, dass das Potenzial von Ersatzmaterialien überschätzt bzw. die Indikationen des Materials nicht beachtet wird[6]. In Kapitel 9 „Knochenaugmentation“ werden die Limitationen der verschiedenen Techniken beschrieben. Der Fall in den Abbildungen 14-43 und 14-44 zeigt den Zustand nach missglücktem Augmentationsversuch Regio 13 mittels bovinem Knochenersatzmaterial und Kollagenmembran. Da aber die bukkale und palatinale Lamelle fehlten, es sich hierbei also um einen dreidimensionalen Kammdefekt mit ausgeprägter vertikaler Komponente handelte, wäre dieser Defekt nur durch autogene Knochentransplantate erfolgreich zu behandeln gewesen. In diesem Fall wurde der Defekt mittels Schalentechnik nach Khoury[7] rekonstruiert (Abb. 14-45 bis 14-53).

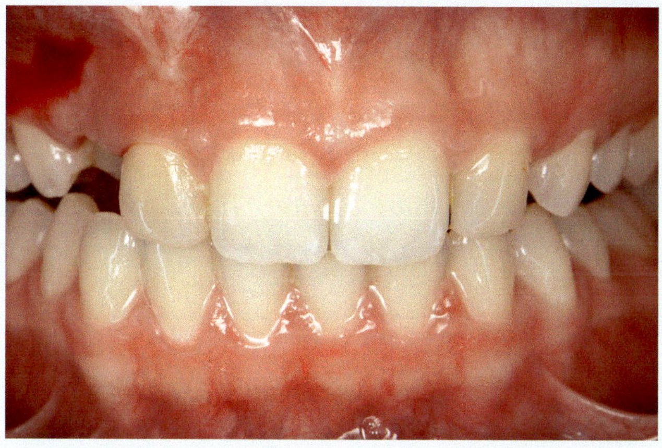

Abb. 14-43 Zustand nach missglücktem Augmentationsversuch Regio 13.

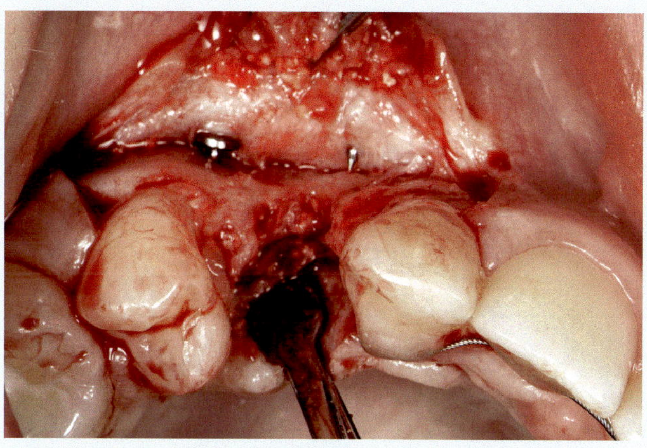

Abb. 14-44 Knochendefekt Regio 13. Man erkennt die verbliebenen Titanpins. Die bukkale und palatinale Knochenlamelle fehlen.

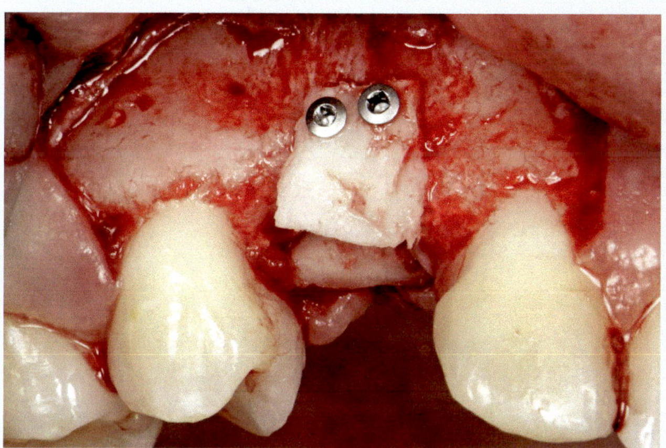

Abb. 14-45 Rekonstruktion der bukkalen und palatinalen Knochenlamelle mit autologen Knochenschalen.

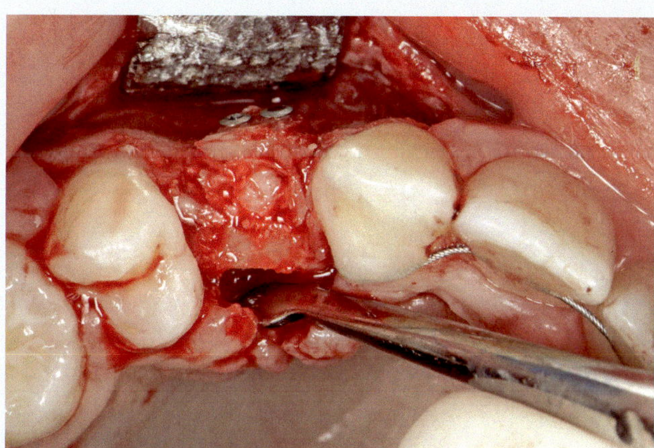

Abb. 14-46 Füllung des Raumes zwischen den Knochenschalen mit partikulierten Transplantaten.

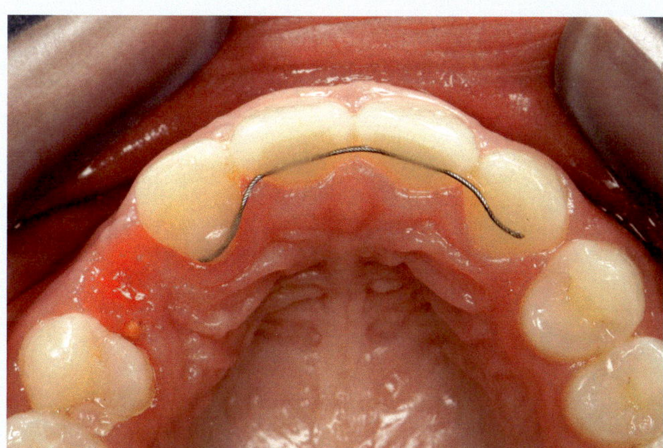

Abb. 14-47 Abgeheilter Bereich 12 Wochen nach Augmentation.

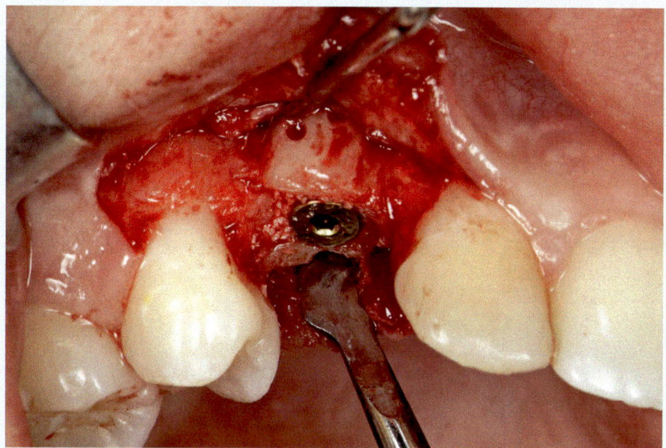

Abb. 14-48 Erfolgreiche Implantation Regio 13 (3,8 mm) dank guter Einheilung der Knochentransplantate.

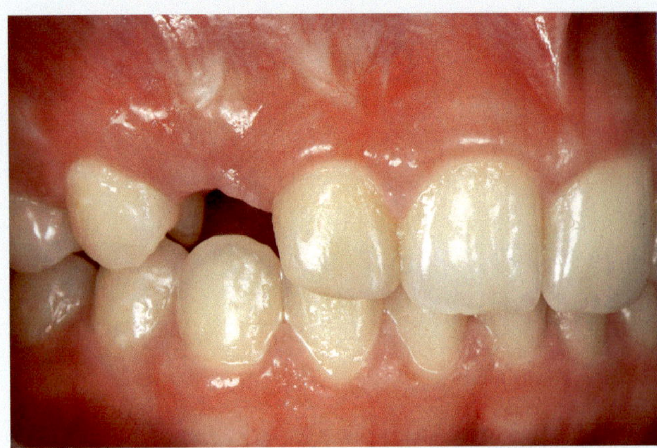

Abb. 14-49 Zustand vor der Freilegung des Implantats Regio 13. Erfolgreiche Rekonstruktion des Alveolarfortsatzes.

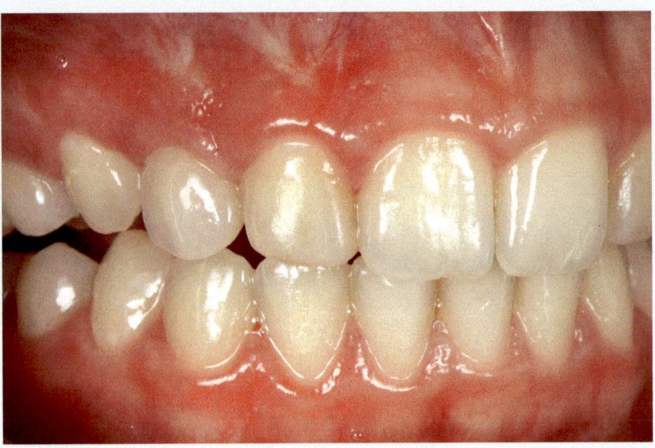

Abb. 14-50 Zustand nach prothetischer Versorgung des Implantats Regio 13.

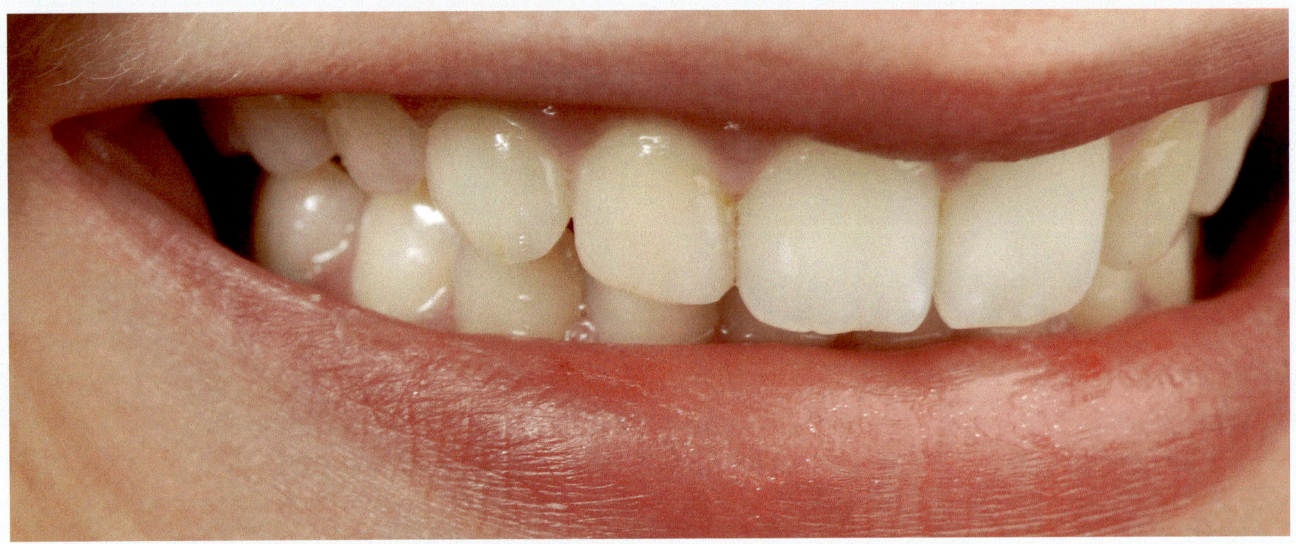

Abb. 14-51 Lippenbild nach Behandlungsabschluss.

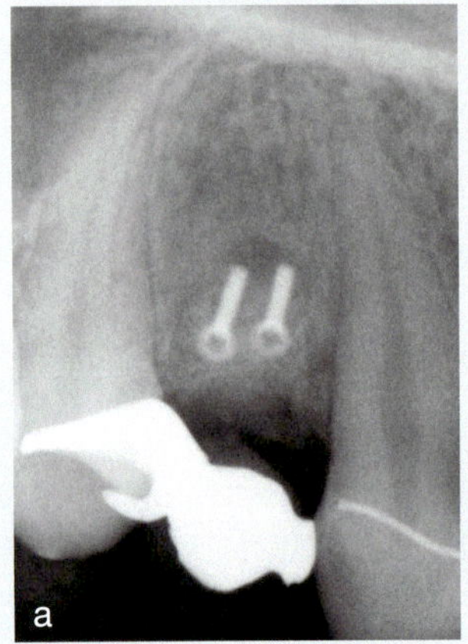

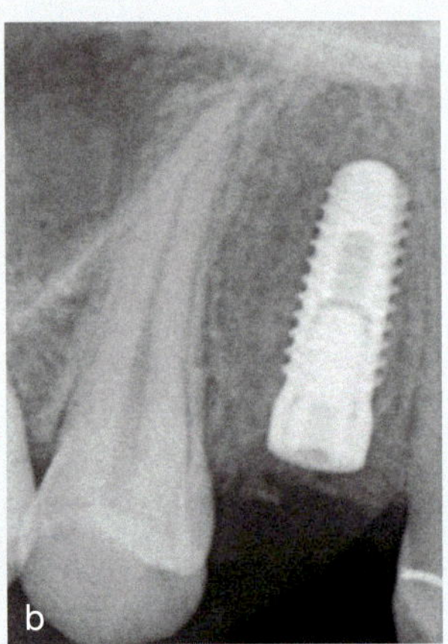

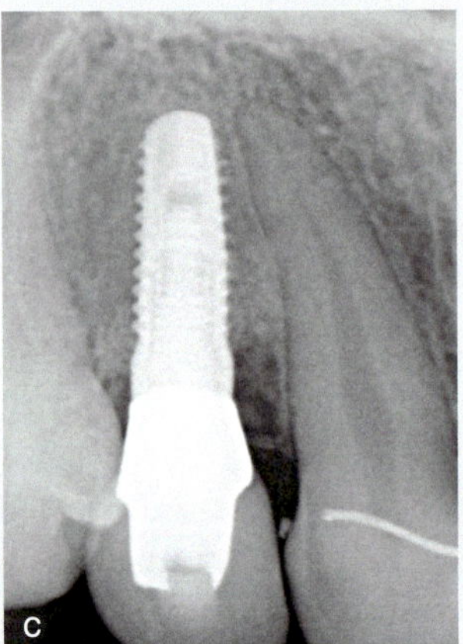

Abb. 14-52 Zahnfilm 13 nach Augmentation (a), nach Implantation (b) und 6 Monate nach Abschluss der Prothetik (c).

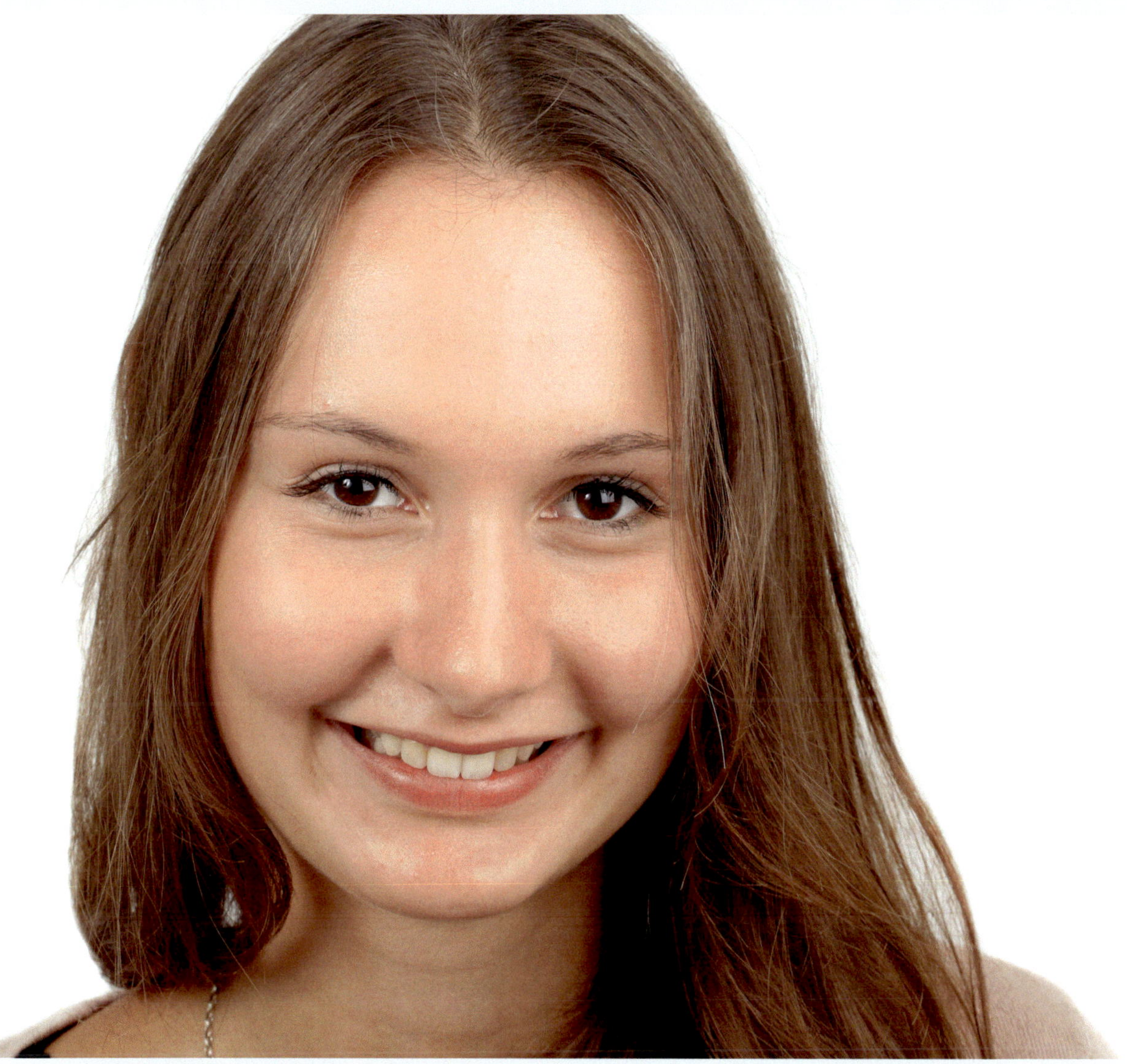

Abb. 14-53 Portrait der jungen Patientin nach Abschluss.

WEICHGEWEBSKOMPLIKATIONEN

Weichgewebskomplikationen bei der Ridge-Preservation

Bei den chirurgischen Techniken der Ridge-Preservation kommen freie oder gestielte Weichgewebstransplantate zur Anwendung. Die Volumenstabilität scheint bei den gestielten Transplantaten jedoch etwas besser zu sein[8]. Wundheilungsstörungen mit kompletter Nekrose des Transplantats sind bei beiden Techniken selten[9,10]. Wenn es dennoch zu Wundheilungsstörungen kommt, sind dies meist Teilnekrosen; in diesen Fällen werden die oberflächlichen Anteile des Transplantats nekrotisch, die basalen Anteile wachsen an und werden später vom Nachbargewebe mit epithelisiert. Die Abbildungen 14-54 bis 14-59 zeigen einen solchen Fall: Es kam zu einer oberflächlichen Nekrose; diese Komplikation führte aber kaum zu einer Beeinträchtigung des Endergebnisses, da es nicht zu wesentlichen Gewebeverlusten kam. Anders verhält es sich bei Totalverlust des Transplantats, wie es im Fall in den Abbildungen 14-60 bis 14-67 zu sehen ist. Hier kam es durch die Nekrose eines gestielten Transplantats zu einem Totalverlust, sodass die Situation nach der Komplikation weitaus schlechter war als vor der Intervention. Erst nach erneuter Augmentation und parodontalplastischen Maßnahmen konnte der Patient erfolgreich versorgt werden.

Risikofaktoren für Weichgewebskomplikationen sind Nikotinabusus, traumatische Behandlung des Gewebes, zu dünne Gestaltung des Transplantats oder Druck auf das Transplantat während der postoperativen Heilungsphase.

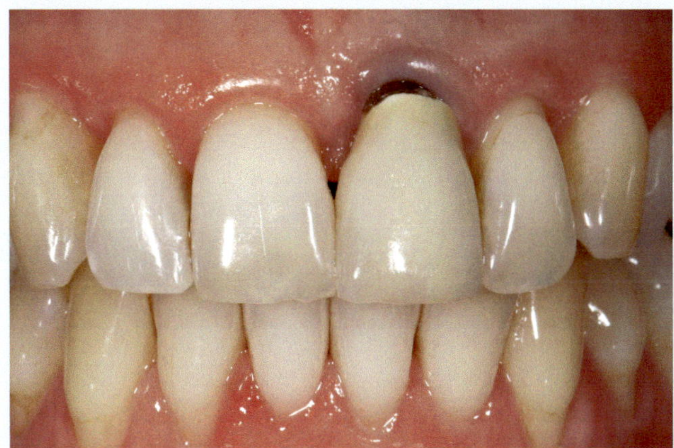

Abb. 14-54 Ausgangsituation mit nicht erhaltungswürdigem Zahn 21. Aufgrund der Rezession wurde keine Sofortimplantation in Betracht gezogen.

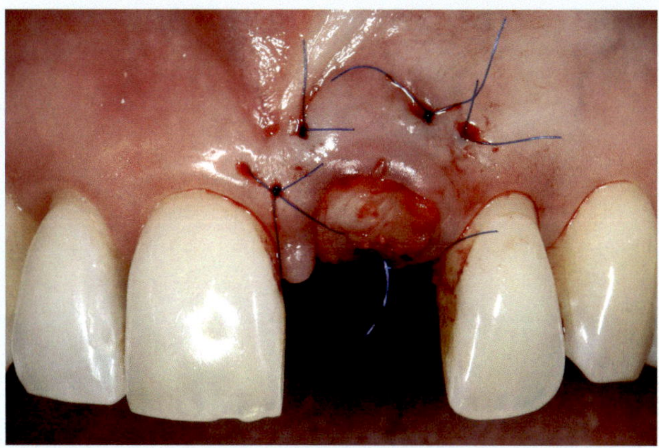

Abb. 14-55 Extraktion und Alveolenverschluss mittels Socket-Seal-Surgery mit Bindegewebstransplantat vom Gaumen.

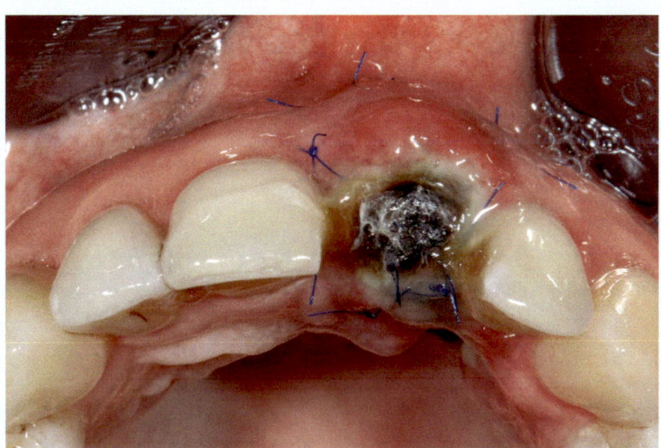

Abb. 14-56 Aspekt 1 Woche postoperativ: oberflächliche Nekrose des Transplantats mit Entzündung des umgebenden Gewebes.

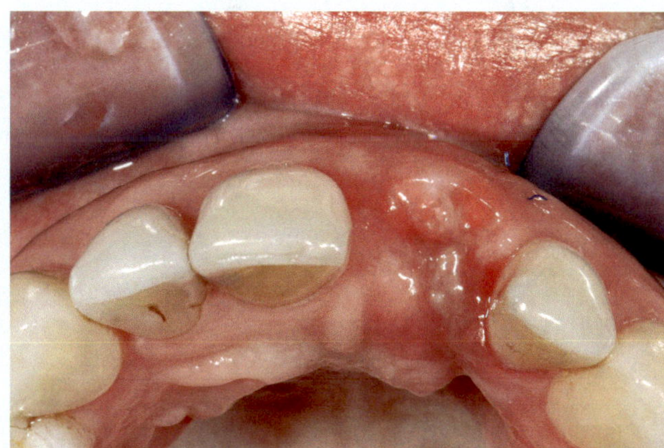

Abb. 14-57 Abheilung des Bereichs 2 Wochen post-OP.

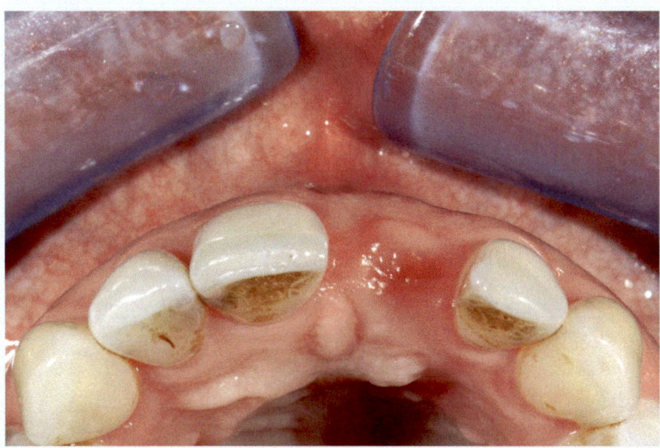

Abb. 14-58 Ausgeheilter Bereich 6 Wochen nach Extraktion.

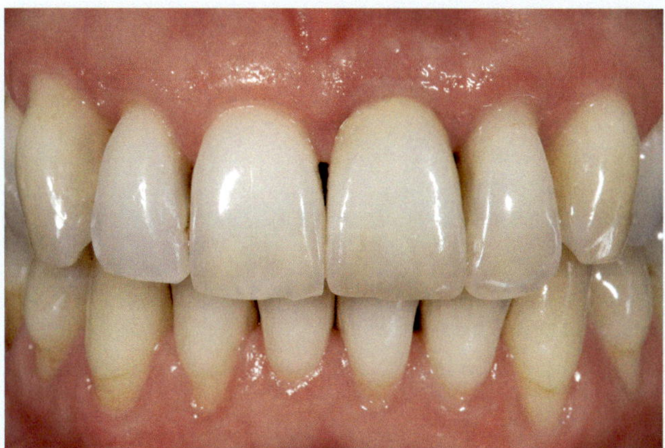

Abb. 14-59 Abschluss der Behandlung mit Einzelzahnimplantat 21.

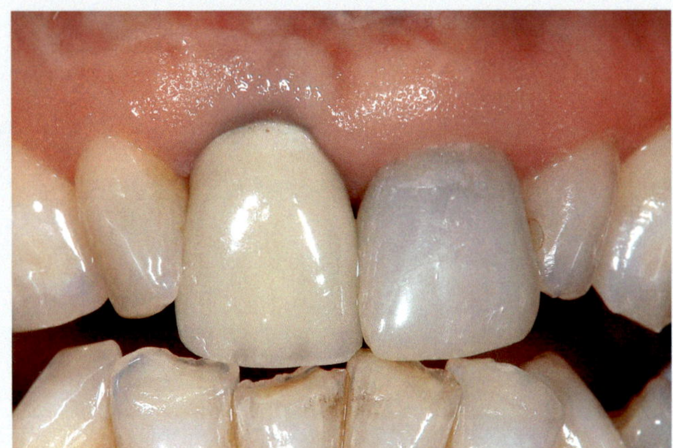

Abb. 14-60 Nicht erhaltungswürdiger Zahn 11 mit Rezession vor Extraktion.

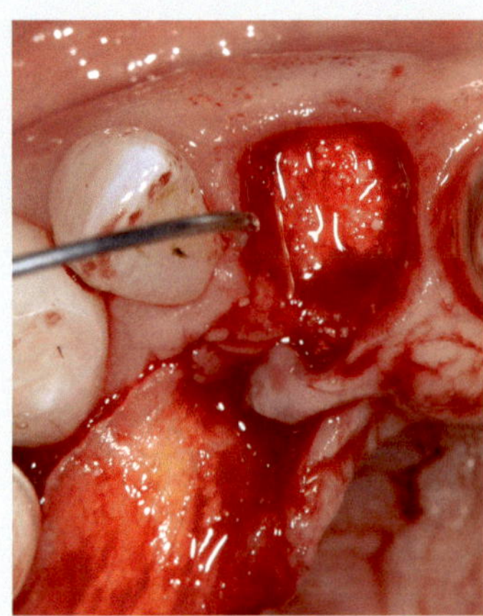

Abb. 14-61 Füllung der Alveole mit Ersatzmaterial und Präparation eines palatinal gestielten Bindegewebstransplantats.

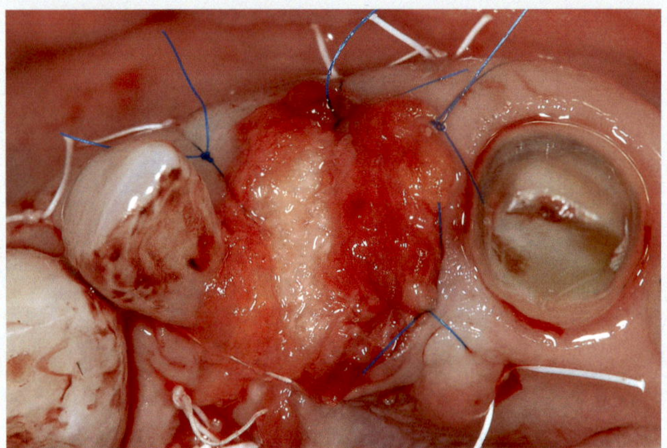

Abb. 14-62 Verschluss der Alveole mittels gestieltem Bindegewebstransplantat von Regio 11–14.

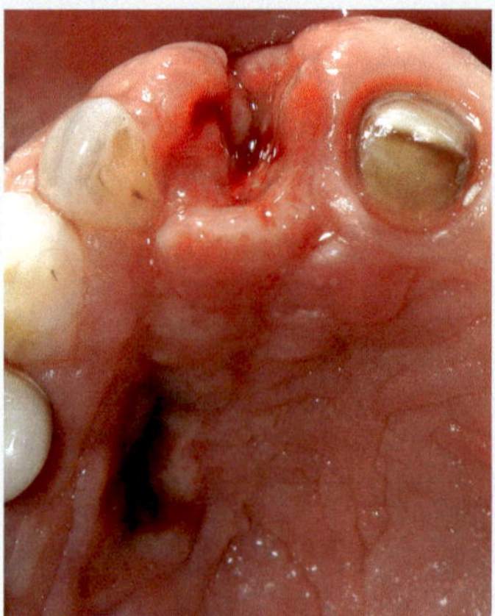

Abb. 14-63 10 Tage post-OP: Nekrose der Lappenspitze im Bereich der Alveole mit resultierendem Gewebedefekt von okklusal.

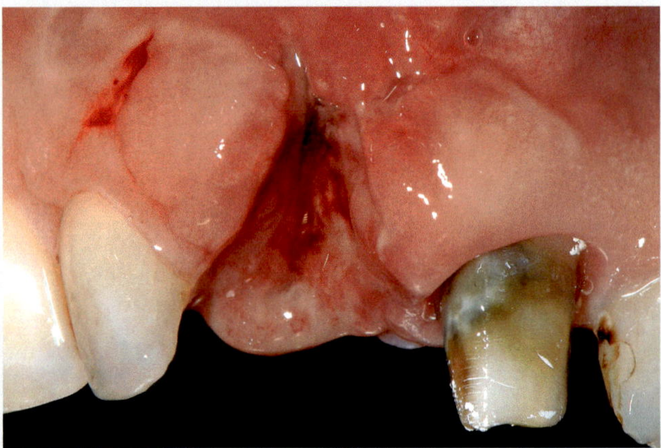

Abb. 14-64 Gewebedefekt 10 Tage post-OP von frontal.

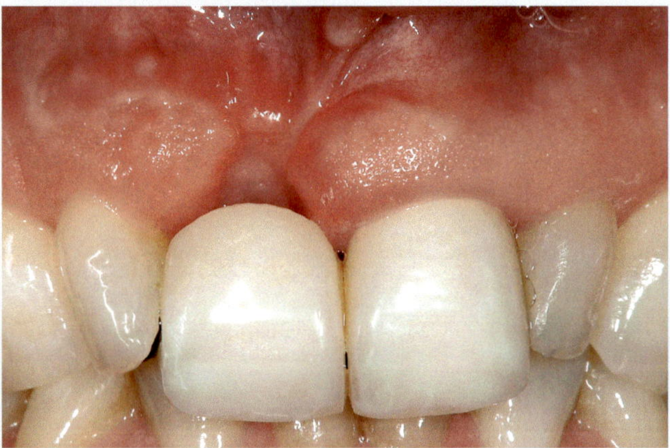

Abb. 14-65 Gewebedefekt 12 Wochen post-OP.

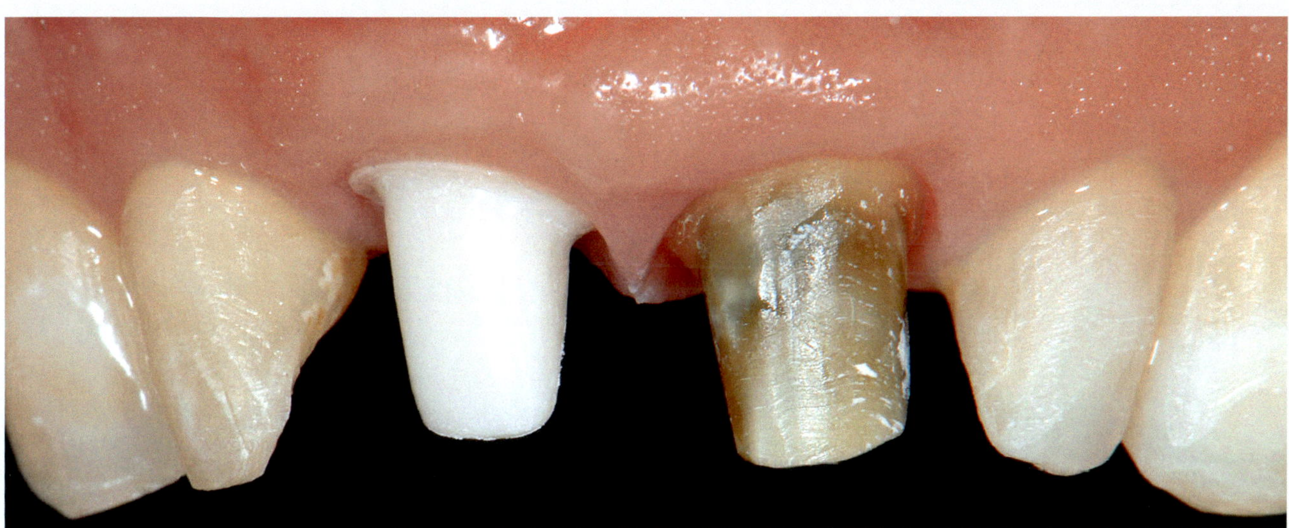

Abb. 14-66 Zustand nach Rekonstruktion des Alveolarfortsatzes mit Hart- und Weichgewebsaugmentation und Implantation Regio 11.

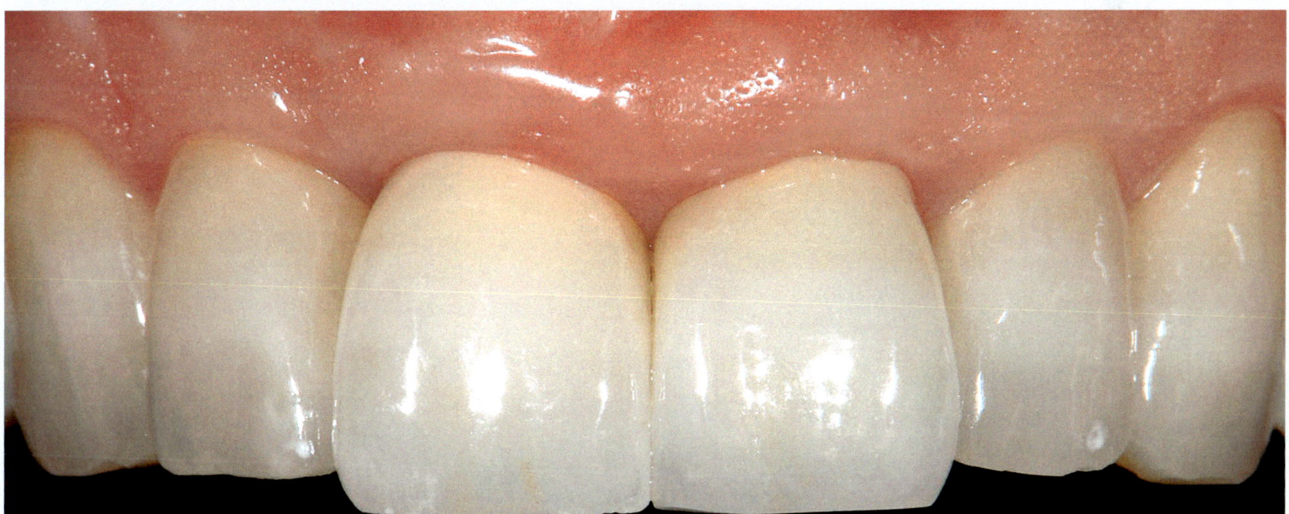

Abb. 14-67 Abschluss der Behandlung mit vollkeramischer Rekonstruktion der Oberkieferfront (Chirurgie und Prothetik: G. Körner; Zahntechnik: K. Müterthies).

Weichgewebskomplikationen bei der Sofortimplantation

Während man bei Weichgewebskomplikationen vor Implantation immer noch chirurgische Möglichkeiten hat, entstehende Gewebedefekte vor oder bei der Implantation zu kompensieren, sind Komplikationen bei der Sofortimplantation deutlich gravierender. Da das Implantat bereits gesetzt ist, sind chirurgische Maßnahmen zum Komplikationsmanagement schwieriger. Die Abbildungen 14-68 bis 14-70 zeigen eine Lappennekrose über einem Weichgewebsaugmentat mit porciner Dermis. Ursächlich ist hier vermutlich ein zu kurzes Rehydrieren des Materials, wodurch es zu einer mangelnden Gewebeintegration gekommen ist. Die Folge können Weichgewebsrezessionen sein. Außerdem kann es durch die entzündlichen Prozesse auch zu einem Attachmentverlust am Nachbarzahn kommen, sodass ein Papillenverlust resultieren kann (Abb. 14-71). Die Abbildungen 14-72 bis 14-76 zeigen einen weiteren Fall, bei dem es nach Sofortimplantation und Weichgewebsaug-

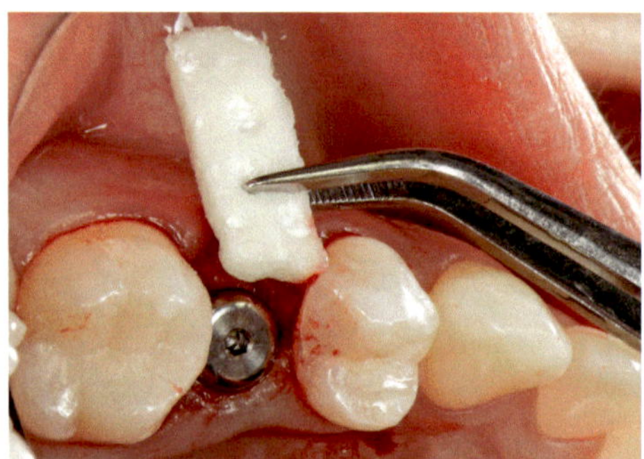

Abb. 14-68 Porcine dermale Matrix zur Augmentation bei Sofortimplantation Regio 15.

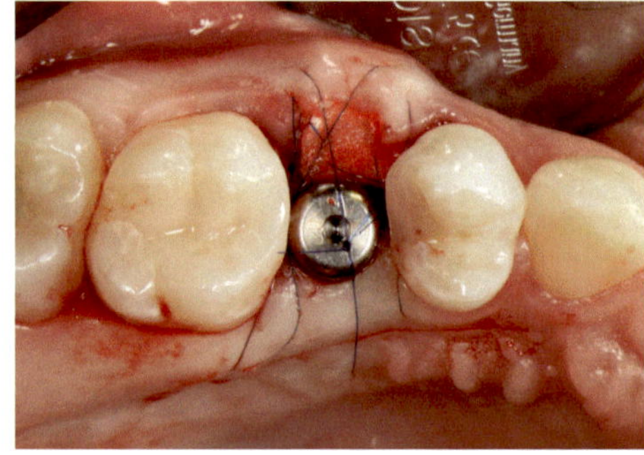

Abb. 14-69 Abschluss der Sofortimplantation Regio 15.

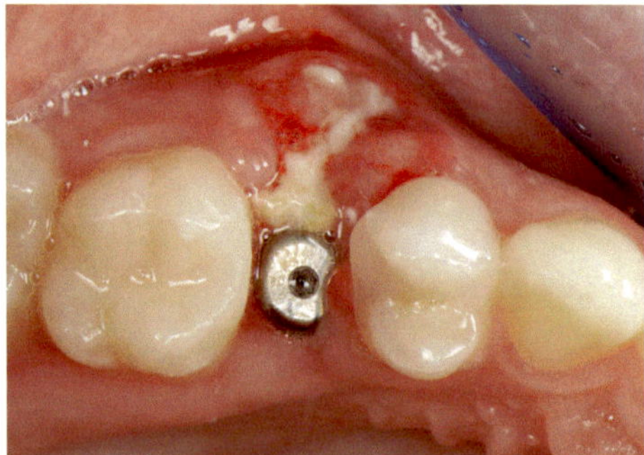

Abb. 14-70 Befund 1 Woche post-OP mit Wundheilungsstörung und Nekrose des bedeckenden Weichgewebes.

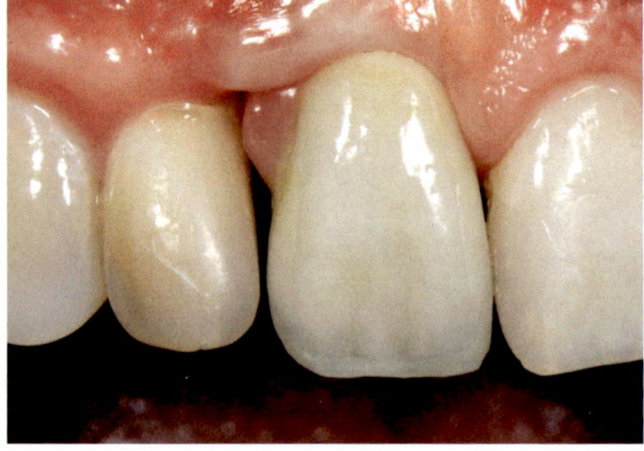

Abb. 14-71 Implantat Regio 11 mit distaler „keramischer Papille“; der Papillenverlust ist durch einen Verlust des mesialen Attachments an 12 zu erklären.

mentation mit Ersatzmaterial zu einer Wundheilungsstörung gekommen ist. Bereits 1 Woche post-OP zeigte sich klinisch eine oberflächliche Nekrose des bedeckenden Weichgewebes. Das Ersatzmaterial heilte jedoch trotzdem ein und das Implantat konnte ohne weitere chirurgisch-korrektive Maßnahmen versorgt werden. 1 Jahr nach der OP zeugen lediglich leichte Vernarbungen von der Komplikation.

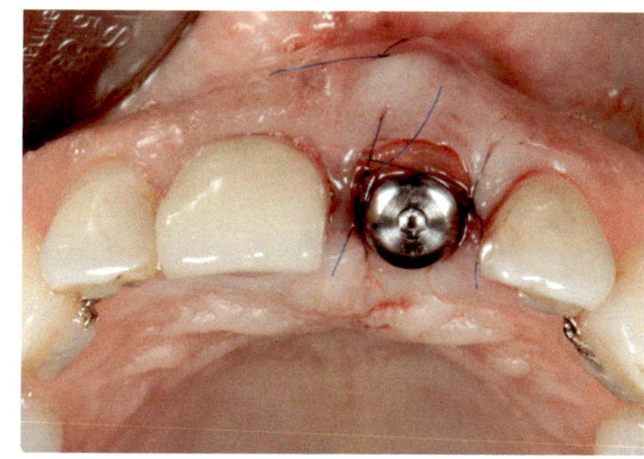

Abb. 14-72 Sofortimplantation mit Einlage einer azellulären dermalen Matrix bukkal.

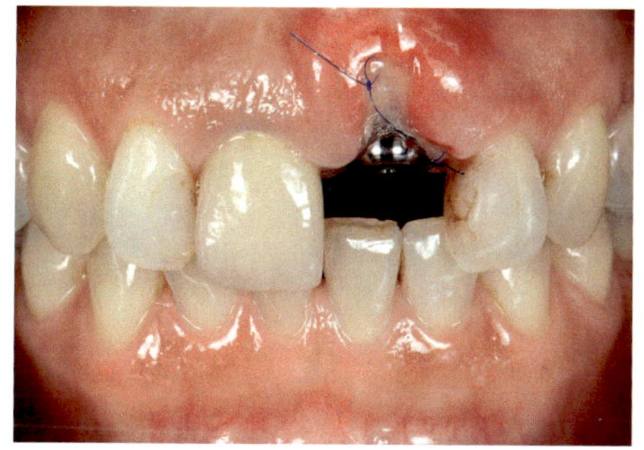

Abb. 14-73 Zustand nach 1 Woche mit oberflächlicher Nekrose.

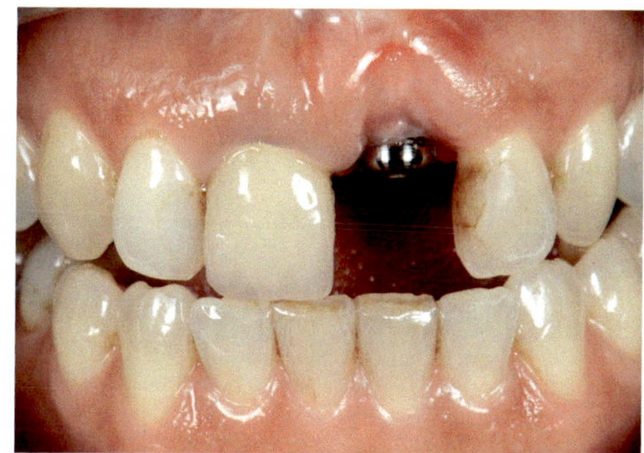

Abb. 14-74 Zustand nach 4 Wochen.

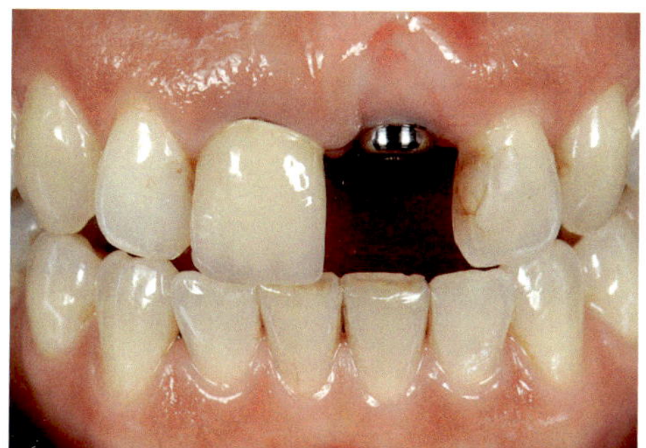

Abb. 14-75 Zustand nach 12 Wochen.

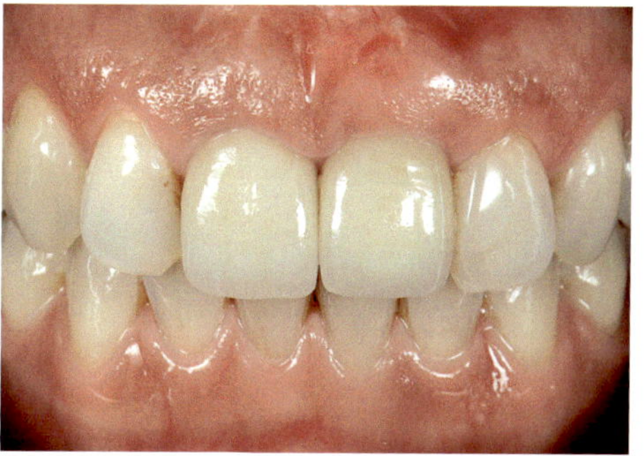

Abb. 14-76 Abschlussbild 1 Jahr nach OP mit Suprakkonstruktion durch überweisende Kollegin. Die Weichgewebsästhetik hat durch die Komplikation offenbar nicht gelitten.

Weichgewebskomplikationen nach Augmentation

Typische Komplikationen bei umfangreicheren Knochenaugmentationen sind eigentlich primär die Weichgewebskomplikationen. Kommt es zu Lappennekrosen durch Zirkulationsstörungen, so ist das Augmentat exponiert und es kommt zur Infektion mit den Mikroorganismen der Mundhöhle. Auch Lappendehiszenzen, die durch zu viel Spannung auf dem Lappen oder insuffiziente Nahttechnik verursacht sind, führen zu dem Ergebnis. Die Therapie dieser Komplikation ist im Abschnitt „Dehiszenz“ weiter oben beschrieben.

Weichgewebskomplikationen nach Prothetik

Weichgewebsrezessionen sind ein häufiges Problem im ästhetischen Bereich. Sie sind typisch für Sofortimplantate, wenn keine angemessene Fallselektion oder keine geeignete Technik verwendet wurde[11]. Aber auch nach verzögerter oder bei der Spätimplantation kann es zu Weichgewebsrezessionen kommen. Dies kann verschiedene Ursachen haben. Ist nicht genug keratinisierte Mukosa um die Implantate vorhanden oder ist das Weichgewebe nicht fixiert, reicht die Gewebestabilität häufig nicht für ein langfristig ästhetisches Ergebnis (Abb. 14-77). Manchmal ist aber auch das augmentierte Knochenvolumen nicht stabil und es kommt über einen längeren Zeitraum durch Knochenumbauprozesse zu einem Volumenverlust. Ist dieser mit krestalem Knochenverlust assoziiert, kann er sich durch eine Rezession des bedeckenden Weichgewebes äußern. Über die Genese der Rezession kann mitunter nur aufgrund des lokalen Befundes und der Vorgeschichte spekuliert werden.

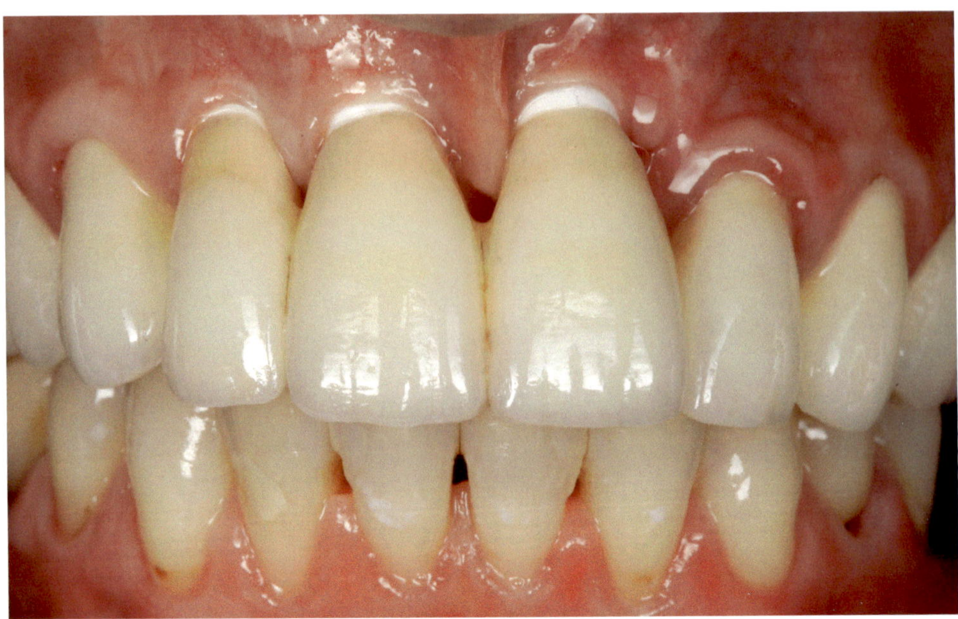

Abb. 14-77 Weichgewebsrezession an den Implantaten Regio 12, 11, 21; mangelnde Gewebequalität und -stabilität in diesem Bereich.

INADÄQUATE FORM, MATERIAL UND OBERFLÄCHE VON ABUTMENT UND RESTAURATION

Abutmentfraktur

Über die korrekte Gestaltung der Abutments wurde bereits in den entsprechenden Kapiteln berichtet. Obwohl Zirkonoxidabutments sehr gute klinische Ergebnisse zeigen[12], waren in der Vergangenheit Frakturen von Vollkeramikabutments eine häufig beschriebene Komplikation (Abb. 14-78). Diese entstehen meist durch Schraubenlockerung mit anschließender Fehlbelastung des Abutments. Schraubenlockerungen können die Folge von Abnutzungen im Bereich des Implantat-Abutment-Interfaces sein. Die Verwendung einer Metallbasis reduziert diese Abnutzung und führt zu einer deutlichen Erhöhung der Bruchfestigkeit von Zirkonoxidabutments[13,14].

Zementüberschüsse

Ein weiteres typisches Problem von auf Implantaten zementierten Restaurationen sind Zementüberschüsse, die beim Einsetzen unter die Schleimhaut gepresst werden und so zu Entzündungsprozessen führen[15] (Abb. 14-79). Eine Übersichtsarbeit über verschraubte versus zementierte Suprakonstruktionen kommt zu dem Ergebnis, dass verschraubte Versorgungen mehr technische Komplikationen aufweisen, zementierte dafür mehr schwere bio-

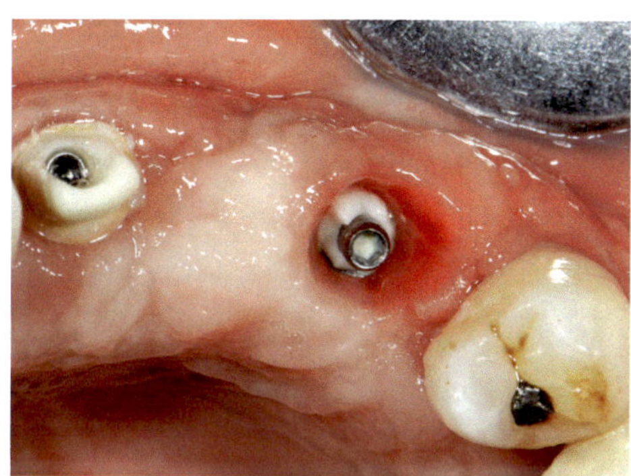

Abb. 14-78 Frakturiertes Vollzirkonoxidabutment Regio 23, das Teil einer Zirkonoxidbrücke 21–23 war.

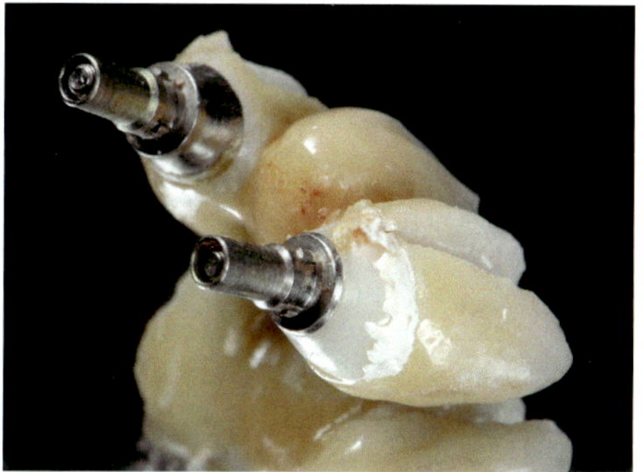

Abb. 14-79 Diese implantatgetragene Brücke musste nach einer Keramikfraktur erneuert werden. Nach dem Entfernen wird deutlich, wie viel Zement beim Einsetzen überpresst wurde.

logische wie krestalen Knochenverlust und Implantatverlust[16]. Kronenränder, die tief unter dem Gewebe liegen, erlauben keine Kontrolle der Zementreste[17,18]. Um diese Problematik zu vermeiden, sollte wenn möglich nicht zementiert, sondern durchverschraubt werden oder die Kronenränder sollten so gestaltet werden, dass sie für die Zementrestentfernung gut zugänglich sind. Dabei sollten individuelle Zirkonoxidabutments zur Anwendung kommen, die eine suffiziente Zemententfernung erlauben. Auch die Entfernbarkeit des Zementes spielt eine Rolle: Fließfähige Zemente auf Kunststoffbasis bereiten meist mehr Probleme, weil Zementreste nicht sichtbar bzw. schwer entfernbar sind. Besser geeignet sind häufig Glasinomere, mit denen aber keine echte adhäsive Befestigung erreicht wird.

Chipping und Frakturen

Da der Schwellenwert bei Taktilität von Implantaten etwa 8-mal höher ist als bei natürlichen Zähnen und da aufgrund der ankylotischen Verbindung des Implantats mit dem Knochen per se höhere Kräfte wirken[19], zeigen Implantatversorgungen mehr Keramikabplatzungen (Chipping). Häufig spielen Hyperbalancen in der dynamischen Okklusion eine Rolle (Abb. 14-80 bis 14-82). Der Fall in den Abbildungen 14-81 und 14-82 zeigt die komplette Fraktur einer relativ dicken, adhäsiv befestigten, vollanatomischen

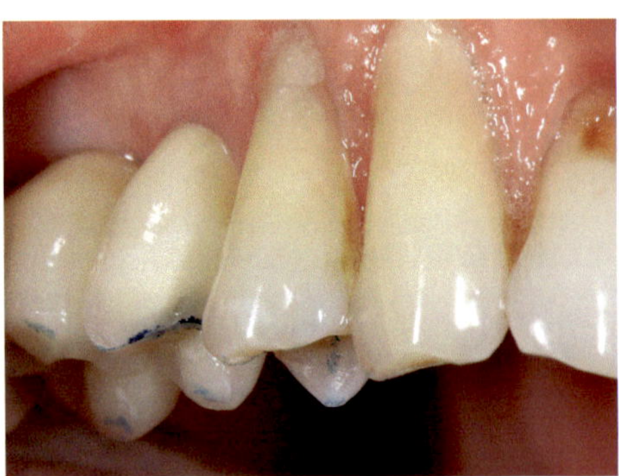

Abb. 14-80 Keramikfraktur Regio 15 aufgrund von Hyperbalancekontakten in der dynamischen Okklusion.

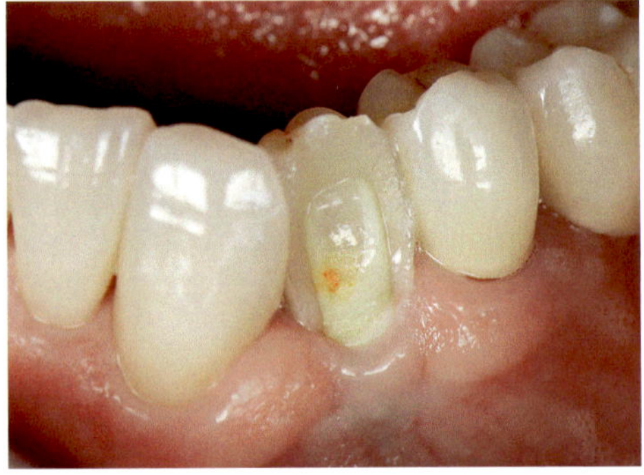

Abb. 14-81 Komplette Fraktur der vollkeramischen Implantatkrone 34.

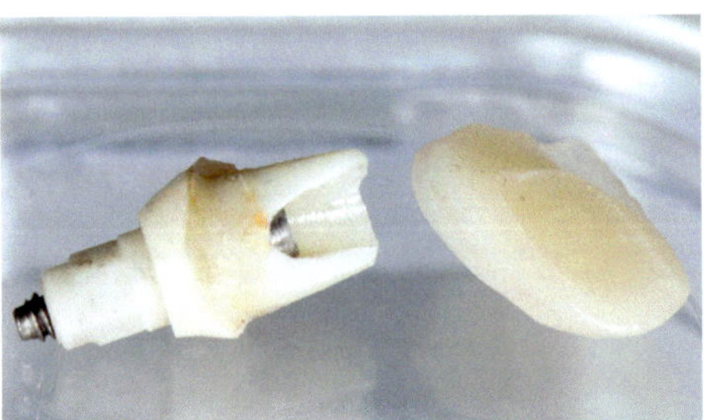

Abb. 14-82 Das Zirkonoxidabutment mit bukkalem Fragment. Das Abutment ist unbeschädigt (Fall aus Abb. 14-81).

Lithiumdisilikatkrone; der Zirkonaufbau ist unversehrt. Gründe hierfür könnten mechanische Überbelastung durch Bruxismus, Implantat als Antagonist oder auch zu starke Kontakte sein.

Eine sorgfältige Risikoanalyse, Materialwahl und ein geeignetes Okklusionskonzept sind hier wichtige Prognosefaktoren.

Pflegefähigkeit

Die Pflegefähigkeit der Suprakonstruktion ist ein sehr wichtiger Prognosefaktor. Wenn der Patient nicht suffizient pflegen kann, kommt es unweigerlich zu periimplantären Entzündungreaktionen, die in der Folge zu einem Gewebeverlust und zu einer ästhetischen Komplikation führen. Die Abbildungen 14-83 und 14-84 zeigen einen drastischen Fall, der alio loco implantiert und versorgt wurde und sich der Patient 2 Jahre später mit massiven periimplantären Entzündungsreaktionen vorstellte. Die Ursache lag in der überkonturierten Suprakonstruktion. Es war versucht worden, mithilfe von rosa Keramik ein Gewebedefizit und die exponierten Implantathälse von Tissue-Level-Implantaten auszugleichen. Da die rosa Keramik in Form eines labialen Schildes angetragen wurde, waren die Implantate nicht mehr für die häusliche Mundhygiene zugänglich.

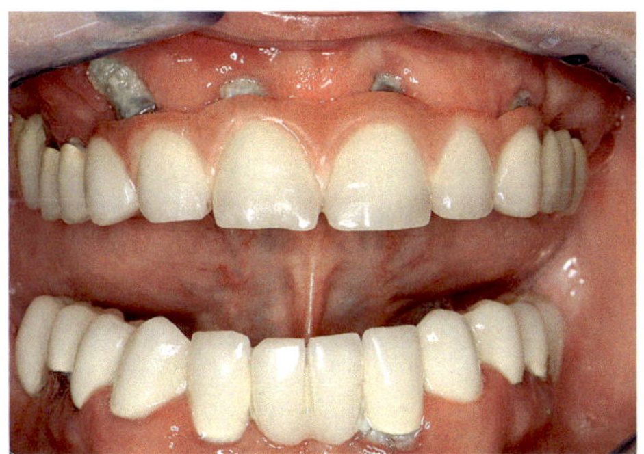

Abb. 14-83 Festsitzende Implantatbrücke im Oberkiefer. Massiver Gewebeverlust aufgrund von Periimplantitis bei nicht pflegefähiger Versorgung.

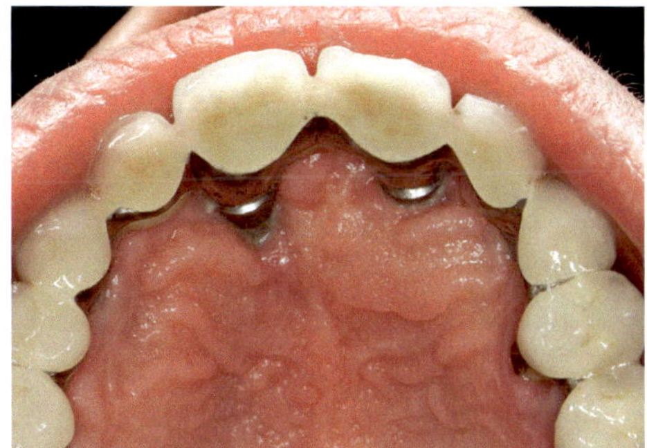

Abb. 14-84 Die Konstruktion aus Abb. 14-78 von palatinal. Die Implantatschultern der Tissue-Level-Implantate liegen supramukös, die Implantatpositionen sind suboptimal.

INADÄQUATE ENTWICKLUNG UND ERHALT DER WEICHGEWEBSKONTUR

Nach der Freilegung unterliegt das Gewebe noch über einen längeren Zeitraum der Maturation, was zu Weichgewebsrezessionen führen kann. Daher sollte im ästhetischen Bereich mindestens 3 Monate nach der Freilegung gewartet werden, bis die definitive Versorgung eingesetzt wird[20]. Ansonsten kann es um die Suprakonstruktion zu Gewebedefiziten kommen, die die Ästhetik beeinträchtigen (Abb. 14-85 und 14-86).

Aber nicht nur ein zu früher Zeitpunkt kann zu einem insuffizienten Emergenzprofil führen. Auch ein zu dünnes Weichgewebe oder eine zu geringe Insertionstiefe können dazu führen, dass zu wenig Gewebehöhe zur Verfügung steht, um ein geeignetes Emergenzprofil zu entwickeln. Die Zusammenhänge zwischen Insertionstiefe und Emergenzprofil werden in Kapitel 5 und 12 erläutert. Eine Verdickung von Weichgewebe mit Bindegewebstransplantaten oder Ersatzmaterial ist im ästhetischen Bereich fast immer sinnvoll (s. Kap. 8).

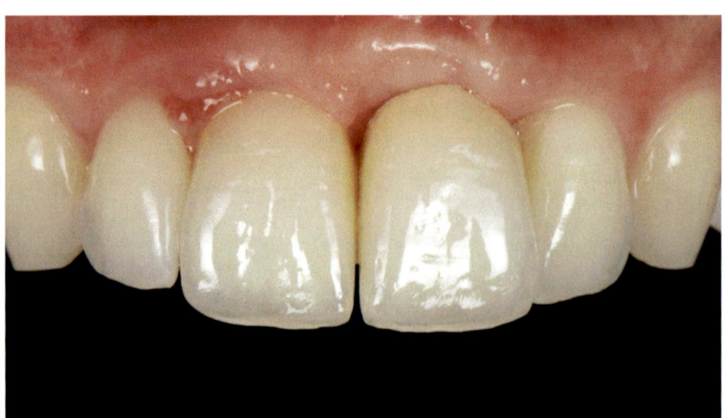

Abb. 14-85 Das Emergenzprofil ist mesial von 21 suboptimal, da nicht genügend Weichgewebe zur Verfügung steht. Hier kann es zur Impaktion von Speiseresten kommen. Die Papille distal 11 ist leicht entzündlich verändert (Putzdefizit).

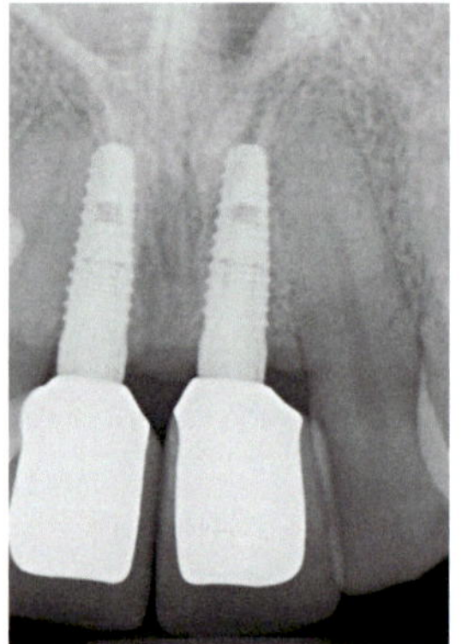

Abb. 14-86 Röntgenbild zur Situation in Abb. 14-85. Nach krestaler Knochenresorption steht nicht ausreichend Raum zur Entwicklung des Emergenzprofils zur Verfügung. Es musste daher z. T. rechtwinklig gestaltet werden.

LITERATUR

1. Grunder U, Gracis S, Capelli M. Influence of the 3-D bone-to-implant relationship on esthetics. Int J Periodontics Restorative Dent. 2005;25(2):113-9.

2. Grunder U. Implants in the Esthetic Zone - A step by step treatment strategy: Quintessence, Berlin; 2016.

3. Tymstra N, Meijer HJ, Stellingsma K, Raghoebar GM, Vissink A. Treatment outcome and patient satisfaction with two adjacent implant-supported restorations in the esthetic zone. Int J Periodontics Restorative Dent. 2010;30(3):307-16.

4. Happe A, Khoury F. Complications and risk factors in bone grafting procedures. . In: Khoury F, Antoun H, Missika P (Hrsg.). Bone Augmentation in Oral Implantology. Chicago: Quintessenz; 2007:405-29.

5. Kleinheinz J, Buchter A, Kruse-Losler B, Weingart D, Joos U. Incision design in implant dentistry based on vascularization of the mucosa. Clin Oral Implants Res. 2005;16(5):518-23.

6. Al-Nawas B, Schiegnitz E. Augmentation procedures using bone substitute materials or autogenous bone - a systematic review and meta-analysis. Eur J Oral Implantol. 2014;7(Suppl 2):S219-34.

7. Khoury F, Antoun H, Missika P. Bone Augmentation in Oral Implantology. Chicago: Quintessence; 2007.

8. Akcali A, Schneider D, Unlu F, Bicakci N, Kose T, Hammerle CH. Soft tissue augmentation of ridge defects in the maxillary anterior area using two different methods: a randomized controlled clinical trial. Clin Oral Implants Res. 2015;26(6):688-95.

9. Khoury F, Happe A. The palatal subepithelial connective tissue flap method for soft tissue management to cover maxillary defects: a clinical report. Int J Oral Maxillofac Implants. 2000;15(3):415-8.

10. Jung RE, Siegenthaler DW, Hammerle CH. Postextraction tissue management: a soft tissue punch technique. Int J Periodontics Restorative Dent. 2004;24(6):545-53.

11. Chen ST, Buser D. Clinical and esthetic outcomes of implants placed in postextraction sites. Int J Oral Maxillofac Implants. 2009;24(Suppl):186-217.

12. Sailer I, Zembic A, Jung RE, Siegenthaler D, Holderegger C, Hammerle CH. Randomized controlled clinical trial of customized zirconia and titanium implant abutments for canine and posterior single-tooth implant reconstructions: preliminary results at 1 year of function. Clin Oral Implants Res. 2009;20(3):219-25.

13. Stimmelmayr M, Edelhoff D, Guth JF, Erdelt K, Happe A, Beuer F. Wear at the titanium-titanium and the titanium-zirconia implant-abutment interface: A comparative in vitro study. Dent Mater. 2012.

14. Truninger TC, Stawarczyk B, Leutert CR, Sailer TR, Hammerle CH, Sailer I. Bending moments of zirconia and titanium abutments with internal and external implant-abutment connections after aging and chewing simulation. Clin Oral Implants Res. 2012;23(1):12-8.

15. Wilson TG, Jr. The positive relationship between excess cement and peri-implant disease: a prospective clinical endoscopic study. J Periodontol. 2009;80(9):1388-92.

16. Sailer I, Mühlemann S, Zwahlen M, Hämmerle C, Schneider D. Cemented and scew-retained implant reconstructions: a systematic review of the survival and complication rates. Clin Oral Implants Res. 2012;23(Suppl 6):163-201.

17. Linkevicius T, Vindasiute E, Puisys A, Peciuliene V. The influence of margin location on the amount of undetected cement excess after delivery of cement-retained implant restorations. Clin Oral Implants Res. 2011;22(12):1379-84.

18. Linkevicius T, Vindasiute E, Puisys A, Linkeviciene L, Maslova N, Puriene A. The influence of the cementation margin position on the amount of undetected cement. A prospective clinical study. Clin Oral Implants Res. 2013;24(1):71-6.

19. Hammerle CH, Wagner D, Bragger U, Lussi A, Karayiannis A, Joss A, et al. Threshold of tactile sensitivity perceived with dental endosseous implants and natural teeth. Clin Oral Implants Res. 1995;6(2):83-90.

20. Small PN, Tarnow DP. Gingival recession around implants: a 1-year longitudinal prospective study. Int J Oral Maxillofac Implants. 2000;15(4):527-32.